Rolf Heine (Hrsg.) · Anthroposophische Pflegepraxis

Thomas McKeen (1953–1993) gewidmet, unserem Freund und Lehrer,
dem wir die Anregung zu diesem Buch verdanken

ROLF HEINE (HRSG.)

Anthroposophische Pflegepraxis

Grundlagen und Anregungen für alltägliches Handeln

Mit Beiträgen von Klaus Adams, Gernot Adolphi, Frances Bay, Annegret Camps, Bernhard Deckers, Carola Edelmann, Sasha Gloor, Jacqueline Goldberg, Jürgen Haake, Sören Hirning-Goldberg, Marly Joosten, Christel Kaul, Monika Layer, Heike Schaumann, Jana Schier, Ada van der Star, Christoph von Dach, Gabriele Weber

Mit Geleitworten von Matthias Girke und Michaela Glöckler

Unter Mitarbeit von Hanna Wäckerle, Karolin Steinke und Ulrich Meyer

salumed VERLAG

Bibliografische Information der Deutschen Nationalbibliothek
Die Deutsche Nationalbibliothek verzeichnet diese Publikation in der Deutschen Nationalbibliografie; detaillierte bibliografische Daten sind im Internet über http://dnb.d-nb.de abrufbar.

c/o Gemeinschaftskrankenhaus Havelhöhe
Kladower Damm 221, 14089 Berlin
www.salumed-verlag.de
info@salumed-verlag.de

4., korrigierte und erweiterte Auflage 2017
ISBN: 978-3-928914-38-3

Herausgeber: Rolf Heine
Lektorat: Hanna Wäckerle, Karolin Steinke und Prof. Dr. Ulrich Meyer
Gestaltung: www.ninapolumsky.de

Mit herzlichem Dank an den Verband für Anthroposophische Pflege e.V. für die Bereitstellung der DVD „Rhythmische Einreibungen nach Wegman/Hauschka".
Weitere Informationen unter www.vfap.de

Printed in Germany (Druckhaus Köthen)

WICHTIGER HINWEIS: Die Pflege ist in ständiger Entwicklung begriffen. Die Angaben in diesem Buch wurden mit Sorgfalt und in Übereinstimmung mit dem gegenwärtigen Wissensstand der Autoren und des Verlags erarbeitet, sind allerdings Änderungen durch neue Erkenntnisse unterworfen. Insofern ist jeder Benutzer angehalten, eigenverantwortlich mit den Inhalten umzugehen, da hierfür weder Autoren noch Verlag die Gewähr übernehmen können. Für eine Rückmeldung etwaiger Ungenauigkeiten ist der Herausgeber dankbar. Die Nennung von Handelsnamen oder Warenbezeichnungen geschieht im Rahmen der allgemeinen Pressefreiheit ohne Rücksicht auf Erzeugerinteressen.

Inhaltsverzeichnis

KAPITEL III — Monika Layer

Anthroposophie und Pflege

KAPITEL IV — Frances Bay

KAPITEL VI

Rolf Heine

KAPITEL VII

Rolf Heine

Elemente der Pflegepraxis

Aus den Arbeitsfeldern der Pflege

KAPITEL XX — Bernhard Deckers

Von der Sinnfrage der Krebskrankheit zur Pflege der Sinne 513

KAPITEL XXI — Jana Schier

Anthroposophische Pflege in der Onkologie 529

Vorwort

Seit dem ersten Erscheinen dieses Werkes sind zwanzig Jahre vergangen. Für ein Fachbuch eine lange Zeit! Die Hoffnungen und Befürchtungen, welche die Autoren mit der ersten und zweiten Auflage im Hinblick auf die Entwicklungen des europäischen Gesundheitswesens verbunden haben, traten in den wesentlichen Bereichen ein. Zunächst die Befürchtungen: Die Ökonomisierung der Krankenhäuser, der stationären Altenpflege und der häuslichen Pflege hat die Kernaufgabe der Pflegeberufe, nämlich die Beziehung von Mensch zu Mensch, weiter in den Hintergrund treten lassen. Krankheit ist schon lange ein lukratives Geschäft – auch Pflege wurde ein eigener Wirtschaftszweig. Nun ist Ökonomie ja nichts Verwerfliches, doch wenn die Gewinnerwirtschaftung ein Hauptmotiv von Medizin und Pflege wird, wenn also Menschen primär vom Leid und der Abhängigkeit anderer profitieren, ist eine Grenze überschritten, was auch fachliches und ethisches Handeln korrumpiert. Die der Ökonomisierung und Verrechtlichung des Gesundheitswesens geschuldete exzessive Dokumentation oder eine Qualitätssicherung, die sich mit dem Sammeln von Kennzahlen aller Art eine fragwürdige Existenzberechtigung verschafft, sind Auswüchse eines Systems, das weniger dem Pflegebedürftigen und Patienten als vielmehr sich selbst dient.

Dies hat Auswirkungen auf das Berufsbild Pflege, auf berufsfachliches Handeln, auf die Motivation von Berufsanfängern und natürlich auf die Qualität der Pflege, die Patienten, Pflegebedürftige und Bewohner jeweils in der Praxis erleben. In der Fachliteratur beklagt man seit einigen Jahren eine Vernachlässigung der sogenannte Soft-Skills in der Pflegepraxis. Damit sind diejenigen Bereiche gemeint, in denen soziale Interaktionen, innere Haltungen und ethische Überzeugungen die Güte der Pflege prägen. Der Begriff weist offensichtlich eine Analogie zur Computer-Software auf. Wie diese vermitteln Soft-Skills die für den „Nutzer" eigentlich erlebbare und wirksame Qualität, während die „Hardware" Strukturen Aspekte wie Mitarbeiterschlüssel, Mitarbeiterqualifikation und fachliche Standards beinhaltet, die zwar notwendig vorhanden sein müssen, jedoch erst durch die konkrete menschliche Begegnung wirksam werden. „Ich möchte weder von einem schlecht ausgebildeten noch von einem schlecht gelaunten Chirurgen operiert werden!" so lässt sich aus Patientensicht das Verhältnis von harten und weichen Qualitäten trefflich formulieren. Der Begriff „Soft-Skills" weist also auf das Phänomen einer unmittelbaren Wirkung des Menschen auf den Menschen hin. Im Besondern bei Personen mit kognitiven, mentalen oder psychischen Beeinträchtigungen (Wahrnehmungsstörungen, Delir, Demenz) beeinflusst das Kommunikationsvermögen der Pflegenden und Ärzte die Situation des Patienten elementar. Diese „Wiederentdeckung" zählt zu den besonders positiven Entwicklungen des letzten Jahrzehnts. Gerade in der Onkologie und der Palliativmedizin, aber auch in der Behandlung der Demenz gehören sie wieder in den professionellen Kanon.

Die anthroposophische Pflege geht über den kommunikativen Ansatz der Soft-Skills hinaus. Die Wertschätzung, die der menschliche Leib in der Anthroposophischen Pflege erfährt, die Achtsamkeit der Berührungen, die Anwendung von Wärme, Kälte, Luft, Licht zur Förderung der Gesundungsprozesse, bilden eine tragfähige Brücke zwischen einer körperlichen und einer seelisch-geistigen Behandlung. Und diese Verbindung wird heute mehr denn je gebraucht. Denn obwohl in unserer materialistisch geprägten Kultur das Wohlbefinden des Körpers, Autonomie und Jugendlichkeit ganz im Mittelpunkt stehen, erfährt der Leib, zumal wenn er alt und krank ist, nur wenig Achtung und Wertschätzung. Der Respekt gegenüber dem Entwürdigten, das Zulassen des Krankseins als einer dem Menschen möglichen Existenzform oder das Zeitlassen für Heilung sind pflegerische Werte, die es wieder zu entdecken gilt.

Anthroposophische Pflege hat sich in den letzten Jahrzehnten weiterentwickelt. Erste Ergebnisse der Pflegeforschung untermauern die pflegerische Praxis, gerade auf dem Gebiet der äußeren Anwendungen. In vielen Bereichen konnten wesentliche Impulse aus der Anthroposophischen in die allgemeine Pflege einfließen. Äußere Anwendungen und Einreibungen werden immer öfter auch an konventionellen Einrichtungen, vor allem in der palliativen Versorgung, integriert. Der Konflikt zwischen der „Schulmedizin" und der „Komplementärmedizin" wird längst nicht mehr so ideologisch geführt, wie noch im letzten Jahrhundert. Wie kann die anthroposophische Pflege an diesem Integrationsprozess mitwirken? Uns scheint diese Frage auch für die Zukunft der Anthroposophischen Pflege existenziell. Mit der Neuauflage dieses Buches wollen wir einen Beitrag leisten, die philosophischen und menschenkundlichen Hintergründe der Anthroposophischen Pflege zu erklären. Praktische Beispiele zeigen, wie sich diese Pflege im Alltag für Patienten, pflegebedürftige oder betreute Menschen auswirkt. Die genauen Angaben zur Durchführung pflegerischer Anwendungen sind eine wichtige Hilfe für diejenigen, die Anthroposophische Pflege lernen wollen. Einen Schwerpunkt des Buches bildet das Konzept der pflegerischen Gesten, das ausführlich mit zahlreichen Beispielen und Übersichten innere Haltungen und praktische pflegerische Tätigkeiten miteinander in Beziehung setzt. Die in dieser Ausgabe zahlreich, neu hinzugekommenen Beiträge greifen die pflegerischen Gesten auf und verdeutlichen, wie dieses Konzept in den letzten Jahren das anthroposophische Pflegeverständnis geprägt hat.

Es bleibt Dank zu sagen an diejenigen, die dieses Buch ermöglicht haben. Dies sind zu allererst die Patienten und Menschen, die wir pflegen durften und die uns gelehrt haben. Auch allen Kollegen, Freunden und Partnern, die mit kritischem und ermutigendem Blick die manchmal schweren Textgeburten begleitet haben, sei herzlich gedankt. Ohne das Engagement des Salumed-Verlages und seiner urteilssicheren Lektoren Hanna Wäckerle und Ulrich Meyer wäre die Herausgabe dieses Buches niemals in Jahresfrist möglich gewesen. Schließlich darf Matthias Girke von Herzen gedankt werden für seinen treuen, Mut machenden Einsatz für die Neuerscheinung dieses Pflegebuches.

ROLF HEINE
FILDERSTADT, IM JANUAR 2015

Geleitwort zur vierten Auflage

Mit großer Freude sehe ich der vierten Auflage dieses wichtigen Werkes zur anthroposophischen Pflege entgegen, die bereits nach zwei Jahren erforderlich geworden ist. Dieses Buch stellt wesentliche Grundlagen der professionellen Kranken-, Alten- und Kinderkrankenpflege, der Beziehungsgestaltung zum Patienten und der inneren Entwicklung in diesem Beruf transparent, verständlich und praxistauglich dar. Die Bedeutung dieser Inhalte scheint fast täglich zu wachsen. Die medizinischen Berufsbilder unterliegen derzeit einer zunehmenden Zergliederung. Mit der Spezialisierung geht oftmals eine selektive Deprofessionalisierung des Gesamtberufs einher: So werden im ärztlichen Bereich immer komplexere interventionelle Maßnahmen erforderlich, zu deren Erfüllung eine umfassende medizinische Grundausbildung nicht mehr zwingend zu sein scheint. Warum soll sich ein Interventionalist mit Fächern wie Psychiatrie, Psychosomatik oder Augenheilkunde beschäftigen? Reicht es nicht aus – und wäre demzufolge auch billiger – eine spezialisierte Ausbildung in der jeweiligen Verfahrenstechnik anzubieten und den „Ballast" eines sechsjährigen Studiums zu vermeiden? Gleiches gilt für die Pflege: Welche Aufgaben sind pflegespezifisch und untrennbar mit dem Pflegeberuf verbunden und welche sind delegierbar? Manche sehen bereits in der Körperpflege und den unmittelbaren, alltäglichen Hilfestellungen eine „nachbarschaftliche Dienstleistung" und keine professionelle Tätigkeit mehr, viele erleben auch das Bereitstellen der Arzneimittel und ihre Verabreichung an die Patienten als delegierbar. Ähnliches gilt für die anderen therapeutischen Professionen.

Mit dieser Zergliederung der Berufe wird deren eigentliches Wesen und Bedeutung „unsichtbarer" bis dahin, dass sie sogar aus den zunehmend interventionell orientierten Krankenhäusern verschwinden könnten. Darunter leidet eine entscheidende Qualität einer dem kranken Menschen dienenden Medizin und mit ihr auch die Wertschätzung dieser mit der Heilkunst existenziell verbundenen Berufe.

Vor diesem Hintergrund ist eine Besinnung auf das eigentliche Wesen des Pflegeberufs ausgesprochen wichtig, wie es das von Rolf Heine herausgegebene Buch ausführlich darstellt. In jeder „äußeren" Tätigkeit leben weitere, „innere" Dimensionen, die für die Wirksamkeit entscheidend sind. So wirkt in der Grundpflege des Patienten nicht nur die „äußere" Versorgung, sondern ein lebendiger Pflegeprozess, der sich in der Kultur der einzelnen Maßnahmen und deren (bedarfsweise rhythmischer) Durchführung zeigt. Darüber hinaus ist die seelische Begleitung von großer Bedeutung: Inzwischen ist gut dokumentiert, wie wichtig die Seele für das Heilen und insbesondere auch für die Wundheilung ist. Patienten mit Depression, Unruhe, seelischer Angespanntheit haben eine schlechtere Wundheilung[1]. Schon vor bald einhundert Jahren wies Rudolf Steiner auf die Bedeutung der Seele für das Heilen hin: „Zufriedenheit ... verstärkt den Ätherleib in Bezug auf seine Lebenskraft [so dass] Wunden ... bei einem zufriedenen Menschen ... leichter heilen".[2] Die innere Haltung wirkt unmittelbar auf die seelische Welt des Patienten und fördert dadurch seine Lebenskräfte in der Wundheilung. Schließlich hat die therapeutische Gesinnung, die geistige Zielrichtung des Heilens eine wesentliche Bedeutung: Wenn die getroffenen Maßnahmen einer geistigen Zielsetzung, einer inneren Überzeugung und therapeutischen Intuition folgen, so wirken sie stabilisierend auf den Patienten. Dieser erlebt dadurch einen therapeutischen Willen, der Perspektive, ja Hoffnung entstehen lässt und sich positiv auf den Verlauf und möglicherweise auch auf die Prognose auswirkt. So entwickeln sich in den pflegerischen Tätigkeiten unterschiedliche Dimensionen, die direkt mit dem Heilen und der Therapie verbunden sind. Eine Delegation der Grundpflege an eine robotergestützte „Leistungserbringung" kopiert lediglich den mechanischen Aspekt pflegerischer Maßnahmen und lässt keine Dimensionen des Lebendigen, Seelischen und Geistigen entstehen. Letztere sind sicherlich kein „nice to have", sondern bedeutsam, da sie direkt verstärkend in die Heilungsprozesse einwirken und von der Mechanisierung zur Vermenschlichung der Medizin führen. Für diese Qualitäten bedarf es nicht nur der professionellen Ausbildung, sondern auch der ethischen und spirituellen Entwicklung, wie es das vorliegende grundlegende Werk zur anthroposophischen Pflege aufzeigt. Ausbildung und Entwicklung der eigenen Persönlichkeit ermöglichen eine Identifikation mit dem Pflegeberuf, die auch in der modernen Patientenversorgung unverzichtbar ist, und weisen Wege, wie sich pflegerische Maßnahmen, pflegetherapeutische Anwendungen in einem verbindlichen, von einem therapeutischen Wollen getragenen Verhältnis zum Patienten entwickeln können. So geht ein herzlicher Dank an den Herausgeber, die Autoren und natürlich auch an den Verlag für ihren Einsatz für eine am Menschen orientierte Pflege! Möge auch die vierte Auflage einen großen Leserkreis finden und sich die vielen Anregungen zur anthroposophischen Pflegepraxis fruchtbar auswirken. Vor allem die Patienten werden es danken!

DR. MED. MATTHIAS GIRKE
MEDIZINISCHE SEKTION DER FREIEN HOCHSCHULE AM GOETHEANUM /
GEMEINSCHAFTSKRANKENHAUS HAVELHÖHE, IM MAI 2017

Literatur

1 Godbout, J. P., Glaser, R.: Stress-induced immune dysregulation: implications for wound healing, infectious disease and cancer. Journal of Neuroimmune Pharmacology 2006; 4. S. 427–427.
House, S. H.: Psychological distress and its impact on wound healing. An integrative Review. Journal of wound, ostomy, and continence nursing: official publication of The Wound, Ostomy and Continence Nurses Society 2015; 42 (1). S. 38–41.

2 Steiner, R.: Wege und Ziele des geistigen Menschen. Lebensfragen im Lichte der Geisteswissenschaft (GA 125). Rudolf Steiner Verlag Dornach 1973. Vortrag vom 11.12.1910.

Geleitwort zur dritten Auflage

Die Qualität der Krankenpflege entscheidet darüber, wie „aufgehoben", gut versorgt oder allein gelassen und hilflos sich ein Mensch fühlt, der durch Unfall oder einen akuten Krankheitszustand bedingt im Krankenhaus liegt. Eine gute ambulante Krankenpflege ermöglicht vielen hilfs- und pflegebedürftigen Menschen, in der vertrauten häuslichen Umgebung bleiben zu können, wenn die Angehörigen mit deren Versorgung überfordert sind. Pflege begleitet jedoch nicht nur das menschliche Leben von der Geburt bis zum Tod, von der Abnabelung bis zur letzten Waschung des Verstorbenen. Pflege ist auch eine Lebenshaltung, ein Kulturgut – sie steht für Mitmenschlichkeit, „Schwesterlichkeit" und „Brüderlichkeit" – für Empathie und Interesse für das, was der andere gerade braucht. Wahrnehmungsvermögen, Achtsamkeit und kompetente Hilfeleistung gehören ebenso zu den zentralen Werten dieses Berufsbildes wie eine allgemeinmenschlich ausgerichtete Spiritualität.

Gerade weil die Akademisierung und Ökonomisierung des Pflegeberufes unaufhaltsam weiter fortschreiten – oft zum Nachteil der Pflegequalität im Alltag –, ist es sehr zu begrüßen, dass dieses Standardwerk anthroposophischer Pflegepraxis jetzt in der dritten überarbeiteten und deutlich erweiterten Auflage erscheint. Ist doch mit diesem Werk ein wesentlicher Beitrag geleistet zu einer Pflegekultur, die sich seit ihren Anfängen 1921 in einem kleinen, von der holländischen Ärztin Ita Wegman (1876–1943) begründeten anthroposophischen Krankenhaus in Arlesheim in der Schweiz bis heute weiter entwickelt und weltweit ausgebreitet hat. Die Autoren stammen aus verschiedenen Kliniken und Einrichtungen, wodurch das Spektrum der Themen und Fachgebiete sehr vielseitig wurde, sodass jedem Pflegenden – auf welchen Gebiet er auch arbeitet – wertvolle Denkanstöße sowie neue Techniken und Hilfsmöglichkeiten vermittelt werden.

Anliegen der Autoren ist es, Pflege nicht nur im engeren Sinn als Berufsbezeichnung aufzufassen, sondern auch deren allgemein-menschliche und kulturelle Dimension deutlich zu machen. „Anthroposophie" heißt in die Alltagssprache übersetzt schlicht: „Menschlichkeit". Und so ist auch die anthroposophische Krankenpflege nicht an eine spezifische „anthroposophische" Klinik, Arztpraxis oder heilpädagogische Einrichtung gebunden. Sie kann überall da Anwendung finden, wo es um das Ideal einer an Menschen orientierten und die Menschlichkeit fördernden Pflege geht. Aus diesem Grunde kann das hier Dargestellte auch motivierten Laien, Sozialarbeitern, Pädagogen und einer Vielzahl anderer therapeutisch ausgerichteter Berufe Anregung für die tägliche Arbeit geben.

Es sei diesem Buch der Wunsch mitgegeben, dass es dazu beiträgt, in der von Technisierung, Rationalisierung und Sachzwängen immer mehr geprägten Pflegepraxis unserer Zeit einer bewusst wieder erlernten und praktizierten Menschlichkeit zum Durchbruch zu verhelfen. Es möge aber auch dazu beitragen, die Identität eines Berufes zu bilden und zu festigen, der ausgesprochen zukünftig ist: Denn einem anderen freiwillig „Schwester sein", ohne nach Gegenleistungen zu fragen, gehört zu den christlichen Grundwerten, ohne deren Berücksichtigung und Pflege die sozialen Probleme weder im privaten noch im gesellschaftlichen Umfeld gelöst werden können.

DR. MED. MICHAELA GLÖCKLER
MEDIZINISCHE SEKTION AM GOETHEANUM, IM FEBRUAR 2015

Methodisch-didaktische Grundlagen

KAPITEL I

Wie erlernt man anthroposophische Pflege? Lernhilfe und Wegweiser durch das Handbuch

ROLF HEINE

Anthroposophische Pflege ist eine Erweiterung der auf Erfahrung, Tradition und Wissenschaft begründeten professionellen Pflege der Gegenwart. Sie wird in Krankenhäusern, Therapeutika, Sanatorien, Altenheimen oder im häuslichen Rahmen seit Jahrzehnten praktiziert. Anthroposophische Pflege ermöglicht die Realisierung der Anthroposophischen Medizin im Lebensalltag des Patienten. Darüber hinaus leistet sie einen eigenständigen, aus der anthroposophischen Geisteswissenschaft entwickelten pflegerischen Beitrag. Ihre theoretischen und praktischen Grundlagen sind frei zugänglich. Sie können erstens durch die Mitarbeit in anthroposophischen Einrichtungen, zweitens in Fortbildungskursen und drittens im Selbststudium erarbeitet werden. Das vorliegende Lehrbuch unterstützt die drei Wege. Es bietet Hintergrundwissen für den Einstieg in einer anthroposophischen Pflegeeinrichtung und Orientierung in der Einarbeitungsphase, Studienmaterial für Aus- und Fortbildung sowie Begleitung und Ermutigung im Selbststudium.

Vor jedem Kapitel steht eine kurze Zusammenfassung. Die Beiträge schließen mit beispielhaften Lernzielen für das jeweilige Kapitel ab. Jeweils ein Lernziel bezieht sich auf die handwerklichen Grundlagen, eines auf die Beziehung zwischen dem Patienten und dem Pflegenden und eines auf den theoretischen Hintergrund. Für das Erreichen dieser oder selbstgewählter Lernziele schlagen wir jeweils einen der drei im folgenden benannten Lernwege vor.[1]

Lernwege

Handwerkliche Grundlagen	Beziehung	Wissen
Lernweg A	**Lernweg B**	**Lernweg C**
1. Arbeit mit dem Text		
1.1 Lesen Sie das Kapitel aufmerksam.	**1.1** Lesen Sie das Kapitel aufmerksam.	**1.1** Lesen Sie das Kapitel aufmerksam.
1.2 Versuchen Sie, den Inhalt nach jedem Abschnitt möglichst genau aus dem Gedächtnis wiederzugeben.		**1.2** Markieren Sie die Passagen, die den geisteswissenschaftlichen Hintergrund oder das angestrebte Lernziel erläutern.
1.3 Lesen Sie die Passagen, die Sie nicht erinnern können, nochmals nach.		**1.3** Lesen Sie auch die Querverweise in anderen Kapiteln nach.
1.4 Versuchen Sie, Verständnisfragen zu klären, beispielsweise indem Sie die Querverweise im Text nachlesen.		**1.4** Versuchen Sie, den Inhalt aus dem Gedächtnis zu wiederholen.
2. Mit dem Thema „warm werden"		
2.1 Was finden Sie in diesem Kapitel interessant, was erscheint Ihnen weniger wichtig? Wofür können Sie sich begeistern?	**2.1** Welches Pflegeverständnis liegt dem Text zugrunde?	**2.1** Was leuchtet Ihnen ein, wo bleiben Verständnisschwierigkeiten?
	2.2 Welche inneren Haltungen sind für Sie erstrebenswert?	
	2.3 Welche inneren Haltungen wollen Sie nicht teilen?	
3. Diskussion		
3.1 Vergleichen Sie den Inhalt des Kapitels mit Ihren eigenen Erfahrungen.	**3.1** Welche positiven und welche negativen Erfahrungen mit Patienten prägen Ihren Berufsalltag?	**3.1** Was reizt Sie zum Widerspruch?
3.2 Wo haben Sie ähnliche Erfahrungen gemacht? Wo müssen Sie aus Ihrer Erfahrung widersprechen? Was können Sie aus Ihrer Erfahrung ergänzen?	**3.2** Was erleben Sie in der Begegnung mit Patienten als besonders belastend?	**3.2** Wodurch unterscheidet sich der hier dargestellte Ansatz von anderen Ihnen bekannten Konzepten?
	3.3 Bitten Sie Kollegen, Ihnen ihre Erfahrungen mitzuteilen.	

4. Eigene Fragen entwickeln und Ziele festlegen

4.1 Was wollen Sie, bezogen auf das Thema des Kapitels, lernen? Welche Fähigkeiten wollen Sie erlangen?	**4.1** Formulieren Sie ein eigenes Lernziel oder konkretisieren Sie das vorgeschlagene Lernziel.	**4.1** Formulieren Sie ein eigenes Lernziel oder konkretisieren Sie das vorgeschlagene Lernziel.
4.2 Formulieren Sie das Lernziel nochmals neu für sich. Vielleicht muss es eingegrenzt oder erweitert werden.	**4.2** An welchen Situationen wollen Sie etwas verändern?	**4.2** Welche Frage bewegt Sie am meisten?
4.3 Bestimmen Sie die nächsten Lernschritte für die Pflegepraxis. Was wollen Sie konkret üben?	**4.3** Wie wollen Sie sich in Zukunft in diesen Situationen verhalten?	**4.3** Formulieren Sie diese Frage schriftlich.

5. Üben

5.1 Praktizieren Sie die gewählte Übung.	**5.1** Suchen Sie die schwierige Situation in der Praxis auf und versuchen Sie, diese unter dem gewonnenen Gesichtspunkt zu betrachten.	**5.1** Versuchen Sie einen Sachverhalt, der Sie besonders beschäftigt, unter dem dargestellten Gesichtspunkt zu verstehen.
5.2 Wie hat der Patient Ihre Pflege erlebt?	**5.2** Wenn Sie Ihre seelischen Kräfte verstärken wollen, suchen Sie eine geeignete Übung. Anregungen dazu finden Sie beispielsweise im Kapitel „Pflege als Übungsweg".	**5.2** Erläutern Sie Ihre Entdeckung einem Kollegen.
5.3 Wie haben Sie sich während der Pflegehandlung gefühlt?	**5.3** Suchen Sie die Situation, die Ihnen Probleme bereitete, weiterhin aktiv auf.	**5.3** Welche neuen Fragen tauchen auf?
5.4 Womit waren Sie zufrieden, womit waren Sie unzufrieden? Haben sich Ihre Erwartungen erfüllt?		
5.5 Was wollen Sie das nächste Mal besser oder anders machen?		
5.6 Wiederholen Sie die gewählte Übung, bis Sie mit dem Ergebnis zufrieden sind.		

Handwerkliche Grundlagen	Beziehung	Wissen
Lernweg A	Lernweg B	Lernweg C
6. Vertiefung und Erweiterung		
6.1 Vertiefen Sie das Gelernte, indem Sie das Kapitel nochmals nachlesen und ergänzende oder korrigierende Anregungen aufnehmen.	**6.1** Suchen Sie im Text Gesichtspunkte, die Ihnen eine Antwort auf Ihr Problem geben könnten.	**6.1** Akzeptieren Sie getrost eigene Widersprüche oder Einwände von Dritten.
6.2 Tauschen Sie Ihre Erfahrungen mit Kollegen aus.	**6.2** Beobachten Sie, wie Kollegen in schwierigen Situationen reagieren.	**6.2** Stellen Sie sich die schriftlich formulierte Frage immer wieder neu.
6.3 Bitten Sie Kollegen, Ihnen bei der Pflege zuzusehen.	**6.3** Was beeindruckt Sie an Ihren Kollegen?	**6.3** Beschäftigen Sie sich immer wieder mit Ihrer Frage und gehen Sie Anregungen nach, die Ihnen im Laufe der Zeit begegnen.
6.4 Suchen Sie nach ergänzender Literatur, besuchen Sie Fortbildungskurse.		
7. Schöpferisch handeln		
7.1 Versuchen Sie, Ihr Können auf neue Situationen zu übertragen und zu pflegen.	**7.1** Versuchen Sie, die schwierige Situation neu zu verstehen und frei zu handeln.	**7.1** Prüfen Sie, ob der Pflegealltag durch die gewonnenen Gesichtspunkte verständlicher wird.

Beispiel für die Arbeit mit den Lernwegen

Am Lernweg A (Handwerkliche Grundlagen) wird gezeigt, wie die Arbeit mit einem Kapitel des Buches fruchtbar wird. Mit anderen Kapiteln und selbstgesteckten Lernzielen ist im gleichen Sinne zu verfahren.
Kapitel: „Variationen zur Ganzkörperwaschung"
Lernziel: Sie praktizieren die drei Grundformen einer therapeutischen Waschung sicher.

Lernweg A

1.1 Lesen Sie das Kapitel aufmerksam.

- Das Kapitel Grundformen der Waschung wird einmal gelesen.

1.2 Versuchen Sie, den Inhalt nach jedem Abschnitt möglichst genau aus dem Gedächtnis wiederzugeben.

- Abschnitt 1: Allgemeine Gesichtspunkte: Eine Waschung kann prinzipiell unter vier Gesichtspunkten erfolgen. Dabei werden der physische Leib, die Lebenskräfte, das seelische Befinden und das Ich des Patienten je nach Vorgehensweise bevorzugt angesprochen.
- Mit den anderen Abschnitten ist in der gleichen Weise zu verfahren.

1.3 Lesen Sie die Passagen, die Sie nicht erinnern können, nochmals nach.

- Der Abschnitt „Die belebende Waschung" war nur schlecht zu erinnern. Er wird nochmals gelesen.

1.4 Versuchen Sie, Verständnisfragen zu klären, beispielsweise indem Sie die Querverweise im Text nachlesen.

- Aus dem Abschnitt „Die belebende Waschung" war folgende Passage nicht verständlich: „Der bei einer Waschung durch den Waschhandschuh oder das Handtuch ausgeübte Druck sollte wie bei einer Rhythmischen Einreibung [→ Kapitel „Die Rhythmische Einreibung"] nicht dazu führen, dass Gewebe verschoben wird." Dem Verweis auf die Rhythmische Einreibung wird nachgegangen.

2.1 Was finden Sie in diesem Kapitel interessant, was erscheint Ihnen weniger wichtig? Wofür können Sie sich begeistern?

- Besonders interessant war die Aussage, dass Hand- und Fußbad beim Schwerkranken eine Ganzwaschung ersetzen können.

3.1 Vergleichen Sie den Inhalt des Kapitels mit Ihren eigenen Erfahrungen.

- Erfahrungen mit basaler Stimulation werden dem Kapitel gegenübergestellt.

3.2 Wo haben Sie ähnliche Erfahrungen gemacht? Wo müssen Sie aus Ihrer Erfahrung widersprechen? Was können Sie aus Ihrer Erfahrung ergänzen?

- Positive Erfahrungen mit basaler Stimulation.

4.1 Was wollen Sie bezogen auf das Thema des Kapitels lernen? Welche Fähigkeiten wollen Sie erlangen?

- Waschen nach den Gesichtspunkten der Rhythmischen Einreibung.

4.2 Formulieren Sie das Lernziel nochmals neu für sich. Vielleicht muss es eingegrenzt oder erweitert werden.

- „Ich möchte lernen, bei der Ganzkörperwaschung mit ruhigen, rhythmischen Bewegungen zu arbeiten."
- „Ich möchte bei Schwerkranken Erfahrungen mit dem Hand- und Fußbad sammeln."

4.3 Bestimmen Sie die nächsten Lernschritte für die Pflegepraxis. Was wollen Sie konkret üben?
- Waschen in ruhigen, rhythmischen Bewegungen bei den Patienten, die ich an meinem nächsten Arbeitstag zu pflegen habe. Hand- und Fußbad bei Frau T. als Ersatz für die anstrengende Ganzkörperwaschung.

5.1 Praktizieren Sie die gewählte Übung.
- Am kommenden Morgen wird Frau T. mit Hand- und Fußbad versorgt. Da sie eingenässt hatte, wurde zuvor der Intimbereich gereinigt.
- Die Waschung des Rückens von Frau M. konnte in ruhigen Kreisen erfolgen.

5.2 Wie hat der Patient Ihre Pflege erlebt?
- Frau T. war sichtlich weniger angestrengt. Sie schlief nach der Waschung entspannt ein.
- Frau M. stellte keinen Unterschied zu anderen Waschungen fest. Sie war aber mit der Behandlung zufrieden.

5.3 Wie haben Sie sich während der Pflegehandlung gefühlt?
- Bei Hand- und Fußbad erlebte ich eine fast meditative Stimmung.
- Bei Frau M. wurde ich dadurch abgelenkt, dass sie mir etwas erzählen wollte.

5.4 Womit waren Sie zufrieden, womit waren Sie unzufrieden? Haben sich Ihre Erwartungen erfüllt?
- Zufrieden mit der Arbeit bei Frau T.
- Unzufrieden damit, dass ich mich bei Frau M. nicht auf eine ruhige Bewegung konzentrieren konnte.

5.5 Was wollen Sie das nächste Mal besser oder anders machen?
- Ruhig bleiben. Die rhythmische Bewegung bei der Rückenwaschung vorher an einer Kollegin üben.

6.1 Vertiefen Sie das Gelernte, indem Sie das Kapitel nochmals nachlesen und ergänzend oder korrigierende Anregungen aufnehmen.
- Das Kapitel wird nochmals gelesen. Als ergänzender Aspekt wurde der Unterschied zwischen der Waschung in Richtung Körpermitte und in die Peripherie hinzugenommen.

6.2 Tauschen Sie Ihre Erfahrungen mit KollegInnen aus.
- Es lagen keine eigenen Erfahrungen mit besonderen Formen der Waschung vor. Basale Stimulation war einigen KollegInnen bekannt.

6.3 Bitten Sie KollegInnen, Ihnen bei der Pflege zuzusehen.
- Eine Kollegin war gerne bereit, bei einem Hand- und Fußbad zuzusehen. Sie war beeindruckt von der Atmosphäre, die im Zimmer entstand. Es entwickelte sich ein fruchtbares Gespräch.

6.4 Suchen Sie nach ergänzender Literatur, besuchen Sie Fortbildungskurse.
- Information über Kurse sind zu erhalten beim *Verband für Anthroposophische Pflege e.V. (www.vfap.de).*

7.1 Versuchen Sie, Ihr Können auf neue Situationen zu übertragen und zu pflegen.
- Nach dem Besuch einer Fortbildungsveranstaltung entstand der Impuls, diese Form der Waschung durch eine stationsinterne Fortbildung allen Kollegen bekannt zu machen.

Literatur

1 Vgl. van Houten, C.: Erwachsenenbildung als Willenserweckung. Verlag Freies Geistesleben Stuttgart 1999.

KAPITEL II

Entwicklung anregen: anthroposophische Pflegeausbildung

GERNOT ADOLPHI

Die Beiträge dieses Buches verdeutlichen in vielfältiger Weise, wie Anthroposophie die Pflegepraxis befruchtet. Auch für das Erlernen der Pflege im Rahmen einer Berufsausbildung bietet die anthroposophische Menschenkunde eine Fülle von Anregungen. Greift man diese auf, führt das zu konkreten Konsequenzen für die inhaltliche und konzeptionelle Ausrichtung. Im Folgenden seien Aspekte einer Menschenbildung dargestellt, wie sie anthroposophische Pflegeausbildungen praktizieren.

Im Zentrum einer anthroposophischen Pflegeausbildung stehen die Persönlichkeitsentwicklung der Lernenden und die Ausbildung einer pflegerischen Haltung. Unabdingbar für eine menschliche Gestaltung der Pflege ist eine positive Haltung. Ein gelungener Lernprozess setzt voraus, dass sich Lehrende und Lernende in der Pflegeausbildung als Partner begegnen. Lehrende in der Pflegepädagogik sind Entwicklungsbegleiter. Ihr zentraler Auftrag ist das Erwecken des selbstständigen Lernwillens des Pflegenden in der Ausbildung und das Ermöglichen selbstbestimmter Lernwege. Pflegende sind Begleiter in Krisen und Übergangssituationen, sie benötigen einen umfassenden Blick auf die weite Lebensspanne eines Menschen. Die Gestaltung der Pflegeausbildung als generalistische Ausbildung resultiert aus einem Pflegeverständnis, das aus der Anthroposophie befruchtet wird. Ganzheitliches Lernen benötigt eine enge Vernetzung von praktischer und theoretischer Ausbildung. Lernortkooperation und Lernbegleitung sind dabei ebenso bedeutsam wie die Möglichkeit zu individualisierten Lernwegen. Der Pflegealltag ist voller Aufgaben und Gelegenheiten, die gestaltet werden wollen. So fördert die Integration künstlerischer Methoden in die Pflegeausbildung die Gestaltungsfähigkeit bei den Pflegenden in Ausbildung.

→ Lernziel siehe Seite 72

1. Die Ausbildung einer pflegerischen Haltung

Wie wird man eigentlich Pflegender? Den äußeren Rahmen für das professionelle Erlernen des Pflegeberufs bildet ein Studium oder – wie in Deutschland oder Österreich – eine dreijährige Berufsausbildung. Innerhalb dieser organisierten Form des Kompetenzerwerbs spielt die Ebene der Fachkompetenz in der allgemeinen Betrachtung oft die zentrale Rolle. Zweifellos ist für die Ausübung des Pflegeberufs fundiertes Fachwissen unverzichtbar. Dieses Wissen ist, um wirksam und lebendig zu sein, durch die Verbindung mit dem praktischen Tun zu üben und in konkreten Situationen anzuwenden.

Gerade aufgrund der engen Verzahnung von Theorie und Praxis hat die berufliche Ausbildung in Deutschland einen guten Ruf.

Dennoch greift eine alleinige Fokussierung auf das Wissen zu kurz, um wirklich für die Berufsausübung zu qualifizieren. Landläufig benötigen Pflegende, um als qualifiziert angesehen zu werden, die Bereitschaft, sich auf andere einzulassen, die Fähigkeit zuzuhören, Einfühlungsvermögen, Teamfähigkeit und vieles mehr (Sozialkompetenz). Ebenso erwartet man von Pflegenden ethische Kompetenz, also dass sie ihr Handeln an menschlichen Werten und ethischen Gesichtspunkten orientieren. Auch endet Lernen nicht mit dem Abschluss der Berufsausbildung. Pflegende sollten Strategien kennen, ihre Kenntnisse zu erweitern und bereit sein, im Verlauf ihres Berufslebens fortwährend dazuzulernen, was als Methoden- und Lernkompetenz beschrieben wird.

Ein Prozess, der sich während der Sozialisation zum Pflegenden dagegen eher unbemerkt vollzieht, ist die Ausbildung einer pflegerischen Haltung – ein wesentlicher Aspekt der Personal- oder Selbstkompetenz. Bei den Angehörigen einer jeden Profession finden sich üblicherweise berufstypische Haltungen: Eine Erzieherin, ein Busfahrer, eine Architektin oder ein Standesbeamter entwickeln im Lauf ihrer beruflichen Sozialisation charakteristische Handlungsweisen, Werte und Einstellungen. Auch Pflegende werden durch ihren Beruf „geformt". In ihrer beruflichen Sozialisation erleben und erlernen sie berufstypische, stellenweise gar ritualisierte Handlungen, den mit dem Beruf verbundenen Wertekanon, einen spezifischen Fachjargon oder ein bestimmtes Rollenverhalten. Sie lernen an vielen positiven Vorbildern der KollegInnen, aber auch an abschreckenden Beispielen („So möchte ich nie pflegen").

Trotz der sichtbaren Wirkung äußerer Einflüsse wäre es vermessen zu glauben, man könne in einer Pflegeausbildung eine solche Haltung einfach formen. Die Entstehung und Ausgestaltung einer pflegerischen Haltung wird zwar von außen beeinflusst und durch die methodische oder inhaltliche Gestaltung der Ausbildung angeregt. Dennoch: Die Entscheidung, seine Haltung verändern zu wollen, trifft jeder Mensch freiwillig. Ebenso bedeutsam wie die äußeren Einflüsse sind die inneren Impulse, die ein Mensch mitbringt. Das Motiv des Helfen-Wollens steht wohl am Anfang einer jeden pflegeberuflichen Karriere. In der Regel beginnen Pflegende ihre Ausbildung mit hohen, aber gleichzeitig noch relativ unspezifischen Idealen. Mit zunehmender Ausbildungsdauer verfeinern und individualisieren sich diese. Vor dem Hintergrund des Berufstypus bildet sich das persönliche Motiv für die Arbeit in der Pflege aus. Die Ereignisse im Pflegealltag fordern ständig auf, das eigene Handeln zu hinterfragen und den eigenen Weg zu finden. „Würde ich selbst so gepflegt werden wollen?" „Ist diese Behandlung menschlich?" sind Fragen, zu denen eigene Standpunkte und eine Haltung zu entwickeln sind. Und natürlich sind es gerade die existentiellen Erfahrungen in der Konfrontation mit schweren Krankheitsschicksalen, mit Leiden, Geburt oder Tod, die in besonderer Weise prägen. Der Patient mit seiner Krebserkrankung, welcher die „Warum-Frage" stellt, der verbitterte Bewohner, der seine Biografie nur negativ zu bilanzieren vermag, das Mit-Leiden mit dem Schmerz, der durch Analgetika nicht zu lindern ist – all dies sind Herausforderungen, welche die Chance zu innerem Wachstum in sich tragen. Ob diese Chance tatsächlich ergriffen wird, liegt in der Freiheit des Lernenden selbst. Eine zentrale Aufgabe für die Lehrenden in einer Pflegebildungseinrichtung besteht darin, solche

Erlebnisse und die daraus entstehenden Fragen ernstzunehmen und sie aufzugreifen. Es gilt, die Reflexion solcher Erfahrungen zu unterstützen, diese ins Bewusstsein zu heben, damit man daraus lernen kann.

Doch wie lässt sich eine pflegerische Haltung überhaupt beschreiben? Würde man professionell Pflegende dazu befragen, so kämen vermutlich vielfältige Aspekte zur Sprache:

- Zugewandt sein
- Ein waches Interesse am Gegenüber entwickeln
- Achtsamkeit üben
- Mitgefühl und Empathie in sich wecken
- Verantwortung für die anvertrauten pflegebedürftigen Menschen übernehmen
- Anwaltschaftliche Vertretung der Interessen des Pflegeempfängers
- Einen positiv-förderlichen Umgang mit Nähe und Distanz pflegen
- Eigene Stimmungen beherrschen und vorschnelle Urteile vermeiden
- Authentisch sein
- Reflektieren und aus Erfahrungen lernen
- Misserfolge, Belastungssituationen sowie Krisen aushalten
- Aus innerer Freiheit heraus handeln

All diese Handlungsweisen lassen sich großenteils unter dem Begriff der „Selbstkompetenz" zusammenfassen und beschreiben eine Ich-geführte Qualität der pflegerischen Arbeit. Ihnen ist gemein, dass sie nicht von außen eingefordert, sondern ausschließlich aus eigener Kraft, mit eigenem Willen und aus innerer Freiheit entwickelt werden können. Aus diesem Grund ist Persönlichkeitsbildung das „Herzstück" anthroposophischer Pflegeausbildung. Die Ausbildung zum Pflegenden erfordert vor allem Entwicklungsarbeit an der eigenen Individualität.

Eine positive pflegerische Haltung stellt die Grundvoraussetzung für eine menschliche Gestaltung der Pflege dar. In der pflegerischen Geste tritt sie in Erscheinung, wird wirksam [→ Kapitel „Pflege als Übungsweg"]. Die innere Haltung ist oftmals als das Wesentliche in der Pflege zu erleben. Fehlt sie, so erlebt man Pflege und Betreuung als „seelenlos". Prägen hingegen Achtsamkeit und Mitgefühl die pflegerische Arbeit, so wirkt Pflege heilsam, die oder der Pflegende wird selbst zum „Heilmittel".

Eine pflegerische Haltung bildet sich aber auch an der Auseinandersetzung mit der Frage „Was ist der Mensch?" Anthroposophie, die „Weisheit vom Menschen" stellt den Menschen in den Mittelpunkt der Betrachtung. Sie beschäftigt sich mit der Frage nach dem allgemein Menschlichen oder nach Menschlichkeit. Anthroposophie beinhaltet also eine zutiefst pflegerische Fragestellung. Die Beschäftigung mit dem Menschen stellt den eigentlichen Kern einer jeden Pflegeausbildung dar. Folgende Inhalte, hier beispielhaft aufgeführt, durchziehen die Ausbildung von Anfang bis Ende:

- Die Lebensaktivitäten des Menschen und das richtige Maß an pflegerischer Unterstützung bei Pflegebedürftigkeit (Kompensation oder Aktivierung)
- Die Fragen nach Gesundheit und Krankheit
- Der Leib des Menschen mit seiner Struktur und Morphologie (Anatomie) und den lebendigen Prozessen (Physiologie)

- Die Entstehung und die Auswirkungen von Krankheit
- Das Verhalten des Menschen, seine seelischen Regungen, Stimmungen und Befindlichkeiten
- Die Gesetzmäßigkeiten und Regeln des zwischenmenschlichen Umgangs, also Kommunikation und Interaktion, aber auch das Rechtsleben mit seinen Gesetzen
- Die Qualität einer menschlichen Berührung
- Die menschliche Entwicklung als auch die Phasen und Gesetzmäßigkeiten des menschlichen Lebenslaufes
- Die Lebensqualität, soziale Lebenszusammenhänge, die Suche nach Sinn und Aufgabe menschlichen Lebens

Eine Pflegeausbildung bietet die Chance, diese Themen aus den unterschiedlichsten Sichtweisen zu bearbeiten. Wie tragisch, wenn mancherorts die Tendenz besteht, den Menschen vorwiegend auf Grundlage des biochemischen Modells zu betrachten und die vielgestaltigen Dimensionen des Menschseins verloren gehen! Anthroposophische Pflegeausbildung versucht, ein „Gegen"-Modell im ganzheitlichen Sinne zu verwirklichen.

2. Drei Blickwinkel zur Gestaltung einer anthroposophischen Pflegeausbildung

Alle fünf anthroposophischen Berufsfachschulen für Pflege in Deutschland sind staatlich anerkannt.[1] Um einen allgemein anerkannten Berufsabschluss zu erreichen, unterliegen sie den Vorgaben staatlicher Rahmenlehrpläne und gesetzlicher Verordnungen.[2] Allen gemein ist, dass sie ihre Pflegeausbildung auf Basis des anthroposophischen Menschenbildes gestalten. Dies bedeutet, die menschenkundlichen Grundlagen der Anthroposophie beziehungsweise die anthroposophische Pflege und Medizin bilden die Basis für die inhaltliche, methodische und organisatorische Ausrichtung der Pflegeausbildung. Die konkrete Umsetzung gestaltet sich jedoch an jeder Einrichtung anders. Die folgenden Ausführungen sind exemplarisch und beziehen sich auf das Konzept für die theoretische Ausbildung am Pflege-Bildungszentrum an der Filderklinik (PBZ).

2.1 Inhaltliche Gestaltung

Anthroposophie ermöglicht einen umfassenden Blick auf den Menschen. Für die Frage „Was ist der Mensch?" existieren ganz unterschiedliche Perspektiven. Hierbei geht es weniger um eine Festlegung im Sinne einer Definition als vielmehr um ein „sowohl als auch".

Die Bilder vom Menschen (nachfolgend eine Auswahl) stehen nebeneinander und ergänzen sich gegenseitig zu einem Ganzen. Gemeint ist der Mensch als:

- leibliches Wesen
- seelisches Wesen
- geistiges Wesen

- sich entwickelndes Wesen
- Sinneswesen
- soziales Wesen
- Individualität

Den Inhalten der anthroposophischen Menschenkunde ist im Curriculum des PBZ ein eigenes Grundlagen-Modul gewidmet (Leib – Seele – Geist, die vier Wesensglieder, funktionelle Dreigliederung, Denken – Fühlen – Wollen, die Lebensprozesse, Reinkarnation und Karma und anderes). Parallel dazu sind die Inhalte der anthroposophischen Pflege und Medizin in den meisten thematischen Lerneinheiten integriert. Zu Beginn der Ausbildung steht die Auseinandersetzung mit den Begriffen Krankheit und Gesundheit. Die Inhalte der Anatomie (Struktur und Morphologie des menschlichen Leibes), Physiologie (Lebensprozesse) und Pathologie (Erkrankung als Prozess des Aus-dem-Gleichgewicht-Geratens) werden vorzugsweise auf Basis des anthroposophischen Menschenbildes vermittelt. Natürlich sind unter anderem auch die spezifischen Pflegeinterventionen wie pflegetherapeutische Waschungen, Wickel und Auflagen, Rhythmische Einreibungen Thema. Konzepte wie beispielsweise die Sinneslehre, die pflegerischen Gesten oder eine aus der Anthroposophie befruchtete Sterbebegleitung bilden einen wichtigen theoretischen Hintergrund.

Beispiel

Die Betrachtung des menschlichen Leibes (Physiologie und Anatomie) beginnt sinnvollerweise nicht mit der oft üblichen Zell- und Gewebelehre. Am Beginn der Ausbildung im PBZ steht stattdessen ein grundlegendes Modul. Es trägt die Bezeichnung „Leibliche Prozesse im Menschen“ und bietet eine grundlegende Einführung in den menschlichen Organismus. Erst danach behandeln – über die folgenden drei Ausbildungsjahre verteilte – Lerneinheiten zur Anatomie und Physiologie differenziert die einzelnen Organsysteme. Zusammenhänge, Wechselspiel und Beziehungen der verschiedenen Organsysteme zueinander werden so sichtbar. Der Mensch erscheint in seiner leiblich-lebendigen Dimension als Ganzes und nicht als Summe seiner Teile.

Der Grundgedanke in der anthroposophischen Medizin, dass Struktur (Anatomie) sich an der Funktion (Physiologie) bildet, gibt hier die Richtung vor: Ausgehend vom Wesen des Prozesses (Was geschieht zum Beispiel bei der Verdauung und im Stoffwechsel?) folgt ein erster grober Überblick über die Funktion und die Struktur der Organe. Die sieben Lebensprozesse (Atmung, Wärmung, Ernährung und Verdauung, Absonderung beziehungsweise Individualisierung, Erhaltung, Wachstum, Reproduktion) dienen als innerer Leitfaden. In das Thema der funktionellen Dreigliederung wurde bereits in einem anderen Unterricht eingeführt, so dass diese Thematik an dieser Stelle nur wiederholend und vertiefend sowie mit Blick auf die Organsysteme wieder aufgegriffen wird.[3]

2.2 Methodische Gestaltung

Die Pflegeausbildung orientiert sich an den Grundsätzen einer anthroposophischen Erwachsenenbildung. Erwachsene wollen im Unterricht eigene Erfahrungen einbringen, an das bereits Gelernte anknüpfen, selbst Verantwortung übernehmen und eigene Ziele verfolgen. Erwachsene lernen vor allem, indem sie eigene Handlungen reflektieren; insofern ist eine handlungsorientierte Gestaltung des Unterrichts unabdingbar. Reflexion wird in der theoretischen und praktischen Ausbildung geübt, wo immer dies möglich und sinnvoll ist. Im Zentrum der anthroposophischen Andragogik* stehen die Individualität des Lernenden, die Anregung des eigenen Willens, ein begleiteter Entwicklungsprozess hin zur Eigenständigkeit und Freiheit im Verfolgen eigener Ziele. Hier ist es für die Lehrenden hilfreich, eine Haltung einzunehmen, welche eigenen Impulsen der Lernenden genügend Raum lässt, damit diese Motivation, Engagement und ein Verantwortungsgefühl entwickeln.

Um fachliche Selbstständigkeit und persönliche Verantwortung in der Berufstätigkeit zu fördern, nutzen die PflegepädagogInnen bevorzugt schülerzentrierte Methoden, die an den Lernwillen appellieren, eigene Entscheidungen erfordern und Verantwortungsbereitschaft fördern. Der erfahrungsvermittelnde Unterricht eröffnet den Pflegenden in Ausbildung einen Perspektivwechsel: Sich gegenseitig waschen, positionieren, Wickel anlegen oder einreiben – im Übungsraum wird Pflege aktiv geübt und gleichsam für jeden erlebbar gemacht. Ein Schlüsselmoment stellt hier das Bewusstmachen der Erlebnisse durch Reflexion dar. Auch entdeckendes und handlungsorientiertes Lernen sind wesentliche Prinzipien des Unterrichts. Keine fertigen Lösungen präsentiert zu bekommen, sondern nach eigenen Lösungswegen suchen zu müssen – das stellt hohe Anforderungen an das bewegliche, eigenständige Denken und Handeln der Lernenden. Sie sollen befähigt werden, ihre Lernprozesse und ihren individuellen Ausbildungsweg aktiv mitzugestalten.

Beispiel

Die eigenständige Gestaltung einer Seminarwoche zum Thema Sterben und Tod ist eine besondere Herausforderung und zugleich eine bestärkende Erfahrung. Über ein halbes Jahr hinweg planen und entwickeln die Pflegenden in Ausbildung ihre kursindividuelle Seminarwoche. Sie sammeln die ihnen wichtigen Inhalte und handeln Schwerpunktthemen aus, stimmen den zeitlichen Verlauf ab, suchen sich ExpertInnen als Dozenten, arbeiten sich in Themen ein, um später selbst Referate zu halten, planen künstlerische Einheiten und Phasen zur sozialen Begegnung innerhalb der Seminarwoche. Damit die Woche gelingen kann, müssen sie ebenso Unterrichtsräume reservieren, Verhandlungen mit den Dozenten führen und die Raumgestaltung überlegen.

Bereits in der Vorbereitungsphase zeigt sich, wie individuell die bisherigen Erfahrungen mit dem Tod und die Einstellungen gegenüber diesem Tabuthema sind.

---

* Andragogik ist die Wissenschaft, die sich mit dem Verstehen und Gestalten der lebenslangen Bildung des Erwachsenen befasst.

Die Bereitschaft, sich dieser Thematik zu nähern, wächst, je näher die Seminarwoche rückt. Die eigene inhaltliche Vorbereitung verhilft zu einer echten persönlichen Auseinandersetzung. Die eigentliche Durchführung der Woche ermöglicht praktisch immer, sich intensiv mit der Thematik zu befassen. Pflegerische und medizinische Aspekte der Sterbebegleitung, die Versorgung des Verstorbenen, Bestattung, Trauerarbeit, die Bedeutung von Tod und Sterben in unterschiedlichen Kulturen und Religionen, Sterbehilfe, Suizid, ethische Fragen und vieles mehr sind Themen dieser Woche. Diese erleben alle TeilnehmerInnen als sehr intensiv; die eigene Betroffenheit ist zu verarbeiten, der Blick weitet sich, neue Fragen entstehen. Vielen bleibt diese Woche als ein Höhepunkt der Ausbildung in Erinnerung.

Ein wesentliches methodisches Element ist die Integration von künstlerischem Unterricht in die Pflegeausbildung. Um eine umfassende Darstellung zu ermöglichen, widmet sich ein eigenes Teilkapitel dieses Beitrags dem Thema [→ Abschnitt „Künstlerisches Üben zur Kompetenzentwicklung"].

2.3 Organisatorisch-kulturelle Gestaltung

Aus der Anthroposophie erwachsen zudem Konsequenzen für die organisatorische Gestaltung der Ausbildung. Möchte man einen Lernort schaffen, an welchem sich ganzheitliches Lernen vollzieht, Entwicklungsaspekte berücksichtigt werden und menschliche Freiheit im Mittelpunkt steht, so braucht es dafür passende Organisationsstrukturen und eine entsprechende Schulkultur.

Die enge Verzahnung von theoretischer und praktischer Ausbildung als auch das Schaffen von Freiräumen im Lernprozess („Lernende statt Arbeitskräfte") sind wichtige organisatorische Voraussetzungen für erfolgreiches Lernen [→ Abschnitt „Vernetzung von praktischer und theoretischer Ausbildung"]. Ein weiteres Element ist der Wechsel vom Kurslehrerprinzip hin zu einem System der persönlichen, individuellen Begleitung durch Ausbildungsbegleiter.

Beispiel

Zum Ende des Einführungsblocks wählen sich die Pflegenden in Ausbildung ihre Ausbildungsbegleiter. Anders als bei einem Klassenlehrer haben diese die Möglichkeit, ihren persönlichen Begleiter aus dem Lehrerkollegium zu wählen. Auch das bedeutet Erwachsenenbildung: sich seinen Mentor selbst zu suchen, den Menschen auszuwählen, dem man vertraut und bei dem man den Eindruck hat, er könne einem die nötige Zuwendung, vielleicht aber auch die nötige Strenge und Konsequenz entgegenbringen. Die Persönlichkeit sowohl des Lernenden als auch der oder des Ausbildungsbegleiters/-in ist hier zentral. Zwischen beiden entsteht oft eine sehr intensive Beziehung, viele Gespräche über fachliche Themen, vor allem aber auch über persönliche Entwicklungen durchziehen die Ausbildung. In diesem Austausch werden Fortschritte wie auch Problemfelder des Lernenden thematisiert.

Wo immer dies möglich ist, unterrichten die PflegepädagogInnen Themen, zu denen sie Erfahrungen und Erlebnisse aus der eigenen Berufspraxis mitbringen. Diese Verbindung wirkt sich positiv auf die Anschaulichkeit und Lebendigkeit des Unterrichts aus. Bei der Zusammenarbeit innerhalb des Kollegiums gilt das Freiheits- und Verantwortungsprinzip. Jede Mitarbeiterin und jeder Mitarbeiter erledigt die selbst gewählten oder übertragenen Aufgaben auf individuelle Weise und verantwortet diese auch selbst. Natürlich ist man dem Kollegium Rechenschaft schuldig, aber meist sind die Kolleginnen und Kollegen sich selbst gegenüber die kritischsten Bewerter.

Im Umgang mit (jungen) Erwachsenen wirkt auch die Persönlichkeit des Lehrenden. Das Bemühen um partnerschaftliche und authentische Zusammenarbeit ist von zentraler Bedeutung. PflegepädagogInnen müssen in der Lage sein, sich selbst genauso als Lernende zu verstehen, Fehler einzugestehen und an ihrer persönlichen Entwicklung zu arbeiten.

3. Die Aufgabe der Lernbegleiter

3.1 Entwicklungsbegleiter sein

Lehrende in der Pflegepädagogik sind Lernbegleiter. Entgegen der vielfach von Pflegekräften geäußerten Bemerkung „Sie sind doch Lehrer, Sie müssen das doch wissen!" entspricht dieses Rollenbild des Allwissenden eben genau *nicht* der Aufgabe von Lehrenden in der Erwachsenenbildung. Es ist zwar sicherlich vorteilhaft, selbst über ein profundes Wissen zu verfügen, es nützt den Lernenden jedoch nichts, wenn ihre Fragen einfach beantwortet werden. Viel entscheidender ist es, dass PflegepädagogInnen Wege aufzeigen, wie dieses Wissen selbst zu erwerben ist, dass sie den Lernenden zutrauen, selbstständig Probleme zu lösen, dass sie die Verwirklichung eigener Ideen und Impulse der Pflegenden in Ausbildung unterstützen. Die Aufgabe liegt in der Begleitung der Lernenden bei ihrer beruflichen (und teilweise auch persönlichen) Entwicklung. Diese Begleitung muss freilassend und auf Augenhöhe stattfinden und zum Ziel haben, den Lernprozess des Gegenübers anzuregen und zu unterstützen. Jegliche Bevormundung gilt es dagegen zu vermeiden. Die Kernfrage für diese Form von Entwicklungsbegleitung lautet: „Wie fördern wir die Bildung von Pflegenden so, dass sie zunehmend in der Lage sind, selbstständig und eigenverantwortlich zu denken, zu fühlen und zu handeln?"

> *„Lernen, sich entwickeln, sich ändern gehören zusammen, sind drei Aspekte eines Vorgangs, der lebenslang das Menschsein des Menschen konstituiert und der nie ‚von allein' abläuft, sondern vollwillentlich stets von neuem aufgerufen werden muss … ‚Ausbilder sind eigentlich Willenserwecker!' Alles Lernen beruht auf Überwindung von Widerständen, auf Anstrengung; beim Lernen von Erwachsenen geht es um den selbständigen Willen."*[4]

Diese Kernaussage des Erwachsenenbildners Coenraad van Houten (1922–2013) berührt eine Thematik, die jedem in der Pflegeausbildung Tätigen allzu gut bekannt sein dürfte: Wie schwierig ist es doch, den selbstständigen Lernwillen eines Menschen anzusprechen, insbesondere in Situationen, in denen das Interesse an der Sache als Triebfeder des Lernprozesses noch nicht erwacht ist! Der konstruktive Umgang mit Widerständen, das bedingungslose Gewähren von Freiheit oder das Vertrauen in die Selbstständigkeit und Verantwortungsbereitschaft des Lernenden sind gleichzeitig ständige Herausforderung und unabdingbare Notwendigkeit in der Erwachsenenbildung. Dies muss sowohl im Aufbau der Ausbildung, in der methodisch-didaktischen Gestaltung wie auch im alltäglichen Umgang zwischen den beteiligten Menschen zum Ausdruck kommen. Die Aufgabe besteht also darin, die Ausbildung so zu konzipieren, dass der Lernwille des Auszubildenden an den Aufgaben, Begegnungen, Methoden und Inhalten seiner Ausbildung erwacht.

Van Houten benennt als Triebfeder für den eigenen Lernwillen den Erkenntnis-, den Entwicklungs- und den Verbesserungstrieb. Den Erkenntnistrieb beschreibt er als Impulsgeber, die Rätsel der Welt lösen zu wollen, die Welt und sich selbst verstehen zu lernen; den Entwicklungstrieb hingegen als „Grundkraft der Seele" mit dem Ziel, „sich fortwährend ändern zu wollen". Der Verbesserungstrieb beruht auf dem Gefühl der Unzulänglichkeit, der „Empfindung, dass alles besser gemacht werden kann". Für die Pflegeausbildung gilt es, diese drei – natürlicherweise in jedem Menschen vorhandenen – Triebe nicht zu blockieren, sondern den selbstständigen Lernwillen durch eine entsprechend gestaltete Didaktik zu nähren und anzuregen.[5]

Jeder Lernende hat seine eigene Biografie, die seine Lebenswirklichkeit prägt. Als Lernbegleiter ist es meine Aufgabe, diesen Menschen dabei zu unterstützen, seine Wertvorstellungen zu leben und eigene Ziele zu verfolgen. Es ist mir wichtig, Respekt vor der Einzigartigkeit des Individuums aufzubringen. Ich möchte den Lernenden gegenüber eine Haltung einnehmen, die deren eigenen Impulsen Raum lässt, damit Motivation, Engagement und Verantwortungsgefühl entstehen. Dies immer und in jedem Fall zu beherzigen, ist ein unerreichbares Ziel. Wenn ich mich jedoch selbst als Lernender verstehe und ich das Ziel verfolge, meinen Beruf in einer solchen Haltung auszuüben, dann komme ich dem Anspruch einer wirklichen Erwachsenenbildung zumindest nahe.

Natürlich kann man fragen: Bedeutet Bildung nicht, den anderen Menschen verändern zu wollen? Müsste eine Ausbildungsstätte nicht eigentlich dieses Ziel verfolgen? Ja, Veränderung ist tatsächlich das Ziel einer jeden Ausbildung. Der Impuls zur Veränderung sollte aber stets von der oder dem Lernenden selbst ausgehen. Die Aufgabe der PflegepädagogInnen beziehungsweise der Institution liegt darin, deutlich zu machen, welche Kompetenzen zu erwerben sind und was zu lernen ist, um im Pflegeberuf arbeiten und bestehen zu können. Aber auf dem konkreten Weg dorthin gibt es sehr viele verschiedene Möglichkeiten und Schwerpunktsetzungen. Nicht jeder Weg eignet sich für alle Menschen gleichermaßen. Es geht eben nicht darum, dass die Pflegenden in Ausbildung lernen, es genauso zu machen wie ihre AusbilderInnen – sie sollen ihren eigenen Weg finden dürfen, der ihnen entspricht.

Das Ernstnehmen des individuellen Impulses beginnt bereits in den Bewerbungsgesprächen. Die Gesprächspartner aus dem Lehrerkollegium führen sinnvollerweise Einzelgespräche mit dem Ziel, die persönlichen Gründe für die Berufswahl, die Ziele und Wertvorstellungen der BewerberInnen kennenzulernen. Es können sehr intensive Gespräche entstehen, die von Interesse und gegenseitiger Achtung geprägt sind. Persönliche

Haltungen, offene Fragen, Herausforderungen und eigene Willensimpulse der BewerberInnen werden oft in deren Reflexion der im Praktikum erlebten Pflegearbeit besonders deutlich.

Begleitung bedeutet nicht, alles gutzuheißen, stattdessen ist es nötig, ernsthaft und aufrichtig die Auseinandersetzung zu suchen. Manchmal ist es richtig, den Pflegenden in Ausbildung Verständnis, Nachsicht oder Geduld entgegenzubringen. Genauso wichtig erscheint es oft aber auch, den Spiegel vorzuhalten, konstruktive Kritik zu äußern und ehrliche Rückmeldung zu geben. Immer wieder ist jedoch zu erleben, dass Pflegende in Ausbildung trotz vieler Gespräche, Reflexionen und Rückmeldungen eine bestehende Problematik nicht angehen und offensichtlich notwendige Entwicklungsschritte nicht vollziehen. Unter Umständen mangelt es bereits an der Einsicht, dass Veränderung überhaupt nötig ist, oft fehlen aber auch einfach der Wille oder die Kraft zur Veränderung. Entwicklungsbegleitung kann sich auch im gemeinsamen Anschauen einer solchen Situation während einer pädagogischen Konferenz äußern. Hier lassen sich einerseits Ideen entwickeln und Absprachen für ein gemeinsames Vorgehen treffen. Oft ist jedoch noch eine weitere Wirkung dieser Auseinandersetzung zu bemerken: die intensive Beschäftigung mit der Persönlichkeit, ihren Impulsen, Fähigkeiten und Schwächen wie auch das In-den-Mittelpunkt-Stellen der Individualität der oder des Pflegenden in Ausbildung ruft eine geistig wirksame Kraft zu Hilfe. Ähnlich wie durch eine Patientenbesprechung wirkt auch hier die geistige Welt an der Lösung mit. Immer wieder ist zu beobachten, dass dieses wache, bewusste Hinwenden des Umfeldes nachfolgend die Persönlichkeit des Lernenden anstößt und erweckt. Dadurch können Fähigkeiten wachsen und eine Entwicklung in Gang kommen.

3.2 Freiheit gewähren

Freiheit bedeutet weder Willkür noch ein Leben ohne Regeln. Freiheit bedeutet, selbstbestimmt *eigene* Entscheidungen zu treffen, etwas zu tun, weil *ich* es selbst will! Dies scheint auf den ersten Blick in unserer Gesellschaft selbstverständlich zu sein, doch die Sprache drückt vielfach etwas anderes aus. Wie oft hört man Sätze wie diese: „Ich muss noch dieses oder jenes erledigen..." oder „Ich muss da oder dort hin..." Sind wir also wirklich freie Menschen? Oder sind wir Gefangene unserer vielen Verpflichtungen?

Freie Menschen sind nicht frei von Pflichten, sondern sie entscheiden sich selbst für oder gegen etwas und tragen die Konsequenzen. In diesem Sinne existieren auch in einer Pflegeausbildung viele Regeln, Abmachungen, geschriebene und ungeschriebene Gesetze. Die Pflegenden in Ausbildung ordnen sich wie die PflegepädagogInnen diesen Regeln unter, weil sie die Notwendigkeit von Vereinbarungen anerkennen und weil damit bestimmte Ziele verbunden sind. Beispielsweise akzeptieren alle die gesetzlichen Regelungen als gültigen Rahmen, weil erst dies einen staatlich anerkannten Berufsabschluss ermöglicht.

In vielen Bereichen der Ausbildung sind dagegen Autonomie und Selbstbestimmung wichtig. In allen Dingen, die mit den eigenen Impulsen, den Zielen und Idealen zusammenhängen, sollte Freiheit ein zentrales Prinzip sein. So fördern beispielsweise

Aufgabenstellungen, die innerhalb eines vorgegebenen Rahmens eine freie Methoden- oder Themenwahl ermöglichen, die Motivation der Lernenden. Eigenverantwortung und Eigeninitiative entwickeln sich nur, wenn entsprechende Anforderungen bestehen, an denen die Lernenden üben. Wo immer möglich, sollten echte Aufgabenstellungen, an welchen der Wille erwachen kann, konstruierte Aufgaben ersetzen, die bloß Übungszwecken dienen. Im Bereich der Entwicklung von persönlichen Lerntechniken oder einer positiven Lernhaltung können die Ausbildungsbegleiter zwar beratend eingreifen, die Pflegenden in Ausbildung müssen jedoch selbst die notwendigen Entscheidungen treffen und ihre eigenen Lernfortschritte mit Interesse und Ausdauer verfolgen.

Auch im Bereich der praktischen Ausbildung ist dieses Freiheitsmoment wesentlich: Pflegende in Ausbildung müssen Lernende sein dürfen! Besonders unter den heutigen Bedingungen für Pflegearbeit leidet Ausbildung darunter, dass dem Lernen kein Freiraum gewährt wird. Auszubildende sollen möglichst sofort und reibungslos im Stationsablauf funktionieren und sich den Zwängen und Notwendigkeiten des Arbeitsprozesses unterordnen. Es ist den Pflegenden in Ausbildung im Arbeitsalltag nur selten möglich, einen Übungsprozess gezielt zu verfolgen, Praxisanleitung einzufordern oder die eigene Pflegearbeit kritisch zu reflektieren. Es ist nötig, dass sie sich erproben und eigene Wege finden dürfen. Die häufig zu hörenden Aussagen wie: „Wir machen das hier immer so..." oder „Am besten, Du machst das so wie ich!" helfen den Lernenden nicht, den eigenen Weg zu finden. Diese können zwar das Verhalten der Examinierten in dieser Situation kopieren, haben aber noch nicht die Selbstständigkeit, um zu erkennen, dass in einer ähnlichen, aber eben doch etwas anderen Situation dieses Verhalten nicht angemessen ist. Haben sie aber Gelegenheit, verschiedene Möglichkeiten auszuprobieren, eigene Erfahrungen zu machen und – das ist ganz wichtig – diese Erfahrungen zu reflektieren (also zu lernen!), so erweitern sie ihr Handlungsspektrum allmählich und werden selbstständig.

3.3 Partnerschaftlich handeln

Häufig attestiert man anthroposophischen Einrichtungen, dass der Umgang dort menschlich sei. Diese Menschlichkeit drückt sich aus in einer Zugewandtheit dem Anderen gegenüber, in einer freundlichen Grundhaltung, im Respektieren und Ernstnehmen des Gegenübers und in einem bewussten Gestalten der sozialen Gemeinschaft. Die Schulgemeinschaft ist eine wesentliche Stütze für das Gelingen der Ausbildung, denn ein positives Umfeld unterstützt erfolgreiches Lernen. Das Einbringen von Ideen, die Mitgestaltung von gemeinsamen Aktivitäten wie Exkursionen, Festen und Feiern sowie die Durchführung von gesamtschulischen Projekten halten die Schulgemeinschaft lebendig. Ein partnerschaftlicher Kontakt zwischen den Mitarbeiterinnen und Mitarbeitern der Pflegeschule und den Pflegenden in Ausbildung, ein konstruktives Zulassen von Konflikten als auch der verantwortungsvolle Umgang mit Unterrichtszeit, mit gemeinsam genutzten Räumlichkeiten oder Unterrichtsmaterial sind Ausdruck dieser Haltung. In regelmäßig stattfindenden, dem Gruppenprozess gewidmeten Unterrichtsstunden (Kolloquien) besteht die Möglichkeit zum Austausch und zur gemeinsamen

Entscheidungsfindung. Gemeinschaftsbildung ist hier ein zentrales Thema, soziale Kompetenz wird geübt.

Van Houten betont die Wichtigkeit eines „horizontalen", also gleichberechtigten Verhältnisses zwischen Dozenten und Teilnehmern. „Bei der Erwachsenenbildung stehen sich Erwachsene gegenüber, die für den Lernprozess mitverantwortlich sind. Es ist grundsätzlich ein Begegnungsprozess. Das gegenseitige Problem der Abhängigkeit und der Autorität muss hier gemeistert werden."[6] Aufgabe der Ausbilder ist es also, die eigene Expertise nicht zur autoritären Führung zu nutzen, sondern dieses Wissen und Können zur Unterstützung der Teilnehmer einzusetzen, um diese ihren eigenen Weg finden zu lassen. Die natürlicherweise vorhandenen Spannungen, Blockaden und Konflikte zwischen Ausbildern und Teilnehmern bilden einen wesentlichen Teil des Lernprozesses. Sie sind konstruktiv und mitmenschlich zu bewältigen.[7]

4. Die Aufgabe der Lernenden

4.1 Reflektieren lernen

Lernende in der Pflegeausbildung haben die Aufgabe, Verantwortung für ihren eigenen Lernweg zu übernehmen. Dies erscheint zunächst einfacher, als es tatsächlich ist. Denn die bisherigen Lebenserfahrungen der Lernenden sind meist andere. Zu Beginn der Ausbildung befinden sie sich in der Regel am Ende des dritten Lebensjahrsiebts, genauer: im Lebensalter der Adoleszenz zwischen 18 und 21 Jahren. Oft genug haben sie in ihren bisherigen Bildungswegen erfahren, dass man sich anstrengen muss, um gute Noten zu bekommen oder die Versetzung zu schaffen. Als SchülerInnen haben sie sich oft nicht deshalb bemüht, weil ihnen das Lernen der Inhalte selbst sinnvoll oder brauchbar erschien, sondern weil ihre LehrerInnen dies einforderten oder die Eltern Druck ausübten. Es ging nicht darum, sich selbst etwas zu beweisen, Leistung war nicht unbedingt mit Freude verbunden. Klassenarbeiten führten zu hohem Stresspegel, nicht selten waren Prüfungen schlimme Erfahrungen. Solchermaßen sozialisiert, stellt es ein gehöriges Stück Arbeit dar, sich von diesen Gewohnheiten zu lösen und gegenüber dem eigenen Lernen eine neue Haltung einzunehmen.

Sich selbst als frei und mündig zu erkennen, eigene Ziele zu verfolgen, selbstbestimmt Entscheidungen zu treffen, aber eben auch selbst dafür verantwortlich zu sein; all dies ist erst noch richtig zu lernen. Hier unterstützt es enorm, wenn Lernende in eine Berufsfachschule kommen, an der ein positives Lernklima herrscht, wo man sie selbstverständlich ernst nimmt und in diesem Sinne fordert und fördert. Von zentraler Bedeutung für die Erwachsenenbildung ist die Ausbildung von Reflexionsfähigkeit als Schlüsselkompetenz für die Persönlichkeitsentwicklung. Für eine gesunde Ausformung dieser Kompetenz bedarf es beider Seiten: kritischer Selbstreflexion und der Unterstützung durch Fremdreflexion. Lernziele sind die Bereitschaft, Kritik entgegenzunehmen und daraus lernen zu wollen sowie ein gesundes Verhältnis zwischen kritischer Selbstbetrachtung und dem Verteidigen eigener Überzeugungen. Um dies zu erlernen, braucht es genügend Übungsmöglichkeiten:

- Reflexionsgespräche mit dem oder der Ausbildungsbegleiter/-in
- Reflexion im Nachgespräch einer Praxisanleitung
- Selbst- und Fremdreflexion des eigenen Lernerfolgs am Ende des Praxiseinsatzes
- Selbst- und Fremdbewertung von Referaten, Gruppenarbeiten und anderen Leistungsnachweisen
- Bestimmung des persönlichen Lernstands im Sinne eines regelmäßigen Ausbildungsrückblicks
- Reflexion beruflicher (ethischer) Grenzsituationen im persönlichen Gespräch oder in Unterrichtssituationen

Diese Beispiele lassen sich beliebig ergänzen. Eine gut funktionierende Klassengemeinschaft trägt wesentlich dazu bei, dass Reflexion im sozialen Miteinander Platz findet und die Gemeinschaft gegebenenfalls Einseitigkeiten korrigiert.

4.2 Eine Lernhaltung entwickeln

Von zentraler Bedeutung für gelingendes Lernen in der Erwachsenenbildung ist eine angemessene Lernhaltung der Pflegenden in Ausbildung. Neben der grundsätzlichen Bereitschaft, wirklich lernen zu *wollen* und anzuerkennen, dass dafür Selbstverantwortung notwendig ist, gibt es eine ganze Reihe hilfreicher Haltungen, die das Lernen unterstützen. Zunächst einmal braucht es ein gewisses Maß an Offenheit und Unbefangenheit dem Lernstoff gegenüber. Die Fähigkeit zu staunen, die Lust auf Unbekanntes, das Interesse an Neuem ermöglichen es dem Lernenden, sich wirklich auf die Inhalte einzulassen. Eine Haltung wie „Das weiß / kann / kenne ich schon!" blockiert dagegen das unbefangene Denken. Die oder der Lernende öffnet sich der Sache gegenüber, wenn es ihr oder ihm gelingt, nicht im subjektiven Urteil steckenzubleiben. Denn es ist nicht wichtig, ob einem die Sache gefällt oder nicht. Stattdessen sollte man sich darum bemühen, die verschiedenen Perspektiven möglichst vielseitig und unbefangen zu betrachten und die Sache selbst sprechen zu lassen.

Neues selbst verstehen und durchdringen zu wollen, erscheint für das Lernen als Erwachsener elementar. Es ist von Vorteil, nicht unreflektiert dem zu glauben, was der Lehrer sagt. Auch das in Büchern niedergeschriebene Wissen enthält Fehler, was sich bereits im direkten Vergleich zweier Fachbücher zum selben Thema zeigt. Hinterfragen, diskutieren, abwägen, vor allem aber sich der Thematik mit unbefangenem Beobachten und möglichst klarem Denken zu nähern, ist eine konstruktive Herangehensweise in der Erwachsenenbildung.

Gemeinhin erscheint fehlerhaftes Handeln in unserer Kultur negativ belegt. Gleichzeitig – und das wissen wir alle – stellen Fehler zwar schmerzhafte, aber äußerst effektive Anlässe für die persönliche Entwicklung dar. Der Mut, Fehler zu machen und sich selbst zu korrigieren, erfordert eine gewisse innere Größe und eine Unabhängigkeit vom Urteil der Anderen. Die in einer Einrichtung ernsthaft gelebte Fehlerkultur, also die Grundhaltung, dass Fehler keine Katastrophe, sondern Lernchance sind, hat Vorbildfunktion und erleichtert es den Lernenden, sich mutig zu erproben, gegebenenfalls entstandene Fehler zu reflektieren und daraus zu lernen.

Es ist weder möglich noch notwendig, stets alle Probleme selbst lösen zu wollen. Sich für den eigenen Lernprozess verantwortlich zu fühlen, bedeutet auch, an der richtigen Stelle Hilfe zu holen. Lernberatung aufzusuchen, wenn der Überblick verloren ging, wenn man die Folgen einer Entscheidung nicht beurteilen kann oder wenn man bemerkt, dass Lernaufwand und Ergebnis nicht mehr in einem gesunden Verhältnis stehen, ist kein Ausdruck von Schwäche. Im Gegenteil, es zeugt von einer bereits gut entwickelten Selbstkompetenz. Ebenso erscheint es mir wesentlich, Krisen und Konflikten nicht auszuweichen, sondern sich diesen zu stellen. Natürlich ist dies herausfordernd, es kostet Überwindung und schmerzt. Phasen der Ratlosigkeit, des Unwohlseins und vielleicht sogar der Hoffnungslosigkeit gehören zu einer echten Krise dazu. Entscheidend ist, sich selbst und den Anderen in dieser Situation nicht aufzugeben und sich entschieden dafür einzusetzen, das Problem lösen zu wollen. Die Sache im Rückblick betrachtend lässt sich dann feststellen, dass es genau dieser Gang durch das Nadelöhr war, der die entscheidende Wende bewirkte. Daraus entsteht persönliches Wachstum.

5. Konzeptionelle Aspekte

5.1 Generalistische Ausbildung

Anthroposophische Pflege bedeutet ganzheitliche Pflege. Ein ganzheitlicher Blick betrachtet nicht nur die unterschiedlichen Seins-Ebenen des Menschen in der momentanen Situation, sondern ebenso seine individuelle Biografie in Vergangenheit und Zukunft. Jeder Mensch befindet sich in stetiger Entwicklung – leiblich, seelisch und geistig. Alle Menschen erfahren im Vollzug ihres Lebens Höhepunkte, aber auch Krisen, Krankheitsphasen und andere Herausforderungen. Oft lassen sich in solchen Situationen Schlüsselmomente entdecken, Krisen machen den Betroffenen die Notwendigkeit lebensverändernder Entscheidungen und Entwicklungsschritte deutlich. Der Mensch, wie wir ihn heute als Patienten oder Bewohner vor uns haben, ist ein Gewordener; seine Kindheit, seine Vergangenheit, seine leibliche, seelische und geistige Entwicklung haben ihn geprägt. Er wurde zu dem Menschen, den wir aktuell pflegerisch versorgen. Wir nehmen jedoch im Moment zunächst nur einen kleinen Ausschnitt seines Lebensweges wahr, dessen sollten wir uns als Pflegende bewusst sein. Dies gilt in besonderem Maße für die Pflege im Krankenhaus. In einer an der Biografie orientierten Pflege, wie sie insbesondere in der anthroposophischen Altenpflege lebt, finden Entwicklungsaspekte dagegen umfassende Würdigung. Doch nicht nur die Vergangenheit ist bedeutsam. Das, was heute geschieht, hat auch Einfluss auf die Zukunft des pflegebedürftigen Menschen, seine Biografie setzt sich fort. Der Blick auf die zukünftige Entwicklung hat in ganz besonderer Weise – aber nicht nur dort – Relevanz in der Pflege von Kindern.

Pflegebedürftigkeit entsteht vor allem in Krisen- und Grenzsituationen und an den Schwellen des menschlichen Lebens. Pflegende wirken in solchen Übergangssituationen als Begleiter; die Notwendigkeit pflegerischer Unterstützung zeigt sich bei Geburt, Krankheit und Tod, letztlich aber über das ganze Leben hinweg. Pflegende sollten sich darin üben, diesen weiten, umfassenden Blick einzunehmen, sie benötigen ein Bewusstsein von der gesamten Lebensspanne des Menschen. Die bislang in Deutschland bestehende Aufgliederung des Pflegeberufs nach Lebensaltersstufen mit getrennten Ausbildungen (Gesundheits- und Kinderkrankenpflege, Gesundheits- und Krankenpflege, Altenpflege) erschwert diesen Blick.* Eine generalistische Ausbildung stellt die inhaltliche Konsequenz eines aus der Anthroposophie erwachsenen Pflegeverständnisses dar.

Vor diesem Hintergrund wurde an der Freien Krankenpflegeschule (FKS) – heute „Pflege-Bildungszentrum an der Filderklinik" – ab dem Jahr 2006 ein Ausbildungsgang für einen gemeinsamen Pflegeberuf entwickelt und erprobt. Konzeptentwicklung für eine generalistische Pflegeausbildung bedeutet jedoch mehr als das additive Zusammenführen von drei bisher getrennten Ausbildungsgängen zu einem; stattdessen sind Basiskompetenzen für einen neuen gemeinsamen Pflegeberuf und ein professionelles Pflegeverständnis auszubilden. Im Projektbericht der Freien Krankenpflegeschule (FKS) heißt es hierzu:

> *„In einer pflegeberuflichen Ausbildung müssen vielmehr grundlegende Qualifikationen für den Pflegeberuf erworben werden. Die generalistische Ausbildung spannt also einen weiten Bogen und vermittelt ein breites Basiswissen. Pflegebildung als Menschenbildung ist das wichtigste Anliegen der* FKS. *Alle Unternehmungen und Aktivitäten der Schule zielen darauf ab, die jungen Menschen, die einen Pflegeberuf anstreben, nicht alleine pflegefachlich auszubilden, sondern Bedingungen zu schaffen, die es möglich machen, ein professionelles Pflegeverständnis auf Grundlage des anthroposophischen Menschenbildes zu entwickeln und gleichzeitig eine individuelle Förderung auf dem persönlichen Entwicklungsweg zu ermöglichen."*[8]

Generalistische Pflegeausbildung bedeutet nicht nur, Theorie und Praxis altersübergreifend auszubilden. Pflege wird auch in den unterschiedlichen Settings erlebbar, in denen Pflegende tätig sind. Neben dem breit aufgestellten Krankenhausbereich spielen hier viele Bereiche der Gesundheitsversorgung und Sozialpflege eine wichtige Rolle: Hospiz, Pflegeheim, Familiengesundheitspflege, häusliche Pflege, Beratungsstellen, betriebliche Gesundheitsvorsorge, Rehabilitationseinrichtungen und andere. Eine gemeinsame Grundausbildung stellt die Berechtigung einer Spezialisierung nicht infrage. Spezielle Kompetenzen für die Pflege in den unterschiedlichen Settings oder für bestimmte Personengruppen sind notwendig und in Weiterbildungsangeboten und Studiengängen zu vermitteln. Damit schließt sich die Pflege national und international üblichen Ausbildungswegen an, wie sie in praktisch allen anderen medizinischen Fachberufen gängig sind.

Die Entwicklung der generalistischen Pflegeausbildung an der Freien Krankenpflegeschule verfolgt weitere inhaltliche Schwerpunkte:

> *„Die Veränderungen im Gesundheits- und Berufsbildungswesen und die intensive Reflexion der bestehenden Pflegeausbildung führen zu der Ansicht, dass Wissen und Kompetenzen von professionell Pflegenden grundlegend, d.h. unabhängig vom Lebensalter der zu Pflegenden beschrieben und ausgebildet werden können und müssen.*

---

* Unmittelbar vor Drucklegung dieses Buches hat der Deutsche Bundestag ein neues Pflegeberufegesetz verabschiedet, welches unter anderem eine zweijährige generalistische Ausbildung – sowie für das dritte Ausbildungsjahr die Wahlmöglichkeit zwischen einem generalistischen Abschluss oder einer Spezialisierung in Altenpflege oder Kinderkrankenpflege – vorsieht.

Folgende Schwerpunkte standen bei der Entwicklung des generalistischen Ansatzes im Vordergrund:

- *Entwicklung von Basiskompetenzen und Basiswissen*
- *Lebenslauf- und Entwicklungsorientierung*
- *Arbeitsprozesssteuerung in der Pflege*
- *Zukünftige Aufgaben- und Praxisfelder*
- *Einbeziehung der anthroposophische Menschen- und Welterkenntnis.*

Um zu vermeiden, dass die Ausbildungsinhalte der drei Pflegeberufe nur additiv in einen gemeinsamen Pflegeberuf zusammengeführt werden, muss der Blick auf die gemeinsame Basis der drei Berufe gerichtet sein. (...)

Bei der Entwicklung der Ausbildungskonzeption der FKS wurden die Aufgabenfelder, Basiskompetenzen und Arbeitsprozesse der jeweiligen Berufe betrachtet und curricular verankert. Damit soll ein grundlegendes Berufsprofil professioneller Pflege beschrieben werden, das die Auszubildenden für den jetzigen und zukünftigen Bedarf qualifiziert. Das jeweilige Spezial- bzw. Expertenwissen kann und muss nach der Grundausbildung im jeweiligen Fachgebiet erworben und weiterentwickelt werden."[9]

Der Erfolg des generalistischen Ausbildungskonzepts ließ sich seit Einführung des Modellprojekts nicht zuletzt an den Pflegenden in Ausbildung der FKS beobachten. In vielen Unterrichten, Gesprächen und bei der Begleitung in Praxissituationen kam ein berufliches Selbstverständnis zum Ausdruck, das nicht Spezialisierung, sondern das Gemeinsame des Pflegeberufs beinhaltet. Die KursteilnehmerInnen und die AbsolventInnen denken nicht in den Kategorien „Altenpflege", Krankenpflege" oder „Kinderkrankenpflege", sie verstehen sich als *Pflegende*. Sie trauen sich zu, kranke Kinder oder Erwachsene, alte Menschen, mündige Patienten, bewusstlose oder demente Menschen, Sterbende, Wöchnerinnen und ihre Neugeborenen pflegerisch zu versorgen. Jede und jeder von ihnen hat die Vielfalt des pflegerischen Aufgabenfeldes kennengelernt und seinen persönlichen Platz gefunden. Ein Wechsel des Arbeitsfeldes nach einigen Jahren scheint ihnen problemlos möglich. Weiterlernen ist selbstverständlich, sei es mit selbstgesteuerten individuellen Lernwegen, in institutionalisierten Fort- und Weiterbildungen oder im Rahmen eines Studiums.

5.2 Vernetzung von praktischer und theoretischer Ausbildung

Lernen ist ein komplexer Vorgang, der praktische Erfahrung, Reflexion und gedankliche Durchdringung beinhaltet. Lernwege weisen dabei in beide Richtungen: aus der Praxis in die Theorie und umgekehrt. Praktische Erfahrungen zu reflektieren und aus dem konkreten Erlebnis das dahinter stehende allgemeine Prinzip abzuleiten, ist dabei genauso wichtig wie das Übertragen theoretischer Inhalte in die Praxis. Dies ist schon deshalb eine Herausforderung, weil die aktuelle Praxissituation praktisch nie eine exakte Abbildung der in der Theorie gelernten Handlungsprinzipien darstellt.

Die unter PflegepädagogInnen weit verbreitete Ansicht, dass Pflegemaßnahmen zuerst in der Theorie zu lernen sind, bevor diese in der praktischen Ausbildung angewandt werden dürfen, stellt das Lernen zu einseitig dar und widerspricht dem realen Leben. Die weit verbreitete und oft kritisierte tiefe Kluft zwischen Theorie und Praxis entsteht infolge dieser Auffassung. In der Praxis Erfahrungen durch entdeckendes Lernen machen zu dürfen, ohne bereits durch (vom Lehrenden einfach übernommene) fertige Handlungsstrategien vorbelastet zu sein, ist ein wichtiger Lernweg, der – wenn man ehrlich bleibt – in der Pflegepraxis durchaus üblich ist. Jeder Mensch kennt und weiß das: Das mit Erfahrung verbundene und durch Reflexion bewusst gewordene Wissen verliert man nicht wieder. Diese Erkenntnis ist uralt:

„Erzähle es mir – und ich werde es vergessen,
zeige es mir – und ich werde mich erinnern,
lass es mich tun – und ich werde es behalten."

Konfuzius (551–479 v. Chr.)

Natürlich geht es nicht darum, Pflegende in Ausbildung allein mit gutem Willen und gesundem Menschenverstand an den Patienten und Bewohnern experimentieren zu lassen. Das ist gefährlich, denn pflegebedürftige Menschen sind keine Versuchsobjekte. Es ist vielmehr notwendig, dieses Erfahrungslernen eng zu begleiten und damit abzusichern. Dies ist eine wesentliche Aufgabe der Praxisanleitung. Erfahrene PraxisanleiterInnen können abschätzen, wo sie gelassen abwarten und Fehler zulassen dürfen, oder wann sie im Ernstfall eingreifen müssen. Sie wissen genau, für welche Situationen sie Pflegehandlungen vorbesprechen, das Handling vorher üben, oder wo sie die Aufgabe am besten selbst übernehmen und die oder der Lernende zuschaut.

Das Erlernen des Pflegeberufs ist ein komplexes Geschehen. Neben dem eigentlichen Curriculum sowie den persönlichen Motiven und individuellen Zielen der Lernenden spielen die in einer Ausbildung verankerten Strukturen und die Lernkultur eine entscheidende Rolle. Praxis und Theorie müssen – wenn sie das Lernen fördern sollen – eng verzahnt sein, sich gegenseitig ergänzen und wertschätzend zusammenarbeiten. Die berufliche Pflegeausbildung in Deutschland trägt diese Möglichkeit als Chance in sich. Im Gegensatz dazu fällt dies in den erstqualifizierenden Pflegestudiengängen deutlich schwerer; in vielen Ländern sind innerhalb des Studiums nur wenige und kurze Praktika vorgesehen.

Im Wesentlichen ermöglichen drei Bausteine eine gute Vernetzung der praktischen und theoretischen Ausbildung:

- Lernortkooperation
- Lernbegleitung
- Selbstverantwortung und individuelle Lernwege

Lernortkooperation meint, dass die Lernorte Schule und Praxis konstruktiv zusammenwirken. Institutionelle Zusammenarbeit äußert sich zum einen in der Formulierung gemeinsamer, die Ausbildung betreffenden Ziele und in daraus sich ergebenden konkreten Absprachen. Eine Verabredung über gemeinsame Ausbildungsziele bedeutet nicht, die beiden Perspektiven Theorie und Praxis zu nivellieren oder gar gleichzuschalten – im Gegenteil! Jeder Blickwinkel für sich besitzt seine Berechtigung, schließlich hat jeder eine umfassende Expertise für seinen Bereich. Aber es ist wichtig, die jeweils andere Perspektive zu kennen und wertzuschätzen.

Zum anderen braucht es die direkte Begegnung sowie regelmäßige Treffen. Die Ausbildungspartner sollten sich gegenseitig kennen, so dass im Bedarfsfall eine rasche Kontaktaufnahme möglich ist. In regelmäßigen gemeinsamen Konferenzen der Fachschule und PraxisanleiterInnen sind pädagogische Fragen zu besprechen, gemeinsame Strategien zu entwickeln, fachliche Fragen auszutauschen und Bewertungsmaßstäbe zu verabreden. Der gegenseitige Austausch sollte nach Möglichkeit auch die übrigen Ebenen einbeziehen: Pflegedienst- und Stationsleitungen sowie möglichst auch die examinierten Pflegekräfte auf den Stationen. Der Gesetzgeber hat dies in seinen Ausführungen zur Praxisbegleitung durch die PflegepädagogInnen intendiert. Die Erfahrung lehrt, dass die Ausbildung umso mehr an Qualität gewinnt, je ausgeprägter Kommunikation innerhalb der Praxiseinrichtungen sowie der Austausch mit den Bildungseinrichtungen stattfindet.

Lernbegleitung in der praktischen Ausbildung stellt eine Aufgabe für alle examinierten Pflegenden dar. Aufgrund ihrer fachlichen Expertise sind diese zur Ausbildung ihres Nachwuchses befähigt und durch ihren beruflichen Auftrag auch verpflichtet. Unter den derzeit bestehenden Rahmenbedingungen in der Pflege kommen Ausbildungsbelange in der Regel deutlich zu kurz. Strukturelle Defizite tragen wesentlich zu diesem Mangel bei, sind aber nicht ausschließlich verantwortlich. Lernen benötigt Freiraum und Zeit, vor allem aber Aufmerksamkeit. Eine auskömmliche personelle Stellenbesetzung wie auch gesetzliche Regelungen (beispielsweise Mindeststunden für Praxisanleitung) sind wichtig, helfen aber nur bedingt, die Mängel in der praktischen Ausbildung zu beseitigen. Auch hier handelt es sich um eine Frage der Haltung. Es ist erforderlich, dass die Examinierten diese Aufgabe willentlich ergreifen und sich der Ausbildung ihres Nachwuchses widmen. Ein ernsthaftes Interesse am Mitmenschen darf sich nicht nur auf Patienten und Bewohner beschränken, sondern muss sich in gleichem Maße auf die Pflegenden in Ausbildung richten. Statt sich als Handlanger oder Helfer degradiert zu empfinden, ist es wichtig, dass diese sich trotz geringerer fachlicher Erfahrung und Kompetenz als gleichwertige Menschen erleben und in ihren Lernbedürfnissen ernst genommen fühlen.

Die Entstehung einer Kultur der Aufmerksamkeit für Ausbildungsbelange bei den examinierten Pflegenden ist jedoch nicht dem Zufall zu überlassen. Entsprechende Strukturen können und müssen diese Kultur gezielt fördern. Es ist wichtig, niemanden vom Ausbildungsauftrag auszuschließen, sondern möglichst alle einzubeziehen. Die Gefahr, durch Zuweisung von Funktionsaufgaben auf der Station diesbezüglich eine passive Haltung bei den anderen KollegInnen zu erzeugen, erscheint groß. Dies gilt auch in besonderer Weise für die Aufgabe der Lernbegleitung. Die Haltung „Das geht mich nichts mehr an, darum kümmert sich jetzt die Praxisanleiterin" wäre eine fatale Folge abgrenzender Aufgabenzuordnung. Stattdessen gelingt Zusammenarbeit durch Zuweisung klarer Aufgaben, die sich gegenseitig ergänzen. Alle Pflegenden einer Station sind an der Ausbildung beteiligt und arbeiten dabei Hand in Hand:

Beispiel

SCHICHTBEGLEITERINNEN tragen im aktuellen Stationsablauf die Verantwortung für die ihnen direkt zugeordneten Pflegenden in Ausbildung. Absprachen zu Beginn des Dienstes, gemeinsame Arbeitsphasen im Wechsel mit Phasen, in denen klar umrissene Aufgaben übertragen und evaluiert werden, kleinere Lernaufgaben wie die erstmalige Vorbereitung der Materialien für einen Verbandwechsel, Gelegenheit zu Rücksprache, aber auch Überprüfung der Arbeitsergebnisse – all dies sind Lernbegleitungsaufgaben der Schichtbegleitung.

EINSATZBEGLEITERINNEN sind seitens des Lernortes für den Gesamtprozess des Praxiseinsatzes zuständig. Sie behalten den Lernerfolg im Blick, führen die Lernstandsgespräche (Vor-, Zwischen- und Abschlussgespräche) durch und sorgen während des gesamten Einsatzes für die Kontinuität im Ausbildungsverlauf. Dies gelingt sowohl durch möglichst häufige persönliche Zusammenarbeit mit den Pflegenden in Ausbildung wie auch durch Rücksprache mit den KollegInnen. Die EinsatzbegleiterInnen sind verantwortlich für die schriftliche Rückmeldung über den Lernerfolg am Einsatzende, fungieren aber auch als die ersten Ansprechpartner bei Problemen zwischen Station und der oder dem betreffenden Pflegenden in Ausbildung.

Die weitergebildeten PRAXISANLEITERINNEN an den Einsatzorten koordinieren und entwickeln die Strukturen der Ausbildung auf Stationsebene. Neben gezielten Praxisanleitungen sollten diese so oft wie möglich als direkte Bezugsperson während der einzelnen Arbeitstage mit den Pflegenden in Ausbildung zusammenarbeiten und damit den Lernerfolg sichern. Sie sind zuständig für den Kontakt zur Berufsfachschule, unterstützen die KollegInnen bei deren Aufgaben in der Lernbegleitung, erarbeiten und pflegen die Ausbildungshandbücher der Station.

Neben der gezielten Lernförderung durch Praxisanleitung spielen Ausbildungshandbücher, spezifische Lernzielkataloge für den Lernort oder Praxisaufträge aus der Fachschule eine wichtige Rolle beim erfolgreichen praktischen Ausbilden in der Pflege. Von der Station ausgearbeitete lernförderliche Praxisaufgaben, welche die konkrete Durchführung einer pflegerischen Tätigkeit am Patienten oder Bewohner und deren Reflexion zum Thema haben (und keine bloß theoretischen Abhandlungen einfordern mit der Folge, dass oft nur aus dem Fachbuch abgeschrieben oder ein Internet-Artikel kopiert wird), fördern den Theorie-Praxis-Transfer. Realistische und authentische, also nicht konstruierte Aufgabenstellungen, die den Lernenden etwas zutrauen, sie aber gleichzeitig nicht überfordern, dienen ebenso ihrer Entwicklung wie eine konstruktive und differenzierte Rückmeldung in den Lernstandsgesprächen.

Auch die Berufsfachschule sollte sich an der Lernbegleitung in der praktischen Ausbildung beteiligen. Da ist zum einen die Praxisbegleitung zu nennen: die MitarbeiterInnen der Schule besuchen in regelmäßigen Abständen die Praxis-Lernorte, um bei der Erstellung von Praxisaufgaben zu beraten oder bei Lernstandsgesprächen dabei zu sein, um zusammen Ideen zu entwickeln oder einfach nur, um den Kontakt zu pflegen. Auch gemeinsame Projekte der Verantwortlichen aus Theorie und Praxis wie beispielsweise eine Ausbildungsstation sind – einmal etabliert – nicht zuletzt aufgrund eines damit verbundenen Motivationsschubs für alle Beteiligten sicher ein großer Gewinn für die Lernbegleitung und Lernortkooperation. Und dann ist es natürlich wichtig, auch in der Fachschule Gelegenheiten zur Reflexion der Praxiserfahrungen zu schaffen. Neben regelmäßig oder bedarfsorientiert stattfindenden Einzel-Reflexionsgesprächen zwischen Pflegenden in Ausbildung und PflegepädagogInnen lassen sich Auswertungen des Praxiseinsatzes ins Curriculum integrieren.

Beispiel

Nach Abschluss einer Praxisphase, unmittelbar zu Beginn eines neuen Unterrichtsblocks, erfolgt eine Praxisauswertung. Der Zeitrahmen hierfür beträgt je nach Ausbildungsstand und Auswertungsmethodik zwischen zwei und sechs Unterrichtsstunden. Anhand unterschiedlicher Methoden berichten die Pflegenden in Ausbildung von ihrem Lernen im Praxiseinsatz. Die Vorstellung einer bearbeiteten Praxisaufgabe vor dem Kurs und die Reflexion des eigenen Lernprozesses, die Bearbeitung von Fallsituationen in Kleingruppen, die Visualisierung des eigenen Lernerfolges durch eine Punkteabfrage, das Erstellen einer Pinnwand-Zeitung oder ein Austausch in der Kleingruppe zu den persönlichen Lernerfahrungen, beispielsweise anhand der Methode des Schreibgesprächs, sind einige Beispiele. Mehrere Personen aus dem Kollegium – Praxisanleiter(in) und PflegepädagogInnen – begleiten sinnvollerweise die Praxisauswertungen. Dadurch können Lehrende die Ausbildungsqualität in der Praxis besser wahrnehmen und bei Problemen zeitnah reagieren. Die Bearbeitung von pflegerisch-fachlichen Fragestellungen, die Reflexion des eigenen Lernprozesses im Hinblick auf neu erworbene Kompetenzen und die Rahmenbedingungen des Lernens bilden neben Erfahrungen im Umgang mit Herausforderungen und Konflikten den Schwerpunkt der Arbeit in den Unterrichtsstunden zur Praxisauswertung.[10]

Um den Grundsätzen einer anthroposophischen Erwachsenenbildung gerecht zu werden, benötigen Pflegende in Ausbildung auch in der Praxis Gelegenheit, **Selbstverantwortung und individuelle Lernwege** zu leben. Die Pflegenden in Ausbildung tragen ein hohes Maß an Selbstverantwortung für das Erreichen der Ausbildungsziele im jeweiligen Praxiseinsatz. Es ist wichtig, dass sie sich selbst individuelle Ziele setzen, die sie über die Dauer eines Praxiseinsatzes, manchmal sogar über eine längere Zeit hinweg verfolgen. Anfangs orientieren sich diese Lernziele häufig an konkreten Pflegemaßnahmen wie beispielsweise dem Beherrschen des komplexen Ablaufs einer Waschung und dem sicheren Durchführen von Injektionen. Mit fortschreitendem Ausbildungsverlauf gewinnen diese Ziele an Komplexität: Die Pflegenden in Ausbildung lernen unter anderem, den Überblick über eine Gruppe von mehreren Bewohnern zu behalten und die Pflege zu koordinieren, die menschliche Begleitung onkologisch erkrankter Patienten und deren Angehöriger zu bewältigen oder Aufnahme- und Entlassmanagement umfassend zu steuern. Besonders bedeutsam sind Ziele, die sich die oder der Pflegende in Ausbildung bezüglich der Arbeit an der eigenen Persönlichkeit setzt.

Sie oder er kann sich beispielsweise darin üben, Geduld für den Umgang mit dementen BewohnerInnen zu entwickeln, konfliktbeladenen Situationen nicht auszuweichen, sondern sich diesen mutig zu stellen oder eine positive Haltung einzunehmen, um die üblicherweise mit Stress verbundenen Anleitungssituationen dieses Mal nicht als Prüfung, sondern als Lernchance zu begreifen und diesen mit innerer Ruhe zu begegnen.

Praxisaufgaben sind ebenfalls hervorragende Instrumente individuellen Lernens, insbesondere wenn Pflegende in Ausbildung Aufgabenstellungen nach eigenem Interesse und persönlichem Lernbedarf selbst auswählen können.

Beispiel

Information der Pflegenden in Ausbildung zu den Praxisaufgaben

Um Sie in Ihrem Lernen am Praxisort zu bestärken, ist es sinnvoll, Praxisaufgaben zu bearbeiten. Aufgabe ist die Bearbeitung eines selbst gewählten Themas oder einer vor Ort entwickelten Praxisaufgabe. Die PraxisanleiterInnen haben lernortspezifische Praxisaufgaben erstellt, welche die dort vorhandenen besonderen Lernmöglichkeiten abbilden. Während Ihres Einsatzes sollten Sie eine oder mehrere Aufgaben bearbeiten und mit Ihrem Einsatzbegleiter reflektieren.

Wichtig sind uns folgende Dinge:

- Wir erwarten von Ihnen die Abgabe Ihrer Praxisaufgabe spätestens zum Ende eines jeden Einsatzes bei Ihrem Einsatzbegleiter oder dem Praxisanleiter am Lernort.
- Machen Sie keine Theoriearbeit daraus, womöglich indem Sie nur größere Passagen aus Büchern oder Internetquellen abschreiben. Nutzen Sie die Chance, die konkrete Praxissituation zu beschreiben und zu reflektieren – entsprechend dem Motto: „Die Theorie ist allgemein, die Praxis konkret!"
- Ihr persönliches Interesse im Sinne einer Schwerpunktsetzung ist ausdrücklich gewünscht! Wählen Sie Aufgaben, die *Sie* interessieren – bloße Pflichterfüllung wäre schade!
- Beziehen Sie Ihre(n) EinsatzbegleiterIn mit ein! Sie oder er weiß am besten, welche Aufgaben in der momentanen Situation (Patienten/Bewohner, Ausbildungsstand etc.) sinnvoll sind, kann Sie entsprechend beraten und im Prozess Hilfestellung geben.
- Bearbeiten Sie die Aufgaben in der Praxis! Sie haben in Ihrem Praxiseinsatz pro Tag eine halbe Stunde Lernzeit zur Verfügung. Diese Zeit sollten Sie sich nach Absprache mit den examinierten KollegInnen nehmen, denn eine ausschließlich am Schreibtisch zu Hause erstellte Praxisaufgabe erfüllt nicht den gewünschten Zweck. Natürlich spricht nichts dagegen, wenn Sie sich außerhalb des Dienstes noch um eine schön gestaltete Form Ihrer Arbeit bemühen – das ist auf der Pflegegruppe oft schwierig!

Wie erfolgt die Auswertung der Aufgaben?

Bestimmt geben Sie sich viel Mühe bei der Bearbeitung der Praxisaufgaben und Praxisaufträge. Das ist bereits der eigentliche Erfolg dieser Sache, denn so werden

Sie selbst am meisten davon profitieren. Dennoch haben Sie das Recht auf eine Rückmeldung zu Ihren Ergebnissen.

1. Ihr Ansprechpartner für eine Rückmeldung zu den Praxisaufgaben sind Ihre EinsatzbegleiterInnen / PraxisanleiterInnen am Lernort. Diese können Ihre Ergebnisse am besten beurteilen, denn sie sind die Experten und haben die Praxissituation in der Regel hautnah miterlebt. Bitten Sie Ihre AnleiterInnen um eine inhaltliche Rückmeldung. Die Dokumentation der bearbeiteten Praxisaufgabe erfolgt durch die Einsatzbegleiter bzw. Praxisanleiter im Auswertungsbogen zum praktischen Einsatz und im Nachweisformular.
2. Anschließend können Sie die Praxisaufgaben bei Ihrer oder Ihrem AusbildungsbegleiterIn abgeben, wenn Sie zusätzlich von dort eine Rückmeldung wünschen. Im Bedarfsfall kann auch die oder der AusbildungsbegleiterIn die Praxisaufgaben einfordern.
3. In der Regel beginnt jeder neue Unterrichtsblock mit einer Praxisauswertung, in welcher zum Teil die Präsentation Ihrer Praxisaufgaben eine zentrale Stellung einnimmt. Der Zeitrahmen wird sich dabei meist auf ca. 10 Minuten pro PiA (Pflegende/r in Ausbildung) beschränken, daher kann es sich nur um eine Teilpräsentation Ihrer Arbeit handeln. Überlegen Sie, was Sie auf welche Weise Ihrem Kurs und den anwesenden LehrerInnen vorstellen wollen. Ob Sie einen Teil aus Ihrer Arbeit vorlesen, eine eindrückliche Begebenheit erzählen, Ihren Lernprozess beschreiben oder den Anwesenden selbst mittels einer Übung eine kurze eigene Erfahrung vermitteln wollen – der Phantasie sind keine Grenzen gesetzt. So wird es bestimmt ein bunter Strauß an präsentierten Lernerfahrungen!

   Das Kollegium wünscht Ihnen viel Erfolg und Freude bei der Bearbeitung der Praxisaufgaben![11]

Die Bearbeitung von Praxisaufgaben ermöglicht eine Verbindung von Theorie und Praxis. Wissen wird konkret und vertieft sich, zudem regt dies die Reflexion des praktischen Tuns an. Die Pflegenden in Ausbildung lernen, selbst für ihre Lernbedürfnisse einzustehen und diese bei Bedarf zu verteidigen und den dafür nötigen Rahmen einzufordern. Eine bloße Formulierung eines solchen Anspruchs, ohne dafür Unterstützung zu gewähren, stellt jedoch in aller Regel zunächst eine hoffnungslose Überforderung dar. Eine gemeinsam von den beiden Ausbildungspartnern Pflegeschule und Klinik oder dem Pflegeheim institutionell verankerte Lern- und Reflexionszeit, beispielsweise täglich 30 Minuten, erleichtert den Pflegenden in Ausbildung die Argumentation und hilft bei der Entwicklung einer „Lernkultur" in der Einrichtung. Diese Lern- und Reflexionszeit ist auch über die Bearbeitung von Praxisaufgaben und Praxisaufträgen hinaus möglichst sinnvoll für das eigenständige Lernen in der Praxis zu nutzen. Die oder der Pflegende in Ausbildung kann beispielsweise:

- sich Zeit nehmen, eine Pflegetätigkeit gründlich vorzubereiten (Literatur studieren oder ähnliches), durchzuführen und zu reflektieren
- ein ausführliches Gespräch mit einem Patienten über seinen Umgang mit der Krankheit oder mit einem Bewohner über seine Biografie führen

- sich eingehend mit bestimmten Pflege-Materialien oder Arzneimitteln beschäftigen
- den Patienten zu einer Untersuchung begleiten und diese verfolgen
- eine Tätigkeit durchführen, für die sonst kaum Zeit bleibt
- im Fachbuch oder durch Internet-Recherche Antworten auf eine ungeklärte Frage suchen

Auch die Planung der Praxiseinsätze für die dreijährige Ausbildung leistet einen wichtigen Beitrag für individuelles Lernen. Natürlich können sich die Pflegenden in Ausbildung nicht selbst ihre Einsatzpläne schreiben. Sehr wohl möglich ist aber, dass Pflegende in Ausbildung bei der Wahl der Lernorte mitwirken. Diese Mitsprache, beispielsweise durch Wahlmöglichkeiten, ermöglicht eine individuelle Schwerpunktsetzung, die im Rahmen gesetzlicher Regelungen individuelle Lernwege zulässt. Gesetzliche und schulische Vorgaben behalten dennoch ihre Berechtigung. Ausbildung sollte nie eingleisig verlaufen – ein breites Spektrum an Lernerfahrungen verhindert, dass diese zu einseitig verläuft. Oft genug ist zu beobachten, dass gerade an Stellen, wo anfangs größere Widerstände gegen ein bestimmtes Arbeitsfeld bestehen, die größten Lernfortschritte eintreten, wenn es gelingt, die innere Blockade aufzubrechen. Durch Planänderungen, Krankheit und anderes entstehen nicht selten schicksalhafte Situationen. Überwinden Pflegende in Ausbildung dann ihre inneren Widerstände und nehmen sie Unerwartetes an, gelingt es ihnen oft, Neues zu entdecken, mit dem sie vorher nicht gerechnet haben.

Lernen in der praktischen Ausbildung gelingt dann besonders gut, wenn geeignete Strukturen, ein lernförderndes Klima am Praxisort, der Wille zur Kooperation sowie persönliche Motivation und individuelles Interesse zusammenwirken.

6. Künstlerisches Üben zur Kompetenzentwicklung

Pflege ist ein Gestaltungsberuf.[12] In vielen Pflegesituationen wird das erlebbar. Die Umgebung des Patienten, die Kontaktaufnahme mit einem demenziell Erkrankten, das Vorgehen bei der Körperpflege, ein Gespräch oder eine Berührung: Der Pflegealltag ist voller Aufgaben und Gelegenheiten, die zu gestalten sind. Der pflegebedürftige Mensch bemerkt unmittelbar, ob sich jemand Mühe gibt, ob man ganz bei der Sache ist und ihm wirklich begegnet, wenn man eine pflegerische Handlung an ihm verrichtet.

„Jeder Mensch ist ein Künstler". Dieser bekannte Satz von Joseph Beuys bringt zum Ausdruck, dass alle Menschen in ihrem beruflichen und persönlichen Kontext gestaltend tätig sein können. Gestalterische Fähigkeiten bilden sich im Verlauf einer normalen gesunden Entwicklung von selbst, andererseits verdeutlicht an vielen Stellen der Blick auf das eigene Leben, wo noch Übungs- und Entwicklungsbedarf besteht. Die persönliche Tagesgestaltung, die Beziehung zum Partner oder zu Freunden, die eigene unaufgeräumte Wohnung oder der Umgang mit Unterhaltungsmedien – in der ehrlichen Betrachtung findet jeder Mensch für sich eine Fülle noch zu ergreifender Gestaltungsaufgaben. Das Gestalten ist das ganze Leben lang zu üben. Hierfür kann das künstlerische Üben Impulse geben.

Pflegerisches Handeln beinhaltet mit dem geplanten und dem situativen Handeln zwei grundsätzlich polare Vorgehensweisen, die beide für sich gesehen einseitig wirken. Professionell Pflegende lassen sich jedoch gerade daran erkennen, dass sie beide Handlungsstrategien beherrschen und flexibel zwischen diesen wechseln.

Planerisches Vorgehen zeichnet sich durch logische Schritte zur Problemlösung aus. Vorherige Überlegung lenkt das Handeln, man versucht, eine Situation im Vorhinein möglichst vollständig zu erfassen und „konstruiert" gewissermaßen einen Ablauf, mit dem sich ein gesetztes Ziel am besten erreichen lässt. Hier ist umfassendes Fachwissen und strategisch-logisches Denken von größter Bedeutung.

Das situative Handeln steht dem Planen gegenüber. Hier ist Geistesgegenwart gefragt, denn man sieht sich einer unerwarteten, vielleicht sogar unbekannten Situation gegenüber, die nicht selten zunächst überfordert. Hat man Vorüberlegungen angestellt, so ist man gefordert, seine Planung „loszulassen" oder den Gegebenheiten anzupassen. Es ist notwendig, sich von seinen Vorstellungen zu lösen und sich zu öffnen für das, was einem entgegentritt. Aus dieser Offenheit entsteht ein eigener Handlungsimpuls. In diesem Sinn „gestalten" bedeutet, gleichermaßen Agierender wie Reagierender zu sein.

Situativ zu arbeiten, wird heute in der Pflege immer wichtiger. Planbare Routineabläufe sind vor allem im Akutpflegebereich selten geworden. Schon in kurzen Begegnungen müssen Pflegende umfassend wahrnehmen und angemessen tätig werden. In vielen Situationen sind erlernte Konzepte oft wenig hilfreich – auf neue Fragen und Anforderungen sind neue Antworten und Lösungen zu finden. Die Situation muss aus innerer Stärke und Übersicht erfasst, ergriffen und gestaltet werden, es braucht Wachheit, Feingefühl und ästhetische Urteilskraft. Pflege zeigt sich wahrhaft als ein künstlerischer Beruf!

Es stellt sich nun die Frage nach der didaktischen Ausrichtung einer Pflegeausbildung. Wie ist diese zu konzipieren, damit die Lernenden Kompetenzen erwerben, die über die rein fachlich-technische Ebene hinausgehen? Wie sind situatives Handeln und Gestalten zu erlernen?

Auch für den Pflegeberuf braucht es zunächst die allgemein menschlichen Kompetenzen, die helfen, das berufliche und persönliche Leben gut zu meistern:

- Wahrnehmungsfähigkeit für andere und für sich selbst
- Geduld und Ausdauer
- die Bereitschaft, sich anderen zu öffnen oder sich in andere einzufühlen (Empathie)
- die Fähigkeit und Bereitschaft, Verantwortung zu übernehmen
- ein starker innerer Wille
- das Bemühen um Genauigkeit in der Arbeit
- sich in etwas vertiefen, aber auch sich distanzieren zu können; Abstand nehmen, um Überblick zu gewinnen
- Schwierigkeiten auszuhalten; vor Hindernissen nicht zurückzuschrecken, sondern sich anzustrengen, um diese zu überwinden

- die Bereitschaft, durchzuhalten und sich nicht zu früh mit einem unvollständigen Ergebnis zufrieden zu geben
- bewegliches Denken, sich von Vorstellungen lösen können
- die Fähigkeit, mit unerwarteten Situationen umzugehen oder sich an neue Gegebenheiten anzupassen

All diese Fähigkeiten – oft unter dem Begriff der „Soft Skills" zusammengefasst – schult künstlerisches Arbeiten. Um dies näher auszuführen, erscheint es notwendig, sich zunächst einmal mit dem Wesen der Kunst zu beschäftigen.

6.2 Was macht Kunst mit dem Menschen?

Kunst bringt eine innere Bewegung in Gang. Jeder kennt dieses Phänomen beim Hören von Musik: Sobald ein Musikstück erklingt, werde ich innerlich regsam, es ist fast unmöglich, Melodie und Rhythmus einfach über mich ergehen zu lassen und dabei unbeteiligt zu bleiben. Ich höre und empfinde mit dem ganzen Leib mit, Musik ergreift mein Inneres, ich werde seelisch aktiv. Auch beim Betrachten eines Bildes vollzieht sich ein innerlicher Prozess: Ich verfolge die Formen mit meinen Augen, schaffe Verbindungen und Beziehungen oder tauche ein in die Intensität der Farben; ich trete in einen Dialog mit dem Bild. Insbesondere ein zeitgenössisches Kunstwerk erschließt sich erst vollständig durch die innere Aktivität des Betrachters.

Diese innere Beweglichkeit entsteht in besonderer Weise im eigenen künstlerischen Tun. Bin ich selbst künstlerisch tätig, so wage ich mich in einen offenen, unbestimmten Prozess. Bereits der erste Schritt fordert heraus und verlangt von mir, mich einzulassen. Im fortschreitenden Tun werde ich beweglich, komme ins Schwingen und lerne zu gestalten. Dialogfähigkeit erscheint notwendig, um immer genauer zu erkennen: Was kann oder will sich in mir ausdrücken und was in dem von mir bearbeiteten Objekt? Geduld und Durchhaltevermögen sind gefragt, um im Prozess weiterzukommen. Ich stoße an Grenzen und Widerstände, immer wieder gelingt es mir, diese zu überwinden. Ich brauche Mut, um Neues und Unbekanntes auszuprobieren. Beim wiederholten Üben muss ich oft an derselben Stelle immer wieder viel Kraft aufwenden, um weiterzukommen. Nicht selten zeigen sich meine eigenen Unzulänglichkeiten und ich erlebe „Nadelöhr-Momente". Wenn diese überwunden werden, entsteht Wachstum, wird Neues entdeckt. Aber auch ein Scheitern kann mich anspornen, es wieder und wieder zu versuchen. Durch all diese Prozesse erfahre ich mehr über mich. Fortlaufend bin ich aufgefordert, mich selbst zu korrigieren, ich lerne und erlebe eine innerliche Verwandlung.

Bettina Ulrich-Gerber, eine Mitinitiatorin der künstlerischen Projektwochen am Pflege-Bildungszentrum, beschreibt die Rolle der Kunst folgendermaßen:

> *„Kunst hat mit der Art und Weise zu tun, wie uns die Dinge um uns herum berühren, wie wir sie wahrnehmen und wie wir mit ihnen umgehen. Im Alltag sind wir bestrebt, Wahrgenommenes einzuordnen und begrifflich festzulegen. Wir schaffen uns damit Orientierung und Sicherheit. Augenblicke, in denen wir das Gegenteil erleben, beunruhigen uns oder erzeugen Angst. Der künstlerisch arbeitende Mensch stellt sich*

bewusst solch verunsichernden Situationen. Gelingt es, den automatischen Prozess des Einordnens von Wahrnehmungen zu unterbrechen und in Zwiesprache mit den Dingen zu treten, kann Neues entstehen. Das ist das Moment der Kreativität."[13]

6.3 Der künstlerische Prozess

Die innerlich stattfindenden Prozesse im künstlerischen Tun tragen das Moment der Freiheit in sich, sie sind nicht wirklich planbar. In der Beobachtung dieser Prozesse lassen sich Gesetzmäßigkeiten finden, die sich in jeder Situation, in jeder künstlerischen Disziplin und bei jedem Menschen individuell äußern. Im Verlauf jeder künstlerischen Arbeit sind typische Abläufe mit charakteristischen Phasen zu beobachten.[14] Es handelt sich um einen kreativen Prozess, der in der Folge theoretisch dargestellt wird.[15] Wirklich nachzuvollziehen ist dieser Prozess jedoch am besten, indem man selbst künstlerisch tätig wird. Diese Möglichkeit steht jedem Menschen offen, insofern er sich beim Gestalten auf diese Prozesse einzulassen vermag.

Wahrnehmen

Der Ausgangspunkt, der Impuls für künstlerisches Arbeiten liegt in einem Moment des „Berührt-Seins". Ein Erlebnis findet äußerlich-sinnlich und innerlich-seelisch statt. Eindrücke, angeregt durch die Verbindung mit Materialien, Themen, Ideen, entstehen, indem man sich der Welt mit Offenheit, wahrnehmend und empfänglich zuwendet. Das Erlebnis kann dabei sowohl aus der Außenwelt, wie auch aus der innerseelischen Welt stammen. Der Impuls zum Tätigsein entsteht, Wachheit und ein gewisses Interesse sind notwendig, um den Prozess in Gang zu setzen.

Sich verbinden

Am Beginn der künstlerischen Tätigkeit steht ein Zustand größtmöglicher Offenheit. Das Gegenüber oder gar ein Ziel sind noch nicht erkennbar. Es ist Mut notwendig, um zu beginnen und sich auf das eigene Tun einzulassen. Erste Impulse entstehen, so manches probiert man eher willkürlich aus. Allmählich wird man warm, schwingt sich ein, gewinnt Vertrauen zum Material und der Technik. Unter Umständen erscheint diese Phase auch langatmig, es entstehen Lustlosigkeit oder Langeweile. Dann sind Geduld und Ausdauer gefordert, um diese „Durststrecke" zu überstehen.

Schaffende Auseinandersetzung

Beim immer intensiveren Tun, häufig begleitet von starken Gefühlen, entsteht in der künstlerischen Arbeit suchend und forschend ein Wechselspiel aus Handlung, Anschauung und mentaler Auseinandersetzung. Der Ausgangsimpuls beginnt sich zu verwandeln, erste „Bilder" und Ideen leuchten auf, Konzepte und Arbeitsskizzen entstehen, die im Stofflichen, im Material, in den Klängen oder in der Bewegung eine Form finden. Sie zielen auf eine Begegnung, einen Dialog mit dem „Gegenüber" im weitesten Sinn. Der künstlerisch arbeitende Mensch versucht, diesen Dialog in lauschender, zugewandter, offener Haltung zu führen, in der Art, dass das Andere in seiner Eigenart wahrgenommen und erkannt wird. Glückt diese Begegnung, stellt sich Neues ein.

Individualisieren – Entdecken des Motivs

Urplötzlich ist es da: das Motiv! Völlig unerwartet taucht es auf, oft nur in einer ersten Andeutung, einer Ahnung. Der künstlerisch Schaffende entdeckt in seinem Gegenüber plötzlich etwas Neues, etwas Wesentliches und findet dadurch sein „Thema" oder sein eigenes Anliegen. Auch wenn eine gewisse Unsicherheit bleibt, so ist nun Klarheit gefordert. Es sind Entscheidungen zu treffen: Was muss verstärkt und wo muss reduziert werden, um das Motiv deutlicher herauszuheben? Um hier weiterzukommen, sind vom Künstler Urteilsfähigkeit, Entscheidungsfreudigkeit und Verantwortungsbereitschaft gefordert.

Übendes Gestalten

Zunächst vorsichtig, allmählich immer kraftvoller, gestaltet man das Thema weiter aus. Auf der Suche nach der „richtigen" Form greift man Impulse auf oder verwirft sie. Es vollzieht sich ein Übungsprozess des fortwährenden Ringens und Ausprobierens. Momente der Aktivität wechseln sich ab mit solchen des „Ruhen-Lassens", in denen der künstlerisch arbeitende Mensch Abstand zu seiner Arbeit nimmt und das Werk von außen betrachtet. Traut sich dieser nicht, zu seinen Entschlüssen zu stehen und manchmal schmerzvolle Entscheidungen durchzutragen oder verliert er sich in Details, ohne das Ganze zu sehen, gerät der Prozess ins Stocken.

Wachstum – Ausarbeiten

Das Ziel vor Augen, folgt die letzte Phase intensiven Schaffens. Mit Konzentration und Feuereifer treibt der schöpferisch Tätige sein Werk der Vollendung entgegen. Hier sind Genauigkeit und Exaktheit gefordert sowie die Fähigkeit, Begonnenes vollständig abzuschließen. Es existiert ein „...deutliche(s) Gefühl von stimmig und unstimmig, angemessen oder unangemessen, also das Bewusstsein von einer dem zu Gestaltenden selbst innewohnenden Gesetzmäßigkeit".[16] Durch dieses intensive Eintauchen wächst in der Regel ein eindeutiges ästhetisches Urteilsvermögen über die Frage, wann das Werk fertig ist.

Begegnung mit der Welt

Das Ergebnis dieses Prozesses lässt sich nun präsentieren. Etwas Neues ist entstanden und begegnet nun dem Betrachter, dem Zuschauer, dem Zuhörer, der sich sinnlich mit dem Kunstwerk auseinandersetzt. Dieses wird in seiner Unvollkommenheit hinterfragt, bewertet, gelobt oder kritisiert, und der künstlerisch Tätige muss zu seinem Ergebnis stehen. Insofern sind die Ausstellung, die Darbietung, die Performance, das Konzert oder ähnliches notwendiger Teil eines vollständigen künstlerischen Prozesses. Das konkrete Leben des schöpferisch Tätigen, seine Erfahrungen, sein Wissen fließen als „Handschrift" in den kreativen Prozess und in das Werk selbst ein. Daher erscheint ein wirklich schöpferisches Werk auch immer als zutiefst individuell durchdrungenes Werk.

Im Gegensatz zum technisch-instrumentalen Handeln, dem zielgerichteten Vorgehen bei einem planbaren Ablauf, sind diese inneren Prozesse im künstlerischen Tun bezüglich Zeitpunkt und Intensität nicht wirklich vorhersehbar.[17] Ob und wann die Phase des Dialogs mit dem Gegenüber beginnt oder wann und in welcher Form das Motiv erstmalig in Erscheinung tritt, lässt sich nicht vorhersagen, es geschieht einfach. Das unerwartete, situative Handeln ist elementarer Bestandteil des künstlerischen Arbeitens. Hier muss man bereit sein, sich unmittelbar auf die Situation einzulassen, offen sein, sich wechselseitig anpassen und dann wieder Impulse setzen. Ein ausschließlich planerisches, konstruiertes Vorgehen ohne den Dialog mit dem Gegenüber bleibt beim Alten, Bekannten stehen, statt Neues zuzulassen, es ermöglicht keinen kreativen Prozess.

6.4 Die Integration von künstlerischem Unterricht in die Pflegeausbildung

Künstlerische Elemente in eine Pflegeausbildung zu integrieren, steht zunächst jedem Lehrenden offen. Ein künstlerisch gestalteter Unterricht, kreative Elemente als Unterrichtsmethodik, Aufgabenstellungen, welche die Gestaltungskräfte der Lernenden gezielt anregen oder das eigene kreative Handeln bei unerwarteten Ereignissen – der Phantasie sind keine Grenzen gesetzt. Darüber hinaus ist es zur umfassenden Förderung der Kompetenzentwicklung sinnvoll, Phasen künstlerischer Tätigkeit ins Curriculum aufzunehmen. Zeichnen, plastisches Gestalten, Bewegungskunst, musikalisches Tun, Theaterpädagogik und vieles mehr bieten sich an. Hier hat es sich absolut bewährt, für diese Unterrichtseinheiten professionelle KünstlerInnen und KunstpädagogInnen zu beauftragen. Die lehrenden KünstlerInnen müssen selbst nicht bedeutende Künstler sein, viel wichtiger ist deren erwachsenenpädagogisches Geschick und Erfahrung im Umgang mit jungen Erwachsenen. KunstlehrerInnen aus dem schulischen Bereich oder KunsttherapeutInnen benötigen in besonderer Weise die Bereitschaft, weder erzieherisch noch therapeutisch einzuwirken, sondern sich auf einen offenen Prozess einzulassen.

Die dem künstlerischen Tun eigene Charakteristik der „Unsteuerbarkeit" erschwert die curriculare Verankerung im Rahmen einer Ausbildung. Es lässt sich im Gegensatz zum Erwerb von Fachwissen eben gerade nicht exakt vorherbestimmen, welche Fähigkeiten die Pflegenden in Ausbildung (beispielsweise im Rahmen einer Zeichenepoche im zweiten Semester) erwerben sollen. Künstlerischer Unterricht stellt ein Angebot zur Entwicklung dar und bringt in seiner freilassenden Art ein vollständig anderes Element in die Ausbildung hinein. Der Erwerb von Kompetenzen lässt sich nicht erzwingen, eine Ausbildung bildet jedoch den Rahmen für solche Entwicklungsmöglichkeiten.

Für den Kunstunterricht in der Pflegeausbildung bedeutet dies jedoch keinesfalls Willkürlichkeit. So lassen sich aus den Erfahrungen mit den einzelnen künstlerischen Disziplinen durchaus Kriterien ableiten, anhand derer ein Gesamtkonzept für den künstlerischen Unterricht entsteht. Es ist bekannt, welche künstlerischen Mittel und Disziplinen bestimmte Prozesse besonders gut anregen. Ob und in welcher Intensität die Lernenden diese Anregung dann tatsächlich aufgreifen, liegt nicht mehr in der Verantwortung der Ausbildungsstätte, sondern beim Lernenden selbst – das ist das Prinzip der Erwachsenenbildung. Allenfalls die verpflichtende Teilnahme am künstlerischen Unterricht wird vorgegeben. Die Prozesse, die sich im künstlerischen Üben vollziehen, seien nachfolgend anhand einiger Beispiele dargestellt.

Das schnelle Skizzieren der menschlichen Gestalt oder Körperhaltung sowie das exakte Abzeichnen von Händen, Ohren oder Gesichtern schult in umfassender Weise die Wahrnehmungsfähigkeit (Beobachtungsschulung). Die Auseinandersetzung mit dem im Rahmen eines Praxisauftrags porträtierten Patienten fordert zusätzlich ein gewisses Maß an Selbstbewusstsein und regt die Fähigkeit zum Blick nach innen an (Selbstreflexion). Das Formen einer Plastik aus Ton ist eine unmittelbar schöpferisch gestaltende Tätigkeit. Hier sind alle Sinne beteiligt; das, womit man es zu tun hat, ist greifbar, spürbar und in allen seinen Eigenschaften irdisch. Ton lässt sich formen und ermöglicht so individuelle Kompositionen. Die Form ist korrigierbar, weich und fügt sich ganz dem Gestaltenden. Ganz anders wirkt das künstlerische Arbeiten mit Stein. Er hat Charakter, besitzt ein Eigenwesen, das sich dem Bildhauer entgegenstellt und sein Eigensein so schnell nicht aufgibt. Jedes zu viel Weggenommene bleibt verschwunden – es lässt sich nicht wieder anfügen. So fordert Stein eine deutlichere Vorgehensweise als Ton. Stein zwingt zu Entscheidungen, die Gültigkeit und Konsequenz haben. Das Material spricht in besonderem Maße die eigene Willenstätigkeit an.[18]

Eurythmie als Bewegungskunst ermöglicht einerseits eine umfassende Schulung der Wahrnehmung (Bewegung, Gleichgewicht, Rhythmus, Raumgefühl, Eigen- und Fremdwahrnehmung), andererseits lässt sich ihre Wirksamkeit als soziale Kraft erleben. Das Üben und Betrachten von verschiedenen Haltungen des Menschen macht Qualitäten wahrnehmbar: Wie stehe ich? Wie gehe ich? Welche seelischen Qualitäten drücken sich in den jeweiligen Haltungen oder Bewegungen aus? Rhythmische Übungen wie das Weitergeben von Kugeln im Kreis mit geschlossenen Augen erfordern große Konzentration. Stabwerf-Übungen benötigen Mut und Geistesgegenwart, denn der Stab ist so zu werfen, dass der Nächste ihn auffangen kann. Gleichzeitig muss man sich auf den zugeworfenen Stab konzentrieren. Dies erfordert innerliches Loslassen-Können, sich vom Eigenen befreien, so dass man sich unbefangen dem Neuen öffnet. Die Arbeit mit den eurythmischen Lauten richtet sich nach innen. Es gilt, die Bewegungen aus einem seelischen Nachempfinden der objektiven Qualitäten des Lautes zu führen. Welche Empfindung entsteht, wenn man sich im hinteren Raum bewegt? Wie anders ist es im vorderen oder im mittleren, im Herzraum? Welchen Charakter zeigen die Stoßlaute oder Vokale? Jede eurythmische Übung verlangt Ich-Anwesenheit, Selbstständigkeit und innere Führung. Gleichzeitig ist die Wahrnehmung des Anderen und des gemeinsam Entstehenden unerlässlich, damit ein sozial-künstlerischer Zusammenhang erscheint.[19]

Musik mit ihren drei Hauptelementen Melodie, Harmonie und Rhythmus berührt jeden Menschen. Im gemeinsamen musikalischen Üben in der Gruppe, beispielsweise beim Singen oder bei Improvisationsübungen mit Trommeln und anderen Instrumenten, lässt sich aktives Zuhören üben. Ein Zusammenklang entsteht nur, wenn sich alle Gruppenmitglieder gegenseitig wahrnehmen, sich aufeinander einlassen und an der richtigen Stelle eigene gestalterische Impulse einbringen. Diese Form der nonverbalen Kommunikation schult Teamfähigkeit und fördert die Bereitschaft, Verantwortung für eine gemeinsame Aufgabe zu übernehmen. Nicht zuletzt weckt die Musik Lebensfreude, setzt neue Kräfte frei und hat eine seelisch-hygienische Wirkung auf den ganzen Menschen.[20]

Künstlerischer Unterricht bedeutet immer auch: individualisierter Unterricht. Aus einer (für alle identischen) Aufgabenstellung entwickeln sich höchst unterschiedliche Lernwege, und auch die Begleitung durch die lehrenden KünstlerInnen ermöglicht individuelle Förderung. Gleichzeitig spielt die zur Verfügung stehende Zeit eine wichtige Rolle. Für die Intensität des Prozesses hilft es, länger an einer Arbeit dranzubleiben und dadurch tiefer einzutauchen. In Epochen geplanter künstlerischer Unterricht (also eine größere Anzahl von Unterrichtsterminen innerhalb eines Zeitraums von drei bis sechs Wochen) ermöglicht dies besser als nur ab und zu eine einzelne Unterrichtsstunde. Besonders intensiv lässt sich jedoch mit der Projektmethode arbeiten.

Beispiel

Innerhalb des dreijährigen Ausbildungsgangs finden zwei künstlerische Projekte statt:

1. Die künstlerische Herausforderung, im dritten Ausbildungsjahr zum Thema „Der Mensch" ein Kunstwerk zu erstellen, lässt sich als Zumutung oder aber als Möglichkeit zu eigenständiger Gestaltung in Freiheit verstehen. An die Pflegenden in Ausbildung richtet sich die Erwartung, dass sie zu diesem Thema eine Konzeptidee entwickeln, dass sie Ausführungsmöglichkeiten und die konkrete Umsetzung ihres Vorhabens planen. Hier braucht es von Seiten der oder des Pflegenden in Ausbildung Vertrauen in sich selbst, zudem die Fähigkeit, eine eigene Vorstellung zu entwickeln und schließlich Bereitschaft, sich der Umsetzung der Ideen zu stellen. So kann ein ganz individuell geplantes und gestaltetes Kunstwerk entstehen, zwar angeregt durch das Thema, aber frei in der künstlerischen Idee und im Material. Den Abschluss bildet die Eröffnung einer Ausstellung der Werke mit einer Vernissage. Die Pflegenden in Ausbildung lassen die Besucher an ihrem Prozess teilhaben und erzählen von Krisen und Stolpersteinen, aber auch vom Glück und dem Stolz auf das eigene Werk.[21]
2. Alle drei Jahre verwandelt sich die Pflegeschule für eine Woche in eine künstlerische Werkstatt. Kursübergreifend und ohne die klassischen Lehrer-Schüler-Rollen arbeitet die gesamte Schulgemeinschaft in fünf Projektgruppen mit externen Künstlern zusammen. Diese einwöchige kontinuierliche Arbeit ermöglicht ein intensives Eintauchen in den künstlerischen Prozess. In Projektgruppen wie beispielsweise Improvisationstheater, Objektkunst, Arbeiten mit Naturmaterialien, Musik oder Body-Percussion, Clownwerkstatt, Tanz, Poetry Slam oder kreatives Schreiben verändern die TeilnehmerInnen ihre gewohnten Sichtweisen und entdecken die eigenen gestalterischen Fähigkeiten. Die gleichberechtigte Zusammenarbeit von Auszubildenden und Lehrenden ermöglicht eine neue Qualität der Begegnung. Die Arbeit an sich selbst erleben viele als intensiven Prozess, als innerliches Ringen, oft aber auch als echte Glücksmomente. Eine große öffentliche Abschlussveranstaltung am Ende der Woche präsentiert die künstlerischen Ergebnisse der Projektwoche vor vielen Gästen. Manches davon ist sichtbar und „begreifbar", anderes vergänglich und nur im Moment erlebbar. Die Werkstattatmosphäre und das

intensive soziale Miteinander tragen viel dazu bei, dass eine solche Projektwoche die Schulgemeinschaft neu belebt.

Kunst bildet – im besten Sinne! Künstlerischer Unterricht in der Pflegeausbildung zur Förderung der Kompetenzentwicklung erscheint aus berufspädagogischer Sicht mehr als berechtigt. Die langjährigen Erfahrungen mit künstlerischem Unterricht an den anthroposophischen Berufsfachschulen für Pflege zeigen den Erfolg solcher Ausbildungskonzepte deutlich auf, wenngleich die Kompetenzentwicklung natürlich im Rahmen des Gesamtausbildungskonzepts zu sehen ist. Die These der Bildungswirkung von künstlerischem Unterricht erfährt von verschiedenen Seiten und durch vielfältige Erfahrungen – nicht nur in anthroposophischen Bildungseinrichtungen – Bestätigung. In diesem Zusammenhang sei auf die Arbeit der Gesellschaft für Ausbildungsforschung und Berufsentwicklung (GAB München) verwiesen.[22] Seit 1980 erprobt und erforscht die GAB Konzepte zur Integration von künstlerischem Unterricht im Rahmen der beruflichen Bildung. Ihre Erfahrungen bestätigen die persönlichkeitsbildenden Effekte des künstlerischen Übens. Umso erstaunlicher erscheint es, dass die beruflichen Bildung dieses Element bisher geradezu stiefmütterlich behandelt und seine Wirkungen so wenig nutzt.

7. Schlussbemerkung

Alle geschilderten Elemente zeigen, wie sich aus der Anthroposophie gewonnene Erkenntnisse in der Gestaltung einer Pflegeausbildung verwirklichen lassen. So umgesetzt, zeigt sich eine Grundhaltung, die den Lernenden als freien, selbstbestimmten, sich bildenden und weiterentwickelnden Menschen versteht und versucht, diesen Prozess zu begleiten. Hierbei kann es genauso nötig sein, von außen Entwicklungsimpulse zu setzen, oder aber in offener, teilnehmender Art abzuwarten und den Prozess zu begleiten, bis diese Impulse vom Lernenden selbst kommen. Wo immer man anfängt, in seinem eigenen Leben, in seiner Unterrichtspraxis, in der Konzeption einer Ausbildung oder im eigenen Lernen Dinge in dem hier geschilderten Sinne zu verändern – Hauptsache, es beginnt! Man kann eigentlich wenig falsch machen. Das Unfertige, das Unzulängliche wirkt pädagogisch, da es den Verbesserungstrieb des Erwachsenen herausfordert – so drückte es Coenraad van Houten in seinen Seminaren aus. Wenn sich Pflegende in Ausbildung wie auch PflegepädagogInnen selbst auf den Weg machen und sich als lernende Menschen in Entwicklung verstehen, so ist bereits ein wesentliches Ziel erreicht.

Kategorie	Beispiel für Lernziele	Empfohlener Lernweg
Handwerk	**Lehrende:** Sie integrieren in Ihrer Unterrichtspraxis Methoden, die den Lernwillen der Pflegenden in Ausbildung anregen. **Lernende:** Sie praktizieren eigenverantwortliches Handeln, indem Sie über vier Wochen ein Lerntagebuch führen. Anschließend berichten Sie Ihrem Ausbildungsbegleiter über den Prozess und Ihre wesentlichen Erkenntnisse.	A
Eigenes Lernziel		
Beziehung	**Lehrende:** Sie interessieren sich für die individuellen Lernimpulse der Pflegenden in Ausbildung und achten in Ihren Beratungsgesprächen darauf, keine fertigen Lösungen aufzudrängen. **Lernende:** Sie reflektieren Ihre eigene pflegerische Haltung und entwickeln diese weiter in Richtung einer achtsamen, mitfühlenden Pflegehaltung.	B
Eigenes Lernziel		
Wissen	**Lehrende:** Sie wissen um die bildende Wirksamkeit des künstlerischen Tuns. **Lernende:** Sie kennen die Bedeutung der Reflexion im Lernprozess des Erwachsenen.	C
Eigenes Lernziel		

Literatur

1 Dörthe-Krause-Institut (Herdecke), Pflege-Bildungszentrum an der Filderklinik (Filderstadt), Fachseminar für Altenpflege (Dortmund), Fachseminar für Altenpflege (Frankfurt), Camphill Ausbildungen (Fellbach)

2 Je nach Bundesland existieren für die Berufsfachschulen für Pflegeberufe in Deutschland unterschiedliche Rahmenlehrpläne, Aufsichtsbehörden und konkrete Durchführungsbestimmungen.

3 Kneer, M., Gubba-Hoke, U., Adolphi, G.: Der Mensch als leiblich-seelisch-geistiges Wesen. In: Dies.: Curriculum für eine anthroposophisch erweiterte, generalistische Pflegeausbildung, Entwicklung und Umsetzung des Modellprojekts „PFLEGE-LEBEN: Eine generalistische Pflegeausbildung". Projektbericht und Curriculum mit Begründungsrahmen. Pflege-Bildungszentrum an der Filderklinik 2016 (Selbstverlag). Teil D, M I.1.

4 van Houten, C.: Erwachsenenbildung als Willenserweckung. Verlag Freies Geistesleben Stuttgart 1996. S. 23 f.

5 Vgl. ebd. S. 24 f.

6 Ebd. S. 51 f.

7 Ebd. S. 92.

8 Kneer, M., Gubba-Hoke, U., Adolphi, G.: Der Mensch als leiblich-seelisch-geistiges Wesen. In: Dies.: Curriculum für eine anthroposophisch erweiterte, generalistische Pflegeausbildung, Entwicklung und Umsetzung des Modellprojekts „PFLEGE-LEBEN: Eine generalistische Pflegeausbildung". Projektbericht und Curriculum mit Begründungsrahmen. Pflege-Bildungszentrum an der Filderklinik 2016 (Selbstverlag). Teil A, S. 6.

9 Ebd., Teil B, S. 30 f.

10 Ebd., Teil D, E II.3, „Das eigene Lernen verantwortlich gestalten".

11 Diese Anleitung zum Umgang mit den Praxisaufgaben entstammt im Wesentlichen dem „Praxisordner" des Pflege-Bildungszentrums an der Filderklinik.

12 Teile dieses Kapitel wurden in überarbeiteter Form aus dem von mir bereits 2010 verfassten Kapitel „Anthroposophie und Kunst in der Pflegeausbildung" übernommen. In: Kneer, M., Gubba-Hoke, U., Adolphi, G.: Curriculum für eine anthroposophisch erweiterte, generalistische Pflegeausbildung, Entwicklung und Umsetzung des Modellprojekts „PFLEGE-LEBEN: Eine generalistische Pflegeausbildung". Projektbericht und Curriculum mit Begründungsrahmen. Pflege-Bildungszentrum an der Filderklinik 2016 (Selbstverlag). S. 63 ff.

13 Ulrich-Gerber, B.: Kunst und künstlerisches Handeln. In: Freie Krankenpflegeschule an der Filderklinik e.V. (Hrsg.): Kunst in der Pflegeausbildung. Unveröffentlichtes Manuskript Filderstadt 2003. S. 6.

14 Vgl. die Darstellungen von Bettina Ulrich-Gerber in: Ebd. S. 6 f.

15 Vgl. Adolphi, G.: Die Förderung beruflicher Handlungskompetenz durch künstlerisches Üben. Unveröffentlichtes Manuskript für das Kolloquium für Experten für Anthroposophische Pflege (IFAN). Filderstadt 2009.

16 Brater, M., Büchele, U., Fucke, E. u.a.: Künstlerisch handeln. Die Förderung beruflicher Handlungsfähigkeit durch künstlerische Prozesse. Verlag Freies Geistesleben Stuttgart 1989. S. 59.

17 Ebd., S. 60.

18 von Freytag-Loringhoven, D.: Der künstlerische Unterricht in der Krankenpflegeausbildung. In: Freie Krankenpflegeschule an der Filderklinik e.V. (Hrsg.): Kunst in der Pflegeausbildung. Unveröffentlichtes Manuskript Filderstadt 2003.

19 Auad, L.: Eurythmie in der Krankenpflegeausbildung. In: Ebd.

20 Bindelli, M.: Musik in der Krankenpflegeausbildung. In: Ebd.

21 von Freytag-Loringhoven, D.: Der künstlerische Unterricht in der Krankenpflegeausbildung. In: Ebd.

22 Vgl. www.gab-muenchen.de (Abfrage Mai 2017).

KAPITEL III

Beobachtung als persönlichkeitsbildendes und therapeutisches Element in der Pflege

MONIKA LAYER

Wahrnehmung und Beobachtung prägen unser Bild von der Welt. Sie sind auch in der Pflege die Voraussetzung für ein differenziertes Erfassen der Situation des Patienten. Das Kapitel stellt Übungen zur Schulung unvoreingenommener Beobachtung dar und bereitet sie für den Pflegeunterricht auf. Das Verhältnis von Wahrnehmung und Begriffsbildung bildet den erkenntnistheoretischen Hintergrund der Anthroposophie.

→ Lernziel siehe Seite 96

1. Einleitung

Der Beitrag stellt zunächst Aspekte zur Beobachtung vor und entwickelt auf den erläuterten erkenntnistheoretischen Grundlagen ein neues Verständnis für den Beobachtungsprozess und dessen Relevanz in der Pflege. Er zeigt den persönlichkeitsbildenden Anteil dieses Prozesses auf und begründet dessen therapeutische Wirkung auf die Patienten. Der zweite Teil nennt Beispiele und Übungen zur Beobachtungsschulung, die einen Schwerpunkt anthroposophisch orientierter Pflegeausbildung bildet.

2. Ausgangslage

Welche Motivation haben Menschen, die sich für eine pflegerische Grundausbildung entscheiden? – Interesse am Menschen, der Wunsch zu helfen, etwas Sinnvolles tun zu wollen. So und ähnlich äußern sich Interessenten oder Berufsanfänger auf die Frage nach dem Grund ihrer Berufswahl. Nun könnte man schnell geneigt sein, diese Aussagen in die Schublade „Helfersyndrom" zu stecken, doch wird man damit den angehenden Pflegenden nicht gerecht. In diesen Motivationen drückt sich vielmehr eine humane Grundhaltung aus, vielleicht auch der Wunsch nach Auseinandersetzung mit Fragen nach dem Sinn des Lebens, von Krankheit, Leiden und Tod und/oder die Suche nach echten menschlichen Begegnungen. Man kann davon ausgehen, dass die jungen Menschen neben den existenziellen Fragen auch die notwendigen Kräfte mitbringen, die sie zum Bewältigen dieser selbstgesteckten Ziele benötigen.

In einer pflegerischen Ausbildung sollten diese Qualitäten und Kräfte durch die Integration persönlichkeitsbildender Elemente erhalten, gefördert und fundiert werden. Neben der Umsetzung einer erwachsenengemäßen, sozial-integrativen Bildungsphilosophie erreicht dies eine anthroposophisch orientierte Ausbildung durch Unterricht in künstlerischen Fächern, durch die Auseinandersetzung mit menschenkundlichen Aspekten sowie durch eine umfassende Beobachtungsschulung. Die hier ausgeführten Gesichtspunkte und methodischen Konsequenzen wurden an der „Freien Krankenpflegeschule an der Filderklinik" entwickelt und fließen dort bis heute in die Gestaltung der Pflegeausbildung ein.

3. Beobachtung und Pflege

Obwohl die Krankenbeobachtung als Unterrichtsfach im Verlauf der letzten zwanzig Jahre aus den Curricula nahezu verschwunden ist, bleibt ihr Stellenwert nach wie vor unumstritten. So ist im „Pflegewiki", einer populären Datenbank im Internet, zu finden: „Unter Krankenbeobachtung in der Pflege ist die allseitige und methodische Beobachtung und Erfassung des physischen und psychischen Zustandes eines Pflegeempfängers, sowie seiner sozialen Situation durch eine Kranken- oder Altenpflegerin zu verstehen ... Die zielgerichtete und ständige Beobachtung des Pflegeempfängers nimmt einen hohen Stellenwert in der Krankenpflege ein, da sich zahlreiche Veränderungen einer apparativen Messung entziehen."[1]

Die Forderung nach einer exakten Patientenbeobachtung in der Pflege geht historisch auf Florence Nightingale (1820–1919) zurück, die Folgendes schrieb: „Es ist äußerst wichtig, die Symptome der Krankheit zu beobachten; es ist womöglich noch wichtiger, die Symptome der Pflege zu beobachten, was Schuld der Pflege, nicht Schuld der Krankheit ist. Die Beobachtung zeigt, wie der Kranke ist, die Überlegung, was geschehen muss ... Beobachtung lehrt uns die Tatsache, Überlegung die Bedeutung derselben, Überlegung braucht soviel Schulung wie Beobachtung."[2]

Nightingale forderte eine auf Beobachtung und Überlegung gegründete, systematische Pflege. Sie gab damit wesentliche Impulse für die Entwicklung des modernen Berufsverständnisses.

Als Folge der salutogenen Orientierung der Pflege hat eine umfassende, sich auf das Gesunde und die Ressourcen ausgerichtete Beobachtung einen großen Stellenwert. Heute gilt sie als ein Mittel zur patientenorientierten, professionellen Pflege und gehört im modernen Verständnis zu den ersten Schritten im Pflegeprozess.[3] Die in der Beobachtung zu berücksichtigenden Phänomene beziehen sich nicht nur auf die körperliche, sondern auch auf die seelische und soziokulturelle Dimension. In der Pflegeanamnese werden die Ergebnisse dokumentiert, dann interpretiert, in der Pflegeplanung Konsequenzen daraus abgeleitet, nach der Durchführung evaluiert und möglicherweise im Anschluss oder bereits während des Prozesses optimiert. In allen Schritten des Pflegeprozesses sind Aufmerksamkeit, Interesse und Reflexion gefordert, Elemente, die zu einer Beobachtung im umfassenden Sinne hinzugerechnet werden können.

3.1 Beobachtung in der durch Anthroposophie erweiterten Pflege

Auch in der durch Anthroposophie erweiterten Pflege gilt die Beobachtung als eine sorgfältig zu erlernende Kernfähigkeit. Es werden die körperliche, seelische und sozikulturelle Dimension erweitert um die geistige und die Beobachtungsresultate entsprechend in den Pflegeprozess integriert. Die Inhalte stützen sich auf das anthroposophische Menschenbild und stellen die Grundlage für die weitere Gestaltung der Pflege dar. Darüber hinaus hat das Erlernen und Üben einer sorgfältigen Beobachtung Schulungscharakter und kann deshalb im persönlichkeitsbildenden Prozess des Einzelnen einen wichtigen Platz einnehmen.

3.2 Bericht einer Lernenden

Den folgenden, auszugsweise wiedergegebenen Bericht verfasste B. Reinert, eine Lernende in der Krankenpflege. Darin schildert sie Fragen und Konsequenzen, die sich für sie durch die Beobachtungsschulung im Alltag der Pflegeausbildung ergeben hatten.

> *„Kann man Beobachten wirklich lernen oder ist es eine Fähigkeit, die jedem Menschen selbstverständlich zur Verfügung steht? Was muss ich lernen, um diese Fähigkeit zu erwerben? Ist es sinnvoll oder nötig, meine Sinnesorgane zu trainieren?*
>
> *Diese und andere Fragen entstanden durch einige Praxisaufgaben im Rahmen der Ausbildung an der Krankenpflegeschule. Ich habe eine Reihe von Patientenberichten geschrieben, um das Beobachten zu üben. Im Anschluss daran entstand die Frage, auf welche Weise ich das Beobachten lerne. Folgende Resultate wurden mir dabei deutlich: Meine Sinne nehmen sehr viel auf, ich kann aber nur wenig davon in meinem wachen Bewusstsein erfassen. Um mir etwas bewusst zu machen, bedarf es der Aufmerksamkeit und Wachheit für diese Dinge. In der Aufgabe, diese beiden Qualitäten zu entwickeln, sehe ich die eigentliche Möglichkeit, das Beobachten zu erlernen. Wichtig dabei scheint mir, dass es sich nicht um ... Tätigkeiten handelt, sondern um eine innere Grundhaltung. Dies drückt sich bereits im Sprachgebrauch aus, man sagt ‚ich sehe, ich rieche, ich höre'; aber ‚ich bin aufmerksam, wach, interessiert'. Sehen, riechen, hören sind Tätigkeitswörter, aufmerksam, wach, interessiert hingegen Eigenschaftswörter. Es handelt sich also bei der Beobachtung nicht um noch eine Tätigkeit, die ich zusätzlich tun muss, sondern ich tue das, was ich sowieso tue, mit einer veränderten Grundhaltung.*
>
> *Eine Erfahrung, die ich, aber auch viele meiner Mitschüler bei den immer wieder zu erstellenden Pflegeberichten gemacht habe, ist, dass das Beobachten sehr deutliche Wirkungen auf den betroffenen (beobachteten) Menschen hat.*
>
> *Ich konnte erleben, dass sich das Verhalten der Patienten mir gegenüber veränderte, wenn ich sie beobachtete, ohne dass ich mein Verhalten ihnen gegenüber geändert hätte. Von daher ist es mir immer wichtig gewesen, dass die Beobachtungen nie isoliert für sich ... (durchgeführt) wurden. Gleichzeitig ist darauf zu achten, wie*

sich die Beziehung zwischen den übrigen Patienten und dem ‚Beobachtungspatienten' verändert.

Außerdem sollte man, nachdem man so viele Eindrücke vom Patienten in sich hineingenommen hat, auch wieder etwas für den Patienten Erlebbares nach außen setzen. Die pflegerischen Handlungen sollten durch die intensivierte Beobachtung neue Ziele und Impulse bekommen, nur dann bekommt Beobachtung ihren Sinn.

Wie kann ich lernen, genauer und konkreter hinzuschauen?
Durch meine Erfahrungen mit diversen Patientenbeschreibungen stellte ich fest, dass es hilfreich war, wenn ich meine Wahrnehmungen durch Fragestellungen in eine bestimmte Richtung lenkte. Am Anfang meiner Betrachtungen lebte zunächst ein sehr allgemeines, unbestimmtes Bild vom Patienten in mir. Ich bemerkte es an den wenig konkreten Beschreibungen. So fragte ich mich also, bevor die eigentliche Aufgabe begann: Was will ich beobachten? Worauf achte ich bei den nächsten Begegnungen mit dem Patienten? Zuhause arbeitete ich die Beobachtungen aus und versuchte, sie auf diese Fragen hin noch einmal durchzugehen.

Beispiel
In einer Aufgabe beschäftigte ich mich mit der Frage nach Kopf und Gesicht. Ich habe viel mit der Patientin gesprochen und ihr Gesicht dabei genau angeschaut. Zuhause versuchte ich, es zu beschreiben und bemerkte plötzlich, dass ich die Augen-, Stirn- und Nasenpartie deutlich vor mir sah und gut beschreiben konnte. Doch da, wo der Mund war, fand ich in meinem Bewusstsein nur einen leeren Flecken vor.

Dieses Erlebnis erschreckte mich sehr. Ich hatte doch das Gefühl, das Gesicht genau betrachtet zu haben. Das Aufschrecken erzeugte bei mir Wachheit, sodass ich mich am nächsten Tag mit besonderer Aufmerksamkeit der unteren Partie des Gesichtes zuwandte. Beim Erinnern bemerkte ich weiterhin, dass ich zu bestimmten Punkten viel sagen konnte und zu anderen gar nichts. Meiner Meinung nach hing das damit zusammen, dass bestimmte Erscheinungen an der Patientin besonders auffällig waren und zum anderen, dass ich für bestimmte Bereiche besonders aufmerksam bin. Das heißt, ich nehme selektiv wahr, also nur das, wofür ich mich interessiere, oder nur das, womit ich mich schon einmal beschäftigt habe. Durch den erübten Umgang mit meinem Fragenkatalog konnten in mir Wachheit, Interesse und Aufmerksamkeit für Aspekte entstehen, die mir bisher überhaupt noch nicht im Bewusstsein waren.

Zusammenfassung
Um zu lernen, genauer und konkreter zu beobachten ist es:
- *Wichtig, seine Beobachtungen mit zeitlicher und räumlicher Distanz zu reflektieren.*
- *Von großer Bedeutung, mit bestimmten Fragen auf die durchgeführten Beobachtungen zu schauen.*
- *Unverzichtbar, an den eigenen Wahrnehmungslücken wach zu werden.*

Entscheidend war für mich, dass ich die Übungen regelmäßig durchführte. Es kam gar nicht darauf an, viel Zeit dafür zu investieren, jeden Tag zehn Minuten eine Übung, und ich lernte schon sehr viel."[4]

In ihrem Bericht schildert die Autorin eine Reihe von Themen, die im Zusammenhang der Patientenbeobachtung wesentlich sind:

1. Die Aufgabe der Sinnesorgane bei der Beobachtung
2. Die Frage der Bewusstwerdung von Sinneseindrücken
3. Die Bedeutung der Aufmerksamkeit
4. Die Beziehung zum Patienten
5. Die Konsequenz der Beobachtung
6. Die selektive Wahrnehmung
7. Die Kontinuität im Beobachtungsprozess

Die Punkte sollen in den nachfolgenden Ausführungen aus Sicht der Anthroposophie beleuchtet werden. Dabei erfolgen Gewichtungen, die sich aus der pflegerischen Relevanz der angeschnittenen Gebiete ergeben. Auf weiterführende Literatur wird verwiesen. Die Reihenfolge der Bearbeitung variiert. Da die Punkte zwei, drei und vier einen thematischen Schwerpunkt bilden und in diesem Zusammenhang das größte Gewicht haben, stehen sie gemeinsam an letzter Stelle unter der Überschrift „Aufmerksamkeit und Beobachtung".

3.3 Die Aufgabe der Sinnesorgane

Voraussetzung für die Beobachtung sind gesunde Sinnesorgane. In der Anthroposophie geht man über die in der allgemeinen Wissenschaft beschriebene Anzahl der Sinne hinaus und erkennt derer zwölf an, die unterschiedliche Sinnesqualitäten vermitteln. Durch sie erfährt man in sehr differenzierter Weise den eigenen Körper, die Umgebung und die Mitmenschen. Die durch die Sinnesorgane vermittelte Wahrnehmung hat im Verständnis der Anthroposophie objektiven Charakter. Sinneserfahrung innerhalb und Lebensrealität außerhalb des Individuums sind demzufolge ihrem Inhalt nach dasselbe, treten aber in unterschiedlicher Form auf. Die Wahrnehmung wird nicht, wie es die Auffassung der Sinnesphysiologie ist, durch die verschiedenen Modifikationen, die sie auf dem Weg der Übertragung vom Wahrnehmungsgegenstand zum menschlichen Bewusstsein erfährt (physikalische/chemische Vorgänge in der Luft, im menschlichen Organismus usw.), ihrem Wesen nach verändert. Sie ist auch nicht ein persönliches Konstrukt des Individuums, das sich seine Realität im Seelischen selbst erschafft, wie es der Konstruktivismus vertritt. Eine ausführliche, systematische und wissenschaftliche Begründung zum Thema Wahrnehmung ist in den Grundschriften Steiners zu finden. Es wird dort vor allem der Erkenntnisbegriff entwickelt, dessen Elemente „Wahrnehmung", „Begriff" und „Urteil" sowie deren Verhältnis zueinander bestimmt. Im Kapitel „Die Welt als Wahrnehmung" aus „Die Philosophie der Freiheit"[5] erfolgt eine immanent-kritische

Auseinandersetzung mit dem „kritischen Idealismus", der die Objektivität der Wahrnehmung verneint. Ebenso sei verwiesen auf „Wahrheit und Wissenschaft"[6] sowie „Grundlinien einer Erkenntnistheorie der Goetheschen Weltanschauung"[7], die erkenntnistheoretische und damit grundlegende Fragestellungen der Anthroposophie behandeln.

3.3.1 Konsequenzen aus der Beobachtung

Reinert erkennt, dass Beobachtungen nur dann Sinn machen, wenn Konsequenzen daraus gezogen werden, wenn Handlungen daraus resultieren. Es kann sich dabei um Handlungen in Form pflegerischer Interventionen oder in Form von Korrekturen eigener Vorstellungen über Sachverhalte oder über Menschen handeln. Wenn pflegerische Interventionen und Korrekturen von Vorstellungen anhand von Beobachtungen durchgeführt werden – und nicht aufgrund irgendwelcher Spekulationen oder Annahmen –, entsteht ein Realitätsbezug, der für jegliche Form von Handlung anzustreben ist.

Wodurch ein Mensch in seinem Handeln geleitet wird, hängt von vielen individuellen Faktoren ab. Prägungen der eigenen Persönlichkeit, Gewohnheiten, Vorlieben, Erfahrungen, Ideale, Traditionen, Regeln und Normen, Vorbilder usw. machen ihre Einflüsse geltend. Schlussendlich sind es Gedanken, die das Handeln leiten, Gedanken, die in Form von Urteilen oder Vorurteilen, von Hypothesen oder von Erkenntnissen, von Fantasien oder realitätsbezogenen Vorstellungen und nicht zuletzt in Form von Gefühlen in die Motivbildung hineinspielen. Das Bewusstsein über die in der Motivbildung mitschwingenden Faktoren ist abhängig vom Grad der Selbsterkenntnis. Je größer die geleistete Bewusstheitsarbeit diesbezüglich ist, desto freier wird der Mensch in der Handhabung seines Erfahrungshintergrundes bzw. seines inneren Begriffsgebäudes.

Wie weit dieser Bewusstmachungsprozess vorangeschritten ist und wie viel Klarheit ein Mensch über die Art und Weise seiner Motivbildung gewinnt, hat Konsequenzen für die handelnde Person und spielt natürlich für den professionellen Umgang mit anderen Menschen eine entscheidende Rolle. Am Ausmaß der Klarheit über die Motive und darüber, aus welcher Sphäre heraus diese gebildet sind, wird sich entscheiden, ob man der Realität angemessen oder an dieser vorbei handelt.

Steiners „Philosophie der Freiheit" vertieft diese kurzen Bemerkungen über die Ethik (Lehre vom Handeln). Es wird eine Ethik entwickelt, die den aus *Erkenntnis handelnden Menschen* in den Mittelpunkt stellt, und die das in diesem Zusammenhang auftretende Phänomen der Freiheit behandelt.

3.3.2 Kontinuität im Beobachtungsprozess

Am Ende ihres Textes verweist Reinert auf den hohen Stellenwert der Kontinuität bzw. der Regelmäßigkeit in der Beobachtung. Die Autorin beschreibt sie als Voraussetzung für einen vertieften Beobachtungsprozess, der Vergleiche und die Verfolgung von Entwicklungen mitberücksichtigt.

Kontinuität im Beobachtungsprozess ist nicht zuletzt Voraussetzung für die Fähigkeitsbildung auf diesem Gebiet, denn diese kann nur durch ständige Wiederholung von Handlungen, also durch Üben, erzielt werden. Die eigene Organisation, ob nun die körperliche, seelische oder geistige, benötigt immer wieder ähnliche Impulse in regelmäßiger Abfolge, damit Neues einverleibt werden kann. Wird diese Kontinuität nicht erreicht, bleibt es beim Ansatz, beim ständigen Anfang. Um in diesem Sinne auf einen fruchtbaren Weg zu kommen, sind klare Motive, bewusster Umgang damit und Selbstdisziplin notwendig. Wie anstrengend dies ist, weiß jeder, der sich diesem Prozess einmal ausgesetzt hat. Doch nicht zuletzt beruht jedes Lernen auf dem Vorgang des Übens: Aus den ersten unbeholfenen Anfängen wird nach einiger Zeit eine Fähigkeit, die dann in eine gesunde Routine münden kann.

3.3.3 Die selektive Wahrnehmung

Im Verlaufe ihrer Beobachtungsübungen macht Reinert die Erfahrung, dass sie manche Dinge an der Patientin bemerkt, andere jedoch nicht.

Es besteht für sie ein Zusammenhang der „Auswahl" der Beobachtungen mit der Auffälligkeit verschiedener Erscheinungen an der Patientin und mit ihrem eigenen, persönlichen Interesse. Dieses Interesse wird nach Reinert unter anderem geweckt durch Fragen, die sich aufgrund der Beschäftigung mit bestimmten Dingen entwickeln.

„Beschäftigung mit bestimmten Dingen" bedeutet hier die gedankliche Auseinandersetzung mit Themen, die dem Beobachtungsprozess vorausgehen oder sich an diesen, durch Erfahrungen geweckt, anschließt. In welcher Form diese Auseinandersetzung geschieht, spielt für die Entwicklung von Interesse bzw. von weiterführenden Fragen keine Rolle, entscheidend ist nur, dass gedankliche Aktivität aufgebracht wird.

In der durch Anthroposophie erweiterten Pflege ist der gedankliche Rahmen im Wesentlichen durch das Menschenbild gegeben. Im Menschen als einer Leib-Seele-Geist-Einheit verlaufen entsprechende körperliche, seelische und geistige Prozesse, die in der Pflege zu berücksichtigen sind. Das vorliegende Buch und die darin erwähnte Literatur beschreiben dieses Menschenbild und zeigen Konsequenzen für die Pflege auf.

Wodurch der Einzelne in seiner Fragestellung gelenkt wird, hängt wesentlich von den Inhalten der aktuellen gedanklichen Arbeit ab. Darüber hinaus beeinflussen ihn seine in der Vergangenheit gebildeten Vorstellungen, Urteile und Vorurteile. Es ist deshalb enorm wichtig, Übungen zur Selbstbeobachtung durchzuführen, um sich Klarheit über seinen inneren Standpunkt zu verschaffen. Dieser persönliche Standpunkt ist durchaus berechtigt, solange eine offene und trotzdem kritische Haltung anderen Ansichten gegenüber vorliegt und solange man sich ständig selbst überprüft und weiterentwickelt. Nur so verhindert man Einseitigkeit und Dogmatismus, die eine humane und dem Menschen gerecht werdende Pflege erschweren.

3.3.4 Aufmerksamkeit und Beobachtung

Das Phänomen der Erinnerungslücke in Verbindung mit Unaufmerksamkeit dürfte jedem bekannt sein. Die folgenden Schilderungen aus der „Psychosophie" Steiners[8] setzen die Aufmerksamkeit als eine besondere seelische Kraft in einen Zusammenhang mit dem Erinnerungsvermögen. Darüber hinaus werden pflegerelevante Aspekte aus diesen Ausführungen abgeleitet, die weit über die Aufmerksamkeit als Bewusstseinsphänomen hinausgehen.

In der „Psychosophie" verwies Steiner auf zwei Grundelemente des menschlichen Seelenlebens, auf das Urteilen und auf die Erlebnisse von Liebe und Hass. Er beschreibt, inwiefern alle Gefühle durch eine Mischung der Erlebnisse von Liebe, Hass und des Urteilens entstehen.

Die Erlebnisse von Liebe und Hass – abgeschwächt Sympathie und Antipathie – hängen mit dem Begehren zusammen, das aus dem Inneren des Seelenlebens aufsteigt. Das Begehren vollzieht eine Bewegung vom seelischen Mittelpunkt hin zur Peripherie, zu den Sinnestoren. „Und indem die Seele ihre eigenen Wogen bis zu den Toren der Sinne hinschlagen lässt, schlägt eben an das Tor der Sinne das Begehren an, und dieses Begehren berührt sich tatsächlich in dem Augenblick des Sinneserlebnisses mit der Außenwelt. Dieses Begehren ist es, das gleichsam von der anderen Seite her einen Siegelabdruck erhält ... In dem, was sich da entgegengestellt hat dem Sinneserlebnis, hat sich von außen eine Prägung hineingedrückt, ein Abdruck gebildet. Der wird mitgenommen (im Seelenleben)."[9]

Als Abdruck findet die Übermittlung des Sinneseindruckes in das Seelenleben statt. Das Medium, in das der Sinneseindruck geprägt wird, ist seelische Substanz, sind die Kräfte von Liebe und Hass, die aus dem Begehren heraus entstehen.

Wie sich diese Tatsache zur Aufmerksamkeit verhält, entwickelte Steiner weiter: „Ist denn wirklich, selbst bei dem bloßen Sinneserlebnis, etwas zu spüren von einem Phänomen von Liebe oder Hass? Gibt es etwas im unmittelbaren Sinneserlebnis, was wirklich wie eine Art von Begehren nach außen sich hindrängen muss? Wenn da nichts, was einem Begehren ähnlich oder gleichartig wäre, hindrängen würde zu dem Sinneserlebnis, so bekämen Sie es nicht mit im weiteren Seelenleben; dann bildete sich keine Erinnerungsvorstellung. Es gibt aber eine Tatsache dafür, dass Begehren anschlägt nach außen, ob Sie nun Tonwahrnehmungen, Farbwahrnehmungen, Geruchswahrnehmungen oder dergleichen haben, und diese Tatsache ist die Tatsache der Aufmerksamkeit. Ein Sinneserlebnis, auf das wir nur hinstieren, macht natürlich auch dann einen Eindruck nach den Gesetzen, die bestehen zwischen der Außenwelt und dem Sinnesorgan, aber der Eindruck, auf den Sie nur hinstieren, trägt sich nicht im Seelenleben weiter fort. Sie müssen ihm von innen entgegenkommen mit der Kraft der Aufmerksamkeit. Und je größer die Aufmerksamkeit ist, desto leichter trägt die Seele die Sinneserlebnisse als Erinnerungsvorstellungen im weiteren Leben mit."[10]

Steiner charakterisierte hier die Aufmerksamkeit als eine seelische Kraft, die man, ohne zu viel zu interpretieren, zu der Kraft der Liebe bzw. Sympathie zählen darf. Sie ist seelische Substanz, in die hinein der Sinneseindruck gestanzt wird. Je größer die Aufmerksamkeit, desto deutlicher ist der Abdruck und desto größer die Erinnerungsmöglichkeit.

Wenn also Sinneserlebnisse (Beobachtungen) ohne innere Beteiligung stattfinden, sind dies (bewusstseins)-stumpfe Vorgänge, die sich nicht in einer Erinnerungsvorstellung manifestieren.

Eine nächste Überlegung bringt uns im Verständnis der Aufmerksamkeit noch weiter. Reinert erwähnt in ihrem Bericht, dass sich die Beziehung zwischen Beobachter und Patient während des Prozesses verändert hat. Ist ein Grund vielleicht darin zu sehen, dass die Kraft der Liebe in Form der Aufmerksamkeit vom Beobachter aufgebracht, vom Patienten erlebt, zu einer Verwandlung des Verhältnisses führte? Nach Steiner ist die Liebe eine derjenigen Kräfte, die zu einer wirklichen Heilung führen: „Wir müssen Liebe einflößen, damit das, was als Liebestat einfließt, eine Hilfe sein kann. Diesen Charakter zugeführter Liebe haben alle diejenigen Heilungstaten, die sich mehr oder weniger auf das abstützen, was man psychische Heilungsprozesse nennen kann ... Liebe ist es, die wir als Balsam dem anderen Menschen einflößen. Auf Liebe muss es zuletzt zurückgeführt werden, wenn wir einfache psychische Faktoren in Bewegung setzen, wenn wir einen andern veranlassen, vielleicht auch nur sein herabgedrücktes Gemüt in Ordnung zu bringen."[11]

Die Liebe ist also die Kraft, die psychische Heilungsprozesse in Gang setzt. Die Beziehung als ein seelisch-geistiges Phänomen wird davon ebenfalls in der Form berührt sein, dass entgegengebrachte Aufmerksamkeit ein Faktor für psychische Heilungsprozesse wird.

Wie sehr die seelische Verfassung von Patienten durch Unaufmerksamkeit und Nachlässigkeit der sie betreuenden Personen leidet, ist aus vielen Schilderungen hinlänglich bekannt. Hingegen zeichnet sich im Erleben der Patienten eine „gute Pflege" immer durch Sorgfalt und Umsicht aus, nicht in erster Linie durch handwerkliches Geschick oder das Einhalten von hygienischen Richtlinien.

Es liegt nahe zu behaupten, dass die Patienten durch die Aufmerksamkeit, die ihnen allein durch eine gekonnte, sprich aufmerksame und interessierte Beobachtung entgegenkommt, eine Form von seelischer Heilung erfahren, dass sich dieses auswirkt auf die Beziehung zu den sie Pflegenden, und dass darin ein Grund für Veränderungen liegt. Dieser Aspekt, der aus der Beobachtung resultiert, geht weit über das Interpretieren von Phänomenen hinaus und ist ein deutlicher Beitrag der Pflege zum Heilungsprozess der Patienten.

4. Beobachtung und Erkenntnis

Nachdem bislang vorwiegend auf seelische Prozesse im Zusammenhang mit der Beobachtung eingegangen wurde, folgen Überlegungen zum Erkenntnis- bzw. Wirklichkeitswert des an der Beobachtung Gewonnenen. Dazu untersuchen wir die Elemente des Erkenntnisaktes sowie deren Beziehungen untereinander (Weiterführung der Aspekte aus dem Abschnitt „Die Aufgabe der Sinnesorgane").

Die Aussagen beziehen sich auf Steiners Schriften „Wahrheit und Wissenschaft", „Grundlinien einer Erkenntnistheorie der Goetheschen Weltanschauung" und „Die

Philosophie der Freiheit", die das wissenschaftliche Fundament der Anthroposophie legen.[12,13,14]

4.1 Wahrnehmung und Begriff

Im Erkennen wird die Welt dem Menschen in ihren Gesetzmäßigkeiten und Zusammenhängen bewusst. Schon Florence Nightingale erwähnte in ihren Ausführungen über die Beobachtung die Elemente, die für das menschliche Erkennen wesentlich sind: Wahrnehmung, Begriff und deren Verbindung im Urteil.

Die Wahrnehmung beinhaltet alles das, was dem Menschen als Sinneseindruck vorliegt: Farb-, Geruchs-, Geschmackseindrücke usw. „Die Gegenstände im Raume und in der Zeit treten an uns heran; wir nehmen eine vielfach gegliederte, höchst mannigfaltige Außenwelt wahr und durchleben eine mehr oder minder reichlich entwickelte Innenwelt. Diese erste Gestalt, in der uns das alles gegenübertritt, steht fertig vor uns. Wir haben an ihrem Zustandekommen keinen Anteil. Wie aus einem uns unbekannten Jenseits entspringend bietet sich zunächst die Wirklichkeit unserer sinnlichen und geistigen Auffassung dar. Zunächst können wir nur unseren Blick über die uns gegenübertretende Mannigfaltigkeit schweifen lassen."[15]

Der ohne unser aktives Zutun gegebenen Welt der Wahrnehmung stellt sich das Denken gegenüber, das diese mit dem ordnenden Verstand durchdringt.

Würde dies nicht geschehen, so stünde der Mensch vor einem „... zusammenhanglose(n) Aggregat von Empfindungsobjekten: Farben, Töne, Druck-, Wärme-, Geschmacks- und Geruchsempfindungen; dann Lust- und Unlustgefühle. Dieses Aggregat ist der Inhalt der reinen, gedankenlosen Beobachtung. Ihm gegenüber steht das Denken, das bereit ist, seine Tätigkeit zu entfalten, wenn sich ein Angriffspunkt dazu findet. Das Denken ist imstande, Fäden von einem Beobachtungselement zum anderen zu ziehen. Es verknüpft mit diesen Elementen bestimmte Begriffe und bringt sie dadurch in ein Verhältnis."[16]

Durch das Denken also erfährt die Wahrnehmung ihre ideelle Bestimmung. Sie wird in einen Zusammenhang gestellt und somit „verständlich".

Die Wahrnehmung verrät aus sich selbst heraus nichts über ihre Bedeutung, das Hinzubringen eines Begriffes ist für ihr Verständnis notwendig. Man stelle sich zum Beispiel folgende Situation vor: Nachts geht man durch eine dunkle Gasse, man bemerkt eine Bewegung. Solange man diese Wahrnehmung mittels des Denkens nicht einordnen kann, wird man nicht wissen, was vorliegt, und sich möglicherweise ängstigen. Sobald der Begriff „Katze" zu der Wahrnehmung hinzugefügt ist, erkennt man die Situation, sprich: Man hat die Wahrnehmung in einen Zusammenhang gestellt. Hier wird ein Urteil (im erkenntnistheoretischen Sinn) gebildet: Der Wahrnehmung „Lichtveränderung" ist der ihr zugehörige Begriff „Katze" zugeordnet worden.

Das Denken ist das unbeobachtete Element unseres Geisteslebens. Wir benutzen es ständig in der Urteilsbildung, wissen aber wenig darüber. Das Denken ist immer bereit, Zusammenhänge zu stiften, indem es hilft, Begriffe zu bilden.

Bevor man jedoch Näheres über den Charakter von Begriffen erfährt, muss man sich mit dem Denken auseinandersetzen. Steiner schrieb sogar: „Ehe anderes begriffen werden kann, muss es das Denken werden ... Solange die Philosophie alle möglichen Prinzipien annehmen wird wie Atom, Bewegung, Materie, Wille, Unbewusstes, wird sie in der Luft schweben. Erst wenn der Philosoph das absolut Letzte als sein Erstes ansehen wird, kann er zum Ziele kommen. Dieses absolut Letzte, zu dem es die Weltentwickelung gebracht hat, ist aber das Denken."[17]

Hiermit wird das Denken zum Dreh- und Angelpunkt alles menschlichen Verständnisses. Steiner vertrat konsequent die „voraussetzungslose Philosophie", indem er auf das Instrument aufmerksam machte, durch das überhaupt erst ein Verstehen oder Erkennen der Welt möglich ist. Dieses Denken muss beobachtet und verstanden werden, wenn der Anspruch der Voraussetzungslosigkeit in der Philosophie erfüllt werden soll. Auch der Wissenschaftler muss sich das Denken zum Bewusstsein bringen, wenn er wirklich alle für seine Tätigkeit notwendigen Instrumente kennen will. Erst wenn dies geleistet ist, kann von einem immanent-kritischen Ansatz in der Wissenschaft gesprochen werden.

4.2 Das Denken

Das Denken gehört für den Menschen zur Welt der inneren Erfahrung. Er kann sich dieser inneren Erfahrung ebenso betrachtend gegenüberstellen wie der äußeren Welt und so das Denken zum Wahrnehmungsobjekt machen.

In der Erfahrung des Denkens liegt allerdings etwas gänzlich anderes vor als in der Erfahrung der Sinneswelt: „Ich mag die Sache drehen und wenden, wie ich will: wenn ich dabei stehen bleibe, was mir die Sinne liefern, so finde ich keinen Zusammenhang der Tatsachen. Beim Denken ist das nicht der Fall. Wenn ich zum Beispiel den Gedanken der Ursache fasse, so führt mich dieser durch seinen eigenen Inhalt zu dem der Wirkung. Ich brauche die Gedanken nur in jener Form festzuhalten, in der sie in unmittelbarer Erfahrung auftreten, und sie erscheinen schon als gesetzmäßige Bestimmungen. Was bei der übrigen Erfahrung erst anderswo hergeholt werden muss, wenn es überhaupt auf sie anwendbar ist, der *gesetzliche Zusammenhang* ist beim Denken schon in seinem allerersten Auftreten vorhanden. Bei der übrigen Erfahrung prägt sich *nicht* die ganze Sache schon in dem aus, was als Erscheinung vor meinem Bewusstsein auftritt; beim Denken geht die ganze Sache ohne Rückstand in dem mir Gegebenen auf."[18] Die „Gegenstände" des Denkens, die Begriffe, sind ideeller (nicht sinnlicher) Natur, ihrem Inhalte nach durch sich selbst und nichts anderes bestimmt und haben damit objektiven Charakter. Sie urständen im Reich der Ideen und sind deren Repräsentanten im menschlichen Bewusstsein. Das bedeutet auch, dass der Mensch die Begriffe nicht selbst „macht", sondern sie durch die Denkaktivität im Bewusstsein „nur" erscheinen lässt. Sie haben damit unabhängig vom Denken eine Existenz. Begriffe sind gültig, unabhängig von Zeit und Raum sowie sind für alle denkenden Menschen zu jeder Zeit denkbar.

Die hier geschilderten Tatsachen sind Resultate aus der Denkbeobachtung. Jeder Mensch ist in der Lage, diese Beobachtungen im eigenen Bewusstsein zu vollziehen und so den Wahrheitsgehalt dieser Aussagen zu überprüfen.

Mit der Beobachtung des Denkens bewegt man sich auf dem Feld der geistigen Erfahrung. Durch die Beobachtung des Denkens mittels des Denkens wird im gewöhnlichen Bewusstsein die Realität einer geistigen Welt erlebbar.

Eine weitere Beobachtung des Denkens zeigt, dass dieses nicht von allein auftritt. Der Mensch muss die Aktivität des Denkens *vollständig* selbst durchführen, es wird ihm nichts passiv „geliefert", wie das bei der Wahrnehmung der Fall ist. Der Mensch ist nur in der Denktätigkeit einzig durch sich selbst bestimmt, nichts Fremdes, nichts außerhalb von ihm Stehendes mischt sich hinein. Deshalb hat er die Möglichkeit, im Denken sein Ich zu erfahren, denn Denktätigkeit ist reine Ich-Tätigkeit.
Das Denken hat also zwei Seiten:

1. Es ist persönlich, da das Ich die Denktätigkeit vollzieht – individuelle Tätigkeit.
2. Es ist universell, da durch das Denken die allgemeingültige Ideenwelt in Form von Begriffen im menschlichen Bewusstsein erscheinen kann – universeller Inhalt.

Das Denken selbst verläuft nach bestimmten Gesetzmäßigkeiten (zum Beispiel den Gesetzen der Logik) und ist daher seiner Form nach ebenfalls universell. Nachdem das Denken als objektive Tatsache charakterisiert und sein Stellenwert im Erkenntnisakt beschrieben ist, wird dieser nun weiter untersucht.

4.3 Das Erkenntnisurteil

„Wir treten der konkreten Wahrnehmung gegenüber. Sie steht wie ein Rätsel vor uns. In uns macht sich der Drang geltend, ihr eigentliches *Was*, ihr *Wesen*, das sie nicht selbst ausspricht, zu erforschen. Dieser Drang ist nichts anderes als das Emporarbeiten eines Begriffes aus dem Dunkel unseres Bewusstseins. Diesen Begriff halten wir dann fest, während die sinnenfällige Wahrnehmung mit diesem Denkprozesse parallel geht. Die stumme Wahrnehmung spricht plötzlich eine uns verständliche Sprache; wir erkennen, dass der Begriff, den wir gefasst haben, jenes gesuchte Wesen der Wahrnehmung ist. Was sich da vollzogen hat, ist ein Urteil."[19]

Erst im Urteil, in der Synthese von Wahrnehmung und Begriff, liegt die vollständige Wirklichkeit eines Dinges vor.

Um zu dieser vollständigen Wirklichkeit vorzudringen, sind zwei Denkakte notwendig: der erste zum Auffinden des Begriffes, der zweite zur Verbindung des Begriffes mit der Wahrnehmung. Im Erkenntnisurteil liegt kein reiner Begriff mehr vor, sondern eine

Vorstellung. Vorstellungen sind auf Wahrnehmungen bezogene Begriffe und damit nicht mehr „rein“, da sie nicht mehr vollständig geistiger Natur sind. Zum Erfahren dessen, was reine Begriffe sind, findet man auf dem Feld der Mathematik oder der Logik Beobachtungsmöglichkeiten. Indem der Mensch Erkennender ist, sei es im Alltag, sei es in der Wissenschaft, überwindet er mit Hilfe des Denkens den Dualismus von Sinnes- und Ideenwelt. In dieser Überwindung erfährt er erst die vollständige Wirklichkeit der Welt. Wissenschaft zu betreiben heißt in diesem Sinne auch, bislang Getrenntes zusammenzufügen, eine Tätigkeit, die nur der denkende Mensch ausführen kann. Erkenntnis schafft eine Wirklichkeit, die in dieser Art vorher nicht vorhanden war.

Zum Prinzip des Erkennens und dessen Ausdehnung von der Sinneswelt auf geistiges Gebiet schrieb Steiner: „Man sieht aus der ganzen Haltung dieser Erkenntnistheorie, dass es bei ihren Auseinandersetzungen darauf ankommt, eine Antwort auf die Frage zu gewinnen: Was ist Erkenntnis? Um dieses Ziel zu erreichen, wird zunächst die Welt der sinnlichen Anschauung einerseits und die gedankliche Durchdringung andererseits ins Auge gefasst. Und es wird nachgewiesen, dass im Durchdringen der beiden die wahre Wirklichkeit des Sinnenseins sich offenbart. Damit ist die Frage: ‚Was ist Erkennen?‘ dem Prinzipe nach beantwortet. Diese Frage wird keine andere dadurch, dass die Frage ausgedehnt wird auf die Anschauung des Geistigen. Deshalb gilt, was in dieser Schrift über das Wesen der Erkenntnis gesagt wird, auch für das Erkennen der geistigen Welten, auf das sich meine später erschienenen Schriften beziehen.“[20]

Die Form des Erkennens also, der Vorgang, vollzieht sich unabhängig davon, auf welchem Gebiet man Erkenntnis gewinnt. Die Anthroposophie ist *Geisteswissenschaft*, da die Inhalte der Anthroposophie nach dem allgemeinen Gesetz des Erkennens gewonnen sind.

5. Beobachtung und Intuition

Die Beobachtung allein gibt uns noch keinen vollständigen Aufschluss über die Dinge, das Denken muss hinzukommen und die Zusammenhänge stiften. Welche Rolle spielt nun die Intuition in diesem Prozess?

„Im Gegensatz zum Wahrnehmungsinhalte, der uns von außen gegeben ist, erscheint der Gedankeninhalt im Innern. Die Form, in der er zunächst auftritt, wollen wir als Intuition bezeichnen. Sie ist für das Denken, was die Beobachtung für die Wahrnehmung ist. *Intuition* und *Beobachtung* sind die Quellen unserer Erkenntnis.“[21]

Beobachtung und Intuition sind hier *Vorgänge*, durch die die Wahrnehmungen bzw. die Begriffe dem menschlichen Bewusstsein zugänglich werden.

Die Wahrnehmungen sind die Inhalte der Beobachtung, die Begriffe die Inhalte der Intuition. Hier wird also der Vorgang bzw. die Tätigkeit vom Inhalt unterschieden, und es ist zum klaren Verständnis des Begriffes „Intuition“ angebracht, diese Unterscheidung konsequent vorzunehmen.

Unter Intuition verstehen wir also einen Vorgang, der ein im Geistigen verlaufendes, bewusstes Erleben eines geistigen Inhalts durch das Denken ist.

Seit Patricia Benner ist der Begriff der Intuition in der professionellen Pflege bekannt.[22] Sie definiert Intuition als ein „Verstehen ohne Begründung". Ist damit Tätigkeit oder Inhalt gemeint? Mit dieser Definition wurde einerseits ein gewisses rationelles Element hervorgehoben (Verstehen), dieses jedoch gleichzeitig relativiert und damit wieder verneint (ohne Begründung). Ist ein wirkliches „Verstehen ohne Begründung" überhaupt denkbar?

Durch die Begriffsintuition und den Urteilsakt werden doch gerade die Zusammenhänge transparent, Wahrnehmungen/Situationen durchschaubar und damit auch begründbar. Sobald Zusammenhänge klar sind, können Begründungen abgegeben werden, denn die „Begründungen" sind Aspekte des inhaltlichen Begriffszusammenhangs. Dieser wird in der Intuition erlebt, und deshalb kann es ein Verstehen ohne Begründungen gar nicht geben. Um welche Art von „Intuition" handelt es sich also im Verständnis der Autorinnen? Diese Frage bleibt offen.

Patricia Benner stellt den Weg vom Neuling in der Pflege zur Pflegeexpertin als eine Stufenleiter im Erwerb von Kompetenz dar, die in der Fähigkeit zur Intuition gipfelt. „Eine Pflegeexpertin zeichnet sich dadurch aus, dass sie sich nicht mehr auf analytisches Denken (Regeln, Leitfaden, Grundsätze) verlässt, um in einer Situation zu handeln. Vielmehr erfasst sie als Pflegende mit einem großen Erfahrungshintergrund eine Situation intuitiv richtig und geht unmittelbar das wesentliche Problem an, ohne zeitraubende Überlegungen über verschiedene Alternativen."[23]

Diese Charakterisierung eines intuitiven Vorgangs kann unter Berücksichtigung der oben ausgeführten Überlegungen nur als eine Beschreibung eines psychologischen und nicht eines erkenntnismäßigen Vorganges aufgefasst werden: Das Erfassen der Situation erfolgt beim „Intuieren" in einer blitzartigen Geschwindigkeit, sodass die einzelnen Elemente und Abläufe dieses Vorganges nicht mehr aktiv vollzogen und bewusst erinnert werden. Diese Geschwindigkeit im Urteil, durch lange Übung erworben, unterscheidet die Expertin vom Neuling, der sich noch abmühen muss mit Begriffsbildungen und allmählicher Aneignung von sachgemäßen Urteilen.

Es bleibt in den Aussagen von Benner unklar, ob es sich im „intuitiven" Erfassen tatsächlich um eine aktuelle Erkenntnis handelt oder ob eine Übertragung von früher gebildeten Vorstellungen auf die augenblickliche Situation erfolgt. In diesem Fall liegt kein aktuelles Erkenntnisurteil vor, sondern ein Urteil mit dem Charakter einer Konserve. Diese wurde in der Vergangenheit irgendwann einmal erworben und wird bei vermeintlich passender/ähnlicher Situation hervorgeholt und angewendet.

Eine Intuition im Verständnis der Anthroposophie ist immer ein Erkenntnisvorgang und deshalb auch immer aktuell. Durch Denkaktivität bildet sich ein Begriff und in einem zweiten Intuitionsakt ein Urteil. Von Intuition kann daher im Zusammenhang mit Erinnerung gar nicht gesprochen werden. Die zur Intuition notwendige Aktivität ist vergleichbar mit derjenigen, die zur Lösung einer kniffligen Mathematikaufgabe notwendig wird. Insofern handelt es sich hier um etwas ganz anderes als bei der Erinnerung, denn diese taucht meistens, ohne dass viel Aktivität aufgebracht werden musste, irgendwie im Bewusstsein auf: Das Neuartige und Treffsichere einer wirklichen Intuition ermöglicht erst realistischen Situationsbezug, da man sich im Hier und Jetzt und nicht irgendwo in der Vergangenheit bewegt.

Damit sind in groben Umrissen die psychologischen und erkenntnistheoretischen Grundlagen für die Beobachtung, wie sie eine durch Anthroposophie erweiterte Krankenpflege kennt, skizziert. Es folgen nun die praktischen Konsequenzen, die sich daraus für die Ausbildung ergeben.

6. Die Beobachtungsschulung in der Ausbildung

Ein Anliegen der durch Anthroposophie erweiterten Krankenpflege in der Beobachtungs- und Denkschulung ist die Vermittlung von Erfahrung und Einsichten zu den Elementen des Erkenntnisaktes „Wahrnehmung", „Begriff", „Denken" und „Urteilsbildung". Sie dient als Grundlage für die Entwicklung eines wissenschaftlichen Bewusstseins und damit auch eines professionellen Pflegeverständnisses. Wie in den vorherigen Kapiteln ausgeführt, entwickeln sich in der Beobachtungs- und Denkschulung auch Selbst- und Sozialkompetenzen. Daher greift man diese Elemente über die Ausbildung hinweg immer wieder neu auf und vertieft sie.

Ein didaktischer Grundsatz erfahrungsbezogenen Unterrichts ist, von Beobachtungen und Erfahrungen im Lernprozess auszugehen. Die nachfolgend beschriebenen Übungen sind nach diesem Grundsatz aufgebaut und lassen sich in verschiedenen Unterrichtseinheiten variabel einsetzen.

6.1 Die Sinneswahrnehmung

Basis für die Sensibilisierung der Wahrnehmung ist die Sinneslehre von Rudolf Steiner. Im Unterricht werden die zwölf Wahrnehmungsgebiete erarbeitet und durch Experimente und Beobachtungsübungen erfahrbar. Bereichert wird dies insbesondere durch künstlerische Betätigungen wie Malen, Zeichnen, Musizieren, Bewegen und Plastizieren. Diese Fächer bieten für die Lernenden wichtige sinnliche Erfahrungsmöglichkeiten. Bewährt hat sich auch die Bothmer-Gymnastik, die besonders die sogenannten unteren Sinne (Tast-, Lebens-, Eigenbewegungs- und Gleichgewichtssinn) erlebbar macht.

Übungsbeispiele für die Differenzierung der Wahrnehmungsfelder (Auswahl aus den zwölf Sinnesgebieten):

- TASTSINN: Übungen, in denen man Gegenstände mit unterschiedlichen Tastqualitäten erspürt, wie z. B. Steine, Pflanzen, Sand, Gummi usw. [→ Abschnitt „Die Reise durch die Hand"].
- EIGENBEWEGUNGSSINN: Gymnastik, Eurythmie, Beobachtungen während der Mobilisierung eines Patienten.
- GERUCHSSINN: „Duftbar" mit verschiedenen Gerüchen.
- GESCHMACKSSINN: Kostproben der Geschmacksqualitäten.
- SEHSINN: Jede Form der Bildbetrachtung [→ Abschnitt „Die Bildbeschreibung"], Zeichnen, Malen.

- WÄRMESINN: Drei Schüsseln mit warmem, kaltem und lauwarmem Wasser füllen; eine Person verweilt circa eine Minute mit der linken Hand im kalten und gleichzeitig mit der rechten Hand im warmen Wasser, danach mit beiden Händen im lauwarmen Wasser. Das Experiment führt zu der Erkenntnis, dass die Wärmeempfindung eine relative zur eigenen Körpertemperatur ist, da das lauwarme Wasser mit beiden Händen in jeweils unterschiedlicher Temperatur gefühlt wird.
- GEHÖRSINN: Erfahrung von Klangqualitäten verschiedener Materialien, Musik.
- SPRACHSINN: Verschiedene Sprachen/Fremdsprachen; Eurythmie, Sprachgestaltung.
- GEDANKENSINN: Übungen zur Denkbeobachtung anhand philosophischer Schriften oder mathematischer Beispiele.

Weitere Gelegenheiten, sich mit den Sinnesqualitäten vertraut zu machen, ergeben sich für die Lernenden im praktischen Krankenpflegeunterricht, beispielsweise beim Erüben der Ganzkörperwaschung oder den Rhythmischen Einreibungen.

Die praktische Arbeit mit den Sinnen und die Auseinandersetzung mit der Sinneslehre eröffnen einen Weg zu einer umfassenden Beobachtung. Dies dient unter anderem dazu, Gewohnheiten auf einem bestimmten Erfahrungsgebiet, zum Beispiel dem Sehsinn, bewusst zu machen und zu verändern. Es entwickelt sich ein differenziertes Beobachtungsvermögen und die Fähigkeit, die Inhalte prägnant in Worte zu fassen.

6.2 Die Schulung des Denkens

Dem Denken kommt im Erkenntnis- und damit Persönlichkeitsbildungsprozess eine entscheidende Aufgabe zu. Das Ziel liegt in der Steigerung der Denkaktivität und im Erwerb der Fähigkeit, das eigene Denken beobachten zu lernen. Damit können u. a. bestimmte Vorurteile, liebgewonnene oder fixierte Vorstellungen und sonstige Denkbarrieren entdeckt und überwunden werden. Philosophie verdient als Epochenunterricht über mehrere Wochen einen festen Platz in der Ausbildung. Die Methodik des Textstudiums variiert dabei. So besteht die Möglichkeit, absatz- oder kapitelweise vorzugehen, Referate zu verteilen, Protokolle über die einzelnen Unterrichtsstunden erstellen zu lassen und ausführlich im Plenum zu besprechen und – nicht zuletzt – Texte in Einzel- oder Gemeinschaftsarbeit zu gliedern. Es empfiehlt sich besonders, in der Stundenplangestaltung lernhygienische Aspekte bei der Auswahl der Unterrichtszeit und -dauer zu beachten (z. B. keine Philosophie nach dem Essen). Der Schwierigkeitsgrad ist den Wünschen und Fähigkeiten der Lernenden anzupassen.

6.2.1 Die Keimlingsbeobachtung

Diese Übung eignet sich besonders zur Schulung von Ausdauer und Präzision im Beobachtungsprozess. Sie erstreckt sich über einen Zeitraum von zwei bis drei Wochen.

Jeder Lernende erhält auf einem mit Wasser getränkten Wattekissen mehrere Pflanzensamen, beispielsweise von Wicken (schnell rankende Pflanze).

Die Lernenden bekommen den Auftrag, die Keimlinge täglich einmal zu betrachten und die Beobachtungen abwechselnd schriftlich oder zeichnerisch festzuhalten. Gleichzeitig sollen sie darauf achten, was sich während des Beobachtungsprozesses in ihnen selbst vollzieht. Einmal täglich erfolgt ein kurzer Erfahrungsaustausch von fünf bis zehn Minuten über den Stand der Keimung. Nach drei Wochen wird die Übung ausgewertet, jeder bringt die junge Pflanze und die notierten Beobachtungen mit. Immer wieder schildern die Lernenden, dass eine kontinuierliche Beobachtung Geduld, Ausdauer und Konsequenz erfordert. Meist entwickelt sich eine liebevolle Beziehung zum Keimling. Jeder lernt sich durch die Übung bezüglich der eigenen Ausdauer und des eigenen Engagements in der Beobachtung kennen.

6.2.2 Der Salbeizweig

Anhand dieser Übung wird die Selektion der Sinneswahrnehmung bewusst.

Jeder Lernende erhält einen kleinen Salbeizweig mit der Aufgabe, diesen präzise zu untersuchen und die Beobachtungen festzuhalten. Nach circa zehn Minuten Einzelarbeit trägt man die Beobachtungen an der Tafel nach Sinnesgebieten geordnet zusammen. Bei dieser Übung geht es sich um Tast-, Geruchs-, Geschmacks- und Seheindrücke.

Es ist zu erfahren, dass jeder Sinneseindruck nur einen Teil des Ganzen widerspiegelt und eindeutig die Sehwahrnehmungen überwiegen. Je differenzierter die Beobachtung unter Einbeziehung mehrerer Sinnesqualitäten erfolgt, desto facettenreicher wird das entstehende Bild.

6.2.3 Die Bildbeschreibung

Diese Übung berührt Fragen von persönlichem Urteilsstandpunkt und Systematik in der Beobachtung. Die Lernenden finden sich in Gruppen von je sechs bis acht Personen zusammen und erhalten die Aufgabe, gemeinsam ein Bild zu beschreiben, z. B. von Wassily Kandinsky oder Franz Marc. Am besten eignen sich dazu abstrakte oder halbabstrakte Bilder. Je dynamischer ein Bild, desto schwieriger wird die Beschreibung. Die Auswahl richtet sich nach dem gewollten Schwierigkeitsgrad.

Die Aufgabe besteht darin, das Bild so genau wie möglich zu beschreiben, so wie es ist, ohne Interpretation. Bei abstrakten Bildern ergibt sich immer wieder die Situation, dass Vergleiche angestellt werden: „Das da oben links sieht aus wie ein roter Elefant.", „Nein, ich finde, das ist eine Gießkanne." usw. Der Ausbilder muss die Beschreibung sorgfältig leiten. Entscheidend sind die Momente, in denen sich ein Wahrnehmungsinhalt und persönliche Interpretation vermischen. Hier wird die Beschreibung unterbrochen und auf die entsprechenden Phänomene hingewiesen.

Eine Steigerung im Schwierigkeitsgrad liegt in der Aufforderung, jeden neuen Beitrag direkt auf den vorangegangenen zu beziehen. Die Übung dauert circa zwanzig Minuten, danach erfolgt eine gründliche Auswertung.

Die Erfahrung zeigt, dass bei den Teilnehmern immer wieder ähnliche Schwierigkeiten auftreten: die Unterscheidung vom Bildeindruck und dessen persönlicher Interpretation. Des Weiteren lässt sich häufig feststellen, dass zwei unterschiedliche Haltungen in der Beschreibung eingenommen werden: die systematisch-distanzierte oder die spontan-erlebnishafte. Die Lernenden erkennen den höheren Aufwand an Disziplin, den die erstere erfordert. In dieser Haltung macht ihnen die Beschreibung oft längst nicht so viel Spaß wie bei der zweiten, doch stellen sie durchaus auch fest, dass dafür bei der systematischen Vorgehensweise die Ergebnisse wesentlich präziser sind. Diese Erkenntnis verhilft vielen dazu, dass sie bewusst in einer disziplinierten Haltung an Beobachtungsaufgaben herangehen.

Die Bildbeschreibungen sollten an mehreren Tagen hintereinander mit verschiedenen Bildern in unterschiedlicher Gruppengröße durchgeführt werden. Dadurch stellen sich eine Sicherheit in der Unterscheidung von Bildinhalt und eigenem Erleben und eine Übung im Formulieren ein. Verschiedene Vorgehensweisen in der Beschreibung können herausgearbeitet werden, z. B. vom Detail zur Gesamtkomposition, vom Mittelpunkt zur Peripherie, ebenso inhaltliche Schwerpunkte wie Farben, Formen, Bewegung usw. Die Auswertung lässt sich modifizieren, indem man sie nicht mündlich vornimmt, sondern die Lernenden auffordert, im Bild (Kreide, Wachsstifte) ihre stärksten Eindrücke der Übung festzuhalten.

6.2.4 Die Reise durch die Hand

Diese Übung ist für den Pflegeunterricht in vielen Bereichen einsetzbar und nimmt in der Beobachtungsschulung eine besondere Stellung ein. Man kann mit ihr in dem hier geschilderten Zusammenhang der Beobachtung arbeiten, aber auch in Verbindung mit der Körperpflege oder den äußeren Anwendungen. Sie wird mit verbundenen Augen durchgeführt, einzig Sehender ist der Übungsleiter. Zu dieser Übung benötigt man eine große, bis auf Stühle unmöblierte Fläche.

Nachdem sich die Lernenden die Augen verbunden haben, werden sie aufgefordert, sich an den Händen zu fassen und einen Kreis zu bilden. Der Übungsleiter stellt in dieser Zeit Stühle paarweise gegenüber, im Raum unregelmäßig verteilt. Ab diesem Zeitpunkt wird nicht mehr gesprochen, nur der Übungsleiter erklärt die nächsten Schritte.

Aus dem Kreis werden die Teilnehmer nacheinander herausgeholt und zu einem Stuhl geleitet. Es entstehen Sitzpaare, die vorläufig noch keinen Kontakt zueinander haben. Befinden sich alle Teilnehmer auf einem Stuhl, beginnt die Reise durch die Hand.

Jeweils einer der Partner erkundet tastend die Hand des Gegenübers, sodass er sich ein Bild von dieser Hand macht. Der Übungsleiter ist dabei „Reiseleiter" und gibt entsprechende Anweisungen.

Zunächst ist die Gesamtgestalt der Hand zu erfassen, das Verhältnis Handgelenk - Handteller - Finger. An der Innenhand gilt es, die verschiedenen „Hügel und Täler" zu erfahren, die Muskelschicht und die Haut, danach wechselt man mit derselben Aufgabenstellung zum Handrücken. Als nächstes richtet sich die Aufmerksamkeit auf die Wärmeverhältnisse an den verschiedenen Partien der Hand, danach auf deren Beweglichkeit. Zuletzt wird die Hand als Ganzes erfasst und die Teilnehmer versuchen, sich ein möglichst differenziertes Bild dieser Hand zu machen.

Die ganze „Reise" dauert circa fünfzehn Minuten. Diese Zeitspanne ist ausreichend, um sich auf das Tasterlebnis einzulassen und gerade noch kurz genug, um ein Aufkommen von Angst oder Ungeduld zu vermeiden. Zu beachten ist, dass ausreichend Gelegenheit zum Sammeln der Erfahrungen gegeben wird und dass Pausen zwischen den Anweisungen liegen. Die Anleitung für die einzelnen Schritte ist offen zu formulieren, damit sie keine Vorstellung suggeriert und doch eine Orientierungshilfe für die Beobachtungen bietet. Ein Beispiel: „Wenden Sie sich jetzt bitte den Fingern zu. Wie lang sind diese, wie dick? Wie sind die Muskeln an den Fingern verteilt? Wie fühlen sich die Knochen an?" usw.

Die Paare stellen sich noch mit verbundenen Augen hintereinander auf und zwar so, dass derjenige, deren Hand betastet wurde, hinter dem Tastenden steht und er seine Hand nach vorne streckt. Wenn sich der Tastende die Vorstellung der Hand wieder vergegenwärtigt hat, nimmt er die Augenbinde ab und sieht sich die Hand an. Stimmt die Vorstellung mit der Wirklichkeit überein? Zu welchem Menschen passt solch eine Art von Hand? Nun nehmen alle die Tücher von den Augen, die Partner sehen sich und ein reger Austausch über ihre Erlebnisse entsteht.

Die Auswertung der Übung erfolgt wieder in der ganzen Runde. Am nächsten Tag wird die Übung mit vertauschten Rollen und anderen Partnern wiederholt.

Das Ausschalten des Sehsinns bringt einen großen Verlust der Sicherheit mit sich. Über das Hören vermittelt sich ein völlig neues Raumerleben. Eine größere innere Kraft ist nötig, um sich dieser neuen Erfahrung zu stellen. Das Vertrauen in andere Menschen wird herausgefordert. Die Hände als „Instrument" werden völlig neu erlebt und bewusst. Die Vielfältigkeit der Wahrnehmungsmöglichkeiten überrascht. Sinne und Qualität von Berührungen werden zur bewussten Erfahrung. Der Aspekt der Freiheit in der Berührung wird angeschnitten, die Wohltat einer objektiven menschlichen Berührung ist erlebbar.

Häufig berichten die Lernenden von ihren tiefen Eindrücken, die sie im Zusammenhang mit dieser Übung gesammelt haben und dass sie viele Anregungen für die Pflege daraus mitnehmen konnten. Die Erfahrungen mit und in dieser Übung sind so unerschöpflich wie das Thema der Beobachtung überhaupt. Da die Übung viel Mut und Vertrauen in den Übungsleiter fordert, sollte sie erst nach einer Phase des Kennenlernens im Unterricht durchgeführt und sorgfältig vorbereitet werden. Wichtig ist: kein Teilnahmezwang!

6.3 Transfer zum Pflegealltag

Alle erworbenen Kenntnisse und Erfahrungen zur Beobachtung bedürfen selbstverständlich noch der Festigung und Vertiefung im Pflegealltag. Daher stellen wir sinnvollerweise schon zu Beginn der Ausbildung Beobachtungsaufgaben für die Praktikumseinsätze, die entweder im klinischen Unterricht oder in einem Gespräch ausgewertet werden.

Im Verlaufe der Ausbildung orientieren sich die Praxisaufgaben am Pflegeprozess. So führt man die Beobachtung bzw. die Informationssammlung über das Formulieren von Pflegeschwerpunkten zur Festlegung von Pflegezielen und Maßnahmen weiter. Die an der Beobachtung gewonnenen Inhalte erfahren so ihre Einordnung in den Zusammenhang und bekommen eine Relevanz für die pflegerische Handlung.

7. Schlussbemerkung

Die Anthroposophie versteht den Menschen als geistiges Wesen, das sich während des Erdenlebens gemäß seinem Schicksal entwickelt. Aus dieser Grundannahme lassen sich ein entsprechend differenziertes Menschenbild und ein Verständnis von Krankheit ableiten. Für die Pflege liegt darin der Auftrag, sich dem Patienten in einer freien, vorurteilslosen Art zuzuwenden mit dem Ziel, ihn auf seinem Entwicklungsweg individuell zu unterstützen und zu begleiten. Er ist in seinem „So-Sein" zu erkennen und anzunehmen. Es gilt, Interesse und Aufmerksamkeit als pflegerische Tugend zu entwickeln und kontinuierlich in der täglichen Arbeit aufrechtzuerhalten. Woher findet aber ein Pflegender, der mit hohen Idealen im Beruf steht, die Kraft für seine Aufgabe? Wie gelingt es, dass die mitgebrachten Kräfte und Qualitäten des Pflege-Nachwuchses erhalten und gefördert werden, dass der Beruf nicht zum Burnout führt?

Die Erfahrung zeigt, dass eine große innere Aktivität notwendig ist, die über die Bewältigung des Arbeitsalltages hinausgeht. Diese Aktivität beinhaltet vor allem die Arbeit an sich selbst, an der eigenen Haltung dem Beruf, den Mitmenschen und der Umwelt gegenüber. Nur so bilden sich die seelischen Kräfte aus bzw. stärken sich, um den heutigen Anforderungen ein Gegengewicht setzen zu können. Dies kann durchaus als Aufforderung zu einem persönlichen Schulungsweg verstanden werden[24] [→ Kapitel „Pflege als Übungsweg"].

Lernen und Entwicklung hören nicht nach Beendigung der Ausbildung auf, vielmehr wird dies ein lebenslanger Prozess. Es ist jedoch ein entscheidender Unterschied, ob der einzelne Mensch darauf vertraut, dass Entwicklung irgendwie stattfindet, oder ob er seine Schulung bewusst selbst in die Hand nimmt.

Solch eine Schulung kann unterschiedlich verlaufen. Für mich ist die Entfaltung bzw. Heranbildung von Ich-Kräften am bedeutsamsten. Ein Weg dazu ist die Schulung des Denkens, da dies eine reine Ich-Tätigkeit ist. Über diese Schulung wird das Ich, der geistige Mensch, „ernährt" und gekräftigt. Gleichzeitig entwickeln sich eine Empfindung für das Ich des Anderen und der Wunsch, diesem zu begegnen. Wahrhafte menschliche Begegnungen werden möglich und eine andere Art des Verständnisses füreinander bildet sich.

Die Schulung des Denkens besitzt aber noch eine andere Qualität: Im Denken kommuniziert der individuelle Wesenskern des Menschen mit dem Ewigen der Welt. Es vollzieht sich ein Akt der Hingabe an ein Geistig-Objektives im Zustand höchster Eigenaktivität. Die Freiheit der Person bleibt dabei unangetastet, da sie sich selbst bestimmt und keine Fremdeinflüsse wirksam sind. Diese Art der Verbindung mit der geistigen Welt ist ein tatsächlicher Kraftquell, der die Ich-Kräfte des Menschen stärkt.

Die Beobachtungsschulung hat ihren berechtigten Platz in einer modernen Pflegeausbildung. Zum einen wird dadurch ein in den Grundzügen wissenschaftliches Berufsverständnis bei den Lernenden angelegt. Zum anderen besteht die Möglichkeit, eine persönliche Schulung kennenzulernen, die vielleicht dem einen oder anderen eine wertvolle Anregung für den weiteren Lebensweg ist. Die Aufgabe einer Ausbildungsreinrichtung sehe ich in diesem Zusammenhang im Aufzeigen der verschiedenen Wege und Möglichkeiten, aufgrund derer jede Person eine für sie entsprechende Wahl treffen kann.

Der Beobachtungsprozess und dessen Schulung zeigt seine Wirkung somit auf die Pflegenden wie auch auf die Patienten. Doch unabhängig davon, welche individuelle Bedeutung die Beobachtungsschulung für Auszubildende und Pflegende auch haben mag: In jedem Fall wird der Patient von den Früchten einer guten Beobachtung profitieren. Er fühlt sich in den für ihn wesentlichen Belangen erkannt und erfährt Zuwendung und Umsicht. Damit ist die Pflege in den Kreis derer gestellt, die einen wesentlichen Beitrag zum Heilungsprozess der ihr anvertrauten Menschen leisten.

Kategorie	Beispiel für Lernziele	Empfohlener Lernweg
Handwerk	Sie praktizieren die für die Pflegeausbildung geeigneten Übungen im Unterricht.	A
Eigenes Lernziel		
Beziehung	Durch die Sensibilisierung der Sinne wird das Interesse für die Umwelt verstärkt.	B
Eigenes Lernziel		
Wissen	Sie durchdenken das Verhältnis von Wahrnehmung und Begriff.	C
Eigenes Lernziel		

Literatur

1 www.pflegewiki.de/wiki/Krankenbeobachtung (Abfrage September 2014).

2 Nightingale, F.: Notes on Nursing. Zitiert nach der Faksimile-Ausgabe der deutschen Übersetzung von 1878, Leipzig. Herausgegeben vom Bundesausschuss der Unterrichtsschwestern und Pfleger. Selbstverlag Stuttgart 1980.

3 Kappelmüller, I.: Der Pflegeprozess. Eine geeignete Methode für die Pflegearbeit. Facultas Verlag Wien 1993.

4 Reinert, B.: Kann man Beobachten wirklich lernen oder ist es eine Fähigkeit, die jedem Menschen selbstverständlich zur Verfügung steht? Rundbrief Verband für Anthroposophische Pflege Bad Liebenzell 1992.

5 Steiner, R.: Die Philosophie der Freiheit. Grundzüge einer modernen Weltanschauung (GA 4). Rudolf Steiner Verlag Dornach 2011.

6 Steiner, R.: Wahrheit und Wissenschaft (GA 3). Rudolf Steiner Verlag Dornach 1980.

7 Steiner, R.: Grundlinien einer Erkenntnistheorie der Goetheschen Weltanschauung mit besonderer Rücksicht auf Schiller (GA 2). Rudolf Steiner Verlag Dornach 2003.

8 Steiner, R.: Anthroposophie – Psychosophie – Pneumatosophie (GA 115). Rudolf Steiner Verlag Dornach 2012.

9 Steiner, R.: Anthroposophie – Psychosophie – Pneumatosophie (GA 115). Rudolf Steiner Verlag Dornach 2012.

10 Steiner, R.: Anthroposophie – Psychosophie – Pneumatosophie (GA 115). Rudolf Steiner Verlag Dornach 2012.

11 Steiner, R.: Anthroposophie – Psychosophie – Pneumatosophie (GA 115). Rudolf Steiner Verlag Dornach 2012.

12 Steiner, R.: Wahrheit und Wissenschaft (GA 3). Rudolf Steiner Verlag Dornach 1980.

13 Steiner, R.: Die Philosophie der Freiheit. Grundzüge einer modernen Weltanschauung (GA 4). Rudolf Steiner Verlag Dornach 2011.

14 Steiner, R.: Grundlinien einer Erkenntnistheorie der Goetheschen Weltanschauung mit besonderer Rücksicht auf Schiller (GA 2). Rudolf Steiner Verlag Dornach 2003.

15 Steiner, R.: Grundlinien einer Erkenntnistheorie der Goetheschen Weltanschauung mit besonderer Rücksicht auf Schiller (GA 2). Rudolf Steiner Verlag Dornach 2003.

16 Steiner, R.: Die Philosophie der Freiheit. Grundzüge einer modernen Weltanschauung (GA 4). Rudolf Steiner Verlag Dornach 2011.

17 Steiner, R.: Die Philosophie der Freiheit. Grundzüge einer modernen Weltanschauung (GA 4). Rudolf Steiner Verlag Dornach 2011.

18 Steiner, R.: Grundlinien einer Erkenntnistheorie der Goetheschen Weltanschauung mit besonderer Rücksicht auf Schiller (GA 2). Rudolf Steiner Verlag Dornach 2003.

19 Steiner, R.: Grundlinien einer Erkenntnistheorie der Goetheschen Weltanschauung mit besonderer Rücksicht auf Schiller (GA 2). Rudolf Steiner Verlag Dornach 2003.

20 Steiner, R.: Grundlinien einer Erkenntnistheorie der Goetheschen Weltanschauung mit besonderer Rücksicht auf Schiller (GA 2). Rudolf Steiner Verlag Dornach 2003.

21 Steiner, R.: Die Philosophie der Freiheit. Grundzüge einer modernen Weltanschauung (GA 4). Rudolf Steiner Verlag Dornach 2011.

22 Benner, P.: Stufen zur Pflegekompetenz. From Novice to Expert 2. Verlag Hans Huber Bern 2012.

23 Benner, P., Tanner, Ch.: Die Intuition der Pflegeexperten. Pflege Zeitschrift 1990; 43 (3).

24 Internationales Forum für Anthroposophische Pflege in der Medizinischen Sektion der Freien Hochschule für Geisteswissenschaft Goetheanum (Hrsg.): Handbuch zur Zertifizierung von Expertinnen/Experten für Rhythmische Einreibungen nach Wegman/Hauschka (IFAP). Selbstverlag Dornach 2011.

Anthroposophie und Pflege

KAPITEL IV

Menschenkundliche Grundlagen einer durch Anthroposophie erweiterten Pflege

FRANCES BAY

Ausgehend von alltäglichen pflegerischen Erfahrungen erläutert das Kapitel die geisteswissenschaftliche Grundlage anthroposophischer Pflege und diskutiert das Berufsverständnis des Pflegenden vor dem Hintergrund der modernen Pflegetheorie. Es wird deutlich, dass anthroposophische Pflege keine bloße Theorie ist, sondern das Bestreben, Menschlichkeit im Pflegeberuf durch das umfassende anthroposophische Menschenverständnis zu entwickeln. Der folgende Beitrag stellt die mit den Sinnen nicht wahrnehmbaren Wesensglieder des Menschen in ihren Bezügen zu Natur und Kosmos dar und erläutert diese mit praktischen Beispielen aus Pflegealltag und Medizin.

→ Lernziel siehe Seite 128

Es ist schwer, über Krankenpflege zu schreiben, da sie eine Tätigkeit ist, die sich in der Begegnung und im Handeln zweier Menschen ereignet. Jede pflegerische Handlung wird von der Situation geprägt, in der die Begegnung zwischen dem Patienten und dem Pflegenden stattfindet. So mag es wenig fruchtbar erscheinen, über Krankenpflege zu theoretisieren. Man könnte geneigt sein, Pflegewissenschaftlern vorzuwerfen, dass sie von der eigentlichen „Pflege" abdriften und in andere Fachgebiete wie Psychologie und Soziologie geraten. Dennoch fordert die heutige Zeit, dass wir Bewusstsein in unser Handeln bringen: Ein Bewusstsein, das unser pflegerisches Tun über das rein funktionelle und mechanische Ausführen von Tätigkeiten hinaus auf eine therapeutische Ebene bringt. Daher lautet die Frage: Wie kann ich als Pflegende(r) meine Begegnungen und Handlungen so gestalten, dass diese zu therapeutischen Maßnahmen werden? Um einer Antwort näher zu kommen, ist das Nachdenken über die Pflege notwendig. Daraus soll keine abgeschlossene Theorie und kein Pflegemodell hervorgehen. Vielmehr ist es das Bestreben, hier einen Weg zu mehr Einsicht und Bewusstsein im pflegerischen Handeln aufzuzeigen.

1. Was tun Pflegende?

Pflege führt auf eine neue therapeutische Ebene.

Fragt man eine Schwester oder einen Pfleger nach seiner Tätigkeit, würden sie wahrscheinlich kurz antworten: „Menschen pflegen". Oder aber sie würden eine lange Liste von Handlungen aufzählen: „Patienten waschen und lagern; sie auf die Toilette begleiten; ihnen bei den Mahlzeiten helfen; Verbände anlegen; ihnen Spritzen, Einläufe und

Inhalationen verabreichen; Temperatur, Blutdruck und Puls messen; sie mit Medikamenten versorgen; Patienten und seine Angehörigen trösten; Rat geben für die häusliche Pflege; Ärzte und Therapeuten unterstützen; den Stationsablauf organisieren" und, je nach Arbeitsort, noch vieles mehr.

Hinsichtlich dieser langen Liste ergibt sich die Frage, welche dieser Handlungen als so spezifisch „pflegerisch" gelten, dass eine dreijährige Ausbildung als gerechtfertigt erscheint. – Ist das Putzen eines Patienten-Nachttisches eine pflegerische Aufgabe oder sollte sie vom Reinigungsdienst ausgeführt werden? – Ist die Blutabnahme eine pflegerische Tätigkeit oder Aufgabe des Arztes oder Laboranten? – Könnte nicht die Familie des Kranken für dessen Grundpflege und Verpflegung sorgen? Gleiches gilt für die Gespräche mit dem Patienten. Auch dafür gibt es heute „Spezialisten". Allen Pflegenden würde es widerstreben, ihre Arbeit als etwas zu betrachten, das jeder machen könnte, jedoch niemand übernehmen möchte. Worin besteht also die besondere Aufgabe der Pflege? Eine Antwort auf diese Frage ist sicherlich nicht alleine darin zu suchen, was Pflegende tun. Der Fortschritt in der Medizin, das Verschwinden einiger Krankheiten sowie das Auftreten neuer Erkrankungen, aber auch soziale und politische Entwicklungen beeinflussen Art und Umfang des pflegerischen Leistungsrepertoirs. Daher kann die Pflege ihre Identität nicht in den wechselnden Rollen des „was" finden. Vielmehr muss sie lernen, ihr Bewusstsein darin zu erlangen, „wie" etwas zu tun ist. – Wie wird ein Patient beim Lagern, Waschen oder Mobilisieren angefasst? – Bleibt es bei einer rein funktionellen Berührung? Oder treten weitere Qualitäten hinzu?

Wir können fragen: „Wie fasse ich den Patienten so an, dass er es als angenehm und beruhigend empfindet und in ihm das Gefühl von Sicherheit und Geborgenheit entsteht? – Was wird dem Kranken beim Spritzen vermittelt? – Welche Gedanken und Absichten hat der Pflegende bei einer Einreibung oder beim Anlegen eines Wickels? Was ist Gesprächsinhalt zwischen Patienten und Pflegenden?"

Bei jedem Menschen muss die Antwort auf solche Fragen eine andere sein, denn nur dann kann von einer individuellen Pflege gesprochen werden. Wir müssen lernen, aus der Beobachtung des Patienten heraus die richtigen Fragen zu stellen. Dann können wir individuelle Antworten finden, durch die die Pflege heilsam wird.

Pflegehandlungen werden entweder funktionell ausgeführt, oder aber so, dass die spezifische pflegerisch-heilende Intention in ihr wirksam wird. Ein einfaches Beispiel soll dies erläutern:

> Ein Patient liegt schweißgebadet mit hohem Fieber im Bett. Zweckmäßig ist es, das Fieber rasch zu senken und Mazerationen der Haut durch die Feuchtigkeit zu verhindern. In diesem Sinn wird ein vom Arzt verordnetes fiebersenkendes Mittel verabreicht, der Schweiß abgewaschen und der Patient noch feucht und nackt mit einem leichten Laken bedeckt, um mittels der Wasserverdunstung das Fieber weiter zu senken.

Diese rein zweckbestimmten Überlegungen führen mit hoher Wahrscheinlichkeit zum Ziel: Der Patient ist bald trocken, das Fieber gesenkt. Der pflegerisch-heilende Ansatz, dieser Situation zu begegnen, ist der Versuch, die Perspektive des Patienten einzunehmen: Wie fühlt es sich an, heiß und schweißgebadet im Bett zu liegen?

Nicht nur der Körper des Patienten wird in dieser Stresssituation beansprucht. Der Kranke leidet unter der Hitze, er ist unruhig, fühlt sich bedrängt und unbequem in der Feuchtigkeit. Wie empfindet er die eben geschilderte Behandlung? Wird das seelische Erleben des Patienten in die Pflege miteinbezogen? Berücksichtigt man diese Fragen, so kann der Kranke auch folgendermaßen behandelt werden:

> Ziel ist nicht primär die Fiebersenkung, sondern dass sich der Patient in seiner Haut wohl fühlt. Dies geschieht mit Hilfe einer Waschung. Die Temperierung des Wassers wird nicht einfach kalt, sondern, auf den Patienten abgestimmt, angenehm kühl gewählt. Anschließend trocknet man ihn ab, damit er nicht nass im Bett liegt und unter Abkühlung leidet. Danach folgen lauwarme Zitronen- oder Essigwadenwickel, die durch das Fieber verursachte Beschwerden, zum Beispiel Kopf- und Gliederschmerzen, Fieberträume und Tachykardie, lindern, ohne den Patienten der Kälte auszusetzen.

> DURCHFÜHRUNG: Circa 2 Liter kaltes (bei hohem Fieber lauwarmes) Wasser in eine Schüssel geben. Die Zitrone unter Wasser aufschneiden und auspressen bzw. den Obstessig hinzugeben. Danach tränkt man zwei Baumwolltücher, und wickelt sie relativ feucht, jeweils vom Fuß beginnend, um die Waden, und darüber ein Wolltuch. Den Patienten deckt man anschließend gut zu. Die Wadenwickel wechselt man etwa alle 15 Minuten bzw. sobald der Wickel warm und trocken ist. Nach einer Stunde überprüft man die Körpertemperatur; ist das Fieber nicht gesunken, werden die Wickel eine weitere Stunde angelegt.

> Mit dieser Anwendung kann der Patient auch die vertraute Hülle seines Pyjamas und der Bettdecke genießen. Er fühlt sich nicht der Umgebung ausgeliefert. Die Behandlung wird bei Bedarf mehrfach wiederholt und führt dazu, dass der Patient die damit verbundene Aufmerksamkeit und Zuwendung auch auf der seelischen Ebene als wohltuend und heilsam empfindet.

Auf diese Weise werden Pflegehandlungen nicht nur unter funktionellen Gesichtspunkten durchgeführt, sondern auch nach ihrem Wert für das Befinden des Patienten beurteilt. In diesem Sinne gibt es keine Pflegeprobleme, sondern nur Patientenprobleme, die sich die Pflegenden im Rahmen des Pflegeprozesses zu eigen machen.

> *„Der Pflege obliegt es (...) den Kranken in Verhältnisse zu bringen, welche der Naturheilung möglichst vollen Spielraum gewähren."* Florence Nightingale (1820–1910) [1]

Neben der Gestaltung der eigenen pflegerischen Aufgabe stellt Pflege auch eine Voraussetzung für das Wirken von Ärzten und Therapeuten dar. Durch unsere Anwesenheit und die Begleitung des Patienten rund um die Uhr erhalten wir eine Übersicht über nahezu all seine persönlichen Aktivitäten. So werden Pflegende zu Vermittlern zwischen

Ärzten, Therapeuten, Angehörigen und dem Kranken. Diese Aufgabe kann man mit der Wirksamkeit des Wassers hinsichtlich der Ernährung vergleichen: Ohne das Wasser werden die mit der Nahrung aufgenommenen Substanzen nicht wirksam. Wasser alleine bewirkt noch kein Wachstum, keine Erhaltung oder gar Heilung. Ohne Wasser jedoch erreichen die Substanzen nicht ihr Ziel.

So findet Pflege eine besondere Aufgabe darin, wie Wasser zu sein: Sie lässt alles, was um den Patienten herum geschieht, heilsam werden.

2. Entwicklungen in der Pflege

Pflege hat sich in den letzten Jahrzehnten aus einem medizinischen Hilfsberuf zu einer eigenständigen Disziplin mit klaren beruflichen Aufgaben und Kompetenzen entwickelt. Damit vollzog sich auch in Deutschland eine Entwicklung, die besonders in den angelsächsischen Ländern längst zum Selbstverständnis und Image der beruflichen Pflege geworden war. Hierzu hat einerseits die Akademisierung der Pflege mit einer eigenen Pflegewissenschaft, Forschung und Lehre beigetragen. Anderseits hat sich das Berufsfeld der Pflege aus den Krankenhäusern in die Sektoren der stationären Altenpflege und der ambulanten häuslichen Pflege verlagert, sodass „arztfreie" Räume entstanden sind, in denen die rein medizinische Sicht auf Pflegebedürftigkeit einer eigenständigen Beurteilung und Fachsprache gewichen ist. Die demografische Entwicklung der letzten Jahre und der kommenden Jahrzehnte lässt eine massive Zunahme alter und hochbetagter Menschen mit steigenden Pflegebedarfen erwarten. Dem werden aufgrund der geringeren Geburtenraten deutlich weniger junge Menschen auf dem Arbeitsmarkt zur Verfügung stehen, sodass ein erheblicher Fachkräfte- und Versorgungsmangel eine menschenwürdige pflegerische Versorgung gefährden wird. Dieses Szenario bestimmt die sozialpolitische Diskussion der letzten Jahre und rückt die Pflege als gesellschaftliche Aufgabe in ein nie dagewesenes öffentliches Bewusstsein. Die Zunahme demenzieller Erkrankungen, verbunden mit Fragen der Lebensgestaltung und -qualität im Alter, erzeugt eine starke persönliche Betroffenheit und beeinflusst die emotionale Grundlage der politischen und ethischen Diskussionen, beispielsweise um Patientenverfügungen oder die Sterbehilfe.

Im Spannungsfeld von demografisch-gesellschaftlicher Entwicklung einerseits und den ökonomischen Rahmenbedingungen der Gesundheitswirtschaft andererseits hat die Pflegewissenschaft der letzten Jahrzehnte markante Akzente gesetzt. Versorgungsverträge mit Kostenträgern in der stationären Altenhilfe, der ambulanten Pflege, der Pflege in Krankenhäusern und Rehabilitationseinrichtungen sind inzwischen gebunden an Qualitätsanforderungen, wie die Gründung auf ein Pflegemodell oder die Ausrichtung der Prozesse am Patienten, Bewohner, Klienten im Sinne des vierstufigen Pflegeprozesses von Informationssammlung, Ziel-/Problem-/Ressourcenformulierung, Durchführung und Evaluation. Die Pflege hat evidenzbasierten Standards zu folgen. Der Nachweis über das jeweils zugrunde gelegte Pflegemodell, die einzelnen Schritte des Pflegeprozesses, die Durchführung der Maßnahmen und deren Evaluation sind gesetzlich vorgeschrieben und werden regelmäßig überprüft.

Jedem Pflegemodell, jedem Schritt des Pflegeprozesses, jeder Evidenz und jeder Ergebnisbewertung liegt eine Anschauung vom Menschen, ein Menschenbild zugrunde.Es ist tief in unseren Denkgewohnheiten verwurzelt, beeinflusst unser Wertesystem und sogar unsere Gefühle. Betrachtet man beispielsweise das Herz als eine Pumpe, so müssen Worte wir „herzlich", „von Herzen gut" oder die Herz-Liebe-Symbolik als rein sprachliche Konventionen gedeutet werden, und eine Herztransplantation scheint vergleichbar mit dem Austausch des Pumpaggregats einer Waschmaschine. Betrachtet man das Herz jedoch als ein Organ der „menschlichen Mitte", so ergeben sich sowohl physiologische wie auch seelische Bedeutungsebenen, die sich gegenseitig verbinden und stützen. In diesem Sinn soll im Folgenden ein Bild des Menschen entwickelt werden, das tiefgehende Verwandlungen in unserem Verhältnis zum Patienten, zur Umwelt und den sozialen Bedingungen zu bewirken vermag.

3. Das Bild des Menschen

Das Bild des Menschen als Grundlage für die Pflege kann nicht mit einer einfachen Definition abgehandelt werden. Es muss vielmehr zu einem wirklichkeitsgetreuen Bild werden, das im Pflegenden selbst lebt und das alle Beobachtungen am Patienten und Pflegehandlungen mitgestaltet.

Zum Bild des Menschen tragen die Darstellungen Rudolf Steiners viel bei. Zwei grundlegende Aspekte aus der anthroposophischen Menschenkunde werden deshalb im Folgenden betrachtet:

- Die Viergliedrigkeit des Menschen: der Mensch in seiner Beziehung zur Umwelt und als soziales Wesen.
- Die Dreigliedrigkeit des Menschen: der Mensch als physisches (bio), seelisches (psycho) und geistiges Wesen in Gesundheit und Krankheit.

3.1 Die Viergliedrigkeit des Menschen

Die Viergliederung ist uns in vielen Lebensbereichen nichts Fremdes. Wir kennen zum Beispiel die vier Himmelsrichtungen Nord, Süd, West und Ost, oder die vier Jahreszeiten Frühling, Sommer, Herbst und Winter. Schon die Menschen der Antike unterschieden vier Naturreiche: Mineral-, Pflanzen-, Tierreich und das Reich des Menschen. Sie erkannten die vier Elemente Erde, Wasser, Luft und Feuer. In unserem Bewusstsein führen diese heute nur noch ein Schattendasein als die drei Aggregatzustände fest, flüssig, gasförmig und als Energie. Nach Hippokrates (ca. 460–370 v. Chr.) durchströmen vier Säfte den menschlichen Körper: Blut, Schleim, gelbe und schwarze Galle. Ihre richtige Mischung im Organismus bewirkt Gesundheit, ein Ungleichgewicht Krankheit. In der Seele bestimmt die Dominanz eines der Säfte das Temperament des Menschen. Man kannte vier Typen: den Sanguiniker (lat. sanguis = Blut), den Phlegmatiker (gr. phlegma = Schleim), den Choleriker (gr. chole = Galle) und den Melancholiker (gr. melan chole = schwarze Galle). Der Ausgleich und die Harmonisierung der Säfte bewirkt Heilung.

Betrachten wir den Menschen als Ganzheit, so erkennen wir zahlreiche Bezüge zu der in der Antike geprägten Anschauung von der Viergliedrigkeit. Rudolf Steiner (1861–1925) begründete diese anhand seiner geisteswissenschaftlichen Methoden für unsere Zeit neu und erweiterte sie.[2,3,4] Um die von Steiner dargestellte Viergliedrigkeit des Menschen anschaulich zu erläutern, betrachten wir im Folgenden einen Patienten bei seiner Aufnahme im Krankenhaus.

3.1.1 Das Ich des Menschen

Während der ersten Begegnung mit unserem Patienten werden im Rahmen der Pflegeanamnese eine Reihe von Fragen gestellt und Untersuchungen durchgeführt. Diese Informationssammlung stellt den ersten Schritt im Pflegeprozess dar. Sie richtet sich an den Menschen als individuelle Persönlichkeit. Wir fragen nach seinem Namen und zahlreichen biografischen Einzelheiten, zum Beispiel nach Alter, Familienstand, den sozialen Verhältnissen und der Genese seiner Erkrankung. Das Gespräch erlaubt uns, die Individualität des vor uns stehenden Menschen ein klein wenig kennenzulernen. Er besitzt eine von seiner Persönlichkeit, seinen Erlebnissen und Erfahrungen geprägte, ganz zu ihm gehörende einmalige Vergangenheit. Jetzt, hier in der Gegenwart, ist er auf seiner Suche nach Hilfe und Heilung zum Patienten geworden.

Vieles, was sich in den folgenden Tagen und Wochen aus dem Verlauf seiner Erkrankung und seiner seinem Zusammenwirken mit den Ärzten, Therapeuten und Pflegenden ergibt, wird die Zukunft dieses Menschen beeinflussen.

Mit dem Blick in seine Vergangenheit und seine mögliche Zukunft kommen wir, gemeinsam mit dem Patienten, zur Zielformulierung. Betrachten wir ihn ausschließlich in der Gegenwart, laufen wir Gefahr, nur die Krankheit oder die Probleme, die mit dieser verbunden sind, zu sehen. Diese eingeschränkte Sicht führt oftmals zum „Galle-in-Zimmer-3-Syndrom".

Im Gespräch, im Gedankenaustausch mit dem Patienten erfahren wir also etwas über sein Ich – über seine Individualität. Diese Gabe des Menschen, über sich selbst und über andere nachzudenken, unterscheidet ihn von allen sonstigen Lebewesen. Die Fähigkeit zum Denken ermöglicht uns die Selbsterkennung als „Ich". „Ich" ist ein Begriff, den jeder Mensch nur auf sich selbst anwenden kann – nie auf eine andere Person.

> Unsere physische Gestalt ist auf das Denken ausgerichtet.

Anders ist das bei den Tieren. Wenn ein Tier erkrankt, sucht es meist instinktiv Heilung in der Natur, z. B. die Katze, wenn sie Gras frisst. Während der Mensch in freier Verantwortung etwas zu seiner Gesundung beitragen oder aber die Krankheit verursachen oder unterhalten kann, sucht das Tier instinktiv die Umgebung auf, die ihm das für das Überleben Notwendige bietet. Wenn ein Tier zum Tierarzt gebracht wird, ist es für das Tier bekanntermaßen unmöglich, einen biografischen Zusammenhang mit der vorliegenden

Krankheit zu knüpfen. Es entwickelt sich deshalb nicht durch die Krankheit, sie führt nicht zu einer biografischen Reifung. So sieht man bei Tieren, die unter starken Schmerzen leiden, die Tötung als Gnade an. Aufgrund der das ganze Leben hindurch fortbestehenden Entwicklungsmöglichkeit ist dies beim Menschen nicht zu verantworten; eine ausreichende Schmerztherapie muss natürlich erfolgen.

Der gesamte Leib des Menschen ist auf seine besondere Gabe des Denkens ausgerichtet. Betrachten wir die menschliche Gestalt: Als einziges Lebewesen besitzt der Mensch eine aufrechte Haltung. Er steht auf zwei Beinen und balanciert in dieser labilen Haltung sein Gleichgewicht. Vierbeinige Wirbeltiere verfügen im Gegensatz dazu über eine stabile Haltung. Sie müssen starke Nackenmuskeln ausbilden, um ihren Schädel entgegen der Schwerkraft zu halten. So verfügt der Schädel eines Tieres über eine Kraft, die mit der einer Gliedmaße vergleichbar ist und deren Funktion übernimmt (z. B. ein Hund, der eine Zeitung apportiert, oder ein Löwe, der seine Beute mit dem Maul fängt und zerreißt). Der Mensch jedoch hat aufgrund seiner aufrechten Haltung beide Hände frei. Sie können ihm zu kreativen Dienern werden: im künstlerischen oder handwerklichen Tun – oder bei der Heilung anderer. Der Kopf ist somit von seiner Funktion als Gliedmaße befreit. Er befindet sich in Ruhe: eine Grundvoraussetzung für das Denken. Ihre Notwendigkeit ist leicht nachvollziehbar, wenn wir versuchen, konzentriert nachzudenken, während wir den Kopf schütteln. Hier erfahren wir, dass ein Haupt, das wie eine Gliedmaße ständig in Bewegung ist, nicht dem Denken dienen kann. Ebenso sind die für die stabile Haltung spezialisierten Gliedmaßen der Tiere nicht für ein freies, kreatives Handeln angelegt.

Neben der Fähigkeit zu denken und kreativ zu handeln, zeichnet sich die Individualität des Menschen, sein Ich, auch durch das Verhältnis zur Wärme aus. Um gesund zu bleiben, benötigt der Mensch die relativ konstante Körpertemperatur um 37 °C. Grobe Schwankungen in beiden Richtungen führen zur Schädigung des Organismus und sind letztendlich mit dem Leben nicht vereinbar. Bei vielen Tieren ist die Abhängigkeit von einer bestimmten Körpertemperatur weniger ausgeprägt. Während des langen Winterschlafes sinkt zum Beispiel die Körpertemperatur einer Feldmaus bis auf wenige Grad über Null ab. Damit verlangsamen sich ihre Lebensprozesse auf ein Minimum.

Dem Menschen ist es aufgrund seiner konstanten Körperwärme möglich, sein Leben weitgehend unabhängig von der Außentemperatur einzurichten. Darüber hinaus ist ihm als einzigem Wesen die Fähigkeit verliehen, das Feuer zu beherrschen und für sich nutzbar zu machen. Schmieden, Töpfern, Kochen und Backen sind Ausdruck dieser Fähigkeit, die den Aufbau einer Kultur ermöglicht.

Eine weitere Besonderheit des Menschen stellt seine Entscheidungsfreiheit dar. Tiere sind von der Natur, in der sie leben, abhängig. Der Mensch folgt nicht instinktiv den Gegebenheiten der Natur. Was für ihn richtig ist, muss er frei entscheiden. Dies gilt letztlich auch für die dem Menschen innewohnenden Triebe und Instinkte. Der Mensch entscheidet selbst, ob er seinem Hunger- oder Geschlechtstrieb folgt. Diese Freiheit schafft auch Raum für die Möglichkeit des Irrtums. Hier liegt die Ursache für viele Krankheiten.

Die Individualität des Menschen und seine Möglichkeit zur Freiheit benennen wir mit dem Begriff, den sich der erkennende Mensch selbst gibt: dem Ich. Die Kraft, mit der sich das Ich in der Gestalt des Menschen bis ins Physische hinein ausgeprägt hat, wird in der anthroposophischen Menschenkunde als *Ich-Organisation* bezeichnet.

3.1.2 Die Seele oder der Astralleib

Kehren wir zu unserem Beispiel des Aufnahmegesprächs zurück. Wir wollen nun wissen, wie sich der Patient fühlt. Häufig wird ein Mensch zum Patienten, weil er unter Schmerzen leidet. Nun sucht er Hilfe beim Arzt, Therapeuten oder Pflegenden. Die Fähigkeit, zu fühlen und zu leiden, hat der Mensch mit den Tieren gemeinsam: Niemand zweifelt daran, dass ein Hund Schmerz erleidet, wenn er das Tier jaulen hört.

Gefühle verändern den Rhythmus der Atmung: Gespannt „halten wir die Luft an", wir lachen und sprechen im Ausatmungsstrom, wir „schreien vor Wut" und „seufzen mit Erleichterung". Diese und viele andere Äußerungen von Sympathie und Antipathie unterbrechen den normalen Rhythmus der Atmung. Im Gefühl der Antipathie zieht sich die Seele zusammen – im Gefühl der Sympathie dehnt sie sich aus. Ähnlich verhält es sich bei der Atmung: Während wir einatmen, strömt die Luft in die Lunge hinein und kommt über die Alveolen in direkten Kontakt mit dem Blut, das durch unseren ganzen Körper pulsiert. Während des Ausatmens strömt die mit Kohlendioxid gesättigte Luft wiederum nach außen und verteilt sich überall im Raum. Darüber hinaus erkennen wir die Dynamik der Atmung überall dort, wo Verdichtung und Ausdehnung oder ein Wechselspiel zwischen Innen und Außen stattfindet. Dies zeigt, wie sehr unser Fühlen mit dem Atmungsprozess in Beziehung steht.

Unser Bewusstsein der Gefühle ähnelt dem unserer Träume. Manchmal bleiben auch diese unbewusst wie der gesunde Atem, manchmal sind sie jedoch bildhaft und bewegt wie die von Gefühlen erregte Atmung. Die Besonderheit des Atmungsprozesses findet bei Goethe ihren künstlerischen Ausdruck.

Im Atemholen sind zweierlei Gnaden:
Die Luft einziehn, sich ihrer entladen.
Jenes bedrängt, dieses erfrischt;
So wunderbar ist das Leben gemischt.
Da danke Gott, wenn er dich presst,
Und dank' ihm, wenn er dich wieder entlässt.

J. W. von Goethe (1749–1832), Talismane[5]

Atmung und Empfindung hat der Mensch mit den Tieren gemein. Sie sind Ausdruck des Seelischen. Der Mensch ist aber im Gegensatz zum Tier nicht von seinen Gefühlen abhängig. Aufgrund seines Ichs ist es ihm möglich, diese zu verwandeln. Er kann unabhängig von Emotionen handeln. Die menschliche Seele öffnet sich somit einerseits für leibgebundene Empfindungen wie Hunger und Durst oder Lust und Unlust, andererseits – über das Denken – für geistige Inhalte und Ideale wie Freiheit und Liebe. Die seelische Organisation des Menschen (und der Tiere) wird in der anthroposophischen Menschenkunde als Astralleib bezeichnet. Dieser gestaltet die leibliche Organisation des Menschen zum Träger für das in allen Atmungsvorgängen wirkende Seelische, das eng mit dem Element Luft verbunden ist.

3.1.3 Der Lebensleib oder Ätherleib

Erinnern wir uns wieder an unser Beispiel. Im Verlauf der Anamnese kommen wir auf die Lebensprozesse des Patienten zu sprechen. Wir erfragen also u.a. seine Schlaf- und Essgewohnheiten und die Beschaffenheit seiner Ausscheidungen. Häufig beobachten wir, dass es nicht der Schmerz allein ist, der den Menschen darauf aufmerksam macht, dass „etwas mit dem Körper nicht stimmt". Oftmals bemerkt er zusätzlich zum Schmerz, dass Störungen im normalen Funktionsablauf seines Leibes aufgetreten sind.

Solange der Mensch gesund ist, sind ihm seine Lebensprozesse nicht bewusst. Was seine Leber leistet, wie seine Muskeln arbeiten oder was sich in seinem Herzen abspielt, bleibt ihm verhüllt.

Es ist selbstverständlich, dass der Leib selbstregulierend tut, „was er zu tun hat". Erst während einer Krankheit oder im Alter, wenn die Lebensprozesse in ihrer Tätigkeit ermatten, staunen wir über das Wunderwerk unseres gesunden Organismus. Wären wir mit dem Bewusstsein ständig an unseren Lebensprozessen beteiligt, so würden wir seelisch-geistig unfrei werden. Wir können dankbar sein, dass sich in der Gesundheit unser Bewusstsein gegenüber den Lebensprozessen wie im Tiefschlaf befindet. Nur in der Krankheit werden sie uns bewusst. Zu den Lebensprozessen und der Lebensorganisation des Menschen zählt auch seine Geschlechtlichkeit. Wie die Pflanze und das Tier ist auch er ein lebendiges Wesen, das sich fortpflanzen kann. Er hat aber als denkendes Ich-Wesen die Möglichkeit, in Freiheit zu entscheiden, wo und wie er sich in der Welt einlebt. Tiere können sich zwar frei in ihrer Umgebung bewegen, sind aber durch ihre gattungsspezifischen Instinkte an bestimmte Umweltbedingungen und Orte gebunden. Pflanzen sind in dieser Hinsicht ganz auf den Standort festgelegt, an dem sie wachsen, blühen, fruchten und wieder sterben. Nur der Samen wird passiv vom Wind oder von Tieren fortgetragen, um an einem geeigneten Standort zu keimen. Die Pflanze ist ganz an ihre Lebensprozesse gebunden, das Tier an seine Instinkte und Empfindungen, der Mensch jedoch kann freie Entscheidungen treffen, weil er die Fähigkeit zu denken besitzt.

Folgendes allerdings ist Pflanze, Tier und Mensch gemein: Ihre Lebensprozesse erfolgen im wässrigen Element. Ohne Wasser ist kein Leben möglich. Die ungegossene Blume welkt, Tier und Mensch verdursten ohne Wasser.

Die Lebensorganisation von Pflanze, Tier und Mensch wird als *Lebensleib* oder *Ätherleib* bezeichnet. Das Leben ist nicht als eine Folge physikalisch-chemischer Prozesse zu verstehen, sondern als eine Kraft, die den Aufbau des Organismus gesetzmäßig und artgerecht bewirkt. Beim Menschen wird die Tätigkeit des Ätherleibs durch die des Astralleibs und der Ich-Organisation mitgestaltet.

3.1.4 Der physische Leib

Ich, Astral- und Ätherleib sind für unsere Sinne nicht direkt wahrnehmbar. Sie können aber am physischen Menschen in ihrer Tätigkeit beobachtet werden.

Wenn wir in unserem Aufnahmegespräch die körperliche Untersuchung des Patienten durchführen, beschäftigen wir uns mit den sicht-, tast- und messbaren Erscheinungen, d. h. mit dem physischen Leib. Wir messen Puls, Blutdruck, Temperatur, Atemfrequenz, Körpergröße und Gewicht. Wir untersuchen die Hautoberfläche des Patienten (Beschaffenheit, Farbe, Narben, Wunden und Druckstellen). Alle diese Phänomene sind für das Auge sichtbar, für die Hände tastbar oder in Zahlen messbar. Hier herrschen die Gesetze des Physischen.

Wenn ein Mensch, ein Tier oder eine Pflanze stirbt, zerfällt der physische Leib in seine chemischen Bestandteile. Er kehrt in die Mineralwelt, in die Erde, zurück. In dieser Welt, im Anorganischen, ist kein Leben zu finden.

Die physische Gestaltung des menschlichen Leibes, d. h. seine Anatomie ist deshalb am einfachsten am Leichnam zu studieren. Hier kann alles ungehindert unseren analytischen Untersuchungsmethoden zugänglich gemacht werden.

Das Ätherische lässt sich als echte Physiologie nur im Lebendigen sachgemäß studieren.

Die Psychologie befasst sich, wenn sie in ihrem eigentlichen Sinne als Lehre von der Seele aufgefasst wird, mit dem Astralischen. Die Anthroposophie versucht, das gesamte Wesen des Menschen unter Anerkennung seines Geistes zu erforschen.

> *„Anthroposophie ist ein Erkenntnisweg, der das Geistige im Menschenwesen zum Geistigen im Weltenall führen möchte."*
> Rudolf Steiner (1861–1925) [6]

Versuchen wir uns auf diese vierfache Weise eine Vorstellung von unserem Patienten zu bilden, so erkennen wir das Ich als diejenige Kraft, welche die gesamte Persönlichkeit zu einem Ganzen integriert. Wir können sagen:

- Ich habe einen physischen Leib wie die Mineralien, geschaffen aus dem Element Erde.
- Ich lebe im Ätherischen wie die Pflanzen durch das Element Wasser.
- Ich fühle wie die Tiere im astralischen Leib. Mein Seelenleben ist verwandt mit dem Element Luft.
- Doch ich alleine, als individueller Mensch, besitze die Gabe des Denkens und freien Entscheidens in meiner selbstgestalteten Biografie. Ich beherrsche das Element Feuer, das mir ermöglicht, über alle Naturreiche zu verfügen. Ich erkenne die Zugehörigkeit meines Wesens zu den vier Elementen durch mein Ich, in dem sich das Geistige in mir offenbart.

Betrachten wir den Menschen als ein dreigliedriges Wesen: als leibliches, seelisches und geistiges. Dies verlangt im Folgenden ein beweglicheres Denken, als es für das Verständnis der Viergliedrigkeit des Menschen notwendig war. Um das Wesen der Dreigliederung zu verstehen, sollen zunächst die Unterschiede zwischen der Vierheit und der Dreiheit in unserem alltäglichen Umfeld charakterisiert werden.

Die Vierheit ist ein dem Menschen vertrautes, ordnunggebendes Prinzip, das wir in vielen Zusammenhängen auffinden. Alles, was sich in der Vierzahl äußert, gibt Richtung, Stabilität und damit auch Sicherheit. Wie verwirrend wäre eine Landkarte oder ein Kompass mit nur drei Himmelsrichtungen? Welche Sicherheit und Gewandtheit hätte z. B. eine Katze oder eine Bergziege mit nur drei Beinen?

Im Alltag fällt es uns schwer, Zusammenhänge aufzufinden, die durch die Dreiheit bestimmt sind. Hier sind wir kaum geneigt, in Drei zu gliedern.

Das Urbild der Dreiheit finden wir in der christlichen Trinität: Vater, Sohn und Heiliger Geist. Diese Dreiheit ist jedoch in ihrem wahren Wesen schwer zu verstehen, wenn wir sie nur als Einheit begreifen wollen.

In anderen Zusammenhängen begegnet uns die Dreiheit als Ausgleich zwischen den Polaritäten oder als deren Zusammenführung, also in der Vereinigung einer sich gegenüberstehenden Zweiheit: Oben und Unten, Links und Rechts, Vorn und Hinten treffen sich in der Mitte. Kalt und Heiß finden sich im Warmen zusammen, Tag und Nacht begegnen sich in der Dämmerung. Die Grenzen und Übergänge dieser Dreiheiten sind meist nicht scharf umrissen und daher selten exakt zu definieren. – Wo endet „Links" und wird zur „Mitte", wo beginnt „Rechts"? – Wann ist „Heiß" nur noch „Warm", und wann „Kalt"? Auch die Dreigliederung im Menschen ist nicht als Dreiteilung zu verstehen und entspricht in vielem diesen fließenden Übergängen.

Die Denkbewegung, die wir beim Erfassen der Vier- bzw. Dreiheit vollziehen, ist dem Rhythmus zweier Tänze vergleichbar: erstere ähnelt der Gavotte oder dem Marsch, letztere dem Walzer. Gavotte oder Marsch werden im Viervierteltakt getanzt. Geordnete und festgelegte Figuren regeln und bestimmen die Bewegungen der Tänzer. Der Walzer im Dreivierteltakt hingegen vermittelt den Eindruck einer beschwingten und frei kreisenden Bewegung des Tanzpaares. Es scheint ohne Einschränkung von Rhythmus und Melodie getragen zu werden. Das Denken, welches das Wesen der Dreigliedrigkeit begreift, ist den fließenden Bewegungen des Walzers vergleichbar. Aber zunächst müssen – wie beim Tanzen – erst die einzelnen Schritte gelernt und geübt werden, bevor der Tanz als fließendes Ganzes erscheint. In diesem Sinne beschreibt das Folgende die Einzelkomponenten der Dreigliederung – in der Hoffnung, die LeserInnen mögen sie, in sich beschwingt, wieder in einen lebendigen Zusammenhang bringen.

Seit dem Altertum wurde der Mensch als dreigliedriges Wesen, bestehend aus Leib, Seele und Geist betrachtet. Diese Anschauung fand im Christentum im Laufe der Jahrhunderte immer weniger Verständnis, Erforschung und Anwendung. Im Gegenteil: sie wurde Stück für Stück verdrängt, wobei man der Seele einige geistige Eigenschaften zugestand. Der Dualismus des Descartes (1596–1650) bereitete im 17. Jahrhundert eine weitere Spaltung des Menschen vor. Durch das Postulat der Trennung von leiblichen und seelischen Vorgängen prägt Descartes das philosophische Denken bis heute. In der Heilkunde erreichte diese Anschauung in der Mitte des vorletzten Jahrhunderts mit der Zellularpathologie Rudolf Virchows (1821–1902) ihren Höhepunkt. Sie bildet die Basis der heutigen materialistischen Medizin:

> *„Ich habe Tausende von Leichen seziert, aber keine Seele darinnen gefunden."*[7]

Dieses berühmte Zitat richtete Virchow als Polemik gegen die Kirche, da ihm deren Dogmen zutiefst widerstrebten. Es ist zugleich eine Aussage, welche die naturwissenschaftliche Methode als die einzig sachgemäße gelten lassen will: Die Seele des Menschen kann mit den Augen nicht gesehen werden. Sie ist nicht tast-, wäg- oder messbar, und folglich kann sie auch nicht existieren.

> *„Alles Leben ist an die Zelle gebunden, und die Zelle ist nicht bloß das Gefäß des Lebens, sie ist selbst der lebende Teil."*[8]

Mit dieser Aussage schuf Virchow die Basis für eine rein materialistische, mechanistische Medizin, die nicht nur Seele und Geist vom Leib getrennt betrachtet, sondern diese Ebenen des Menschenwesens verneint.

Die psychosomatische Medizin und die medizinische Psychologie der neueren Zeit versuchen, diese Trennung zu überwinden. Als Spezialdisziplinen haben sie aber längst nicht alle Gebiete der Medizin durchdrungen, sodass die Trennung des Leiblichen vom Seelischen allgemein noch überwiegt. Dieser neuerliche Versuch, den Menschen als Ganzheit von Leib, Seele und Geist zu betrachten, ist auch in der Pflegeliteratur wiederzufinden. Es scheint jedoch fraglich, ob es im Rahmen einer Pflegetheorie möglich ist, die über Jahrhunderte hinweg zerstörte Einsicht in die Dreigliedrigkeit des Menschen ohne eine Erweiterung des Menschenbildes neu zu fassen. Eine solche Erweiterung ermöglicht die Geisteswissenschaft Rudolf Steiners, indem sie ein Verständnis für die leibliche, seelische und geistige Wesenheit des Menschen eröffnet.

Anhand der Betrachtung von Leib, Seele und Geist und der in diesen zu findenden Qualitäten, wollen wir einen Zugang zur menschlichen Dreigliederung erarbeiten.

3.2.1 Leib

Der Leib des Menschen liegt unserem gewöhnlichen Verständnis am nächsten und ist somit als erstes Glied der Dreiheit am leichtesten zu begreifen. Betrachten wir den Menschen als leibliches Wesen, so beschäftigen wir uns mit dem lebendigen Organismus, also mit dem physischen und dem Ätherleib des Menschen. Die moderne Anatomie und Physiologie geben uns die Möglichkeiten, den menschlichen Leib sowohl im Großen z.B. als Organsysteme und Organe kennenzulernen, als ihn auch bis in die kleinsten Strukturen der Gewebe, Zellen und Gene zu untersuchen. Mit Hilfe der modernen Technik werden ständig neue und spannende Entdeckungen im menschlichen Leib möglich, die leider zu häufig zu ausschließlich technischen und mechanistischen Heilmethoden führen.

In der heutigen Zeit, in der die Fixierung auf das Leibliche vorherrscht, finden wir eine intensive Beschäftigung mit der leiblichen Pflege unserer Patienten. Grundpflege, Prophylaxen, die Versorgung mit Nahrung und die Entsorgung der Ausscheidungen werden allzu oft nach rein zweckmäßigen Gesichtspunkten ausgeführt. Die Ganzwaschung zum Beispiel beschränkt sich auf den Aspekt der leiblichen Reinheit. Diese rein funktionelle Weise, die Pflege auszuführen, zieht die seelischen und geistigen Aspekte des Patienten nicht in Betracht und lässt gerade in den einfachsten Pflegehandlungen keine Gedanken an eine mögliche gezielt therapeutische Wirkung zu. Führen wir unsere Grundpflege unter den Gesichtspunkten der Heilung von Leib, Seele und Geist durch, können wir diese täglichen Notwendigkeiten neu beleben und eine menschengerechtere Versorgung unserer Patienten gestalten [→ Kapitel „Variationen der Ganzkörperwaschung“].

3.2.2 Seele

In der Medizin wurde die Seele des Menschen, wie schon beschrieben, von Virchow als nicht existent erklärt. Im Jahre 1856, zwei Jahre vor der Veröffentlichung von Virchows „Zellularpathologie“, wurde der „Vater“ der Psychoanalyse (gr. psyche = Seele), der Seelenforscher Sigmund Freud (1856–1939) geboren. Er und seine Nachfolger übernahmen eine Aufgabe, die immer weniger durch die Medizin geleistet wurde. Während sich diese Medizin aufgrund ihrer naturwissenschaftlichen Methode zunehmend mit dem Leib beschäftigte, sorgten sich die Psychoanalytiker um die Seele des Menschen.

Womit genau beschäftigen sich nun die Psychoanalytiker, Psychiater oder Psychotherapeuten? Worin besteht das Aufgabenfeld dieser „Seelsorger“? Wer bei diesen Experten Hilfe sucht, kommt nicht mit Bauchschmerzen, einem gebrochenen Bein oder sonstigen klar definierbaren physischen Symptomen in die Praxis. Der Schmerz ist nicht primär leiblich: physische Symptome sind höchstens mit ein Grund des Besuches beim Psychotherapeuten und repräsentieren oft eine Fülle von schwer zu definierenden, diffusen Beschwerden, die bei einer ärztlichen Untersuchung zu keiner Diagnose führten. Zum Psychotherapeuten geht, wer sich in einer Lebenskrise befindet, nicht mehr mit seinem Leben zurecht kommt und von sich aus keinen Ausweg aus seiner schwierigen Lage finden kann. Solche Lebenskrisen äußern sich bei den einzelnen Menschen unterschiedlich. Oft sind es Probleme, die das *Gefühlsleben* des Menschen betreffen. Unkontrollierbare Gefühle als Folge einer oder mehrerer Ereignisse versetzen ihn in einen Zustand, in dem er sich nicht mehr frei fühlt. Diese Gefühle können aus seinen Beziehungen zu anderen Menschen resultieren: Probleme mit Familie, Lebenspartner, Arbeitskollegen oder Freunden. Sie können aber auch einer mehr innerlichen Natur sein. Dann erreicht der Mensch die eigenen Ansprüche nicht mehr, seine selbst gesetzten Ziele waren zu hoch, und es entstehen Gefühle von Versagen, Versäumnis und Unwürdig-Sein.

Die letzt genannten der Empfindungen hängen sehr oft mit dem Gedankenleben des Menschen zusammen. Ganz gleich, wie er seine Gedanken dreht und wendet, die lang ersehnten Einsichten und Lösungen stellen sich nicht ein. Die Situation erscheint ihm hoffnungslos und das eigene Gedankenleben kann er nur noch als Gefängnis und Folter erleben. Der Mensch fühlt sich in der Beherrschung seiner Gedanken unfrei.

Erregende und unkontrollierbare Gefühle sowie ziellose und verwirrende Gedanken führen auch zu Problemen im *Willensleben*. Der Mensch scheint durch die Situation, in der er sich befindet, wie paralysiert zu sein. Er ist zum richtigen Handeln unfähig, in seinem Willen geschwächt und unfrei. Häufig wendet sich der Patient mit der Frage an den Psychotherapeuten „Was soll ich tun?"

Pathologisch betrachtet, äußern sich die Probleme im Gefühlsleben als Depressionen oder manische Zustände. Schwierigkeiten im Vorstellungsleben und im Denken können in Halluzinationen gipfeln. Dies ist zum Beispiel bei der Schizophrenie der Fall. Im Willensleben können sich krankhafte Erscheinungen einerseits so äußern, dass der Mensch sein Verhalten ändert und Handlungen ausführt, die er im gesunden Zustand nie ausführen würde. Für diese Patienten werden oft die Begriffe „Soziopath" oder „krimineller Psychopath" verwendet. Andererseits vermag der Wille des Menschen derart geschwächt zu sein, dass er keinen Lebensmut mehr hat. Dies führt zum „suizidalen Patienten".

Aus diesen Aspekten der „Psyche" oder der Seele des Menschen ergeben sich drei Seelenqualitäten: *Denken, Fühlen und Wollen.* Diese agieren nicht getrennt voneinander, sondern bilden in ihrem Zusammenwirken den reichen Inhalt des Seelenlebens.

Doch nicht nur die Seelenqualitäten sind eng verknüpft. Auch Leib und Seele können im gewöhnlichen Leben nicht getrennt voneinander betrachtet werden. Hieraus ergibt sich die Aufgabe, die Seele des Menschen mit zu pflegen. Und dies gilt nicht nur für psychisch Kranke, sondern für alle Menschen, die durch Krankheit zu Patienten geworden sind. Pflegende dienen hier ähnlich dem Wasser, als Vermittler, indem wir alles um unseren Patienten nicht nur für den Leib heilend wirken lassen, sondern auch seine Umgebung so gestalten, dass diese seelisch wohltuend wirkt. Ganz praktisch lässt sich in diesem Zusammenhang an die Ordnung und Ästhetik des Krankenzimmers denken. Was sieht der Patient aus der Perspektive seiner Lage im Bett? – Eine blasse Wand? Oder kann er aus dem Fenster, auf ein schönes Bild oder auf Fotografien von geliebten Menschen blicken? – Wie hell oder dunkel ist das Zimmer? – Riecht es frisch oder verbraucht und muffig? – Herrscht eine ruhige Stille? Oder sind wir bei unserer Pflege so mit unserer Aufgabe beschäftigt, dass wir unnötigen Lärm verursachen? Mit diesen und ähnlichen Fragen beachten wir als Pflegende schon vieles, was zum seelischen Wohlsein unserer Patienten beiträgt.

3.2.3 Geist

Wie können wir nun ein Verständnis vom Geist des Menschen gewinnen? Gibt es denn etwas, dem Menschen Zugehöriges, das sich nach der obigen Beschreibung der Seele so von dieser und vom Leib unterscheidet, dass es als Geist erkennbar wird?

Versuchen wir an dieser Stelle, vom Begriff „Geist" in unserem gewöhnlichen Sprachgebrauch auszugehen. Zuerst denken wir in diesem Zusammenhang vielleicht an die Religion. Geistliche, Pfarrer oder Priester sind deren Repräsentanten. Sie sollen den Menschen dazu verhelfen, sich über die Religion mit dem übergeordneten, ewig Göttlichen wieder zu verbinden (lat. religere = wieder verbinden). Im Erkennen eines allmächtigen, alles wissenden, guten Gottes sucht der Mensch nach der Entwicklung und Veredelung seines eigenen Geistes. Ganz unabhängig von Religion oder Bekenntnis ist der Geist des Menschen darin zu erkennen, dass er als strebende Individualität zum ewig Guten, zur Veredelung seines eigenen Wesens und zum moralischen Handeln hinstrebt. Beim einzelnen Menschen kommt dies auch im Gefühl, eine Aufgabe in diesem Leben zu haben, zum Ausdruck. Das geistige Streben vollzieht sich oftmals nicht so bewusst wie eben geschildert, sondern existiert vielmehr als Motivation im Hintergrund und als Daseinsgrund im täglichen Leben.

Daraus folgt, dass sich der Geist des Menschen, dem Leib und Seele als Instrumente seines Strebens auf dieser Erde dienen, ständig entwickelt. Er unterscheidet sich vom Leib des Menschen, der nach 21 Jahren fertig ausgebildet ist, dann altert und mit diesem Leben stirbt. Er ist nicht wie die Seele durch Denken, Fühlen und Wollen an den Leib und die alltäglichen Ereignisse gebunden, sondern stellt den sich frei entwickelnden Kern des Menschen dar, der durch sein Zusammenwirken mit Seele und Leib das Bestreben hat, die Verbindung mit dem Göttlichen zu erlangen.

Als der in Entwicklung befindliche, übersinnliche Anteil des Menschen kann der Geist selbst nicht erkranken. Leiden, die sich im Leib oder in der Seele manifestieren, können entweder als Hindernisse in der Entwicklung des Geistes oder aber als physische und seelische Widerstände betrachtet werden, die der Geist überwinden muss, um sich weiterzuentwickeln. So können Krankheiten in einem neuen Licht betrachtet werden: sie stellen nicht unbedingt unnötige und sinnlose Ereignisse im Leben dar, die so schnell wie möglich beseitigt werden müssen, sondern sind Herausforderungen an den Menschengeist, die Schwierigkeiten zu überwinden. Sie sind Chancen, in der Entwicklung des Geistes fortzuschreiten. Die Biografien einzelner Menschen geben Einblick in die individuellen Bestrebungen von Menschengeistern während ihres Erdenlebens. Die Beschäftigung mit Biografien vermag eine große Hilfe im Verständnis der Entwicklungsmotive zu sein und lässt uns oft rückblickend verstehen, welchen Sinn Krankheiten im Leben eines Menschen gehabt haben.

Die Pflege des Geistes erfordert viel mehr als bloßen Respekt und Unterstützung für Patienten, die ein religiöses Leben führen wollen. Während der Mensch Patient ist, dürfen wir Pflegende ein Stück weit Begleiter sein. Wir können ihm während der schwierigen Zeit seines Krankseins beistehen und ihm vielleicht dazu verhelfen, Lebensziele und -richtung wieder vor Augen zu haben, sodass er mit frischer Kraft seinen Weg gehen kann.

3.2.4 Brücke zwischen Leib und Geist – die Seele

Zusammenfassend halten wir fest, dass der Leib der sichtbare, lebendige, physische Anteil des Menschen ist. Der Geist stellt den innerlich strebenden Kern dar, der zugleich Anteil am ewig Wahren und Guten hat. Die Seele als übersinnliches Glied bildet die Brücke zwischen Innen und Außen, zwischen Leib und Geist des Menschen.

Die anthroposophische Menschenkunde lässt in Leib, Seele und Geist wiederum Dreigliederungen entdecken. Die Dreigliederung der Seele, die als Denken, Fühlen und Wollen schon Erwähnung fand, wird im Folgenden mit der leiblichen Dreigliederung in Zusammenhang gesetzt. Anschließend folgt eine kurze Zusammenfassung der Dreiheit im Geistigen, die sich aus drei Stufen einer höheren Erkenntnis ergibt.

3.2.5 Dreigliedrigkeiten in Leib, Seele und Geist

In seinem Buch „Von Seelenrätseln“[9] beschrieb Steiner als Ergebnis langjähriger geisteswissenschaftlicher Forschung die Dreigliedrigkeit der Seele. Ihre drei Grundkräfte sind:

- Denken
- Fühlen
- Wollen

Als die leiblichen Grundlagen für die drei Seelenkräfte unterschied Steiner:

- Nerven-Sinnes-Tätigkeit
- Rhythmisches Geschehen
- Stoffwechsel-Gliedmaßen-Aktivität

Hinsichtlich der geistigen Seite schilderte er die entsprechende Weiterentwicklung der drei Seeleneigenschaften zu höheren, nicht an die leiblichen Sinnesorgane gebundenen Erkenntnisfähigkeiten. Er bezeichnete sie als:

- Imagination
- Inspiration
- Intuition

Unter diesen Begriffen sollen nur die von Steiner beschriebenen und hier erläuterten Fähigkeiten verstanden werden. Nicht gemeint ist der sonst übliche Sprachgebrauch, der diese Begriffe als Synonyme für irrationale Erkenntnismethoden versteht. Im Besonderen ist der Begriff der Intuition nicht mit den von Benner[10] entwickelten Gedanken zur Intuition in der Pflege zu verwechseln.

3.3 Die Seelenqualitäten und ihr physiologisches Pendant

Die genaue Betrachtung der Seelenqualitäten Denken, Fühlen und Wollen schafft ein Verständnis für die zugrunde liegenden physiologischen Prozesse. Die Annahme, dass seelische Qualitäten und Physiologie in einem Zusammenhang stehen, unterscheidet die anthroposophische Menschenkunde sowohl von der medizinischen Physiologie als auch von der konventionellen Psychologie.

3.3.1 Das Denken – Nerven-Sinnes-System

Im Denken ist der Mensch mit der Aufnahme und Verarbeitung von Sinneseindrücken beschäftigt. Die Fülle der Wahrnehmungen ermöglicht uns einen reichen Gedankeninhalt. Wir können uns kaum vorstellen, was es zu denken gäbe, wenn wir nicht durch unsere Sinne wahrnehmungsfähig wären – und unsere Wahrnehmungsquellen sind mit den fünf klassischen Sinnen noch nicht erschöpft. Zusätzlich zum Tasten, Schmecken, Riechen, Sehen und Hören haben wir Wahrnehmungen vom eigenen Leib: von unseren Bewegungen, unserem Gleichgewicht und unserem körperlichen Befinden. Ferner besitzt der Mensch einen vom Tastsinn bis in die Anatomie der Rezeptoren zu unterscheidenden Wärmesinn. Auch sind wir in der Lage, die Individualität eines anderen Menschen sowie die über Sprache ausgedrückten Gefühle und Gedanken wahrzunehmen [→ Kapitel „Von der Sinnfrage der Krebskrankheit zur Pflege der Sinne"]. Die Fülle der Sinneseindrücke bildet also die Grundlage für den Inhalt unseres üblichen Denkens. Das Denken ermöglicht uns außerdem, zur Erkenntnis des Geistigen zu gelangen, indem es sich von allem Sinngebundenen befreit. Auf diese Perspektive werden wir im Weiteren in Bezug auf die drei Stufen der geistigen Entwicklung eingehen.

Alle Sinneseindrücke erreichen unser Bewusstsein über das Nervensystem und werden so zum Seeleninhalt. Das Nervensystem ist aber nicht Erzeuger der Gedanken, sondern stellt lediglich deren leiblichen Träger dar. Das Denken ist ein seelisch-geistiger Vorgang, der sich nicht in der Anatomie des Nervensystems auffinden lässt.

> Die funktionelle Einheit, die Wahrnehmung und Bewusstsein vermittelt, bezeichnete Steiner als das *Nerven-Sinnes-System.*

Das Nerven-Sinnes-System hat sein Zentrum im Kopfbereich, doch durchdringt es den Menschen mit unzähligen Nervenbahnen, die bis in die Sinnesorgane reichen. Die vorherrschenden Prinzipien dieses Systems sind Ruhe, Kälte und Abbau. Wie schon bezüglich der Viergliederung geschildert, wird der Kopf durch die aufrechte Statur des Menschen von jeder bewegungsfordernden Gliedmaßenfunktion befreit. Der feste Schädel verstärkt die Ruhigstellung und bewahrt vor Verletzung und Überwärmung. Zusätzlich schützt der Liquor das in ihm schwimmende Gehirn vor heftigen Bewegungen und Erschütterungen. Im Gehirn findet nur eine minimale Stoffwechseltätigkeit statt, denn diese würde Bewegung und Wärme verursachen. Zudem sind keine Muskeln vorhanden. Kurz nach der Geburt ist die Nervensubstanz bereits fertig ausgebildet, sodass die zur Regeneration notwendige Stoffwechseltätigkeit in diesem Bereich weitgehend entfällt. Die geringe Regenerationsfähigkeit der Nervensubstanz zeigt sich auch an der schlechten Heilungstendenz des Gewebes. Somit sind in diesem Organsystem ideale anatomische und physiologische Bedingungen für das Denken gegeben: Ruhe, Kälte und die Tendenz zum Abbau.

3.3.2 Das Fühlen – Rhythmisches System

Im Fühlen findet ein Wechselspiel der Seele mit der sie umgebenden Welt statt. Im Denken ist es möglich, objektive Tatsachen zu erkennen; diese können von jedem Menschen gleichermaßen eingesehen werden. Im Fühlen kommt der persönliche Eindruck hinzu. Das Wahrgenommene gefällt oder missfällt. Eine persönliche Meinung ist in diesem Sinn Ausdruck unserer Gefühle gegenüber einer Sache. Auch der in unseren Handlungen sich offenbarende Wille wird häufig von Sympathie oder Antipathie geprägt. Das Verhältnis der Seele zur Welt ist einem Hin- und Herpendeln vergleichbar: Die Welt kommt auf uns zu, und wir reagieren mit Gefühlen auf sie.

Die leibliche Grundlage für das Fühlen finden wir in den rhythmischen Prozessen unseres Organismus. In den *Lungen* beispielsweise pendelt der Atem zwischen Innen- und Außenwelt: Luft wird ein- und ausgeatmet. Sie gelangt über das Blut bis in das Innerste aller Körperzellen und wird verwandelt wieder an die Außenwelt abgeatmet. So steht der Mensch durch die Tätigkeit von Lungen- und Blutkreislauf in ständigem Austausch mit der Welt. Dieser physiologische Vorgang ist wie eine Spiegelung unseres Seelenlebens, das sich im Fühlen mit der Welt verbindet und dann wieder zu sich selbst zurückfinden muss.

Der Herzschlag ist auf den Atemrhythmus im Verhältnis von 4:1 abgestimmt. Eine Veränderung im Rhythmus des einen Organs verursacht beim Gesunden immer auch eine Veränderung im Rhythmus des anderen. In ihrem engen Zusammenspiel werden Herz und Lungen als die zwei zentralen Organsysteme des *Rhythmischen Systems* betrachtet. Damit ist das Zentrum der rhythmischen Tätigkeit im Brustbereich des Menschen lokalisiert, jedoch erstreckt es sich über alle rhythmisch verlaufenden Prozesse im ganzen Körper.

Vorherrschende Prinzipien im Rhythmischen System sind Ausgleich, Vermittlung und Harmonie. Die Anatomie des Knochenbaus im Brustbereich zeigt die Rippen als schützende Hülle. Diese ist jedoch durchbrochen und damit viel beweglicher als der feste Schädel, der dem Schutz des Gehirns dient.

Bewegungen im Rhythmischen sind nicht chaotisch, sondern obliegen einer ausgleichenden und harmonisierenden Regelung, die sich aus dem Wechsel von Bewegung und Ruhe ergibt [→ Kapitel „Rhythmus"]. Auch die Wärmeverhältnisse des Organismus werden rhythmisch reguliert. Das als Hauptvermittler der Wärme durch den ganzen Körper fließende Blut muss sowohl die Wärme, die in der Leber erzeugt wird, als auch die relative Kühle des Gehirns ausgleichend vereinbaren. Die periphere Zirkulation in Form von Vasodilatation und Vasokonstriktion bewirkt in der Hauptsache, dass die Kerntemperatur von 37 °C gegenüber Temperaturschwankungen innerhalb und außerhalb des Leibes gehalten wird. Diese und zahlreiche andere physiologische und anatomische Bedingungen ermöglichen es dem Rhythmischen System, durch die ihm zugrundeliegenden Prinzipien der Harmonie, der Vermittlung und des Ausgleichs die leibliche Grundlage für das Fühlen zu bilden.

3.3.3 Das Wollen – Stoffwechsel-Gliedmaßen-System

Im Wollen kommt von der Seele der Impuls, etwas in die Welt zu setzen. Sobald der Mensch etwas will, entsteht Aktivität; der Menschenwille äußert sich in der Tat.

Die physische Grundlage für die Ausführung von Willensimpulsen finden wir vor allem in der Aktivität der Muskeln. Durch unsere Gliedmaßen sind wir imstande, dem Wollen Ausdruck zu verleihen. Unser Wille äußert sich jedoch nicht alleine in den bewussten Willensimpulsen, sondern auch in jenem unbewussten Urwollen zum Leben, das den Menschen ständig tätig zum Leben hindrängt.

Dieses Wollen findet in der aufbauenden und regenerierenden Tätigkeit des Stoffwechselsystems seine leibliche Entsprechung. In der Verarbeitung der Nahrung, die dem Aufbau des Leibes dient, gibt das Stoffwechselsystem dem Willen zum Leben Ausdruck. Die Aktivität der Gliedmaßen setzt eine Tat in die Welt; ebenso stellt die Stoffwechselaktivität den Körper ständig erneut in die Welt hinein und erhält ihn.

Die Stoffwechsel- und Muskelaktivität, die zusammenfassend als das *Stoffwechsel-Gliedmaßen-System* bezeichnet wird, erzeugt die für alle Lebensvorgänge unentbehrliche Körperwärme. Die weiche Dehnbarkeit und hohe Regenerationsfähigkeit der Stoffwechselorgane sowie die langen Röhrenknochen und deren bewegliche Gelenke sind ideale anatomische Grundlagen für die in diesem System herrschenden Prinzipien der Bewegung, der Wärme und des Aufbaus. Das Zentrum dieses Systems befindet sich zwar im Abdomen, seine Aktivität erstreckt sich jedoch über den ganzen Körper und zeigt sich überall dort, wo Stoffwechseltätigkeit und Bewegung als Ausdruck des Wollens auftreten.

3.4 Weitere Beispiele für die Dreigliederung

Die Beschreibung des Knochenbaus im Zusammenhang mit der leiblich-seelischen Dreigliederung stellt nur ein Beispiel dafür dar, wie die Seelenqualitäten und Lebensfunktionen bis in den Bau des physischen Leibes widergespiegelt zu finden sind. Der feste, geschlossene Schädel ist ideal dafür geschaffen, dem Gehirn Kühle und Ruhe zu geben, die dem Bewusstsein und dem Denken dienen. Diesem polar gegenüber befinden sich die langen, kräftigen Röhrenknochen, deren sie umgebende Muskeln in Bewegung

Wärme erzeugen und es dem Willen ermöglichen, sich in der Tat zu äußern. Dazwischen sind die Rippen lokalisiert. Sie bilden mit den oberen festen und den unteren beweglichen Rippen eine Art Metamorphose zwischen Schädel und Röhrenknochen. Sie sind leicht beweglich, doch nicht willkürlich bewegbar, und schwingen mit der rhythmischen Atmung mit, die den Gefühlen eine Ausdrucksmöglichkeit verschafft.

GESICHT: Führen wir unsere Beobachtungen weiter und betrachten das menschliche Gesicht auf seine Dreigliedrigkeit hin: Wir bemerken, wie sich die fest geschlossene Stirn, hinter der sich das Gehirn verbirgt, als Ruhepol gegenüber dem beweglichen Unterkiefer verhält, der als Kraftpol dem Kauen und damit der Stoffwechseltätigkeit dient. Zwischen beiden befindet sich die Nase, die als Atmungsorgan im Dienste des Rhythmischen Systems steht. Auch der Geruch als Sinnesempfindung der Nase hängt eng mit Gefühlen und gefühlsgeprägten Erinnerungen zusammen.

AUGE: Das Auge kann ebenfalls als dreigegliedert betrachtet werden: Zunächst die kühle, kaum durchblutete, dem Licht zugewandte Cornea; im Schädel versteckt befindet sich der Ansatz der Augenmuskeln und das Choroid, die sich durch Blutzirkulation und Stoffwechselaktivität auszeichnen. Dies ermöglicht die Bewegung der Augenmuskeln. Dazwischen liegt die empfindliche Iris, die ihre unwillkürlichen Bewegungen den Lichtverhältnissen und dem Wahrnehmungsobjekt anpasst. Ihre Tätigkeit ist wie die der Atmung ein Wechselspiel zwischen Innen und Außen: Die Pupille verengt und öffnet sich wie ein Tor zwischen Innen- und Außenwelt.

ARM: Eine Dreigliederung zeigt sich auch im Arm. Dort findet sich einmal der starke, muskulöse Oberarm mit einem tragenden Knochen und einem Kugelgelenk, das Bewegungen in alle Richtungen ermöglicht. Demgegenüber steht die feingliedrige Hand, die als Wahrnehmungsorgan der Sinnestätigkeit dienen kann. Der dazwischen liegende Unterarm ist weniger muskulös und in seiner Beweglichkeit durch Ulna (Elle) und Radius (Speiche) auf ein Hin und Her in zwei Richtungen reduziert.

TAG: Im Tageslauf sind die verschiedenen Organsysteme unterschiedlich tätig. Tagsüber, während wir wachen, ist die abbauende Tätigkeit unseres Nerven-Sinnes-Systems am stärksten beansprucht: im Wahrnehmen und bei der Verarbeitung dieser Wahrnehmungen im Denken. Während der Nacht, wenn das Tagesbewusstsein herabgesenkt ist, arbeiten unsere Stoffwechselorgane aufbauend und regenerierend, sodass wir am nächsten Morgen wieder erfrischt erwachen. Das rhythmische Geschehen schlägt Tag und Nacht die Brücke zwischen auf- und abbauenden Tätigkeiten der beiden Systeme.

Ebenso wie sich im Seelischen Denken, Fühlen und Wollen durchdringen, wirken im Leiblichen Nerven-Sinnes-Tätigkeit, rhythmisches Geschehen und Stoffwechsel-Gliedmaßen-Aktivität untrennbar voneinander zusammen. Eine genauere Betrachtung dieser physischen Dreigliederung in Gesundheit und Krankheit verdeutlicht dieses Zusammenwirken.

4. Die funktionelle Dreigliederung in Gesundheit und Krankheit

Die Dreigliederung in Nerven-Sinnes-, Rhythmisches und Stoffwechsel-Gliedmaßen-System bezeichnet die anthroposophische Menschenkunde als die *funktionelle Dreigliederung*. Eine solche Gliederung lenkt den Blick zuerst auf Tätigkeiten und Prozesse, bevor die anatomischen Sachverhalte betrachtet werden. Diese Sicht bildet eine Grundlage für das Krankheitsverständnis der Anthroposophischen Medizin, die nicht primär die Pathologie der Zelle mit ihrer Biochemie in den Vordergrund stellt, sondern die Krankheitsdynamik in einem gestörten Verhältnis der drei oben dargestellten Funktionssysteme erkennt.

Um die Dynamik in der Dreigliederung zu veranschaulichen und um letztere nicht als Dreiteilung misszuverstehen, kann man sich die drei Funktionssysteme als eine Lemniskate vorstellen [Abb. A, B, C]. In Gesundheit würde ihr Verhältnis die Gestalt wie in Abbildung A annehmen.

Die *Abbildung A* zeigt Nerven-Sinnes-Tätigkeit und Stoffwechsel-Gliedmaßen-Aktivität im Gleichgewicht: Beide Kreise der Lemniskate sind gleich groß und stehen im selben Verhältnis zueinander. Das Rhythmische System hat sein Zentrum in der Mitte, wo sich die Linien kreuzen. Ziehen wir diese Figur mit dem Finger nach, stellen wir fest, dass die Bewegung unserer Hand ganz rhythmisch verläuft. Der Organismus ist folglich dann gesund, wenn sich die zwei Pole im Gleichgewicht befinden. So kann das rhythmische Geschehen ungehindert und harmonisierend zwischen Nerven-Sinnes- und Stoffwechsel-Gliedmaßen-System vermitteln.

Die Figur der Lemniskate hilft uns zum Verständnis von Krankheit. Diese manifestiert sich in zwei grundlegend verschiedene Typen.

4.1 Krankheit Typus I – Kälte überwiegt

Was geschieht, wenn die Nerven-Sinnes-Tätigkeit überwiegt, zeigt die *Abbildung B* (Krankheit Typus I). Die schon beschriebenen Tendenzen dieses Systems zur Ruhe (Unbeweglichkeit), Kälte und zum Abbau herrschen vor. Sie greifen in das Gebiet des Rhythmischen Systems und des Stoffwechsel-Gliedmaßen-Systems über. Folgen wir dieser Figur mit dem Finger, so spüren wir sofort, wie sich der Rhythmus verändert und unharmonisch wirkt. Der Organismus ist aus dem Gleichgewicht gebracht.

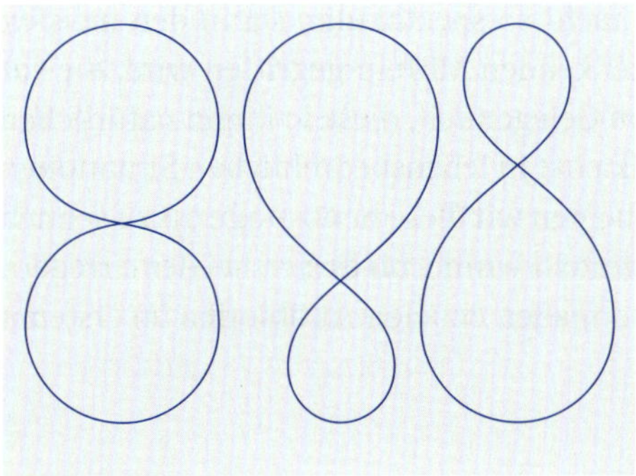

Abb. v. li. na. re.: A, B, C

„Kalte", sklerotische Krankheiten mit den Symptomen der Verhärtung und Erstarrung sind für dieses Missverhältnis typisch. Die meisten der heutigen Zivilisationskrankheiten verlaufen ohne Fieber, wie zum Beispiel die Arteriosklerose, Diabetes mellitus,

Karzinome oder die Demenz. Oft findet man bei diesen Erkrankungen Verhärtungen der Blutgefäße oder wenig belebte Ablagerungen wie Tumore oder Plaques. Verhärtungen können in allen Organen auftreten und sind in der Steinbildung, beispielsweise bei Nieren- oder Gallensteinen, besonders sinnenfällig zu beobachten.

Andere Äußerungen dieses Typus finden wir dort, wo Kälte, Unbeweglichkeit und Abbau an einem Ort auftreten, an dem sonst Wärme, Bewegung und Aufbau dominieren. Hier werden unzählige der heute so weit verbreiteten Krankheiten erkennbar. Die Aufgabe der Pflege besteht dann darin, sorgsam mit der Wärme umzugehen, ob durch Wickel und Einreibungen oder durch seelische Wärme. Auch ist der Patient während der Krankheit und in der Rekonvaleszenz vor zu starken Sinnesreizen zu schützen. Dies gilt für das Fernsehen, Radiohören und für andere Beschäftigungen, die hauptsächlich den Sinnesmenschen ansprechen. Der Umgang mit dem Rhythmus ist hier von großer Bedeutung: In der Pflege sollten wir alles Rhythmische im Tagesablauf und im Leben des Patienten unterstützen.

4.2 Krankheit Typus II – Wärme überwiegt

Das Überwiegen der Stoffwechsel-Gliedmaßen-Aktivität führt zur Verdrängung der Nerven-Sinnes-Tätigkeit. Auch hier kommt es zu einer Störung im harmonischen Verlauf des rhythmischen Geschehens, erlebbar in der Lemniskate für die Krankheit Typus II [Abb. C]. Vergegenwärtigen wir uns die im Stoffwechsel-Gliedmaßen-System herrschenden Prinzipien der Wärme, der Bewegung und des Aufbaus, so lässt sich schnell auf den Typus von Krankheit schließen, der durch ein Übermaß dieser Prozesse verursacht wird. Die Zunahme von Wärme bedingt alle Krankheiten, die mit Fieber einhergehen. Dass Fieber oft als Reaktion auf eine Infektion durch Mikroorganismen entsteht, widerspricht dieser Tatsache nicht. Schließlich stecken sich nicht alle Menschen an, wenn sie einer Grippe oder sonstigen Infektionskrankheiten ausgesetzt sind. Zwar sind die Mikroorganismen für alle Menschen vorhanden, aber nur diejenigen sind anfällig und erkranken, die sich bereits in einem Zustand des Ungleichgewichts befinden.

Die wirklich „heißen" Entzündungskrankheiten sind heutzutage nicht nur seltener als in früheren Zeiten, wo Epidemien, wie z. B. Cholera oder Pest, ganze Völker betrafen, sondern sie sind auch in ihrem Verlauf nicht mehr so spektakulär. Da in den meisten Fällen sehr schnell zu Antibiotika und fiebersenkenden Mitteln gegriffen wird, die solche Krankheiten unterdrücken, haben wir kaum Gelegenheit, diese in ihrem natürlichen Verlauf zu beobachten. Die Gabe von Antibiotika hat in lebensbedrohlichen Situationen ohne Zweifel ihren berechtigten Platz – nur scheinen wir diese heutzutage oft zu schnell einzusetzen. Häufig geschieht dies, bevor festgestellt wurde, ob es sich bei den Erregern um Viren oder um Bakterien handelt. Bekanntermaßen erzielen Antibiotika im ersteren Fall überhaupt keine Wirkung.

Es scheint, als ob der moderne Mensch beim kleinsten Leiden die Verordnung eines Präparates erwartet, und wenn dies nicht geschieht, fühlt er sich vom Arzt nicht ernst genommen.

Vielfach haben wir es heutzutage verlernt, mit dem Fieber umzugehen. Wir haben Angst vor Bewusstseinstrübungen, Angst, die Kontrolle zu verlieren oder Halluzinationen und Fieberkrämpfe zu erleiden. Wir können aber solche fiebrigen Erkrankungen als Versuch des Organismus verstehen, das innere Gleichgewicht wiederherzustellen. Für die Pflege resultiert aus einer solchen Betrachtung, nicht primär das Fieber zu senken, sondern der spezifischen Rolle der Wärme gewahr zu sein. Dies bedeutet, auch mit der Kühlung sorgsam umzugehen, so zum Beispiel in der schon beschriebenen Form von Wadenwickeln. Die fiebernden Patienten müssen viel Flüssigkeit zu sich zu nehmen. In solchen Fällen ist der gestörte Rhythmus des Organismus zu unterstützen und zu stärken, einerseits um das innere Gleichgewicht wiederherzustellen, aber auch, weil hohes Fieber Herz und Kreislauf anstrengt. Um das Fieber durchzustehen, können wir, den Patienten begleitend, Mut und Vertrauen geben. Eine Entzündungskrankheit, die der Mensch mit unterstützender Hilfe anstatt mit fieberunterdrückenden Medikamenten überwindet, kann so als Stärkung und als Leistung, des Gleichgewichts erlebt werden. Die Unterstützung der rhythmischen Prozesse bewirkt die Heilung aus der Mitte und fördert damit die eigenen Heilungskräfte des Menschen.

Beispiel: Migräne

Manche Leiden zeigen Aspekte beider Arten der Verschiebung. Ein anschauliches Beispiel dafür bietet die Migräne. Vordergründig herrscht hier der zweite Krankheitstypus (Stoffwechsel-Gliedmaßen-System überwiegt) vor. Elemente des ersten Krankheitstypus stellen einen späten Versuch des Organismus dar, das Gleichgewicht wiederherzustellen.

Die Migräne äußert sich typischerweise in (pochendem) Kopfschmerz, Lichtempfindlichkeit und Übelkeit bis zum Erbrechen. Eine Vasodilatation mit Blutfülle im Kopfbereich und eine reaktive Vasokonstriktion gelten als ihre physiologischen Ursachen. Gewöhnlich gibt man schmerzstillende Mittel, die das Bewusstsein des Patienten bis zum Ausklingen des Anfalls herabmindern. Oder es werden Substanzen wie z.B. Triptane verabreicht, die sowohl die Entzündungsreaktion an den Blutgefäßen blockieren als auch verengte Blutgefäße wieder erweitern sollen. Als Nebenwirkung dieser Therapien können sich leichtes, allgemeines Schwächegefühl und ungerichteter Schwindel, Missempfindungen, Kribbeln, Wärme- oder Hitzegefühl sowie leichte Übelkeit manifestieren. Bei Überdosierung und zu häufiger Einnahme kann es zum Dauerkopfschmerz kommen.

Die funktionelle Betrachtung der Migräne führt uns dazu, die Erhöhung der Blutzirkulation und die Entzündung der Gefäße im Gehirn als Ausdruck gesteigerter Stoffwechseltätigkeit zu interpretieren. Dies ist der Bereich, in dem die Tätigkeit des Nerven-Sinnes-Systems vorherrschen sollte. Die später auftretende Übelkeit kann in diesem Sinne auch als Bewusstsein – also Nerven-Sinnes-Tätigkeit – „am falschen Ort" betrachtet werden. Oft stellt sich mit dem Erbrechen ein gewisses Maß an Erleichterung ein. Der Organismus versucht selbstregulierend, das Gleichgewicht wiederherzustellen.

Die Diagnose eines in den Nerven-Sinnes-Bereich verschobenen Stoffwechselprozesses bietet den Ansatz für eine kausale Therapie. Die deplatzierte Stoffwechselaktivität muss an den ihr zugehörigen Ort zurückgeführt werden – in die Stoffwechsel-Gliedmaßen-Organe. Dies geschieht beispielsweise durch ein Senffußbad, das eine stark stoffwechselanregende, erwärmende Wirkung entfaltet [→ Kapitel „Wickel und Auflagen"]. Mit der Anwendung an den Beinen wählen wir einen zur Kopfregion polaren Applikationsort. Der Kopf wird für seine Bewusstseinstätigkeit wieder frei. Nebenwirkungen treten bei dieser Therapie nicht auf, wenn keine Überempfindlichkeit gegen das Senfmehl besteht. Auch für die konventionelle physiologische Betrachtungsweise ist diese Therapie verständlich: Der lokale Reiz des Senfmehls an den Unterschenkeln verursacht eine örtliche Gefäßerweiterung, die das Blut aus dem Kopf zu den Füßen lenkt.

5. Krankheit in der Biografie

Die funktionelle Dreigliederung bietet eine Möglichkeit, die leiblichen und seelischen Ursachen einer Erkrankung als verschobene „normale" Prozesse zu verstehen. Daraus resultiert eine kausale Therapie, die die bestehenden Ungleichgewichte wieder in ein harmonisches Verhältnis bringt. Dies erklärt aber zunächst nicht die Frage, warum in ähnlichen Stresssituationen der eine Mensch unter Migräne leidet, ein anderer an einem Magenulkus erkrankt, wieder ein anderer neurodermititisch reagiert und sich bei anderen die Beschwerden in psychischen Krankheiten manifestieren. Um einer Antwort auf diese Frage näherzukommen, haben wir den Blick auf das Geistige des Menschen zu lenken. Wir müssen ihn in seiner Individualität und in ihrer zeitlichen Entfaltung, der Biografie, betrachten.

5.1 Die Dreigliedrigkeit in der geistigen Entwicklung

Der Mensch vollzieht von der Empfängnis bis zu seinem Tod eine physische, seelische und geistige Entwicklung [→ Kapitel „Krankheit und Schicksal"]. Integrieren wir an dieser Stelle den Ewigkeitscharakter des Geistigen in unsere Betrachtung, so gewinnt das Entwicklungsmotiv eine erweiterte Bedeutung. Wenn wir die Möglichkeit einer Entwicklung des Menschengeistes über mehrere Leben hinweg in Erwägung ziehen, erscheinen uns Krankheit, Behinderung oder der frühe Tod eines geliebten Menschen in einem neuen Licht. Schicksalsschläge aller Art müssen dann nicht als sinnlose Zufälligkeiten hingenommen werden. Krankheiten, welcher Art sie auch sein mögen, erscheinen als spezifischer Ausdruck einer sich entwickelnden Individualität.

Für die Pflegenden ergibt sich aus dieser Betrachtung die schon erwähnte Rolle des Begleiters. Unsere Aufgabe liegt nicht darin, Einfluss auf die geistige Entwicklung unseres Patienten auszuüben, das heißt, wir sollten nicht aktiv in seinen sich entfaltenden

Lebensweg eingreifen oder dessen Richtung bestimmen. Durch die Mitsorge und Pflege des Patienten können wir es ihm aber erleichtern, Lebensziele sowie neuen Mut und Kraft zu finden, um seinen weiteren Weg zu beschreiten. Eine Krankheit bedeutet oft ein einschneidendes Ereignis für den Menschen. Wer als Diagnose „Herzinfarkt", „Schlaganfall" oder „Krebs" bekommt, muss seinen Lebensstil meist radikal verändern, vielleicht den Beruf wechseln oder Hobbys aufgeben. Was die Zukunft birgt, kann sehr angsterregend sein. Das aufrichtige Gespräch ermöglicht uns zu hören, was vom Patienten selber kommt. Dabei sollten wir nicht sofort mit Rat und Tat eingreifen. In der Neuformulierung seiner Lebensziele können wir ihm aber begleitend und unterstützend beistehen. Wir helfen ihm, die Kraft und den Mut zu finden, die er benötigt, um in seinem Bestreben der inneren Stimme seines Geistes zu folgen.

5.1.1 Begleitendes Beistehen – Chance der Pflege

In der Pflege haben wir oftmals die einmalige Ehre, einen Einblick in schwierige Entscheidungsmomente im Schicksal einiger Menschen – unserer Patienten – zu bekommen, und wir dürfen ihnen über diese schwierige Zeit begleitend beistehen.

Rudolf Steiner beschrieb in vielen seiner Werke, wie der Mensch ganz bewusst einen Schulungsweg beschreiten kann, der zur Erkenntnis des Geistigen und der geistigen Zusammenhänge führt.[11, 12, 13]

Die Erkenntnis höherer Welten erlangen wir durch die Befreiung unseres Denkens von allen sinngebundenen Eindrücken, sodass das geistige Auge für rein Geistiges geöffnet wird. Die Entscheidung, einen solchen Weg zu beschreiten, muss jeder für sich alleine und in Freiheit treffen. Da wir in der Pflege Tätigen es uns zur Aufgabe gemacht haben, für Menschen in Krankheit und im Moment der Schicksalsschwere zu sorgen und zu begleiten, kann der eigene Schulungsweg als dringende Aufgabe, ja sogar als Pflicht erscheinen. Die Pflege eines Menschen wird reicher, wenn Pflegende aus Verständnis für die hinter der sinnlich wahrnehmbaren Welt webenden seelischen und geistigen Zusammenhänge handeln. Ein solcher Schulungsweg dient jedoch nicht nur der besseren Versorgung unserer Patienten, sondern hilft auch uns Pflegenden, mit vielen schwierigen, schmerzhaften und traurigen Situationen, die uns im Beruflichen wie auch im Persönlichen begegnen, besser umzugehen.

6. Drei Stufen der Erkenntnis

Als Ergebnis einer konsequent durchgeführten geistigen Entwicklung beschrieb Steiner drei Stufen der Erkenntnis höherer Welten. Diese sind:

- Imagination
- Inspiration
- Intuition

Diese drei Erkenntnisstufen sind eng mit den in der Seele wirkenden Prinzipien verbunden.

Denken, Fühlen und Wollen sind mit unseren Augen nicht direkt wahrnehmbar, aber als seelische Prozesse erlebbar. Anders verhält es sich mit Imagination, Inspiration und Intuition. Diese Erkenntnisstufen sind unserer Erfahrung weitgehend fremd. So wird verständlich, dass die nachfolgende Beschreibung einige Schwierigkeiten überwinden und skizzenhaft bleiben muss. Gelingt es uns dennoch, gegenüber dem Geistigen offen zu bleiben, so kann sich dieses uns offenbaren.

6.1 Imagination

Die geistigen Erkenntnisse, die im Seelischen ihren Ausdruck im Denken und im Physischen im Nerven-Sinnes-System finden, bezeichnete Steiner als Imaginationen. Durch die imaginative Erkenntnisstufe nehmen wir die geistige Welt als Bilder wahr. Im Stadium der Imagination bleiben wir jedoch nur an der bildhaften Oberfläche der geistigen Welt, ebenso wie wir in der sinnlichen Welt mittels des optischen Sinns noch nichts vom inneren Wesen der Dinge erfahren.

Der Vergleich soll an dieser Stelle und auch im Folgenden nicht missverstanden werden: Er meint nicht, dass wir mit unseren gewöhnlichen Augen in die geistige Welt schauen können. Die Dynamik der Imagination aber ist der unseres optischen Sinns am besten vergleichbar.

6.2 Inspiration

Die geistige Metamorphose des Fühlens, das sich auf der leiblichen Ebene betrachtet im Rhythmischen äußert, führt als übersinnliches Erkenntnisorgan zur Inspiration. Durch die Inspiration dringt der Mensch tiefer in das Wesen des Geistigen ein. Hier offenbart sich demjenigen, der die entsprechende Erkenntnisstufe ausgebildet hat, die geistige Welt nicht nur wie im äußeren Bild, sondern aus ihrem Inneren heraus. Ein Beispiel aus der physischen Welt kann dies verständlicher machen:

> Begegnen wir einem Menschen, so ist der erste Eindruck ein durch den Sehsinn vermitteltes Bild seiner äußeren Gestalt. Ein mit dem optischen Eindruck vergleichbares Bild ergibt sich aus der imaginativen Erkenntnis. Hören wir nun die Stimme des Menschen, so wird dieses Bild verlebendigt und ergänzt durch das mehr Innerliche in Klang und Tonfall.

6.3 Intuition

Das Wollen, das als seelische Eigenschaft seine leibliche Grundlage im Stoffwechsel-Gliedmaßen-System hat, bildet die Grundlage für eine weitere geistige Erkenntnisstufe – die Intuition. Um das Charakteristische dieser Stufe zu beschreiben, wollen wir zunächst das oben genannte Beispiel vergegenwärtigen. Die imaginative Erkenntnis erschien uns mit dem optischen Eindruck vergleichbar, die Inspiration mit einem tiefergehenden akustischen Erleben. Die Intuition können wir uns nun als eine tätige Begegnung vorstellen, beispielsweise, wenn wir unserem Gegenüber die Hand reichen. In der Intuition vereinigen sich Wahrnehmung und Handlung zu einer Einheit: Man ist im intuitiven Erkennen nicht mehr Beobachter, sondern eins mit der geistigen Welt.

Die Seele bildet die Brücke über das Wollen zum Physischen und öffnet sich im Denken zum Geistigen hin.

Wir haben erkannt, dass sich im Leiblichen die Nerven-Sinnes-Tätigkeit, das rhythmische Geschehen und die Stoffwechsel-Gliedmaßen-Aktivität durchdringen und im Seelischen Denken, Fühlen und Wollen zusammenwirken. Ebenso sind die im Geistigen zu entwickelnden Erkenntnisstufen der Imagination, Inspiration und Intuition nicht getrennt voneinander zu verstehen. In ihrer Ganzheit eröffnen sie den Zugang zur geistigen Welt.

7. Schlussbemerkung

Das Verständnis des Menschen als drei- und viergliedriges Wesen dient als Grundlage für die durch Anthroposophie erweiterte Pflege.

Die Viergliedrigkeit macht deutlich, wie der Mensch mit Welt und Natur in Zusammenhang steht und weist auf sein Verhältnis zu den vier Elementen Erde, Wasser, Luft und Feuer hin. Sie zeigt, wie der Mensch durch sein Ich und die Beherrschung des Feuers das vierte Naturreich über den Mineralien, Pflanzen und Tieren darstellt. In seiner Viergliedrigkeit steht der Mensch in harmonischem Zusammenhang mit der Erde, mit den vier Himmelsrichtungen, den vier Jahreszeiten und mit allen weiteren dieser Erde zugehörigen viergliedrigen Ordnungsprinzipien. Für die Pflege ergeben sich aus dem Verständnis der Viergliedrigkeit des Menschen Anregungen. Bereits *Florence Nightingale* formulierte dies so:

> *„Das Wort ‚Pflege', wie ich es verstanden wissen will, hat eine weit tiefere Bedeutung als ihm im gewöhnlichen Leben zugeschrieben wird, wo man sich nicht viel mehr dabei denkt als die Darreichung von Arzneimitteln oder von Umschlägen und andere bloße Handleistungen. Von Rechts wegen aber begreift die Tätigkeit die richtige Verwendung und Regelung der frischen Luft, des Lichts, der Wärme in sich, die Sorge für Reinlichkeit, Ruhe, richtige Auswahl und rechtzeitige Darreichung von Speise und Trank, und zwar dies alles unter größtmöglicher Schonung der Lebenskraft der Kranken."*[14]

Die Dreigliederung zeigt, wie der Mensch als leibliches, seelisches und geistiges Wesen in lebendiger Beziehung zwischen der physischen und der geistigen Welt steht, zwischen Himmel und Erde. Die Drei repräsentiert ein Göttliches, wie in der christlichen Trinität dargestellt: Vater, Sohn und Heiliger Geist als Urbild der Dreieinigkeit.

Die Pflege findet durch ihr Wirken mit der Dreigliederung eine besondere Aufgabe in der Arbeit mit dem Rhythmus. Dieser kann die in Opposition stehenden Polaritäten (warm und kalt, schlafen und wachen, Geist und Leib) harmonisch zur Gesundung unserer Patienten verbinden.

Es wird deutlich, dass diese menschenkundliche Betrachtung nicht geeignet ist, um als Methode für theoretische Pflegemodelle oder überbordende Dokumentationssysteme zu dienen. Dies würde dem Anliegen der Anthroposophie widersprechen und die lebendige Beziehung zwischen Patienten und Pflegenden beeinträchtigen. Im Bestreben, mit dem hier dargestellten Menschenbild bewusst umzugehen, werden wir unsere Beziehung zum Patienten vertiefen, und in der alltäglichen Pflege dem „Wie" unseres Handelns Richtung geben.

Die folgenden Beiträge machen die praktische Anwendung der anthroposophischen Menschenkunde verständlich.

Kategorie	Beispiel für Lernziele	Empfohlener Lernweg
Handwerk	Sie führen ein Aufnahmegespräch unter dem Gesichtspunkt der Viergliederung.	A
Eigenes Lernziel		
Beziehung	Sie erweitern Ihr Berufsverständnis im Hinblick auf die ganzheitliche, beziehungsorientierte Aufgabe des Pflegenden.	B
Eigenes Lernziel		
Wissen	Sie kennen die Grundbegriffe der anthroposophischen Menschenkunde.	C
Eigenes Lernziel		

Literatur

1 Nightingale, F.: Notes on Nursing. Zitiert nach der Faksimile-Ausgabe der deutschen Übersetzung von 1878, Leipzig. Herausgegeben vom Bundesausschuss der Unterrichtsschwestern und Pfleger. Selbstverlag Stuttgart 1980.

2 Steiner, R.: Die Geheimwissenschaft im Umriss (GA 13). Rudolf Steiner Verlag Dornach 2012.

3 Steiner, R.: Theosophie. Eine Einführung in übersinnliche Welterkenntnis und Menschenbestimmung (GA 9). Rudolf Steiner Verlag Dornach 2012.

4 Steiner, R., Wegman, I.: Grundlegendes für eine Erweiterung der Heilkunst nach geisteswissenschaftlichen Erkenntissen (GA 27). Rudolf Steiner Verlag Dornach 1991.

5 Goethe, J. W. von: Werke. Band 2 – Talismane. Hamburger Ausgabe. Deutscher Taschenbuch Verlag München 1998.

6 Steiner, R.: Anthroposophische Leitsätze (GA 26). Rudolf Steiner Verlag Dornach 1989.

7 Virchow, R.: Zitiert in: Vasold, M.: Rudolf Virchow. Der große Arzt und Politiker. Deutsche Verlags-Anstalt Stuttgart 1991.

8 Virchow, R.: Zitiert in: Vasold, M.: Rudolf Virchow. Der große Arzt und Politiker. Deutsche Verlags-Anstalt Stuttgart 1991.

9 Steiner, R.: Von Seelenrätseln (GA 21). Rudolf Steiner Verlag Dornach 1993.

10 Benner, P.: From novice to expert. Prentice Hall New Jersey 2000.

11 Steiner, R.: Die Geheimwissenschaft im Umriss (GA 13). Rudolf Steiner Verlag Dornach 2012.

12 Steiner, R.: Theosophie. Eine Einführung in übersinnliche Welterkenntnis und Menschenbestimmung (GA 9). Rudolf Steiner Verlag Dornach 2012.

13 Steiner, R.: Wie erlangt man Erkenntnisse der höheren Welten? (GA 10). Rudolf Steiner Verlag Dornach 2014.

14 Nightingale, F.: Notes on Nursing. Zitiert nach der Faksimile-Ausgabe der deutschen Übersetzung von 1878, Leipzig. Herausgegeben vom Bundesausschuss der Unterrichtsschwestern und Pfleger. Selbstverlag Stuttgart 1980.

KAPITEL V

Krankheit und Schicksal

RENATE HASSELBERG · ROLF HEINE

Eine schwere Krankheit bedeutet für den Patienten einen Einschnitt in der Biografie. Die Anthroposophische Medizin bezieht diesen Aspekt in die Behandlung ein. Dabei ist die Arbeit an der Sinnfrage entscheidend, um den roten Faden in der Biografie des Patienten aufzufinden. Dies ist dem Pflegenden oder dem Therapeuten nur möglich, wenn die eigenen biografischen Grundmuster verstanden werden. Das Kapitel betrachtet die Beziehung zwischen dem Patienten und dem Pflegenden als Schicksalsbegegnung.

→ Lernziel siehe Seite 150

1. Einleitung

Wir haben hierfür die ungewöhnliche Form eines Dialoges gewählt. Sie ermöglicht es, persönlicher über dieses Thema zu sprechen, und vermeidet den Eindruck, es könnten „letzte“ Fragen beantwortet werden. Gerade im Gespräch schien es uns möglich, unser Ringen um diese Fragen und den aphoristischen Charakter der Darstellung erlebbar zu machen.

Wer erkrankt, ist in der Ausübung seiner alltäglichen Lebensaufgaben behindert. Der Lebensfluss stockt, und der Patient wird auf sich selbst zurückgeworfen. Gerade schwere, lebensbedrohliche Krankheiten stellen den bisherigen Lebensentwurf in Frage oder konfrontieren mit dem Problem des individuellen Lebenssinns.

Aber auch leichte, alltägliche Erkrankungen, wie eine Erkältung oder ein gelegentlicher Kopfschmerz, werfen häufig die Frage auf, warum ausgerechnet jetzt, zu einem so unpassenden Zeitpunkt, eine solch unangenehme Störung erlebt werden muss.

Wer sich eine derartige Frage ernsthaft stellt, ahnt meist schon einen inneren Zusammenhang zwischen der Erkrankung und der individuellen biografischen Situation, in der er gerade steht.

Wir wollen in diesem Beitrag einige Gesichtspunkte zum Problem von Krankheit im menschlichen Lebenslauf darstellen. Sinnvoll erscheint ein solches Fragen letztlich nur, wenn wir von der Zielorientiertheit der individuellen Biografie ausgehen. Die Sinnhaftigkeit des menschlichen Lebens lässt sich nur erspüren. Dem gesunden Kind ist sie noch selbstverständlich gegeben. Sein ganzes Lebensgefühl gründet auf der Gewissheit von der Sinnhaftigkeit der Welt. Dem Erwachsenen steht dieser tragende Daseinsgrund nicht mehr unmittelbar zur Verfügung. Sinn und Ziel des Lebens müssen vielmehr individuell gesucht, erfahren und erlitten werden.

Vor diesem Hintergrund wollen wir im Folgenden über die Rolle von Krankheit und Krisen in der menschlichen Biografie sprechen.

2. Die Frage nach der Sinnhaftigkeit

2.1 Was ist eine Biografie?

[Renate Nadja Hasselberg NH | Rolf Heine RH]

NH Was ist eigentlich eine Biografie? Zuerst kann man ja sagen: Nur der Mensch hat eine Biografie, das Tier, die Pflanze, das Mineral haben keine Biografie; jedenfalls nicht in der Weise, dass sie einen Lebensweg zielvoll gestalten oder Selbstbewusstsein entwickeln könnten. Wenn ich einen Hasen wahrgenommen habe, dann muss ich nicht noch unzählige andere Hasen beobachten, um zu wissen, was ein Hase als Gattungswesen ist. Der Typus des Hasen findet sich in jeder seiner möglichen Erscheinungsformen. Dieses Wissen reicht aus, um das Wesen „Hase" zu verstehen. Begegne ich einem Menschen und kenne bereits seine Mutter, den Großvater und die Tante, dann weiß ich von diesem Menschen selbst trotzdem noch sehr wenig. Ich brauche eine individuelle Beziehung zu ihm, ich muss ihn individuell wahrnehmen, um überhaupt etwas über ihn aussagen zu können.

Betrachtet man eine Biografie unter dem zeitlichen Gesichtspunkt, so scheint es zunächst, als beginne sie mit der Geburt und ende mit dem Tod.

Zweifellos gilt dies für die biologische Existenz. Sie beginnt – den Augen verborgen – mit der Konzeption. Wo aber liegen die Grenzen für die Existenz der Individualität? Die Naturwissenschaft macht hierüber keine Aussagen. Das jahrtausendalte Wissen um die Unsterblichkeit der Seele ist von Zweifeln erschüttert. Die vorkonzeptionelle Existenz der menschlichen Individualität – ihre Ungeborenheit – wurde im christlich-abendländischen Kulturkreis über Jahrhunderte hinweg mit einigen wenigen Ausnahmen (z. B. Goethe, Novalis, Lessing) nicht mehr in Betracht gezogen. Erst zu Beginn des letzten Jahrhunderts hat Rudolf Steiner den Gedanken der Prä- und Postexistenz der menschlichen Wesenheit wieder als für das Verständnis der Individualität unabdingbar dargestellt. Steiner zufolge durchschreitet jeder Mensch eine lange Reihe von Verkörperungen (Inkarnationen). In der Zeit zwischen dem Tod und einer neuen Geburt existiert die Individualität in der geistigen Welt und bereitet sich auf ihre neue Inkarnation vor.

Unter dem Gesichtspunkt wiederholter Erdenleben erscheint der Begriff der Biografie wesentlich erweitert. Wir können nun die Ereignisse des gegenwärtigen Lebenslaufs mit der Frage betrachten: Welche Impulse aus einem früheren Leben wirken in das jetzige hinein, und welche Konsequenzen wird unser gegenwärtiges Handeln für die nachtodliche Existenz und die darauffolgenden Inkarnationen haben?

RH Das ist natürlich schwierig zu verstehen für einen Menschen, der seine Biografie zunächst einmal auf die Zeit zwischen Geburt und Tod begrenzt erlebt. Nur in diesem Zeitraum haben wir ja Bewusstsein von unserem Leben.

Welche Möglichkeiten gibt es für einen Menschen, dem der Reinkarnationsgedanke fremd ist, sich diesem mit Verständnis anzunähern? Worin unterscheidet sich der durch die Anthroposophie begründete Begriff der Wiedergeburt von ähnlichen, z. B. östlichen Vorstellungen?

NH Steiner beschrieb in seiner „Theosophie“ einen Gedankengang, der die Notwendigkeit wiederholter Erdenleben für ein befriedigendes Verständnis der menschlichen Wesenheit begründet. Er ging dabei von der Frage aus: „Woher habe ich das, was in meiner Biografie zum Ausdruck kommt?“ [1]

Er führte weiter aus: „Als physischer Mensch stamme ich von anderen physischen Menschen ab, denn ich habe dieselbe menschliche Gestalt wie die ganze menschliche Gattung. Die Eigenschaften der Gattung konnten also innerhalb der Gattung durch Vererbung erworben werden. Als geistiger Mensch habe ich meine eigene Gestalt wie ich meine eigene Biografie habe. Ich kann also diese Gestalt von niemand anderem haben als von mir selbst. Und da ich nicht mit unbestimmten, sondern mit bestimmten seelischen Anlagen in die Welt eingetreten bin, da durch diese Anlagen mein Lebensweg, wie er in der Biografie zum Ausdruck kommt, bestimmt ist, so kann meine Arbeit an mir nicht bei meiner Geburt begonnen haben. Ich muss als geistiger Mensch vor meiner Geburt vorhanden gewesen sein ... Ich muss ... als geistiges Wesen die Wiederholung eines solchen sein, aus dessen Biografie die meinige erklärbar ist ... Wie also die physische Menschengestalt immer wieder und wieder eine Wiederholung, eine Wiederverkörperung der menschlichen Gattungswesenheit ist, muss der geistige Mensch eine Wiederverkörperung desselben geistigen Menschen sein. Denn als geistiger Mensch ist eben jeder eine eigene Gattung ...“ [2]

„In einem Leben erscheint der menschliche Geist als Wiederholung seiner selbst mit den Früchten seiner vorigen Erlebnisse in vorhergehenden Lebensläufen.“ [3]

Im Gegensatz zu manchen östlichen Reinkarnationsvorstellungen wirkt damit eine Verkörperung der menschlichen Individualität in einer Tier- oder Pflanzenexistenz als absurd. Im Gang durch viele Inkarnationen wird es dem Menschen möglich, sich zu einer immer höheren moralischen Stufe des Menschseins zu erheben. Nicht in der Befreiung aus dem „Rad der Geburten“, wie es in der östlichen Überlieferung heißt, sondern in der Mitgestaltung der Schöpfung liegt nach anthroposophischem Verständnis der Sinn der Reinkarnation.

RH Der Reinkarnationsgedanke ist ja keine bloße Theorie. Er muss seine Fruchtbarkeit dadurch beweisen, dass er Klarheit und Verständnis in unsere oft nicht durchschaubaren Lebenszusammenhänge hineinbringt. Gibt es typische Momente in einer Biografie, in denen man auf den Reinkarnationsgedanken stößt?

NH Es kann zum Beispiel vorkommen, dass man eine Begegnung mit einem Menschen hat, der an so „abergläubisches Zeug“ wie die Reinkarnation glaubt, den man aber ansonsten für ziemlich vernünftig hält. Man wird neugierig und denkt: Wie kommt es, dass jemand so kraftvoll und fähig im Leben steht und mit solch aberwitzigen Gedanken umgeht? Man kann dann vielleicht bemerken, wie ihn dieser Gedanke in besonderer Weise trägt und lebenstüchtig macht.

Eine andere Möglichkeit ist, dass ein Mensch in eine Lebenskrise gerät, und zwar so, dass nichts mehr trägt, was vorher getragen hat. Was bislang durch Gewohnheiten, Phrasen und Routine abgedeckt wurde, bricht auf. Aus diesem Nichts kann dann eine Qualität aufscheinen, die ihn völlig anders fragen und fühlen lässt.

Oder jemand wird sehr, sehr krank, bekommt Krebs oder Aids, und nun stellt sich ihm im Angesicht des drohenden Todes die Frage: Wie habe ich mein Leben gelebt, gibt es ein Leben nach dem Tod oder ist mit allem Schluss?

Es braucht da immer ein Aufwacherlebnis, ein Erlebnis, bei dem man plötzlich den Atem anhält, wo für ein Zehntel einer Sekunde die Welt aus den Angeln gehoben erscheint.

RH In Gesprächen mit Schwerkranken habe ich häufig erlebt, dass gesagt wurde: „Reinkarnation, das ist etwas mir sehr Vertrautes. Es bestätigt mir etwas, was ich eigentlich schon lange gefühlt habe. Es war mir schon immer so, als ginge meine Existenz nach dem Tod weiter, als sei ich nicht wie ein unbeschriebenes Blatt auf die Welt gekommen und als trüge ich etwas aus einer sehr alten Vergangenheit in dieses Leben herein."

Wie kann eine solche Ahnung lebenspraktisch und in Krisen tragfähig werden?

NH Ob das, was ich glaube, oder ob das, was mir zur Gewissheit geworden ist, ob das tatsächlich trägt, das weiß ich ja nur, wenn es direkt von mir abgefordert wird. Die Probe aufs Exempel geschieht ja nicht, wenn mir die Rente sicher ist, die Sonne scheint und ich die Bratkartoffeln auf dem Tisch habe. Da lässt sich trefflich über die eigene Lebensmaxime nachdenken. Das wird in dem Moment anders, in dem der letzte Baustein zu meinem Gebäude bröckelig wird. Die Lebenssicherheit und das Lebensvertrauen können sich ja nur unter Beweis stellen, wenn ich wirklich gefordert werde, beispielsweise in den biografischen Krisen.

2.2 Man kann die Biografie auf verschiedenen Ebenen betrachten

RH Wir haben begonnen, über das Wesen einer Biografie zu sprechen, und Sie hatten verschiedene Möglichkeiten, die Lebensspanne zu betrachten, dargestellt. Indem Sie auf den Reinkarnationsgedanken hinwiesen, haben Sie den Blick auf die Biografie gewissermaßen nach vorne geöffnet.

Nun kann man die Biografie auf verschiedenen Ebenen betrachten. Man spricht beispielsweise von einer Biografie des Leibes. Ein Kind ist anders als ein alter Mensch, es macht eine andere körperliche Entwicklung durch als der alte Mensch. Aber auch die Seele reift. Andere Inhalte und Ziele werden dominant. Die Art und Weise, wie wir im Leben stehen, wie wir unser Leben gestalten, wie wir die Welt gestalten und unsere Lebensaufgaben wahrnehmen, erfährt einen Wandel innerhalb unserer Lebensspanne. Vielleicht sollten wir über die leibliche, über die seelische und die geistige Biografie noch etwas sprechen.

NH Wenn wir auf die Biografie des Leibes schauen, ist es ja so, dass der heranwachsende Mensch alle seine Kräfte braucht, um seine Leiblichkeit aufzubauen. Eine der wichtigsten diesbezüglichen Entdeckungen Rudolf Steiners betrifft das Verhältnis von leiblichem Aufbau und Bewusstsein. Steiner stellte dar, dass diejenigen Kräfte, die den menschlichen Leib in der Kindheit aufbauen, dieselben sind, die später dem erwachsenen

Menschen als Gedankenkräfte zur Verfügung stehen. In den ersten sieben Lebensjahren sind diese Kräfte noch ganz in den Aufbau des Leibes eingebunden, und erst um die Zeit des Zahnwechsels herum werden sie allmählich für die Gedankentätigkeit frei.

Mit der Geschlechtsreife erreicht der leibliche Aufbau eine weitere Stufe. Die Kräfte, die den Leib bis zur Geschlechtsreife differenziert haben, ermöglichen es nun, dass wir ein selbstständiges Seelenleben ausbilden können. Der Jugendliche tritt in ein bewusstes Empfindungsleben ein. Sympathien und Antipathien werden in Extremen erlebt und ausgelebt.

Um das 21. Lebensjahr herum erlangt der junge Mensch die Volljährigkeit. Durch die bis dahin erworbene körperliche und seelische Reife ist er in der Lage, der Welt als freie Persönlichkeit gegenüberzutreten.[4]

Bewusstsein entsteht nur, wo Abbauprozesse wirken. Wir benötigen Aufbauprozesse, um zu wachsen und den Körper zu entwickeln. Je mehr Leiblichkeit zurückgedrängt wird, umso mehr geistige Kräfte können frei werden. Etwa bis zur Mitte der dritten Lebensdekade überwiegen Aufbauprozesse, bis etwa zum 35. Lebensjahr halten Auf- und Abbau sich die Waage, danach gewinnen die Abbauprozesse die Oberhand.

Damit bekommt die Biografie einen verheißungsvollen Ausblick. Abbau im Leib ist Aufbau im Bewusstsein, Altern als leiblicher Abbauprozess bietet die Möglichkeit zur Bewusstseinsentwicklung [→ Kapitel „Altenpflege als Pflege des Menschseins"].

Darum geht unsere Kultur, die die Jugendlichkeit so sehr verabsolutiert, eigentlich in die Irre. Was sich am Kind und am Jugendlichen gleichsam pflanzenhaft in die Welt ergießt, ist ja etwas ungeheuer Schönes und Anmutiges. Wenn das aber in ein späteres Alter nur hinübertransportiert wird, erscheint das tragisch. Die Aufbauprozesse im Leibe müssen geopfert werden, wenn Bewusstsein entstehen soll!

Wenn ein Kind heranwächst, sind die Aufbauprozesse relevant. Daher wirkt eine einseitige und verfrühte intellektuelle Erziehung so verheerend. Es werden zu schnell Abbauprozesse und Vergreisungstendenzen angelegt, die überhaupt nicht in dieses Lebensalter gehören. Umgekehrt, wenn Wachstumsprozesse einfach in ein Alter getragen werden, in dem Abbauprozesse dominieren sollten, ist das genauso problematisch. Ein Erwachsener, der viel Zeit dafür aufwendet, um seinen Körper im Zustand eines Jugendlichen zu erhalten, wirkt ebenso befremdlich wie ein altkluger Jugendlicher. Man sieht, es braucht wirklich beides, Auf- und Abbau, aber jedes zu seiner Zeit.

Auch auf die Seele bezogen kann man sagen: Eine Seele in einem jugendlichen Körper ist anders als eine Seele in einem alternden. Die jugendliche Seele braucht Freuden, damit sie im Alter nicht verholzt.

Die Frage in der Jugend bis in das vierte Jahrsiebt ist: Was hat die Welt mir zu bieten? Ich bin entlassen in meine Freiheit und kann in der Welt experimentieren. Man wünscht sich, dass einem jungen Menschen in dieser Zeit die ganze Fülle und der ganze Reichtum des Lebens geschenkt wird und er unbekümmert ein großes Spektrum an Erfahrungen mit sich und der Welt machen darf. Bevor Bewusstseinsprozesse in der Seele zu dominieren beginnen, sollte ihr die Welt soviel wie möglich zur Verfügung gestanden haben. Die Seele sollte sich an den Tischen des Lebens reichlich gelabt haben.

In vielen Biografien ist gerade das die Voraussetzung, dass später eine Selbstlosigkeit entsteht, die nicht mit einem seelischen Ausbluten bezahlt wird. Ich muss, damit ich von einem Wandernden zu einem Ratenden werde, auf meiner Wanderschaft etwas erlebt haben. Diese Erlebnisfülle ist wie ein riesiger Goldschatz, den es später zu verwandeln gilt. Dieser ursprüngliche Goldschatz kann so nicht bleiben. Das Erlebnis ist zur Erfahrung umzuschmieden:

> *„Ohne dass ihr zugleich ihr Segen abgerungen wird, sollte keine Krankheit von uns gelassen werden."* [9]
>
> Friedrich Rittelmeyer (1872–1938), Theologe

2.3 Was wird eigentlich krank, und was passiert während der Krankheit?

RH Welche Rolle spielen Krankheiten im Lebenslauf?

NH Man kann zunächst auch fragen: Was wird eigentlich *krank*?

RH Es erkrankt immer der ganze Mensch. Es besteht ein Symptom, es wird zum Hindernis, die Lebenskräfte sind beeinträchtigt, man kann sich in seinem Leib nicht mehr so bewegen, wie das gewöhnlich der Fall ist. Hieran wird die Krankheit zunächst spürbar.

NH Ich erlebe mich zunächst in meinen Intentionen behindert. Ich bin auf mich selbst zurückgewiesen ...

RH ... oder auf meine soziale Abhängigkeit verwiesen. Es erkrankt also zunächst der Leib. Kann auch die Seele erkranken?

NH Ja; bei einer Neurose beispielsweise erkrankt die Seele, und die Erkrankung erscheint möglicherweise auch im Leiblichen als körperliches Symptom. Anders bei den sogenannten Geisteskrankheiten. Hier sagen wir aus anthroposophischem Verständnis: Der Leib erkrankt und das Symptom erscheint in der Seele.

Bei den körperlichen und den psychosomatischen Leiden erkrankt primär die Seele. Die Krankheit manifestiert sich in leiblichen Symptomen, weil in den Erkrankungsprozess der Seele nicht rechtzeitig oder energisch genug mit Bewusstsein hineingearbeitet wurde. Man kann auch sagen, ein Symptom ist ein Zeichen, dass etwas über das Bewusstsein nicht richtig ergriffen wurde.

> *„Jede Krankheit kann man Seelenkrankheit nennen."*
>
> Novalis (1772–1801)

RH Warum kann der Geist nicht erkranken?

NH Wir haben ein Alltags-Ich. Mit dem sind wir das, was wir glauben zu sein. Das Selbstverständnis, mit dem wir uns im Alltag definieren, entspricht diesem Alltags-Ich. Darüber haben wir, oder besser gesagt, sind wir ein höheres Ich, das dem Alltagsbewusstsein aber gewöhnlich verborgen ist. Dieses höhere Ich ist der maßgebliche Schreiber der Biografie. Es leitet uns auf unserem Weg, gibt uns unsere Intentionen und führt uns in die für uns wesentlichen menschlichen Begegnungen und Beziehungen. Wie das höhere Ich dafür sorgt, dass wir den uns entsprechenden Lebenspartner haben oder unseren Beruf, so sorgt es auch dafür, dass wir die Krankheiten bekommen, die wir bekommen sollen. Das höhere Ich ist eine Instanz, die von der Tatsache der Erkrankung unbeschadet bleibt, die fortschreitet von Inkarnation zu Inkarnation. Es führt, es beginnt Neues, es gestaltet die Biografie. So schrieb Steiner: „Der Mensch, welcher sich auf sich selbst besinnt, kommt bald zu der Erkenntnis, dass er außer dem Selbst, das er mit seinen Gedanken, Gefühlen und vollbewussten Willensimpulsen umfasst, noch ein zweites kraftvolleres Selbst in sich trägt. Er wird gewahr, wie er sich diesem zweiten Selbst als einer höheren Macht unterordnet ... Der Mensch ist nicht allein: in ihm lebt etwas, was ihm immerdar den Beweis liefern kann: Es kann der Mensch sich über sich selbst erheben zu etwas, was gegenwärtig schon über ihn hinauswächst und was wachsen wird von Leben zu Leben.“ [5]

RH Warum sollte mich mein höheres Ich in solche Schwierigkeiten bringen?

NH Nehmen Sie es einmal als Hypothese, dass eine Erkrankung, die Sie trifft, kein Zufall ist. Wenn wir den Reinkarnationsgedanken in die Betrachtung einbeziehen, ist es so, dass wir im Leben zwischen dem Tod und einer neuen Geburt die Bilanz des zurückliegenden Lebens anschauen und die Impulse für unser neues Erdenleben fassen. Das höhere Ich führt uns nun gemäß diesen Impulsen den Möglichkeiten zu, das auszugleichen, was uns im Leben zwischen Tod und neuer Geburt an Defiziten bewusst geworden ist. [6]

> *„Krankheiten, besonders langwierige, ... [sind] Lehrjahre der Lebenskunst und der Gemütsbildung. Man muss sie durch tägliche Bemerkungen zu benutzen suchen. Ist denn nicht das Leben eines gebildeten Menschen eine beständige Aufforderung zum Lernen?“*
>
> Novalis (1772–1801)

Wir wollen das Kranksein einmal phänomenologisch betrachten. Was passiert eigentlich, wenn eine Krankheit sich ausbreitet und man wieder gesund wird? Man hat das Gefühl nach einem überstandenen Leiden, man könne Bäume ausreißen. Bei Kindern, die eine der klassischen Kinderkrankheiten durchgemacht haben, beobachtet man meist einen leiblichen, seelischen und geistigen Reifungsprozess. Krankheiten sind gemütsbildend. Gerade dadurch, dass in der Krankheit die äußeren Aktivitäten zurückgestaut sind, kann sich im Innern etwas verdichten und sich eine große Kraft manifestieren.

Wenn man Schmerzen wirklich aushält, vermag das eine Abgrunderfahrung zu sein, bei der sich das Lebensvertrauen bewähren muss. Man macht die Erfahrung, dass einem von einer ganz unbekannten Seite etwas entgegenströmt, und man spürt, wie wenig man wirklich allein ist. Dies kann ganz konkret auch eine Engels- oder eine Christuserfahrung sein.

Das Problem ist, dass wir die Krankheit so wenig als Geschenk betrachten, wir wollen sie einfach nur weghaben. Wir nehmen die Tatsache, dass wir an das Bett gefesselt sind, nicht als eine Frage an uns an: Willst Du jetzt eigentlich weiter machen wie bisher, oder willst Du überprüfen, wo Du wirklich stehst?

Deshalb ist es so wichtig, dass Krankheiten begleitet werden, weil die wenigsten Menschen von sich aus auf die Idee kommen, sich zu fragen: Wo liegt der Entwicklungskeim in dieser Krankheit?

RH Dies ist die eine Form von Krankheiten, die zu einer Art bewusster Selbsterkenntnis führen kann und nach der sich der weitere Lebensweg wie an einer Wegscheide anders entwickelt, als das ohne die Krankheit der Fall gewesen wäre. Dies sind Glücksfälle, die es immer wieder gibt, gerade bei schwerer Erkrankung. Überwiegend dürften die Phänomene des Krankseins aber doch so auftreten: Der Lebensstrom wird angehalten, man wird an das Krankenlager gefesselt, aber man ist gar nicht in der Lage, über etwas nachzudenken, weil z. B. das Fieber das Bewusstsein so abdämpft oder der Schmerz es derart bindet, dass es ganz unmöglich ist, über etwas Bedeutsameres einen vernünftigen Gedanken zu fassen, geschweige denn, über den Sinn des Lebens nachzudenken. Trotzdem tritt am Ende der Erkrankung folgendes ein: Man fühlt sich nicht nur leiblich gesünder als vorher, man fühlt sich auch seelisch fähiger.

Ein Kind wird beispielsweise nicht die Frage nach dem Sinn seines Lebens oder nach seiner Zukunft in der Kinderkrankheit bewusst erleben müssen, selbst wenn es Schmerzen und Ängste erleidet. Es scheint in der Krankheit etwas vorzuliegen, dass Entwicklungsprozesse leiblich geschehen dürfen, die im Seelischen gar nicht geschehen können, weil sie den Menschen in seiner gegenwärtigen Bewusstseinskraft überfordern.

> *„Man glaube nicht, die Krankheit sei ein Hindernis, sich zu entwickeln. Sie ist nur ein anderes Beförderungsmittel. In der Gesundheit muss man alle Kraft zum Selber-Geben verwenden. Die Krankheit ist ein Fahrzeug: Man braucht sich nur zu halten und vorwärts geht's, man ahnt gar nicht, wie schnell."* Albert Steffen (1884–1963)

2.4 Man muss Menschen zu Fragenden machen

NH Wie kann man mit einem Menschen, der in unsere Behandlung kommt, so umgehen, dass ihm der Zusammenhang seiner Erkrankung mit seinem Lebensweg bewusst wird?

RH In der Erkrankung setzt sich zunächst ein leiblicher Vorgang an die Stelle eines Bewusstseinsprozesses und ermöglicht so eine Weiterentwicklung. Was nicht heißen soll, dass die Fragen, wenn sie auftauchen, nicht auch bewusst bearbeitet werden sollen.

NH Wer erkrankt, hat ja nicht das Gefühl, er habe das so gewollt oder absichtlich etwas dazugetan, dass im Leiblichen eine Entwicklung stattfindet, die ihm im Seelischen nicht glückt. Sondern man bemerkt vielleicht während der Krankheit, dass sich somatisch etwas manifestiert hat, weil man es über das Bewusstsein nicht hat greifen können. Der Körper setzt nun in Form des Symptoms weiter fort, was die Seele versäumt hat. Man könnte eine ganze Reihe von Erkrankungen abfangen, wenn der Körper es nicht nötig hätte, an dieser Stelle etwas zu leisten, was die Seele aus Bewusstseinskraft auch hätte schaffen können. Das darf keinesfalls moralisch bewertet werden. Tatsächlich bringt die

Seele aus Gründen, die wir zunächst nicht kennen, die Bewusstseinsleistung nicht. Das höhere Ich stellt dann im Leib eine Aufgabe, an dem die Seele nun die Fähigkeiten zu entwickeln vermag, die sie für eine höhere Gesundheit braucht.

RH Wenn dies nicht gelingt, ist häufig zu beobachten, dass, obwohl eine Krankheit körperlich zunächst überwunden wurde, der seelische Hintergrund nach wie vor kränkend auf den Leib einwirkt. Dann reiht sich Krankheit an Krankheit mit jeweils anderen Symptomen.

> *„Wenn Sie sich selber fehlen, lieber Kranker, was kann ich Ihnen verordnen als: sich selber?“*
>
> Ernst von Feuchtersleben (1806–1849)

NH Wenn der goldene Augenblick ungenutzt vergeht, in dem die Krankheit den Lebensstrom für einen Moment anhielt, und man ist dann wieder gesund und lebt einfach weiter wie bisher, wie kann dann die Krankheit eine wirkliche Erfahrung und Kraft für das weitere Leben werden?

Gleich ob es sich um chronische oder hochakut auftretende Erkrankungen handelt, so hängt doch viel von der Qualität der Beziehung des Therapeuten zum Patienten ab, ob es dem Patienten gelingt, sich in eine Erkenntnisbeziehung zu seiner Erkrankung und zu sich selbst und damit zu seiner Biografie zu setzen. Man muss lernen, Menschen zu Fragenden zu machen.

Es kann auch im Schicksal eines Menschen Hürden geben, an denen er nur mit seinem Erleben hadert. Als Begleiter spürt man, dass die Krankheit und das Leiden, das doch zu diesem Menschen gehört, von ihm jetzt nur als „Betriebsunfall“ abgehandelt werden. Das ist deshalb so bestürzend, weil man erlebt, dass eine Chance verpasst und vertan wurde. Die Leiden und Schmerzen hat der Kranke ohnehin, aber wenn er aus diesen Schmerzen etwas machen würde, was ihm einen Ausblick auf seine Zukunft gäbe, fühlten sich seine Schmerzen anders in ihm. Deshalb ist die vergebene Chance für den Außenstehenden oftmals so schwer zu ertragen.

Dann kann man als Begleiter, als Pflegender oder Arzt eigentlich nur das ins Reine denken oder innerlich, für den anderen stellvertretend, ins Richtige fühlen. Das ist etwas zentral Christliches. Man kommt sonst leicht in die Versuchung, den anderen abzulehnen, weil man sich nur so ungeheuer schwer in seine Situation hineinfühlen kann. Liebevolles Verständnis für die momentane Unfähigkeit des Kranken, einen Sinn im Leiden zu erkennen, ist ebenso Voraussetzung für eine Begleitung wie der Versuch, eine Wahrnehmung für den Sinn zu erwecken.

RH Wir haben bisher auf Erkrankungen geschaut, die wir als Folge eines seelisch-geistig ungelösten Problems betrachten. Nun dürfen wir aber Karma nicht nur aus der Vergangenheit her wirkend ansehen. Es wäre auch durchaus vorstellbar, dass eine Erkrankung nicht Folge eines solchen ungelösten Problems ist, sondern dass sie im Kranken Anlass wird, Fähigkeiten auszubilden, die sich erst in der Zukunft entfalten werden.[7]

Das Wissen, dass eine Krankheit nicht nur ein „Warum“, sondern auch ein „Wozu“ hat, erleichtert es dem Begleiter, mit dem Kranken umzugehen. Er hält mit diesem Wissen den Blick für die Zukunft offen. Gerade für den chronisch Kranken wird sonst die Vorstellung „Ich bin an meiner Krankheit seelisch-geistig selbst schuld" geradezu unerträglich.

NH Das wäre sehr inadäquat. Im Grunde genommen ist es etwas ungeheuer Verheißungsvolles, wenn man die Chance bekommt, einen Makel oder eine Schuld auszugleichen. Das Problem ist, dass wir das mit unseren Sinnen in der Regel nicht sehen. Wir müssen eine große Seelenkultur entwickeln, damit nicht das Mindeste an Spekulation über diese Dinge an den Patienten herangetragen wird. Wesentlich scheint mir, dass man niemals im missionarischen Sinn den Karmabegriff gebraucht oder eigene Vorstellungen in das Lebensverständnis oder das Selbstverständnis des anderen hineinprojiziert.

3. Biografische Gesichtspunkte zum Pflegeberuf

Spricht man über die Rolle der Krankheit im Lebenslauf, liegt es nahe, auch die in das Fragen miteinzubeziehen, die unmittelbar räumlich und zeitlich mit dem Kranken zusammen sind: die Pflegenden. Anders als beispielsweise die Angehörigen stehen Pflegende zunächst aufgrund ihrer Profession in einer Beziehung zum Patienten. Die pflegerische Tätigkeit wird trotzdem oftmals nicht nur als Beruf, sondern mit wachsender Nähe zum kranken Menschen auch als Berufung erlebt. Bedenkt man, dass Pflege unter dem Anspruch der Ganzheitlichkeit auch den Pflegenden in seiner Ganzheit – das heißt mit allen seinen menschlichen Fähigkeiten – beansprucht, gewinnt die Frage nach dem Verhältnis des Berufes zur persönlichen Berufung neue Aktualität.

3.1 Welche Motivation bewegt die jungen Menschen?

NH Was ist „zukünftig" in Bezug auf die Frage des Berufes? Ist das ein Gnadengeschenk oder ein Atavismus, wenn jemand heute noch in seinem Beruf eine Berufung entdeckt? Und was ist mit den vielen, vielen Menschen, die auch unermüdlich Tag für Tag arbeiten und darin keinesfalls eine persönliche Berufung entdecken und trotzdem für die Welt tätig sind? Man muss einmal bedenken, dass ein doch überwiegender Teil der Menschheit sich nicht in der Lage befindet, die Sinnhaftigkeit der Arbeit unmittelbar zu empfinden und trotzdem in einer unglaublich selbstlosen Weise Arbeit für andere verrichtet, beispielsweise an der Maschine, am Fließband oder im Dienstleistungsgewerbe. Da wird ganz viel für die Welt getan, ohne dass davon eine persönliche Befriedigung zu haben wäre.

RH In dem Wort „Berufung" klingt auch das Wort „Ruf". Ob man diesen Ruf als angenehm oder als unangenehm erlebt, ist zunächst nicht entscheidend. Die Berufung hat mit dem persönlichen Wünschen nichts zu tun. Wir werden heute aufgrund der bestehenden sozialen Verhältnisse in isolierte, spezialisierte Berufstätigkeiten hineingeführt, ob wir das wünschen oder nicht. Selbst die klassischen Berufe, der Arzt, der Lehrer oder der Priester, sind von dieser Entfremdung der Arbeit nicht ausgenommen.

Das heißt nicht, dass diese Arbeit an sich sinnlos ist, wenn man auf den Zusammenhang blickt, in dem sie stattfindet. Berufung wird dann erlebt, wenn ich meine isolierte Stellung im Gesamtzusammenhang als wesentlich und an mein individuelles Engagement gebunden erkenne. Aus dem Bewusstsein des Zusammenhangs, in dem die persönliche, vielleicht stark entfremdete Arbeit steht, erwächst Kraft.

Der Mensch wird heute vor die Aufgabe gestellt, sich entweder innerlich aus einer Arbeit, die ihm nicht unmittelbar Befriedigung gewährt, herauszuziehen und damit selbst ein Stück seelenloser, Maschine zu werden, oder aber die bewusste Verbindung zur Tätigkeit zu suchen.

NH Diese Entwicklung macht auch vor den auf den ersten Blick so lebensnahen sozialen Berufen nicht halt. Die Tätigkeit ernährt den Menschen seelisch nicht mehr aus sich heraus. Wir müssen selbst aktiv die innere Verbindung zu unserem Beruf suchen und täglich neu herstellen. Wo dies nicht geschieht, folgt Lustlosigkeit, Leere, das Gefühl, geben zu müssen, ohne selbst etwas zu bekommen. Auch ein so genannter Idealberuf bietet noch keine Gewähr für ein befriedigendes Berufsleben, denn er erspart es niemandem, selbst die Früchte für sich und für die Gemeinschaft daraus zu entbinden.[8]

Aus welcher Motivation heraus gehen junge Menschen heute in einen Pflegeberuf?

RH Normalerweise treten junge Menschen um das 20. Lebensjahr herum in den Pflegeberuf ein. Sie tun dies häufig mit der Vorstellung, in der Pflege einem nicht spezialisierten, lebensnahen Beruf zu begegnen. Die Tätigkeiten scheinen nicht im gleichen Maß festgelegt zu sein, wie dies in anderen Berufen der Fall ist. In der Pflege ist man ein bisschen Arzt, ein bisschen Priester, man ist aber vor allem Mensch. Diese Vorstellung vom Pflegeberuf kommt dem Bedürfnis nach authentischer Lebenserfahrung, das sind Erfahrungen mit Tod, Geburt, Schmerz, Krankheit, Liebe und der Verantwortung für andere Menschen, zutiefst entgegen. Dieses Bedürfnis ist ja gerade in diesem Alter so brennend. Selbsterfahrung wird gesucht und nicht ein Leben aus zweiter Hand, wie es uns über die Medien so schillernd vorgeführt wird.

Viele Berufsanfänger geben als Motiv für ihre Berufswahl den Wunsch an, anderen zu helfen. Andere suchen im Pflegeberuf gerade so etwas wie Selbsterfahrung. Die Begegnung mit den Grenzsituationen des Lebens und den eigenen Fähigkeiten und Unfähigkeiten entspricht weitgehend dem Bedürfnis.

Das Selbsterfahrungsmotiv trägt in dieser Form jedoch nicht über einen bestimmten Lebensabschnitt hinaus. Um das 28. Lebensjahr herum, wenn gleichsam die Wanderjahre vorbei sind, tritt das Verlangen, in der Welt etwas konkret zu gestalten, in den Vordergrund. Jetzt wird der unspezialisierte, scheinbar auf das „nur Menschliche" begrenzte Charakter, der den Pflegeberuf für den Schulabgänger so interessant erscheinen ließ, zum Hindernis. Konnte nun in den Jahren der Berufstätigkeit nicht die Erfahrung einer spezifischen, unverwechselbaren Aufgabe der Pflege gemacht werden, sondern wurde der Pflegeberuf lediglich als unspezifische Hilfeleistung erfahren, so stellt sich nun mit Nachdruck die Frage nach einer Konkretisierung der eigenen Lebensaufgabe. Ohne diese Konkretisierung tritt das Gefühl ein, ständig Kräfte in ein Fass ohne Boden zu investieren und an die persönlichen Lebensfragen nicht heranzukommen.

Viele KollegInnen wechseln auf dieser Suche nach der eigenen Lebensaufgabe in Berufe, die sie während ihrer Pflegetätigkeit kennengelernt haben. Sie werden Therapeut, Arzt, Sozialarbeiter oder spezialisieren sich als Lehrer für Krankenpflege, Pflegedienstleitung, im Operationsbereich, in Bereichen, die zwar fachlich qualifiziert und spezialisiert sind, aber nur noch mittelbar pflegerische Fähigkeiten benötigen.

3.2 Man sollte „Unfähigkeitsräume" schaffen

NH Junge Menschen, die in ihrem vierten Lebensjahrsiebt in den Pflegeberuf eintreten, übernehmen eine für dieses Alter sehr große Verantwortung. Ob sie in der Lage sind, diese tatsächlich zu tragen, hängt stark vom vorausgegangenen Lebensweg ab. Wenn jetzt die Befriedigung der eigenen, oft uneingestandenen Hilfsbedürftigkeit in einem helfenden Beruf gesucht wird, wäre das eine sehr problematische Eintrittskarte für den Pflegeberuf.[9]

Das vierte Lebensjahrsiebt ist ja eigentlich noch eine Zeit der Selbstfindung. Es wäre schön, wenn diese biografischen Regel bei den etwas älteren Mitarbeiter aus einer Pflegegruppe in der Zusammenarbeit mit den Jüngeren berücksichtigt würde. Unfähigkeitsräume sollten zur Verfügung gestellt werden, sodass sich die jüngeren Kollegen in ihren Möglichkeiten erproben und eine ihren Fähigkeiten gemäße Verantwortung übernehmen können. Auf die Schultern dieser Menschen liegt ja oftmals eine immense Verantwortung. Sie werden mit Tod und Geburt konfrontiert, mit großen Schwellenerlebnissen des Lebens. Eigentlich ist dieses Lebensalter aber doch die Zeit, in der man experimentell mit sich in der Welt sein möchte und sollte, die Zeit der Wanderschaft. Wenn in dieser Zeit die Empfindung auftritt, immer nur für andere da sein zu müssen, ohne bewusst etwas für sich tun zu können, dann ist das eine sehr fragwürdige Situation. Da viele nicht sehen, wie sehr sie sich verausgaben, ist es eine Aufgabe der Älteren, darauf zu achten, dass einem 22-Jährigen nicht das gleiche zugemutet wird wie einem 40-Jährigen.

RH Was verstehen Sie unter Unfähigkeitsräumen?

NH Unfähigkeitsräume sind Bereiche, in denen sich der Pflegende erproben und eigene Erfahrungen sammeln kann, ohne ständig besserwisserisch belehrt zu werden. Ideale dürfen nicht durch Besserwisserei abgetötet werden. Es ist unter Umständen für einen berufserfahrenen Kollegen nicht leicht, einen anderen Fehler machen zu sehen, die er selbst zu vermeiden wüsste. Der idealistische Berufsanfänger hat oftmals die Diskrepanz zwischen dem Wünschenswerten und dem tatsächlich Machbaren noch nicht erlitten. Was er weiß und was er möchte, ist noch nicht in Relation zu dem gesetzt worden, was er wirklich zu leisten vermag.

Man darf aber darauf vertrauen, dass die Wirklichkeit selbst die berechtigten Ideale von den illusionären scheidet. An der Sprödigkeit der Wirklichkeit treten Klippen auf, die das Machbare objektivieren. Der Enthusiasmus, den ein Ideal auslösen kann, ist ja ungeheuer schöpferisch. Der Erfahrene könnte sein Wissen dazu verwenden, dem Ideal den Boden für die bestmögliche Realisierbarkeit zu bereiten.

Ein anderes ist, dass viele, gerade junge Kollegen mit den großen Lebensfragen in einer sehr persönlichen, emotionalen Weise umgehen. Eine objektive Distanz, beispielsweise zum Tod eines Kindes, ist in einem bestimmten Alter nicht selbstverständlich gegeben. Ein ganz besonderer Schatz ist ja dieser Empfindungsreichtum, er kann aber im Extrem ausgelebt die Arbeitsabläufe der Pflegegruppe erheblich belasten, wenn beispielsweise eine dem Patienten gegenüber nötige Abgrenzung nicht erfolgt. Trotzdem darf nicht einfach zur Tagesordnung übergegangen werden, wenn ein Kollege eine belastende Situation nicht verarbeiten kann. Gänzlich verfehlt wäre ein Trost, dem man anmerkt, dass er der persönlichen Resignation entspringt oder das Ziel hat, den Kollegen möglichst schnell wieder arbeitsfähig zu machen.

Unfähigkeitsräume schafft man auch, indem man sich bewusst macht, dass in bestimmten biografischen Situationen noch andere Dinge als die berufliche Aufgabe wichtig sind. Lebenserfahrung, Beziehungserfahrungen mit den verschiedensten Menschen in den unterschiedlichsten Lebensbereichen gehören unbedingt zu einer reichen Biografie. Sie werden letztlich als neue Fähigkeiten auch in das Berufsleben einfließen.

Respektiert man diese Unfähigkeitsräume, tritt nicht die Empfindung auf: Hier wird nur meine Arbeitskraft gebraucht, sondern: Ich bin als ganzer Mensch mit meinen Fähigkeiten und Bedürfnissen angenommen. Erst dieses Sich-angenommen-Fühlen befreit zur schöpferischen Entfaltung der eigenen Kräfte und gibt gleichermaßen das Vorbild für einen liebevollen Umgang mit den Patienten. Letztlich motiviert es auch die Arbeit an den eigenen Unfähigkeiten.

Die Aufmerksamkeit für die innere Situation der Kollegen ist ebenso zum Maßstab für die Professionalität der Pflege zu machen wie der fachgerechte, liebevolle Umgang mit den Patienten.

Pflegen kann man auf die Dauer nur aus einem Kräfteüberschuss heraus. Bis ungefähr zum 35. Lebensjahr benötigt man die seelischen Kräfte zum großen Teil für den Aufbau der eigenen Persönlichkeit. Ein Mensch, der schon sehr früh in eine überwiegend gebende Haltung hineinkommt, ist immer der Gefahr ausgesetzt, die eigene seelische Ernährung zu vernachlässigen. Das oftmals erst nach Jahren auftretende Gefühl, etwas versäumt zu haben, das Gefühl des Ausgehungert- und Ausgebrannt-Seins ist Ausdruck dieser Vernachlässigung.

3.3 Beruf und Freizeit

RH Viele Pflegende kommen in ihrem Beruf an die Grenzen ihrer seelischen und körperlichen Kräfte und erleben trotz eines großen Engagements, dass der Beruf sie letztlich nicht erfüllt. In der Freizeit wird nun einerseits Erholung, andererseits Ersatz für die gegebenenfalls nicht befriedigende berufliche Situation gesucht. Wie ist das Verhältnis von Beruf und Freizeit sinnvoll zu gestalten?

NH Zunächst einmal kann man sagen, dass die Zeit, in der wir beruflich tätig sind, neben der Zeit, in der wir unseren leiblichen Bedürfnissen und unseren sozialen Verpflichtungen nachgehen, einen großen Anteil unserer Lebenszeit ausmacht. Wir arbeiten acht, zwölf oder sechzehn Stunden am Tag, und das über einen Zeitraum von etwa fünfzig Jahren.

RH Nach dem Arbeitsrecht sind ja maximal zehn Stunden erlaubt und viele Menschen arbeiten in Teilzeit oder gehen gar keiner Erwerbsarbeit nach. Auch eine Lebensarbeitszeit von fünfzig Jahren dürfte heute eine seltene Ausnahme sein. Was verstehen Sie unter Arbeit? Was tun wir, wenn wir nicht arbeiten?

NH Wenn ich spüre, dass das, was ich tue, in meinem Beruf ein biografisches Lebensmotiv aktualisiert und in die Welt hineinformuliert, werde ich immer den Anspruch haben, das Lebensmotiv qualitativ zu begründen, und nicht nur durch meine zeitliche und funktionale Anwesenheit. Dann werde ich meine Freizeit so verbringen, dass sie meinem Lebensanspruch Rechnung trägt. Ich verwende meine Freizeit nicht nur dazu, mich für den Beruf zu regenerieren, das wäre zu einengend, sondern um mich in Bereichen zu entwickeln, in denen ich während meiner Berufstätigkeit nicht beansprucht werde, beispielsweise im künstlerischen Bereich. Gerade im Alter zwischen 21 und 28 Jahren ist für ein besonders breites Spektrum an Erlebnissen zu sorgen. Wenn später eine persönliche Lebensaufgabe gesucht wird, konkretisieren sich die Fragen an die Welt. Was früher auf Breite und Vielfalt ausgelegt war, bekommt nun Tiefe und Ziel. Erlebnisse werden zu Erfahrungen. Ich gestalte dann meine Freizeit nicht so, dass mir letztlich mehr Kräfte genommen als gegeben werden, sondern suche auch in der Freizeit die Beziehung zu meinem Lebensmotiv. Da wird jeder, der für Menschen Verantwortung trägt, seinen eigenen Stil finden müssen. Unter diesem Gesichtspunkt erscheint die Trennung von Beruf und Freizeit als künstlich und nicht lebensgemäß. Niemand wird privat ein anderer sein können als im Beruf, sondern man gestaltet beides so, dass es einen inneren Zusammenhang hat.

RH Das klingt sehr anstrengend! Klar ist die Trennung zwischen Beruf und Freizeit künstlich. Trotzdem braucht es ein ausgewogenes Verhältnis von Zeiten, in denen Konzentration und Geschwindigkeit gefragt sind, und solchen, in denen Kreativität und Ruhe entstehen wollen, manchmal auch die Segnungen eines tiefen Schlafes. Interessant ist, dass das sogenannte Burnout in der Regel nicht durch Überarbeitung, sondern durch Sinn- und Beziehungsverlust entsteht. Wer Lebenssinn nur in einer bestimmten Arbeit findet, zum Beispiel in der Pflege und der Hingabe an die Probleme anderer, ist gefährdet, Seiten und Bedürfnisse in sich selbst zu vernachlässigen. Wenn man Menschen am Lebensende fragt, wofür sie im Leben mehr Zeit hätten aufwenden wollen, so sagt niemand – mehr Zeit für die Arbeit! Viele vermissen aber die Zeit des Zusammenseins mit anderen Menschen oder eigene künstlerische Entfaltungen.

Abschließend sei Rudolf Steiner zum gerade in den helfenden Berufen viel diskutierten Verhältnis von Selbstlosigkeit und Egoismus zitiert: „Ich bin von tiefem Misstrauen erfüllt gegen die Menschen, die viel von Selbstlosigkeit, von Altruismus sprechen. Mir scheint, gerade diese Menschen haben kein rechtes Gefühl für das egoistische Behagen, das eine selbstlose Handlung gewährt. Die Menschen, die behaupten, man solle nicht an dem Zufälligen, Unwesentlichen, Zeitlichen des Daseins kleben bleiben, sondern nach dem Notwendigen, Wesentlichen, Ewigen streben: Sie wissen nicht, dass das Zufällige und Zeitliche sich in Wirklichkeit von dem Ewigen und Notwendigen gar nicht unterscheiden. Und das genialische Verhalten ist gerade dieses, dass aus dem Zufälligen, Unbedeutenden überall das Notwendige, Bedeutende hervorzaubert. Wo das persönliche Interesse, die Subjektivität, die Selbstsucht eines Menschen so veredelt sind, dass er nicht an der eigenen Person allein, sondern an der ganzen Welt Anteil nimmt, da ist allein Wahrheit: Wo der Mensch so kleinlich ist, dass er nur durch Verleugnung seines persönlichen Interesses, seiner Subjektivität die großen Geschäfte der Welt zu besorgen vermag: da lebt er in der schlimmsten Daseinslüge ... Erweitert Euer Selbst nur erst zum Welt-Selbst, und dann handelt immerzu egoistisch. Seid wie das Hökerweib, das Eier auf dem Markt verkauft. Nur besorgt nicht das Eiergeschäft aus Egoismus, sondern das Weltgeschäft aus Egoismus! ... Wahr ist aber, dass seine Selbstsucht sich so veredeln kann, dass er Interesse nicht nur an seinen eigenen, sondern an den Angelegenheiten der ganzen Menschheit gewinnt. Predigt den Menschen nicht, sie sollen selbstlos sein, aber pflanzt in sie die höchsten Interessen, auf dass sich an diese ihre Selbstsucht, ihr Egoismus hefte. Dann veredelt Ihr eine Kraft, die wirklich im Menschen liegt: Sonst redet Ihr von etwas, was es nie geben kann, was aber die Menschen zu Lügnern machen kann."[10]

4. Begegnung von Kranken und Pflegenden

Wir haben bisher über die Schicksalssituation gesprochen, in die der Patient durch seine Erkrankung gekommen ist. Damit wurde eine dem Patienten oftmals unbewusste Dimension der Krankheit umrissen. Diese Dimension scheint uns zum Verständnis des Erkrankungsverlaufs unentbehrlich. Aus dem Wissen um die Sinnhaftigkeit erwachsen die Kräfte, die uns in die Lage versetzen, selbst mit vordergründig „unsinnig" erscheinenden Schicksalssituationen, wie z. B. der todbringenden Krankheit eines Kindes, ringend und liebevoll umzugehen. Auch wenn uns die Einzelheiten des Krankheitssinns verborgen bleiben, wird gerade durch diese Gewissheit das umfassende Engagement für den Patienten genährt. Sie führt nicht zur fatalistischen Haltung dem Kranken oder dem Schicksal gegenüber. Wir haben bereits auf die schwierige Situation der Pflegenden aufmerksam gemacht, die häufig im Umgang mit menschlichem Leid vor große innere Nöte gestellt werden. Wir haben gesehen, wie der bewusste Umgang mit den eigenen Fähigkeiten oder Unfähigkeiten und die verständnisvolle Begleitung durch erfahrene, professionell arbeitende Kollegen dazu beiträgt, dass der an seine Grenzen Kommende nicht scheiternd resigniert, abstumpft oder erkrankt. Wenn Grenzen als überwindbar erlebt oder als Unfähigkeitsräume für eine gewisse Zeit akzeptiert werden, erfährt sich der Pflegende selbst als Werdender, als in der eigenen Biografie Fortschreitender. Nur unter diesem Gesichtspunkt, so scheint es uns, kann Pflege als Lebensaufgabe ergriffen werden.

In einem dritten Schritt wollen wir nun aufzeigen, wie die Beziehung zwischen dem Kranken und dem Pflegenden als Schnittpunkt zweier Schicksale zu betrachten ist. Zu Beginn steht dabei das Gespräch.

4.1 Das pflegerische Gespräch

Als erstes beschäftigt uns die Frage, inwiefern sich das pflegerische Gespräch vom ärztlichen, vom psychotherapeutischen oder vom seelsorgerischen unterscheidet.

RH Es liegt nahe, diesen Unterschied in der jeweiligen Profession und den in ihnen entwickelten Fähigkeiten begründet zu sehen. Arzt, Psychotherapeut und Pflegender sind selbstverständlich gleichermaßen aufgerufen, das Gespräch auf menschlich hohem Niveau, d. h. um Verständnis bemüht, ehrlich, warmherzig, deutlich, wenn nötig Grenzen setzend zu führen. Eine Arbeitsteilung im Sinne, dass der Arzt für die medizinische Sachinformation, der Psychotherapeut für die Schicksalsnöte und der Pflegende für die Übersetzung und Vermittlung seiner beiden Kollegen zuständig ist, karikiert die menschlichen und fachlichen Aufgaben und Fähigkeiten aller Beteiligten. Eine in der Sache begründete Differenzierung der Gesprächshaltungen und Themen ergibt sich aus der Frageintention des Patienten. Eine äußerlich gleichlautende Frage intendiert eine verschiedene Thematik, je nachdem, an wen sie gerichtet ist. Die Frage des Patienten: „Würden Sie sich operieren lassen, wenn Sie an meiner Stelle wären?“ trifft den Arzt, den Seelsorger oder den Pflegenden in jeweils unterschiedlicher Weise. Offensichtlich erwartet der Patient von keinem der Befragten eine Ja-/Nein-Antwort, sondern Hilfe bei einer Entscheidung, deren Folgen er nicht überblicken kann, vor der er vielleicht Angst hat, die er aber letztlich selbst tragen muss. Die persönliche Formulierung: „Würden Sie, wenn Sie an meiner Stelle wären ...“ weist darauf hin, dass der Patient nicht nur um eine allgemeine Stellungnahme bittet, sondern ein subjektives Moment, dem er vielleicht sogar ein besonderes Gewicht beimisst, für die eigene Urteilsfindung heranziehen möchte.

Arzt, Psychotherapeut und Pflegender sind bei dieser Fragestellung nicht nur in ihrem Fachwissen gefragt, sondern auch aufgerufen, das Wissen vor dem eigenen Gewissen zu überprüfen. Die Antworten, die von den drei in verschiedenen Berufen stehenden Menschen gefunden werden, müssen also eine persönliche Tingierung erhalten, wenn sie vor dem Patienten glaubhaft erscheinen sollen. Das Fachwissen muss individualisiert werden. Wie könnte das für Sie als Psychotherapeutin aussehen?

NH Die Frage des Patienten in Ihrem Beispiel hat mehrere Aspekte. Letztlich verbirgt sich in dieser Frage das Bedürfnis, das Für und Wider der Operation in Ruhe zu erwägen. Der Patient möchte sicherer und urteilsfähiger in seinem Entschluss werden. Ich würde versuchen, ihm einen inneren Raum zur Verfügung zu stellen, in dem er alle Ängste, alle Befürchtungen und zwiespältigen Gefühle aussprechen darf. Im Aussprechen seelischer Nöte erlebt er Viktor Frankls (1905–1997) Aussage „mitgeteiltes Leid ist auch geteiltes

Leid". Den Appell des Patienten könnte man so formulieren: „Stell mir deine Zeit, dein Interesse zur Verfügung, damit ich meine Entscheidung treffen kann."
Auch der Pflegende sollte ein solches Gefäß bilden, in dem die persönliche Entscheidung des Patienten heranreifen kann. Er hat es da sogar in gewisser Weise leichter als der Psychotherapeut oder der Arzt. Der Patient ist ihm gegenüber vielleicht unbefangener. Dem Psychotherapeuten gegenüber verhält er sich oft so, als wollte dieser hinter seinen Äußerungen immer auch noch eine verborgene Schicht entschlüsseln. Deshalb hat er ja meist das Gespräch mit ihm gesucht: Beratung durch Bewusstmachung der eigenen unbewussten Willensimpulse.

RH Der Patient sucht die Antworten auf seine Fragen dort, wo er die Kompetenz seines Gesprächspartners vermutet. Vom Arzt verlangt er zunächst die Kenntnis des medizinischen Sachverhaltes. Dabei erwartet er bei der im Beispiel genannten Formulierung nicht allein die medizinische Sachinformation, sondern eine menschlich-ärztliche Stellungnahme. Der Arzt richtet seinen Blick im ersten Moment von der Gegenwart in die Vergangenheit. Er kommt von der Anamnese zur Diagnose. Er betrachtet die gegenwärtigen Symptome als die Kulmination der aus der Vergangenheit herrührenden Krankheitsursachen. Indem er im Heilungsprozess diese Kulmination auflöst, gibt er den Weg für die Zukunft frei. Insofern sich die Prognose auf persönliche oder allgemeine Erfahrung, d. h. Statistik gründet, entstammt auch sie letztlich dem Blick in die Vergangenheit.

Wendet sich der Patient mit seiner Frage an den Psychotherapeuten, so zielt er wahrscheinlich auf das Seelisch-Hintergründige seiner Situation ...

NH ... oder aber auf Zukunftsaspekte. Was wird nach dem Eingriff? Wie werden sich die sozialen Verhältnisse in Zukunft gestalten? Fragen, die über das rein Medizinische hinausgehen. Als Psychotherapeuten, als Kunsttherapeuten oder als Krankengymnasten arbeiten wir konkret an den zukünftigen Fähigkeiten des Patienten, seien diese seelisch-geistiger oder physischer Natur.

RH Als Pflegende befinden wir uns ganz in der Gegenwart des Patienten. Wir nehmen teil an seinen Leiden und Behinderungen. Wir stehen ihm zur Seite, wir begleiten ihn. Im Gespräch mit uns sucht der Patient vor allem Verständnis und Beistand, natürlich auch Rat bei der Bewältigung pflegerischer Probleme. Das Gespräch erhält durch diese Haltung oftmals etwas Vermittelndes, Versöhnliches, Tröstendes. Das pflegerische Gespräch entsteht meist ungeplant in Alltagssituationen. Nur selten erbittet der Patient ausdrücklich eine Unterredung mit einem Pflegenden. Anders als beim Arzt oder beim Gesprächstherapeuten sind auch keine festen Gesprächszeiten vorgesehen. Gespräche entstehen situativ beim Waschen, beim Essen-Geben, beim Zu-Bett-Gehen, in schlaflosen Nächten. Meist sind es Alltagsprobleme, kleine oder größere Erlebnisse, Erinnerungen, Wünsche, Trauer, Freude, Schmerz, der Besuch von Angehörigen oder einfach das Bedürfnis nach Begegnung, die den Anlass zum Gespräch geben. Nur in geringerem Umfang werden Probleme erörtert oder tiefergreifende Lebensfragen behandelt. Auch hierin zeigt sich der starke Gegenwartsbezug der Pflege. Das Gespräch ist weitgehend ein Medium zur Pflege der menschlichen Beziehung, geradeso wie die zahlreichen nonverbalen Begegnungen und Pflegehandlungen. Das therapeutische Gespräch verlangt die innere Anstrengung des Patienten, das pflegerische Gespräch öffnet, klärt, ordnet. Es ist damit heilsam, aber keine „Gesprächsarbeit" im therapeutischen Sinne.

NH Viele Pflegende haben das Bedürfnis nach mehr Zeit für Gespräche mit den Patienten. Man möchte sich gerne neben das Bett setzen und in Ruhe zuhören. Dabei wird jedoch oft übersehen, dass in den Pflegehandlungen selbst ein unermesslicher Schatz nonverbalen Gesprächs verborgen ist. Um es etwas überspitzt auszudrücken: Die eine pflegerische Haltung besteht darin, möglichst schnell zu arbeiten, damit danach noch Zeit für ein Gespräch ist, die andere gibt soviel Aufmerksamkeit und Wärme in die Pflegehandlung selbst, dass ein zusätzliches Gespräch nicht mehr erforderlich ist. Das muss natürlich nicht den Verzicht auf ein Gespräch bedeuten, wenn die Situation es verlangt.

RH Das pflegerische Gespräch, das verbale und das nonverbale, sollte dazu führen, dass der Patient sich gestärkt, ermutigt, erleichtert, zuversichtlich fühlt. Es will den Patienten in seinen Lebenskräften erreichen. Das therapeutische Gespräch muss die Auseinandersetzung suchen, will Bewusstsein wecken, Selbsterkenntnis anregen, Entwicklungen aufzeigen. Es arbeitet mit den Bewusstseinskräften des Patienten. Das pflegerische Gespräch ernährt, das therapeutische verdaut.

4.2 Unüberwindliche Schwierigkeiten?

RH Ich möchte noch einen weiteren wichtigen Bereich in der Begegnung mit dem Patienten ansprechen. Jeder Pflegende hat wohl die Erfahrung gemacht, dass ihm die Arbeit mit bestimmten Patienten relativ problemlos gelingt, mit anderen hingegen ergeben sich schier unüberwindliche Schwierigkeiten. Dabei kann es sich um charakterliche Eigenarten des Patienten handeln oder um bestimmte Krankheitsbilder, gegen die Abneigungen, Ängste oder Ekel bestehen. Ein weiteres Phänomen dieses Problems ist das Erlebnis, sich immer wieder vor gleiche oder ähnliche Situationen gestellt zu sehen oder immer wieder mit den eigenen Unzulänglichkeiten konfrontiert zu werden.

NH Es ist ja merkwürdig, dass die Dinge, die mich rasend machen, zum Beispiel von einem Berufskollegen als völlig harmlos erlebt werden. Wenn es in einer menschlichen Beziehung, sei es in der Beziehung zum Patienten, zum Ehepartner oder zum Nachbarn, irgendetwas gibt, was mich am anderen stört, dann liegt immer auch ein Mangel bei mir vor.

All das, was in unserer Seele unbewältigt ist, was wir nicht anschauen wollen, was gewissermaßen die Kehrseite unserer weißen Weste ist, all das tragen wir ja auch in uns. Carl Gustav Jung (1875–1961) nannte diese unbewältigten oder unerlösten Seelenanteile den „Schatten", die anthroposophische Geisteswissenschaft spricht vom „Doppelgänger".[11]

Treffen wir mit einem Menschen zusammen, auf den wir problematisch reagieren, dann könnte es sein, dass wir in ihm genau die Seite entdecken, die wir selbst nicht bewältigt haben. Anstatt dass wir sie in uns bekämpfen, bekämpfen wir sie beim anderen. Der „Feind“ bleibt damit draußen. Es ist in einer solchen Situation immer sinnvoll zu fragen: erblicke ich im Spiegel, der mir der Patient sein kann, ein Bild meiner selbst, das mir außerordentlich unangenehm ist? Bekämpfe ich nicht im anderen etwas, das ich selbst in mir zu verwandeln hätte?

RH Das könnte man vielleicht so zusammenfassen: Indem ich am anderen leide, kommt mir Erkenntnis darüber zu, was an mir selbst verwandlungsbedürftig ist.

NH Häufig lassen sich Schwierigkeiten zwischen Menschen nicht im Gespräch klären. Zu groß sind die Blockaden, die eine freie Begegnung von Ich zu Ich verhindern. Dies ist kein Grund zur Resignation, wenn wir mit der Erkenntnis ernst machen: Gedanken und Empfindungen sind Taten. Ich kann, wenn sich eine Situation zunächst nicht klären lässt, meine Gedanken und Gefühle in eine Richtung lenken, in der die Situation zumindest nicht verschärft wird. Diese im inneren Ringen verwandelten Gedanken und Gefühle werden zu einer echten Kraftquelle für zukünftiges Handeln.

> *„Wenn wir die Menschen nehmen, wie sie sind, machen wir sie schlechter. Wenn wir sie behandeln, als wären sie, was sie sein sollen, so bringen wir sie dahin, wohin sie zu bringen sind.“*
>
> J. W. von Goethe (1749–1832)

4.3 Der Kranke als sozial wirksame Kraft

RH Lassen Sie uns noch über eine weitere Erfahrung, die gewissermaßen eine Sternstunde im Pflegealltag darstellt, sprechen: Ein Patient trifft mit einer schweren Erkrankung auf ein Pflegeteam. Sein Lebens- und Krankheitsschicksal bewegt alle, die ihm begegnen. Die Beteiligten engagieren sich in außergewöhnlicher Weise für diesen Menschen. Jeder fühlt sich ihm in einer sehr persönlichen Weise nahe. Man erlebt sich in einer unmittelbaren Weise als Zeuge eines bedeutsamen, individuellen Schicksals.

Oftmals begegnet uns diese Situation um den Tod eines Menschen herum. Sie verbindet die beteiligten Ärzte, Therapeuten, Angehörigen und Pflegenden zu einer wirklichen inneren Gemeinschaft. Vom Kranken scheint eine stark sozial wirksame Kraft auszugehen. Wie kann man das verstehen?

NH Gerade die Tatsache, dass die von Ihnen geschilderte Situation häufig in der Begegnung mit Sterbenden eintritt, deutet darauf hin, dass alle Beteiligten der Nähe zur geistigen Welt gewahr werden. Wenn ein Mensch in Gefahr ist, wenn er gleichsam an eine Schwelle kommt, sind wir dadurch höchst aktiviert. Wir atmen gewissermaßen „Schwellenluft“. Wir spüren, dass wir mit unserem herkömmlichen Wissen und Können auf eine Grenze stoßen, geradeso wie der Kranke an einer Grenze steht. Wenn wir vor dieser Grenze nicht resignierend zurückschrecken, tauchen wir in die Atmosphäre ein, die das Schicksal des Kranken umgibt. Das Erlebnis der existenziellen Ohnmacht bildet den inneren Untergrund für die Begegnung mit der geistigen Welt, namentlich mit dem Christus.[12] Jeder, der eine solche Situation erleben darf, fühlt sich in seinem Innersten berührt. Diese Berührung gibt die Kraft, über sich und seine Beschränkungen hinauszuwachsen.

Jeder ist nun individuell in seinen höchsten Fähigkeiten gefragt, und das verbindet die in der therapeutischen Gemeinschaft Zusammenwirkenden miteinander. Es ist, als würde das Geistige zu einer neuen, zukünftigen Qualität von Gemeinschaft aufrufen; einer Gemeinschaft, die über das bloße zusammen Funktionieren und Sich-zusammen-Wohlfühlen hinauswirkt.

RH Eigentlich müsste es gelingen, den Blick auf das Geistige einer Erkrankung auch dort zu öffnen, wo sich der Patient nicht in einer derartigen Schwellen- und Schicksalssituation befindet. Was in der Schwellensituation von außen geschenkt wird, das muss mehr und mehr von innen, durch wirkliches Interesse am anderen Menschen, erarbeitet werden. Im Freilegen des in einer Erkrankung wirksamen Geistigen liegt die Zukunftsaufgabe für eine therapeutische Gemeinschaft.

Die Beziehung zwischen Pflegendem und Gepflegtem, aber auch die Beziehungen zwischen den zusammenwirkenden Kollegen aller Berufsgruppen verwandeln sich in der Gewahrwerdung des Geistigen im anderen.

Kategorie	Beispiel für Lernziele	Empfohlener Lernweg
Beziehung	Sie führen ein verständnisvolles pflegerisches Gespräch.	B
Eigenes Lernziel		
Wissen	Sie kennen den Begriff des Karmas, wie er in der anthroposophischen Geisteswissenschaft verstanden wird.	C
Eigenes Lernziel		

Literatur

1 Steiner, R.: Theosophie: Einführung in übersinnliche Welterkenntnis und Menschenbestimmung (GA 9). Rudolf Steiner Verlag Dornach 2014. S. 72.

2 Steiner, R.: Theosophie: Einführung in übersinnliche Welterkenntnis und Menschenbestimmung (GA 9). Rudolf Steiner Verlag Dornach 2014. S. 74.

3 Steiner, R.: Theosophie: Einführung in übersinnliche Welterkenntnis und Menschenbestimmung (GA 9). Rudolf Steiner Verlag Dornach 2014. S. 79.

4 Treichler, R.: Die Entwicklung der Seele im Lebenslauf. Verlag Freies Geistesleben Stuttgart 2012.

5 Steiner, R.: Die geistige Führung des Menschen und der Menschheit (GA 15). Rudolf Steiner Verlag Dornach 1991. S. 9, 21.

6 Steiner, R.: Die Geheimwissenschaft im Umriss (GA 13). Rudolf Steiner Verlag Dornach 2012. Kapitel: Schlaf und Tod.

7 Steiner, R.: Die Offenbarungen des Karma (GA 120). Rudolf Steiner Verlag Dornach 2003. Vortrag vom 16. Mai 1910.

8 Steiner R.: Das Karma des Berufes des Menschen in Anknüpfung an Goethes Leben (GA 172). Rudolf Steiner Verlag Dornach 2002. Vortrag vom 12. November 1916.

9 Schmidtbauer, W.: Die hilflosen Helfer. Rowohlt Verlag Reinbek bei Hamburg 1998.

10 Steiner, R.: Methodische Grundlagen der Anthroposophie 1889–1901 (GA 30). Rudolf Steiner Verlag Dornach 1989. Beitrag: Der geniale Mensch.

11 Steiner, R.: Die Geheimwissenschaft im Umriss (GA 13). Rudolf Steiner Verlag Dornach 2012. Kapitel: Die Erkenntnis der höheren Welten.

12 Steiner, R.: Der Tod als Lebenswandlung (GA 182). Rudolf Steiner Verlag Dornach 1996. Vortrag vom 16. Oktober 1918.

KAPITEL VI
Pflege als Übungsweg

ROLF HEINE

Jeder Mensch durchschreitet im Laufe seines Lebens einen persönlichen Entwicklungsweg. Aber auch im Berufsleben stellen sich spezifische Aufgaben. Nicht zuletzt entwickelt sich die Menschheit durch die verschiedenen Zeitalter und Kulturepochen hindurch. Als einzelner Mensch stehen wir in diesem dreifachen Prozess. Das Kapitel beschreibt Übungen, die persönliche und berufliche Entwicklungen bewusst fördern. Ihnen zugrunde liegen die sogenannten „Nebenübungen", die Rudolf Steiner für einen esoterischen Schulungsweg gegeben hat.

→ Lernziel siehe Seite 174

„Mensch! Erkenne Dich selbst!" antike Mysterienweisheit

In der individuellen Lebensaufgabe findet der Mensch den Ort, an dem er seine Unfähigkeiten zu überwinden lernt und zu einem immer wirklichkeitsgemäßeren Handeln fortschreiten kann.

Über Jahrhunderte hinweg wurden Eigenschaften wie Pflichtbewusstsein oder Hingabefähigkeit für die Ausübung des Pflegeberufs als wichtiger erachtet als fachliches Wissen und Können. Die Einhaltung dieser moralischen Standards wurde autoritativ eingefordert. Mit der Säkularisierung der Pflege im 19. und 20. Jahrhundert und der Hinwendung zur naturwissenschaftlichen Medizin verloren sich diese moralischen Forderungen schrittweise, sodass die Bewertung pflegerischer Leistungen heute weitgehend am fachlichen Know-how erfolgt.

Eine Ethik der Pflege als Grundlage für die Ausbildung innerer Fähigkeiten kann sich daher heute nicht mehr mit der Aufstellung eines allgemeinen, gottgewollten Wertesystems begnügen, sie muss vielmehr ihren Ausgangspunkt in der Pflege selbst nehmen. Sie ist an der Sache zu entwickeln und darf nicht von außen übergestülpt werden. Nur so wird der Pflegende selbst in die Lage versetzt, frei und ohne Bevormundung über die Ausbildung innerer Fähigkeiten zu urteilen.

Zu Beginn dieses Beitrags erfolgt deshalb eine phänomenologische Betrachtung des Pflegens. Aus ihr ergeben sich Hinweise auf die inneren und die fachlichen Voraussetzungen für die Ausübung des Pflegeberufs und die freie Übernahme von Verantwortung für den persönlichen Entwicklungsgang.

1. Pflege als Kulturaufgabe

1.1 Erhaltung von Gegenständen

Jeder Mensch ist ein Pflegender. In allen Bereichen des persönlichen Lebens und der Kultur gibt es Pflegebedürftiges. Hierbei ist Pflege Bestandteil des Alltags und vollzieht sich unscheinbar mit Dauer und Rhythmus.

Pflege bezieht sich auf die unbelebten Güter des Menschen, auf Kleidung, Hausrat, Maschinen, Gebäude, Verkehrswege, kurz auf alle Gegenstände, die menschlicher Verstand ersann. Sie sind Dokumente der über das bloße Naturwirken hinaus reichenden Gestaltungskraft des Menschen und Ausdruck unserer Kultur. Pflege dient hier der Erhaltung von *Form und Funktion* des Gegenstands. Eine nicht gewartete Maschine verliert nach gewisser Zeit ihre Funktionsfähigkeit; Abnutzungen verändern nach und nach ihre Form. Das vom Menschen kunstvoll gefertigte Werk fällt wieder zurück auf die Stufe des unfertigen Materials und dann, in pflegloser Umgebung, herab bis zum Rohstoff. Der gepflegte Gegenstand hingegen bewahrt über weit längere Zeit Form und Funktion. Er wird seiner natürlichen Zerfallstendenz immer wieder entrissen und in den Bereich des Menschen zurückgehoben. Durch Pflege verbleibt er innerhalb der menschlichen Kultur.

Der gepflegte Gegenstand wird dem Menschen vertraut.

Der Pflegende verbindet sich immer tiefer mit einem Gegenstand, indem er in seine Funktionszusammenhänge eintaucht. Die gepflegte Kleidung, das gepflegte Haus werden, dadurch dass der Pflegende über die bloße Nutzung hinaus an ihnen tätig wird, zunehmend sein eigen. Sie tragen mit der Zeit immer deutlicher die immaterielle Handschrift des Pflegenden. Der gepflegte Gegenstand erhält so einen über den bloßen materiellen Nutzen hinausreichenden inneren Wert. Der Pflegende kann, wie der Erfinder oder der Hersteller, im Gegenstand der eigenen schöpferisch-erhaltenden Tätigkeit gegenübertreten. So erscheint auch dem Außenstehenden ein gepflegter Gegenstand, über seine wohlerhaltene Form- und Funktionsfähigkeit hinaus, als Ausdruck von Sorgfalt, Ausdauer und innerer Verbundenheit. Vielleicht üben Antiquitäten gerade aufgrund der an ihnen erlebbaren Pflege, in einer heute an Pflege so armen Zeit, ihre unter dem Gesichtspunkt der Nützlichkeit oft irrationale Anziehung aus.

Pflege schafft Beziehung zum gepflegten Gegenstand.

Sie wird umso intensiver, je häufiger, regelmäßiger und bewusster sich die Pflegehandlungen vollziehen. Wer ein über viele Jahre getragenes und gepflegtes Kleidungsstück durch ein neues ersetzen will, kennt die Störung der reinen Nützlichkeitserwägung durch eben jene Beziehungsqualität.

Nicht alle Gegenstände laden den Benutzer im gleichen Maße ein, eine solche Beziehung herzustellen. Dazu gehören Gegenstände aus minderwertigem Material – man vergleiche z. B. ein furniertes Pressspanmöbel mit einem Eichenschrank –, unschöne oder unpraktische Gegenstände und die sogenannten Einmalartikel. Von letzteren wird behauptet, sie benötigten keine Pflege. Tatsächlich fällt es schwer, beispielsweise zu einer Einmalspritze eine andere Beziehung als die durch die Benutzung gegebene aufzubauen. Man begegnet dem konkreten Gegenstand nur einmal. Er zeichnet sich gerade dadurch aus, dass nichts, kein Gedanke, kein Gefühl der Sympathie oder der Antipathie sich zwischen den Gegenstand und seine Funktion schiebt. Der Gegenstand verlangt diese Beziehung nicht, er wird nach Gebrauch verworfen. Bei genauerer Betrachtung zeigt sich jedoch, dass auch der Einmalartikel der Pflege bedarf. Diese beginnt mit seinem Dasein als Müll. Sie endet erst dann, wenn der Gegenstand, aller menschlichen Prägung entledigt, wieder reine Natursubstanz geworden ist und in die natürlichen Kreisläufe integriert werden kann.

Die ökologische Krise unserer Zeit erscheint so als Pflegeproblem größten Ausmaßes. Wo das vom Menschen Geschaffene nicht gepflegt wird, fällt es in den Bereich des Unmenschlichen. Diesem unmenschlichen Gepräge des Abfalls begegnet man heute auf Schritt und Tritt. Er ist Folge und Ausdruck einer pfleglosen Kultur und in seinen verschiedenen Formen Zerstörer aller Naturreiche.

Die Ausbildung einer pflegerischen Grundhaltung gegenüber den vom Menschen geschaffenen Gegenständen und der durch sie berührten Natur erweist sich so als Beitrag zur Bewältigung der ökologischen Krise. Durch Pflege wird Natur nicht natürlicher, sondern menschlicher.

Im Bereich der vom Menschen geschaffenen Gegenstände besteht die äußere Voraussetzung der Pflege in der Fähigkeit zur sachgerechten Nutzung und Wartung. Dabei müssen die physikalischen Eigenschaften der Konstruktion und des Materials berücksichtigt werden. Die dafür notwendigen Kenntnisse können objektiv anhand der physikalischen und chemischen Gesetze erworben werden. Ein Radio verträgt kein Wasserbad, ein Glas zerspringt im plötzlichen Temperaturgefälle.

Innere Voraussetzung in diesem Bereich ist die Herstellung einer verantwortlichen Beziehung zum geschaffenen Gegenstand oder zum Rohstoff. In einer an materiellen Gütern so reichen Kultur wie der unsrigen ist dies eine schwere Aufgabe. Der einzelne, konkrete Gegenstand scheint nahezu beliebig austauschbar. Ihm trotzdem die gebührende Wertschätzung zukommen zu lassen, erfordert verstärkte moralische Kraft. Sie auszubilden bedeutet eine Anstrengung, entgegen den heutigen Denk- und Handlungsgewohnheiten.

1.2 Aufgaben im Pflanzen- und Tierreich

Im Bereich der vom Menschen geschaffenen Gegenstände besteht die Aufgabe der Pflege in der Erhaltung von Form und Funktion. Innerhalb des Pflanzen- und Tierreichs existieren andere Notwendigkeiten.

Die Pflanze erhält ihre Form aus eigener Kraft. Sie wächst und verwandelt ihre Gestalt nach den Gesetzen ihrer Art. Sie keimt, wächst empor, bildet Blätter, Blüten und neuen

Samen. Neben den in ihr vererbten Gestaltbildungsgesetzen unterliegt sie den Bedingungen ihrer Umwelt. Spezifische Boden-, Wasser-, Licht- und Temperaturverhältnisse sind Voraussetzungen für die artgemäße Entwicklung der Pflanze. In diese Umweltbedingungen greift der Mensch fortwährend wissentlich oder unbewusst ein und verändert damit Wachstums- und Fortpflanzungsmöglichkeiten. Züchtungen und Genmanipulationen beeinflussen unmittelbar die arteigenen Gestaltbildungsgesetze. Die Auswahl der Böden, die Bewässerung, die Kombination sich in ihrer Entfaltung begünstigender Arten sind Eingriffe in die Umweltverhältnisse der Pflanze. Handelt es sich bei Züchtungen noch im Wesentlichen um einen einmaligen Gestaltungsakt, so bedarf die Aufrechterhaltung artgemäßer Umweltverhältnisse fortwährender Anstrengung.

Ziel der Pflege im Pflanzenreich ist es, belebte Gestalten zu erhalten und Frucht für den Menschen zu gewinnen.

In diesem Sinne sind der Bauer und der Gärtner Pflegende. Sie gestalten dauerhaft und rhythmisch Boden, Wasser, Luft, Licht- und Temperaturverhältnisse, Fruchtwechsel und Pflanzengesellschaften. Ziel dieser Arbeit ist die dem Menschen zukommende Frucht, d. h. der Überschuss, den die Pflanze nicht für die Erhaltung ihrer Art benötigt. In diesem Sinne sind zum Beispiel gefällte Bäume Früchte des Waldes.

Für das Tierreich verschiebt sich das Aufgabenfeld der Pflege wiederum. Das Tier ist teilweise von den Umweltbedingungen unabhängig, indem es die ihm angemessenen Lebensräume aufsuchen und gestalten kann. Es vermag dies aufgrund angeborener oder erlernter Verhaltensweisen. Diese müssen bei einer artgemäßen Pflege über die Umweltbedingungen hinaus berücksichtigt werden. Wild lebende Tiere bedürfen erst dann der Pflege durch den Menschen, wenn ihr Lebensraum durch menschliche Eingriffe so verändert wurde, dass Anpassungen ihres Verhaltens nicht ausreichen, die Überlebensgrundlagen zu sichern. Die Dezimierung des Wildbestandes auf ein ökologisch verträgliches Maß erscheint ebenso wie der Schutz bedrohter Arten eine im Grunde pflegerische Aufgabe.

Der für den Menschen durch die Pflege gewonnene Überschuss aus dem Tierreich soll hier *Dienst* genannt werden. Die Tierwelt kommt dem Menschen nicht nur als Arbeitskraft oder als Nahrungsmittel zugute, sondern erhält als Bestandteil des Ökosystems wesentlich dessen Funktionsfähigkeit und dient damit der Erhaltung des Lebensraumes des Menschen. Unter diesem Gesichtspunkt erscheint die Arbeit des Bauern wiederum als eine pflegerische.

Äußere Voraussetzung für die Pflege im Pflanzen- und Tierreich ist die Kenntnis der Wachstumsgesetze, der Umweltverhältnisse und artgerechter Verhaltensmuster.

Ziel der Pflege im Tierreich ist, die belebten und beseelten Gestalten zu erhalten und sie in den Dienst für den Menschen zu stellen.

Als innere Voraussetzung für die Pflege in diesem Bereich erscheint wiederum die Fähigkeit, Beziehungen zu Pflanzen und Tieren aufzubauen, die über deren vordergründigen Nutzwert hinausgehen. Es ist ein Verdienst der ökologischen Forschung, die

Bedeutung jeder Tier- und Pflanzenart für den Erhalt der Natur und den Lebensraum des Menschen aufgezeigt zu haben. Bleibt ein solches Wissen nicht abstrakt, sondern erweckt es ein Gefühl der Achtung und Ehrfurcht vor jedem einzelnen Lebewesen, so kann sich daraus ein völlig neues Verhältnis zur Tier- und Pflanzenwelt entwickeln. Das Schicksal der Pflanzen und Tiere erscheint dann auf das innigste mit dem unsrigen verknüpft. Tier- und Pflanzenwelt sind dann nicht danach zu beurteilen, ob sie uns angenehm, nützlich oder sympathisch sind, sondern *unabhängig von Sympathie und Antipathie* entsprechend ihrem eigenen Wesen und ökologischen Zusammenhang zu behandeln.

1.3 Pflege des Menschen

Der Mensch bedarf von allen Lebewesen der Pflege im umfassenden Sinn. Im Tierreich ist die Fähigkeit zur Pflege beispielsweise bei der Aufzucht des Nachwuchses als Instinkt verankert. Ein solcher Pflegeinstinkt ist beim Menschen weitgehend verkümmert. Die große Nachfrage nach Ratgebern zur Säuglingspflege oder zur Kindererziehung weist auf den Verlust instinktiver oder sozial tradierter Pflegefähigkeiten hin. Die Delegation pflegerischer Tätigkeiten aus dem familiären Bereich in gesonderte Pflegeeinrichtungen wie Krankenhäuser und Pflegeheime kann ebenso als Indiz für diesen Verlust gewertet werden. Die Fähigkeit zu pflegen muss daher neu erlernt, weiterentwickelt und als kulturtragende Leistung verankert werden.

Die Pflege des Menschen hat gegenüber der Pflege der anderen Naturreiche erweiterte Voraussetzungen. Alle biologischen und psychischen Eigenschaften des Menschen werden durch seine Individualität geprägt. Pflege des Menschen darf sich deshalb nicht mit der Erhaltung der belebten und beseelten Gestalt begnügen, sie muss vielmehr dem Menschen die Entwicklung zur freien Individualität ermöglichen. Erziehung ist in diesem Sinne Pflege der Individualität.

Äußere Voraussetzung für die Pflege des Menschen ist das Verständnis seines leiblichen, seelischen, sozialen und geistigen Wesens. Die innere Voraussetzung ergibt sich aus seiner Individualität als seinem geistigen Kern.

Der geistige Wesensanteil ist nicht sichtbar, er offenbart sich vielmehr in den Taten und in der Biografie. Die Biografie bleibt zukunftsoffen, das heißt, ein letztgültiges Erfassen der Individualität ist zunächst unmöglich. Die prinzipielle freie Gestaltbarkeit der eigenen Biografie sowie das Eintreten-Können in die Biografie anderer implizieren die Unvorhersehbarkeit menschlichen Handelns. In jeder menschlichen Beziehung muss daher Raum für die freie Entfaltung individueller Impulse geschaffen werden. So verfehlt beispielsweise die Pflege eines Todkranken, wenn sie allein auf den körperlichen Zerfall und die psychische Destruktion ausgerichtet ist, die Wirklichkeit des Kranken als eines bis zum letzten Atemzug entwicklungsfähigen Menschen. Zu den Voraussetzungen der Pflege des Menschen gehört es, dieses Potential zu empfinden.

Die Pflege des Menschen ist auf seine Zukunft ausgerichtet. Hierfür müssen die in jedem Menschen schlummernden Zukunftskeime, ganz gleich in welcher biografischen Situation er sich befindet, erkannt und gefördert werden.

In besonderem Maß bedarf auch die Beziehung zwischen Mensch und Mensch der Pflege. In ihr gründen letztlich alle sozialen Verhältnisse. Gleichsam instinktiv ist ein solches Beziehungsband überall dort angelegt, wo wir den Mitmenschen zur Befriedigung eigener Bedürfnisse brauchen, seien sie leiblicher, psychischer oder sozialer Natur. Bestehen solche gegenseitigen Bedürfnisse nicht, entfällt dieser Antrieb für die menschliche Begegnung. Ein solches Abhängigkeitsverhältnis kann jedoch nicht Grundlage einer freien menschlichen Beziehung werden. Diese entsteht nur aus dem brüderlichen Interesse für den anderen. Entgegen den instinkthaften Eigeninteressen muss die Beziehung zum Mitmenschen aktiv aufgenommen und gepflegt werden. Grundlage der Pflege der sozialen Beziehungen ist demnach die *unvoreingenommene Hinwendung* zum anderen. Nur dann kann sich der andere in seinem Wesen aussprechen.

Durch die Pflege der drei unter ihm stehenden Naturreiche verbindet sich der Mensch fortwährend mit der Schöpfung. Indem er soziale Verhältnisse pflegt, gelangt er über sein Eigensein hinaus. Als geistiges Wesen sucht er aber die Beziehung zur geistigen Welt. Jede geistige Übung, jede kultische Geste lebt durch den rhythmisch wiederholten Vollzug. Sie geschieht freiwillig, entgegen äußerer Notwendigkeit, und bildet das Band zwischen dem Menschen und der geistigen Welt. Sie ist im wörtlichen Sinne Religion (Wiederverbindung, lat. religare = zurückbinden).

Bereich	Erhaltung von	Voraussetzung
Unbelebte Natur	Form und Funktion	Beachtung der physikalischen und chemischen Gesetze
Pflanzenreich	Belebter Gestalt und Frucht (für den Menschen)	Pflege der Umweltbeziehungen
Tierreich	Belebter, beseelter Gestalt und Dienst (für den Menschen)	Pflege der Verhaltensbeziehungen
Mensch	Belebter, beseelter, Ich-begabter Gestalt und Freiheit	Schaffung von Entwicklungsräumen
Soziale Gemeinschaft	Menschlichen Beziehungen	Interesse von Mensch zu Mensch
Geistige Welt	Bewusstsein für die geistige Welt	Geistige Übung, Kultus

Tab.: Die pflegerischen Aufgaben des Menschen

1.4 Die pflegerischen Aufgaben sowie die äußeren und inneren Fähigkeiten zu ihrer Bewältigung

Die vorausgegangene Darstellung zeigte, dass in allen Naturreichen Pflege erforderlich ist, um menschliche oder natürliche Schöpfungen zu erhalten und Entwicklungen zu schützen und zu fördern. Die in den Kulturraum des Menschen erhobenen Gegenstände, Pflanzen und Tiere sinken ohne Pflege in einen kulturlosen Zustand zurück. Auch der Mensch selbst gelangt nur durch Pflege auf die volle Höhe seines Menschseins. Gerade die selbstverständlich erscheinenden Eigenschaften, wie aufrechter Gang, Sprache und Denken, bedürfen der Pflege, nicht nur bei der Rehabilitation Schwerkranker.

Die einzigartige Fähigkeit des Menschen, Beziehungen zu allen Wesen der sinnlichen und der geistigen Welt aktiv aufnehmen zu können, begründet seine Verantwortung für die Schöpfung.

2. Pflege als Beziehung

2.1 Erste Übung: Sachgemäßes Denken – Konzentration

Die Beziehung, die wir Menschen zu Gegenständen und Geschöpfen der Natur herstellen, erhebt diese aus ihrem bloßen Dasein. Der Impuls zur Pflege entspringt, wenn wir eine solche Beziehung eingegangen sind, nicht mehr allein vordergründigen Nützlichkeitserwägungen. Je tiefer diese Beziehung ist, umso deutlicher wird uns die Wesenhaftigkeit der Gegenstände und Geschöpfe. Der Tisch, die Rose, das Pferd und der Mensch offenbaren sich nun in ihrem eigenen Wert und in ihrer Stellung zum Weltganzen. Der Wert eines Menschen kommt uns nur zu Bewusstsein, wenn wir uns in eine lebendige Beziehung zu ihm selbst und zum Menschsein im Allgemeinen setzen. Die alltägliche, oberflächliche Begegnung vermittelt uns diesen eigentlichen Wert nicht. Erst im Sich-Einlassen auf das Gegenüber ahnen wir den Quellpunkt der spezifischen Wesensäußerungen.

Im Alltag begegnen wir einer Vielzahl von Menschen und Gegenständen. Wir wären gewiss heillos überfordert, wollten wir zu allen in eine gleichermaßen bewusste Beziehung treten. Würden wir angesichts dieser Überforderung auf jede konkrete Beziehung verzichten, so bliebe unser Leben gänzlich an der Oberfläche. Gerade in der täglich wiederkehrenden Begegnung mit Menschen und Gegenständen liegt eine kaum zu ermessende Chance zur Begründung eines sich immer mehr verzweigenden und vertiefenden Beziehungsnetzes. Voraussetzung für eine solche Beziehung ist die Hinwendung und die Konzentration auf das uns Begegnende. Sie gelingt nur, wenn wir uns immer wieder aus dem Strom der Alltagsereignisse und Begegnungen herauslösen und *Momente der Besinnung* schaffen. Dieser kurzzeitige Rückzug aus der gewohnten Beschäftigung muss dem Alltag abgetrotzt werden.

Die Besinnung auf die unserer Pflege anvertrauten Menschen und Gegenstände führt nur dann zur wirklichkeitsgemäßen Beziehung, wenn es gelingt, unsere Vorstellungen und Vorurteile durch ein sachgemäßes Denken zu läutern. Die Dinge müssen sich selbst „aussprechen“ dürfen, ohne durch willkürliche Vorstellungen und Meinungen deformiert zu werden. Dazu bedarf es einer aufmerksamen Kontrolle der eigenen Gedanken.

Übung

Eine zunächst einfache Übung zur Ausbildung eines derartigen Denkens gab Rudolf Steiner als Fundament für eine Geistesschulung:

„Wer sich überwindet, durch Monate hindurch täglich wenigstens fünf Minuten seine Gedanken an einen alltäglichen Gegenstand, zum Beispiel eine Stecknadel oder einen Bleistift, zu wenden und während dieser Zeit alle Gedanken auszuschließen, welche nicht mit diesem Gegenstande zusammenhängen, der hat nach dieser Richtung hin viel getan ... Wer sich fragt: Welche Bestandteile setzen einen Bleistift zusammen? Wie werden die Materialien zu einem Bleistift vorgearbeitet? Wie werden sie nachher zusammengefügt? Wann wurde der Bleistift erfunden? und so weiter: Ein solcher passt seine Vorstellungen mehr der Wirklichkeit an als derjenige, der darüber nachdenkt, wie die Abstammung des Menschen ist oder was Leben ist. Man lernt durch einfache Denkübungen für ein sachgemäßes Vorstellen ... mehr als durch komplizierte und gelehrte Ideen. Denn zunächst handelt es sich gar nicht darum, über dieses oder jenes zu denken, sondern sachgemäß durch innere Kraft zu denken.“ [1]

Wer sich einer solchen Übung unterzieht, bemerkt bald, wie sehr die innerlich verstärkte Gedankenkraft zum Erfassen einer wirklichkeitsgemäßen Beziehung zu den uns umgebenden Menschen und Gegenständen beiträgt. Die Übung ist – nach einer gewissen Zeit der stillen, beharrlichen Durchführung – auch für den beruflichen Zusammenhang einsetzbar. Beispielsweise kann eine Patientenbesprechung damit beginnen, nur diejenigen Dinge anzusprechen, die unmittelbar mit der *körperlichen Erscheinung* des Patienten zusammenhängen:

- Wie groß ist der Patient?
- Welche Haarfarbe, welche Augenfarbe hat er?

Danach betrachtet man *seine seelischen Äußerungen*:

- Welche typischen Gesten zeigt der Patient?
- Wie ist seine Mimik?
- Welche Gewohnheiten hat er beim Essen, beim Waschen?
- Wie ist sein Gang?
- Wie äußern sich bei ihm Freude, Ärger oder Trauer?

In der gleichen Weise widmet man sich den *biografischen und sozialen Verhältnissen*:

- Wie erlebte der Patient seine Kindheit?
- Welche wichtigen Ereignisse traten auf?

Besonders bei diesem letzten Teil der Betrachtung muss darauf geachtet werden, dass keinerlei Spekulation in die Darstellung einfließt. Nur die wirklich bekannten Tatsachen sollen ausgesprochen werden, und dies selbstverständlich nur, wenn das Einverständnis des Patienten vorliegt. Die wirklich sachliche Darstellung vermeidet ein eine Verletzung der Intimsphäre des Patienten. Eine in dieser Art durchgeführte Patientenbesprechung ist immer so zu gestalten, als sei der Mensch selbst anwesend. Sie schult nicht nur die Aufmerksamkeit hinsichtlich der Wesensäußerungen des Patienten, sondern erzeugt auch einen tiefen Eindruck von seiner unverwechselbaren Individualität. Sie hilft den Beteiligten, sich gerade zu problematischen Patienten in eine lebendige Beziehung zu setzen.

3. Pflege als Prozess

3.1 Zweite Übung: Initiative

Eine Tätigkeit wird dadurch zu einer pflegerischen, dass sie sich kontinuierlich und rhythmisch vollzieht. Von „Pflege" kann nicht gesprochen werden, wenn nur ein einmaliger Handlungsakt vorliegt. Bezieht sich Pflege auf einen unbelebten Gegenstand, so sorgt sie sich um dessen „Lebens"-Dauer. Die Sprache bescheinigt damit dem Gegenstand eine Eigenschaft, die ihm im biologischen Sinn nicht zukommt. Sie gibt der Empfindung Ausdruck, dass ein Gegenstand, solange er innerhalb der menschlichen Nutzung verbleibt, eine Art „Leben" besitzt. Pflege erhält dieses Leben, indem sie regelmäßig an ihm tätig wird. Ein Paar Schuhe trägt man über Jahre, sie werden in bestimmten zeitlichen Abständen von Schmutz gereinigt, mit Schuhcreme behandelt, poliert. Medizinische Instrumente werden desinfiziert, gereinigt, verpackt, sterilisiert. Die einzelne Tätigkeit erfordert zunächst ein bestimmtes Maß an Wissen, Konzentration und Geschick. In den meisten Fällen handelt es sich aber zumindest nach einer gewissen Übung um Handgriffe, die völlig unspektakulär und gleichförmig ohne große Aufmerksamkeit durchgeführt werden können. Der Pflegende taucht gleichsam in den Lebensstrom des Gegenstands ein.

Die Pflegehandlung wird im Alltag zur Gewohnheit.

Diese zeichnet sich dadurch aus, dass nicht das volle Bewusstsein aufgebracht wird. Die Tätigkeit ist aus dem wachen Kopf in „Fleisch und Blut" übergegangen.

Der Alltag besteht aus einer großen Zahl solcher halbbewusster Routinetätigkeiten. Die Körperpflege vollzieht sich für jeden Menschen in jeweils eigener Weise ein Leben lang – gewohnheitsmäßig, fließend. Nichts erregt dabei Aufsehen. Wer erinnert sich schon an das Waschen am Morgen vor drei Tagen oder vor einer Woche, vor einem Jahr?

Dieser Befund ändert sich schlagartig, wenn eine Störung des gewohnten Handlungsablaufes eintritt. Der Schnitt mit dem Rasiermesser, das Stumpfwerden der Präparierschere, das Abreißen der Schuhsohle führen unabdingbar zum Erwachen aus den halbbewussten

Handlungsgewohnheiten. Der Handlungsstrom ist unterbrochen, es geht nicht weiter wie bisher. Jetzt wird nicht mehr Pflege gebraucht, sondern Reparatur bzw. Therapie.

In gleicher Weise führt Krankheit zur Unterbrechung des rhythmisch fließenden Lebensstroms, bedeutet Aufwachen aus dem Gewohnten, infrage stellen des Vertrauten. Die Störung verursacht Leiden und Schmerz, drängt nach Überwindung, nach Wiederherstellung des Lebensflusses, nach Heilung. Der Kranke erwacht und sucht den Spezialisten auf. Die Störung hat Aufmerksamkeit und Interesse geweckt, sie schafft Bewusstsein.

Pflege vollzieht sich in der Polarität von gleichförmig rhythmischem Alltag und außergewöhnlicher Störung.

Der Pflegende ist an dieser Polarität mit seinem Bewusstsein in unterschiedlicher Weise beteiligt. Solange der Alltag in fortgesetzter Wiederholung des Ähnlichen verläuft, hat das Bewusstsein einen mehr träumenden Charakter. Eingetaucht in den Handlungsstrom, Schwankungen spielerisch ausgleichend, ist waches Kopfbewusstsein zunächst wenig gefragt, erscheint mitunter sogar störend.

Wird der Handlungsstrom unterbrochen, tritt an die Stelle des gefühlsmäßig Fließenden das konzentrierte, wache Erkennen. Auf dieses Erwachen sind unterschiedliche Reaktionen denkbar. Unmut tritt ein für denjenigen, der sich zur Unzeit aus dem Schlaf der Gewohnheit geweckt sieht, schöpferische Selbstbestätigung für denjenigen, der die Störung diagnostizieren kann und entsprechend zu handeln vermag. Beide Haltungen werden jeweils einem bestimmten Pflegeverständnis zugeordnet.

Die erste erlebt sich ganz in den Handlungsstrom eingetaucht, pflichtbewusst sorgend, innerlich eng mit dem zu Pflegenden verbunden. Reflexionen über die pflegende Tätigkeit sind selten, gehandelt wird gefühlsmäßig aus selbst erworbenen oder tradierten Erfahrungen. Diese Haltung kann als vorprofessionell charakterisiert werden. Demgegenüber steht die Auffassung von Pflege als Problemlösungsprozess. Seit Ende der siebziger Jahre bestehen auch im deutschsprachigen Raum Modelle, die Pflege aus dem unreflektierten, einseitigen Handlungsbezug herausheben und dem wachen, erkennenden Bewusstsein zugänglich machen wollen. Der von Fiechter und Maier formulierte Regelkreis beschreibt Pflege als: Informationssammlung, Problem-, Ressourcen-, Ziel- und Maßnahmenformulierung, Pflegeplanung, Durchführung, Evaluation sowie erneute Bestandsaufnahme.[2]

Einerseits weist die Bezeichnung „Prozess" auf den fließenden Charakter der Pflege hin, andererseits werden durch Problem- und Zielformulierung sowie durch Planung und Evaluierung bewusstmachende Elemente eingeführt. Dieser gewiss berechtigte Ansatz betont in einseitiger Weise den an der „Störung" erwachenden Erkenntnispol vor dem rhythmisch bewegten Handlungspol. Die sich unterhalb der Problemschwelle vollziehende Alltagswirklichkeit der Pflege wird dabei außer Acht gelassen. Pflege als Problemlösungsprozess verstanden, beschreibt deshalb nur einen Teil der pflegerischen Praxis. Tatsächlich stößt der formalisierte „Pflegeprozess" bei vielen Pflegenden deshalb auf Ablehnung.

Beispiel

Eine 65-jährige Frau mit einer rechtsseitigen, stabilen, konservativ behandelten Oberarmfraktur erhält eine Thoraxabduktionsschiene. Ihre Behinderung ist offensichtlich. Selbstverständlich bedarf sie neben der Hilfe beim Essen, bei den Ausscheidungen, beim An- und Ausziehen, beim Waschen und anderem mehr auch der Anleitung zur Wiedererlangung der Selbstständigkeit. Beides ergibt sich unmittelbar aus dem Befund sowie der Intention der Patientin und des Pflegenden zur Rehabilitation. Eine Auflistung der Pflegeprobleme, z. B. „Patient kann sich aufgrund der Ruhigstellung des rechten Oberarms nicht an- und auskleiden", der Ressourcen, z. B. „Patient ist Linkshänderin", und der Ziele, z. B. „Patient kann sich selbstständig waschen", erscheint überflüssig. Maßnahmen- und Verlaufsdokumentation sind zur Gewährleistung der Kontinuität der Pflege völlig ausreichend.

Von einem Pflegeproblem sollte deshalb nur dann gesprochen werden, wenn Patient und Pflegender vor einer Situation stehen, die sie zunächst tatsächlich nicht zu bewältigen wissen. Liegt eine solche Frage nicht vor, handelt es sich um ein Pseudoproblem.

Die Konstruktion derartiger Pseudoprobleme ist der Versuch, Bewusstsein in den alltäglichen pflegerischen Handlungsstrom zu bringen. Diese im Grundsatz zu begrüßende Intention verfehlt jedoch das eigentlich Pflegerische in seinem fließenden, prozesshaften Element, solange das an der Störung erwachende Bewusstsein als die einzige Form bewussten pflegerischen Handelns betrachtet wird.

Wir haben zwei pflegerische Haltungen charakterisiert: Die im Handlungsstrom sich verlierende, vorprofessionelle sowie die am Problem erwachende, selbstbewusste. Beide Haltungen sind Ausdruck der Polarität von Prozess und Problem. Um in die Pflege als rhythmisch fließenden Prozess bewusst einzutauchen, bedarf es zunächst einer Verstärkung der Aufmerksamkeit und der Bewusstseinskraft. Diese Aufmerksamkeit darf sich nicht in der vordergründigen Beobachtung der Symptome mit Krankheitswert erschöpfen.

Die Übung zur Ausbildung eines sachgemäßen Denkens und der durch sie gestärkten Konzentrationsfähigkeit erweist sich hier als hilfreich. Durch sie wird eine innere Stimmung auch für die Bedeutung kleiner Alltagsbegebenheiten geweckt. Breitet sich diese Stimmung über den Alltag aus, so schaffen wir immer wieder Aufwachmomente aus der gleichförmigen Routine.

Jede Übung lebt von der Wiederholung. Gerade dort, wo sie die unbewusste Alltagsroutine überwinden und bessere Gewohnheiten ausbilden will, bedarf es der immer neuen Initiative und Anstrengung zu ihrer Durchführung.

Initiative ist erwachter Wille – im Gegensatz zum in der Routine schlafenden Willen. Nur eine bewusste, aktive Tat überwindet das Gefühl, immerzu passiv auf äußere Anforderungen reagieren zu müssen. Würde jede unserer Alltagshandlungen einem solchen aktiven Impuls entspringen, gäbe es weder Unlust noch Langeweile. In jeder Tat würde der Handelnde sich selbst wiederfinden. Der eigene Willensimpuls durchbricht den passiv durch uns hindurch und an uns vorbeilaufenden Handlungsstrom. Bewusstsein im

Pflegeprozess erzeugt man nicht allein durch die von außen aufgedrängten Störungen, sondern durch die von innen impulsierten Taten.

Eine wiederum von Rudolf Steiner als Voraussetzung für eine Geistesschulung gegebene Übung hat die Ausbildung der Initiativkraft zum Ziel: „Man versuche irgendeine Handlung zu erdenken, die man nach dem gewöhnlichen Verlaufe seines bisherigen Lebens ganz gewiss nicht vorgenommen hätte. Man mache sich nun diese Handlung für jeden Tag selbst zur Pflicht. Es wird daher gut sein, wenn man eine Handlung wählen kann, die jeden Tag durch einen möglichst langen Zeitraum vollzogen werden kann. Wieder ist es besser, wenn man mit einer unbedeutenden Handlung beginnt, zu der man sich sozusagen zwingen muss ... Nach einiger Zeit soll eine zweite der gleichen Handlungen zur ersten hinzutreten, später eine dritte und so fort, soviel man bei Aufrechterhaltung seiner sämtlichen anderen Pflichten ausführen kann ...“[3]

Intendierte die erste Übung eine Stärkung des *Denkens*, so die zweite eine Stärkung des *Willens*. Auch diese zweite Übung kann nach einer Zeit persönlichen Übens im Berufszusammenhang praktiziert werden. Es kommt dabei darauf an, Handlungen zu ersinnen, für die zunächst kein äußerer Anlass besteht, die also ganz der eigenen Initiative entspringen.

Jeder kennt die Situation: Ein Patient betätigt permanent ohne ersichtlichen Grund die Klingel und benötigt dann nur kleine oder kleinste Hilfestellungen, die er eigentlich auch bei der vorausgehenden Anwesenheit des Pflegenden hätte anmelden können. Weder freundliches noch energisches Auftreten des Pflegenden veränderte dieses Verhalten. Der Patient erlebt bald in der Ungeduld oder der Gereiztheit des Pflegenden eine Zurückweisung und erzwingt durch noch häufigeres Klingeln erneute Zuwendung. Macht man es sich zur Aufgabe, den Patienten regelmäßig, in kurzen Abständen, gerade dann, wenn er sich nicht meldet, zu besuchen und sich nach seinen Bedürfnissen zu erkundigen, dann wird der eben geschilderte Teufelskreis durch die Initiative des Pflegenden durchbrochen. Jetzt kann eine Vertrauensbeziehung entstehen, die es dem Patienten ermöglicht zu warten.

Gerade das Handeln über die vordergründige Pflicht hinaus befreit zur Selbstgestaltung. Das lässt sich an unzähligen Beispielen in der Praxis üben. Es gelingt im Großen, wenn sich im Kleinen die Fähigkeiten dazu bildeten.

Pflege wird als Prozess erst dann bewusst, wenn der Alltag aktiv gestaltet wird. Die Bewusstwerdung des Prozesses am Pflegeproblem erhält so eine für die eher unbewusst verlaufende Alltagswirklichkeit notwendige Ergänzung. Die eigene Initiative durchbricht die zur Routine gewordenen Pflichten und ergänzt sie durch bewusste Gestaltungsmomente. Dadurch erscheint der pflegerische Alltag zunächst an einigen wenigen Stellen in ein helleres Licht getaucht: Man erlebt sich mehr und mehr als Handelnder und immer weniger als nur Reagierender.

4. Pflege zwischen Nähe und Distanz

4.1 Dritte Übung: Gelassenheit

Gewöhnlich bestimmen wir die Nähe zu einem Menschen durch den Grad der Sympathie, den wir für ihn empfinden. Wir fühlen uns zu ihm hingezogen, suchen die Begegnung mit ihm und empfinden seine Gegenwart als angenehm.

In der Antipathie erleben wir Distanz. Wir meiden den Kontakt eines uns unsympathischen Menschen, wir fühlen uns abgestoßen und weisen ihn zurück. Sympathie erscheint uns als *seelische Anziehungskraft*, Antipathie als *Abstoßungskraft*. In der Sympathie geht die Seele aus sich heraus und gibt sich an die Welt hin, in der Antipathie kommt die Seele zu sich selbst und schließt sich ab.

Gründen wir das Verhältnis zwischen Nähe und Distanz auf Sympathie und Antipathie, bleibt unser Verhältnis zu einem Menschen geprägt von Lust und Unlust, von der Freude und dem Schmerz, den er uns bereitet. Unser Empfindungsleben wird so zum Maßstab für die Beurteilung der Welt. Ein echtes Verständnis für den anderen vermag auf dieser Grundlage nicht zu wachsen, weil wir ihn nicht erkennen, wie er wirklich ist, sondern nur, wie er auf uns wirkt. Lässt sich die Nähe zu einem Menschen überhaupt unabhängig von Sympathie und Antipathie bestimmen?

Zwei Beispiele

Betrachten wir zunächst zwei Menschen in einem Konflikt: Ein Pflegender verabreicht eine Subkutan-Injektion. Die Injektion ist schmerzhaft und der Patient wirft dem Pflegenden Dilettantismus vor, der Pflegende im Gegenzug dem Patienten Wehleidigkeit. Beide sind gegeneinander höchst antipathisch gestimmt. Von außen betrachtet haben beide Kontrahenten jedoch ein äußerst enges Verhältnis zueinander. Ihnen fehlt die Distanz, um auf den Vorgang und auf ihre Beziehung zueinander zu blicken. Ein anderes Beispiel: Ein Pflegender erwirbt das Vertrauen einer Patientin mit einer Anorexie. Ihre Nahrungsverweigerung erscheint ihm aufgrund ihrer biografischen Situation allzu verständlich. Er glaubt einen Vertrauensbruch zu begehen, wenn er sein Wissen über den heimlichen Abführmittelmissbrauch der Patientin an die Kollegen weitergibt.

Das Verhältnis zwischen Patient und Pflegendem ist in diesem Beispiel durch Sympathiekräfte bestimmt. Von einem wirklichen Verständnis füreinander sind jedoch beide gefährlich weit entfernt. Das Sympathieverhältnis wird früher oder später in Antipathie oder gar Hass umschlagen, wenn der illusionäre Charakter dieser Beziehung zutage tritt.

Nähe tritt ein, wenn wir uns auf einen Menschen zubewegen, wenn wir beginnen, ihn zu verstehen. Distanz entsteht, wenn wir glauben, einen Menschen verstanden zu haben, d. h. wenn unsere Urteilsbildung an ein Ende gekommen ist.

Im Aufeinander-Zugehen erleben wir Nähe, im Festhalten des Urteils entsteht Distanz. Somit bestimmt der Grad des Verstehens die tatsächliche Entfernung zwischen zwei Menschen. Wirkliches Verständnis ist dabei nur unabhängig von Sympathie und Antipathie zu erringen, die uns letztlich mehr Auskunft über unsere eigene Befindlichkeit als über die des anderen geben. Sympathie und Antipathie sind in der Begegnung mit anderen Menschen nicht auszuschalten, sie müssen aber beherrscht werden.

> *„Der Lernende muss die Eigenschaft in sich entwickeln, sich den Dingen und Menschen gegenüber in deren Eigenart zu verhalten, ein jegliches in seinem Werte, in seiner Bedeutung gelten zu lassen. Sympathie und Antipathie, Lust und Unlust müssen ganz neue Rollen erhalten. Es kann nicht die Rede davon sein, dass der Mensch diese ausrotten soll ... Mit Gelassenheit muss er Lust und Schmerz aufnehmen, dann hört er auf, sich in ihnen zu verlieren, dann fängt er aber dafür an, sie zu verstehen ... Die Lust soll für mich nur sein Verkündigung dessen, dass in dem Dinge eine Eigenschaft ist, die sich eignet, Lust zu bereiten. Diese Eigenschaft soll ich erkennen lernen ... Der Forschende wird dadurch nicht stumpf gegen Lust und Schmerz; aber er erhebt sich über sie, damit sie ihm die Natur der Dinge offenbaren. Das Auge kann nur dadurch dem Körper dienen, dass es ein Durchgangsorgan für sinnliche Eindrücke ist; Lust und Schmerz werden zu Seelenaugen sich entwickeln, wenn sie aufhören bloß für sich etwas zu gelten, und anfangen, der eigenen Seele die fremde Seele zu offenbaren.“* [4]

Mindestens einmal am Tag sollte diese Gelassenheitsübung bewusst durchgeführt werden. Gelegenheit dazu bietet der Pflegealltag in Fülle. Durch diese Übung bildet sich die Fähigkeit aus, in selbstloser Weise die Befindlichkeit des Patienten mitzuerleben und mitempfindend zu verstehen.

> Miterleben und Mitempfinden erweitern das verstandesmäßige Erkennen um eine weitere Wahrnehmungsquelle.

Erst im Mitempfinden wird uns der diagnostizierte Befund in seiner Konsequenz für das Befinden des Patienten bewusst. „Man sieht nur mit dem Herzen gut“ sagte Antoine de Saint-Exupéry (1900–1944) und beschrieb damit die Notwendigkeit, das Miterleben zum Wahrnehmungsorgan auszubilden. Die in der Geschichte des Pflegens immer wieder eingeforderte *Mitleidsfähigkeit* der Pflegenden erfährt unter diesem Gesichtspunkt eine zeitgemäße Konkretisierung.

Beispiel

Wenn wir einen Patienten lagern, leitet uns dabei zunächst der Befund. Der Patient liegt regungslos und kraftlos, vielleicht bewusstlos im Bett. Er lastet schwer auf der Unterlage. Wir erkennen die Notwendigkeit der Druckentlastung und bewegen ihn – die körperlichen Gegebenheiten berücksichtigend – auf die Seite. Die dabei nötige Behutsamkeit ergibt sich nicht mehr allein aus dem Befund, sondern wesentlich aus dem Einleben in die Befindlichkeit des Patienten.

Die Stabilisierung in der 30-Grad-Seitenlage folgt der Erkenntnis der optimalen Entlastung druckgefährdeter Körperteile. Das bequeme Einrichten des Leibes durch feine Korrekturen der Lage des Rumpfes, der Gliedmaßen und des Kopfes erfolgt wiederum weitgehend aus dem Einfühlen in die anatomischen Verhältnisse.

Das Ergebnis der Pflege ist nun nicht allein im fachlichen Sinn korrekt, es ist auch schön.

Der gut gelagerte Patient ist nicht nur druckentlastet, er fühlt sich auch in seiner Lage wohl. Der Körper erscheint aus der Schwere in die Leichte gehoben. Damit haben sich der Befund (Druckbelastung), das Befinden (unbequeme Lage) und der übergeordnete Gesamtzustand (Schwere) gleichermaßen verändert. Einfühlung und Mitleiden sind hierbei, fern jeder gefühlsmäßigen, subjektiven Willkür, zum notwendigen Werkzeug für eine fachlich stimmige Pflegehandlung geworden.

Betrachten wir den Pflegenden in dieser Handlung, so finden wir ihn im ständigen inneren Dialog mit dem Patienten. Wir bemerken, wie er die jeweilige Lage des Patienten in sich selbst herstellt und zunächst innerlich in den gewünschten Zustand überführt. Dieses Mitvollziehen und Weiterführen geschieht nicht allein in der Vorstellung, sondern wirkt bis in die Leiblichkeit des Pflegenden hinein. Beobachtet man beispielsweise einen Patienten mit Schluckstörungen, bei dem ein Bissen Brot unbewegt im Munde liegt oder von einer Backentasche in die andere geschoben wird, so wird man an sich selbst den Impuls verspüren – vorausgesetzt, man ist innerlich an dem mühsamen Schluckvorgang beteiligt –, durch mehr oder weniger kräftiges Schlucken den beim Patienten gestörten Vorgang selbst nachzubilden. Beim distanzierten Abwarten oder beim ungeduldigen Einreden auf den Patienten unterbleibt dies. Der innerlich beteiligte Pflegende taucht gleichsam in die Lebensprozesse des Patienten ein. Die Pflegetechnik kann jetzt zu einer künstlerisch gestalteten Handlung werden.

Das Verhältnis von Nähe u. Distanz bestimmt die Qualität der menschlichen Beziehung.

Wie der Tänzer die Bewegungen des Partners miterlebend aufgreift und in die eigene Bewegung integriert, antwortet der Pflegende auf die Lebensäußerungen des Patienten. Das Verhältnis von Nähe und Distanz im Seelischen wie im Körperlichen ist ein lebendiges Spiel, ein rhythmisches Aufeinander-Zugehen und Sich-voneinander-Entfernen.

Der Pflegeprozess ist in diesem Sinne ein künstlerischer Prozess, der den spielerischen Ausgleich zwischen festgestelltem Befund und der Handlungsintention des Pflegenden herstellt [→ Kapitel „Rhythmus"].

5. Pflege und Hoffnung

5.1 Vierte Übung: Positivität

Die drei vorangegangenen Übungen erstrebten die Kontrolle der Gedanken, des Willens und der Gefühle. Die Schulung dieser Fähigkeiten ermöglicht den souveränen Umgang mit den Seelenkräften. Sie ist die Voraussetzung dafür, dass der Pflegende sich selbst gleichsam als Heilmittel in den Pflegeprozess einbringen kann. Es wurde bereits darauf hingewiesen, wie Pflege durch die Ausbildung sachgemäßen Denkens den Gegenstand der Pflege wirklichkeitsgemäß zu erfassen und sich in eine objektive, gültige Beziehung zu ihm zu setzen vermag. Die Beherrschung der Willenskräfte durch die Übung freier Initiative führt zur schöpferischen Gestaltung des durch äußere Anforderungen bestimmten Pflegealltags und zu Bewusstsein im Pflegeprozess. Die Verwandlung von Sympathie und Antipathie zu seelischer Wahrnehmung ermöglicht ein objektives Mitfühlen mit dem Patienten und das Einleben in seine Befindlichkeit. Sie begründet die Gestaltung der Pflege als künstlerischen Prozess.

Eine von Rudolf Steiner gegebene Übung, die Denken und Fühlen miteinander verbindet, ist die „... Erwerbung der Eigenschaft, welche man Positivität nennen kann. Es gibt eine schöne Legende, die besagt von dem Christus Jesus, dass er mit einigen anderen Personen an einem toten Hund vorübergeht. Die anderen wenden sich ab von dem hässlichen Anblick. Der Christus Jesus spricht bewundernd von den schönen Zähnen des Tieres. Man kann sich darin üben, eine solche Seelenverfassung zu erhalten, wie sie im Sinne dieser Legende ist. Das Irrtümliche, Schlechte, Hässliche soll die Seele nicht abhalten, das Wahre, Gute und Schöne überall zu finden, wo es vorhanden ist ... Man kann das Schlechte nicht gut, den Irrtum nicht wahr finden; aber man kann es dahin bringen, dass man durch das Schlechte nicht abgehalten werde, das Gute, durch den Irrtum nicht, das Wahre zu sehen."[5]

Wir leben in einer Welt, in der das Negative die Oberhand über das Aufbauende, Zukunftsweisende, Hoffnungsspendende zu gewinnen droht.

Umweltzerstörung, Krieg, Vereinsamung prägen heute oftmals schon die Anschauung des Kindes von der Welt. Die tägliche Konfrontation mit unheilbaren Krankheiten, mit Schmerz und Leid lässt selbst den engagiertesten Pflegenden mitunter am Sinn seiner bescheidenen Hilfeleistungen zweifeln. Wer nur auf das versiegende Leben, auf die Ausweglosigkeit einer biografischen Situation, auf den nicht enden wollenden Schmerz hinblicken kann, droht zu resignieren oder abzustumpfen. Selbst wer von der Sinnhaftigkeit dieser Krisensituationen überzeugt ist, muss sich fragen, welches die konkreten nächsten Schritte zur Überwindung der Krise sein können. Das fällt angesichts der Übermacht der zu bewältigenden Probleme oftmals schwer.

Die Übung der Positivität stärkt die Kraft, die in jeder noch so ausweglosen Situation schlummernden Zukunftskeime zu entdecken. Diese gilt es zu fördern. Nicht die Krankheit muss hinweggenommen werden, sondern die im Organismus vorhandenen Heilungskräfte sind anzuregen. Letztlich fordert das Erkennen der Ressourcen eines Patienten die Eigenschaft der Positivität. Der Mensch wächst dann in seinen Möglichkeiten. Nur diese und nicht seine Unfähigkeit geben Anlass zu berechtigter Hoffnung.

Oftmals erscheint uns die Hoffnung eines Patienten illusionär: Der Krebskranke, der auf die im letzten Moment rettende „Wunderspritze" hofft, der Sterbende, der noch einmal eine Reise unternehmen will, der Einsame, der von der Erlösung durch eine „Märchenprinzessin" träumt.

Woher nehmen wir die Sicherheit, solche Hoffnungen als illusionär zu bezeichnen? Uns scheint zwar das Bild, in das der Kranke seine Hoffnung kleidet, als unrealistisch. Haben wir deshalb die Berechtigung, an seiner Zukunftsmöglichkeit zu zweifeln?

Wenn es uns gelingt, das Positive, Zukunftsweisende in jedem Zustand des Kranken zu erkennen, dann wird es möglich, Illusionen in berechtigte Hoffnungen umzuwandeln: Der Glaube an die „Wunderspritze" als eine von außen herbeigesehnte Hilfe in das Vertrauen, aus innerer Kraft den Krankheitsverlauf mutig durchzustehen oder die Reise des Sterbenden in die innere Bejahung, den Leib zu verlassen.

Die Entdeckung des Guten und Schönen unter der Oberfläche des Negativen, Hässlichen gibt den Ansatzpunkt für die Förderung und Entwicklung zukunftweisender Ressourcen. Sie unterstützt das Selbstwertgefühl des vom Leiden bedrängten Kranken. Sie ist ebenso ein Ferment für die fruchtbare Zusammenarbeit in der therapeutischen Gemeinschaft. Konfrontieren wir den Kollegen einseitig mit seinen Unzulänglichkeiten, wird das soziale Klima vergiftet. Eine solche Haltung ermöglicht es auch, den Kollegen individuell zu fördern und eine den Fähigkeiten der einzelnen Mitarbeiter angemessene Arbeitsverteilung vorzunehmen.

Die Übung der Positivität „... hängt in etwa zusammen mit dem, was man die Enthaltung von Kritik nennt ... Es gibt einen Standpunkt, der sich liebevoll in die fremde Erscheinung oder das fremde Wesen versetzt und sich überall fragt: Wie kommt dieses andere dazu, so zu sein oder so zu tun? Ein solcher Standpunkt kommt ganz von selbst dazu, sich mehr zu bestreben, dem Unvollkommenen zu helfen, als es bloß zu tadeln und zu kritisieren."

6. Lernen im Pflegealltag

6.1 Fünfte Übung: Unbefangenheit

„Das Denken in Verbindung mit dem Willen erfährt eine gewisse Reifung, wenn man versucht, sich niemals durch etwas, was man erlebt oder erfahren hat, die unbefangene Empfänglichkeit für neue Erlebnisse rauben zu lassen. Für den Geistesschüler soll der Gedanke seine Bedeutung ganz verlieren: ‚Das habe ich noch nie gehört, das glaube ich nicht.' Er soll während einer gewissen Zeit geradezu überall darauf ausgehen, sich bei jeder Gelegenheit von einem jeglichen Dinge oder Wesen Neues sagen zu lassen. Von jedem Luftzug, von jedem Baumblatt, von jeglichem Lallen eines Kindes kann man lernen, wenn man bereit ist, einen Gesichtspunkt zur Anwendung zu bringen, den man bisher noch nicht zur Anwendung gebracht hat ... Man soll, was man in der Gegenwart erlebt, nach den Erfahrungen der Vergangenheit beurteilen. Das kommt auf die eine Waagschale; auf die andere aber muss für den Geistesschüler

die Geneigtheit kommen, immer Neues zu erfahren. Und vor allem der Glaube an die Möglichkeit, dass neue Erlebnisse den alten widersprechen können.“ [6]

Lernen im Pflegealltag besteht nicht ausschließlich aus einer Anhäufung von Wissen.

Es bedarf vielmehr einer fragenden, forschenden Grundhaltung gegenüber den Patienten, den Kollegen und gegenüber dem eigenen Handeln, um neue Erfahrungen neben den bereits gemachten gelten zu lassen. Jede pflegerische Handlung sollte deshalb wie eine (unausgesprochene) Frage an den Patienten vollzogen werden.

Beispiel

Von einem bettlägerigen Patienten haben wir in der Übergabe erfahren, dass er nicht aufstehen könne. Das darf uns nicht hindern, wenn keine Kontraindikation gegen eine Mobilisierung vorliegt, ihn beispielsweise an den Bettrand zu setzen mit der inneren Frage „Kannst Du das?“ Ist der Patient dazu nicht in der Lage, wäre diese Handlung ohne Gefährdung rückgängig zu machen. Ist die neue Position stabil, kann mit gleichlautender innerer Frage versucht werden, den Patienten vor das Bett zu stellen. Es folgt wiederum die Prüfung, ob diese Belastung zumutbar ist. Auch dieser Schritt wäre problemlos reversibel. Darauf folgt die Drehung des Patienten auf den bereitgestellten Sessel, in dem nun eine stabile Lagerung erreicht werden kann.

Jeder Mobilisierungsschritt war von einer Frage begleitet. Die Antwort, die der Patient verbal oder durch sein Verhalten gab, leitete die nächste Handlung.

Auch eine Schmerzäußerung des Patienten ist unvoreingenommen zu prüfen. Selbst wenn eine organische Ursache ausgeschlossen wurde, bleibt die Schmerzäußerung als Offenbarung der Befindlichkeit des Patienten bestehen. Gerade auch die Mitteilungen verwirrter oder psychotischer Patienten sind dem unvoreingenommenen Zuhörenden wertvoll. Dies nicht etwa, weil ein offensichtlich absurder Inhalt unser Wirklichkeitsbild revidieren sollte, sondern weil selbst in der befremdlichsten Äußerung eine Facette der Persönlichkeit des Patienten oder dessen Krankheit zu uns spricht.

Lernen im Pflegealltag ist eine allgemeine Notwendigkeit für den Erhalt und die Entwicklung der fachlichen Kompetenz. Die Übung der Unbefangenheit schafft hierfür die innere Voraussetzung.

Dieser Weg vermeidet, dass die Eindrücke, die wir aus der Welt schöpfen, immer den gleichen Kategorien („Schubladen“) zugeordnet werden. Staunend empfangen wir alles Neue, ohne ihm gleich einen Begriff zu zuordnen. Die gewöhnlich im Denken sich selbständig vollziehende Verbindung zwischen Wahrnehmung und Begriff wird durch eine bewusste Willensanstrengung gehemmt. Zwischen Denken und Handeln fügt sich gleichsam eine Pause ein, die beide Seelenkräfte in ihrem Zusammenwirken zurückstaut und verstärkt.

7. Üben im Pflegealltag

7.1 Sechste Übung: Inneres Gleichgewicht

Gegen die dargestellten Übungen ließe sich der Einwand erheben, es sei für einen Pflegenden nicht nötig, sich in dieser Weise zu schulen, da der Pflegealltag ohnehin ständig die beschriebenen Eigenschaften fordert und ausbildet. So berechtigt dieser Einwand erscheint, so zeigt doch erst die Selbstprüfung, in welchem Umfang die Seelenkräfte tatsächlich beherrscht werden. Selbst der begabteste Künstler übt regelmäßig und systematisch, um sich auf der Höhe seiner Kunst zu halten und um seine Fähigkeiten weiterzuentwickeln. Ein Künstlertum in der Pflege bedarf einer gezielten Schulung innerer Fähigkeiten ebenso wie der Ausbildung handwerklicher Geschicklichkeit. Bei den hier dargestellten Übungen ist nach einem bewusst gewählten Plan zu verfahren.

Dabei steht die Übung des *sachgemäßen Denkens* am Anfang, an zweiter Stelle die Übung der *Initiative* usw. Jede Übung ist über einen gewissen Zeitraum, z. B. einen Monat, mit besonderer Aufmerksamkeit auszuführen. Die vorangegangenen Übungen dürfen jedoch nicht vernachlässigt werden. „Wer gewisse Zeiten aufeinanderfolgend dazu verwendet hat, um sich in der Erwerbung dieser Eigenschaften zu üben, der wird dann noch nötig haben, diese Eigenschaften in der Seele zu einem harmonischen Zusammenstimmen zu bringen. Er wird sie gewissermaßen je zwei und zwei, drei und eine und so weiter gleichzeitig üben müssen, um Harmonie zu bewirken."[8]

Dieses innere Gleichgewicht ist notwendig, um Einseitigkeiten in der Persönlichkeitsentwicklung vorzubeugen.

Die Integration der Übungen in den pflegerischen Tagesablauf sollte behutsam vorgenommen werden, denn Ziel der Pflege bleibt der Patient.

Das Streben nach persönlicher Entwicklung darf in keiner Weise den Auftrag der Pflege beeinträchtigen. Träte dieser Fall ein, wäre die Schulung als eine subtile Form des Egoismus schädlich. Bleibt der Pflegende dem Patienten liebevoll zugewandt und gleichzeitig den selbstgestellten Übungen verpflichtet, so trägt dies zu einer Mehrung der menschlichen und beruflichen Kompetenz wesentlich bei.

8. Ausblick auf den anthroposophischen Schulungsweg

8.1 Pflegequalität

Die Ausbildung der für den Pflegeberuf notwendigen seelischen Fähigkeiten gibt den Anlass für die Darstellung dieser Übungen. Die Beherrschung der eigenen Seelenkräfte erweist sich als Voraussetzung für die Sicherung und Steigerung der Pflegequalität. Der Pflegende selbst wird unter diesem erweiterten Qualitätsbegriff als Heilfaktor im therapeutischen Prozess betrachtet. Damit stellt der Ansatz der heute weit verbreiteten Tendenz zur vermeintlichen Qualitätssicherung durch Standardisierung des materialistisch-naturwissenschaftlichen Pflegewissens eine Alternative gegenüber.

8.2 Entwicklungsweg

Die Arbeit an den seelischen Fähigkeiten setzt den freien Entschluss jedes Einzelnen voraus. Er kann unmöglich von außen gefordert werden. Meist sind es biografische Krisen, die den Menschen vor die Notwendigkeit stellen, einen bewussten, selbstverantworteten inneren Entwicklungsweg zu beschreiten. Aber auch die Einsicht in die Voraussetzungen der beruflichen Kompetenz und lassen die Entscheidung zur aktiven inneren Schulung reifen [→ Kapitel „Meditation in der Pflege"].

8.3 Das Menschenbild – Ausgangspunkt: Das Denken

Das anthroposophische Menschenbild gründet auf den Forschungsergebnissen Rudolf Steiners. Sein Verdienst ist es, die den Sinnen nicht zugänglichen Grundlagen der menschlichen Existenz und des Kosmos dargestellt zu haben.[9] Solche Mitteilungen erscheinen dem naturwissenschaftlich orientierten Welt- und Menschenbild als reine Spekulationen, denn dieses lässt Aussagen über Natur und Mensch nur gelten, wenn sie mit den auf die Sinneswelt beschränkten Erkenntnismethoden zustande gekommen sind.

Steiner widerlegte diese Auffassung vielfach.[10] Er stellte dar, wie der Mensch seine seelischen Fähigkeiten so auszubilden vermag, dass diese gleichsam zu Sinnesorganen für die nichtsinnliche Welt werden.[11] Die Ausbildung übersinnlicher Wahrnehmungsorgane nimmt ihren Ausgangspunkt in jener Seeleneigenschaft, in der der Mensch am meisten bewusst ist: dem Denken. Darin unterscheidet sich der von Steiner gegebene Ansatz wesentlich von anderen bewusstseinserweiternden Methoden, beispielsweise östlichen oder mystischen. Diese nehmen ihren Ausgangspunkt im Fühlen oder Wollen. Tauchen wir in die Region unseres Fühlens ein, verblasst die Helligkeit unseres Bewusstseins, wir leben dann in einer traumähnlichen, für Suggestion und Autosuggestion anfälligen Bilderwelt. Nimmt die Suche nach Bewusstseinsentwicklung im Wollen ihren Ursprung, verdunkelt sich das Bewusstsein zum traumlosen Schlaf. Bewusst werden unsere Willensimpulse erst dem Denken. Erst hier sind wir urteilsfähig über Gut und Böse, über Wahr und Falsch. Ohne dieses denkende und urteilende Wachbewusstsein handeln wir triebhaft und sind äußerer Einflussnahme nahezu wehrlos ausgeliefert.

Da der anthroposophische Erkenntnisweg an jedem Punkt denkend nachvollziehbar ist, wird jegliche suggestive Beeinflussung vermieden.

8.4 Die Übungen

Die dargestellten Übungen gab Rudolf Steiner als Grundvoraussetzung für eine esoterische, d. h. eine die übersinnliche Welt begreifende Schulung. Dieser Beitrag betrachtet sie in engem Zusammenhang mit der Pflegepraxis. Durch die Art der Darstellung tritt ihr seelenhygienischer Aspekt gegenüber dem esoterischen in den Vordergrund. In der Stärkung des Denkens, Fühlens und Wollens als vom Ich beherrschten Seeleneigenschaften liegt ihr allgemeingültiger Wert, auch wenn eine esoterische Schulung primär nicht angestrebt wird. Wer sich in umfassender Weise einarbeiten und einleben möchte, sei auf die vielfachen diesbezüglichen Schilderungen Rudolf Steiners verwiesen.[12,13] Der Pflegealltag ist ein unerschöpfliches Übungsfeld für die Grundvoraussetzungen der esoterischen Schulung. Die ständige Nähe der Schwelle zur geistigen Welt in Geburt, Krankheit und Tod ist gerade für den Pflegenden eine besondere Chance, die Begegnung mit den Kräften und Wesen der höheren Welten zu finden.

8.5 Wohin geht der Mensch? – Pflege als Kulturaufgabe

Ausgangspunkt war die Darstellung der Kulturaufgabe der Pflege. Pflege erwies sich als kulturbildender und -erhaltender Faktor ersten Ranges. Damit allein ist jedoch wenig über das wegweisende Ziel dieser Aufgabe gesagt. Bereits angedeutet wurde, dass der Mensch pflegend die Natur gleichsam zu sich emporhebt und sie „vermenschlicht". Wohin aber geht der Mensch – kann dieser selbst menschlicher werden?

Nach christlichem Verständnis gelangt der Mensch letztlich nur zu einer höheren Stufe seiner Existenz, wenn er sich mit der *Christuswesenheit* verbindet. Damit wird kein Glaubensbekenntnis gefordert, sondern das Gewahr werden und das Handeln aus der mit dem Christus in die Welt gekommenen Liebeskraft. Der anthroposophische Schulungsweg ist in diesem Sinne ein christlicher Einweihungsweg. Er ist kein Weg zur Selbsterlösung, wie oftmals unterstellt wird, sondern Wegbereitung für ein immer tieferes Erfassen des Heilwirkens des Christus. Die hier dargestellten, von Rudolf Steiner als allgemeine Vorbereitung für eine esoterische Schulung gegebenen sechs Übungen (sogenannte Nebenübungen aus „Wie erlangt man Erkenntnisse der höheren Welten") sind Teil dieses christlichen Schulungswegs. Sie dienen der Läuterung und Stärkung der menschlichen Seelenkräfte, damit diese der Begegnung mit den Wesen der übersinnlichen Welten standhalten können.

Jeder Mensch, der in seinem persönlichen oder beruflichen Leben pflegerisch tätig ist, erhält die Welt und den Menschen in einem entwicklungs- und verwandlungsfähigen Zustand und entreißt sie ihrer Tendenz, ins lediglich Natürliche, Unmenschliche herabzusinken. Er bietet das seiner Pflege Anvertraute gleichsam der geistigen Welt dar zur Verwandlung. Er schafft durch seine Pflege die Voraussetzung, dass das Verwandelnde, Vergeistigende, Heilende auf fruchtbaren Boden fallen kann. Der liebevoll gepflegte Gegenstand ist bereit, zum Träger immaterieller Werte aufzusteigen. Der liebevoll gepflegte Kranke wird die Wirkung des Heilmittels nachhaltiger erleben als der in einer kühlen und distanzierten Umgebung versorgte.

Die als Kulturaufgabe verstandene Pflege bereitet den Weg für das Hereinwirken der geistigen Welt in den irdischen Entwicklungsgang. Ohne diese pflegerische Vorbereitung droht der sinnlichen Welt, die lebendige Beziehung zur geistigen zu verlieren. Die Arbeit an den Seelenkräften erstrebt für den individuellen Schulungsweg das gleiche, was eine pflegerische Kultur für den Entwicklungsgang der Menschheit bedeuten wird.

Kategorie	Beispiel für Lernziele	Empfohlener Lernweg
Handwerk	Sie praktizieren die Übung der Gedankenkontrolle.	A
Eigenes Lernziel		
Beziehung	Sie intensivieren Ihre Beziehung zum Patienten durch die beschriebenen Übungen.	B
Eigenes Lernziel		
Wissen	Sie verstehen Pflege als Kulturaufgabe und als Entwicklungsweg.	C
Eigenes Lernziel		

Literatur

1 Steiner, R.: Die Geheimwissenschaft im Umriss (GA 13). Rudolf Steiner Verlag Dornach 2012. S. 330 ff.
2 Fiechter, V., Maier, M.: Pflegeplanung. Eine Anleitung für die Praxis. Recom Verlag Basel 1985. S. 27 ff.
3 Steiner, R.: Anweisungen für eine esoterische Schulung (GA 245). Rudolf Steiner Verlag Dornach 2010. S. 16.
4 Steiner, R.: Theosophie: Einführung in übersinnliche Welterkenntnis und Menschenbestimmung (GA 9). Rudolf Steiner Verlag Dornach 2014. S. 139 ff.
5 Steiner, R.: Die Geheimwissenschaft im Umriss (GA 13). Rudolf Steiner Verlag Dornach 2012. S. 334 ff.
6 Steiner, R.: Anweisungen für eine esoterische Schulung (GA 245). Rudolf Steiner Verlag Dornach 2010. S. 18.
7 Steiner, R.: Die Geheimwissenschaft im Umriss (GA 13). Rudolf Steiner Verlag Dornach 2012. S. 335.
8 Steiner, R.: Die Geheimwissenschaft im Umriss (GA 13). Rudolf Steiner Verlag Dornach 2012. S. 336.
9 Steiner, R.: Die Geheimwissenschaft im Umriss (GA 13). Rudolf Steiner Verlag Dornach 2012.
10 Steiner, R.: Von Seelenrätseln (GA 21). Rudolf Steiner Verlag Dornach 1993.
11 Steiner, R.: Wie erlangt man Erkenntnisse der höheren Welten? (GA 10). Rudolf Steiner Verlag Dornach 2014.
12 Steiner, R.: Die Geheimwissenschaft im Umriss (GA 13). Rudolf Steiner Verlag Dornach 2012.
13 Steiner, R.: Wie erlangt man Erkenntnisse der höheren Welten? (GA 10). Rudolf Steiner Verlag Dornach 2014.

KAPITEL VII
Meditation in der Pflege

ROLF HEINE

Vermutlich beschreiben alle spirituellen oder religiösen Richtungen und Schulen, denen die persönliche Erfahrung des Geistes Anliegen und Ziel ist, die eine oder andere Form des Meditierens. Meditieren ist zunächst eine Methode und Meditation eine Stufe auf einem spirituellen Weg. So ist die „rechte Versenkung" die achte Stufe des Achtgliedrigen Pfades des Buddhas, die durch das „rechte Streben" und die „richtige Achtsamkeit" vorbereitet wird. Auch die Meditation der „Schönsten Namen Gottes" im Islam ist in den Alltag des tätigen Menschen eingebettet, ebenso wie die Versenkung in die Worte des Vaterunsers oder in die Seligpreisungen des Christus im Mittelpunkt eines tätigen spirituellen Lebens stehen kann.

1. Ziele des Meditierens

Die unterschiedlichen Bedürfnisse, Ziele und Motive, um einen spirituellen Weg zu beginnen, fasst das Schaubild auf S. 178 zusammen. Den guten und berechtigten stehen „dunkle" Motive, ja echte Zerrbilder spiritueller Entwicklung kontrastierend gegenüber. Sie verdeutlichen, dass notwendige menschliche Entwicklungsschritte fehlgeleitet werden, wenn sie als unbewusste Antriebe wirken. So lässt sich zum Beispiel der notwendige Impuls zur Selbstbeherrschung in den Machtinstinkt projizieren, andere beherrschen oder bestimmen zu wollen. Oder es wird die erwünschte Nebenwirkung der inneren Arbeit zum Hauptzweck, nämlich die eigene Gesundheit. Ebenso fördert es die Eitelkeit, wenn der bewusste Impuls, sich „zu einem besseren Menschen" zu machen, zu der Sucht nach Bejahung und Bewunderung durch andere pervertiert.

Zunächst sind die erhabenen, weisheitsvollen Worte der Heiligen Schriften der Menschheit Gegenstand der Meditation. Aber auch Bilder, Zeichen und Symbole richten den menschlichen Geist auf jene den Sinnen unzugängliche Sphäre hin aus. Die Bedeutung mantrischer Worte geht weit über deren begrifflichen Inhalt hinaus. Sie sind wie Archipele des Geistes, Zufluchts- und Verwandlungsstationen im Meer des Trivialen. Und auch die Welt der Töne und Klänge, der Rhythmen und Harmonien, ebenfalls ohne begrifflichen Inhalt, hat die Kraft, den Meditierenden aus der sinnlichen Welt hinüberzuführen in die angrenzende ätherische Welt. Letztlich kann jedes Phänomen der Natur, eine Pflanze oder das Licht oder jedes Phänomen des sozialen Lebens wie Liebe oder Freiheit zum Gegenstand der Meditation werden, wenn das Bewusstsein auf ihm ruht. Meditieren ist in diesem Sinn ein Weg zur Bewusstseinserweiterung über das an die Sinneswelt gebundene Seelenleben hinaus.

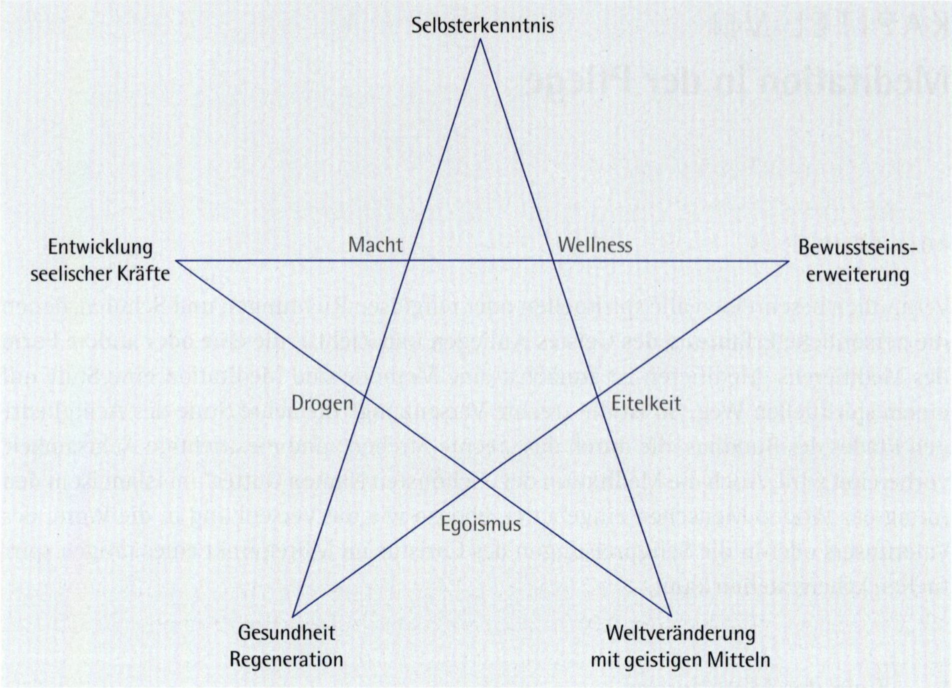

Abb. 1: Bedürfnisse, Ziele und Motive auf dem spirituellen Weg

1.1 Bewusstseinserweiterung

Es gibt zahlreiche Anlässe, diese Transformation des Bewusstseins im Pflegeberuf zu suchen und hinzudrängen nach jener unverstellten Wirklichkeit, die hinter dem Leiden, hinter der Krankheit, hinter den wirren und tragischen Schicksalen der Patienten und unserem „Damit-verwoben-Sein" als Pflegende steht. Die Anlässe allein genügen jedoch nicht, um einen Weg zur Erweiterung des Bewusstseins im Pflegeberuf zu gehen. Vielmehr gilt, was Rudolf Steiner über die „Menschenweisheits-Sucher" sagte: „Anthroposophen können ... nur Menschen sein, die gewisse Fragen über das Wesen des Menschen und die Welt so als Lebensnotwendigkeit empfinden, wie man Hunger und Durst empfindet."[1]

Für Pflegende sind es nicht allein die Rätsel von Krankheit – Schicksal – Tod, die eine solche Suche motivieren. Oft ist es der Alltag des Pflegens, der wie kaum ein anderer immer wieder in Routine zu erstarren und in scheinbar belanglosen Hilfstätigkeiten sich zu erschöpfen droht, eben weil das sich Wiederholende, rhythmisch Wiederkehrende, das Helfende und Dienende zum Wesen und zur Aufgabe der Pflege gehören. Es gilt, im Alltag das zur Erstarrung Neigende und das sich träge Erschöpfende immer wieder neu zu beleben. Die folgende, von Rudolf Steiner im „Jungmedizinerkurs" empfohlene Meditation unterstützt diese Transformation des Alltäglichen, Routinehaften wirkungsvoll:[2]

Fühle in des Fiebers Maß
Des Saturn Geistesgabe
Fühle in des Pulses Zahl
Der Sonne Seelenkraft
Fühle in des Stoffs Gewicht
Des Mondes Formenmacht
Dann schauest du in deinem Heilerwillen
Auch des Erdenmenschen Heilbedarf.

Diese Meditation beansprucht die mittlere Qualität des Fühlens in drei sehr alltäglichen Verrichtungen der Krankenpflege: Fieber messen, den Puls zählen, den Körper wiegen. Die Entfremdung von der sinnlich erfahrbaren Qualität von Fieber, Puls und Gewicht durch die heute üblichen Messinstrumente (Ohrthermometer, Pulsoximeter, elektrische Waage etc.) stellt sich dem in der Meditation benötigten Fühlen entgegen. Das Meditieren dieses Spruches setzt also eine durchaus sinnliche Vorbereitung voraus. Es gilt, aufmerksam zu werden auf die Empfindung, die sich einstellt, wenn man einen fiebernden Körper berührt. Man erlebt zum Beispiel eine glühende Stirn, die flüchtige, dünne Wärme der Hände und die bis zu den Waden kühlen und unbelebten Füße. Es stellt sich die Empfindung für die Differenzierungen des Wärmeorganismus ein – in diesem Beispiel: Wärme, die im Kopfe sich staut und sich aus den Gliedmaßen zurückgezogen hat. Zu einem späteren Zeitpunkt zeigt das Fieber ein anderes Bild. Der ganze Körper ist heiß. Die Wärme drängt nach außen. Schweißperlen stehen auf der Stirn und am Körperstamm. Die Temperatur fällt. Bald wird es den Patienten im nassen Nachthemd frösteln. Die Wärme erscheint nun in ihrer Zeitgestalt. Fieber ist Wärmedifferenzierung im Raum und Wärmefluktuation in der Zeit. Wärme erscheint als ein Organismus, als ein Wesen. An diesem Wesen bemessen wir ein „zu warm“ oder „zu kalt“, das zentralisierte oder peripherisierte Sein der Wärme. Das Fieber wird zu einem Phänomen, an dem sich die Wärme als eigenständiger Organismus imaginieren lässt. Die Imagination von Fieber, Puls und Gewicht klingt zusammen mit dem inneren Blick auf die Planeten Saturn, Sonne und Mond. Sie rufen die im rhythmischen Zeitenwandel erklingende Sphärenharmonie und die planetaren Entwicklungsstufen der Erde ins Bewusstsein des Meditierenden. Sie lassen das imaginative Bild des Wärmeorganismus zusammenstimmen mit der inspirierten Erkenntnis von der Weltentwicklung. Imagination und Inspiration bereiten den Boden für den intuitiven Akt des Heilens, in dem die Aufgabe des Heilenden mit der Not und Frage des Bedürftigen eines ist. Der Weg der Transformation des Alltagsbewusstseins durch Imagination, Inspiration und Intuition ist Sehnsucht und Ansporn für viele Menschen im Zeitalter der Bewusstseinsseele.

1.2 Gesundheit – Regeneration

Jedes Meditieren beginnt mit der Lenkung der Aufmerksamkeit auf einen Meditationsgegenstand. Diese Hinlenkung ist auch eine Abwendung von der mehr durch äußere

Eindrücke bestimmten Seelenstimmung unseres Alltags. „Schaffe dir Augenblicke innerer Ruhe und lerne, in diesen Augenblicken das Wesentliche von dem Unwesentlichen unterscheiden."[3] In der auf dem eigenen Seeleninnern, einem geistvollen Spruch, einem Gebet, einem Klang oder einer Bewegung ruhenden Aufmerksamkeit bildet der Meditierende nach und nach einen Innenraum, der sich zu einer Quelle der Konzentration, Kraft und Freude ausweiten kann. Meditation ist zunächst das Herstellen einer „Pause", ein Aufstauen des dahinfließenden Bewusstseinsstroms. Im Gegensatz zum bloßen „Abschalten" oder „Ausruhen" bleibt der Meditierende aber in gelassener Aufmerksamkeit. Der Meditierende gestaltet aktiv einen Bewusstseins-Lichtraum, den er mit seiner eigenen Seelenstimmung betritt:

Finde dich im Lichte
Mit der Seele Eigenton
Und Ton zerstäubt
Wird Farbgebild im Lichte
Licht-Götter-Wesen
Verschwundener Ton
In ihm wiedererstandener Ton
Spricht aus ihm
Du bist
Eigenton im Weltenlicht
Töne leuchtend
Leuchte tönend.

Dieser von Rudolf Steiner an seine ärztliche Mitarbeiterin Ita Wegman (1876–1943) gegebene Spruch,[4] den sie über viele Jahre hinweg mit Pflegenden im Klinisch-Therapeutischen Institut in Arlesheim gesprochen hat, beschreibt bewegend und rätselhaft das Eintreten in den Aufmerksamkeitsraum, in dem der Mensch sich selbst findet. Die leere Stille, die in der Mitte des Raumes erfahren wird, ist der Umkehrpunkt, von dem aus sich die Aufmerksamkeit leuchtend und tönend wieder der Welt mitteilt. Die „Pause" in Licht und Ton wirkt erquickend, belebend, gesundend.

1.3 Weltveränderung mit geistigen Mitteln

Die Heilung eines Menschen bleibt trotz aller rationalen Deutungen, die naturwissenschaftliche Modelle liefern, etwas Geheimnisvolles. Insbesondere lassen uns Heilungen staunen, die über die bekannten Wirkungen von Substanzen auf Körper und Seele hinausgehen. Wir nennen sie Wunder – die naturwissenschaftliche Seite schließt ihre Existenz aus. Im Wunder wird die physisch-sinnliche Welt mit geistigen Mitteln verändert. Die Entzauberung der Welt seit dem Zeitalter der Aufklärung hat zahlreiche Phänomene, die als „geistig-übersinnlich" galten, wie das Auftreten von Epidemien und Naturkatastrophen, für das heutige Bewusstsein einleuchtend erklärt und einem berechenbaren Ursache-Wirkung-Mechanismus zugeschrieben. Das Staunen über die heilende Kraft eines milden Blicks, eines guten Wortes, einer warmen Hand, eines Gebetes oder eines Heilmittels, dessen stofflicher Zusammenhang im Potenzierungsprozess aufgelöst wurde, rückt allerdings das Wunder, das „magische Wirken" des Geistes auf die Materie – unbeeindruckt von rationalisierenden Erklärungen – wieder neu vor die Seele.

Das Gebet und die Fürbitte sind altbekannte Wege einer geistigen Wirkung auf die Materie. Rudolf Steiner erläuterte Jahrzehnte vor der Etablierung der wissenschaftlichen Psychoimmunologie im sogenannten Samariterkurs die Wirkung des Bewusstseins auf die Immunreaktion im Prozess der Wundheilung als ein Beispiel für die „magische Wirkung" des Bewusstseins auf die Materie: „Heute sagen wir: Die guten Geister senden uns diese Heilkraft", wie beispielsweise die Migration von Leukozyten ins Wundgebiet. „Und heute muss der Mensch verletzt sein, wenn diese Kräfte in Wirkung treten sollen; was in Zukunft normal sein wird, muss heute durch eine solche Verwundung aufgerufen werden. Wenn wir aber die Kraft des Geistes in uns aufnehmen werden, dann werden wir selber diese Kräfte aufrufen können."[5] Um diesen Prozess der Verstärkung der Bewusstseinskraft zu unterstützen, gab Rudolf Steiner folgendes Mantram:[6]

Quelle Blut
Im Quellen wirke
Regsamer Muskel
Rege die Keime
Liebende Pflege
Wärmenden Herzens
Sei heilender Hauch

Offensichtlich ist dieser Spruch – wie auch die bisher genannten – dem rein verstandesmäßigen Erfassen nur schwer zugänglich. Das regelmäßig wiederholte, über einen längeren Zeitraum gepflegte Meditieren der Worte und Gedanken legt immer neue Bedeutungsschichten frei. Letztlich sind es nicht allein die begrifflich fassbaren Wortinhalte, sondern auch ihre klanglichen und rhythmischen, bildartig verwobenen Bedeutungsflächen, die sich nach und nach offenbaren. Der verstandesmäßig interpretierte Sinnspruch wandelt sich in diesem Prozess zum durchfühlten Meditationsraum. Dieser Raum verdichtet sich zu einem geistigen Punkt – er wird zum Mantram.

1.4 Entwicklung seelischer Kräfte

Ziel der Meditation kann auch die Ausbildung individueller menschlicher Fähigkeiten sein. Die Bereitschaft, sich in den Patienten hineinzuversetzen, den Pflegebedarf wahrzunehmen und liebevoll und wirksam zu helfen, ist eine Alltagsanforderung an jeden Pflegenden. Die Meditation des ab Seite 186 ausführlich dargestellten sogenannten „Schwesternspruches" entfaltet den Herzraum als Ort des Lichtes und der Wärme. Von ihm ausgehend, verbindet sich die Kraft des Einzelnen mit den Kräften der Kollegen. Denn Pflege ist immer eine Gemeinschaftsaufgabe.

Alle Motive münden letztlich in die Frage nach der Selbsterkenntnis. „O Mensch, erkenne Dich selbst“ steht als Forderung und Verheißung vor der Seele jedes suchenden Menschen. Selbsterkenntnis ist weder ein Akt der Einweihung noch der Erleuchtung. Sie geschieht weder zu einer bestimmten Zeit noch an einem bestimmten Ort, weder im Wachen noch im Schlaf, auch nicht in der Meditation. Partielle Einsichten in die Untergründe der Seele, in biografische Linien, Schicksalskonstellationen oder karmische Notwendigkeiten sind leuchtende Wegmarken, ermutigend, manchmal erschütternd, vollständige Selbsterkenntnis sind sie noch nicht. Selbsterkenntnis ist das immer bewusstere, andauernde Wandlungsgeschehen, das den Menschen durch Leben und Tod und seine Inkarnationen hindurch begleitet.

Meditation fördert dieses Wandlungsgeschehen. Es ist ein Kulturgut, das in die alltäglichen Lebenspflichten und -freuden zu integrieren ist wie Essen und Trinken, Arbeit und Ruhe, Wachen, Schlafen und Träumen, Kunst und Gewohnheit. Wie diese Lebensprozesse hat das Meditieren Wirkungen auf den ganzen Menschen. Es kann ein Quellpunkt bewusster Lebenswandlung werden. Dabei arbeiten die Stimmung der Meditation, die innere Haltung beim Meditieren und das in der Meditation Entdeckte an den Hüllen (Astral- und Ätherleib, physischer Leib) und am Wesenskern des Menschen. Diese Arbeit ist vollkommen freiwillig. Demgegenüber ist die Arbeit an den Hüllen des Patienten Aufgabe jedes Pflegenden, Arztes und Therapeuten. Was durch die jeweilige professionelle Technik für den Patienten geschieht, braucht einen inneren Ausgleich für den Pflegenden, Arzt oder Therapeuten. Die für den Patienten zubereiteten und angewandten Heilmittel verlieren an Wirksamkeit, wenn der Therapeut sie für sich selbst anwendet.[7] Die Meditation der Heilmittel und der für das Heilen in Anspruch genommenen Seelen- und Geisteskräfte ist in diesem Sinne uneigennützige Selbstpflege. Sie macht den Therapeuten authentisch, denn er hat in der Meditation geistig durchlebt, was der Patient physisch und seelisch erleidet. Eine meditative Praxis ist, so gesehen, eine notwendige Bedingung für ein christliches Heilwesen.

2. Meditationspraxis für Pflegende

Aus den vielfältigen beruflichen Belastungs- und Grenzsituationen der Pflegenden entsteht das Bedürfnis nach Orten der Ruhe, der Stille, der Regeneration und der inneren Entwicklung. In der Regel sind diese Orte nicht in der physischen Welt zu finden. Und selbst wenn die Sonne warm auf den Rücken scheint, die Betrachtung des Wolkenzuges das Gemüt erfüllt, uns das Lachen eines Kindes oder ein Gespräch beglückt, so sind diese „Geschenke des Augenblicks“ nichts wert, wenn man sich nicht auf sie einlässt und in ihnen verweilt. Auch gilt es, sie wieder loszulassen, damit nicht der sehnsuchtsvolle Blick zurück die gewonnene Kraft bindet. Wo liegen diese Orte der Ruhe und Regeneration? Wie kann der Dreischritt vom Sich-Öffnen, Verweilen zum Sich-Lösen gelingen? Mit diesen Fragen beginnt oftmals die Praxis eines inneren Weges. „Schaffe dir Augenblicke innerer Ruhe und lerne in diesen Augenblicken, das Wesentliche von dem Unwesentlichen unterscheiden.“[8] Manche Menschen beherrschen diese Fähigkeit von sich aus. Sie kommen zur Ruhe und zu sich in der Betrachtung der Natur, eines Kunstwerks oder im Gebet, in einer Tätigkeit, die sie erfüllt und in der sie ganz und gar anwesend sind. Anderen wird, wenn sie einen stillen Raum aufsuchen, erst bewusst, wie sehr die innere Unruhe, das Geplapper, Ängste, Versäumnisse und einschießende Willensimpulse den Seelenfrieden stören. Nicht selten wird dann die Stille als beklemmend, als Bedrohung erlebt. Man verlässt sie fluchtartig und ist froh, wieder in Orte der Zerstreuung abzutauchen.

Wer sich für eine bestimmte Zeit – anfänglich 5 Minuten – von den äußeren Sinneseindrücken zurückzieht und sich bemüht, auf Tagesereignisse bezogene Erinnerungen, Gedanken und Gefühle zu beruhigen, findet Unterstützung in einer Wort- oder Spruchmeditation. Es eignen sich Worte und Sätze aus der Weisheitsliteratur der Menschheit, wie der Bibel, der Bhagavadgita, Aphorismen des Novalis (1772–1801), Gebete, Gedichte. Besonders hilfreich ist es, sich ein Wort oder einen Satz selbst auszusuchen. Während der Meditation ruht die Aufmerksamkeit, so gut es geht, auf diesem Satz und seinen Worten. Bei einem Satz wie „Im Lichte lebt die Weisheit“[9] kommt es nicht (nur) darauf an, über den Inhalt nachzudenken, sondern mit dem Bewusstsein auf oder in dem Satz zu verweilen. Wenn Gedanken, Erinnerungen, Vorstellungen auftauchen, die nicht zur Meditation gehören, kehrt man ohne Ärger, aber bestimmt wieder zur selbstgestellten Aufgabe zurück. Mit der Zeit gelingt es immer besser, den Meditationsgegenstand nicht aus dem Bewusstsein zu verlieren. Dann beginnt er, heller, differenzierter, wärmer, farbiger zu werden. Innere Bewegungen tauchen auf. Im genannten Spruch kann beispielsweise das kleine Wörtchen „Im“ in die Raumempfindung hineinführen, die der Meditation innewohnt.

Wie bei allen Übungen wird nach einer Anfangszeit, in welcher der Meditationsgegenstand bestimmte neue, dem bloßen Vorstellen und Nachdenken unzugängliche Seiten zeigte, auch dieser seinen ersten Reiz verlieren. Was in der Meditation zu erleben ist, erscheint bekannt, fast selbstverständlich, verliert seine Lebendigkeit. Treue und stete, unverkrampfte Beharrlichkeit, ja spielerischer Ernst, vermögen es, die Meditation wieder zu beleben. Selbst ein sehr einfacher Meditationsgegenstand kann auch nach Jahren und Jahrzehnten noch helfen, Neues, Wichtiges für das Hier und Jetzt bewusst zu machen.

Das Eintauchen in eine Meditation schafft einen Bewusstseinsraum, in den man mit einiger Übung immer wieder neu eintritt. Er ist zu einem Ort des Rückzuges, der Erholung und Erfrischung geworden. Dieser Raum entsteht durch die innere Tätigkeit des Meditierenden. Dieser Aktivität kommt der Inhalt der Meditation entgegen und bildet die *ihm* eigentümliche Form im Bewusstsein des Meditierenden. So reifen, perlengleich, Einsichten in die Welt jenseits der Sinne.

Wie jeder Ort braucht auch der durch Meditation geschaffene Bewusstseinsraum seine Pflege. Gute Gewohnheiten wie Rhythmus, Ernst, Staunen und Ehrfurcht pflegen diesen Raum. Gewohnheiten integrieren etwas ins Leben, bis in den Tagesablauf hinein. Sie werden selbstverständlich, vertraut und entlastend. Man „wohnt“ in ihnen. Wird die „Wohnung“ zu klein oder zu groß, zieht man um, sucht sich eine für den Moment passendere Heimat. Gewohnheiten entstehen, wenn man etwas über eine gewisse Zeit rhythmisch wiederholt. Aber was ist zu wiederholen? Wo soll man meditieren? Wann ist zu meditieren? Wie soll man meditieren? Diese praktischen Fragen stehen oft am Beginn einer bewusst begonnenen meditativen Schulung.

Wo: Der äußere Ort ist für die Meditation unwesentlich. Sie kann überall stattfinden – für den Geübten auch im heftigsten Getriebe des Alltags. Allerdings unterstützt ein stiller Ort, der frei von Ablenkungen ist, die Konzentration. Ein stiller Raum, den man regelmäßig aufsucht, erleichtert die innere Sammlung. Eine Meditation in der Natur braucht mehr Konzentration als eine Meditation in einem geschlossenen Raum. Eine aufrecht sitzende, entspannte Körperhaltung ermöglicht eher das Ruhen des Bewusstseins auf dem Meditationsgegenstand als eine liegende Position, in der es schwieriger erscheint, sich des Einschlafens zu erwehren. (Man kann jedoch beim Meditieren im Liegen erleben, welch' gutes Schlafmittel eine gedankengestützte Meditation ist. Diese half schon manchem Patienten mit Schlafstörungen.)

Wann: Die Tageszeit für die Meditation richtet sich nach den Erfordernissen und Pflichten des Alltags. Wer früh morgens schon gut wach ist und es einrichten kann, in Ruhe zu meditieren, gewinnt einen guten Start in den Tag. Wer abends nicht zu müde ist, übt in der Meditation, sich von den Eindrücken des Tages zu distanzieren und den Blick auf etwas Wesentliches lenken. Meditationen, die sich auf die Festeszeiten des Jahreslaufes beziehen (wie die Wochensprüche[10] oder die Monatstugenden[11]), bringen das innere Erleben in Einklang mit den Rhythmen der Natur und des Kosmos. Manche Meditationen sind speziell für eine bestimmte Tageszeit gegeben, weil sie die jeweilige Bewusstseinsstimmung der Tageszeit berücksichtigen (etwa die Punkt-Kreis-Meditation).[12] Die Dauer sollte den Meditierenden nicht in Konflikt mit seinen Aufgaben und täglichen Pflichten bringen. Viele üben insgesamt zwischen 5 und 30 Minuten am Tag. Ein täglicher Rhythmus stärkt die Wirkung der Meditation. Hilfreich ist auch, wenn man sich zwischen Aufwachen und Einschlafen, etwa in der Mitte des Tages, ein paar Minuten nimmt und sich kurz auf das besinnt, was für einen im Leben das Wesentliche ist.

Allein oder gemeinsam: „Die zur Wahrheit wandern, wandern allein, keiner kann dem andern Wegbruder sein".[13] So charakterisierte Christian Morgenstern (1871–1914) die spirituelle Wegsuche. Während der Meditation wird die physische Anwesenheit anderer Menschen weder gebraucht noch gesucht. Sie ist wie der physische Ort des Meditierens ohne Bedeutung. Wenn Menschen gemeinsam in einem Raum meditieren, kann jedoch eine sehr dichte Atmosphäre entstehen, welche die Konzentration steigert. Da eine solchermaßen dichte Atmosphäre aber nicht das Ziel der Meditation ist, sondern im besten Fall eine bestärkende Folge, besitzt gemeinsames Meditieren keinen besonderen Wert an sich. Es sei denn, man verabredet bewusst mit einer Gruppe von Menschen, sich für eine bestimmte geistige Arbeit zu treffen.

Wie: Wie jedes prozessuale Geschehen hat die Meditation einen Vorlauf, einen Hauptteil und einen Ausklang. Die äußere Vorbereitung schafft die Voraussetzungen für ungestörtes Meditieren. Die innere Vorbereitung öffnet das Bewusstsein für dasjenige, was sich im Bewusstseinsraum der Meditation zeigt. Abschließend aber braucht es das bewusste Beenden der Meditation.

Vorbereitung: Äußerlich schließt man sich von Störungen ab und wendet die Aufmerksamkeit ganz nach innen. Diese Öffnung der Seele hat Verwandtschaft mit der Stimmung des Staunens – mit dem Unterschied, dass sich das Staunen gewöhnlich nach außen in die Sinneswelt richtet. In dieser Stimmung ist man ganz hingegeben. Gewöhnlich wundert man sich über über beeindruckende Naturerscheinungen oder Kunstfertigkeiten. Im Staunen[14] wird das Bewusstsein von der Sinneswelt angezogen. Um eine solche Stimmung in sich hervorzurufen, ohne dass schon ein Anlass für das Staunen gegeben wäre, braucht es eine aktive innere Kraft, die allein aus eigener Tätigkeit heraus aufzubringen ist. Alle Sinne öffnen sich, ohne dass etwas Konkretes wahrgenommen wird.

Der Hingabe im Staunen setzt man eine Grenze: Das dazu benötigte innerliche Zurückweichen in liebevollem Kontakt mit der bestaunten Tatsache ist nichts anderes als *Ehrfurcht.*[15]

Wie bei der willentlichen Erzeugung des Staunens gelingt das Hervorrufen von Ehrfurcht am leichtesten, indem man sich zunächst an eine Situation *erinnert*, in der man Ehrfurcht empfand, zum Beispiel vor der Begegnung mit einem Menschen, der einem viel bedeutet. Die stärkste Wirkung entfaltet die Übung, wenn es gelingt, „Ehrfurcht" auch dann herzustellen, wenn nichts „Ehrfurcht-Gebietendes" anwesend ist. Steiner bezeichnet die Aktivierung einer Stimmung der Devotion – Ehrfurcht, Verehrung, Demut – geradezu als Voraussetzung für jede gesunde Geistesschulung. Sie öffnet den inneren Sinn für die Bedeutung des Wahren und Erhabenen.[16]

Nachdem im „Staunen" eine öffnende, hingebende innere Bewegung und in der „Ehrfurcht" eine sich selbst zurücknehmende, zugleich „aufschauende und verneigende" innere Gebärde entstanden ist, beginnt der Hauptteil der Meditation.

Hauptteil: Rudolf Steiner charakterisierte den Zustand der Meditation in seiner Einleitung zur sogenannten Rosenkreuz-Meditation:[17] *„Man gelangt zu einem Erfassen dieser Versenkung in eine Vorstellung, wenn man sich erst einmal den Begriff der Erinnerung vor die Seele ruft. Hat man das Auge z. B. auf einen Baum gerichtet und wendet man sich dann von dem Baume ab, so dass man ihn nicht mehr sehen kann, so vermag man die Vorstellung des Baumes aus der Erinnerung in der Seele wieder zu erwecken. Diese Vorstellung des Baumes, die man hat, wenn derselbe nicht dem Auge gegenüber steht, ist eine Erinnerung an den Baum. Nun denke man sich, man behalte diese Erinnerung in der Seele; man lasse die Seele gleichsam auf der Erinnerungsvorstellung ruhen; man bemühe sich, alle andern Vorstellungen dabei auszuschließen. Dann ist die Seele in die Erinnerungsvorstellung des Baumes versenkt. Man hat es dann mit einer Versenkung der Seele in eine Vorstellung zu tun; doch ist diese Vorstellung das Abbild eines durch die Sinne wahrgenommenen Dinges. Wenn man aber dasselbe vornimmt mit einer durch freien Willen in das Bewusstsein versetzten Vorstellung, so wird man nach und nach die Wirkung erzielen können, auf welche es ankommt."* Wie schon in der vorbereitenden Erzeugung von *Staunen* und *Ehrfurcht* baut der Meditierende aktiv, aus freiem Willen, ein inneres Bild auf. Dieser Aufbau fordert Konzentration und Kraft.

Ausklang: Der Hauptteil der Meditation endet zum Beispiel durch die Einnahme von zwei weiteren Seelenhaltungen. Im Rückblick auf den Meditationsraum und im Vorblick auf das tätige Alltagsleben wird die Stimmung „Sich im Einklang mit den Welterscheinungen fühlen"[18] erzeugt. Dies ist notwendig, um die außerordentliche Verschiedenheit der Sinnes- und Alltagswelt von der seelisch-geistigen Innenwelt der Meditation zusammenzuführen und sich in einer kohärenten physisch-seelisch-geistigen Wirklichkeit zu finden und zu handeln. Diese Stimmung entsteht durch eine horizontale, weitende, bejahend ausgleichende innere Bewegung.

Die Meditation kann auch in einer anderen Stimmung ausklingen, nämlich in „Ergebenheit".[19] Damit stellt sich der Mensch bewusst in eine ihn selbst *und* die Welt umfassende Gesetzmäßigkeit. Sie verwandelt alles drängende Streben und gewaltsame Fortschreiten-Wollen in eine offene, geduldige, bejahende Stimmung. Steiner wurde nicht müde, die Bedeutung des geduldigen Wartens als wichtige Voraussetzung des anthroposophischen Schulungsweges zu betonen. Die Stimmung der Ergebenheit stellt den Eigenwillen, das eigene Suchen und Drängen bewusst in einen größeren Zusammenhang.

3. Die zentrale Meditation für Pflegende: Vom Schwesternspruch über die Meditation zum Mantram

Im Folgenden sei die wichtigste Meditation erläutert, die Rudolf Steiner für Pflegende gab.

Sie steht neben vielen anderen Übungen und Mantren, mit denen man in der anthroposophischen Pflege arbeitet.[20] Da sie die einzige spezifische Anleitung Rudolf Steiners für beruflich Pflegende darstellt, nimmt sie eine zentrale Stellung ein.

Im Herzen wohnt
In leuchtender Helle
Des Menschen Helfersinn
Im Herzen wirket
In wärmender Macht
Des Menschen Liebekraft
So lasset uns tragen
Der Seele vollen Willen
In Herzens-Wärme
Und Herzens-Licht,
So wirken wir das Heil
Den Heilbedürft'gen
Aus Gottes Gnadensinn.

Ita Wegman erhielt den Schwesternspruch am 2. Dezember 1923 von Rudolf Steiner mit der Auflage, ihn erst dann weiterzugeben, wenn eine gute Zusammenarbeit, eine echte Gemeinschaftsbildung unter den Schwestern des damaligen Klinisch-Therapeutischen Institutes in Arlesheim bei Basel bestehe. Steiner hatte zugesagt, 1925 einen Kurs für Pflegende zu halten. Durch seinen Tod im März 1925 war dies nicht mehr möglich. Der Kurs fand schließlich im Mai 1925 unter der Leitung von Ita Wegman statt. Sie übergab den Schwesternspruch anlässlich dieses Kurses an sieben ausgewählte Schwestern, die auch Mitglied der von Steiner begründeten ersten (Meditations-)Klasse der Freien Hochschule für Geisteswissenschaft waren. Diese Gruppe wurde gleichzeitig als „Unterabteilung" in die Medizinische Sektion, einer der elf Fachabteilungen der Hochschule, aufgenommen. Den Schwesternspruch gab man bis zu seiner Veröffentlichung in den neunziger Jahren nur an Mitglieder der Ersten Klasse der Freien Hochschule für Geisteswissenschaft weiter. In diesem Zusammenhang meditierte man ihn für die Ausbildung der Herzenskräfte in der Berufsgemeinschaft und in der pflegerischen Praxis. Nach der Veröffentlichung des Spruches verabredeten diejenigen, die mit dieser Meditation arbeiten, ihn jeden Sonntag in der ersten Tageshälfte zu meditieren. So wollten sie ein weltweites geistiges Band zwischen den Pflegenden schaffen. In die Meditation lassen sich auch diejenigen Verstorbenen einbeziehen, die im Geiste dieser Meditation lebten und arbeiteten.[21] So machte die Verstärkung der inneren Arbeit die Meditation auch öffentlich bekannt und zugänglich.

3.1 Arbeiten mit dem Schwesternspruch

Das Folgende beschreibt einen persönlichen Arbeitszyklus mit dem Schwesternspruch in sieben Schritten. Jeder Schritt gliedert sich – wie oben beschrieben – in eine zweifache Vorbereitung, den Hauptteil und die zweifache Abschluss-Stimmung. Die ersten fünf Schritte beschreiben einen Weg zur Imagination. Die Schritte sechs und sieben weisen in Anlehnung an Rudolf Steiners Darstellungen den Weg zu Inspiration und Intuition.[22]

Vorbereitung	Hauptteil	Abschluss
Staunen	Aufbau eines Bildes	Sich im Einklang mit den Weltgesetzen fühlen
Ehrfurcht	Ruhen im Bild	Ergebenheit

Tab.: Ablauf einer Meditation

Erster Schritt:
Nach der Vorbereitung und dem Erzeugen der Stimmungen „Staunen" und „Ehrfurcht" lese man den Spruch laut und langsam. Bevor man ihn sich ein zweites Mal zu Gehör bringe, lasse man ihn nachklingen, wie man einem gerade vergangenen Erlebnis nachsinnt.

Beim zweiten lauten Lesen ist es hilfreich, nach jeder Zeile innezuhalten und sich die Bedeutung des Inhalts zu vergegenwärtigen. Unverständliches oder Widersprüchliches ist als solches zu bemerken, ohne dabei zu verweilen. Nach diesem zweiten Lesen klingt der Spruch wieder in Ruhe nach. Ein drittes Lesen folge dem Rhythmus der Sprache des Spruches und verweile am Ende wiederum im Nachklang des Gehörten. Mit der Herstellung der beiden Abschluss-Stimmungen „Sich im Einklang mit den Weltgesetzen fühlen" und „Ergebenheit" endet die Meditation.

Zweiter Schritt:
Nach der Vorbereitung spreche man den Spruch laut. Beim zweiten Lesen baue man Zeile für Zeile auf, nebst inneren Bildern zu den jeweiligen Motiven. Diese Vorstellungsbilder,

beispielsweise vom „Herzen“ oder von der „leuchtenden Helle“, sollen lebendig und farbig erscheinen. Manche bemühen sich, ein lebendiges Bild von den Blutströmen des Kreislaufs, vom rhythmisch schlagenden oder vom fühlenden Herzen entstehen zu lassen. Nicht auf das Übernehmen fremder Bilder kommt es an, sondern auf das Erzeugen eines Bildes aus der eigenen Wahrnehmung oder Begriffsbildung. Danach ruhe die Aufmerksamkeit wiederum für eine Weile auf jedem Bild, bevor man zum nächsten fortschreitet. Beim dritten Lesen des ganzen Spruchs rufe man die so geformten Bilder im Fluss des (langsamen) Sprechens auf. Rhythmus und Bilder klingen nach, bevor man die Meditation mit den beiden Abschlussstimmungen beendet.

Dritter Schritt:
Staunen und Ehrfurcht leiten die Meditation ein. Beim Sprechen des Spruches schwingen die Erfahrungen der ersten beiden Schritte mit. Die Stimmung des Staunens erhält die Offenheit für ein Fortschreiten beim Üben, ohne dass man zu lange am Vergangenen verweile oder die Bilder ihre Intensität verlieren. Beim zweiten Sprechen betrachte man Worte oder Zusammenhänge genauer, deren Bedeutungen rätselhaft geblieben sind und die deshalb keine inneren Bilder hervorriefen. Die Worte „Helfersinn“ oder „Gnadensinn“ könnten zum Beispiel Rätselfragen aufwerfen.

In der Meditation geht es nun nicht darum, den Bedeutungsinhalt zu erklären oder zu beurteilen. Die eigene Meinung oder abweichende Vorstellungen oder Erfahrungen gilt es wahrzunehmen, ohne sich fortlaufend auf sie zu berufen. Vielmehr kann man nachforschen, *in welchem Sinn* die Aussagen des Spruches wahr sind. Den größten Wert hat es, wenn diese Rätselfragen ohne schnelle Antwort bleiben. Durch das Leben in der Frage entsteht eine Stimmung der Nähe zur geistigen Welt. Beim dritten Aussprechen des Spruches bemühe man sich, ihn so zu hören, als sei er eine mögliche Antwort auf die Rätselfragen. Die Abschlussstimmungen „Sich im Einklang mit den Weltgesetzen fühlen“ und „Ergebenheit“ beschließen den dritten Schritt.

Vierter Schritt:
Man lege besonderen Wert auf die Erzeugung der vorbereitenden Stimmungen. Beim erstmaligen Sprechen versuche man, sich den gesamten Spruch mit aller bisher gewonnenen Innigkeit, Farbigkeit, Rätselhaftigkeit vor die Seele zu führen.

Beim zweiten Sprechen schenkt man – Zeile für Zeile – den bislang vielleicht weniger beachteten Worten „im“, „in“, „des“, „so“, „voll“ besondere Aufmerksamkeit. An diesen Worten lassen sich kaum Vorstellungsbilder entwickeln. „In“ und „im“ unterscheiden sich kaum in ihrer Bedeutung, wohl aber in ihrem logischen Bezug. Sie werden als innere Bewegungen erlebt. Auch der Rhythmus heller und dunkler Vokale oder die Spiegelung bedeutungsähnlicher Worte wie „Helfersinn“ und „Gnadensinn“ oder „wohnt“ und „wirket“, ebenso wie „Herzens-Wärme“ und „Herzens-Licht“ erzeugen ein bildhaftes Erleben anderer Art. Im zweiten Schritt waren die Bilder noch leicht vorstellbar. Es galt, gegenüber fremden, alten Vorstellungsbildern neue, eigene zu schaffen. Jetzt lautet die Aufgabe, abstrakte, logische Bezüge in lebendige Konstellationen und Bewegungen zu verwandeln.

Beim drittmaligen Sprechen kommt es darauf an, dass man schon zu Beginn den gesamten Spruch vor Augen hat. Anfang, Mittelpunkt, Abschluss und Steigerung klingen zusammen. Die Abschlussstimmungen gehen aus dieser Betrachtung wie von selbst hervor.

Fünfter Schritt:
Der fünfte Schritt ergibt sich aus den bisherigen Anstrengungen: Es ist ein Bild des Herzens entstanden. In das Organ der Körpermitte strömt das Blut aus den Venen der Stoffwechselorgane, der Gliedmaßen und der Sinnesorgane in den rechten Vorhof. Der linke Vorhof empfängt zugleich das mit Sauerstoff erfrischte Blut aus dem Lungenkreislauf. In der Entspannungsphase, der Diastole, strömt das Blut in die Herzkammern. Von dort fließt es in der Systole (Anspannungsphase) in den Lungenkreislauf und in den Körperkreislauf hinein. Die Polaritäten von Diastole und Systole, von Lungen- und Körperkreislauf, von rechtem und linkem Herz, von Vorhöfen und Kammern prägen das anatomische und funktionelle Geschehen des Herzschlages. Zwischen Herz und Lunge sowie Puls und Atem herrscht ein rhythmisches Verhältnis von 4:1.

Der Schwesternspruch besteht aus 13 Zeilen, die man in vier Abschnitte á 3 Zeilen untergliedern kann. Die siebte, mittlere der 13 Zeilen („So lasset uns tragen“) unterscheidet sich sprachlich sowohl durch die Kulmination dunkler Vokale, wie auch durch den aufrufenden, erfrischenden Charakter von den übrigen Zeilen. Sie teilt zudem den gesamten Spruch in einen nach innen gerichteten ersten und einen nach außen, auf eine Gemeinschaft orientierten, zweiten Teil:

1: *Im Herzen wohnt*
In leuchtender Helle
Des Menschen Helfersinn

2: *Im Herzen wirket*
In wärmender Macht
Des Menschen Liebekraft

So lasset uns tragen

3: *Der Seele vollen Willen*
In Herzens-Wärme
Und Herzens-Licht,

4: *So wirken wir*
Das Heil den Heilbedürft'gen
Aus Gottes Gnadensinn.

	So lasset uns tragen		
1	*Im Herzen wohnt* *In leuchtender Helle* *Des Menschen Helfersinn*	*Der Seele vollen Willen* *In Herzens-Wärme* *Und Herzens-Licht,*	3
2	*Im Herzen wirket* *In wärmender Macht* *Des Menschen Liebekraft*	*So wirken wir* *Das Heil den Heilbedürft'gen* *Aus Gottes Gnadensinn.*	4

Abb. 2: Überraschende Perspektiven durch eine neue Anordnung des Schwesternspruches

In Abbildung 2 erscheinen die vier Strophen wie die Füllungen der rechten und der linken Herzhälfte (Strophen 1 und 2 bzw. 3 und 4). Die Strophen 1 und 3 bilden dabei die Ebene der Vorhöfe, die Strophen 2 und 4 die Ebene der Kammern. Funktionell betrachtet, steht der Blutstrom, nachdem er die Vorhöfe gefüllt hat, einen Moment lang still. Alle Herzklappen sind in diesem Augenblick geschlossen. Jetzt wird das Herz zum Wahrnehmungsorgan. Es erwacht in leuchtender Helle der Helfersinn (rechter Vorhof) und die Seele ist mit Wärme und Licht (linker Vorhof) erfüllt, nachdem die Atmung sie erfrischte („So lasset uns tragen"). Die sich kontrahierenden Kammern stehen in ihrer wirksamen Kraft polar zu den Vorhöfen, deren funktionelles Hauptwerk der in der Wahrnehmung ruhende Wille ist. In der rechten Kammer wirkt „des Menschen Liebkraft" hinaus in Richtung Seelenatmung. In der linken Kammer stellt sich die mit der Außenwelt verbundene Seele in die tätige-heilende Wirksamkeit („so wirken wir") der menschlichen Gesamtorganisation. Der stille, ruhende Charakter der ersten und der dritten Strophe (die beiden Vorhöfe) mit dem gemüthaften „wohnt" und dem satten „voll" kontrastiert in den Strophen zwei und vier (die beiden Kammern) mit ihrem bewegten, aktiven „wirket" und „wirken". Die dritte Strophe ohne Verb fasst die Strophen eins und zwei nicht nur zusammen, sondern steigert die Polarität von Ruhe und Kraft. Sie hat das Verb, das Tun-Wort, gewissermaßen extern in die Zeile „So lasset uns tragen" gestellt und ist so erfüllt mit vollem, noch ruhendem Willen.

Vergleicht man die erste mit der vierten Strophe (rechter Vorhof und linke Kammer), wird eine weitere Beziehung sichtbar. Nicht allein der Bedeutungsbezug des „Helfersinns" mit dem „Gnadensinn", sondern auch die prägende Verwendung der Konsonanten H und L in den mittleren Zeilen, sowie die identische Silbenzahl und Rhythmik der ersten Zeilen, verweisen auf einen geradezu musikalischen Bezug von Beginn und Ende. Der Beginn der ersten Zeile („Im") und der Anfang der letzten Zeile des Mantrams („Aus") bringen die Pulsation von Verinnerlichung und Veräußerung, von Empfangen und Geben in einfachster Weise zum Ausdruck.

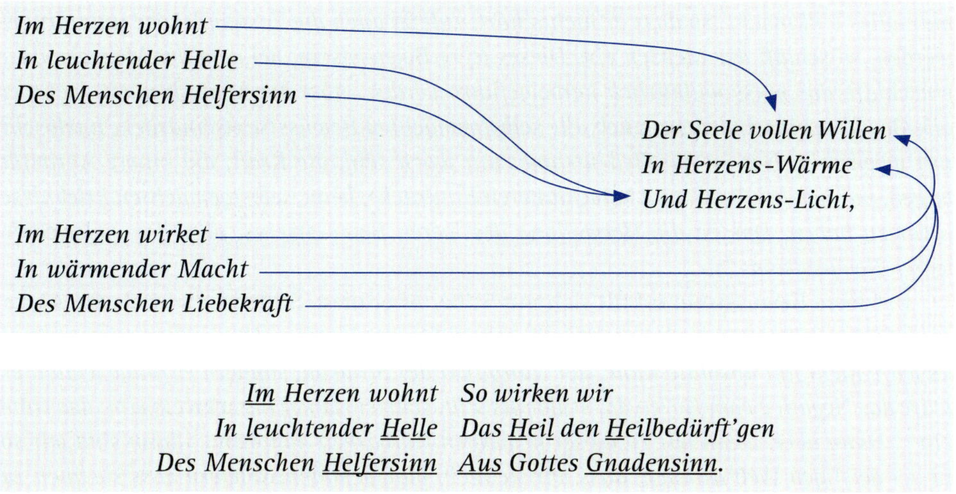

Abb. 3: Bedeutungsbezüge innerhalb der ersten drei Strophen* des Schwesternspruches zueinander

Der Meditierende taucht nun in ein selbstgeschaffenes Bild ein. Einzelne Begriffe wie Wärme, Licht, Helfersinn und Gnadensinn erhalten in ihrer Zusammenschau mit der funktionellen Wirklichkeit des Herzens eine neue Tiefe. Die Meditation ist nun auch in der physiologischen Wirklichkeit des Herzens angekommen. Der Rhythmus von individueller Wahrnehmung der Hilfsbedürftigkeit eines Menschen (Helfersinn) und einer „werktätigen Liebe" (Liebekraft), welche die kollegiale, schwesterlich-brüderliche Gemeinschaft sucht und braucht, und die eine Bestätigung durch ein Angeschaut-Werden aus der geistigen Welt (Gottes Gnadensinn) erfährt, erscheint bis in die eigene Leiblichkeit hinein real. So enthüllt sich in der Meditation der Herzcharakter des Schwesternspruches. Form und Inhalt bilden hier Pole in einem Organismus. Sie verschränken sich in der äußeren Ruhe der Meditation und der inneren Aktivität des bildschaffenden Besinnens.

Die Abschluss-Stimmungen „Sich im Einklang mit den Weltgesetzen fühlen" und „Ergebenheit" sind für diesen fünften Schritt von besonderer Bedeutung, sowohl um vorschnelle, noch nicht hinreichend geprüfte Bilder zu ernüchtern, als auch, um das in der Meditation entstandene Glücks- und Freiheitsgefühl an eine aufrichtige, das Gute suchende Gesinnung anzuschließen.

Sechster Schritt:

Nach der Vorbereitung meditiere man den Spruch. Er ist einem nun vertraut. Nun bemühe man sich nach Kräften, die entstandenen Bilder auszuschalten. Ziel ist die Herstellung eines leeren Bewusstseins. Rudolf Steiner beschrieb dies folgendermaßen: *„Wenn man einem Menschen die Sinneseindrücke nach und nach entzieht, wenn man den Menschen dazu bringt, dass er nichts sieht, wenn man den Raum dunkel macht, wenn*

---

* Strophe 1 und 2 werden in Strophe 3 zusammengefasst. Sprachlich korrespondiert „wohnt" aus der ersten Zeile mit „voll" in der ersten Zeile der dritten Strophe. Das „wirket" aus der ersten Zeile von Strophe 2 entspricht sprachlich dem „Willen" in Strophe 3. „Helle und Helfersinn" aus Strophe 1 erscheinen in Strophe 3 als „Herzens-Licht", ebenso wie „Macht und Liebekraft" aus Strophe 2 als „Herzens-Wärme" in Strophe 3 einfließen.

man alles still macht, so dass er nichts hört, zuletzt auch die Tasteindrücke unterdrückt werden, so schläft der Mensch ein. Dieses leere Bewusstsein, bei dem der Mensch sonst einschläft, das muss willkürlich herbeigeführt werden. Aber der Mensch muss, wenn er alle Bewusstseinseindrücke, auch alle selbstgemachten Bewusstseinseindrücke auslöscht, nur wach sein. Das ist das Bedeutsame: nur wach sein, die Kraft, die innere Aktivität haben, nur wach zu sein, und keine äußeren Eindrücke, keine selbstgemachten Erlebnisse mehr zu haben. Das ist die Herstellung des leeren Bewusstseins, aber des vollerlebten leeren Bewusstseins."[23]

Das leere Bewusstsein erfüllt sich mit Stille. Aber diese Stille ist mehr als die Abwesenheit von äußeren oder inneren Geräuschen. Steiner hierzu: „*Nun stellen wir uns vor … Es wäre nicht nur absolute Ruhe, der Nullpunkt der Stille da, sondern es ginge weiter, es wäre das Negative vom Hören da, stiller als still, schweigsamer als schweigsam; das träte ein … Dann aber, wenn wir zu dieser negativen Hörbarkeit kommen … dann sind wir so in der geistigen Welt drinnen, dass wir sie nicht bloß schauen, sondern dass sie auch zu uns tönt.*"[24]

In dieses leere Bewusstsein hinein wirken Wärme, Licht, Kraft, Sinn, Gnade, Liebe, Heil und anderes. Sie wirken nicht als Worte, ja nicht einmal als Inhalte des Spruches. Sie tönen als wirkende Kraftfelder. Sie sind zugleich Inspirationsquellen und Interpreten des Spruchs, welcher erst durch sie seinen Sinn erhält. In der Abschluss-Stimmung erlebt man Ergebenheit und Dank besonders intensiv.

Siebter Schritt:
In den vorangegangenen Schritten entwickelte sich aus dem Schwesternspruch als einer bildhaften Beschreibung pflegerischer Ideale eine Meditation für Pflegende. In der Meditation gewannen Bilder, Rhythmen und Klänge an Bedeutung und Kraft. Der Meditierende erschließt sich ein Mantram. Das Mantram entfaltet seine Wirksamkeit im Leben. Dies ist der siebte Schritt.

Das Meditieren der Vorbereitung, die Durchführung und der Mantram-Abschluss bilden nun eine Einheit, die wiederum die Vorbereitung für den siebten Schritt darstellt. Die Meditation hat das Mantram zum Leben erweckt. Es entfaltet Bild, Klang und Sinn. Die Seele findet sich in einer Licht und Stille durchtönten Welt voller Wärme und Kraft wieder. Diese Stimmung gilt es hinauszutragen, aufrecht und wach. Erdennöte zu erkennen, Leiden mitzuempfinden, jeden Sinneseindruck, jede Begegnung als Offenbarung eines sich mitteilenden Wesens zu verstehen, bildet die Fähigkeit aus, geistesgegenwärtig zu handeln. Für Rudolf Steiner ist es die „Liebefähigkeit", die es dem Menschen ermöglicht, vollbewusst – also geistesgegenwärtig – intuitiv zu handeln.[25] Der siebte Schritt schließt mit einer Tagesrückschau ab.[26]

3.2 Weitere praktische Gesichtspunkte

„Über die Meditation soll man nicht ‚mystisch' denken, aber man soll auch nicht leicht über sie denken. Die Meditation muss etwas völlig Klares sein in unserem heutigen Sinne. Aber sie ist zugleich etwas, zu dem Geduld und innere Seelenenergie gehört. Und vor allen

Dingen gehört etwas dazu, was niemand einem anderen Menschen geben kann: Es gehört dazu, dass man sich selber etwas versprechen und es dann halten kann. Wenn der Mensch einmal beginnt, Meditationen zu machen, so vollzieht er damit die einzige wirklich völlig freie Handlung in diesem menschlichen Leben", so Rudolf Steiner.[27]

Dieser Grundsatz steht vor jeder meditativen Übung. Sie gilt ebenfalls für die hier vorgeschlagenen Schritte zur Erarbeitung des Schwesternspruches. Dabei ist jeder Schritt so lange zu wiederholen, wie er als fruchtbar erlebt wird. Tritt eine Stagnation ein, so sollte dies einerseits anspornen, die Anstrengung für die Übung zu steigern und die Durststrecke zu überwinden, andererseits ist ein solches Hindernis berechtigter Anlass, zum nächsten Schritt überzugehen.

Das systematische Besinnen auf den Spruch und sein Lebendigwerden in der Meditation setzen eine innere Entwicklung in Gang. Sinn und Bedeutung gehen in der Meditation über die reine Verstandesbotschaft hinaus. Selbst wenn man den vollen Bedeutungsgehalt eines Spruches intuitiv erfasste, wäre damit nicht die Wirkung erzielt, die man durch beharrliches Üben erreicht. Erst durch das Üben entwickeln sich nachhaltige Fähigkeiten. Eine über längere Zeit durchgeführte Übung erzeugt eine persönliche Vertrautheit, in der das Wesenhafte des Spruches erscheint. Ein Spruch ist zum Mantram aufgestiegen.

3.3 Das Schwestern-Mantram und die Aktivierung des Herzdenkens

Der siebenstufige Aufbau der Meditation lässt die Komplexität eines Übungsweges erahnen. Sie scheint dem Bedürfnis nach Einfachheit, Entlastung und Ruhe entgegenzustehen, das oftmals das Bedürfnis zu meditieren begründet. Versuchen wir deshalb einen neuen, eher gemüthaften Blick auf den Schwesternspruch:

Im Herzen wohnt
In leuchtender Helle
Des Menschen Helfersinn
Im Herzen wirket
In wärmender Macht
Des Menschen Liebekraft
So lasset uns tragen
Der Seele vollen Willen
In Herzens-Wärme
Und Herzens-Licht,
So wirken wir
Das Heil den Heilbedürft'gen
Aus Gottes Gnadensinn.

Beim gemüthaften Lesen und Hören des Spruchs erscheint und erklingt das Herz als das Organ des Mitempfindens und der tätigen Liebe. Hier erkennt man die Verbundenheit mit einer Gemeinschaft von Pflegenden als Quelle für eine heilsame, gesegnete Arbeit.

Der Spruch bringt ein altes pflegerisches Ideal zum Ausdruck und ermutigt dazu, die alltägliche Arbeit in dieser Stimmung auszuführen. Stünden hier nicht die ungewöhnlichen Worte vom Helfersinn und vom Gnadensinn, so könnte man dazu neigen, die schönen Worte schlicht als Bestätigung, Zuflucht, Trost und Ziel zu betrachten. Dies ist auch notwendig, denn in einem Arbeitsalltag, in dem man den Sinn der Pflege oft nicht mehr erkennen kann, sind aufbauende, ermutigende Worte ein wahres Lebenselixier. Andererseits könnten sich auch Antipathie und Widerstand gegen eine Anschauung von Pflege entwickeln, die ethische Ideale anstelle von fachlicher Kompetenz und Professionalität in den Vordergrund rückt. Wer so denkt, wird sich gegen ein Bild von der Pflege auflehnen, das nicht mehr in unsere Zeit zu passen scheint.

Auch diese beiden gemüthaften Haltungen können Ausgangspunkt für eine Beschäftigung mit dem Schwesternspruch sein. Es ist die Form eines (inneren) Dialogs, der sich beispielsweise an folgenden Fragen ausrichtet:

- Warum ist das Herz ein Organ, das den Hilfebedarf eines Menschen erkennen lässt?
- Gibt es tatsächlich ein Sinnesorgan für die Hilfsbedürftigkeit?
- Warum wird das Herz als Organ der Liebe bezeichnet?
- Wie kann aus einem seelischen Geschehen – der Vereinigung von Licht und Wärme im Willen des Pflegenden – etwas für den Patienten Heilsames entstehen?
- Ist Heilung Gnade oder ein komplexes biologisch-medizinisches Geschehen?
- In welchem Verhältnis steht die Beschäftigung mit einem Spruch zu den notwendigen fachlichen Kompetenzen im Assessment („Helfersinn"), die gemeinschaftliche Durchführung („Liebekraft") zur Evaluation der Pflege (Wirkung auf den „Heilbedürft'gen")?

An einem bestimmten Punkt dieses Fragens und Nachdenkens entsteht der Impuls zu handeln. Denn vieles lässt sich nicht allein in Gedanken beantworten. Man wird bemerken, dass in der Praxis die Kräfte nicht ausreichen, lediglich aus dem vorhandenen Helfersinn und der verfügbaren Liebekraft zu handeln. Gerade der Mangel an diesen Kräften oder ihre Erschöpfung ist ja der Ausgangspunkt für eine innere Suche. Wie lassen sich Helfersinn, Liebekraft, Gemeinschaftssinn so stärken, dass sie für die Bewältigung des Alltags hinreichen und tatsächlich das „Heil den Heilbedürft'gen" schaffen?

Einen Weg der Tat findet man in den sogenannten „Sechs Nebenübungen"[28] [→ Kapitel „Pflege als Übungsweg", S. 159–171]. Rudolf Steiner bezeichnete sie als einen Weg zur Erweiterung und Stärkung der Fähigkeit, mit dem Herzen wahrzunehmen und aus Herzenskräften zu handeln. Das „Herzchakra"[29] werde durch solche Übungen geöffnet. Die Nebenübungen stärken das Denken, den Willen und das Fühlen und bringen diese Seelenkräfte in ein harmonisches Verhältnis zueinander. Es handelt sich um Übungen zur:

- Kontrolle der Gedanken (Gedankenübung)
- Ausbildung von Initiative (Willensübung)
- Ausbildung von Gleichmut (Gefühlsübung)
- Positivität (Verbindung von Fühlen und Denken)
- Unvoreingenommenheit (Verbindung von Denken und Wollen)
- Harmonie von Denken, Fühlen und Wollen

Hier sei lediglich der Bezug zum Schwesterspruch erläutert. Offensichtlich entwickelt sich der Helfersinn mit seiner Lichtqualität aus einer Verstärkung des Denkens. In der Übung der Gedankenkontrolle lernt man, sich auf das Wesentliche zu fokussieren.

Liebekraft entstammt der Willenssphäre. Sie verbindet sich mit der alles durchdringenden Wärme. Der gewöhnlich tief im Unbewussten wirkende Wille konzentriert sich in der Initiativübung und richtet sich auf ein selbstgestecktes Ziel hin aus.

In der Übung des Gleichmutes unterstellt man die – das Fühlen reflexhaft bestimmenden – unbewussten Willensimpulse und die ablähmenden, verlangsamenden Denkimpulse der Urteilskraft des Ichs. Gerade das Gemeinschaftsleben und das Gemeinschaftsgefühl gedeihen, wenn Initiativkräfte und Strukturkräfte in einem ausgewogenen Verhältnis wirken.

Die in der Positivitätsübung kultivierten Hoffnungskräfte lindern jede noch so ausweglose Situation. So entsteht Heilsames, auch wenn Heilung im körperlichen Sinn nicht immer erreicht wird.

Das Wunder der Heilung entspringt der göttlichen Gnade, die dem menschlichen Ringen um Heilung entgegenkommt. Die in der Unbefangenheit geübte Fähigkeit, das Wunder der Heilung für möglich zu halten, beschließt das Schwesternmantram.

Im Herzen wohnt *In leuchtender Helle* *Des Menschen Helfersinn*	Gedankenkontrolle
Im Herzen wirket *In wärmender Macht* *Des Menschen Liebekraft*	Initiativübung
So lasset uns tragen *Der Seele vollen Willen* *In Herzens-Wärme* *Und Herzens-Licht,*	Gleichmutsübung
So wirken wir *Das Heil den Heilbedürft'gen*	Positivitätsübung
Aus Gottes Gnadensinn.	Unvoreingenommenheitsübung

Abb. 4: Zuordnung der Nebenübungen zum Schwesternspruch

Die sechste Übung fasst die bereits geübten Eigenschaften zusammen. Sie findet ein Sinnbild in der Zwölfgliedrigkeit des Mantrams. Es durchschreitet den Tierkreis vom Widder zu den Fischen, wobei die letzte, 13. Zeile den Umkreis darstellt, aus dessen Urgrund die Schöpfung hervorging. Die nachfolgende Abbildung illustriert diesen Zusammenhang.

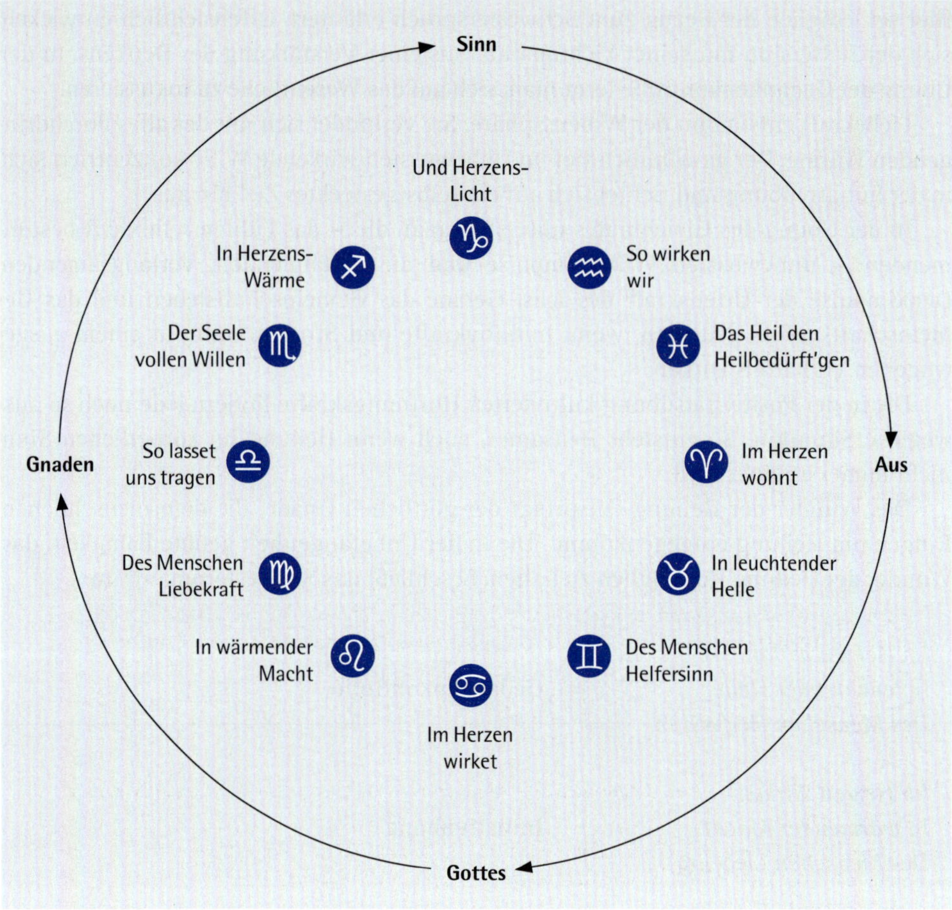

Abb. 5: Die Zwölfgliedrigkeit des Schwesternmantrams im Durchschreiten der Tierkreiszeichen

Literatur

1 Steiner, R.: Anthroposophische Leitsätze (GA 26) Rudolf Steiner Verlag Dornach 1998. S. 14.
2 Steiner, R.: Meditative Betrachtungen und Anleitungen zur Vertiefung der Heilkunst (GA 316). Rudolf Steiner Verlag Dornach 2008. S. 202.
3 Steiner, R.: Wie erlangt man Erkenntnisse der höheren Welten? (GA 10). Rudolf Steiner Verlag Dornach 2010, S. 29.
4 Steiner, R.: Mantrische Sprüche – Seelenübungen II (GA 268). Rudolf Steiner Verlag Dornach 1999. S. 115.
5 Steiner, R.: Das Geheimnis der Wunde. Beiträge zur Rudolf Steiner Gesamtausgabe Nr. 108. Rudolf Steiner Verlag Dornach 2012. S. 9.
6 Ebd. S. 10.
7 Steiner, R.: Meditative Betrachtungen und Anleitungen zur Vertiefung der Heilkunst (GA 316). Rudolf Steiner Verlag Dornach 2008. S. 101 f. und 112 f.
8 Steiner, R.: Wie erlangt man Erkenntnisse der höheren Welten? (GA 10). Rudolf Steiner Verlag Dornach 1993. S. 29.
9 Steiner, R.: Die Sendung des Geistes (GA 214). Vortrag vom 20.8.1922. Rudolf Steiner Verlag Dornach 1970. S. 127.
10 Steiner, R.: Anthroposophischer Seelenkalender. Rudolf Steiner Verlag Dornach 2015.
11 Steiner, R.: Die zwölf zu meditierenden und im Leben zu berücksichtigenden Tugenden (Monatstugenden). In: Steiner, R.: Seelenübungen. Band 1. Übungen mit Wort- und Sinnbild-Meditationen zur methodischen Entwicklung höherer Erkenntniskräfte (GA 267). Rudolf Steiner Verlag Dornach 2001. S. 74 f.
12 Steiner, R.: Heilpädagogischer Kurs (GA 317). Rudolf Steiner Verlag Dornach 1995. S. 154 ff.
13 Morgenstern, C:. Wir fanden einen Pfad. Zbinden Verlag Basel 2004.
14 Steiner, R.: Die Welt der Sinne und die Welt des Geistes (GA 134). Rudolf Steiner Verlag Dornach 2008. Vorträge vom 27.12.1911 und 28.12.1911.
15 Ebd.
16 Steiner, R.: Wie erlangt man Erkenntnisse der höheren Welten? (GA 10). Rudolf Steiner Verlag Dornach 1993. S. 19 ff.
17 Steiner, R.: Die Geheimwissenschaft im Umriss (GA 13). Rudolf Steiner Verlag Dornach 2013. S. 307 ff.
18 Steiner, R.: Die Welt der Sinne und die Welt des Geistes (GA 134). Rudolf Steiner Verlag Dornach 2008. Vortrag vom 28.12.1911.
19 Ebd.
20 Heine, R.: Anthroposophische Pflege. In: Glöckler, R., Heine, R. (Hrsg.): Führungsfragen und Arbeitsformen in der anthroposophisch-medizinischen Bewegung. Verlag am Goetheanum Dornach 2015.
Tittmann, C: Erste Anfänge der Anthroposophisch orientierten Pflegebewegung. In: de la Houssaye, E., Heine, R. (Hrsg.): Beiträge zur Entwicklung der Anthroposophischen Pflege 1921–2003. Medizinische Sektion am Goetheanum Dornach 2005.
21 Tittmann, C: Erste Anfänge der Anthroposophisch orientierten Pflegebewegung. In: de la Houssaye, E., Heine, R. (Hrsg.): Beiträge zur Entwicklung der Anthroposophischen Pflege 1921–2003. Medizinische Sektion am Goetheanum Dornach 2005.
22 Steiner, R.: Die Geheimwissenschaft im Umriss (GA 13). Rudolf Steiner Verlag Dornach 2013. S. 317 ff.
Steiner, R.: Initiations-Erkenntnis (GA 227). Rudolf Steiner Verlag Dornach 2000. Vorträge vom 19.8.1923 und 20.8.1923.
23 Ebd., Vortrag vom 19.8.1923.
24 Ebd., Vortrag vom 20.8.1923. S. 51 ff.
25 Ebd., S. 59 ff.
26 Ebd., S. 60 ff.
27 Steiner, R.: Die Erforschung der übersinnlichen Welten. In: Die geistig-seelischen Grundkräfte der Erziehungskunst (GA 305). Rudolf Steiner Verlag Dornach 1991. S. 79.
28 Steiner, R.: Aus den Inhalten der Esoterischen Stunden 1903–1909 (GA 266a). Rudolf Steiner Verlag Dornach 1995. S. 201 ff.

29 Steiner, R.: Wie erlangt man Erkenntnisse der höheren Welten? (GA 10). Rudolf Steiner Verlag Dornach 1993. S. 125 ff.

KAPITEL VIII

Das Konzept der pflegerischen Gesten als Handlungsmodell der Pflege

ROLF HEINE

Das Konzept der pflegerischen Gesten beschreibt Bedeutung und Wirkung der inneren Haltung des Pflegenden. Dieser subjektiv-persönliche Anteil des Pflegens beeinflusst in höchstem Maße das Befinden des Pflegebedürftigen. Die hier entwickelten zwölf Gesten liegen allen Pflegehandlungen unabhängig vom Fachgebiet zugrunde.

→ Lernziel siehe Seite 280

1. Was ist eine pflegerische Geste?

Pflege umfasst wie jede menschliche Handlung einen Aspekt äußerlich erscheinender Tätigkeit, wie das Waschen, Mobilisieren oder die Gesprächsführung. Zusätzlich trägt der Pflegende in sich seelisch-geistige Motive und Stimmungen wie Achtung, Aufrichtigkeit, Geduld oder Heiterkeit. Diese Stimmungen prägen sich mehr oder weniger deutlich der pflegerischen Tätigkeit ein. Durch sie wird die Mobilisation behutsam oder derb, die Waschung respektvoll oder mechanisch. In der pflegerischen Handlung zeigt sich die Gesinnung des Pflegenden, in ihr wirkt die innere Haltung und sie erscheint als Geste. In der Geste verschmelzen Handlung und Gesinnung, Tat und Ausdruck. Jede pflegerische Tätigkeit hat ihren gestischen Ausdruck, jede innere Haltung benötigt, wenn sie nach außen treten will, eine Handlung, in der sie erscheint. Gesten, die aus der empathischen Wahrnehmung des Pflegebedürftigen entstehen, nennen wir pflegerische Gesten. Sie sind Urbilder pflegerischen Handelns.

Beispiel

Die Darreichung von Nahrung ist eine häufige, grundlegende pflegerische Tätigkeit. Sie wird von der Intention getragen, dass der Pflegebedürftige die Nahrung aufnehmen, verdauen und sich zu eigen machen möge. Die Intention wird begleitet von einer Haltung des Wohlwollens und der Fürsorglichkeit. Tätigkeit, Intention und Haltung verbinden sich in der Geste des *Nährens*. Sie findet sich überall dort, wo Substanzen so zubereitet sind, dass sie vom Körper aufgenommen, verdaut und in körpereigene Substanz verwandelt werden können. Verfolgt man den Nahrungsstrom zurück, so stehen am Beginn der Substanzbildung das Sonnenlicht, die Luft und das Wasser. Sie bilden die Pflanzensubstanz, die beginnend mit der Ernte einen sozialen und kulturellen Verwandlungsprozess durchläuft. Der Handel mit dem Nahrungsmittel, die Zubereitung beim Kochen und zuletzt die Darreichung der Speise bringen die Pflanze oder das Tier dem menschlichen

Stoffwechsel nahe. In der schlichten Tätigkeit der Nahrungsbereitstellung offenbart sich ein Prozess aus Licht und sozialem Leben. Von diesem großartigen Geschehen sind wir eigentlich nur durch die Alltagsroutine getrennt. Werden wir uns dessen bewusst, so wird aus der Darreichung eines kleinen Löffels Gemüsesuppe eine Handlung mit erhabenem Hintergrund. Die Meditation dieser Vorgänge ist ein Heilmittel gegen den Sinnverlust, der in der täglichen Routine lauert [→ Kapitel „Pflege als Übungsweg: Erste Übung"].

In der Pflege können wir zwölf Grundgesten unterscheiden. Wie wirken diese Gesten? Wie wurden sie gefunden? Was bedeuten sie in der täglichen Praxis des Pflegens? Um diese und weitere Fragen geht es in diesem Beitrag.

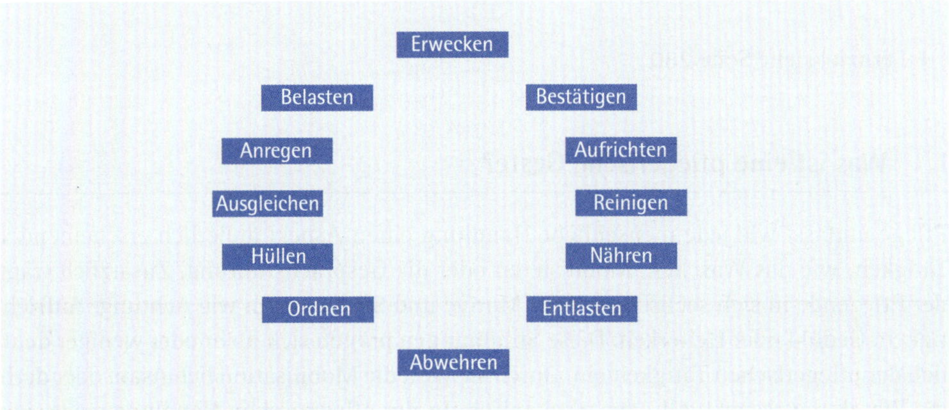

Abb. 1: Die zwölf pflegerischen Gesten

1.1 Pflegerische Tätigkeiten und innere Haltung

Pflege ist konkret. Je nach Kontext umfasst sie ein breites Spektrum von Aufgaben [→ Kapitel „Pflege als Übungsweg"]. Stehen für den gesunden Säugling Tätigkeiten wie das Bekleiden, das Waschen, die Hautpflege, das Stillen, das Wickeln im Vordergrund, so können beim intensivpflichtigen, beatmeten Patienten medizinisch induzierte Verrichtungen wie Überwachung von Kreislauf und Atmung, das Monitoring von Infusionslaufzeiten, Verbandswechsel oder die Tubuspflege einen größeren Raum einnehmen als die Körperpflege. In der psychosomatischen Pflege verlagert sich der Schwerpunkt auf Gesprächsführung und Tagesgestaltung. Vergleicht man Tätigkeiten wie das Führen von Gesprächen mit einem Verbandswechsel, so fällt auf, dass mit „Verbandswechsel" Zweck und Inhalt schon einigermaßen bestimmt sind. Mit „Gespräch" ist aber bestenfalls etwas über die Form der Kommunikation gesagt, jedoch nichts über den Inhalt oder den Zweck. Hierzu braucht es eine genauere Bestimmung wie z.B. „informatives Gespräch" oder „wertschätzendes Gespräch". „Informativ" oder „wertschätzend" sind im Wesentlichen innere Haltungen, die der Sprechende einnimmt. Diese inneren Haltungen prägen die Qualität der Unterhaltung. Sie wirken oft stärker als der ausgesprochene Inhalt.

Wertschätzung erlebt ein Patient eben nur dann, wenn der Pflegende es echt so meint. Innere Haltungen liegen aber auch allen scheinbar eindeutig bestimmten Pflegehandlungen zugrunde. Eine Infusion kann sachgerecht und hygienisch korrekt gewechselt werden. Die innere Haltung beim Wechsel ist geprägt von Sicherheit und Übersicht. Ziel ist es, eine Gefahr vom Patienten abzuwehren. Die sogenannte innere Haltung ist keine bloß inner-seelische Wirklichkeit. Sie ist vielmehr für denjenigen, der Pflege erhält, wie auch für einen beobachtenden Dritten unmittelbar erlebbar. Die sichtbar gewordene innere Haltung ist die „pflegerische Geste". In ihr *erscheint* die innere Haltung des Pflegenden. Andererseits ist in jeder pflegerischen Tätigkeit eine Intention und in der Art ihrer Durchführung auch eine innere Haltung erkennbar. Die Geste steht in diesem Sinn zwischen pflegerischer Tätigkeit und innerer Haltung des Pflegenden.

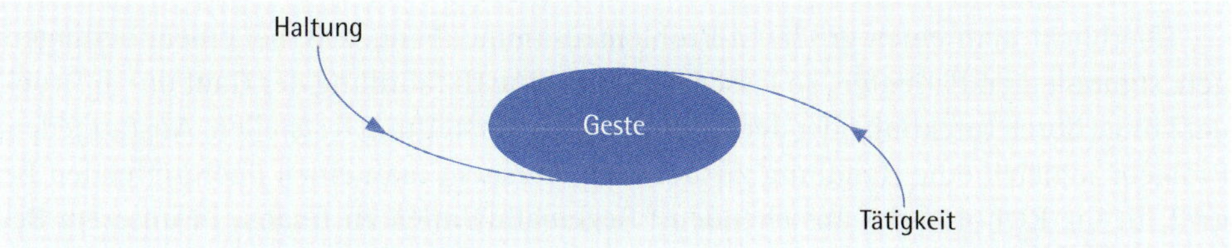

Abb. 2: Die Geste zwischen Haltung und Tätigkeit

In der Pflege erscheint eine unerschöpfliche Fülle von Gesten. Durch sie ist jede pflegerische Tätigkeit individualisiert. Keine Subkutan-Injektion, kein Verbandswechsel, keine Waschung, keine Hilfe beim Essen ist gleich, und sei das Vorgehen noch so standardisiert. Ja gerade der Versuch, die Signatur des Individuellen aus einer Tätigkeit zu tilgen, sodass nur die Sache, nur der Standard wirkt, verbreitet eine kalte, abweisende Atmosphäre.

Das Konzept der pflegerischen Gesten dient einerseits der Beschreibung qualitativer Intentionen der Pflege. Andererseits vermag eine übende und meditative Besinnung auf die den Gesten zugrunde liegenden inneren Aktivitäten zu einem Schulungs- und Entwicklungsweg für die Pflegenden zu werden.

2. Wie ist das Konzept der pflegerischen Gesten entstanden?

Das Konzept der pflegerischen Gesten wurde erstmals während einer internationalen Krankenpflegetagung 1998 am Goetheanum in Dornach öffentlich vorgetragen. Es verdankt seine Entwicklung pflegerischen Fallbesprechungen, Selbst- und Fremdbeobachtungen von Pflegenden im Arbeitsalltag sowie philosophisch-phänomenologischen Betrachtungen über das Wesen der Pflege. Es verbindet diese Erkenntnisse mit Ergebnissen der anthroposophischen Geisteswissenschaft.

Das Konzept entwickelte sich aus der Beobachtung von Patientenbesprechungen im Kreis von Pflegenden und im therapeutischen Team. Ein Mitarbeiter stellte Patienten bei einer Besprechung vor, Fragen und Beobachtungen von Kollegen ergänzten die Darstellung. Es entstand ein Bild von den Problemen und Ressourcen des Kranken.

Problemlösungen ergaben sich oft spontan aus dem fachlichen Wissen und den Erfahrungen der Pflegenden. Beispielsweise folgte aus einer Inkontinenz eine Reihe von Maßnahmen vom Toilettentraining über die Anlage einer Schutzhose bis zur Hautpflege.

Bevor jedoch in diesen Besprechungen eindeutige Pflegemaßnahmen, Therapien oder Medikamente identifiziert werden konnten, fielen mehr umschreibende Begriffe und Urteile wie z. B. „Dieser Patient muss lernen, sich mehr gegenüber seiner Umwelt abzugrenzen." oder „Der Stoffwechsel ist anzuregen." Diese Aussagen erwiesen sich als überaus fruchtbar, weil sie fachübergreifend die therapeutische Intention beschrieben und es gleichzeitig jedem einzelnen Fachgebiet erlaubten, seinen spezifischen Beitrag zu konkretisieren. „Anregung des Stoffwechsels" bedeutete z.B. für den Arzt die Verordnung eines Bittermittels, für den Heileurythmisten die Arbeit mit dem Laut R und für die Pflege die Applikation eines Schafgarben-Leberwickels.

Überblickt man einen größeren Problemzusammenhang, z.B. bei einem bettlägerigen, somnolenten Patienten, so lassen sich u. a. eine Gefährdung der Haut durch Druck, der Lunge durch Infektion oder der Gelenke durch Versteifung feststellen. Anstatt jedem Problem sogleich eine Handlung zuzuordnen, versucht man einen übergreifenden Begriff für die Richtung der anstehenden Pflegemaßnahmen zu finden. In unserem Beispiel könnte der Begriff der *Abwehr* von Gefährdungen auf dem jeweiligen Gebiet oder die *Anregung* von Hautdurchblutung, Lungenbelüftung oder Gliedmaßenbeweglichkeit stehen. Solche Begriffe bezeichnen Intentionen, Absichten, die ihre Konkretisierung in einer Handlung erst noch finden müssen. Sie sind Vorstadien zur Maßnahme, man kann auch sagen, sie offenbaren die einer Handlung immanenten Ziele.

Innerhalb der Pflege ergaben sich circa fünfzig wiederholt auftretende, zum Teil ähnliche Begriffe:

Hüllen, Abwehren, Versorgen, Helfen, Unterstützen, Begleiten, Vermitteln, Reinigen, Wecken, Schützen, Verteidigen, Ernähren, Aufpäppeln, Unterhalten, Ablenken, Grenzen setzen, Mut machen, Aufräumen, Ordnen, Ausgleichen, Trösten, Hoffen, Bestätigen, Entlasten, Belasten, Aufrichten, Respekt erweisen, Mobilisieren, Dienen, Organisieren, Anregen, Reizen, Provozieren, Erneuern, Ankleiden, Bewusst machen, Mitempfinden, Harmonisieren, Wärmen, Raum schaffen, Führen, Interessieren, Spiegeln, Üben, Trainieren, Selbstständigkeit fördern etc.

Einige dieser Begriffe charakterisieren vor allem die seelische Haltung, persönliche Stimmungen und Werte des Pflegenden. Sie beziehen sich nicht unmittelbar auf die konkrete Bedürftigkeit des Patienten. In der obigen Sammlung sind es die Begriffe: Dienen (den Patienten spiegeln) – Vermitteln – Mitempfinden – Interessieren – Führen – Organisieren – Begleiten. Diese Einstellungen bezeichnet man in Abgrenzung zu den pflegerischen Gesten als „pflegerische Grundstimmungen".

Die pflegerischen Gesten bilden kein in sich abgeschlossenes System. Vielmehr sind vielfältigste Metamorphosen, Überschneidungen und Durchdringungen möglich.
Fasst man aus der Sammlung (siehe Kasten) Begriffe mit ähnlicher Intention wie z. B. *Abwehren, Schützen, Verteidigen* zusammen, so verringert sich die Anzahl weiter.

Durch diese Reduktion ergeben sich folgende Gruppen:

1. Hüllen, Grenzen setzen, Ankleiden, Wärmen
2. Abwehren, Schützen, Verteidigen
3. Versorgen, Ernähren, Aufpäppeln
4. Helfen, Unterstützen, Entlasten
5. Reinigen, Erneuern
6. Wecken, Bewusst machen, Fragen stellen
7. Unterhalten, Anregen, Reizen, Provozieren, Ablenken
8. Aufräumen, Ordnen, Raum schaffen
9. Ausgleichen, Harmonisieren
10. Trösten, Hoffen, Bestätigen, Mut machen, Respekt erweisen
11. Belasten, Mobilisieren, Üben, Trainieren
12. Aufrichten, Selbstständigkeit fördern

Selbstverständlich sind auch weitere Begriffe denkbar, die eine pflegerische Intention beschreiben. Sie lassen sich aber zumeist einer der zwölf Gruppen zuordnen. Dabei geht es nicht um eine definitorische Zuordnung, sondern um Hinweise auf innere Bewegungen, die die Intentionen des Pflegenden – ausgerichtet auf einen Pflegebedarf – ausdrücken.

3. Wie findet man eine Geste?

In der Fülle von inneren Haltungen lassen sich zwei Arten unterscheiden. Die erste entsteht aus den persönlichen Stimmungen und Werten des Pflegenden. Achtsamkeit oder Unaufmerksamkeit, Respekt oder Respektlosigkeit, Freude oder Trauer prägen die Qualität der Arbeit. Die Haltungen sind verbunden mit der seelischen und ethischen Einstellung des Pflegenden. Die zweite Art von Haltungen entsteht direkt aus der empathischen Wahrnehmung des Patienten und seiner Bedürftigkeit. Diese am Pflegebedürftigen entwickelten Haltungen werden hier pflegerische Gesten genannt. Man findet sie, indem der Pflegende die Not des Pflegebedürftigen miterlebt und zunächst in sich selbst den Ausgleich rege macht. Zwei Beispiele mögen dies erläutern: Hört man jemanden mit belegter, krächzender Stimme, so entsteht meist beim Hörer (!) unwillkürlich das Bedürfnis, sich zu räuspern. Oder man gibt jemandem einen Löffel Brei zu essen und bemerkt, wie man selbst schluckt, als ob man den Patienten hierdurch unterstützen könnte. Solche Phänomene der Nachahmung finden eine neurowissenschaftliche Begründung mit der Entdeckung der Spiegelneurone durch Giacomo Rizzolatti. Allerdings ahmt in unseren Beispielen der Pflegende das Verhalten des Patienten (krächzende Stimme oder im Mund ziellos bewegte Nahrung) nicht nur nach, sondern entwickelt eine halbbewusste, körperliche Reaktion (Räuspern, Schlucken), um die Störung zu beseitigen. Viele Gesten entstehen spontan aus der empathischen Wahrnehmung als innere Bewegung. Sie müssen bewusst gemacht und in professionelles Handeln umgesetzt werden.[1]

Beispiel

Eine Patientin entwickelt nach einer Chemotherapie eine ausgeprägte Entzündung der Mundschleimhaut mit Aphthenbildung. Sie hat Hunger, aber jede Speise und Mundbewegung verursacht ihr Schmerzen. Das Bedürfnis nach Nahrungsabstinenz, um Schmerzen zu vermeiden, und das Bedürfnis nach Essen und Trinken befinden sich in einem kaum auflösbaren Widerstreit. Beim Pflegenden, der sich empathisch in diese Situation hineinversetzt, bildet sich die Intention, einerseits die Patientin (die Mundschleimhaut) zu schützen und andererseits geeignete Nahrungsmittel zu finden, die den Hunger stillen und den körperlichen Aufbau fördern. Es sind das *Schützen* und das *Nähren*, die als Gesten in allen pflegerischen Maßnahmen wirken. Die Pflege der Mundschleimhaut mit Eibischtee-Mundspülungen ist Ausdruck der schützenden Geste. Der Eibisch-Tee enthält einen neutral schmeckenden Schleim, der die Mundschleimhaut auskleidet und Säuren puffert. Die Beschaffung von schmackhafter, flüssiger Nahrung und ihre Darreichung in kleinen Portionen mit einem abgerundeten Teelöffel sind Ausdruck der nährenden Geste.

Diese Beispiele machen den Prozess des Auffindens der pflegerischen Gesten sichtbar: Die empathische Wahrnehmung erregt eine innere Bewegung im Pflegenden. Er bildet an ihr eine oft unbewusste Gegenbewegung, die die Einseitigkeit des Wahrgenommenen ins Gleichgewicht bringt. Wir dürfen annehmen, dass wir im Laufe eines Arbeitstages fortwährend solche inneren Ausgleichsbewegungen durchführen, nicht nur um unsere eigene Homöostase wiederherzustellen, sondern auch, um physiologische Prozesse bei anderen Menschen zu synchronisieren. Die innere Ausgleichsbewegung ist selbst eine Geste: Die Geste des *Ausgleichens, Harmonisierens, Synchronisierens.* Es ist diese Geste, mit deren Hilfe wir alle weiteren pflegerischen Gesten auffinden können. An einem ausgekühlten, ängstlich scheuen Menschen bilden wir die Geste des Hüllens, an einem niedergeschlagenen, mutlosen die Geste des Aufrichtens, an einem Bewusstlosen oder Beatmeten die Geste des Schützens usw.

Eine weitere Hilfestellung zur Auffindung der pflegerischen Gesten ergibt sich aus den grundlegenden Erkrankungstendenzen des Menschen, aus Auflösung und Verhärtung – wobei die Gesten einen harmonischen Ausgleich herstellen können [→ Kapitel „Menschenkundliche Grundlagen: Das Verhältnis der drei Funktionssysteme im Gesunden und in pathologischen Zuständen des Menschen"].

3.1 Auflösung und Verhärtung als Erkrankungstendenzen des Menschen

Die oben genannte Patientin leidet unter dem Verlust ihrer Körpergrenzen. Ihre Mundschleimhaut löst sich auf, sie nimmt an Gewicht ab und ist durch eine Leukopenie als Nebenwirkung der Chemotherapie akut infektionsgefährdet. Die Geste des *Schützens-Abwehrens* ergibt sich als innere Ausgleichsbewegung gegen die Auflösungstendenz.

Im folgenden Beispiel steht eine seelische und körperliche Verhärtung im Vordergrund. Ein 68-jähriger Mann leidet nach drei Schlaganfällen an einer Halbseitenlähmung rechts sowie an einer vaskulären Demenz. Sein Muskeltonus ist hart, die Lähmung spastisch. Er erscheint in sich zurückgezogen und reagiert zumeist abweisend auf Ansprache. Die Körperpflege akzeptiert er selten und wehrt sich mit Schlägen gegen entsprechende Versuche. Starre und Verhärtung charakterisieren die Situation. Der Erstarrung wirkten wir mit warmen Hand- und später Fußbädern entgegen. Die „klingende Waschung" [→ Kapitel „Variationen der Ganzkörperwaschung"] führte zu einer deutlichen Erweichung der Körperspannung, Reduktion der Spastik, und vor allem die seelische Abwehr ließ in der „Vertrauenshülle" nach. Es war also die Geste des *Hüllens*, die in der Situation übermäßiger Verhärtung eine entscheidende Veränderung brachte.

Jede pflegerische Geste kann sowohl bei Sklerosen als auch bei Auflösungstendenzen angezeigt sein. Sie gleicht die Extreme aus. Der folgende Fragebogen stellt typische Auflösungs- und Verhärtungszustände polar gegenüber. Die jeweilige pflegerische Geste ist anzuwenden, wenn die Auflösungs- oder Verhärtungstendenz mit drei Punkten auf der Skala bewertet wurde. In der Regel ist dies bei zwei bis drei pflegerischen Gesten der Fall. Diese Gesten sind in der aktuellen Situation hilfreich. Werden bei keiner der Gesten drei Punkte erreicht, so kommen die Gesten mit den höchsten Punktwerten zur Anwendung. Ein Mensch, der sich im Gleichgewicht zwischen Verhärtung und Auflösung befindet, hat keinen Pflegebedarf.

Die zwölf pflegerischen Gesten						
Auflösung						Verhärtung
nackt, hüllenlos			Hüllen			gepanzert
3	2	1	0	1	2	3
niedergeschlagen, gekrümmt, ziellos			Aufrichten			steif, von außen gestützt, fixiert
3	2	1	0	1	2	3
schwach			Entlasten			stark
3	2	1	0	1	2	3
übermütig, überfordert sich			Belasten			ängstlich, unterfordert sich
3	2	1	0	1	2	3
chaotisch			Ordnen			überformt
3	2	1	0	1	2	3
eitel			Bestätigen			selbstzweifelnd
3	2	1	0	1	2	3
sensibel, reizbar			Anregen			dumpf, schwer, unbewegt
3	2	1	0	1	2	3
unterernährt, unterversorgt			Nähren			überernährt, überversorgt
3	2	1	0	1	2	3
dunkel, dumpf, verborgen			Reinigen			steril
3	2	1	0	1	2	3

starke Einseitigkeit			**Ausgleichen**			Mittelmaß
3	2	1	0	1	2	3
sich einer Gefahr aussetzen			**Abwehren**			unnötige Abwehr
3	2	1	0	1	2	3
schlafend			**Erwecken**			überwach
3	2	1	0	1	2	3

Nötige Gesten	**Praktische Maßnahmen**	
1.	a:	b:
2.	a:	b:
3.	a:	b:

Tab.: Fragebogen zur Ermittlung der pflegerischen Gesten

4. Urbilder der Pflege

Mütterlichkeit und Väterlichkeit, Brüderlichkeit und Schwester-Sein erscheinen als die menschlichen Archetypen der Pflege. Die Blutsverwandtschaft einer Familie oder selbstgewählte Gemeinschaften sind Quelle persönlicher und sozialer Fürsorge.

Vertiefen wir uns weiter in die Urbilder des Pflegens, finden wir den gleichsam paradiesischen Zustand des vollkommen aus dem Umkreis Versorgt-Seins in der Embryonalentwicklung des Menschen. Sie bildet den Ausgangspunkt für eine Phänomenologie des Pflegens und der pflegerischen Gesten.

Nach der Verschmelzung von Ei- und Samenzelle entwickelt sich der Embryo eingebettet in seine embryonalen Hüllen im Uterus. Er ist über Nabelschnur und Plazenta an den mütterlichen Organismus angeschlossen. Dort lebt das ungeborene Kind in einer einzigartigen Welt. Schwerelos im Fruchtwasser, von der Wärme und den Geräuschen der Mutter umgeben, entfaltet es sich ohne die bewusste Beteiligung der Mutter oder der Außenwelt. Das Kind entwickelt sich gemäß seiner Anlagen im Schutz- und Kraftraum des mütterlichen Körpers. Mit der Geburt verlässt es diesen Raum. Nun ist nichts mehr wie es war. Helles Licht erfüllt die Umgebung, Geräusche, Töne, Worte dringen ungedämpft an sein Ohr. Es ist kalt. Der kleine Körper ist schwer geworden. Die rhythmische Lungenatmung ersetzt den bisher gleichförmigen Gasaustausch über das Blut der Nabelschnur. Der Nahrungsstrom muss nun von außen über Mund, Speiseröhre,

Magen und Darm den kindlichen Organismus aufbauen. All dies geschieht nicht mehr von selbst. Die Mutter und mit ihr die Menschengemeinschaft, in die das Kind hineingeboren wurde, helfen ihm, wärmen und ernähren es, schaffen ihm einen Raum und reinigen es von seinen Ausscheidungen. Pflege beginnt mit dem ersten Atemzug. Was im Uterus allein aus den Kräften des Wachstums und der Differenzierung, allein aus der Natur geschah, wird nun durch die menschliche Kultur ergänzt. Im Gegensatz zum Tier, das die Brutpflege als Fortsetzung eines Naturprozesses instinktiv vollzieht, gestalten Menschen die Pflege ihrer Kinder gemäß kultureller Traditionen und persönlicher Empfindungen, Vorstellungen und Ziele.

Die Pflege des Neugeborenen geht dabei in zwei Richtungen. Zum einen werden die Umweltbedingungen des jeweiligen Lebensraumes, die Wärme und Luft, Nahrung und Ausscheidungen, die Sinneseindrücke auf das menschliche Maß reguliert. Ohne diese Anpassung wäre das Neugeborene nicht lebensfähig. Zum anderen braucht das Kind für sein Überleben die Bindung an eine Bezugsperson, tätige Liebe und Zuwendung. Nur in der Begegnung lernt es Gehen, Sprechen und Denken. Denn diese spezifisch menschlichen Fähigkeiten sind ihm nicht angeboren. Das Kind entwickelt sie, indem es seine Bezugspersonen nachahmt. Nur in der innigen Beziehung zu anderen Menschen lernt es Menschsein [→ Kapitel „Pflege als Übungsweg"].

Sucht man nach einem bildhaft-imaginativen Ausdruck für diese beiden Grundprinzipien der Pflege, so kann man die Gestaltung und Regulation der Umweltbedingungen als Hülle, als Nest, als Kokon oder zweidimensional als Kreis beschreiben. Die Hilfe zur Selbstständigkeit, zum Erwerb von Sprechen und Denken, setzt das Verlassen des Nestes, eine Trennung und eine selbstbewusste Aufrichtung voraus. Urbild hierfür, ist das freie, aufrechte Gegenüberstehen zweier Individuen.

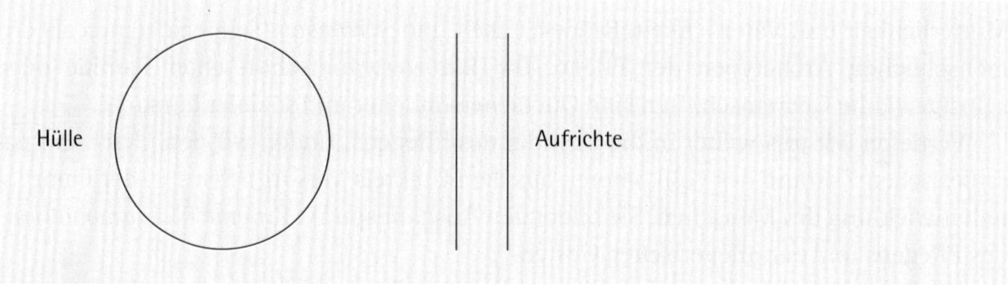

Abb. 3: Hüllende und aufrichtende Gesten

4.1 Substituierende und aktivierende Gesten

Gesten wie das *Schützen* oder das *Nähren* gehören zur Familie der hüllenbildenden Gesten, die wir mit dem Kreissymbol charakterisieren. Auch das *Reinigen*, dessen gestische Kraft darin besteht, das Wesen einer Sache zur Erscheinung zu bringen, ist eine hüllende Geste, ebenso wie das *Entlasten* als Ausdruck des Helfens. *Ordnen* oder *Raum schaffen* ist neben dem *Ausgleichen* oder *Harmonisieren* die siebte pflegerische Geste, die der Pflegende für den Patienten gestaltet und in deren Zentrum er versorgt wird. Die hüllenden Gesten ersetzen eine Kraft, die dem Pflegebedürftigen augenblicklich nicht zur Verfügung steht.

Neben den aus der Hüllgebärde abgeleiteten subsituierenden Gesten braucht der Pflegebedürftige auch Begleitung zur Selbstständigkeit und Hilfe zur Aufrichte. *Aufrichten* ist die urbildliche Geste für eine aktivierende Pflege. Charakteristisch für diese Kategorie pflegerischer Gesten ist, dass sie von außen nur bedingt wirken. Die eigentliche Aktivität kommt vom Patienten selbst. Selbstständigkeit lässt sich nicht für einen anderen übernehmen. Beispielsweise ist eine (Kreislauf)-Anregung mit kühlem Wasser nur dann erfolgreich, wenn der Organismus über genügend eigene Kräfte verfügt, den Reiz mit einer Durchblutungssteigerung zu beantworten. Die Geste des *Anregens* muss also immer auf die Reaktionsmöglichkeiten des Patienten warten. Andere Gesten mit dieser Eigenart sind das *Belasten* und das *Erwecken*. Auch das *Bestätigen* gehört in diesen Gestenkreis, denn das mit der Bestätigung verbundene Ich- oder Selbstwertgefühl vermag nur der Patient in sich zu erzeugen.

Wir haben es demnach mit sieben substituierenden oder hüllenden Gesten und mit fünf aktivierenden oder aufrichtenden Gesten zu tun:

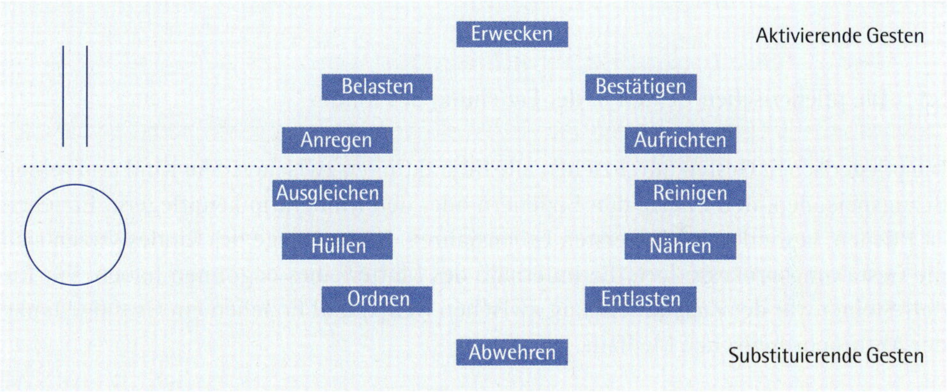

Abb. 4: Substituierende und aktivierende Gesten

4.2 Gesten als innere Bewegungen

Bei den substituierenden und aktivierenden Gesten handelt es sich keinesfalls um ein abgeschlossenes System. Vielmehr sind vielfältigste Metamorphosen, Überschneidungen und Durchdringungen möglich. Beispielsweise besitzt die Geste des *Schützens* einen etwas anderen Charakter als das Abschirmen oder das Abwehren. Trotzdem bleibt die innere Grundbewegung erhalten: Beim *Abwehren* und beim *Schützen* ist die Aufmerksamkeit ganz auf das bedrohende Objekt gerichtet. Der zu schützende Gegenstand wird fast vergessen. Er befindet sich gleichsam „hinter“ dem Abwehrenden. Äußerlich betrachtet könnte auch die Geste des Hüllens als schützende Geste verstanden werden, denn in der Tat bildet die Hülle einen Schutz. Der Unterschied zwischen dem Hüllen und dem Abwehren wird jedoch sofort deutlich, wenn man betrachtet, wie der Pflegende das zu Hüllende gleichsam umfängt und mit ihm eine Einheit bildet. Die pflegerischen Gesten entstehen aus dieser inneren Bewegung, die dem Strom des Bewusstseins folgt.

So ist beispielsweise bei der Geste des *Ordnens* die Aufmerksamkeit keineswegs statisch auf den chaotisierten Gegenständen fixiert, sondern pendelt zwischen Wahrnehmung und Bewegung hin und her. Die Gegenstände werden in Beziehungen zueinander gestellt. In diesem Rhythmus entsteht Ordnung als eine Art Kraftfeld. Der Kraftaufwand, dessen es bedarf, um selbst einfache Ordnungen herzustellen (beispielsweise beim Aufräumen eines Schreibtisches) zeigt, dass nicht die Tätigkeit an sich, sondern das Aufrufen der inneren Ordnungskraft die eigentliche Herausforderung darstellt.

5. Die Gesten in typischen Pflegebereichen

Das Konzept der pflegerischen Gesten wird nun anhand von vier typischen Pflegebereichen dargestellt – in der Pflege und Erziehung des Kindes, in der Pflege des alten und dementen Menschen, des Sterbenden sowie des Krebskranken. Es zeigt sich, dass das Konzept für alle Pflegebereiche fruchtbar ist.

5.1 Die pflegerischen Gesten in der Erziehung des Kindes[2]

Die pflegerischen Gesten durchziehen alle Interaktionen zwischen dem Kind und seinen Bezugspersonen, den Eltern, den Erziehern oder den Kinderkrankenpflegern. Erziehen ist Pflegen, besonders in den ersten Lebensjahren. In der Pflege des Kindes setzen sich die Gestaltungsprozesse fort, die innerhalb des Mutterleibes begonnen haben. Für Rudolf Steiner war der Zusammenhang zwischen Heilen und Erziehen ein Grundgedanke der Anthroposophischen Medizin.

Es war in alten Zeiten,
Da lebte in der Eingeweihten Seelen
Kraftvoll der Gedanke, dass krank
Von Natur ein jeglicher Mensch sei.
Und Erziehen ward angesehen
Gleich dem Heilprozess,
Der dem Kinde mit dem Reifen
Die Gesundheit zugleich erbrachte
Für des Lebens vollendetes Menschsein.[3]

Sowohl die anthroposophische Pädagogik als auch die Medizin verstehen sich als Entwicklungsbegleitung [→ Kapitel „Krankheit und Schicksal"]. Pflege ermöglicht Entwicklung. Sie verleiht der Therapie Dauer. Sie schafft den Raum, damit das Kind Zeit hat, sich zu entfalten und der Kranke das Umfeld, um seine Krankheit ausleben und ausheilen zu dürfen. In den pflegerischen Gesten wird diese Ermöglichung sichtbar, besonders in der Pflege des Kindes.

Reinigen	
Neugeborene	Wenn das Kind geboren ist, werden Fruchtwasser und Schleim aus den Atemwegen entfernt, Sekrete abgewischt, Mekonium, Urin, Nabelschnurreste und Gneis entfernt.
Kleinkind	Man entfernt Stuhl, Urin, Schweiß, Essensreste, Schmutz etc. Das Kind wird gewaschen, gebadet, die Nägel geschnitten und die Zähne geputzt.
Kindergartenkind	Das Kindergartenkind führt die Körperpflege zunehmend selbstständig durch. Einige Aspekte, wie z. B. die Zahnpflege, sollten jedoch weiterhin unter Aufsicht von Erwachsenen erfolgen. Das Kind entwickelt Geschicklichkeit, wenn es in seiner Selbstständigkeit gefördert wird, d. h. es braucht vor allem Zeit, die einzelnen Schritte des Waschens durchzuführen. Gerne erproben Kindergartenkinder das Reinigen auch im Spiel gegenseitig oder an Puppen. Damit ahmen sie auch das Pflegen als soziale Tätigkeit nach.
Was ist beim Reinigen zu beachten?	Das Reinigen erfolgt an einem gut vorbereiteten Wickelplatz. Die ergonomische Höhe des Wickeltisches schont den Rücken und erleichtert die Kommunikation mit dem Kind. Eine Umrandung gibt Schutz und verhindert, dass das Kind vom Wickeltisch rollt. Die Mutter, der Vater, die Pflegerin kündigt jeden einzelnen Schritt der Waschung mit ruhigen Worten an. Ihre Gesten sagen das gleiche wie das gesprochene Wort. Das Kind wird nur über die Seite gedreht und nicht an den Beine in die Höhe gezogen. Die Drehung über die Seite entspricht der natürlichen Bewegungsentwicklung und bereitet die aktive Teilnahme des Kindes vor, das mit etwa einem halben Jahr in der Lage sein wird, sich selbst zur Seite zu drehen.
Was „lernt" das Kind, wenn es gereinigt wird?	Das Benennen der Tätigkeiten, die Übereinstimmung von Wort und Tat fördern den Spracherwerb. Gestik und Mimik des Kindes und der Pflegenden spiegeln sich. Das Mitempfinden von Angenehmem und Unangenehmem ist unmittelbar erlebbar. Die Bewegungsentwicklung wird gefördert, indem das Kind die Raumdimensionen am eigenen Körper erlebt und Entwicklungsschritte nicht vorweggenommen werden (Kein passives Hinsetzen, bevor das Kind nicht alleine zum Sitzen kommt; kein Hinstellen, bevor das Kind sich nicht selbst aufrichten kann etc.). Die Reinigung als Fürsorge für den Körper ist als soziale Interaktion zu üben als Vorbild der Selbstpflege und der Hilfe für andere.

Nähren	
Neugeborene	Die dem Neugeborenen angemessene Ernährungsform ist das Stillen. Beim Stillen kommen nicht allein die Nährstoffe (die Muttermilch mit ihrer für das Kind in jedem Entwicklungsstadium optimalen Zusammensetzung) in Betracht, sondern ebenso sind die dem Kind geschenkte Zeit, die Ruhe, die körperliche Nähe und die Zuwendung wichtig. Sie werden gleichsam in die Muttermilch hineingewoben. Beim Stillen bilden die seelisch-geistige und die leibliche Ernährung noch eine untrennbare Einheit. Das Stillen gehört zu den wichtigsten Faktoren für die Mutter-Kind-Bindung.
Kleinkind	Die Ernährung durch weitere Nahrungssubstanzen löst die Stillzeit nach vier bis sechs Monaten schrittweise ab. War das Stillen weitgehend auf die Mutter-Kind-Beziehung beschränkt, so ist das gemeinsame Essen am Familientisch ein wichtiges soziales Ereignis. Die Nahrung wird geteilt. Geduld und gegenseitige Rücksichtnahme müssen in einen Ausgleich mit den Triebkräften von Hunger und Durst gebracht werden. Der Geschmack der verschiedenen Nahrungsmittel weckt Sympathie und Antipathie.
Kindergartenkind	Das Kindergartenkind isst weitgehend selbstständig. Es benötigt Hilfe bei der Auswahl, der Menge und der Zusammenstellung der Nahrung. Der soziale Rhythmus der Mahlzeiten und Zwischenmahlzeiten ersetzt den beim Stillen endogenen Rhythmus der Stillzeiten. Die Vorbereitung der Mutter auf das Stillen geht über in die (evtl. mit dem Kind gemeinsame) Zubereitung der Nahrung und die Vorbereitung des Esstisches. Die Innigkeit der Beziehung zur stillenden Mutter wird durch Rituale (Kochen, Tischdecken, Händewaschen, Tischgebet) ersetzt. Körperliche und seelisch-geistige Ernährung trennen sich. Auch hier ist das Mithelfen oder das Kochen für die Puppen, das Teilen und Verschenken ein wesentlicher Schritt für die Ausbildung sozialer Kompetenz.
Was ist beim Nähren zu beachten?	Ungeduld oder Verzweiflung sind zu vermeiden, wenn die Nahrung in der dargebotenen Form verweigert wird, das heißt nicht aufgenommen werden kann. Schädlich ist auch die Überfütterung aus dem Genuss der Fähigkeit, „Gutes" tun zu können. Seelisch-geistige Bedürfnisse (Nähe, Zuwendung, Entspannung) sollten nicht durch Nahrungs- und Suchtmittel (Süßigkeiten) kompensiert werden. Qualitativ hochwertige Lebensmittel (z. B. aus biologisch-dynamischem Anbau) bieten zahlreiche Geschmacksdifferenzierungen und verzichten auf Zusatzstoffe.

Was „lernt" das Kind, wenn es genährt wird?	Das Kind erlebt am Rhythmus von Hunger und Sättigung das Grundmodell des Ineinandergreifens von körperlichen und sozialen Rhythmen. Es erfährt, dass die Welt es gut mit ihm meint. Es erlebt Zufriedenheit in der Sättigung und Dankbarkeit für das „Geschenk" der Nahrung. Am gemeinsamen Essen entwickelt sich die Fähigkeit zu teilen, sich zu behaupten, eigene Bedürfnisse und die Bedürfnisse anderer in einen Ausgleich zu bringen. Tischsitten sollten deshalb durch das gute Vorbild der Eltern vermittelt werden und nicht durch Disziplinierungsmaßnahmen beim Essen. Nur so entsteht am Ritual des (gemeinsamen) Essens Dankbarkeit und eine Grundstimmung für das Religiöse.

Tragen, Entlasten, Helfen	
Neugeborene	Das Neugeborene kann ohne die Hilfe des Erwachsenen nicht überleben. Der Erwachsene sorgt für die Erfüllung der Bedürfnisse. Mit dieser Hilfe entfaltet sich das Kind körperlich und seelisch. Besonders deutlich sichtbar ist das Angewiesen-Sein des Kindes beim Ortswechsel. Im Mutterleib war das Kind immer bei der Mutter. Nach der Geburt ergeben sich naturgemäß mehr oder weniger lange räumliche Trennungen. Das Neugeborene muss vom Erwachsenen gehoben und getragen werden. Hierdurch werden die Schwerkraft und das räumliche Getrenntsein überwunden.
Kleinkind	Die Bewegungsentwicklung des Kleinkindes ist fortgeschritten. Es krabbelt, sitzt, steht, geht. Mit der eigenständigen Bewegungsfähigkeit nimmt einerseits die Abhängigkeit vom Erwachsenen ab, andererseits ist der Bewegungsradius des Kindes auf einen sicheren Raum zu begrenzen. Die (Bewegungs)-Intentionen des Kindes geraten häufiger in Gegensatz zu den Absichten des Erwachsenen. Nun gilt es, die Impulse des Kindes und seine Intentionen zur Erkundung der Welt und die Entdeckung der eigenen körperlichen, mentalen und sozialen Fähigkeiten zuzulassen. Die Geste des *Helfens–Tragens–Entlastens* tritt gegenüber der Geste des Abwehrens von Gefahren zurück. Der Spiel- und Bewegungsraum des Kindes muss gestaltet werden.

Tragen, Entlasten, Helfen	
Kindergartenkind	Das Kindergartenkind erwirbt zunehmend die Kompetenz, einfache Alltagshandlungen (Waschen, Kleiden, Gehen, Tragen ...) zweck- und zielorientiert durchzuführen. Alles Handeln ist jedoch Spiel. Das Erreichen eines Ziels kann und soll durch den Erwachsenen gefördert werden, ohne die eigene Anstrengung des Kindes zu frustrieren. Dies könnte der Fall sein, wenn das Kind korrigiert, kritisiert, unterbrochen oder überfordert wird oder wenn man ihm nichts zutraut.
Was ist beim Tragen oder Entlasten zu beachten?	Eine Gefahr besteht darin, die Selbständigkeit des Kindes durch übergroße Fürsorge zu lähmen und es dadurch in Abhängigkeit zu halten. Leicht übersieht man die Impulse zur Selbständigkeit.
Was „lernt" das Kind, wenn ihm geholfen wird?	Das Kind erfährt im Getragen-Werden (und im übertragenen Sinn durch jede Unterstützung und Hilfeleistung), dass ein eigener Impuls durch andere gefördert und zum Ziel geführt werden kann. Es lernt, um Hilfe zu bitten, Hilfe anzunehmen, zu kooperieren. In der Abhängigkeit von Hilfe begegnet das Kind aber auch dem Thema „Macht". Damit werden zentrale Themen des sozialen Zusammenlebens berührt: Wir sind ein Leben lang auf die Unterstützung von anderen Menschen angewiesen. Ich muss meine eigenen Willensintentionen mit den Absichten von anderen abstimmen. Ich lerne zu kooperieren, zu dominieren oder mich zu fügen.

Schützen	
Neugeborene	Das Neugeborene verliert den Schutz des Mutterleibes. Es ist einer Fülle von neuen, sich rasch verändernden Sinneseindrücken ausgesetzt und kann sich ihnen nicht entziehen. Sie wirken tief in seine Leiblichkeit hinein. Neben dem Schutz vor den groben Bedrohungen durch die Umwelt (Auskühlung, Überwärmung, Ersticken, Infektionen ...) ist der Schutz vor zu starken Sinneseindrücken (Lärm, unachtsame Berührung, grelles Licht, wechselnde Bezugspersonen, Hektik ...) eine wichtige Aufgabe der Erzieher.
Kleinkind	Wenn das Kind seinen Bewegungsradius erweitert, müssen Gefahrenquellen in der Umgebung gesichert werden (Steckdosen, nicht feststehende Möbel, leicht verschluckbare Gegenstände, elektrische Geräte ...). Als Grundregel gilt, die Umgebung so einzurichten, dass man dem Kind nichts verbieten muss.

Kindergartenkind	Das Kindergartenkind kommt nach und nach in die Lage, Gefahrenquellen wiederzuerkennen und zu meiden. Mit zunehmendem Aktionsradius braucht es die Vorausschau des Erwachsenen, der „Schutzbarrieren" abbaut und dem kindlichen Erkundungsdrang Raum schafft.
Was ist beim Schützen zu beachten?	Es sollte vermieden werden, jede Berührung mit „Schädlichem" zu verhindern und das Kind dadurch zu isolieren. Eine Gefahr besteht auch hier darin, die Selbständigkeit des Kindes durch übergroße Fürsorge zu lähmen und es dadurch in Abhängigkeit zu halten. Die Impulse zur Selbständigkeit übersieht man leicht.
Was „lernt" das Kind, wenn es geschützt wird?	Das Kind fühlt sich in einem Schutzraum geborgen und sicher. Diese Sicherheit gibt ihm die Muße und das Zutrauen, seinem Erkundungsdrang zu folgen und Begrenzungen zu überwinden.

Raum schaffen, Ordnen	
Neugeborene	Schon die Schwangerschaft ist ein Ort der Vorbereitung und des Raum-Schaffens. Die Mutter „schafft Raum" in ihrem eigenen Leib. Die äußere Umgebung wird für das Kind hergerichtet. Mit der Geburt des Kindes muss auch die zeitliche Struktur des Tages den Bedürfnissen des Kindes angepasst und mit dem übrigen sozialen Leben in Abstimmung gebracht werden. Rhythmus ist Ordnung in der Zeit. Das gesunde Neugeborene strebt von sich aus nach einem Rhythmus beim Stillen, beim Schlafen und Wachen, beim Alleinsein und Bei-der-Mutter-sein. Erwachsene müssen sich auf diesen Rhythmus einlassen und ihn mit den Umgebungsbedingungen in Einklang bringen.
Kleinkind	Eine gewisse zeitliche und räumliche Struktur hat sich beim Kleinkind etabliert. Das Kind fordert zwar einen zeitlichen Rhythmus ein, von sich aus neigt es aber dazu, die räumliche Gestaltung zu chaotisieren. Wie beim Säugling muss die rhythmische Ordnung des Tages, aber auch die Ordnung im Spielbereich durch den Erwachsenen gestaltet werden.

Raum schaffen, Ordnen	
Kindergartenkind	Das Kindergartenkind passt sich zunehmend den von außen gegebenen Rhythmen an. Gemeinsame Mahlzeiten, Schlafenszeiten, Spiel- und Ruhezeiten sind möglich. Das Kind zeigt nun auch das Bedürfnis nach klaren Ordnungen im Raum. Es kennt die Orte, an denen Gegenstände aufbewahrt werden. Es hat Lust, spielerisch Sachen zu ordnen und Ordnungen wieder aufzulösen. Es ist jedoch nicht in der Lage, selbstständig für Raum- und Zeitgestaltung zu sorgen. Raum schaffen und ordnen bleiben zunächst Aufgaben des Erwachsenen. Das Kind beteiligt sich gerne spielerisch, vor allem, wenn es erlebt, dass Erwachsene mit Freude ordnen.
Was ist beim Ordnen zu beachten?	Ordnung entsteht nicht von allein. Sie bedarf erheblicher Gestaltungskraft. Pedantische Ordnung, unflexible Planung oder starre Vorstellungen gilt es zu vermeiden.
Was „lernt" das Kind, wenn es in einer geordneten Umgebung leben kann?	Für das Kind entstehen Vertrautheit, Sicherheit, Übersichtlichkeit. Gewohnheiten werden gefördert. Es findet seinen Platz, fühlt sich empfangen und gewollt. Lebendiger Rhythmus und Ordnung sind eine Quelle des Wohlbefindens. Die zunächst von Außen gestaltete Ordnung weckt im Kind den Sinn für das Schöne, für Proportionen und Maße. Die lebendige Gestaltung räumlicher und zeitlicher Ordnungen durch den Erwachsenen ist eine Vorschule für musikalische und mathematische Fähigkeiten des Kindes.

Hüllen	
Neugeborene	Das Ungeborene wächst in einer vollkommenen Hülle heran. Seine gesamte Entwicklung verdankt es dieser Hülle (den Eihüllen, dem Uterus, der Mutter). Kurz nach der Geburt wird es in Tücher eingehüllt. Der enge Körperkontakt zur Mutter bildet eine neue Hülle. Tücher und Kleidung hüllen das Neugeborene ebenso, wie die Fürsorge und Körperpflege es tun sollten.
Kleinkind	Mit jedem Entwicklungsschritt streift das Kind eine Hülle ab. Zuerst war es der Mutterleib, von dem sich das Kind getrennt hat. Nach und nach verlässt es den engen Raum der Wiege. Mit Gehen, Sprechen und Denken emanzipiert es sich vom sozialen „Nest". Bis es die körperlichen und sozialen Hüllen abgestreift hat, braucht es Wärme, Zuwendung und Bekleidung als körperliche sowie seelische Entwicklungs- und Wachstumsräume.

Kindergartenkind	Das Kindergartenkind verlässt die Hülle seiner primären Bezugsperson und geht neue soziale Bindungen ein. Je sicherer es an seine erste Bezugsperson gebunden war, umso leichter wird es ihm fallen, neue Beziehungen vertrauensvoll einzugehen. Im Laufe der ersten Lebensjahre erlangt das Kind zunehmend „Selbstpflegekompetenz". Es beginnt, selbst für seine Hüllen zu sorgen, sich zu waschen, anzukleiden, sich zurückzuziehen. Im Spiel pflegt, wäscht, kämmt, kleidet es Puppen, im Rollenspiel hüllt es sich und andere mit Tüchern und Kleidern.
Was ist beim Hüllen zu beachten?	Bein Hüllen entsteht ein warmer und strukturierter Innenraum. Dieser darf nicht zu eng werden. Da die Geste des Hüllens meist in großer Sympathie erfolgt, besteht die Gefahr, das Kind in der Hülle zu ersticken, zu erdrücken, in Symbiose mit ihm zu geraten oder gar die Abhängigkeit des Kindes zu genießen. Klarheit und Nüchternheit schützen vor seelischer Überfrachtung der Hülle.
Was „lernt" das Kind, wenn es eingehüllt wird?	In der körperlichen und sozialen Hülle reift das Kind heran. Es erlebt durch Wärme, Luft, Nahrung und Begrenzungen einen sicheren, „gütigen" Lebensraum. Die Beziehungshülle zur Mutter oder einer anderen primären Bezugsperson erlaubt es ihm, den Radius der Hülle auszuweiten und von sich aus eigene Beziehungen zu knüpfen. Nur ein Mensch, der gehüllt (geliebt) wurde, kann anderen eine Hülle (Liebe) geben.

Ausgleichen	
Neugeborene	Unmittelbar nach der Geburt muss das Neugeborene sich an die völlig neuen Umgebungsbedingungen anpassen. Es ist weder in der Lage, seine Körpertemperatur ganz selbstständig zu regeln, noch sich zu bewegen oder seine Ausscheidungen zu regulieren. Für diese Anpassungen bedarf das Kind der Pflege. Die pflegenden Eltern gleichen Mangel und Überfluss aus (sättigen, wärmen, bewegen, reinigen).
Kleinkind	Das Kleinkind zeigt seine Bedürfnisse eindeutiger als das Neugeborene, aber kann in der Regel noch nicht selbst für den Ausgleich sorgen. Hier gilt es, auf die Äußerungen und Intentionen des Kindes zu achten und ihnen die Hand des Erwachsenen zu leihen.
Kindergartenkind	Auch beim Kindergartenkind sind längst nicht alle Selbstregulationsfähigkeiten ausgebildet. Zunehmend beteiligt es sich jedoch aktiv an den entsprechenden ausgleichenden Aktivitäten. Spiele, die das Gleichgewicht ausbilden (Klettern, Balancieren ...), sind sehr beliebt.

Ausgleichen	
Was ist beim Ausgleichen zu beachten?	Ausgleich schafft Spannungsabbau. Bedürfnisse, Spannungen müssen, können und sollen manchmal auch ertragen werden. Wenn Erwachsene Extreme nicht aushalten können (z. B. Fieber), regulieren sie eher die eigenen Bedürfnisse als die des Kindes. Statische, vorstellungsbestimmte Mittelwerte oder das „von einem Extrem ins andere fallen", sollten vermieden werden.
Was „lernt" das Kind durch das Ausgleichen?	Das Kind erlebt an ausgeglichenen Eltern und Erziehern die Fähigkeit, durch wache Beweglichkeit um die eigene Mitte schwingen zu können. Es bildet sich das Vertrauen, dass kein Extrem, kein Leid und auch keine Freude ewig währen.

Anregen	
Neugeborene	Atmung, Kreislauf, Wärme, die Nahrungsaufnahme, sogar die Ausscheidungen des Neugeborenen erfahren durch den direkten Körperkontakt (Stillen, Bonding) mit der Mutter eine starke Anregung. Dieser direkte Körperkontakt wird langsam durch die Berührung bei der Körperpflege, dem Kleiden, Spielen, Streicheln oder bei einer Rhythmischen Einreibung ersetzt.
Kleinkind	Beim Kleinkind kommt die körperliche und seelische Anregung durch das Naturerleben hinzu. Spaziergänge in Wald, Wiese, Feld ermöglichen die Begegnung mit Wind und Wetter, mit Sonne, Licht und Schatten. Im Besonderen wirkt die Begegnung mit anderen Kindern körperlich und seelisch anregend.
Kindergartenkind	Das Entdecken des Pflanzen-, Tier- und Erdreiches stimuliert die Fantasie, die Bewegungs-, Sprach- und Denkentwicklung des Kindes. Das Interesse und die Neugierde des Kindes brauchen weite, sichere Betätigungsfelder. Märchen verbinden das Erleben der Natur und der sozialen Umwelt mit dem seelischen Innenraum des Kindes.
Was ist beim Anregen zu beachten?	Anregungen führen leicht zur Reizüberflutung, im Besonderen, wenn Eltern oder Erzieher ungeduldig sind. Die Wirkung der Geste ist immer von der Dosis abhängig. *„Das Leben lebt vom Reiz. Der Reiz seinerseits ist wiederum etwas sehr Verletzliches – d. h., er darf weder zu stark noch zu schwach sein. Schwache Reize führen zur Entstehung von Organen, mittelstarke kräftigen sie; starke Reize hemmen und überstarke Reize zerstören."* Hugo von Kükgelhaus (1900–1984)

Was „lernt" das Kind durch das Anregen?	Ein Kind, das gezielte Förderung und Anregung erhält, begreift die Welt als Lern- und Erfahrungsfeld, letztlich sogar als Heilmittel. Es lernt eine Art „therapeutischer Gesinnung", die sich in jedem menschlichen Handeln, später in jedem Beruf, ausdrückt.

Belasten	
Neugeborene	Das Einleben in die neue Umgebung stellt das Neugeborene vor existenzielle Herausforderungen. Um diese zu meistern, erhält es Unterstützung durch die Eltern (Geste des Entlastens). Trotzdem gelingt es nicht, dem Kind alle Belastungen abzunehmen oder es vor jeder Konfrontation mit der Umwelt zu bewahren. Es gilt zu beobachten, wo das Kind selbst die Initiative ergreift, um ein Problem zu lösen, einen Widerstand zu überwinden. Die Such- und Saugbewegungen, die als frühe Stillzeichen ankündigen, dass das Kind trinken möchte, zeigen eine solche Aktivität, der die Mutter entgegenkommen sollte.
Kleinkind	Das Kleinkind hat, aus der Perspektive des Erwachsenen betrachtet, fortwährende Frustrationserlebnisse. Seine Fortbewegungsfähigkeit und sein feinmotorisches Geschick sind oft nicht hinreichend, um ein anvisiertes Ziel zu erreichen. Gleichzeitig beobachten wir, mit welcher Willenskraft es dieses „Scheitern" immer wieder überwindet, bis nach und nach Geschicklichkeit und Sicherheit beim Bewegen, Gehen und Sprechen erlangt werden. Hier gilt es, das lustvolle (manchmal auch ungeduldige) Bemühen des Kindes nicht durch vorschnelle „Hilfe" zu unterlaufen.
Kindergartenkind	Je älter das Kind wird, umso höher steigen die Erwartungen der Erwachsenen an bestimmte Fähigkeiten und Leistungen. Eltern vergleichen die „Fähigkeiten" ihrer Kinder mit denen anderer und sorgen sich, wenn das eigene Kind noch nicht geht, noch nicht trocken ist, noch keine ganzen Sätze spricht, sich noch nicht alleine anzieht oder noch nicht durchschläft. Die berechtigte Sorge um die Gesundheit des Kindes ist hierbei oftmals überladen durch die Projektion des Leistungsdenkens der Erwachsenenwelt in die Kinderstube. „Lass mir Zeit" ist deshalb die wichtigste Maxime der Erziehung in der frühen Kindheit. Überforderung durch nicht kindgemäße Leistungsanforderungen und gleichzeitige Unterforderungen, die dadurch entstehen, dass man die Aktivitäten des Kindes begrenzt, weil es noch zu „ungeschickt" sei und es so „zu lange dauert", oder unbegründete Gehorsams- und Verhaltensregeln (z. B. an der Hand gehen an Stellen, die nicht gefährlich sind) prägen oftmals den Alltag des Kindergartenkindes.

Belasten	
Was ist beim Belasten zu beachten?	Vorsätzliche Belastungen, Trainings- und Übungsprogramme sind unnötig, wenn sie nicht einen therapeutischen Ausgleich für eine angeborene oder erworbene Einseitigkeit ausgleichen müssen. In der Regel stellen sich dem gesunden Kind die es fördernden Herausforderungen im Laufe seiner Sozialisation. Unter diesem Gesichtspunkt lässt sich Gesundheit definieren als die Fähigkeit, an Belastungen und Widerständen die Kräfte zu ihrer Überwindung auszubilden.
Was „lernt" das Kind durch das Belasten?	Das Kind stärkt seinen Willen durch Belastungen, an denen es Kräfte entwickeln kann. Fortgesetzte Enttäuschungen und Frustrationen durch Überbelastungen schwächen das Selbstbewusstsein. Unterforderungen und das Wegräumen überwindbarer Hindernisse lähmen den Willen.

Erwecken	
Neugeborene	Das Neugeborene schläft mehr als zwei Drittel des Tages. Im Wachen nimmt es unzählige Sinneseindrücke auf, die es aber weder bewusst verarbeiten (verstehen) noch direkt auf sie reagieren kann. So wirken die Sinneseindrücke sehr stark auf den Körper. Es gilt dafür zu sorgen, dass sich das Neugeborene möglichst in der ihm vertrauten Umgebung, in der Nähe der Mutter (seiner ersten Bezugsperson) aufhalten kann und die Sinneseindrücke moderat an sein Auge, sein Ohr herankommen und alles Hektische, Grelle, Laute, Heftige vermieden wird. Nach Rudolf Steiner „wirkt Muttermilch weckend auf den schlafenden Geist im Menschen."
Kleinkind	Das Kleinkind lernt zunehmend, Sinneseindrücke aufzusuchen, ihre Quelle zu erkunden und auch sich von ihnen abzugrenzen. Alltagsgegenstände und Spielsachen, die einfach gestaltet, durchschaubar und anregend für ein breites Spektrum von Sinneserfahrungen sind, wecken erstes Wiedererkennen und Verstehen. Technisches und elektronisches Spielzeug ist deshalb ungeeignet.
Kindergartenkind	Mit den ersten Anfängen des Ich-Bewusstseins erwacht das Unterscheidungsvermögen für die Beziehungen zu Mutter und Vater, Geschwistern, Verwandten, Menschen der Nachbarschaft. Das Kind beginnt, für den sozialen Raum zu erwachen. Rollenspiele und Verkleiden erweitern das Spektrum des Spielens.

Was ist beim Erwecken zu beachten?	Es gilt, sich intensiv in den Bewusstseinszustand des Kindes hineinzufühlen. Das Kind wird so behutsam und geduldig an die Sinneswelt herangeführt. Dies ist eine Quelle der Freude über jedes Aufleuchten des Bewusstseinslichtes z. B. im Lächeln, im Blick, in den ersten Lauten und Worten. Reizüberflutung und die frühzeitige Weckung des Intellekts sind zu vermeiden. Bildhafte Beschreibungen und das Verweilen in Farben und Formen fördern das Erwachen für die Welt.
Was „lernt" das Kind durch das Erwecken?	Das Kind lernt das Entdecken, die Freude am Erkennen, es erfährt inneres Licht, die Entdeckung des eigenen Ichs.

Bestätigen	
Neugeborene	Je achtsamer, zugewandter, liebevoller die alltägliche Pflege des Kindes ist, umso mehr angenommen, wertgeschätzt und geliebt fühlt sich das Neugeborene. Diese das Wesen des Kindes bestätigende Haltung durchdringt alle Gestik und Mimik, den Klang der Sprache, jede körperliche Berührung. Das klingt selbstverständlich, ist aber schwer durchzuhalten, wenn Ungeduld oder Aggression gegen ein schreiendes, „eigenwilliges“ Kind sich einstellen oder die angestrebte achtsame, tröstliche und hoffnungsgetragene Grundstimmung in der Alltagsroutine untergeht.
Kleinkind	Erfolgs- und Misserfolgserlebnisse prägen den Alltag des Kleinkindes. Sein Wille und seine Neugier helfen, den Misserfolg in neue Anstrengung zu verwandeln. Hier benötigt das Kind Bestätigung und manchmal auch Trost. Trost und Bestätigung spenden Erwachsene besonders wirkungsvoll, wenn sie selbst keinen Zweifel haben, dass das Kind die Fähigkeit besitzt, Hindernisse zu überwinden.
Kindergartenkind	Das Kind wird zunehmend empfänglich für Lob und Kritik. Da sich das Kind ganz mit seinem Handeln identifiziert, wirken auch Lob und Kritik „an der Sache“ stark auf das Selbstempfinden. Das Kind hat das Recht, Wertschätzung auch dann zu erfahren, wenn es im Sinne der Erzieher „falsch“ oder „böse“ gehandelt hat. Auch ein Tadel lässt sich aussprechen, ohne dabei das Kind in seinem Selbstwert zu verletzen.
Was ist beim Bestätigen zu beachten?	Inflationäres Lob ist ebenso zu vermeiden wie Perfektionismus oder Kritiksucht. Lob als Belohnung, für erfüllte Erwartungen des Erwachsenen, wirkt weniger bestätigend als die Freude über etwas Schönes oder Unerwartetes, wenn man einen Wesenszug des Kindes entdeckt hat.

Bestätigen	
Was „lernt" das Kind durch das Bestätigen?	Bestätigung und Anerkennung spenden dem Ich Kräfte.

Aufrichten	
Neugeborene	Schon die Bewegungsentwicklung des Neugeborenen ist auf den aufrechten Gang angelegt. Es dauert aber zwölf bis achtzehn Monate, bis das Kind die ersten Schritte geht. Für diese Entwicklung braucht es das Vorbild der aufrecht gehenden Bezugspersonen. Aus der Rückenlage dreht es sich zur Seite, dann auf den Bauch.
Kleinkind	Das Kleinkind robbt, setzt sich auf und krabbelt im Bärengang, bevor es sich an einem Gegenstand hochzieht, die ersten Schritte gehalten und dann frei geht. Diese Aufrichtung ist Ausdruck eigeninitiativ errungener Autonomie.
Kindergartenkind	Der aufrechte Gang ist die physiologische Voraussetzung für die Übersicht des Hauptes über die Umgebung und das Freiwerden der Hände. Gezieltes, absichtsvolles Handeln wird nun möglich. Das Kind erlangt handwerkliches Geschick.
Was ist beim Aufrichten zu beachten?	Die Geste gibt Hilfe zur Aufrichte. Physische Aufrichtungen sind für das Neugeborene fehl am Platz. Die Geste bleibt vorwiegend in der Person des Pflegenden. Von ihr gehen Richtkräfte aus. Das Kind sucht Orientierung und findet sie in der Aufrichte (Aufrichtigkeit) der Bezugspersonen. Der Mensch ist ein Wesen zwischen Himmel und Erde. Er wurzelt im Geistigen und verbindet sich mit der Erde. In der Aufrichte ist er frei und damit verantwortlich. Wie die Aufrichte anatomisch auf den Füßen gründet, ist die menschliche Hand Ausdruck der freien Gestaltungskraft.
Was „lernt" das Kind durch das Aufrichten?	Die Aufrichte vermittelt ein Bewusstsein von der Würde des Menschen. Das Kind erlebt seine Erhabenheit und Einzigartigkeit. Schon in den allerersten Schritten der Bewegungsentwicklung, den Hindernissen und beglückenden Erfolgen erleben das Neugeborene und das Kleinkind das eigene Streben zur Menschlichkeit. Die Aufrichte bildet die Grundlage für das Gefühl von Freiheit und Verantwortung.

5.2 Die pflegerischen Gesten in der Pflege des alten Menschen*

Polar zur Pflege des Kindes gestaltet sich die Pflege des alten und dementen Menschen. Gerade in dieser Polarität zeigt sich die Allgemeingültigkeit des Konzepts.

5.2.1 Reinigen

Alten, pflegebedürftigen Menschen fällt es oft schwer, ihren Körper von Fremden oder Angehörigen reinigen zu lassen. Schamgefühle beispielsweise bei Inkontinenz oder traumatische Erinnerungen an Übergriffe (Missbrauch, Vergewaltigung) sind häufige Ursachen, aber auch lebenslang gewohnte Reinigungsrituale oder die Furcht, die Hülle der eigenen Kleidung, des eigenen Körpergeruchs und der eigenen Körperwärme zu öffnen, begründen abwehrendes Verhalten. Die Geste des Reinigens berücksichtigt diese Abwehr. Der Blick des Pflegenden ist auf das „Reine", das unter dem alten, fremd gewordenen liegt, gerichtet und nicht auf die Verunreinigungen wie Schweiß oder Urin. Der Körper wird nur soweit entkleidet wie unbedingt nötig, die Blöße immer sogleich mit einem Handtuch bedeckt. Das Waschwasser hat eine angenehme Temperatur, die Berührungen sind respektvoll und sanft. Jede Handlung wird verbal oder durch eine initiale Berührung angekündigt.

Demenzkranken, die sich verbal oder körperlich gegen die Waschung wehren, kann man durch eine sogenannte „klingende Waschung" eine Brücke zur umfänglicheren Reinigung bauen. Hierbei wird nur das Gesicht mit sanften Berührungen gewaschen, es folgt ein Handbad der rechten und dann der linken Hand, sowie ein Fußbad des rechten und dann des linken Fußes [→ Kapitel „Variationen zur Ganzkörperwaschung"]. Diese Behandlung erfrischt, ohne die Hüllen aufzureißen. Sie schafft Vertrauen und ermöglicht, den Zugang zu intimeren Bereichen zu finden.

5.2.2 Nähren

Häufig leiden ältere Patienten unter Mangelernährung und den damit verbundenen Beeinträchtigungen von Energiehaushalt, Muskelerhalt, Wundheilung und Infektabwehr. Hauptursachen sind Eiweiß-, Vitamin- und Spurenelementmangel durch einseitige Kost (Breikost), ein schlechter Zahnstatus, Appetitlosigkeit, Schluckstörungen, Obstipation oder soziale Faktoren wie ungenügende Hilfe bei der Nahrungszubereitung und beim Essen. Letzteres ist in Altenheimen und Krankenhäusern ein drängendes Problem. Medizinische Interventionen wie parenterale oder enterale (Sonden)-Ernährung scheitern häufig an der Ablehnung durch den Patienten oder sie erzielen nicht den gewünschten Effekt, wenn die verabreichten Nahrungssubstrate nicht hinreichend verstoffwechselt werden. Nebenwirkungen der Ernährungstherapie wie Diarrhoe, Wassereinlagerungen

* Dieser Abschnitt wurde entnommen aus Heine, R.: Der Gestus der Pflege des alternden Menschen. In: Girke, M. (Hrsg.): Geriatrie. Grundlagen und therapeutische Konzepte der Anthroposophischen Medizin. Salumed Verlag Berlin 2014.

und Zuckerstoffwechselstörungen lassen sich zwar behandeln, beeinträchtigen mitunter aber die Lebensqualität in einem Maß, das vom Patienten nicht toleriert wird. Nährwertbilanzierte Kost und Flüssigkeitsmengen entsprechen unter diesem Gesichtspunkt nur selten den tatsächlichen Möglichkeiten der Nahrungsaufnahme und Verdauung. Die Zusammensetzung und Menge der Nahrung sollte in jedem Fall das medizinisch Wünschenswerte in ein realistisches Verhältnis zur tatsächlichen Stoffwechselsituation stellen. Für den alten Menschen verwandelt sich die Beziehung zur Nahrung. Das schlichte Tischgebet fasst es treffend in Worte:

> *Das Brot ernährt dich nicht;*
> *Was dich im Brote speist,*
> *ist Gottes ew'ges Wort,*
> *ist Liebe und ist Geist* Angelus Silesius (1624–1677)

Für die Pflegenden gilt es, die äußeren Ursachen für eine qualitativ und quantitativ unzureichende Ernährung zu beseitigen und eine Atmosphäre zu schaffen, in der Geduld und Einfühlung die Möglichkeit für die Aufnahme und Verdauung der Nahrung schaffen. Diese Haltung wird in der Geste des Nährens umgesetzt. Wie die stillende Mutter sich mit dem Kind leiblich und seelisch verbindet, so gilt es, gegenüber dem alten Menschen eine ins Seelisch-Geistige metamorphosierte „nährende" Haltung aufzubauen. Die hierfür wichtigsten Eckpunkte sind:

- Zubereitung gewohnter Speisen (von Zuhause mitbringen lassen)
- Darreichung der Speisen in kleinen, ästhetisch ansprechenden Portionen (z. B. Fingerfood)
- Ergonomisches Besteck, Teller, Becher
- Drei Hauptmahlzeiten, drei Zwischenmahlzeiten, häufige Angebote schmackhafter Getränke
- Frische, weiche und ausgewogene Kost
- Angenehme Atmosphäre beim Essen, am besten in Gemeinschaft
- Wertschätzung der Nahrung

5.2.3 Entlasten – Belasten

Die überhand nehmende Schwere des physischen Leibes bedarf einer Gegenkraft. Wenn die Anregung der Lebenskräfte und die Ermutigung des Willens nicht ausreichen, so ist die umfassende Entlastung durch den Pflegenden gefordert. Entlastung von der Schwere des Leibes durch Lagerung und Bewegung, von Schmerzen durch eine angemessene Schmerztherapie oder Entlastung von Sorgen durch die Regelung der sozialen Verhältnisse. Jede Hilfe ist dabei getragen von der Geste des Entlastens. Das Ziel liegt in der Befreiung von der Schwere, damit Raum für innere und äußere Tätigkeit entsteht. Der innere Blick kann sich nun mit anderen Inhalten erfüllen, die verbleibende Kraft in künstlerische Tätigkeit oder die Begegnung mit wichtigen Menschen einfließen. Pflegebedürftigkeit ist definiert durch die Abhängigkeit von der Hilfe anderer bei der Verrichtung der Aktivitäten des täglichen Lebens. Diese Hilfestellung sollte nie Selbstzweck sein. Die Übernahme einer Waschung, der Nahrungsgabe, der Hilfe beim Gehen oder der Kommunikation mit Angehörigen braucht immer ein konkretes Ziel. Welche Kräfte sollen beim pflegebedürftigen Menschen freigesetzt werden, wenn ich ihn entlaste? Wofür entlaste ich ihn? Die Druckentlastung zur Dekubitusprophylaxe, die der Gelähmte selbst nicht leisten kann, schützt ihn nicht nur vor dem Wundliegen. Sie ermöglicht ihm auch, das Bewusstsein vom Körper zu lösen, Gedanken und Empfindungen nachzugehen ohne die ständige Bindung an schmerzende oder gefährdete Körperoberflächen.

Anderseits verhindert die bloße Entlastung die notwendige Wahrnehmung des Körpers. Die Entlastung braucht also ein Gegengewicht, sie braucht die Belastung, die Herausforderung, die Zumutung.

Das Belasten ist die pflegerische Geste, die jeder Mobilisation, jeder Übung zugrunde liegt. Die Kunst der Altenpflege besteht darin, jegliche Entlastung mit einer Anregung oder Übung zu verbinden. Zum Beispiel kann man einen Menschen, den man mit dem Rollstuhl zu einem bestimmten Ort bringt, durch ein Gespräch anregen. Selbst die Pflege eines somnolenten, sterbenden Patienten lässt sich als Entlastung des Leibes betrachten, damit die Seele, ungebunden von Schmerz und Krankheit, sich in sich selbst sammeln kann.

5.2.4 Schützen – Hüllen – Ordnen

Die zunehmende Brüchigkeit des Leibes, das Nachlassen der Sinneswahrnehmungen, der Bewegungskoordination, der Wärmeempfindung oder des Erinnerungsvermögens beeinträchtigen die sichere und adäquate Orientierung in Raum und Zeit. Deshalb ist eine Reihe von Schutzmaßnahmen notwendig, um die beeinträchtigten Sinnesfunktionen zu kompensieren. Die größte Ressource hierbei ist eine bekannte und gewohnte Umgebung. Die behindertengerechte Neuorganisation einer Wohnung sollte immer berücksichtigen, dass die gewohnten Wege und Gegenstände erhalten bleiben. Altenheime sind dringend gehalten, dass ein Teil des eigenen Mobiliars mitgebracht werden darf.

Krankenhäuser sind unter diesem Gesichtspunkt denkbar ungeeignete Aufenthaltsorte für alte, verwirrte, pflegebedürftige Menschen. Unbekannte Personen, Räumlichkeiten, Mobiliar und Tagesabläufe verunsichern selbst Patienten, die in ihrer gewohnten Umgebung weitgehend selbstständig sind. Nur wenige Krankenhäuser haben strukturierte Schutz- und Orientierungsmaßnahmen für diese stetig anwachsende Patientengruppe eingeführt. Ein positives Beispiel hierfür sind spezielle Betreuungsangebote und Räumlichkeiten für Demenzkranke, die an wenigen Krankenhäusern in Deutschland geschaffen wurden. Gesundheitspolitisch betrachtet ist der Grundsatz „ambulant vor stationär" bei kaum einer anderen Patientengruppe so unzureichend umgesetzt. Es fehlen ärztliche wie pflegerische Kapazitäten, um Diagnostik und Therapie Zuhause oder im Heim adäquat durchzuführen.

Die Geste des Schützens ist nach außen gerichtet. Die Geste des Hüllens schafft einen körperlichen, seelischen und sozialen Wärmeraum, auf den der pflegebedürftige, alte

Mensch essenziell angewiesen ist. Kalte Extremitäten sowie körperliche und seelische „Dünnhäutigkeit" bedürfen warmer, hüllender Kleidung (z.B. aus Schurwolle, Mohair, Angora oder Wolle-Seide-Mischungen), in der Regel Raumtemperaturen über 22 °C, wärmende Speisen (Kohlehydrate, Fett, gekochte Früchte, warme Getränke) sowie umhüllende Berührungen durch Rhythmische Einreibungen mit Ölmischungen wie z.B. *Solum Öl* (WALA) oder *Malvenöl* (WALA). Die Einbindung in soziale Zusammenhänge, Besuche, gemeinsames Feiern von Festen sind Quellen der Wärme im Sozialen. Hochbetagte pflegebedürftigen Menschen, die sich in ihren Seelenräumen verschließen, haben oft wenig Neigung zur gezielten sozialen Interaktion. Dennoch wirkt auch das „bloße Dabeisein" als sozialer Wärmemantel. Rituale, Gebete oder Kultus schaffen eine warme Umgebung. In diesem Wärmeraum reift die Seele für den Erdenabschied.

Die „Unordnung", die man in vielen Wohnungen alter Menschen vorfindet, ist ähnlich wie die Vernachlässigung der Körperpflege oftmals Ausdruck der „Hüllenbedürftigkeit". Aufräumen und Ordnen ist in diesem Fall nur möglich, nachdem Hülle, Wärme und Vertrauen geschaffen wurden. Vertrauen entsteht durch Zuverlässigkeit, Regelmäßigkeit, gute Gewohnheiten – durch Ordnung in der Zeit.

5.2.5 Bestätigen – Erwecken – Aufrichten

Mit der im Alter abnehmenden körperlichen Beweglichkeit geht oftmals eine Verhärtung des Vorstellungslebens einher. Festgefügte Gewohnheiten, Orientierungsverlust in ungewohnten Situationen, stereotype Redensarten, unveränderliche Meinungen bis hin zum sprichwörtlichen Altersstarrsinn sind typische Gefahren des Alterns. Korrekturen und Kritik führen weder bei demenziell Erkrankten noch bei orientierten Patienten zu größerer innerer Flexibilität oder zur Änderung festgefügter Ansichten. Die Geste des Bestätigens bedeutet nicht, dass man Unwahres, Hässliches oder Bösartiges schönredet. Es bedeutet vielmehr, die hinter einer Meinung stehenden Intentionen und Hoffnungen zu entdecken und diese wertzuschätzen. Auch das nicht wahrhaben Wollen anstehender Veränderungen, wie ein unumgänglicher Umzug in ein Heim oder die Verdrängung der Hinweise auf das Nahen des Todes, sind mögliche Verhaltensweisen im Alter. Interessierte, ernste Fragen können das Bewusstsein in diese angstbesetzten, tabuisierten Seelenbereiche lenken. „Was wäre, wenn ... Ihre Schwiegertochter einmal krank würde und Sie nicht versorgen kann?" Die Geste des Erweckens führt aus der Nacht des Unbewussten ins Licht. Das Erwecken ist in diesem Sinne auch die wichtigste Geste in der Begleitung des Sterbenden.

Erwecken und Bestätigen finden einen leiblichen Ausdruck in der Geste des Aufrichtens. Es gilt, dem alten, pflegebedürftigen Menschen zu helfen, immer wieder die physische und seelische Schwerkraft zu überwinden. Jede Aufrichtung des Oberkörpers, ja schon das Heben des Kopfes oder der Hand, sind Ausdruck der Selbstbehauptung gegenüber den Abbauprozessen des Alters. Die regelmäßige Aufrichtung ist als Unterstützung der Ich-Kraft im Körper und damit als Prophylaxe von Dekubitus, Pneumonie oder Thrombose wirksam.

5.2.6 Ausgleichen – Anregen

Wie viel Aktivierung braucht ein alter Mensch? Diese Frage stellen sich Angehörige und Pflegende angesichts der Lethargie und Trostlosigkeit, die oftmals die Stimmung in Einrichtungen der stationären Altenhilfe prägt. Die begrenzten personellen Ressourcen vertiefen die Diskrepanz zwischen dem Ideal einer aktivierenden Pflege und der Realität einer „satt und sauber"-Versorgung. Einerseits wissen wir, dass körperliche Bewegung und mentale Herausforderungen wie Merkfähigkeits- und Konzentrationsübungen sowie die Pflege von Ritualen entscheidende Faktoren für den Erhalt körperlicher und seelischer Gesundheit sind. Andererseits beobachten wir das Bedürfnis alter Menschen nach Ruhe und Besinnung. Beide Pole zu einem Ausgleich bringend und Schlüssel für das Wohlbefinden ist der gestaltete Lebensrhythmus: Der Tagesrhythmus mit der Körperpflege, den Mahlzeiten, der Begegnung, Bewegung, Besinnung oder Betrachtung. Die Wochenrhythmen mit kulturellen Veranstaltungen und Besuchen, Jahresrhythmen mit Naturbegegnungen, Festgestaltung, Gedenktagen. Starke Wirkung auf das körperliche und seelische Gleichgewicht hat eine spirituell, religiös ausgerichtete Lebensgestaltung: Gebets- und Meditationszeiten, Teilnahme am religiösen Kultus und die Vorbereitung auf den Tod durch die Besinnung auf das Wesentliche, Unvergängliche oder Sinnstiftende.

Die Anregung zu einer spirituellen Lebensgestaltung gelingt in der Regel nur, wenn an religiöse, spirituelle Erfahrungen und Auseinandersetzungen angeknüpft werden kann, wie sie in der Kindheit besonders intensiv erlebt wurden. Ersatzweise vermögen vertraute, warme Bilder, die Erinnerung an anrührende Stimmungen und menschliche Nähe eine Ahnung von einer Welt jenseits der Alltagserlebnisse aufzurufen. Menschen, denen solche Erlebnisse nicht zugänglich sind, können im Gegenüber (Pflegende, Angehörige, Nachbarn) gleichwohl einem authentischen „Wahren und Guten" begegnen, selbst wenn sie alle religiös-spirituellen Absichten ablehnen.

In diesem Sinne gilt es, auf der körperlichen Ebene, Wärme-, Atmungs- und Ernährungsprozesse anzuregen, auf der seelischen Ebene die Wahrnehmungs-, Erinnerungs- und Konzentrationsfähigkeit zu unterstützen (Geste des Belastens) und auf der geistigen Ebene die Frage nach Wert und Sinn des Lebens zu stellen (Geste des Erweckens).

5.3 Die pflegerischen Gesten in der Begleitung Sterbender

[→ Kapitel „Begleitung Sterbender und Verstorbener"]

Menschen, die auf den Tod zugehen, durchschreiten verschiedene Phasen. Es umgibt sie eine besondere Stimmung, die durch körperliche, seelische und geistige Fragen geprägt ist. Diesen Phasen wird je eine pflegerische Geste zugeordnet.

5.3.1 Raum schaffen – Ordnen

Wer einem Sterbenden begegnet, betritt einen besonderen Raum. Der ergreifenden Ausstrahlung kann man sich kaum entziehen. Das gesamte Drama des Menschseins erscheint wie verdichtet im individuellen Schicksal. Mit Scheu, Fremdheit, Ehrfurcht mögen wir den Raum betreten, in dem die äußeren Umstände oft merkwürdig mit der inneren Wirklichkeit des Sterbenden kontrastieren.

DER ÄUSSERE RAUM: vielleicht ein Zimmer Zuhause, vielleicht im Krankenhaus, einem Heim oder Hospiz, vielleicht ein Raum bei Angehörigen oder Freunden, jeweils in ihrer zeit- und kulturbedingten Eigenheit, Architektur und Möblierung – Gegenstände des Gebrauchs und Zierrat, üppig oder karg, Bilder.

DER INNERE RAUM: vielleicht den Tod noch nicht wahrhaben wollend oder im Zorn gegen das Unvermeidliche, vielleicht hadernd und verhandelnd mit Gott und dem Schicksal, vielleicht in Depression erstarrt, vielleicht den Frieden gefunden, erfüllt mit Klarheit und Hoffnung für das Kommende, Stille hinter jedem seelischen Ausdruck, fragend oder bestätigend.

Wer Sterbende pflegt, steht mitten in diesen sich verwandelnden äußeren und inneren Räumen und bleibt doch außen vor, wenn er vom Sterbenden nicht eingelassen wird und sich mitwandelt.

Raum schaffen – diese Geste bezeichnet das Einrichten des physischen, des sozialen und des seelisch-geistigen Ortes, an dem die „Geburt“ in die geistige Welt stattfinden kann. Wie die Schwangerschaft geprägt ist durch das Raum-Schaffen der Mutter in ihrer Leiblichkeit, ihrem Seelenleben und in der Vorbereitung auf den physischen Ort der Geburt und den ersten Lebensraum des Kindes, so ordnet der Sterbende seine Besitzverhältnisse, klärt Beziehungen zu den mit ihm verbundenen Menschen und sucht ein zusammenfassendes Verständnis für die Ereignisse und Stationen seines Lebens. Diesem Ordnungsprozess stehen die Pflegenden zunächst in abwartender Distanz gegenüber. Kein Drängen, kein vorschnelles Vermitteln (und mögen die Verhältnisse zunächst noch so verworren erscheinen) kann und darf den Sterbenden nötigen, diesen oft in aller Stille reifenden Ordnungs- und Lösungsprozess zu beschleunigen. Das geduldige Darstellen der Lage und das deutliche Benennen der noch ausstehenden Regelungen schaffen die notwendige Klarheit und Offenheit, in der sich Ungereimtes, Widersprüchliches, Hoffnungen oder Ängste aussprechen und Schicksalsfragen reifen können.

Wo die Ordnungskräfte des Ichs versagen, mag die direkte Vermittlung, die Regelung der äußeren Verhältnisse durch Pflegende oder Begleiter im Dienste des Sterbenden berechtigt sein. Beim Erschöpften oder Bewusstlosen gehört die Einrichtung eines geeigneten Krankenzimmers, die Ordnung in diesem, die Vermittlung von Begegnungen sowie die räumliche und zeitliche Orientierung durch Wort und Tat zu den wesentlichen pflegerischen Verrichtungen aus der Geste des Raum-Schaffens.

5.3.2 Bestätigen – Trösten – Hoffen

In jeder pflegerischen Handlung klingt diese Geste mit. Ohne die Hoffnung, dass Begleitung und Pflege zu einem guten Ziele führen, bliebe jede Tätigkeit sinnlos. Handlungen und Worte, in denen diese Geste schwingt, strahlen Zuversicht aus, gleich wie schwer Leid und Schmerz des Sterbenden sind. Es ist die Geste der Schicksalsbejahung. Die Hoffnung des Sterbenden, dass sich vielleicht das Schicksal doch noch wendet und ihm Heilung zuteil wird, dass die Schmerzen gelindert werden, dass der Tod rasch und erlösend kommt, das Kämpfen und Ringen und sogar das unversöhnt und stolz sich selbst treu bleiben wollen – all dies kann aus der Geste des Bestätigens heraus verstanden und bejaht werden. Bejahung des Schicksals, Bejahung der Hoffnung meint nicht das sich in das scheinbar Unvermeidliche fügen, meint nicht illusionären Vorstellungen das Wort reden, meint nicht leeren, ungefühlten Trost, sondern die Anerkennung des schwierigen Weges, den der Sterbende zwischen Lebenslust und Todesverlangen gehen wird.

Nichts berechtigt den Pflegenden, die Hoffnung auf ein Wunder, die Hoffnung auf eine weitere Lebensfrist zu desillusionieren. Zum einen haben erfahrene Begleiter viele „Wunder" gesehen, haben erlebt, wie Todkranken Heilung oder eine für sie entscheidende Lebensfrist geschenkt wurde. Zum andern verbergen sich in den Wunsch- und Hoffnungsbildern von Sterbenden oftmals Einblicke in das leibfreie, geistige Dasein. Heilung meint eben nicht immer die körperliche Genesung, sondern oftmals die Sehnsucht nach Reinheit, Freiheit, Ganzheit. Die Überzeugung des Entkräfteten, von Schmerzen Gepeinigten, dass der nächste Urlaub im warmen Süden die so dringend für die Genesung gebrauchten Lebenskräfte wiederbringen werde, kann eben auch Chiffre für die erlösende Leichtigkeit des leibfreien Zustandes oder ein tiefes Ahnen der Kraftschöpfung im nachtodlichen Leben sein.

In der Geste des Raum-Schaffens wirkt der Pflegende aus seinem Geistselbst ordnend auf das Ich des Sterbenden; in der Geste des Bestätigens – Trösten – Hoffens aus seinem Ich auf den in Leiden und Sehsüchten sich lösenden Astralleib.

5.3.3 Anregen

Beim Sterbenden ziehen sich die Lebenskräfte zurück. Dies zeigt sich im Erlahmen von Atmung, Wärmung, Ernährung, Ausscheidung, Erhaltung, Wachstum und Reproduktion. Sie bedürfen einer angemessenen Anregung durch den Pflegenden, um der quälenden Schwere des physischen Leibes entgegenzuwirken. Die stockende unregelmäßige Atmung, das Erkalten der Extremitäten, Appetitlosigkeit, das Eintrocknen der Sekrete mit Mundtrockenheit, Verstopfung und Wassereinlagerungen, die quälende Schwäche, der innere Rückzug und das Versiegen der schöpferischen Kräfte bedürfen der Unterstützung.

Lebensprozess	Symptome der Schwäche beim Sterbenden
Atmung	Unregelmäßige Atmung, Atempausen, Luftnot
Wärmung	Kalte oder marmorierte Extremitäten, Frösteln, Hitzewallungen
Ernährung	Appetitlosigkeit, Nahrung wird nicht aufgenommen, Erbrechen, Durchfall
Absonderung	Mundtrockenheit, Wassereinlagerungen, Durchfall, Verstopfung
Erhaltung	Schwäche, Kraftlosigkeit, keine Regeneration durch den Schlaf
Wachstum	Rückzug, Involution
Reproduktion	Versiegen der schöpferischen Kräfte

Tab.: Geschwächte Lebensprozesse beim Sterbenden

Die Anwendung von Wasser als dem Inbegriff des Lebens ist hier schon Geste für sich. Das Befeuchten der Lippen, das behutsame Auswischen des Mundes, die Waschung des Gesichts und des Körpers, ein Hand- oder Fußbad wirken lösend und belebend zugleich. Nicht die physische Reinigung, sondern die Leichtigkeit und Wärme oder Kühlung spendende Kraft des Wassers ist hier angezeigt. Das Wasser selbst wird zum Urbild der pflegerischen Geste. Wer aus ihr heraus pflegt, macht sich zu einem beweglichen, klaren, leichten, wohltemperierten Instrument der Lebenskräfte.

Im seelisch-geistigen Bereich benötigt der Sterbende Anregung durch einfache, lichtvolle Bilder, die das von Sorgen beladene, vielleicht grüblerisch an das Physische gebundene Gefühls- und Gedankenleben befreien und in die Leichte heben. Das Gleichnis von der sich in den Kokon zurückziehenden Raupe und ihre Entfaltung und Auferstehung als Schmetterling mag ein solches gültiges, befreiendes Leichte-Bild sein.

5.3.4 Nähren

Das englische Wort „to nurse“ bedeutet gleichermaßen pflegen, stillen und nähren. Nähren meint das Hineinweben von irdischer Stofflichkeit in den diese Substanz aufsaugenden Organismus. Das Nahrungsbedürfnis des Sterbenden ist in der Regel gering. Der alte – oder der unmittelbar auf den Tod zugehende Mensch – unternimmt immer weniger Anstrengung, um sich zu ernähren. Durst und Hunger sind kaum noch Inhalt seines Bedürfnislebens. Die Lebenskräfteorganisation vermag die physische Substanz nicht mehr in den Organismus einzugliedern. Durchfälle und Ödeme sind ein Ausdruck dafür. Seltener treten plötzlich erwachende Gelüste auf teils vertraute, teils exotisch anmutende Speisen und Getränke auf, wie Frauen es auch aus der Schwangerschaft kennen. Die Freude der Angehörigen und Pflegenden über dieses so sehr auf das irdische Leben hinzielende Bedürfnis wird meist durch die nur geringe tatsächliche Nahrungsaufnahme getrübt. Oft genügt schon der Anblick der eben noch herbeigesehnten Speise, um dem Sterbenden den Mut und die Kraft sinken zu lassen, diese auch zu sich zu nehmen.

Trotzdem wird die liebevoll zubereitete und geduldig verabreichte Nahrung als Geste der Verbindung von Seele und Leib wirken, in der die Qualität des Irdischen nochmals in Geruch und Geschmack – oder vielleicht nur in der Erinnerung an sie – erscheint.

Jede Nahrung, die der Lebensorganismus nicht mehr verdaut und einverleibt, wird zur Plage. Kann sie aber aufgenommen werden, so scheint auch eine Sondenernährung oder eine Infusionstherapie angezeigt, sie stört den Sterbevorgang in diesem Falle nicht. Die Kunst der Pflege vermag sich gerade darin zu zeigen, auch eine künstliche Ernährung in der vollen Achtung vor ihren aufbauenden Kräften und im Staunen vor dem Willen der Organe, sich mit der physischen Welt zu verbinden, – eben in der Geste des Nährens – darzureichen.

Wie das Bedürfnis nach physischer Nahrung beim Sterbenden in der Regel abnimmt, so verwandelt sich auch das Bedürfnis nach seelisch-geistiger Anregung. Die das Seelenleben stabilisierenden Gewohnheiten des Alltags, regelmäßig gepflegte Interessen, Gebet und Meditation verlieren mitunter ihre frühere Bedeutung für den Sterbenden. Nicht nur, dass ihm die Kraft abhanden gekommen ist, sie zu praktizieren – wie die physische Nahrung werden sie dem Gewohnheitsleib fremd. Oft genügen kleine Anklänge an eine gewohnte Alltagshandlung, wie beispielsweise eine bestimmte Abfolge bei der Körperpflege oder die ersten Worte eines Gebets, die leise Erinnerung an ein beglückendes Lebensereignis, um das Bedürfnis nach seelischer Nahrung zu befriedigen. Auch hier weben in der Geste des Nährens die Kräfte, durch die die Seele ihren Ort im Leibe und im Leben findet.

5.3.5 Belasten – Ermutigen

Die Begleitung Sterbender ist bis zum letzten Atemzug Lebensbegleitung. Zum Leben gehört die Auseinandersetzung mit dem Tod ebenso wie die Pflege des Leibes und das Gestalten der Welt. Schöpferisch tätig zu sein, vermag demjenigen, der auf den Tod zugeht, wie ein Anachronismus erscheinen, und doch verwirklicht sich in uns das Menschsein erst in der äußeren oder inneren Tat. Hierin bedarf der Sterbende der Ermutigung und Unterstützung. Belasten heißt, dem Sterbenden zumuten und zutrauen, was noch in seinen Kräften liegt. Der Sterbende braucht sich nicht zu schonen. Er darf seine Kräfte und sich selbst verbrauchen und sei es nur, um sich aus dem Bett zu erheben, vielleicht sogar nur die Augen aufzuschlagen. In der kleinsten selbstgewollten und selbstbewussten Anstrengung überwindet er jene verneinende, ahrimanische Kraft*, die uns fortwährend die Ohnmacht und Sinnlosigkeit des menschlichen Willens beweisen will. Die geringste Willensanstrengung ist ein Sieg des Geistes über den Tod. In dieser Geste scheint die Motivation als innere und die Mobilisation als äußere Bewegung geradezu geboten. Ein mechanischer Trainingsgedanke ist hier selbstverständlich nicht angebracht und die dem Belasten entgegengesetzte Geste, das Entlasten muss ihren angemessenen Raum finden.

---

* Die anthroposophische Geisteswissenschaft unterscheidet drei geistige Widersachermächte (Luzifer, die Asuras und Ahriman). Ahriman ist jene Kraft, die den Menschen zur mechanischen Erstarrung, zur Hingabe an Sachzwänge und das Gegebene verführt. Sie wird in Goethes Faust „Mephistopheles" genannt.

5.3.6 Entlasten

Die überhand nehmende Schwere des physischen Leibes bedarf einer Gegenkraft. Wenn die Anregung der Lebenskräfte und die Ermutigung des Willens nicht ausreichen, so ist die umfassende Entlastung durch den Pflegenden gefordert. Entlastung von der Schwere des Leibes durch Lagerung und Bewegung, von Schmerzen durch eine angemessene Schmerztherapie, von Sorgen um das, was losgelassen werden muss, durch die Regelung der äußeren Verhältnisse. Alles helfen wollen ist dabei getragen von der Geste des Entlastens. Das Ziel liegt in der Befreiung von der Last des Leibes und des Alltags, damit Raum für innere und äußere Tätigkeit entsteht. Der innere Blick kann sich nun mit anderen Inhalten erfüllen, die verbleibende Kraft in künstlerische Tätigkeit oder die Begegnung mit wichtigen Menschen einfließen (siehe Belasten).

5.3.7 Aufrichten

In der aufrechten Gestalt des Menschen verwirklicht sich das Zusammenspiel von Belastung und Entlastung. Ausgehend von einem Willensimpuls erlernt der Mensch in ungefähr zwei Jahren den aufrechten Gang. Die Arme werden aus ihrer Stütz- und Tragefunktion, in der sie sich noch beim Tier befinden, frei für schöpferische Gestaltung. Das Haupt ruht am obersten Punkt der vertikalen Gestalt: im freien, überschauenden Blick in die Welt – im Denken zum Selbstbewusstsein kommend. Die Hilfe zur Aufrichte bildet eine weitere pflegerische Geste.

Das Kind erringt die Aufrichte durch die Nachahmung aufrechter Menschen. Der aufrechte Gang und das mit ihm verbundene Selbstbewusstsein können nicht von außen antrainiert werden. Wohl aber ist Erziehung im besten Sinne „Aufhilfe".

Beim Sterbenden hat das Ich seinen fast vollständigen Abdruck im Leib hinterlassen. Der Leib ist Ausdruck der Taten des Ichs geworden. In der erhabenen Aufrichte, die oft den Leichnam durchzieht, ist dies in besonderer Weise anschaubar, und es wird deutlich, dass Aufrichte nicht allein in der Dimension der physikalischen Vertikale gefunden werden kann. In der Aufrichtigkeit erscheint sie seelisch-geistig. In der Aufrichtigkeit des Pflegenden und Begleitenden ist sie eine Richtkraft für den Sterbenden, dem Mut und Selbstvertrauen sinken wollen.

Aufrichtigkeit ist z. B. gefordert, wenn der auf den Tod zugehende fragt, wie lange er noch zu leben habe, ob er Schmerzen erleiden oder ersticken müsse. Es ist für den Fragenden niederdrückend, wenn er spürt, dass die Antwort ausweichend oder herzlos ist. Mit Liebe die Wahrheit sagen bedeutet, den Sterbeprozesses sachlich zu beschreiben und, sofern ein gewisses Spektrum an eigenen Erfahrungen vorliegt, mit Beispielen zu erläutern. Dabei sollte die Schilderung sich möglichst konkret auf die Situation des Sterbenden beziehen und keine Allgemeinplätze enthalten.

Das Zurückgeben der Frage „ ... und was glaubst Du – fühlst Du den Tod nahe ...?" verdeutlicht, dass uns der Sterbende in seinem Wissen um das Sterben, bei aller Erfahrung, die wir haben mögen, immer durch seine individuelle Lage voraus ist. Das

Zurückgeben der Frage kann zumindest die Gefühls- und Erlebnisschicht öffnen, die auf dem Grund der Frage mitgeschwungen haben mag.

Der Begleiter darf auch seine eigenen Hoffnungen und Unsicherheiten äußern. Er sollte dabei den Sterbenden jedoch nicht mit eigenen Emotionen überfluten. Auch eine willenshafte Antwort ist berechtigt. „Wenn du Schmerzen hast, werde ich dir beistehen ..." oder „Wenn du stirbst, sei es in kurzer Zeit oder viel, viel später, es wird immer jemand bei dir sein, wenn du es wünschst ..." In der inneren Aufrichtung des Pflegenden zwischen Geistigem und Irdischem, zwischen Leichte und Schwere kann der Sterbende Orientierung finden. Selbst die Aufrichtung des Körpers vom Krankenlager, das Heben des Kopfes, die Behandlung des Rückens mit einfachen Abstrichen, die sanfte Einreibung der Füße erwecken Aufrichtekräfte. Ein klarer, erhebender Gedanke unterstützt die Aufrechte von der seelischen Seite. Mit Liebe die Wahrheit sagen schafft aufrichtige, aufrichtende Begegnung zwischen freien Menschen.

5.3.8 Hüllen

Der physische Menschenkeim entwickelt sich in der Hülle des Mutterleibes. Er bildet selbst die Eihüllen aus, die ihn nährend und organbildend bis zur Geburt umgeben. Mit der Geburt werden diese Hüllen verlassen und die äußere Natur mit Wärme, Licht, Luft, Wasser und Erde übernimmt diese Funktion, vermittelt durch die soziale Hülle der Eltern. Sie setzen in der Pflege und Erziehung des Kindes die gestaltende Arbeit der Schöpferkräfte fort.

Die Hüllenbildung durch die Pflege ist eine weitere Geste, die in den mannigfaltigsten Ausgestaltungen vom Wickeln, Kleiden, Umarmen bis hin zu therapeutischen Anwendungen stattfindet.

Die Ablösung des Ichs, des Astral- und des Ätherleibs beim Sterbenden erfordert die verstärkte Hüllenbildung für den physischen Leib. Über wärmende Bekleidung und die Einreibung mit Ölen wurde im Zusammenhang mit der Geste des Anregens bereits gesprochen. Nicht selten haben Sterbende jedoch das Bedürfnis sich auszukleiden, schieben die Bettdecke zur Seite oder verlangen nach Kälte (kaltes Zimmer, kalte Getränke). Häufig ist dies verbunden mit Unruhe und Bewegungsdrang. Hierin äußert sich die Sehnsucht, sich aus der Leibeshülle zu befreien. Gerade in dieser Situation ist die Hüllenbildung wichtig. Die Einreibungen der Füße mit Lavendelöl (*Lavendelöl 10%* (Weleda), *Moor Lavendel Pflegeöl* (Dr. Hauschka)), ein Baldachin über dem Bett, eine leichte Decke, vielleicht nur ein Laken, schaffen Hülle ohne zu bedrängen.

Das stille Halten der Hand ist hüllende oder tröstend-bestätigende Geste, je nach Nuance, die ihr der Pflegende gibt. Im Sozialen kann die Anwesenheit von Freunden oder Angehörigen eine Hülle bilden, in der sich der Sterbende wohlbehütet fühlt. Sucht er, wie dies häufig der Fall ist, seinen Todeszeitpunkt, wenn er gerade alleine ist, so kann dies als ein notwendiges Verlassen auch der sozialen Hülle verstanden werden.

Das Gebet an den Engel des Sterbenden oder an den Christus, oder Gedanken, die den Kern der Individualität des Sterbenden suchen, bilden eine Hülle für das Ich und geben ihm Kraft sowohl für die Lösung vom physischen Leib als auch für den Eintritt in die geistige Welt.

5.3.9 Dem Wesen zur Erscheinung verhelfen – Reinigen

Das Wort „Verwesen" hat eine eigentümliche Doppelbedeutung. Einerseits meint es den Zerfall organischer Substanz, andererseits bedeutet es das Zurückkehren zum Wesen, im Sinne von „Verwesentlichen". „Erde zu Erde – Staub zu Staub", in dieser alten Bestattungsformel erscheint das mineralische Wesen des physischen Leibes als nüchterne Wahrheit. Das einzig Unverwesliche ist das Ich, eben weil es das Wesen des Menschen selbst ausmacht.

Die Geste des „dem Wesen zur Erscheinung verhelfen" ist in der Pflege auch die Geste des Reinigens. In der körperlichen und in der symbolisch-kultischen Reinigung wird das Unwesentliche vom Wesentlichen abgesondert. Die Hüllen werden zurückgelassen, das Neue kann erscheinen. Sterbebegleitung ist Geburtshilfe in die geistige Welt. Die Ehrfurcht vor den Hüllen, aus denen der Geist heraus geboren wird, ist dabei ebenso wichtig, wie das geduldige Erwarten des Geburtsaugenblicks, in dem sich das Ich befreit. Die Reinigung bzw. Waschung des Sterbenden und auch des Leichnams haben in diesem Sinne gestischen Charakter, indem sie das Wesen der Leibeshülle und die Geburt des Geistes gleichermaßen würdigen.

5.3.10 Ausgleichen

Wiederholt wurde auf Inkarnation und Exkarnation als die Grundkräfte im Verhältnis von Leib und Geist hingewiesen. Jeden Tag vollzieht sich der rhythmische Wechsel von Inkarnation und Exkarnation in Wachen und Schlafen. In Kindheit und Jugend überwiegen die Inkarnationskräfte, ab der Lebensmitte die Exkarnationskräfte. Seelisch erscheinen sie in der Polarität von Erwachen und Ermüdung, als Lebenslust und Lebensmüdigkeit. Zwischen diesen Polen schwingt das Ich. Im Sterbeprozess ist das Schwingen zwischen Sich-Verbinden und Lösen häufig gestört. Ängste oder organische Ursachen können die Lösung verhindern, Erschöpfung und wiederum Ängste erschweren das Sich-Verbinden. Pflegende und Begleiter kommen häufig zum Urteil, der Sterbende könne nicht loslassen. Mitunter schwingt gar ein leiser Vorwurf oder Ungeduld in dieser Aussage. Was und warum sollte der Sterbende etwas loslassen? Gibt es nicht womöglich einen guten Grund, der ihn festhält oder der ihn etwas festhalten lässt? Erfahrene Begleiter wissen, dass oft gerade Menschen, die sich völlig bereit fühlen zu sterben, ja sich den Tod geradezu herbeisehnen, sich noch lange im Leibe halten müssen. Andererseits können wir immer wieder beobachten, dass es Sterbenden plötzlich wieder besser zu gehen scheint, sie unternehmen nochmals alle Anstrengung aufzustehen, Freunde zu empfangen oder zu besuchen, um dann nach wenigen Stunden oder Tagen zu versterben. Wie der Schlaf nur nach erfüllter Tätigkeit kommen kann, so auch der Tod nur, nachdem Ich und Astralleib nochmals tief in den Leib eintauchen und den Ätherleib mit in die geistige Welt nehmen.

Das Ausgleichen als pflegerische Geste meint in diesem Sinne die Achtsamkeit auf das rhythmische Schwingen von Verbinden und Lösen beim Schlafen und Wachen.

In der körperlichen Pflege gelingt dies besonders durch die rhythmische Gestaltung des Tagesablaufes oder durch Rhythmische Einreibungen der Arme und Beine oder als Ganzkörpereinreibung beispielsweise mit *Solum Öl* (WALA) oder *Lavendelöl 10 %* (Weleda) bzw. *Lavandula, Oleum aethereum 10 %* (WALA). Auch eine Einreibung mit Goldsalbe (*Aurum/Lavandula comp.* (Weleda)) im Fünfstern als Urbild für die menschliche Gestalt und die Hauptätherströmungen* haben sich bei Sterbenden bewährt.

Im Seelisch-Geistigen wirken die Schönheit und Einzigartigkeit der Sinneswelt und der Hinweis auf die ständige Gegenwärtigkeit der geistigen Welt ausgleichend und harmonisierend.

5.3.11 Abwehren – Schützen

Jeder Schwellenübergang ist gefährlich. Früher galt ein vollbewusstes Sterben als Ideal. Der unvorbereitete Tod war gefürchtet, denn der Sterbende drohte ohne geistlichen Beistand und Sündenvergebung in die geistige Welt eintreten zu müssen. Die Vorbereitung auf den Tod war daher ein wichtiger Bestandteil des Lebens. Heute wünschen sich die meisten Menschen einen plötzlichen, schnellen Tod, möglichst im Schlaf. Diese Haltung entspricht der Todesverdrängung und dem Jugendlichkeitswahn unserer Kultur. Das lange Siechtum und die Pflegebedürftigkeit, die heute viele alte Menschen vor ihrem Tod erleben, ängstigt jene, denen Unabhängigkeit und Jugendlichkeit die bestimmenden Lebensideale sind. Der drohende Verlust der Autonomie wird dann als die größte Problematik des Sterbens betrachtet. Der Ruf nach dem selbstbestimmten Sterben und die Diskussion um die Tötung auf Verlangen haben hierin ihren Ursprung. Der Verlust von Gedächtnis, Denkfähigkeit, Bewusstsein, von Lebensfreude, Lebensmut, von Mobilität und Kontinenz ist nicht gleichzusetzen mit dem Verlust der Menschenwürde. Gerade Pflegende und die Begleiter Sterbender erleben den liebenswerten, autonomen Wesenskern des Leidenden und Sterbenden als leuchtenden Mittelpunkt, der ihre Arbeit motiviert, ihnen Kraft und Sinn gibt. Verliert sich dieser Blick, beginnt der Zweifel an der Sinnhaftigkeit des Lebens und Pflegens. Erst dann entstehen, letztlich aus der Überforderung der Pflegenden oder Therapeuten, beschämende, beleidigende und leidvolle Situationen für den Sterbenden. Jetzt benötigt der Pflegebedürftige Schutz – Schutz vor der Überforderung durch Angehörige und Pflegenden. Nicht die Autonomie oder die Würde des Sterbenden sind zu schützen, sie sind in der Tat unantastbar, wohl aber jene im Umkreis des Sterbenden Stehenden, denen Schmerz, Angst, oder Hartherzigkeit den Blick auf den lichtvollen Wesenskern verstellen.

---

* Nach Rudolf Steiner bestehen im menschlichen Ätherleib fünf Hauptätherströmungen, die vom Kopf zum rechten Bein, zum linken Arm, zum rechten Arm, zum linken Bein und wieder zum Kopf fließen. Er bezeichnete den Fünfstern auch als das „Knochengerüst des Ätherleibs".

Auch Patientenverfügungen sollen den Sterbenden vor einer entwürdigenden Behandlung schützen. Diese müssen aber mit Umsicht und am besten mit ärztlicher Unterstützung verfasst werden. Sonst läuft der Patient Gefahr, nicht behandelt oder nicht gepflegt zu werden, obwohl es ihm in der akuten Situation dringlichstes Anliegen sein könnte.

Die Geste des Schützens, Abwehrens ist ganz dem Umkreis zugewandt. Auf der körperlichen Ebene hält sie Druck oder Hautreizung durch Weich- und Umlagerung fern. Sie wendet Belastungen durch Sinneseindrücke ab und regelt die Besuche von Freunden und Angehörigen. Im Seelischen weist sie Neid, Missgunst, Eifersucht, Gier, Falschheit zurück, gleich ob sie vom Sterbenden oder von seiner Umgebung ausgehen. Im geistig-sozialen bilden das Gespräch der Pflegenden und Angehörigen untereinander, das verständnisvolle Zuhören, das gegenseitige sich Entlasten und Suchen nach Verständnis der Individualität des Sterbenden einen Schutzwall vor unmenschlichen Übergriffen.

In diesem Sinne fordert die Unfähigkeit des Bewusstseinsgetrübten, den eigenen Willen zu artikulieren, nicht den abstrakten Schutz seines mutmaßlichen Willens, sondern gesteigerte Sensibilität für die Wesensäußerungen auch des tief Bewusstlosen. Oft steht man ratlos vor einer Frage, die beispielsweise die weitere Behandlung des Bewusstlosen betrifft. Der Begleiter lebt mit dieser Frage und richtet sie mit Ruhe und Offenheit an den Sterbenden. Immer wieder findet sich dann wie unvermittelt ein evidenter Gesichtspunkt im eigenen Gedankenleben oder ausgesprochen durch einen Kollegen oder einen Angehörigen oder aber der Sterbende selbst gibt ein deutliches Zeichen. Besonders wirksam erweist sich diese Methode, wenn man sich die Frage besonnen und bildhaft vor dem Einschlafen vorlegt und am anderen Morgen achtsam auf eine Antwort ist. Sicherheit für die Antwort und Schutz vor vorschnellen Urteilen ergeben sich wiederum im Gespräch mit den Menschen aus dem Umkreis des Sterbenden.

5.3.12 Erwecken

Die Geste des Erweckens findet sich urbildlich beim Hineinführen des Schlafenden in das Wachbewusstsein. Jeden Morgen erwachen wir für die Sinneswelt. Beim Sterbenden kann von einem Erwachen für und in die geistige Welt gesprochen werden, denn der Tod ist letztlich eine maximale, die Sinneswelt durchstoßende Steigerung des Bewusstseins. Die Begleitung des Sterbenden ist in diesem Sinn Erweckung für die geistige Welt. Wie das Wecken des Schlafenden am Morgen geschieht sie am schönsten durch die behutsame Ansprache des Namens, die sanfte Berührung und die freudige Erwartung dessen, was der Tag bringen wird. In der Geste des Erweckens verbindet sich die Begleitung des Pflegenden mit der Tätigkeit des Priesters. Wie der Priester den Weg in die geistige Welt durch die Sakramente bereitet, so der Pflegende durch die Gestaltung des Alltags. Alle pflegerischen Gesten beim Sterbenden münden schließlich in die Geste des Erweckens. Der Tod ist das große Erwachen.

5.4 Die pflegerischen Gesten beim Krebskranken – Das Erwecken als Zentralgeste

[→ Kapitel „Anthroposophische Pflege in der Onkologie"]

Als Pflegende behandeln wir nicht Krankheiten, sondern Menschen in bestimmten Lebensumständen. Jede Lebenssituation hat ihren spezifischen Pflegebedarf und erfordert auf sie eingestimmte pflegerische Gesten. Auch wenn der geschulte pflegerische Blick vor allem das Gesunde im Menschen sucht und fördert, begegnen wir Krankheit als einer Kraft, die den von ihr betroffenen Menschen zeichnet. Ein Diabetiker erscheint ganz anders als ein Rheumatiker, ein Patient mit Schlaganfall anders als ein Patient, der unter Multipler Sklerose leidet. Krankheiten, besonders lebensbedrohliche, prägen körperlich, seelisch und geistig, je nach ihrer Art und ihrem Typus. Wie ein erschöpfter Mensch hüllende, schützende und entlastende Gesten benötigt, so können wir die für den krebskranken Menschen typische Geste suchen. Auch wenn jede Lebenssituation des Krebskranken selbstverständlich eine spezifische Pflege und darauf abgestimmte Gesten erfordert, so kann doch, als eine Art Überschrift, eine typische pflegerische Geste gefunden werden.

Trotz aller Behandlungserfolge der neueren Onkologie ist die Diagnosestellung eines Karzinoms für den Betroffenen erschütternd. Nicht nur die für den Einzelfall unsicher prognostizierbare Aussicht auf Heilung, die wahrscheinliche Lebenserwartung und die Einschränkungen der Lebensqualität unter der empfohlenen Therapie oder dem Krankheitsfortschritt scheinen Grund für diese Erschütterung zu sein. Vielmehr prägt die Imagination des sich im eigenen Körper bösartig entwickelnden Lebensvorganges, der den Leib besetzt, ihn zerfrisst und mit Schmerzen quält, das Gefühl der Machtlosigkeit gegenüber dem Krebs. Anders als bei den Leib zerstörenden Verletzungen oder Krankheiten, scheint beim Krebs eine existenzielle Verunsicherung gegenüber dem eigenen Leben und seinem Gesundheitswillen zu bestehen. Das Leben selbst hat die Erkrankung hervorgebracht. Es dient nicht mehr dem Ich, sondern wird ihm zur Bedrohung, zum Feind. Das Leben ist in Frage gestellt, nicht allein durch eine schlechte Prognose, sondern durch sich selbst.

Die Bandbreite der ersten seelischen Reaktionen auf die Diagnose Krebs reicht von der besinnungslosen inneren Erstarrung, über das Nicht-wahr-haben-Wollen bis hin zu Getriebenheit oder Panik.* Aber auch das Gefühl, mit der Diagnose eine schon in der Tiefe der Seele geahnte Wahrheit erfahren zu haben, Krankheitseinsicht und Schicksalsbejahung oder die vertrauensvolle Hoffnung auf Hilfe können den Seelenraum erfüllen.

Die innere Erstarrung charakterisiert dabei den Pol übersteigerter seelischer Haltekräfte, die Panik den der übersteigerten seelischen Bewegung. Dazwischen finden sich alle individuellen Nuancen seelischer Verarbeitung, mit der bejahenden, hoffnungsgetragenen Krankheitseinsicht als dynamische innere Mitte. Auch den Zustand des „Mit-sich-eins-Seins" erleben manche Patienten schon unmittelbar nach der Diagnosestellung. Dieser wird aber nur selten aufrecht erhalten und weicht meist schnell den verzweifelten Wechselbädern von Erstarrung und Panik. Im Verlauf der Erkrankung oder

* Elisabeth Kübler Ross unterscheidet bei Menschen, die in der Erwartung des Todes leben, fünf Phasen: Nicht wahr haben wollen, Verhandeln, Zorn, Depression, Hoffnung.

der Heilung durchschreitet der Krebskranke die gesamte Bandbreite dieser Seelenhaltungen vielfach, wie auch bei den von Elisabeth Kübler Ross beschriebenen Sterbephasen. Letztlich drängen alle seelischen Verarbeitungsvorgänge zum inneren Ausgleich, zum Frieden mit sich und der Welt. Der Weg dorthin ist aber oftmals schmerzhaft und von inneren und äußeren Krisen, Konflikten und Kämpfen geprägt.

Wie die moderne Salutogenese-Forschung zeigt, ist die aktive innere Einstellung als gelungene seelische Krankheitsverarbeitung ein entscheidender gesundheitsfördernder Faktor, eine Kraft zur Hemmung des Krankheitsfortschrittes, wenn nicht gar zur Heilung. Aaron Antonowski (1923–1994) bezeichnete diese gesundheitsfördernde innere Einstellung als „Sense of Coherence". Die Wahrnehmung für die innere Übereinstimmung mit dem eigenen Schicksal ist nach Antonowski charakterisiert durch das Verständnis für die Situation (Comprehencibility), durch das Erleben ihrer Sinnhaftigkeit (Meaningfulness) und durch die Kenntnis von wirkungsvollen Handlungsmöglichkeiten (Manageability). Das gedankliche Begreifen, der gefühlte Sinn und der zielgerichtete Wille bilden im Seelenleben eine auch für den Leib gesundende Kraft. Die Erweckung dieser Kraft ist die wesentliche Voraussetzung für die Heilung der Krebserkrankung. Patienten, die kein tieferes Verständnis für den in ihnen wirksamen Krankheitsprozess erlangen, die keine Sinnperspektive finden oder ohne eigene Handlungsimpulse in Lethargie verfallen, sinken in Gleichgültigkeit, Verzweiflung und Ohnmacht. Diese Seelenstimmung zermürbt und schwächt auch die körperliche Gesundheit. Damit soll keinesfalls ein kritikloses, zweckoptimistisches „positives Denken" propagiert werden. Vielmehr handelt es sich um einen oft langsamen, diskontinuierlichen Prozess des Erwachens für den individuellen Schicksalskontext.

Dem Motiv des „Erwachens" kommt auch eine weitere Bedeutung zu, die unmittelbar aus dem Tumorprozess verständlich wird. Betrachtet man nämlich den Tumor als Dominanz des im Schlaf vorherrschenden Stoffaufbaus, an den die bewussten Formkräfte des Tages nicht ausreichend herankommen, so wird das „Erwecken" auch auf der biologischen Ebene ein leitender therapeutischer Gedanke [→ Kapitel „Von der Sinnfrage der Krebskrankheit zur Pflege der Sinne"].

Die Begleitung des individuellen Erwachens im leiblichen, seelischen und geistigen Sinn ist somit eine übergeordnete pflegerische Aufgabe. Sie wird als die pflegerische Geste des Erweckens in vielfältigen Maßnahmen wirksam. Um ihre Qualität zu erläutern, sei hier urbildlich der Prozess des Erwachens aus dem Schlaf betrachtet.

5.4.1 Wie erwacht der Mensch?

Wie aus weiter Ferne kommend dringen an den noch Schlafenden vielfältige Sinneseindrücke heran. Meist sind es Geräusche, die als erste bewusst werden, zunächst als reine, namenlose Wahrnehmungen. Erst im weiteren Erwachen werden sie begrifflich zugeordnet. Auch Gerüche oder Berührungen nahen in dieser Weise. In besonderer Art erwacht der Schlafende an einer Stimme, die seinen Namen leise spricht. Er öffnet die Augen und findet nun, meist über den Sehsinn, die Orientierung für den Raum und über das Tageslicht für die Zeit. Erinnerung stellt sich ein. Man fühlt sich selbst, kommt zu sich. Lust und Unlust, Freude und Ängste erfüllen nach und nach den Seelenraum. Der Puls beschleunigt sich, der Blutdruck steigt. Man bewegt die Gliedmaßen, streckt sich, berührt sich. Das Erwachen breitet sich über die im Kopfbereich konzentrierten Sinne nach dem Rhythmischen System hin zu den Gliedmaßen aus. Erst wenn diese drei Bereiche harmonisch durchdrungen sind, ist das Erwachen vollständig.

Auch für eine Lebenstatsache ist man nur dann wirklich erwacht, wenn sie wahrgenommen, durchdacht, gefühlt und adäquat gelebt werden kann. Dabei scheint es keine Begrenzung für die Tiefe und Helligkeit des Erwachens zu geben. Es schreitet vielmehr von Stufe zu Stufe fort. Die höchste Form des Erwachens ist die Selbsterkenntnis, die sich untrennbar mit der bewussten Welterkenntnis verbindet.

5.4.2 Wofür erwacht der Krebskranke?

Die Diagnose Krebs ist selbst schon ein unsanftes, drastisches Aufwachmoment. Der Tumor, der sich längst schon in der Unbewusstheit des Leibes gebildet hat, tritt ins Bewusstsein. In diesem Prozess entstehen Fragen. Wie konnte das geschehen? Warum habe ich nichts bemerkt? Werde ich bald sterben? Welche Behandlungen kommen auf mich zu? Wie werden meine Angehörigen, Freunde, Arbeitskollegen, Nachbarn darauf reagieren? Werde ich Schmerzen erleiden? Warum trifft ausgerechnet mich die Krankheit, obwohl ich doch nie ernstlich krank gewesen bin und immer gesund gelebt habe? Diese und ähnliche Fragen dringen an die Oberfläche. Ihnen liegen tiefere Fragen zugrunde, und es werden Erlebnisse folgen, die neue Fragen aufwerfen. Letztlich sind es die vier in der Tabelle dargestellten Themenkomplexe, die das Fragen des Krebskranken charakterisieren. Sie haben oft eine äußere Veranlassung, sind in ihrem Kern jedoch endogen und jeden Menschen betreffend.

Lebensthema	Äußere Veranlassung	Innerer Krankheitszusammenhang
Das Fragen nach dem Tod	Prognose der lebensbedrohenden Krankheit.	Parasitäres Leben (des Tumors) tötet integrierendes Leben (des Organismus).
Das Fragen nach dem Schmerz	Berichte von anderen Tumorkranken.	Verdrängendes oder infiltrierendes Tumorwachstum.
Das Fragen nach dem Lebenssinn	Notwendige Veränderungen des Lebenswandels durch Therapie und Krankheitsverlauf.	Die Regellosigkeit des Tumorwachstums überwuchert die zielgerichtete Entwicklung des Organismus.
Die Frage nach dem Ich	Isolation durch Rückzug von Angehörigen, Nachbarn, etc.	Der Leib wird eigensinnig. Er taugt dem Ich nicht mehr als Instrument. Durch die Identifikation mit seinem Leib droht dem Ich mit dem Tod ebenfalls die Auslöschung.

Tab.: Lebensthemen des Krebskranken

5.4.3 Wie können äußere und innere Aufwachvorgänge pflegerisch begleitet werden?

Wer einen anderen Menschen wecken will, muss sich in dessen aktuellen Bewusstseinszustand versetzen. Dies gelingt nicht ohne eigene Erfahrung. Für das Wecken aus dem Schlaf dürfte jedem Menschen eine entsprechende Erfahrung geläufig sein. Ein „Weckkünstler" wird jedoch nur, wer viele Nuancen und Wege des Erwachens kennt. Die Lebensfragen des Krebskranken benötigen als allgemein menschliche Existenzfragen eine individuell gültige Antwort. Ebenso wenig wie man stellvertretend für einen anderen aus dem Schlaf erwachen kann, lassen sich Lebensfragen von außen beantworten. Antworten kann der Fragende also nur selbst finden. Der Pflegende unterstützt ihn hierin, indem er selbst Fragen stellt. Fragen kann nur stellen, wer Fragen hat. Wer nicht selbst mit den obengenannten Lebensfragen ringt, wird also dem Kranken keine Hilfe sein. Er bleibt hinter dessen Not und Wandlungskraft zurück. Darin liegt vielleicht die größte Isolation des Krebskranken, wenn er niemanden findet, der seine Fragen teilt, der ihn versteht, d. h. bereit ist, ebenfalls für einen neuen Bewusstseinszustand zu erwachen.

Wie beim leiblichen Schlaf beginnt ein seelisches Erwecken ganz in der Peripherie. Es werden leise Töne angestimmt, selten konfrontativ laute. Man stellt Fragen aus verschiedenen Perspektiven und platziert sie sowohl auf der gedanklichen, der Gefühls- und Willensebene. Dabei kommt es entscheidend auf den richtigen Zeitpunkt und Kontext der Frage an. Es ist das Interesse am anderen, abseits von jeder Neugier, das den Weg des Erwachens bereitet.

Gedankliche Ebene	Welche Bedeutung hat die Erkrankung für Sie? Was bedeuten für Sie geistige Dinge? Was denken Sie über den Tod?
Gefühlsebene	Haben Sie Angst vor ...? Erinnern Sie sich an ein schönes Erlebnis aus Ihrer Kindheit? Was wünschen Sie sich am meisten?
Willensebene	Welche großen oder kleinen Aufgaben sehen Sie für sich? Was würde es für Sie bedeuten, wenn die Krankheit einen anderen Verlauf nimmt, als Sie erhoffen?

Tab.: Beispiele für erweckende Fragen

Das Erwachen hat zwei polare Richtungen. Gewöhnlich verbinden wir mit dem Begriff einen Inkarnationsvorgang, ein Ergreifen des Körpers durch das Seelisch-Geistige bei gleichzeitiger Steigerung der Bewusstseinshelligkeit. Dieser Vorgang kann durch bewusste Berührung des Körpers in Form einer Rhythmischen Einreibung pflegerisch begleitet werden. Dabei wird im jeweils behandelten Organ oder Organsystem etwas befreit, was auf der leiblichen Ebene zur Entspannung und auf der seelischen Ebene zur Öffnung führt. Oftmals wird ein im Leib eingegrabener seelischer Inhalt durch die Einreibung gelöst und erscheint nun leibfrei im inneren Bild als Schmerz, Angst, Sehnsucht, Wärme, Mut. Im Besonderen haben die Einreibung des Rückens, der Beine und der Füße eine tiefe inkarnierende Wirkung. Aber auch die Lösung vom Leib, die Exkarnation als das Erwachen für ein Geistiges, ist eine maximale Steigerung der Bewusstseinshelligkeit. Sie wird durch mitfühlendes Fragen, tastendes Suchen und freilassendes Hinweisen auf die Wirklichkeit der geistigen Welt pflegerisch vorbereitet. Letztlich ist auch die Begleitung des Sterbenden von dieser weckenden pflegerischen Geste durchdrungen.

Anwendung	Haltung des Pflegenden	Indikation
Fußeinreibung mit kräftigem Sohlenabstrich	Bestimmtheit, Aufrichte, Konzentration, Behutsamkeit	Stärkung der Wahrnehmung für den Leib und den Willen, Entlastung des Kopfes
Beineinreibung mit besonderer Betonung der Gelenke	Kraftvolle, beherrschte Beweglichkeit	Stärkung der Wahrnehmung der Willenskräfte, Förderung der Blutzirkulation und des Ausscheidungsstoffwechsels
Rückeneinreibung	Rhythmisches, harmonisches, quasi musikalisches Schwingen, empathische Zuwendung	Anregung von Atmung und Zirkulation, Lösung von Verspannungen im Schulter-/Nackenbereich, Vermittlung von Gedanken- und Willenstätigkeit, Stärkung der Mitte
Armeinreibung	Behutsame Leichte	Förderung des Aufbaustoffwechsels z. B. bei Kachexie, Entlastung der Atmung
Baucheinreibung	Lösung im Bereich des Solarplexus, Verdichtung am linken Unterbauch	Förderung der Darmtätigkeit, Entspannung bei Unruhe und Schmerzen

Tab.: Beispiele für erweckende äußere Anwendungen

6. Die pflegerischen Gesten bei typischen Tätigkeiten

Alle pflegerischen Tätigkeiten lassen sich in den verschiedenen Gesten ausführen. Sie erhalten hierdurch eine individuelle Gestalt. Dabei hat jede pflegerische Tätigkeit eine bestimmte Nähe und Verwandtschaft zu typischen pflegerischen Gesten, hier Gesamtcharakter genannt. Je bewusster wir in den Gesten leben, umso differenzierter und wirkungsvoller wird die Pflege. Die folgenden Beispiele sollen dies erläutern.

Geste	Ganzkörper-einreibung	Ganzkörper-waschung	Mobilisation	Wickel
Reinigen	Bei starkem Schwitzen, bei inkontinenten Patienten oder bei Patienten nach Chemotherapie ist eine Körperreinigung (Duschen) des Patienten vor der Behandlung empfehlenswert.	Entfernung von Verunreinigungen, Hautresten, Schweiß, Lösung durch das Wasser, frische Kleidung, frische Bettwäsche.	Evtl. Schutzhosenwechsel bei inkontinenten Patienten.	Bei starkem Schwitzen nach der Anwendung oder Fieberabfall Abwaschung, besonders in den Hautfalten, ggf. Entfernen von Substanzresten von der Haut (z. B. nach Quarkwickel).
Nähren	Verwendung von hautpflegenden Substanzen, die dem Patienten Wohlbefinden vermitteln.	Verwendung von hautpflegenden Substanzen als Badezusatz oder als Einreibung.	„Belohnung" nach der Mobilisation.	Ggf. Verwendung von hautpflegenden Substanzen nach der Anwendung, dem Patienten Wohlbefinden vermitteln.
Entlasten	Rückenlagerung, Knierolle zur Entlastung der Bauchdecke, geführtes Aufnehmen der Gliedmaßen, aktive Bewegungen des Patienten vermeiden, entspanntes Schweigen während der Behandlung.	Bequeme und zweckmäßige Lagerung, Entlastung nach Kräftezustand und Orientiertheit des Patienten.	Evtl. Schmerzmittelgabe vor Mobilisation, evtl. Stützen, Mobilisations- bzw. Gehhilfen verwenden.	Rückenlagerung, Knierolle zur Entlastung der Bauchdecke, geführtes Aufnehmen der Gliedmaßen, Abnehmen des Wickels.
Schützen	Türe schließen, Fenster schließen, evtl. Sichtschutz, ggf. Telefon ausschalten.	Türe schließen, Fenster schließen, evtl. Sichtschutz, ggf. Telefon ausschalten.	Gefahrenquellen auf dem Weg beseitigen, Funktion der Hilfsmittel prüfen, evtl. Sturzprotektoren.	Türe schließen, Fenster schließen, evtl. Sichtschutz, ggf. Telefon ausschalten.
Raum schaffen – Ordnen	Patienten informieren, Zimmer vorbereiten, lüften, sich selbst Zeit nehmen, den Zeitrahmen mit dem Patienten klären, Öl und Tücher bereitlegen.	Patienten informieren, Zimmer oder Bad vorbereiten, lüften, sich selbst Zeit nehmen, den Zeitrahmen mit dem Patienten klären, Waschutensilien bereitlegen.	Patienten informieren, sich selbst Zeit nehmen, den Zeitrahmen mit dem Patienten klären, ihn / sie zweckmäßig kleiden, evtl. Haare kämmen.	Patienten informieren, Zimmer vorbereiten, lüften, sich selbst Zeit nehmen, den Zeitrahmen mit dem Patienten klären, Öl und Tücher bereitlegen, Wickel vorbereiten.

Geste	Ganzkörper-einreibung	Ganzkörper-waschung	Mobilisation	Wickel
Hüllen	Mit warmen Tüchern abdecken, behandelte Körperregionen wieder gut einhüllen, behutsame, umschließende Berührung, Verwendung eines wärmenden Öls.	Bettdecke und Kleidung nur an den zu behandelnden Stellen entfernen, behandelte, feuchte Körperregionen wieder gut abtrocknen und ankleiden, zudecken.	Nach der Mobilisation eine entspannte Umgebung herstellen, ggf. sorgfältig zudecken.	Hüllendes Anlegen des Wickels, nach Anlegen des Wickels und der Nachruhe Körper mit der Bettdecke umhüllen, ggf. Verwendung eines hautpflegenden Öls nach der Behandlung.
Ausgleichen	Rhythmisches Binden und Lösen der Hände, Nähe und Distanz, Aufdecken, Abdecken, Dynamik der Bewegung.	Bewegungsführung wie bei der Rhythmischen Einreibung, Nähe und Distanz, Aufdecken, Abdecken, Dynamik der Bewegung.	Zwischen Belasten und Entlasten die Mitte finden. Position des Patienten schrittweise und gefahrlos in die nächste überführen, Pausen auf dem Weg einrichten, Nachruhe ermöglichen.	Zweiphasiger Rhythmus der Anwendung: Sinnesreizung und Entspannung in der Nachruhe, Wachen und Schlafen.
Anregen	Verwendung ätherischer Öle, impulsierende Griffqualität, Nachruhe.	Verwendung von Wasser, Wahl der Wassertemperatur, Verwendung eines Badezusatzes, Reiben mit Waschhandschuh oder Handtuch.	Evtl. Waschung des Gesichts oder Fußeinreibung vor der Mobilisation bzw. kreislaufunterstützende Medikamente.	Wirkung der Substanz und des Mediums.
Belasten	Patient muss Entspannung und aufsteigende Gefühle zulassen, Berührung sowie Bewegung für die Dauer der Anwendung ertragen.	Eigenaktivität des Patienten nach Kräftepotenzial und Orientiertheit einfordern, Selbstständigkeitstraining.	Eigenaktivität des Patienten nach Kräftepotenzial und Orientiertheit einfordern, Trainingspensum besprechen, Übungen formulieren.	Patient muss die Anwendung zulassen.
Erwecken	Evaluation der Behandlung mit dem Patienten, Fragen nach Befinden und Erlebnissen, Wecken der Achtsamkeit für Wärme und Körpergrenze.	Evaluation der Behandlung mit dem Patienten, Fragen nach Befinden und Erlebnissen, Wecken der Achtsamkeit für die Wärme und Körpergrenze.	Wecken der Aufmerksamkeit für die Bewegungsabläufe, für Belastungsmöglichkeiten und -grenzen, Evaluation der Behandlung mit dem Patienten, Fragen nach Befinden und Erlebnissen.	Evaluation der Behandlung mit dem Patienten, Fragen nach Befinden und Erlebnissen.

Geste	Ganzkörper-einreibung	Ganzkörper-waschung	Mobilisation	Wickel
Bestätigen	Behutsame, respektvolle, achtsame Berührung, vorsichtige Annäherung und Lösung der Hände. Die Hände sagen „Du bist gut!"	Behutsame, respektvolle, achtsame Berührung, wohlwollende Kommentierung der Leistungen beim Selbstständigkeitstraining.	Wohlwollende Kommentierung der Leistungen.	Bestätigen der Wirkung; Motivation, unangenehme Begleiterscheinungen zu tolerieren (z. B. das Brennen beim Senfwickel).
Aufrichten	Paravertebrale Abstriche, Sohlenabstrich.	Möglichst aufrechte Lagerung (Sitzen), paravertebrale Abstriche beim Waschen.	Blickkontakt herstellen, paravertebrale Abstriche, Stützung des Rückens, evtl. Führung mit der Hand am Kreuzbein des Patienten, Führung im Gegenüber (beide Unterarme halten).	Hilfe beim Aufrichten, beim Anlegen und Abnehmen des Wickels.
Gesamtcharakter der Behandlung	Hüllen, Ausgleichen, Bestätigen	Reinigen, Anregen, Entlasten – Belasten	Belasten, Aufrichten, Bestätigen	Anregen, Hüllen

Tab.: Die pflegerischen Gesten bei typischen pflegerischen Tätigkeiten

7. Pflegerische Gesten bei äußeren Anwendungen

Die unten aufgeführten pflegerischen Gesten beschreiben den Pflegeprozess von der Übernahme pflegerischer Handlungen bis zur Unterstützung bei der Wiedererlangung der Selbständigkeit des Patienten. Dies kommt bei den äußeren Anwendungen zum Ausdruck. Die Gesten zeichnen dabei die Wirkungsweise von äußeren Anwendungen ganz konkret nach.

Geste	Anwendung	Erlebnis / Reaktion des Patienten
Entlasten	Alles tun, damit der Patient sich ganz auf die Anwendung einlassen kann: Patienten bequem lagern, vor der Behandlung Blase entleeren lassen, Patient darf die Kontrolle über das Geschehen abgeben.	Regression; aus der Aufrechte in die Waagrechte; Ich-Kräfte werden aus der Begegnung mit der Außenwelt befreit und tauchen ins Stoffwechselgeschehen ein.
Schützen	Raum und Zeit der Anwendung vor Störungen schützen (Telefon ausstellen, Schild an die Tür, ggf. Sichtschutz etc.).	Die Abgabe von Kontrolle und Außenorientierung des Patienten setzt die Übernahme dieser Funktionen durch den Pflegenden voraus.

Geste	Anwendung	Erlebnis / Reaktion des Patienten
Ordnen	Vorbereitung der Materialien, Einplanen der Anwendung in den Tagesablauf, Patienten über die Anwendung informieren.	Die später im Inneren sich vollziehende Ordnung wird zunächst außen – in Raum und Zeit – hergestellt.
Hüllen	Auf- und Umlegen der Wickeltücher, Auflegen der Wärmflasche, hüllende Gebärden bei der Einreibung, Packung nach dem Bad, Zudecken, Einschlagen der Bettdecke.	Die in der Elementarwelt im Umkreis wirkenden Kräfte werden in Gebärde, Substanz, Material und Medium der Anwendung an den Körper herangeführt.
Ausgleichen	Anwendung an den Patienten anpassen in Bezug auf Dauer, Dosierung, Temperatur; ggf. Wechsel der Anwendung im Laufe einer Behandlungsserie.	Nähe und Dichte der Hülle sind der Situation und Konstitution des Patienten anzugleichen.
Anregen	Auswahl der Substanz, des Mediums und der Art der Anwendung im Hinblick auf die Reaktionsfähigkeit des Patienten; für die Nachruhe sorgen.	Der Patient antwortet mit allen Wesensgliedern auf die Heranführung der elementaren Hülle – vor allem in der Nachruhe, der „Nachtseite" der Anwendung.
Zumuten	Verantwortung an den Patienten rückübertragen: Selbstpflege, Lebensstiländerung, Fortführung der Behandlung mit äußeren Anwendungen zu Hause.	Der Patient erlebt und behauptet sich selbst in dieser Antwort, in der Hervorbringung von „eigenem Leben" gegen die elementarische Umwelt. Dies ist der Ausgangspunkt für ein bewusstes Ergreifen des eigenen Leibes.
Der Kreis der Gesten verläuft nun vom Entlasten in die Gegenrichtung zum Belasten		
Nähren	Den Patienten an möglichst vielen Stufen der Anwendung teilhaben lassen (Tee kochen, Teekräuter entnehmen, Wärmflasche abfüllen, Wickel vorbereiten, Raum vorbereiten etc.); die Anwendung „zelebrieren".	Das Mitvollziehen der liebevoll und konzentriert durchgeführten Prozeduren bereitet ein Gefühl der Achtung und Ehrfurcht vor. Dies ist Teil der Behandlung und erzeugt ein Gefühl des Auf- und Annehmens.
Reinigen	Auf Ausscheidungen nach der Behandlung (Schweiß, Urin, Stuhl, Tränen) achten und ggf. zusammen mit Wickelresten entfernen. Aufnehmen, was der Patient „loswerden" möchte.	Die Anwendung bewirkt ein Gefühl der Erneuerung, der Frische, des Neubeginns.
Aufrichten	Im Patienten immer auch den gesunden, „heilen" sehen. Ihm aufrichtig und wahrhaftig begegnen.	In der wahrhaftigen therapeutischen Begegnung erlebt der Patient sich als Partner. Dies ist Voraussetzung für Selbstbewusstsein und Selbstverantwortung.

Geste	Anwendung	Erlebnis / Reaktion des Patienten
Bestätigen	Ungeteilte Aufmerksamkeit für den Patienten vor, während und nach der Behandlung.	In der ungeteilten Aufmerksamkeit fühlt sich der Patient wahr- und ernstgenommen. Er erlebt sich über sich selbst hinausgehoben.
Erwecken	Erwecken der Achtsamkeit für den eigenen Körper durch Fragen nach Wärme, Leichte, Schwere, Licht, Stimmung etc. im Rahmen der Evaluation der Anwendung.	Die Wahrnehmung der eigenen körperlichen Befindlichkeit und die Erfahrung, dieser eine Sprache zu geben, sind Voraussetzungen für die Selbstregulation. Das Hinlenken des Bewusstseins auf „unterbelichtete" Bereiche des Leibes verstärkt die Vitalität (Wärme, Licht) und schließt den Kreis der Geste zum Belasten.

Tab.: Die pflegerischen Gesten bei äußeren Anwendungen

8. Die pflegerischen Gesten und der Tierkreis

Wir haben Pflege als Vermittlung zwischen dem Menschen und der ihn umgebenden natürlichen und sozialen Welt betrachtet. Der Mensch steht im Mittelpunkt eines durch die Natur und durch die Kultur auf ihn wirkenden Kräftestroms. Die hüllenden, substituierenden Gesten verfolgen das Ziel der Integration, die aufrichtenden, aktivierenden Gesten das der Autonomie und Freiheit. Für die hüllende Geste gibt es eine anthropologische Begründung: Wenn der Mensch aus der Verschmelzung von Eizelle und Samenzellen physisch entsteht, bildet sich in den ersten Tagen ein kugeliger Zellhaufen, in der sich eine zunächst einzellige Schicht entwickelt, die die Kugel in zwei Hälften teilt. Die umgebende Zellhülle wird Trophoblast, die mittlere Zellschicht Keimscheibe oder Embryoblast genannt. Das Kind, das nach neun Monaten zur Welt kommt, entwickelt sich aus dem Embryoblast. Der Trophoblast ist der den Embryo ernährende Umkreis. Als Kern finden wir den Embryo und aus dem gleichen Zellmaterial, genetisch identisch mit dem Kind, bildet sich die embryonale Hülle. Noch ist sie identisch mit dem Menschen, der hier heranwächst.

Nun ist der Embryo nicht nur von seiner embryonalen Hülle umgeben, sondern auch der Trophoblast wird von der Uterus-Schleimhaut eingeschlossen. Er ist ganz eingebettet in die Gebärmutter, diese wiederum in die Leibeshöhle der Mutter. Die Mutter bildet den Hüllenorganismus des Kindes. Aber auch die Mutter ist kein autonomes Wesen. Sie bleibt wie alle Menschen abhängig von einem noch größeren Hüllenorganismus; abhängig von Licht, Luft, Wärme, Wasser und Boden – letztlich sind wir, wie die alten Völker sagen, umgeben von der „großen Mutter Erde". Und die Erde ist ihrerseits eingefügt in einen noch viel größeren kosmischen Zusammenhang. Dass die Erde alle Bedingungen bietet, die menschliches Leben ermöglichen, verdankt sie der Sonne, dem

Mond und den anderen Planeten. Aber auch das Sonnensystem ist eingebettet in den noch größeren Organismus, den wir Milchstraße nennen, oder mit einem alten Wort – von der Erde aus betrachtet – den Fixsternhimmel, den Tierkreishorizont. Selbst Astrophysiker sprechen heute in Kategorien außerhalb von Raum und Zeit, wenn sie über dasJenseits des wahrnehmbaren und messbaren Weltalls nachdenken. Man stößt auf einen nur noch gedanklich – geistig zu fassenden Hintergrund. Im christlichen Kontext nennt man diesen Hintergrund den Urbeginn, den Logos.

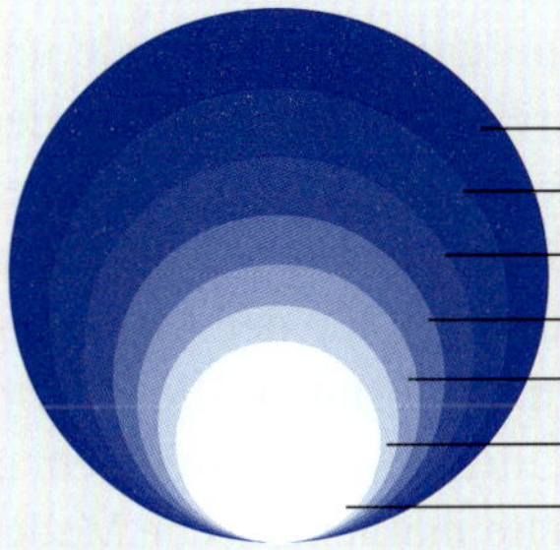

Abb. 5: Hüllen von Mensch und Kosmos

Betrachten wir noch einmal den Embryo als das Zentrum dieser Hülle. Mit der Geburt geschieht etwas Dramatisches. Der Embryo gibt diese Stellung im Zentrum der Welt auf, die Hüllen sterben ab, er verlässt seine Mutter und tritt auf die Erde. Damit kommt der geborene Mensch in ein völlig anderes Verhältnis zu seiner Umwelt. Er ist nicht mehr der Mittelpunkt einer ihn umhüllenden Welt. Er wird aus der Mutter, die ihn umgeben hat, ausgeschieden. Er schaut ihr in die Augen. Aus der Hülle wird ein Gegenüber! Diese Gegenüberstellung entwickelt sich mehr und mehr zur Selbstständigkeit. Der mit der Geburt aufgegebene Hüllenorganismus muss jetzt durch eine neue Hülle, einen neuen Leben spendenden Umkreis ersetzt werden. Es ist die Pflege, die das Kind in eine Beziehung zur Wärme, zur Luft, zur Flüssigkeit und zur Schwerkraft der Erde bringt. Pflege vermittelt dem Kind die vier Elemente und schafft so einen neuen Hüllenzusammenhang [→ Abschnitt „Substituierende und aktivierende Gesten“]. Aber weder durch diese Naturkräfte noch durch Vererbung gewinnt der Mensch seine spezifischen Fähigkeiten (den aufrechten Gang, die Sprache und das Denken), sondern nur Menschen sind in der Lage, die Entwicklung des Menschen zum Menschen zu unterstützen [→ Abschnitt „Substituierende und aktivierende Gesten“].

EINE GEDANKENÜBUNG: Man stelle sich vor, wie ein Pflegender einen bettlägerigen Patienten über mehrere Stunden hinweg betreut. Das Bett des Kranken steht in der Mitte des Raumes. An den Handgelenken des Pflegenden befindet sich ein unsichtbarer Faden. Zu bestimmten Zeiten betritt der Pflegende das Zimmer und pflegt seinen Patienten. Am Ende des Tages wird der unsichtbare Faden sichtbar gemacht. Nun zeigt sich ein genaues Abbild der Bewegungen. Sie sind Ausdruck der Handlungen und des Charakters des Pflegenden. Die sichtbar gemachten Bewegungen bilden einen Kokon, der den Patienten umgibt und seine Gesundung erst ermöglicht.

Rudolf Steiner bezeichnete die aus dem Hüllenorganismus der Erde und des Kosmos wirkenden Kräfte als Umkreiskräfte oder Bildekräfte. Ihr Urbild ist seit der alten Babylonischen Kultur (ca. 6000–4000 v. Chr.) der Tierkreis. In seinem mystischen Bewusstsein erlebte sich der damalige Mensch als von den Göttern aus dem Weltenall angeschaut. Er fühlte Kräfte aus dem Kosmos auf die Erde einstrahlen, die den Menschen in seiner Leibesbildung bis in seine Schicksalsgestaltung hinein formten. Die Babylonische Kultur verband die mystisch-hellsichtige Anschauung dieser Kräfte mit einem genauen Studium der Bewegungen der Gestirne. Sie entwickelte mathematische Modelle zur Bestimmung der Planetenbahnen und schuf die Einteilung des Kreises in 360 Grad. Bis ins Mittelalter hinein waren die Tierkreiskräfte ein wichtiger Bezugspunkt für die Astronomie, aber auch für die Medizin. Rudolf Steiner griff dieses Bild des Tierkreises auf und ordnete ihm Gestaltbildungskräfte zu.

Der Mensch denkt einen Gedanken. Der Gedanke entstammt einer inneren geistigen Tätigkeit. Dieser Gedanke kommt durch *eine Tat* in die Welt. Das Instrument, diese Tat auszuführen, ist das menschliche Muskel- und Bewegungssystem. Auch die Sprache bringt einen Gedanken durch die Muskelbewegung der Stimmbänder, des Gaumens, der Zunge und der Lippen zum Ausdruck. Es verwirklicht sich der Mensch durch Bewegung und Sprache.

Der Gedanke des Sprechenden findet so seine „Lautleiblichkeit". Er inkarniert sich im Wort. Aus diesem Prinzip entwickelte Steiner die Eurythmie als eine Bewegungskunst, in der Sprache sichtbar erscheint. Er gliederte die Konsonanten in zwölf Gruppen, die er dem Tierkreis zuordnete. Die Vokale als Träger des seelischen Ausdrucks entdeckte er in der rhythmisch bewegten, harmonischen Welt der Planeten.

Zwölfheiten begegnen uns in verschiedenen Zusammenhängen. In der alltäglichen Erfahrung ist uns die Zwölfheit durch die Einteilung der Zeit in die zwölf Stunden des Tages und die zwölf Monate des Jahres bekannt. In der christlichen Überlieferung sprechen wir von den zwölf Aposteln, die anthroposophische Geisteswissenschaft kennt zwölf Sinnesbereiche [→ Kapitel „Von der Sinnfrage der Krebskrankheit zur Pflege der Sinne"] und Rudolf Steiner beschrieb zwölf Weltanschauungen.[4]

In der Zwölfheit wird eine Ganzheit ausgedrückt, deren Teile jeweils das Ganze in einem bestimmten Aspekt repräsentieren. So lässt sich die Erscheinungswelt mit jedem Sinnesorgan erfassen, aber jeweils nur in den Qualitäten, die dem jeweiligen Sinn zugänglich sind. Die Welt erscheint dem Auge als Licht und Farbe, dem Ohr als Klang. Jede Weltanschauung interpretiert die Welt, aber jeweils nur in einer bestimmten Bedeutung und Gedankenform. Der Tierkreis ist die Summe der kosmischen Kräfte, die den Menschen und sein Schicksal formen. Die zwölf Apostel repräsentieren die in einer Menschengemeinschaft typischen charakterlichen Eigenarten und soziale Aufgaben.

Die Zwölfheit ist keine empirisch gezählte Größe. Die Anzahl der Jünger Christi war bedeutend höher als die zwölf berufenen Apostel, die Anzahl kosmischer Bildekräfte ist durchaus nicht auf zwölf beschränkt, auch nicht die Anzahl möglicher Weltanschauungen, und selbst die Sinnesphysiologie zählt heute mehr als zwölf Sinne auf. Die Zwölfzahl steht für eine bestimmte Qualität, die sich in mathematischen Eigentümlichkeiten ausdrückt. Die zwölf ist durch die Zahlen 1–2–3–4–6–12 teilbar. Dadurch ergeben sich auf einer Kreisfläche, die man in zwölf Teile gliedert, wiederum überschaubare ganzzahlige Einheiten: Der Tag (12 Stunden), der Vormittag und der Nachmittag (2 x 6 Stunden), der Vierteltag (4 x 3 Stunden). Durch die Multiplikation der zwölf mit fünf, der einzigen Zahl, durch die die zwölf nicht teilbar ist, ergibt sich die uns vertraute Einheit der Stunde mit ihren 12 x 5 = 60 Minuten. Die sechzig lässt sich jetzt auch durch die 5–10–15–20–30 teilen mit all den Vorteilen der Übersichtlichkeit, die wir am Zifferblatt so sehr schätzen. Die 12 x 30 Tage ergeben ein Jahr mit 360 Tagen, was zugleich der Einteilung des Kreises in 360 Grad entspricht. Die 360 lässt sich 24-mal ganzzahlig teilen. In den zwölf pflegerischen Gesten erscheint die Ganzheit des Pflegens in zwölf inneren Bewegungen. Aus diesen Bewegungen lassen sich alle weiteren pflegerischen Gesten als Übergangs- oder Mischformen ableiten oder in der jeweiligen Prägung durch eine der sieben pflegerische Grundstimmungen ausdrücken. Hierdurch ergibt sich eine Anzahl von Gesten in der Praxis. Die Persönlichkeit des Pflegenden prägt jede der Gesten. Sie gestaltet letztlich die Beziehung zum Pflegebedürftigen. Die Urbilder, aus denen sich dieses individuelle Verhältnis ableitet, sind in den pflegerischen Gesten zu finden. Rudolf Steiner bezeichnete einmal die Weltanschauungen als Gedanken, die hohe Engelwesen denken. Menschen denken in Gedanken – diese hohen Engelwesen denken in Weltanschauungen.[5]

Wenn Menschen pflegen, dann nutzen sie kosmische Gestaltungskräfte. Sie werden in den zwölf pflegerischen Gesten beschrieben.

Eine Beziehung der pflegerischen Gesten zum Tierkreis ergibt sich aus dessen archetypischen Bildern. Der Tierkreis drückt Kräfte bildhaft aus, die sich in der Natur, im seelischen Innenraum und in der menschlichen Gestaltbildung wiederfinden lassen. Dieser mittelbare Zusammenhang ist gemeint, wenn eine Zuordnung zu den Tierkreiskräften erfolgt. Ein deterministisches Ursache-Wirkungsprinzip, wie es eine platte Astrologie postuliert, besteht keinesfalls. Die konkrete Zuordnung zu den einzelnen Tierkreisbildern wird durch die von Rudolf Steiner entdeckte Beziehung einer Lautgebärde zur Tierkreiskraft deutlich. Die in der Eurythmie verwendeten Gesten weisen eine überraschende Verwandtschaft mit den in den pflegerischen Gesten ausgedrückten inneren Bewegungen auf. Da Gesten Sprache der Hände und des Körpers sind, erscheint der Rückgriff auf die Eurythmie als „sichtbare Sprache" durchaus nahe liegend.

9. Die pflegerischen Grundstimmungen und die Planeten

So wie sich die Planeten innerhalb des Tierkreishorizontes bewegen, so modifiziert die Seelenstimmung des Pflegenden die pflegerische Geste. Diese Grundstimmungen werden im Folgenden charakterisiert.

In der Sprache der Eurythmie entsprechen die Seelenstimmungen den Vokalen und Umlauten A (Venus-Mitempfinden) – E (Mars-Führen) – I (Merkur-Vermitteln) – O (Jupiter-Organisieren) – U (Saturn-Begleiten) – AU (Sonne-Interessieren) – EI (Mond-Dienen).

9.1 ☉ Sonnenqualität – Sich interessieren – Vokal AU

Betrachten wir den Kreis der pflegerischen Gesten, vermisst man Begriffe wie zum Beispiel das Lieben, das Mitgefühl oder das Begleiten. Man findet sie nicht, weil z. B. Liebe keine Geste ist. Wenn man sich für einen Menschen wirklich interessiert, dann liegt darin Liebesqualität. Im Interesse wirken Licht und Wärme. In diesem Sinne ist das Interesse – nicht die Neugier! – eine Metamorphose der Liebe. Sie liegt als eine seelische Kraft allen Gesten zugrunde. Die Liebe, das Interesse durchzieht den ganzen Tierkreis wie die Sonne.

9.2 ♂ Marsqualität – Führen, Anleiten – Vokal E

Mars wirkt im Mut, in der Kraft, im Willen. Er repräsentiert die Qualität, etwas bis zum Abschluss zielbewusst durchzuführen, z. B. dem Patienten in einer Krise einen Weg zu weisen. Mars weiß, wo es lang geht. Führen ist Marsqualität in der Pflege. Wenn man einen Senfwickel anlegt, muss man genau wissen, was passiert. Wenn der Patient in den ersten zwei Minuten glaubt zu verbrennen, müssen wir wissen: nein, es wird keine Verbrennungen geben. Und wir müssen wissen, wann die Behandlung abzubrechen ist.

9.3 ♀ Venusqualität – Mitempfinden, Empathie – Vokal A

Sie ist das Gegenteil der Marsqualität. Venus möchte offen sein, hinhören, Verständnis für das entgegenbringen, was im Patienten vor sich geht. Sie will ganz hineinlauschen in sein Befinden. Mitempfinden ist Venusqualität. Sie verbindet sich mit dem Patienten, stärker als es die Kraft des Interesses tut. Sie geht nicht voran, sondern wartet.

9.4 ♃ Jupiterqualität – Organisieren – Vokal O

Zeus-Jupiter ist der Göttervater, der auf dem Olymp thront. Er repräsentiert die Qualität des Überblicks, verbunden mit Gestaltungsmacht. In der Pflege ist dies die Qualität des Organisierens: aus dem Überblick heraus gestalten, eine Pflegeplanung vornehmen, die Mitarbeiter koordinieren, wahrnehmen was der Einzelne braucht, immer den Blick aufs Ganze haben.

9.5 ☿ Merkurqualität – Vermitteln – Vokal I

Merkur ist der Gott der Ärzte, der Diebe und Kaufleute. Er steht für Flexibilität und Beweglichkeit. Merkur ist der Götterbote, der die Menschen miteinander in Beziehung setzt und zwischen der himmlischen und der irdischen Welt vermittelt. Überall dort, wo Vermittlung stattfindet, wirkt dieses Element. Diese Stimmung ist gerade bei jungen Mitarbeitern besonders ausgeprägt. Ein Beispiel: Ein Patient läutet. Der Pfleger kommt in das Patientenzimmer. Die Thermoskanne steht auf dem Tisch, der Patient wünscht einen frischen Tee. Der Pfleger nimmt die Thermoskanne; der Nachbarpatient winkt und muss auf die Bettpfanne. Der Pfleger stellt die Thermoskanne wieder ab, nimmt die Bettpfanne, schiebt sie unter, wischt ab, nimmt in der einen Hand den Topf, in der anderen die Thermoskanne, öffnet mit dem Ellbogen die Tür, stellt die Thermoskanne ab, den Topf in die Topfspüle, Wasser für den Tee heiß machen, auf die Klingel in Zimmer sieben gehen. Den Topf aus der Topfspüle holen, Teebeutel in Teekanne usw.

9.6 ♄ Saturnqualität – Begleiten – Vokal U

Saturn, der äußerste mit bloßem Auge sichtbare Planet unseres Sonnensystems, braucht 28 Jahre, um sich einmal um die Sonne zu drehen. In der römischen Mythologie wird er als der janusköpfige Gott dargestellt mit einem Gesicht, das in die Vergangenheit, und einem, das in die Zukunft blickt. In der Saturnstimmung vertraut man auf die Entwicklung, weil man um die Kräfte weiß, die im Patienten, in der Krankheit und im Schicksal wirken. Aus dieser Gewissheit gewinnen wir die Fähigkeit, den Patienten zu begleiten. Dieses Begleiten ist mehr, als nur jemanden zur Toilette zu bringen. Achtung, Aufmerksamkeit, Besonnenheit sind die wichtigsten Saturnqualitäten. In der Saturnstimmung ist der Heilerwille durch Ausdauer und Ernst charakterisiert. Das Wissen um die Wege ist die Grundvoraussetzung, um jemanden begleiten zu können. Das Begleiten hat eine andere zeitliche Dimension als die Marsqualität des Führens. Im Führen ist der Pflegende sehr stark selbst tätig. In der Saturnstimmung wirkt schon das Vertrauen, dass sich Tore auftun werden.

9.7 ☾ Mondqualität – Spiegeln, Dienen – Vokal EI

Der Mond spiegelt das Sonnenlicht. In der Pflege gibt es zwei Formen des Spiegelns, das sympathische und das antipathische Spiegeln. Beim sympathischen Spiegeln bemerkt man nicht, dass man den Patienten spiegelt. Das ist zum Beispiel der Fall, wenn man plötzlich in den Dialekt des Patienten fällt oder wenn man Krankheitssymptome an sich selbst zu erkennen glaubt, die man am Betroffenen entdeckt hat. Es ist eine sehr wichtige Fähigkeit, an den Lebenskräften und am Seelenleben des anderen teilzunehmen, aber wenn es unbewusst geschieht, kann es wegen der fehlenden Abgrenzung zur Quelle für Krankheiten in den helfenden Berufen führen.

Das antipathische Spiegeln kennen wir als Methode der Gesprächsführung. Man spiegelt die Sichtweise des Patienten oder teilt ihm mit, wie er auf die Umgebung gewirkt hat. Dieses Spiegeln ist antipathisch, weil es sich die Intention des anderen nicht zu eigen macht. Es wirft den anderen auf sich selbst zurück.

Die antipathische und die sympathische Art des Spiegelns können transformiert werden. Dann entwickelt sich das Spiegeln zum Dienen. Wir bilden es als Werkzeug für den anderen. Wir leihen ihm die Hand, das Ohr, wir gehen auf seine Intentionen ein. Wir tun alles, was er benötigt. Die Transformation vom Spiegeln zum Dienen geschieht durch einen bewussten Entschluss.

Diese sieben pflegerischen Grundstimmungen klingen für viele Pflegenden vertrauter als die Begriffe, mit denen wir die pflegerischen Gesten bezeichnet haben. Sie sind uns näher, weil wir seelische Stimmungen intensiver und bewusster erleben als die formenden Kräfte des Tierkreises.

Die pflegerischen Grundstimmungen vervollständigen das kosmische Urbild der Pflege. Die Sonnenqualität durchdringt den gesamten Tierkreis. Erst das Interesse, die Liebe macht alle pflegerischen Gesten sichtbar. Sie vermittelt und verstärkt die Kraft der Geste.

Es gibt Gesten, die besonders gut mit bestimmten pflegerischen Grundstimmungen harmonieren. Zum Beispiel unterstützt die Marskraft das Anregen. Das Erwecken und das Bestätigen können wir in der Saturnstimmung ausführen. Schematisch lässt sich die Zuordnung der Planetenkräfte zu den Tierkreisgesten wie folgt darstellen:

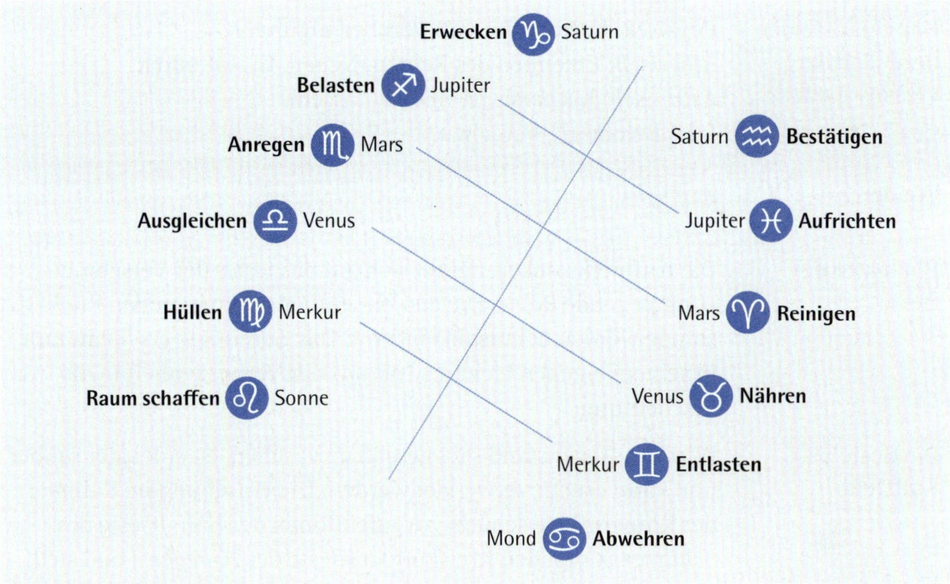

Abb. 6: Die Planetenkräfte und ihre Zuordnung zum Tierkreis

10. Tabellarische Übersicht der pflegerischen Gesten

Widder ♈ W	Reinigen	
Andere Bezeichnungen	Die Entfernung von Verunreinigungen (Stuhl, Schweiß, Urin), Wundreinigung, ein klärendes Gespräch	
Beispiele beim Krebskranken	*Körperlich* • Körperliche Reinigung, Mundpflege, Intimpflege • Wundreinigung, z. B. bei exulzerierenden Wunden • Reinigung nach starkem Schwitzen, Chemotherapie etc.	*Seelisch-Geistig* • Den Patienten sich aussprechen lassen • Tränen zulassen • Altes bewusst zurücklassen, abgeben • Rückschau auf das Wesentliche des Tages • Vorschau auf den Tag nach dem Erwachen • Morgentoilette als Ritual zur Vorbereitung auf den Tag

Handlungsfelder bezüglich der Wesensglieder	*Physisch*: Entfernung von Verunreinigungen. *Ätherisch*: Erkennen des Reinen, Neuen, Gestaltbaren. *Astralisch*: Katharsis (Weinen zulassen). *Ich*: „Beichten", Vergeben.
Widder ♈ W	Reinigen
Charakter der Geste	Die Aufmerksamkeit richtet sich auf das unter der Verschmutzung liegende Reine. Die das Wesentliche verbergenden Rückstände werden behutsam entfernt. Das Gereinigte erscheint nun in seinem eigenen Licht. Es tritt aus der Verborgenheit in die Erscheinung.
Die Geste als Kraftfeld	Wird ein Gegenstand sachgemäß gewaschen, ist er wieder sauber und kann erneut verwendet werden. Die Waschung im Rahmen der Körperpflege schützt vor Infektionen der Haut (Geste des *Schützens*), regt den Kreislauf an (Geste des *Anregens*) und stellt idealerweise das Selbstbild des Gewaschenen wieder her (Geste des *Bestätigens*). In der Geste des Reinigens wird das Gereinigte von allem befreit, was nicht zu seinem wahren Wesen gehört. Dadurch treten seine Möglichkeiten wieder in Erscheinung.
Stimmung	Freudige Erwartung auf das Erscheinende. Nüchterne Distanz oder sachliches Interesse an dem zu Entfernenden. Beherrschtes, behutsames, geführtes, bestimmtes Handeln.
Tierkreisstimmung	Im Frühjahr brechen die Knospen auf und das Neue tritt in Erscheinung. Die Schneedecke taut und die Natur blüht wieder auf. Es ist die Zeit der „Tag-und-Nacht-Gleiche", die Zeit, in der das Neue zur Erscheinung kommt. Aus dieser Stimmung blicken wir auf das Reinigen. Eine Waschung zielt nicht nur darauf ab, den Schmutz zu entfernen, sondern das Neue, darunter liegende zur Erscheinung zu bringen. Das Symbol für den Widder kann man auf zwei Weisen interpretieren. Einerseits erkennen wir in ihm das Gehörn, die Kraft, das Hervorstoßen, Hervorbrechen, anderseits können wir es als die beiden sich öffnenden Keimblätter verstehen, aus denen heraus das Neue erscheint. Die pflegende Hand entfernt das Alte, um dem Neuen zur Erscheinung zu verhelfen.
Was ist zu vermeiden?	Oberflächliches „Herumwischen", „Übertünchen" von Verunreinigungen, rücksichtsloses Scheuern.

Selbstpflege	Um einer Situation neu und unvoreingenommen begegnen zu können, muss ich das Alte zurücklassen. Meine Aufmerksamkeit ist dann nur noch dem Neuen zugewandt. Eine Hilfe, um das Alte abzustreifen, ist die Waschung der Hände oder eine Dusche oder ein Bad nach dem Dienst. Auch ein Gespräch, das ich so führe, dass ich das Vergangene, mich Belastende aussprechen darf, ohne daran festzuhalten, reinigt den Blick für das Kommende. Wenn mich Ekel bei der Reinigung überkommt, hilft es, den Unrat oder die Verschmutzung sachlich distanziert, dagegen das darunter liegende Reine, das zur Erscheinung kommen will, freudig zu betrachten.
Meditation	*„Ich stelle mir nun vor, dass der grüne Farbensaft durch die Pflanze fließt und dass dieser der Ausdruck ist für die reinen leidenschaftslosen Wachstumsgesetze. Und dann stelle ich mir vor, wie das rote Blut durch die Adern des Menschen fließt und wie dieses der Ausdruck ist für die Triebe, Begierden und Leidenschaften. Das alles lasse ich als einen lebhaften Gedanken in meiner Seele erstehen. Dann stelle ich mir weiter vor, wie der Mensch entwickelungsfähig ist; wie er seine Triebe und Leidenschaften durch seine höheren Seelenfähigkeiten läutern und reinigen kann. Ich denke mir, wie dadurch ein Niederes in diesen Trieben und Leidenschaften vernichtet wird und diese auf einer höheren Stufe wiedergeboren werden. Dann wird das Blut vorgestellt werden dürfen als der Ausdruck der gereinigten und geläuterten Triebe und Leidenschaften. Ich blicke nun z. B. im Geiste auf die Rose und sage mir: in dem roten Rosensaft sehe ich die Farbe des grünen Pflanzensaftes umgewandelt in das Rot; und die rote Rose folgt wie das grüne Blatt den reinen, leidenschaftslosen Gesetzen des Wachstums. Das Rot der Rose möge mir nun werden das Sinnbild eines solchen Blutes, das der Ausdruck ist von geläuterten Trieben und Leidenschaften, welche das Niedere abgestreift haben und in ihrer Reinheit gleichen den Kräften, welche in der roten Rose wirken.“*[6]

Stier ♉ R	**Nähren**
Andere Bezeichnungen	To nurse = stillen – pflegen, aufpäppeln, ernähren
Beispiele	Essen zubereiten, Essen geben, jemandem etwas (materiell) Gutes tun. Märchen oder Gedichte vorlesen als „seelische Nahrung“; Gebet oder Meditation als „geistige Nahrung“.

Stier ♉ R	Nähren	
Beispiel beim Krebskranken	*Körperlich* • Geeignete Auswahl und Zubereitung von Nahrungsmitteln bei Tumorkachexie oder Opiat-Übelkeit • Vorlieben berücksichtigen • Darreichung kleiner Portionen und ansprechende Gestaltung der Nahrung • Gabe von verdauungsfördernden Medikamenten (z. B. *Amara Tropfen* (Weleda) oder *Gentiana Magen Globuli velati* (WALA))	*Seelisch-Geistig* • Würdige Verabreichung der Nahrung, auch von Sondenkost oder parenteraler Ernährung • „Seelische" Ernährung, z. B. durch Gespräch, Vorlesen (Märchen!), Literaturempfehlung • „Geistige" Ernährung, z. B. Kommunion • Tischgebet
Handlungsfelder bezüglich der Wesensglieder	*Physisch*: Nahrung darreichen, „Füttern". *Ätherisch*: Für Qualität der Nahrungsmittel, Rhythmik der Darreichung, Gestaltung der Umgebung bzw. Ruhe sorgen, Sinneseindrücke (Geruch, Geschmack), Bilder. *Astralisch*: Vorstellungen beachten. *Ich*: Teilen, Gemeinschaft, Kommunion.	
Charakter der Geste	Alles, was die stoffliche Verbindung des Menschen mit der Erde herstellt, steht unter dieser Geste. Dabei kommen nicht allein die Nährstoffe in Betracht, sondern im Besonderen die Art der Zubereitung und Verabreichung sowie die Bedingungen, unter denen optimal verdaut und in die Leiblichkeit integriert werden kann. Zeit, Wärme, Stille, Ruhe, Zuwendung werden gleichsam in die nährenden Substanzen hineingewoben.	
Die Geste als Kraftfeld	Die Darreichung von Nahrung gewährleistet den Aufbau und die Erhaltung des Körpers. Die Geste des Nährens stellt die Beziehung der Substanzen, wie sie im Pflanzenreich aus Licht, Wasser und Kohlendioxid gebildet werden, zum sozialen Prozess des Teilens her.	
Stimmung	Freude schenken zu dürfen. Ehrfurcht gegenüber der Ernährung. Empfindung für die Fremdheit der Nahrung und für die Schwierigkeit des (kranken) Menschen, diese aufzunehmen und sich zu eigen zu machen. Geduld mit den Verdauungsprozessen. „Liebe geht durch den Magen." „Der Mensch lebt nicht vom Brot allein."	

Tierkreisstimmung	Das Rind als Urbild eines Stoffwechseltieres verwandelt Pflanzensubstanz in Milch (Kuh) und Muskelfleisch (Stier), die es dem Menschen im Überfluss für seine Ernährung schenkt. Der Ochse trägt Lasten, pflügt den Boden, vervielfacht die Menschenkraft. Die Pflanzen empfangen Licht aus dem Kosmos. Es verdichtet sich im Tier, das Pflanzensubstanz aufnimmt. In seiner Körperbildung macht das Tier diese kosmische Kraft des Lichtes dem Menschen ähnlicher. Mit seiner Körperkraft dient es dem Menschen bei der Kultivierung der Erde. Die eurythmische Geste dafür ist das R. Diesen Laut wendet die Heileurythmie bei vielen Stoffwechselerkrankungen an.
Was ist zu vermeiden?	Ungeduld, Verzweiflung, wenn die Nahrung in der dargebotenen Form verweigert wird, das heißt nicht aufgenommen werden kann. Überfütterung aus dem Genuss der Fähigkeit, „Gutes“ zu tun.
Selbstpflege	Mache ich mir bewusst, dass mir die Ernährung Kräfte für die Erhaltung meines Leibes schenkt, esse ich nicht allein aus Lust an der Befriedigung eines Bedürfnisses, sondern lerne Dankbarkeit und Verantwortung für die Qualität der Nahrung zu empfinden. Das kommt in den meisten Tischgebeten zum Ausdruck. Diese Haltung vermeidet unrhythmisches, Gewohnheits-, Langeweile- oder Frustessen. Wird mir ein Mangel im Seelischen bewusst, suche ich nach nicht-stofflicher Nahrung. Der Wechsel von Mangel und Überfluss der Nahrung lehrt mich das Teilen.
Spruchmeditation	*Die Sonne gibt* *Den Pflanzen Licht,* *Weil die Sonne* *Die Pflanzen liebt.* *So gibt Seelenlicht* *Ein Mensch anderen Menschen,* *Wenn er sie liebt.* [7]

Zwilling ♊ H	Entlasten
Andere Bezeichnungen	Etwas abnehmen, Substitution, tun, was der andere nicht vermag, helfen
Beispiele	Bedürfnisse erkunden. Alles für den Kranken tun, was ihn entlastet. Bettruhe. Wärmen, Essen geben, Reinigen, Kleiden, Beziehungen aufnehmen etc.

Zwilling ♊ H	Entlasten
Beispiele beim Krebskranken	*Körperlich* • Entlastung von körperlichen Anstrengungen oder bei Einschränkungen durch Metastasierung, Schmerzen • Entlastung nach OP • Entlastung während und nach Chemotherapie oder Bestrahlung • Schmerztherapie *Seelisch-Geistig* • Entbindung von Konventionen • Verpflichtungen übernehmen • An Termine erinnern • Verantwortung abnehmen oder neu bestimmen • Aufgaben neu verteilen • Verzeihen
Handlungsfelder bezüglich der Wesensglieder	*Physisch*: Jemandem eine körperliche Last abnehmen. *Ätherisch*: Etwas in die Leichte heben, etwas „lichten“, etwas erleichtern. *Astralisch*: Eine Sorge abnehmen, sich anstelle für jemanden kümmern. *Ich*: Jemanden vertreten, Verantwortung übernehmen.
Charakter der Geste	Die allseitige Bedürftigkeit eines Kranken, Verletzten oder Behinderten ruft die Geste des Helfen-Wollens aus großer Tiefe hervor. Zunächst müssen die Felder der notwendigen Hilfe erkannt werden. Sie finden sich im körperlichen, seelischen und geistigen Bereich. Der Helfersinn des Pflegenden wird angesprochen. Die Geste durchdringt alle Pflegehandlungen. Ähnlich der Geste des Nährens vermittelt sie dem Hilfsbedürftigen, dass für ihn gesorgt wird und dass er seine Kräfte für Heilungs- und Regenerationsprozesse bzw. für Besinnung- und Erkenntniskräfte nutzen darf.
Die Geste als Kraftfeld	Wer jemandem eine Last abnimmt oder jemandem hilft, reduziert den Kraftaufwand, den der andere leisten muss. Als Geste bildet das Entlasten ein soziales Band, das es dem Empfänger der Hilfe erlaubt, bislang gebundene Kräfte für etwas anderes einzusetzen. Diese Geste bildet die Grundlage einer arbeitsteiligen Gesellschaft.
Stimmung	Herzliche und freudige Bereitschaft, für den Bedürftigen zu handeln. Ernst-Nehmen aller seiner Bedürfnisse. Selbstlosigkeit, Selbstverständlichkeit im Handeln, werktätige Liebe. Wärme und Licht im Herzen tragen und dem Bedürftigen bringen, was er braucht.

Tierkreisstimmung	Warme, heitere Frühlingsstimmung. Die Natur ist mild, dem Menschen wohlgesonnen. Leichtigkeit. Alles wächst, blüht, scheint über sich hinauszustreben. Die Natur bringt Überschusskräfte hervor. Sie macht den Menschen geneigt, über sich selbst hinauszusehen. Die Herzen öffnen sich. Wenn man eine entlastende Geste versucht, wird man in irgendeiner Weise Arme und Hände vom Rumpf weg bewegen, vielleicht in die Luft werfen. Das ist die eurythmische Geste des Lautes H. Um jemanden zu entlasten, braucht man selbst Kraft. Eine Geste, die verströmt und leicht macht, benötigt selbst einen festen Grund. Die Figur der Zwillinge zeigt eindrücklich, wie einer den anderen unterstützt und beide ein gemeinsames Ziel verfolgen. Diese Stimmung entsteht bei der selbstverständlichen, freudigen Hilfe, die man jemandem anbietet.
Was ist zu vermeiden?	Die Selbständigkeit des Patienten durch übergroße Fürsorge lähmen und ihn dadurch in Abhängigkeit halten. Helfersyndrom. Impulse zur Selbständigkeit übersehen. Tatsächliche Bedürfnisse ignorieren und durch Ablenkung oder Ersatzbefriedigungen „Ruhe" schaffen.
Selbstpflege	Die Gefahr der Geste liegt in der Überschätzung der eigenen Kräfte. Nur wenn ich achtsam auf meine körperliche, seelische und geistige Verfassung bin, kann ich helfen, ohne dass ich mir und anderen zu einer Belastung oder Gefahr werde. Nur die feste Verwurzelung im eigenen Leib, in der Seele und im Geist gibt mir die Kraft, von mir selbst abzusehen und für andere selbstlos da zu sein. Nur wenn ich meine Stärken und Schwächen kenne, kann ich andere entlasten. Dabei ist das Hinstarren auf die eigenen Kräfte eher hinderlich. Es führt meist zur Über- oder Unterschätzung. Indem ich meine eigene Hilfsbedürftigkeit erkenne und zeige, werde ich ein sozialer Mensch. Wenn ich erkenne, was ich anderen verdanke, erwacht in mir der Sinn für die Bedürftigkeit anderer.

Zwilling H ♊	Entlasten
Spruchmeditation	*Im Herzen wohnt* *In leuchtender Helle* *Des Menschen Helfersinn.* *Im Herzen wirket* *In wärmender Macht* *Des Menschen Liebekraft.* *So lasset uns tragen* *Der Seele vollen Willen* *In Herzenswärme* *Und Herzenslicht* *So wirken wir* *Das Heil den Heilbedürft'gen* *Aus Gottes Gnadensinn.*[8]

Krebs F ♋	Abwehren
Andere Bezeichnungen	Verteidigen, abschirmen, schützen, draußen halten
Beispiele	Belastungen, Störungen und Reize vom Kranken fernhalten. Desinfektion, Mundschutz tragen, Druckentlastung zur Dekubitusprophylaxe. Sichtschutz, Türen schließen, Termine absagen, Telefon abschalten, Besuchszeiten einhalten.
Beispiele beim Krebskranken	*Körperlich* • Hygiene, Wunddesinfektion • Isolierung bei abwehrgeschwächten Patienten (z.B. nach Zytostase, Bestrahlung) • Druckentlastung zur Dekubitusprophylaxe • Säurepuffer zur Ulkusprophylaxe *Seelisch-Geistig* • Besuche für den Patienten nur nach Absprache zulassen • Interessen des Patienten nach außen vertreten • Datenschutz, Vertraulichkeit wahren • Privatsphäre ermöglichen
Handlungsfelder bezüglich der Wesensglieder	*Physisch*: Eine Gefährdung abwehren (Prophylaxen), etwas auf Distanz halten. *Ätherisch*: Den Patienten informieren und Sicherheit ausstrahlen. *Astralisch*: Vorausdenken. *Ich*: Wächter sein.

Charakter der Geste	Die Aufmerksamkeit ist ganz nach außen gerichtet. Was geschützt werden soll, rückt fast aus dem Bewusstsein. Es wird ausschließlich auf die Umgebung gewirkt. Das zu Schützende befindet sich im Zentrum, der Pflegende wendet ihm gleichsam den Rücken zu und schafft Abgrenzung. Er vertritt die Interessen des Patienten nach außen. Der Patient soll keine Kraft aufbringen müssen, um sich selbst abzugrenzen.
Die Geste als Kraftfeld	Schutz bewahrt Grenzen. Die Abwehr von Gefahren gewährleistet die Existenz. Abwehren als Geste schafft ein Feld ungeteilter Aufmerksamkeit für die Umgebung. Sie bildet das Kraftfeld des Wächters, in dessen Umgebung Sicherheit und Frieden möglich sind.
Stimmung	Der Pflegende verzichtet auf die direkte Beziehung zum Patienten. Die „Verteidigung" absorbiert ihn. Er lebt in der Gefahr, die innere Beziehung zum Patienten zu vergessen und sich nur mit Äußerlichem zu beschäftigen. Es besteht das Problem, das zu Schützende im Eifer der Abwehr zu vergessen und damit zu gefährden. In diesem Eifer ist Besonnenheit nötig.
Tierkreisstimmung	Sommersonnwende. Die Luft flirrt in der Sonnenhitze. Die Wärme macht benommen. Man reist in die Ferne, schließt Bekanntschaften, öffnet sich für das Neue. Man verströmt sich, ist draußen und wenig bei sich. Die Aufmerksamkeit ist ganz an den Umkreis hingegeben. Die Panzerung und gleichzeitige Hypersensibilität gegenüber Erschütterungen und Lichtschatten machen den Krebs zu einem eindrucksvollen Symbol für das Abwehren. Diese Stimmung finden wir im vorausschauenden Erkennen von Gefährdungen für den Patienten.
Was ist zu vermeiden?	Angst vor der Störung oder der Gefahr. Beschränkung der Pflege auf die Geste des Verteidigens aus Ängsten verschiedenster Art. Der Versuch, jede Berührung mit „Schädlichem" zu verhindern und den Patienten dadurch zu isolieren.

Krebs ♋ F	Abwehren
Selbstpflege	Schwaches oder Keimhaftes braucht Schutz. Im Affekt gefährde ich es. Lege ich einen Panzer darum, droht es zu ersticken. Am meisten ruiniert die Angst meine Abwehrkräfte. Wenn ich etwas schützen oder verteidigen möchte, muss ich mir immer der Verhältnismäßigkeit der Mittel bewusst sein. Oft schade ich mir selbst oder dem, den ich schützen möchte, wenn ich den Gegner oder die Störung blind vernichte. Am besten kann ich mich schützen, wenn ich besonnen, mitfühlend und entschieden meinen Weg gehe. Nicht, indem ich mich angstvoll zu behaupten suche, schütze ich mich, sondern indem ich auf die Erneuerungskräfte vertraue, die von innen heraus eine feste, aber dynamische Grenze bilden.
Meditation	*Denken an den linken Fuß* *Mein Ich trägt mich* *Denken an den rechten Fuß* *Mein Ich hält mich* *Denken an die linke Hand* *Mein Ich schützt sich* *Denken an die rechte Hand* *Mein Ich wehrt sich* *Tragekraft* *Haltekraft* *Schutz und Wehr* *Fass ich aus vier* *In eins* *In meinem Herzen.*[9]

Löwe ♌ T D	Raum schaffen
Andere Bezeichnung	Ordnen
Beispiele	Vorbereitung des Patientenzimmers, der Pflegeeinrichtung, aufräumen, sortieren. Sich innerlich mit anstehenden Veränderungen auseinandersetzen. Pläne schmieden.

<table>
<tr><td>Beispiele beim Krebskranken</td><td>Körperlich
• Wohnraum, Krankenzimmer patientengerecht einrichten
• Zeitliche Gliederung des Tagesablaufes unter Berücksichtigung von Therapien, Sozialkontakten und Alleinsein
• Pflege aller Sinnesbezirke durch die Gestaltung der Räumlichkeiten</td><td>Seelisch-Geistig
• Imagination körperlicher und seelisch-geistiger Ganzheit und Unversehrtheit gegenüber der „Raumforderung“ des Tumors, der Zersplitterung durch Metastasen oder Verstümmelung durch Organamputation bzw. „Vergiftung“ (Chemotherapie, Bestrahlung)
• Suche nach der eigenen Mitte zwischen Abgrenzung und Hingabe</td></tr>
<tr><td>Handlungsfelder bezüglich der Wesensglieder</td><td colspan="2">Physisch: Aufräumen, Einordnen, Platz machen.
Ätherisch: Gestalten, Schönheit, Ästhetik, Rhythmus.
Astralisch: Systematisieren, Regeln formulieren, Prioritäten setzen.
Ich: Herrschen ohne Gewalt.</td></tr>
<tr><td>Charakter der Geste</td><td colspan="2">Die Aufmerksamkeit wandert von der Einzelheit zur Umgebung und wieder zurück. Zwischen Zentrum und Umkreis entsteht Raum. Die Dinge haben ihren Ort oder werden an ihren Ort gestellt. Ordnung ist das harmonische Verhältnis der Teile zum Ganzen. Rhythmus bewirkt Ordnung in der Zeit. Für den Patienten entstehen Vertrautheit, Sicherheit, Übersichtlichkeit. Gewohnheiten werden gefördert. Der Mensch findet seinen Platz und fühlt sich empfangen und gewollt.</td></tr>
<tr><td>Die Geste als Kraftfeld</td><td colspan="2">Aufräumen und Pläne erstellen sind Tätigkeiten des Ordnens. Sie schaffen Übersicht und Verlässlichkeit. Im Ordnen oder Raum-Schaffen entsteht als Geste ein Kraftfeld, das einen Ort so prägt, dass sich Menschen unwillkürlich von dieser Ordnung in ihrem Handeln leiten lassen. Im Gegensatz dazu chaotisiert eine ungeordnete Umgebung.</td></tr>
<tr><td>Stimmung</td><td colspan="2">„Flammende Begeisterung“. Der Löwe, der mit Stärke und Macht sein Territorium beherrscht. Herrschen als die Fähigkeit, das Ganze mit dem Einzelnen zu verbinden.</td></tr>
</table>

Löwe ♌ T D	Raum schaffen
Tierkreisstimmung	In der Geste des Raum-Schaffens, des Ordnens sind wir mit unserem Bewusstsein abwechselnd in der Peripherie und dann wieder auf dem Punkt bei uns. Diese Stimmung begegnet uns, wenn wir aus Übersicht und Schaffensfreude gestalten. Betrachten und Handeln stehen in einem harmonischen Verhältnis. Wir handeln künstlerisch, ästhetisch und schöpferisch. So entsteht eine uns gemäße, aktive Ordnung.
Was ist zu vermeiden?	Pedantische Ordnung, unflexible Planung, starre Vorstellungen.
Selbstpflege	Wenn ich für mich keine Gestaltungsräume erkenne, fühle ich mich unfrei. Mein Handeln wird dann von Außen bestimmt. Wenn ich nur in der Zukunft oder in meinen Idealen lebe, kann ich die Gegenwart nicht gestalten. Meine Lebensverhältnisse geraten in Unordnung. Ich kann mich stärken, wenn ich mich mit einem Ideal erfülle und sofort den ersten Schritt tue. In der Rückschau auf einen Tag erkenne ich, was ich geschaffen habe und was in Unordnung geblieben ist. Ich weite meinen Blick und beginne jeden Tag neu mit kleinen und bestimmten Schritten. Wenn ich in mir Ordnung finde, schaffe ich den Raum für Neues.
Meditation	*Punkt und Kreis* *Abends* *In mir ist Gott* *Morgens* *Ich bin in Gott*[10]

Jungfrau ♍ D	Hüllen
Andere Bezeichnungen	Behüten, einhüllen, wärmen, ein Nest bauen, brüten
Beispiele	Mit der Geburt verlässt das Kind die Hüllen des Uterus. Es kommt in die Obhut der Eltern. Es wird in den Händen geborgen, mit Tüchern umhüllt, in den Arm genommen, bekleidet. Den Patienten zudecken, einreiben, in den Arm nehmen. Eine Wärmehülle schaffen.

<table>
<tr><td>Beispiele beim Krebskranken</td><td>Körperlich
• Ganzkörpereinreibungen zur verstärkten Erfahrung der eigenen Körpergrenzen und leiblichen Ganzheit
• Wärmehüllen durch äußere Anwendungen und Bekleidung bei konstitutionell schwachem oder starrem Wärmeorganismus
• Bedürfnisse „von den Augen ablesen“</td><td>Seelisch-Geistig
• Geborgenheit durch freundliche, warme, interessierte Zuwendung
• Den Patienten im Bewusstsein mittragen</td></tr>
<tr><td>Handlungsfelder bezüglich der Wesensglieder</td><td colspan="2">Physisch: Einhüllen, bekleiden, umarmen, einpacken.
Ätherisch: Lieben, geduldeln, dulden, gedeihen lassen, gewöhnen, wärmen.
Astralisch: Innenraum bilden, etwas hereinnehmen.
Ich: Treue, Verantwortung.</td></tr>
<tr><td>Charakter der Geste</td><td colspan="2">In der Geste des „Raum-Schaffens“ erhält der Patienten einen Ort, an dem er sein darf und sich entfalten kann. Durch die Hüllung wird ein Entwicklungsraum geschaffen. In der Jungfrau-Hülle liegen die Kräfte für Wachstum und Entfaltung. Sie ist die Voraussetzung für die Reifung der Organe, für Regeneration und Wachstum.</td></tr>
<tr><td>Die Geste als Kraftfeld</td><td colspan="2">Das Einhüllen, Umarmen, ein Nest bauen als Tätigkeiten sorgen für Wärme, Schutz und bereiten einen Entwicklungsraum. Die Geste des Hüllens wirkt nicht seelisch, sondern Formen und Gestalten schaffend. Sie ist eine Art „Schöpfung“ in dem Sinne, wie man mit Händen Wasser aus einer Quelle schöpft und damit das „Geschöpf“ aus dem allgemeinen Wasserstrom herauslöst.</td></tr>
<tr><td>Stimmung</td><td colspan="2">Die Geste kommt ganz aus der Mitte. Sie wird meist in großer Sympathie vollzogen. Rudolf Steiner gab als Charakterisierung der eurythmischen Geste die Bezeichnung „vernünftige Ernüchterung“. Diese Nüchternheit schützt vor zu großer seelischer Überfrachtung der Hülle. Der Pflegende nimmt seine eigene Hülle wahr und bezieht den Patienten mit ein. Die Kraft dafür erhält er aus seiner eigenen Beziehung zum Umkreis.</td></tr>
<tr><td>Tierkreisstimmung</td><td colspan="2">Den Pflegebedürftigen in der Hülle „ersticken“. In Symbiose mit ihm zu geraten. Die Abhängigkeit des Patienten zu genießen. Ihn als Besitz empfinden.</td></tr>
</table>

Jungfrau ♍ D	Hüllen
Selbstpflege	Ich kann jemandem nur eine Hülle geben, wenn ich mich selbst umfangen fühle von Wesen und Kräften, die mich erhalten und stärken. Die Pflege meiner eigenen Hülle ist daher Voraussetzung dafür, dass ich anderen Wärme und Geborgenheit zu geben vermag. Die Achtsamkeit auf meine Gesundheit, auf Reinheit im Seelenleben und auf eine lebendige Beziehung zu den geistigen Mächten, denen ich meine Existenz verdanke, pflegt meine Hüllen.
Spruchmeditation	*Meine Liebe sei den Hüllen* *Die dich jetzt umgeben* *Wärmend deine Kälte* *Kühlend deine Hitze* *Opfernd eingewoben* *Schwebe liebegetragen* *Lichtbeschenkt nach oben.*[11]

Waage ♎ C	Ausgleichen	
Andere Bezeichnungen	Harmonisieren, rhythmisieren, regulieren	
Beispiele	Bekleidung der Körperwärme anpassen, Flüssigkeitsmangel ausgleichen, Wach- und Ruhephasen im Gleichgewicht halten. Stauungen ableiten. Durch Rhythmische Einreibungen ein Urbild des „lebendigen Ausgleichens" schaffen.	
Beispiele beim Krebskranken	*Körperlich* • Rhythmischer Tagesablauf • Ausgleichen körperlicher Überreaktionen (Schwitzen, Frösteln, dauerhafte Müdigkeit, Schlafstörungen, Appetitlosigkeit, Heißhunger etc.)	*Seelisch-Geistig* • Rhythmus finden zwischen für sich und mit anderen zusammen sein • Rhythmus zwischen Konzentration und Entspannung • Rhythmus zwischen Denken und Handeln
Handlungsfelder bezüglich der Wesensglieder	*Physisch*: Abwägen, abmessen, ersetzen. *Ätherisch*: Das rechte (menschliche) Maß finden, ergänzen. *Astralisch*: Gerechtigkeit, gerechten Ausgleich finden, vermitteln. *Ich*: Die individuelle Mitte finden; wissen, wann zu handeln und wann nicht zu handeln ist.	

Charakter der Geste	Wo zu viel ist, etwas entfernen – wo zu wenig ist, etwas hinzufügen. Eine Einseitigkeit wird innerlich nachgebildet und gesteigert, bis eine Gegenbewegung ins Bewusstsein tritt. Empathie ist der Wahrnehmungsweg, die Geste erscheint als inneres „komplementäres Nachbild".
Die Geste als Kraftfeld	Ausgleichende Tätigkeiten stellen Gleichgewichte her. Das Ergebnis ist eine vorübergehende Ruhe und Befriedigung. Als Geste hält das Aufrichten den Pflegenden in ständiger Aufmerksamkeit und Bewegung. So wie das Ausbalancieren beim aufrechten Stehen eine fortwährende halbbewusste Aktivität des Muskelsystems darstellt, erzeugt diese Geste eine Art Tanzfeld, im dem der eigene Standpunkt, das Handeln und Ruhen fortwährend auf die Tänzer (das therapeutische Team und den Patienten) bezogen werden.
Stimmung	Mitempfinden, Einseitigkeiten ausgleichen und eine dynamische Mitte herstellen.
Tierkreisstimmung	„Tag-und-Nacht-Gleiche" des Herbstes. Die Waage strebt nach dem Ausgleich der Polaritäten. Sie stellt die Mitte nicht selbst her, sondern zeigt sie an. In dieser Stimmung entstehen Harmonien, wohlproportionierte Verhältnisse, Frieden, Gerechtigkeit.
Was ist zu vermeiden?	Extreme nicht aushalten können (z. B. Fieber). Statische, vorstellungsbestimmte Mittelwerte anstreben. Unvermittelte Wechselbäder. Von einem Extrem ins andere fallen.
Selbstpflege	Nur wenn ich selbst immer wieder in meine eigene Mitte zurückfinde, kann ich Einseitigkeiten bei anderen liebevoll erkennen und einen Ausgleich herstellen. Fehlt mir die Mitte, dann neige ich dazu, eigene Vorstellungen und Bedürfnisse in den anderen zu projizieren. Wie finde ich meine Mitte? Ich finde sie, indem ich Extreme kennengelernt und die Erfahrung gemacht habe, dass ich mein Wesen im Schwingen zwischen Hingabe und Egoismus behaupten kann. In der Achtsamkeit auf die Rhythmen des Körpers, der Seele und des Geistes pflege ich die Mitte.
Spruchmeditation	*Willst du dich selbst erkennen,* *Blicke in der Welt nach allen Seiten.* *Willst du die Welt erkennen,* *Schaue in alle deine eigenen Tiefen.*[12]

Skorpion ♏ S SCH	Anregen	
Andere Bezeichnungen	Reizen, stimulieren, provozieren	
Beispiele	Die Waschung des Gesichts, der Hände, der Füße oder des ganzen Körpers soll anregen. Der sanfte Berührungsreiz, das Wasser, die Temperatur, die Bewegungsrhythmik, der Geruch eines Badezusatzes stimulieren die Durchblutung und Durchwärmung der Haut. Äußere Anwendungen regen die Lebensprozesse an. Bewusst geführte Konflikte können seelische Prozesse provozieren.	
Beispiele beim Krebskranken	*Körperlich* • Anregung der Körperfunktionen durch Waschungen, Bäder, Wickel, Einreibungen je nach akutem oder konstitutionellem Bedarf, z. B. im Bereich der Atmung • Körperwärme • Ernährung, Verdauung • Ausscheidungen • Wundheilung	*Seelisch-Geistig* • Persönliche Fragen stellen • Konfrontation, Spiegelung problematischer Verhaltens- und Denkweisen • Hinweise auf anregende Literatur (z. B. Biografien oder Märchen)
Handlungsfelder bezüglich der Wesensglieder	*Physisch*: Reize von außen setzen. *Ätherisch*: Durch das Denken impulsieren. *Astralisch*: Durch das Fühlen anregen. *Ich*: Die Verwandlungskraft eines Ereignisses nutzen.	
Charakter der Geste	Gezielte, absichtsvolle, oft punktuelle Geste (Bewegung, Berührung), um eine bestimmte Reaktion hervorzurufen. Das Bewusstsein wird nach außen gelenkt. Die Geste kommt von außen und provoziert eine Reaktion von innen. „Reibung erzeugt Wärme".	
Die Geste als Kraftfeld	Reize, Anregungen lösen Reaktionen aus. Je gezielter die Intervention, desto vorhersagbarer das Ergebnis. Anregen als Geste erzeugt Aufmerksamkeit und versetzt das Ruhende in Bewegung. Sie trägt die Signatur des Astralischen, welches das Ätherische in rhythmische Bewegung versetzt wie der Wind die Wellen.	
Stimmung	Waches, genaues Beobachten und gezieltes, dosiertes Handeln. Aufmerksames und geduldiges Abwarten der Reaktion.	

Tierkreisstimmung	Wenn man einen Senfwickel anlegt, eine Injektion verabreicht oder etwas Ironisches sagt, liegt diesem „Anregen, Reizen, Provozieren" zunächst eine leicht antipathische Tendenz zugrunde, selbst dann, wenn man es gut meint. Es wirkt in der Geste des Reizens immer eine schwache Vergiftung, die nur deswegen berechtigt ist, weil wir auf die Stoffwechselantwort des Patienten abzielen. Auf den Reiz folgt eine Reaktion, auf die Provokation eine Verhaltensänderung. Dies ist treffend im Bild des Skorpions als einem mit Giftstachel bewehrten Wesen gefasst. In der Antike wurde das Tierkreisbild Adler genannt. Der Adler verkörperte die alles überschauende, „himmlische" Intelligenz. Auf die Erde gefallen, verwandelt er sich in die giftende Kraft des Skorpions, Bild der an die Erde gebundenen materialistischen Intelligenz unseres Zeitalters. Skorpion und Adler sind beides Sinneswesen. Ein Sinnesreiz wird scharf erfasst, und wenn eine Reizschwelle überschritten ist, erfolgt eine zielgerichtete, reflexartige Reaktion. Der Skorpion sticht zu, der Adler stürzt auf seine Beute. Es erfolgt kein gefühlsmäßiges Abwägen. Die Aufmerksamkeit auf das avisierte Objekt scheint vollkommen. Die Exaktheit der Reaktion ist genau berechnet und dosiert. Das bewegte, rhythmische Leben scheint aus diesem Prozess verdrängt. Er wirkt kühl, mechanisch, tot. Am Nordportal der Kathedrale von Chartres erscheint das Tierkreiszeichen als Drache, in der jüdisch-christlichen Tradition ist er Bild für einen gefallenen Engel. In der Natur des Spätherbstes erstirbt das Leben. Die Landschaft und die Natur zeigen sich in kühlen Farben. In der Seele des Menschen entstehen Licht und Wärme.
Was ist zu vermeiden?	Handeln aus dem Affekt. Lust an der Wirkung und der prompten Reaktion. Zu häufiger Gebrauch der Geste.
Selbstpflege	Am stärksten anregend wirkt ein inneres Motiv. Aus ihm entsteht Bewegung. Da ich mir das Motiv selbst bilde, liegt alle Aktivität bei mir (Geste des Erweckens). Wenn ich mir Anregungen von Außen suche, z. B. kühles Wasser, einen heißen Kaffee, ein inspirierendes Buch, pflege ich mich selbst.

Skorpion ♏ S SCH	Anregen
Spruchmeditation	*Sieghafter Geist* *Durchflamme die Ohnmacht* *Zaghafter Seelen.* *Verbrenne die Ich-Sucht,* *Entzünde das Mitleid,* *Dass Selbstlosigkeit,* *Der Lebensstrom der Menschheit,* *Walle als Quelle* *Der geistigen Wiedergeburt.*[13]

Schütze ♐ G K	Belasten	
Andere Bezeichnungen	Zumuten, ermutigen	
Beispiele	Aktivierende Pflege, Mobilisation, Training, Übungen, Widerstände und Hindernisse überwinden. In der Überwindung Kraft schöpfen.	
Beispiele beim Krebskranken	*Körperlich* • Körperliche Aktivität zumuten (In der Akutphase entlasten! In der Rekonvaleszenzphase ausgleichen zwischen Belasten und Entlasten. In der Rehabilitationsphase unterhalb der Belastungsgrenze belasten.) • Sport • Selbständigkeit einfordern • Trainieren	*Seelisch-Geistig* • Auseinandersetzung mit tabuisierten Themen zumuten • Zumutung von sozial adäquatem Verhalten • Zumutung selbständiger Suche nach Selbsthilfegruppen, persönlichen Perspektiven etc. • Zumutung, eingegangenen Verpflichtungen nachzukommen • Üben
Handlungsfelder bezüglich der Wesensglieder	*Physisch*: Körperlich jemanden anstrengen, ihm etwas zumuten. *Ätherisch*: Ungewohntes versuchen, Gewohnheiten ändern. *Astralisch*: An die Grenzen gehen, Konflikte zulassen und aushalten. *Ich*: Aufgaben ergreifen, sich selbst Grenzen setzen.	

Charakter der Geste	Dem Patienten wird etwas zugetraut. Man mutet ihm das zu, was er aus eigener Kraft leisten kann. Dafür ist es notwendig, die Belastungsgrenzen und die Ressourcen des Patienten genau zu kennen.
Die Geste als Kraftfeld	Mobilisation, Übungen, Training erhalten, fördern und stärken vorhandene Ressourcen. Als Geste wirkt das Belasten als Erwartungs- und Vorbereitungskraft. In diesem Feld lebt eine Stimmung des Aufbruchs.
Stimmung	Vertrauen in die Fähigkeiten des Patienten, Mut, Geduld.
Tierkreisstimmung	Um einen Patienten zu belasten, muss man wissen, wie viel Kraft ihm zur Verfügung steht und mit welchem Ziel man ihn belastet. Die Beziehung zwischen Kraft und Ziel kommt im Tierkreisbild des Schützen sehr gut zum Ausdruck. Die griechische und persische Mythologie stellen diese beiden Aspekte im Bild des Zentaur dar: Der Mensch, der den Verstand nutzt und den Pfleil auf ein Ziel ausrichtet, und der Pferdekörper, der die Willens- und Kraftnatur des Menschen symbolisiert. Dieser Stimmung begegnet man im Gefühl des spielerischen Kräfteeinsatzes, beim Üben und beim Kompetenzgewinn.
Was ist zu vermeiden?	Mobilisation ohne Motiv. Training ohne Ziel. Überforderung durch Abhärtung. Unreflektierte Übertragung von Leistungsnormen auf den Patienten. Anlegen von Zeitrastern. Ansprüche und Erwartungen an den Patienten. Bequemlichkeit („Das kann der doch selbst!").
Selbstpflege	Täglich erlebe ich mich in meinen Fähigkeiten und Kräften begrenzt. Wenn ich diese Grenzen als unverrückbar anerkenne, drohe ich zu erstarren. Wenn ich blind gegen diese Grenzen anrenne, verzehre ich mich. Geduld, Besonnenheit, Heiterkeit und Vertrauen in das Ziel führen dazu, dass ich alle Fähigkeiten und Kräfte ausbilde, die ich wirklich benötige. Wenn nicht heute, dann morgen.

Schütze ♐ GK	Belasten
Spruchmeditation	*Es keimen der Seele Wünsche, Es wachsen des Willens Taten, Es reifen des Lebens Früchte. Ich fühle mein Schicksal, Mein Schicksal findet mich. Ich fühle meinen Stern, Mein Stern findet mich. Ich fühle meine Ziele, Meine Ziele finden mich. Meine Seele und die Welt sind Eines nur. Das Leben es wird heller um mich. Das Leben es wird schwerer für mich, Das Leben es wird reicher in mir. Strebe nach Frieden, Lebe in Frieden, Liebe den Frieden.*[14]

Steinbock ♑ L	Erwecken	
Andere Bezeichnungen	Übergänge vorbereiten	
Beispiele	Morgendliches Wecken. Dem Patienten dabei helfen, seine Krankheit zu verstehen. Ihm neue Erlebnismöglichkeiten über die Sinne, Bilder oder Gedanken nahe bringen. Fragen stellen. Begleitung durch verschiedene biografische Phasen und beim Sterben. Dem Patienten beim Erwachen Zeit lassen.	
Beispiele beim Krebskranken	*Körperlich* • Den Körper bewusst machen (Fehl- und Schonhaltungen) • Körpersignale deuten	*Seelisch-Geistig* • Aufmerksamkeit auf Leib, Seele und Geist • Fragen stellen • Verborgenes entdecken • Krankheitsverständnis fördern • Ggf. Schmerzliches und Leidvolles thematisieren

Handlungsfelder bezüglich der Wesensglieder	*Physisch*: Aufwecken aus dem Schlaf, beim Einschlafen helfen. *Ätherisch*: Erwecken des Denkens. *Astralisch*: Erwecken des Fühlens. *Ich*: Erwecken des Wollens.
Charakter der Geste	Es handelt sich um die Begleitung und Vermittlung des Weges aus der Unbewusstheit des Schlafes in das wache Bewusstsein für die Welt und sich selbst. Aus der Peripherie kommend treten Sinneseindrücke langsam an den Erwachenden heran. Es ist der Weg aus dem Dunkel des Unbewussten in das Licht der Sinnes- und der Gedankenwelt. Wichtig ist, dass der Erwachende Schritt für Schritt ganz zu sich kommt und nicht nur partiell wie beim Morgenmuffel.
Die Geste als Kraftfeld	Die Tätigkeit des Aufweckens erzeugt Bewusstsein. In der Geste des Erweckens entsteht ein Aufmerksamkeitsfeld für verschiedene Grade und Stufen der Bewusstseinshelligkeit. Es wirkt wie eine stille Frage: „An welchem inneren Ort befindest Du Dich?"
Stimmung	Intensives Hineinfühlen in den Bewusstseinszustand des Patienten. Freude über das Aufleuchten des Bewusstseinslichtes. Geduld. Gleichgewicht von Denken, Fühlen und Wollen. Selbsterkenntnis.
Tierkreisstimmung	Das Bild für den Vorgang des Erwachens ist in der Sprache des Tierkreises der Steinbock. Er lebt als Tier, das aus den Tiefen der satten, grünen Täler in die Lichtregionen der Berge hinaufsteigt. Das Thema ist: aus der Dunkelheit ins Licht. Das Tierkreisbild steht für die Wintersonnenwende. Das äußere Licht verschwindet, und das innere Licht geht auf. In alten Bildern wird der Steinbock manchmal als ein Zwitterwesen oder mit einem Reptilien-Schwanz dargestellt. Dies symbolisiert den Wechsel aus der unbewussten Erdgebundenheit in die Bewusstseinshelligkeit des Erwachens.
Was ist zu vermeiden?	Reizen, Ungeduld. Einseitige intellektuelle Beanspruchung.
Selbstpflege	Das Interesse an der Welt, an anderen Menschen, an den großen Zusammenhängen und an den kleinen Dingen des Alltags bereitet die Stimmung, in der ich zu mir selbst finde. Indem ich für die Welt erwache, komme ich zu mir selbst. Welterkenntnis wird zur Selbsterkenntnis. Wenn ich auf die Vergangenheit zurückblicke, erwache ich für die Kräfte, die mich geprägt haben. Wenn ich in die Zukunft blicke, erscheint mir die Welt in ihren Möglichkeiten.

Steinbock ♑ L	Erwecken
Spruchmeditation	*In den reinen Strahlen des Lichtes* *Erglänzt die Gottheit der Welt.* *In der reinen Liebe zu allen Wesen* *Erstrahlt die Göttlichkeit meiner Seele.* *Ich ruhe in der Gottheit der Welt;* *Ich werde mich selbst finden* *In der Gottheit der Welt.*[15]

<table>
<tr><th>Wassermann ♒
M</th><th colspan="2">Bestätigen</th></tr>
<tr><td>Andere Bezeichnungen</td><td colspan="2">Trösten, hoffen, segnen, „Den anderen dort abholen, wo er steht."</td></tr>
<tr><td>Beispiele</td><td colspan="2">Den Patienten annehmen, wie er ist. Auf seine Fragen und Bedürfnisse zugewandt und freundlich antworten. Mut, Trost zusprechen. Konsequent sein.</td></tr>
<tr><td>Beispiele beim Krebskranken</td><td>Körperlich
• Körperkontakt (Begrüßung, Hände halten, Umarmen)</td><td>Seelisch-Geistig
• Den Patienten bewusst wahrnehmen, sich für ihn interessieren
• Hoffnungen bestätigen
• Trösten</td></tr>
<tr><td>Handlungsfelder bezüglich der Wesensglieder</td><td colspan="2">Physisch: Positiv urteilen, bejahen.
Ätherisch: Entwicklungsmöglichkeiten sehen.
Astralisch: Kritik konstruktiv und positiv formulieren.
Ich: Das Ich ansprechen.</td></tr>
<tr><td>Charakter der Geste</td><td colspan="2">Es handelt sich um eine Dreiheit. Trösten benennt den Vergangenheitsaspekt, Hoffen den Zukunfts- und Bestätigen den Gegenwartsaspekt. Jede Handlung sollte von der Überzeugung ihrer Sinnhaftigkeit getragen sein. Kein Zustand bleibt für alle Zeiten gleich. Die Gegenwart ist Ausgangspunkt für Entwicklung. Die Geste verleiht einer Handlung Optimismus und Zukunftsoffenheit. Die Vergangenheit wird bejaht und unter der Perspektive des Wandels betrachtet.</td></tr>
</table>

Die Geste als Kraftfeld	Bestätigen, Trösten und Hoffen sind als seelische Tätigkeiten inhaltsleer, denn es ist nichts darüber gesagt, was bestätigt wird oder worauf man hoffen solle. Als Geste wirkt das *Bestätigen – Trösten – Hoffen* aber gerade deshalb, weil es den Inhalt offen hält. Nicht der Inhalt, nicht eine Belobigung für einen bestimmten Verdienst, nicht die Hoffnung auf ein wahrscheinlich oder wahrscheinlich nicht eintretendes Ereignis wirkt in der Geste, sondern eine die Vergangenheit (Trösten), Gegenwart (Bestätigen) und Zukunft (Hoffen) integrierende Kraft, die den Menschen in seinem geistigen Ursprung berührt.
Stimmung	Man erlebt sich im Gleichgewicht. Treue, Einfühlung. Optimistische Grundstimmung dem Leben und dem Schicksal gegenüber.
Tierkreisstimmung	Wenn man etwas bejaht oder bekräftigt, sagt man „hm". So erklingt im Laut M Wohlwollen und Bestätigung. Bestätigen, Hoffen und Trösten sind Aufgaben eines Wesens, das im Tierkreis oftmals als Engel dargestellt wird: der Wassermann. Kosmisches Licht, das sich auf die Erde ergießt. Der Engel bestätigt die freie und selbstverantwortliche Tat des Menschen.
Was ist zu vermeiden?	Inflationäres Lob. Ungefühlter, oberflächlicher Trost. Lippenbekenntnisse. Schönreden. Kritiksucht.
Selbstpflege	Hoffnung ist Vertrauen in die Zukunft. *„Hoffnung ist nicht dasselbe wie Optimismus. Sie ist nicht die Überzeugung, dass etwas gut gehen wird, sondern die Gewissheit, dass etwas einen Sinn hat, egal wie es am Ende ausgeht."* Václav Havel (1936–2011) Ich selbst kann mich nicht bestätigen, aber ich kann achtsam sein darauf, was ich anderen verdanke. Im Danken liegt das Gewahrwerden eines Wohlwollens, einer Bestätigung, die mir zuteil geworden ist.

Wassermann ♒ M	Bestätigen
Spruchmeditation	*Der Herr ist mein Hirte; mir wird nichts mangeln.* *Er weidet mich auf seiner grünen Aue* *Und führet mich zum frischen Wasser* *Er erquicket meine Seele;* *Er führet mich auf rechter Straße* *Um seines Namens willen.* *Und ob ich schon wanderte im finsteren Tal,* *Fürchte ich kein Unglück, denn du bist bei mir,* *Dein Stecken und Stab trösten mich.* *Du bereitest vor mir einen Tisch im Angesicht meiner Feinde.* *Du salbest mein Haupt mit Öl und schenkest mir voll ein.* *Gutes und Barmherzigkeit werden mir folgen ein Leben lang* *Und ich werde bleiben im Hause des Herren immerdar.*[16]

Fische ♓ N	Aufrichten	
Andere Bezeichnung	Erheben	
Beispiele	Aufrichten bei der Mobilisation. Rückenlagerung. Rückeneinreibung mit Betonung vertebraler Abstriche. Das Gegenüber suchen. Blickkontakt. Bewusst mit dem Namen ansprechen.	
Beispiele beim Krebskranken	*Körperlich* • Aufrechte Körperhaltung im Gespräch • Sich auf Augenhöhe begeben • Lagerung, die den Blick frei lässt • Regelmäßiges Aufrichten des Geschwächten	*Seelisch-Geistig* • Den freien Wesenskern des Menschen suchen • Aufrichtig sein, liebevoll die Wahrheit sagen • Biografiearbeit (sich für Intentionen, Lebensziele interessieren) • Höheres anstreben
Handlungsfelder bezüglich der Wesensglieder	*Physisch*: Den Körper aufrichten. *Ätherisch*: In die Leichte weisen, zum Licht streben. *Astralisch*: Sich an Idealen orientieren. *Ich*: Aufrichtig sein, Vertrauen in den Sieg der Wahrheit und des Guten.	
Charakter der Geste	Die Geste gibt Hilfe zur Aufrichte. Wie alle fünf „aktivierenden Gesten" setzt das Aufrichten die Aktivität des Patienten voraus. Der Patient kann sich nur selbst aufrichten.	

Die Geste als Kraftfeld	Im Aufrichen erhebt sich der Mensch von der Erde. Sein Kopf ruht als „Haupt" auf seinen Schultern und gewinnt Übersicht. Arme und Händen werden aus ihrer Stützfunktion, die sie beim Vierbeiner innehaben, erlöst und für das Greifen, Tragen, Handwerken frei. In der Aufrichte erlebt der Mensch sein Ich. „Aufrichtigkeit" meint zur Wahrheit „stehen".
Stimmung	Das Bewusstsein von der Würde des Menschen. Die Ergriffenheit von der Erhabenheit und Einzigartigkeit jedes Menschen und seinen Lebenszielen. Das Bewusstsein von einer geistigen Welt. Das eigene Streben zur Menschlichkeit. Gefühl von Freiheit und Verantwortung.
Tierkreisstimmung	Der Mensch ist ein Wesen zwischen Himmel und Erde. Er wurzelt im Geistigen und verbindet sich mit der Erde. In der Aufrichte ist er frei und mit der Freiheit trägt er Verantwortung. Wie die Aufrichte anatomisch auf die Füße gründet, ist die menschliche Hand Ausdruck der freien Gestaltungskraft. Füße und Hände sind im Tierkreis dem Bild der Fische zugeordnet.
Was ist zu vermeiden?	Überforderung durch physische Aufrichtungen beim geschwächten Patienten. Über den Patienten reden anstatt mit ihm.
Selbstpflege	Mit jeder Hinwendung zum Patienten, mit jeder hüllenden Geste bewege ich mich aus meiner Mitte und Aufrichte. Wenn ich nicht immer wieder in diese Mitte zurückkehre, verliere ich meinen eigenen Standpunkt. Damit kann ich auch niemandem mehr ein freies Gegenüber sein. Meine Muskulatur verspannt sich, wenn ich die Aufrichte nicht aus innerer Kraft finde. Ich zerbreche, wenn ich gleichzeitig in zwei verschiedene Richtungen getrieben werde. Indem ich wahrhaftig und aufrichtig bin, finde ich die Richtkraft zwischen dem Notwendigen und dem Idealen.
Spruchmeditation	*Vom Kopf bis zum Fuß* *Bin ich Gottes Bild,* *Vom Herzen bis in die Hände* *Fühl ich Gottes Hauch.* *Sprech ich mit dem Munde* *Folg ich Gottes Willen.* *Wenn ich Gott erblicke* *Überall, in Mutter und Vater,* *in allen lieben Menschen,* *In Tier und Blume,* *In Baum und Stein,* *Gibt Furcht mir nichts;* *Nur Liebe zu allem,* *Was um mich ist.*[17]

11. Die pflegerischen Gesten in der Praxis

Der gesamte Alltag des Pflegens ist von Gesten durchzogen. Sie finden immer statt. So wie man nicht „nicht-kommunizieren" kann, ist es unmöglich, ohne diese Gesten zu handeln. Sie bilden den Schwerpunkt des Pflegens. Jeder Patient bedarf anderer Gesten. Das sich ständig auf neue Situationen Einlassen, der Aufbau eines Kraftfeldes der Ordnung, der Sicherheit, des Rhythmus beanspruchen alle Kräfte des Pflegenden. Das Konzept der pflegerischen Gesten macht diese Kräfte bewusst und zu einem Instrument der fachlichen Verständigung über ein kaum besprochenes Thema. Bislang werden pflegerische Haltungen selten differenziert im Team diskutiert. Sie gelten als „Privatsache", abhängig von persönlichen Stimmungen und Begabungen. So kommt es immer wieder zu Konflikten, wenn der eine Kollege eine Waschung mehr aus der Geste des Reinigens, ein anderer aus der Geste des Anregens, ein dritter sie aus der Geste des Abwehrens von Gefährdungen, ein vierter ganz ohne bewusste innere Ausrichtung, einfach nur als Routinetätigkeit durchführt. Die pflegerischen Gesten sind also ein wichtiges Mittel, um sich auszusprechen und sich zu verständigen. Dies ist bei Übergaben, bei Patientenbesprechungen, bei Visiten und in der Pflegedokumentation möglich, wenn das Konzept im Team eingeführt wurde.

Zur Einführung kann jeder Monat unter das Motto einer Geste gestellt werden. Wenn beispielsweise die Geste des Ordnens – Raum-Schaffens „*Geste des Monats*" ist, können Ordnung, Übersicht, Konflikte über differierende Ordnungsvorstellungen thematisiert werden. Der Monat lässt sich nutzen, um Reorganisationen in der Kurvenführung, der Logistik oder der Tagesstruktur umzusetzen. Man kann sich gegenseitig zu gelungener Ordnung und den neu entstandenen Gestaltungsräumen beglückwünschen.

Ein weitgestecktes Ziel ist die Einführung des Konzepts im Rahmen der Pflegeplanung. Die Gesten, die für den Patienten angewendet werden sollen, lassen sich mit dem zu Beginn vorgestellten Fragebogen auf S. 206–207 ermitteln. Die Verantwortung für die Festlegung der Gesten und die Art ihrer Dokumentation sollte vorab bestimmt werden.

Aber auch ohne konzeptionelle Einführung im Team ist eine Anwendung der Gesten möglich, z.B. indem man bei der Übergabe die innere Haltung thematisiert. „Ich lege bei der Pflege dieses Patienten besonderen Wert darauf, dass er sich eingehüllt und behütet fühlt." Eine solche Aussage ist in der Regel auch für Kollegen verständlich, die die konzeptionellen Grundlagen der Gesten noch nicht kennen. Ein solches Sprechen wird die Pflegequalität im Team verbessern, weil eine bis dahin verborgene Handlungsebene bewusst gemacht wird.

Eine weitere Anwendungsmöglichkeit des Konzepts der Gesten ist die individuelle Vertiefung der pflegerischen Qualität und Wirksamkeit. „Wie kann ich die Kraft des Hüllens, Aufrichtens, Ordnens, Rhythmisierens in meinem Alltag steigern?", so kann die Frage lauten, um sich mit den pflegerischen Gesten zu befassen. Dieser Weg beginnt mit dem Bewusstmachen der Gesten im Alltag. Nur wenn ich entdecke, mit welchen Gesten ich gerade arbeite, kann ich sie bewusst weiterentwickeln (siehe Lernweg B). Als zweiten Schritt nimmt man sich eine Geste vor und übt sie anhand der Charakterisierung an einer Tätigkeit, z.B. einer Waschung, einer Rhythmischen Einreibung oder beim

Essen geben. Ein dritter Schritt kann die Meditation der Geste sein. Damit wird die Kraft der Geste nachhaltig gestärkt.

Die Entdeckung der in den Gesten beschriebenen Qualitäten ist auch ein hilfreiches Instrument für die Anleitung von Pflegenden in Ausbildung. Auch hier braucht es nicht unbedingt eine grundsätzliche Einführung in das Konzept. Vielmehr kann es genügen, den Pflegenden in Ausbildung auf die schützende, zumutende, erweckende oder anregende Qualität einer Pflegemaßnahme aufmerksam zu machen und diese konkret zu benennen und zu üben.

Nicht zuletzt sind die pflegerischen Gesten eine Kraftquelle für den Pflegenden selbst. Der verantwortliche Umgang mit dem eigenen Leib, mit Seele und Geist hat nicht nur Vorbildcharakter für Patienten und Kollegen. Er stärkt die körperliche und psychische Gesundheit. Wir sollten mit uns nicht schlechter umgehen als mit unseren Patienten und Betreuten. (Auch nicht besser!) Vom Pflegenden geht keine hüllende Wirkung aus, wenn er selbst ohne Hülle lebt. Ein Chaot wird kaum eine ordnende Wirkung auf seine Umgebung entfalten. Mit Trägheit kann man nicht anregend wirken. Ein Schlafender erweckt nicht.

Jede der einfachen Tätigkeiten am Patienten, sei es das Zähneputzen, die Schuhe binden, jede der alltäglichen Begegnungen lässt sich in den großen Zusammenhang des Tierkreises heben. Je bewusster wir die Alltagsdinge für den Patienten tun, umso wirksamer werden die gestaltbildenden Kräfte für den Menschen. Die Schöpfung ist nicht zu Ende, sie entsteht jeden Tag neu. Wir arbeiten mit diesen Kräften der Schöpfung auch in der Pflege.

Wir haben über zwei pflegerische Grundgesten gesprochen: den Kreis und das Gegenüber (Aufrichte). Den Kreis, die Hülle kennen wir als das Urbild des Menschen im Mutterleib. Wir haben gesehen, wie nach der Geburt ein neues Prinzip hinzu kommt: das Prinzip des Gegenübers, das dazu führt, dass der neue Mensch nicht in den Naturzusammenhang eingewoben bleibt, sondern aus diesem heraustritt, sich der Welt gegenüberstellt, über sie nachdenkt, sie sich zu eigen macht und gestaltet. Hierin liegt der entscheidende Unterschied des Menschen vom Tier. Wenn das Tier geboren wird, stellt es sich nicht der Welt gegenüber, sondern es bleibt eingebunden im großen Naturzusammenhang. Die Schöpferkräfte gestalten das Tier fortwährend, bis es ausgewachsen ist.

Der Mensch entwickelt sich anders. Hier ziehen sich die gestaltenden Kräfte mit der Geburt zurück. Sie lassen den Menschen frei. Er lernt Gehen, Sprechen und Denken nicht von Natur aus, nicht von den Engeln, sondern nur von anderen Menschen. Als Eltern oder als Pflegende übernehmen wir nach der Geburt ein Stück der Tätigkeit, die die Natur beim Tier leistet. Wenn wir diese gestaltenden Kräfte bewusst verwenden, lernen wir vom Kosmos. Pflegen ist in diesem Sinn Bewahrung und Vervollständigung der Schöpfung. Wenn man das Land nicht bestellt, wenn es Menschen nicht ständig bearbeiten, wenn die Gegenstände, die um uns herum sind, nicht gepflegt werden, dann fallen sie wieder in den Naturzustand zurück.

So obliegt der Pflege eine gewaltige Aufgabe für die Entwicklung der Erde, für den individuellen Menschen und die soziale Gemeinschaft. Ihre Bedeutung wird so oft verkannt, weil sie alltäglich und gewöhnlich erscheint. Sie wird erkannt, wenn sie fehlt oder dort, wo man das Pflegen liebt.

Kategorie	Beispiel für Lernziele	Empfohlener Lernweg
Handwerk	Sie identifizieren pflegerische Gesten anhand des Fragebogens (siehe Seite 147–148).	A
Eigenes Lernziel		
Beziehung	Sie üben ein oder zwei Gesten in Ihrer eigenen täglichen Pflegepraxis.	B
Eigenes Lernziel		
Wissen	Sie kennen die Zuordnung der pflegerischen Gesten zum Tierkreis.	C
Eigenes Lernziel		

Literatur

1 Vgl. Heine, R.: Die Klingende Waschung – Das dialogische Prinzip ihrer Wirkungen. In: Bertram, M. (Hrsg.): Entwurf eines ökologischen Modells therapeutischer Prozesse. Springer Verlag Berlin 2016.
2 Vgl. Heine, R., Heine, I.: Pflegen ist Erziehen – Erziehen ist Pflegen. In: Glöckler, M., Grah-Wittich, C. (Hrsg.): Die Würde des kleinen Kindes. Vereinigung der Waldorfkindergärten in Deutschland. Neustadt a. d. Weinstraße 2010. S. 112–126.
3 Steiner, R.: Mantrische Sprüche. Seelenübungen II (GA 268). Rudolf Steiner Verlag Dornach 1999.
4 Steiner, R.: Der menschliche und der kosmische Gedanke (GA 151). Rudolf Steiner Verlag Dornach 2014.
5 Steiner, R.: Der menschliche und der kosmische Gedanke (GA 151). Rudolf Steiner Verlag Dornach 2014.
6 Steiner, R.: Seelenübungen I (GA 267). Rudolf Steiner Verlag Dornach 1997. S. 476.
7 Steiner, R.: Wahrspruchworte (GA 40). Rudolf Steiner Verlag Dornach 2005. S. 334.
8 Steiner, R.: Schwestern-Spruch. Beiträge zur Geschichte der Anthroposophischen Pflege. Persephone Verlag Dornach 2005.
9 Steiner, R.: Mantrische Sprüche. Seelenübungen II (GA 268). Rudolf Steiner Verlag Dornach 1999. S. 187.
10 Steiner, R.: Heilpädagogischer Kurs (GA 317). Rudolf Steiner Verlag Dornach 2010. S. 154.
11 Steiner, R.: Mantrische Sprüche. Seelenübungen II (GA 268). Rudolf Steiner Verlag Dornach 1999. S. 214.
12 Steiner, R.: Wahrspruchworte (GA 40). Rudolf Steiner Verlag Dornach 2005. S. 159.
13 Steiner, R.: Mantrische Sprüche. Seelenübungen II (GA 268). Rudolf Steiner Verlag Dornach 1999. S. 73.
14 Steiner, R.: Wahrspruchworte (GA 40). Rudolf Steiner Verlag Dornach 2005. S. 174.
15 Steiner, R.: Seelenübungen I (GA 267). Rudolf Steiner Verlag Dornach 1997. S. 188.
16 Psalm 23
17 Steiner, R.: Wahrspruchworte (GA 40). Rudolf Steiner Verlag Dornach 2005. S. 319.

Elemente der Pflegepraxis

KAPITEL IX
Rhythmus

ANNEGRET CAMPS

Rhythmus ist ein grundlegendes Element der Pflege. Im menschlichen Organismus vermittelt das Rhythmische System zwischen Verhärtungs- und Auflösungstendenzen. Das Kapitel weist auf die Bedeutung des Rhythmus für alle Lebens- und Heilungsvorgänge hin und gibt praktische Anregungen für die rhythmische Gestaltung der Pflege.

→ Lernziel siehe Seite 297

1. Das Phänomen des Rhythmus

Als Rudolf Steiner einmal gefragt wurde: „Was ist Leben?“, antwortete er: „Studieren Sie die Rhythmen! Rhythmus trägt Leben.“

Lebendige Entwicklung geschieht nicht wie „aus der Tube gedrückt“, sondern in Rhythmen: durch und durch bewegt, steigend und fallend, verzögert und beschleunigt usw. Rhythmus (griechisch) bedeutet Gleichmaß. Das Gleichmaß besteht darin, dass Rhythmus geordnet ist, d.h. dass ihm ein Takt zugrunde liegt, der für die jeweilige Strecke das Ordnungsprinzip darstellt. Der Takt setzt Marksteine in stets identischer Wiederholung, er gibt das Zeitmaß vor. Rhythmus bewegt sich zwischen diesen „Posten“ und entfaltet sich in einer lebendigen Variation.

Wilhelm Hoerner (1913–2013), der in seinem Buch „Zeit und Rhythmus“ eine Fülle von Anregungen zu diesem Thema gab, nannte als einen Ur-Rhythmus die Ein- und Ausatmung und machte dabei den Unterschied zum Takt deutlich:

> *„Im Vergleich mit Vorgängen im Bereich der Mechanik und der Maschine muss man hier behutsamer und damit sachlicher im Wortgebrauch sein, als dies gemeinhin geschieht. Wenn man die sich folgenden und einander genau gleichenden Umläufe von Maschinenrädern Wiederholungen des ersten Umlaufes nennt, dann sollte dieses Wort im Bereich des Lebendigen nicht gebraucht, sondern durch ein zutreffenderes ersetzt werden. Man könnte dann den Atemzug als lebendiges Wiedererstehen des vorangehenden oder besser als Erneuerung bezeichnen. Es wird aber nicht das genau Gleiche, sondern nur das sehr Ähnliche erneuert. Im Leben ist kein Blatt eines Baumes dem andern gleich, sondern ähnlich. Nur in der Fabrikation verlangt man völlige Gleichheit der Produkte. Eine Maschine muss exakt in allen Teilen die Wiederholung des ganz Gleichen leisten. Jeder Motor muss im Takt laufen. Nicht so im Bereich des Lebens.“*[1]

Ein Rhythmus, der den Zusammenhang mit dem Takt verliert, gerät zur ungeordneten, eher zufälligen Bewegung. Ein Takt, der nicht vom Rhythmus aufgenommen wird, bleibt einförmig, langweilig, tot.

Der Begriff der Erneuerung ist der Schlüssel zum Verständnis der belebenden Erholung, die ein gesunder Rhythmus ermöglicht.

Dass mit jeder Wiederholung eine kleine Veränderung einhergeht, macht Entwicklung möglich, gibt Erfrischung und Abwechslung durch den Reiz des Neuen. Dass diese Veränderung das Vorangegangene aufgreift, gibt uns die Möglichkeit, an Bekanntes anzuknüpfen. Dies lässt uns Rhythmus als eine Kraft erleben, die uns Halt gibt:

Rhythmus trägt durch Gleichbleibendes, Rhythmus erfrischt durch Abwechslung.

Habe ich mich in einen Rhythmus hineingefunden (eingelebt), kann er mich tragen; habe ich ihn nicht ganz erfasst, so komme ich ins Stocken und kann mit meinem Erleben nicht mitschwingen. In der Musik erlebt man Folgendes: Je ähnlicher sich die wiederkehrenden rhythmischen Elemente untereinander sind und je häufiger sie sich wiederholen, desto belangloser ist das Stück, wie wir das bei trivialer Unterhaltungsmusik kennen. Hier ist der Rhythmus sehr stark an den Takt gebunden, die Musik kann mühelos aufgenommen und mitgesungen werden, verliert aber auch schnell ihren Reiz. Schlagerproduzenten müssen daher ständig für Nachschub bei diesen kurzlebigen Produkten sorgen.

Militärmusik ist ähnlich geartet. Sie verstärkt durch Trommeln und Pauken den Takt so außerordentlich, dass man schon gar nicht mehr von „Einleben" sprechen kann, da man geradezu gezwungen wird, sich im Gleichschritt unterzuordnen. Wie schwer ist es doch, beim Hören von Marschmusik die Schritte anders als im Takt zu setzen!

Anspruchsvollere Musik zeichnet sich dadurch aus, dass sie den Takt viel mehr umspielt, ihn aber nicht außer Acht lässt. Verzögerungen, Beschleunigungen, Dehnungen, Synkopen, Taktwechsel, Variationen sind Elemente, die ein Musikstück bereichern und Neues hereinbringen (Erfrischung); Wiederholungen, durchgetragene oder wiederkehrende Rhythmen geben Sicherheit und lassen beide – Hörer und Musiker – in dem einmal erkannten Rhythmus mitschwingen (Erholung). Unrhythmisches empfinden wir sofort als störend, auch bei einem nie zuvor gehörten Stück.

Die wohltuende Wirkung von Musik liegt nicht allein in Melodie und Harmonie, sondern auch darin, wie beide in einem lebendigen Rhythmus in Erscheinung treten, der sich weder durch zu viele – wenn auch intelligente – Abwechslungen in allzu freizügige Beliebigkeit auflöst, noch durch – banale – Einförmigkeit im gleichbleibenden Takt totläuft.

2. Rhythmus im Menschen

Alle Naturvorgänge verlaufen periodisch in Rhythmen, die eingebettet sind in die großen kosmischen Rhythmen der Gestirne (allen voran der Sonne), die das Leben auf der Erde im Tages- und Jahreslauf bestimmen. Zahllose, unterschiedliche Rhythmen wirken mit-, neben- und übereinander und bilden – solange wir sie nicht stören – ein harmonisches Ganzes: Die Gezeiten der Meere, die Wachstumsphasen der Pflanzen, die Lebens- und Verhaltenszyklen der Tiere.

Auch wir Menschen sind in diese Rhythmen eingebettet, emanzipieren uns jedoch ein Stück weit davon, indem wir willkürlich eigene individuelle Zeitgesetze schaffen. Lampe, Heizung und Uhr machen uns unabhängig von Tageslicht, Klima und dem Lauf der Gestirne. Die Errungenschaften der Zivilisation erlauben uns einen Lebensstil nach persönlichen Bedürfnissen und Geschmack, unabhängig von Wohnort und Jahreszeit.

Die Eingriffe in die Rhythmen der Natur sind ein Ergebnis menschlicher Bewusstseinsleistungen. Sie sind einerseits Voraussetzung der Zivilisation, begünstigen aber auch krankmachende, zerstörerische Entwicklungen. Viele organische Rhythmen, wie der Herzschlag, die Atmung oder der Schlaf können Störungen eine Zeit lang kompensieren. Sie bleiben jedoch auf Dauer nicht verschont von den Auswirkungen eines unrhythmischen Lebensstils. Viele Zivilisationskrankheiten wie Herz-Kreislauf-Leiden, Diabetes mellitus oder Schlafstörungen sind direkte oder indirekte Folgen einer unrhythmischen Lebensweise. Unser Verhältnis zum Rhythmus muss aber nicht nur in störenden Eingriffen bestehen. Wir können uns naturgegebene Rhythmen auch bewusst zunutze machen, indem wir unser Leben ein Stück weit nach ihnen ausrichten und so ihre tragende und belebende Kraft wirksam werden lassen.

Forschungen zeigen, dass man z.B. durch bestimmte Übungen, die die Atmung kräftigen und vertiefen, die so genannte Herzfrequenz-Variabilität fördern kann: Das gesunde Herz steigert seine Frequenz bei Anspannung und Belastung und verlangsamt sie bei Entspannung und Erholung. Lebt ein Mensch in einem gesunden Maß von Be- und Entlastung, geht das Herz flexibel mit den wechselnden Anforderungen des Lebens um. Die Herzfrequenz-Variabilität ist groß. Lebt er hingegen in chronischer Überbelastung oder in Untätigkeit, „erstarrt" die Herzfrequenz in gleich bleibender Eintönigkeit. Die Herzfrequenz-Variabilität ist klein. Chronische Überlastung (zu viel Stress, zu wenig Schlaf, unregelmäßige Mahlzeiten etc.) kann lebensbedrohlich wirken. Aber auch die dauernde Untätigkeit ist ein ungesunder Zustand. Die Herzfrequenz-Variabilität bezeichnet man auch als Indikator der „Willenskraftreserve". Rhythmus fördert die Willenskraft und hilft uns, gesund im Leben zu stehen.

Im Zusammenhang mit der funktionellen Dreigliederung des menschlichen Organismus entwickelte Rudolf Steiner den Begriff „Rhythmisches System" als der Mitte des Menschen, organisch vor allem repräsentiert durch den Brustraum mit dem Herz-Lungen-System.[3] *Das Rhythmische System* steht als ausgleichendes Element zwischen den Polaritäten Nerven-Sinnes- und Stoffwechsel-Gliedmaßen-System. Die Dreigliederung ist nicht als Dreiteilung zu verstehen, sondern als Ausdruck verschiedener funktioneller Wirkungen, die so ineinandergreifen, dass sie nicht voneinander zu trennen sind, aber dennoch in drei verschiedenen Organsystemen ihren jeweiligen Schwerpunkt finden.

Das Nerven-Sinnes-System hat sein Zentrum im Kopf, steht aber über das Rückenmark und die Hirnnerven mit dem übrigen Organismus in Verbindung. Das Stoffwechsel-Gliedmaßen-System finden wir vor allem in den Organen unterhalb des Zwerchfells und in den Gliedmaßen, es ist aber ebenfalls im gesamten Körper wirksam.

Nervengewebe ist stark differenziert und geformt, hat wenig Vitalität, ist hochempfindlich und scheint mit seiner geringen Regenerationsfähigkeit wie kurz vor dem Absterben. Rudolf Steiner nannte das Nerven-Sinnes-System auch den „Formpol". In der Auseinandersetzung mit der Außenwelt wird hier Stoff abgewiesen und „Form" aufgenommen.[4] Information, also Nicht-Stoffliches, nehmen wir erkennend wahr. Die Nerventätigkeit dient uns als Grundlage für unser Bewusstsein, wobei vor allem strukturierende und abbauende Kräfte wirksam sind. Anders ist es im Stoffwechselsystem, wo in der Auseinandersetzung mit der Welt Substanz aufgenommen und Form zerstört wird.[5] Das sind Vorgänge, die beim gesunden Menschen weitgehend unbewusst ablaufen. Die Verdauung aufgenommener Stoffe besteht darin, dass der Organismus sie sich zu eigen macht, indem er schrittweise ihre äußere und innere Struktur auflöst. Stoffe, die nicht restlos ihre Form verlieren, werden nicht aufgenommen und wirken störend im Organismus, der sich z. B. mit Erbrechen zur Wehr setzt.

Die Organe des Stoffwechselsystems haben im Vergleich zum Nerven-Sinnes-System eine starke Vitalität und Regenerationskraft und werden dem Stoffpol zugerechnet, der letztendlich den Aufbauprozessen dient. Sie sind ständig in Bewegung und im An- und Abschwellen begriffen. Stillstand im Stoffwechsel wäre ebenso schädlich wie Unruhe und Schwellung im Nervensystem [→ Kapitel "Menschenkundliche Grundlagen"].

2.1 Das Rhythmische System

In der Tätigkeit des Rhythmischen Systems finden wir den Ausgleich zwischen den geschilderten Polaritäten, die ohne eine vermittelnde Überbrückung schädlich aufeinanderprallen würden.

Legt man das Stethoskop an die drei Körperhöhlen Schädel, Brusthöhle und Bauchraum (am Schädel ist das unüblich, denn man weiß, dass es hier auch bei noch so intensiver Hirntätigkeit nichts zu hören gibt), so kann man beobachten, wie die Organe der Mitte zwischen völliger Ruhe und ständiger Bewegung rhythmisch tätig sind, im Wechsel von Ein- und Ausatmung bzw. Systole und Diastole untereinander in einem Verhältnis von 1:4. Von der Außenwelt wird hier weder Nicht-Stoffliches noch Grobstoffliches, sondern Feinstoffliches aufgenommen. Ab- und Aufbauvorgänge spiegeln sich im arteriellen und venösen Blut bzw. in Kohlendioxid und Sauerstoff der Atemluft. Anspannung und Lösung stehen in ständigem Wechsel, in einem lebendigen Gleichgewicht. So erkennt man diese Mitte des Menschen als den Bereich, von dem Harmonisierung und Gesundheit ausgehen. Schon Paracelsus (1493–1541) nannte das Herz den „Arzt im Menschen". Extreme kommen hier zum Ausgleich. Das Herz ist – abgesehen von angeborenen Herzfehlern – nur in den seltensten Fällen aus sich heraus krank, sondern meist in der Folge von Unregelmäßigkeiten im übrigen Organismus. Es ist außerdem das Organ, das in aller Regel als Einziges von Karzinombildungen und Allergien frei bleibt.[6]

Eine Stärkung der Mitte dient immer der Gesundung. Krankheiten sind, ehe sie Krankheiten werden, zunächst physiologische Fähigkeiten. Verstärkungen bzw. Übertreibungen der beiden Polaritäten kommen als „Verhärtung" bzw. „Degeneration" und „Auflösung" bzw. „Entzündung" zum Vorschein. Physiologisch sind diese Vorgänge tendenziell im Nerven- und Stoffwechselsystem zu finden. Gesund ist der Mensch, in dem beide Funktionsschwerpunkte im rechten Maß ihr Gleichgewicht finden, was durch die Wirksamkeit des Rhythmischen Systems immer wieder neu geschieht.

Die im Sinne der funktionellen Dreigliederung beschriebenen Organsysteme bilden auf der einen Seite die Grundlage körperlicher Funktionen und bieten andererseits die Basis für seelisch-geistige Leistungen. So finden wir im Nerven-Sinnes-System das Instrument für unser Wahrnehmen und Denken, im Stoffwechsel-Gliedmaßen-System die Voraussetzung zum tätigen Handeln und im Rhythmischen System die Grundlage für unsere zwischen Antipathie und Sympathie hin- und herschwingenden Gefühle, die unser Denken und Handeln begleiten.

Selbstverständlich sind rhythmische Prozesse nicht nur in der Mitte des Menschen anzutreffen. Medizin und Humanbiologie haben heute differenzierte Anschauungen über die spezifischen Rhythmen eines jeden Organs entwickelt und beobachtet, dass diese Auswirkungen auf die Leistungsfähigkeit des Menschen zeigen. Das führte zu dem inzwischen populär gewordenen Begriff „Biorhythmus". Das Rhythmische System ist deshalb in den Vordergrund zu stellen, weil die Tätigkeit von Kreislauf und Atmung als allen anderen Prozessen zugrunde liegender Grundrhythmus anzusehen ist.

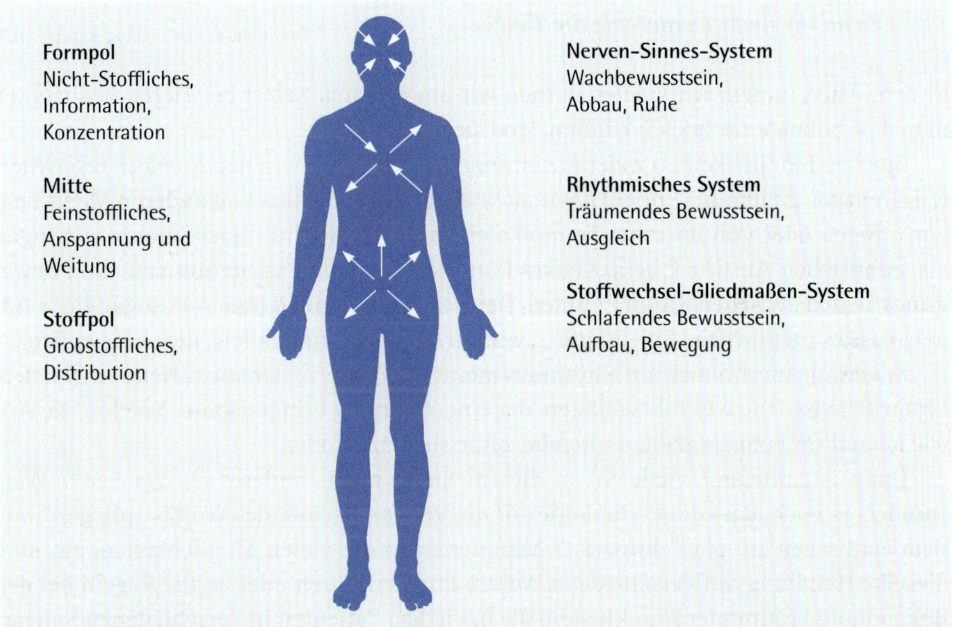

Abb. 1: Der dreigliedrige Mensch

3. Spielraum als Möglichkeit zur Freiheit

„Der Mensch spielt nur, wo er in der vollen Bedeutung des Wortes Mensch ist, und er ist nur da ganz Mensch, wo er spielt." Friedrich Schiller (1759–1805)

Zusammenfassend ist festzuhalten: Leben vollzieht sich immer in Rhythmen. Ein lebendiger Rhythmus ist weder starr noch chaotisch, sondern hält sich an das Maß des Taktes und umspielt diesen in immer neuen Varianten.

Was gewiss auch für andere Künstler grundlegend ist, für den Musiker gilt das im besonderen Maße: er spielt! Er spielt ein Musikstück, er spielt es auf seinem Instrument. Und der Musiker ist es, der in besonderer Weise mit Rhythmus umgeht.

Was verstehen wir ganz allgemein unter „Spiel"? Spiel ist nicht Ausdruck absoluter Willkür. Jedes Spiel hat Regeln, und erst das Beherrschen der Regeln macht freies Spielen möglich. Selbst kleine Kinder stellen, wenn sie miteinander spielen, Regeln auf, ohne dass Erwachsene sie darauf hinweisen müssen, ja oft sogar, ohne dass diese es merken. Das spielende Kind ist der Inbegriff des sich entwickelnden Menschen, Inbegriff neuer Möglichkeiten.

„Wenn ihr nicht werdet wie die Kinder ..." Evangelium nach Lukas, Kapitel 18.3

In dem Alter, in dem wir spielen, lernen wir am meisten. Selbst bei Tieren beobachtet man das: Solange sie spielen können, sind sie lernfähig.

Spiel ist Möglichkeit zu freier Entfaltung innerhalb der von den Spielern respektierten Grenzen. „Spielraum" nennen wir auch die Freiheit, die uns von anderen Menschen, von Dingen oder von unserem Terminkalender gewährt wird. Spiel kennen wir sogar als technischen Ausdruck beim Lenkrad und meinen damit wiederum dasselbe: Bewegungsfreiheit zwischen festen Punkten. Der Bezug zur Freiheit lässt sich sogar darin finden, dass es „gefährliche Spiele" gibt, „verbotene Spiele" und Spiele, die „böse enden".

Spielraum im Hinblick auf Rhythmus meint die Phase, in der etwas Neues wirkt, den Moment zwischen zwei Taktschlägen, der eine Wendung bringen kann. Spiel ist die Art, wie ich mit Gesetzmäßigkeiten umgehe, ohne sie umzustoßen.

Dann ist „pflegen" vielleicht in diesem Sinne nichts anderes als „spielen"? Wen wundert es noch, dass die Etymologie auf die Verwandtschaft des Wortes „pflegen" mit dem englischen „to play" hinweist? Man denke an die vielen Möglichkeiten, ein und dieselbe Handlung auf verschiedene Weisen durchzuführen oder an die Regeln bei der Behandlung bestimmter Krankheiten, die bei jedem Patienten in verschiedenen Spielarten befolgt werden. Man denke überhaupt an das „ewige Einerlei" in der Pflege, das mit jedem Tag Erneuerung erfahren kann und dieser bedarf!

Spielen ist etwas ganz Menschliches. Pflegen zeigt etwas ganz Spielerisches. „Pflegen ist wie tanzen an der Sonne".[8] Pflegen heißt, einen Prozess förderlich zu begleiten.

Gelingt es uns, dass Spielräume offen bleiben zur freien Entfaltung, dann kann das Wort wahr werden „Medicus curat, Deus sanat", in freier Übersetzung: Der therapeutisch Tätige heilt nicht – er stellt aber die Bedingungen her, dass Gott heilen kann.

Pflegen heißt auch ganz allgemein, etwas immer wieder zu tun. „Ich habe eine Gepflogenheit" bedeutet: Ich pflege dieses oder jenes zu tun. Damit wird auf eine weitere Nuance pflegender Tätigkeit hingewiesen:

Neben dem freiheitlichen Element des Spielens bedarf es der verbindlichen Bereitschaft der Pflege, Handlungen immer wieder zu tun. Dadurch erst bekommen sie ihren Sinn. Man kann nicht jemanden ein für alle Mal waschen oder sättigen, man kann nicht ein für alle Mal eine Wunde verbinden oder eine äußere Anwendung machen. Pflege lebt von der Wiederholung. Das heißt, es sind ihr auch Begriffe beizuordnen, die unseren emanzipierten, berufspolitisch sensibilisierten Ohren altmodisch anmuten: Treue und Pflicht. „Pflicht" als Aufgabe verstanden, deren Erfüllung sich jemand einer echten Notwendigkeit folgend nicht entziehen kann (oder will!). Das muss nicht heißen: Aufopferung bis zur Selbstaufgabe, sondern lässt sich ganz nüchtern als Bejahung dessen verstehen, was notwendig ist.

Dass diese Einsicht in die innere Verbindlichkeit nicht zur „verdammten" oder „sauren Pflicht" wird, dafür kann der Pflegende sorgen, wenn er die spielerische Seite seiner Tätigkeit nicht aus den Augen verliert, gemäß der bekannten Tatsache, dass ein „Dienst nach Vorschrift" über kurz oder lang „tödlich" für die Arbeit ist. Pflege zwischen Pflicht und Spiel: Das zeigt wiederum das allgemein Menschliche unseres Berufes und rührt an die existenzielle Frage, die Philosophen im Hinblick auf das Verhältnis von Notwendigkeit und Freiheit bewegt. Damit gilt das hier Ausgeführte nicht nur für die Pflege, sondern für menschliches Handeln überhaupt. Der Pflegeberuf allerdings lässt uns im besonderen Maße darauf aufmerksam werden: Dass gepflegt wird, ist eine Notwendigkeit, *wie* gepflegt wird, darin kommt freie Gestaltungsfähigkeit zum Ausdruck.

4. Rhythmus in der Pflege

4.1 Grundmuster pflegerischen Handelns

In den einfachen Gegebenheiten begegnen uns oft große Weisheiten, und manch eine Erkenntnis bleibt unbeachtet, weil sie im Kleid der „Binsenwahrheit" auftritt.

Ein Grundmuster pflegerischen Handelns, das wir bereits zu Beginn der Ausbildung gelernt haben und das uns seitdem nicht mehr verlässt, ist die Folge von Vorbereitung, Durchführung und Nachbereitung. Welches Pflegemodell wir auch vor Augen haben, welches Menschenbild uns auch leitet, welcher Fachrichtung wir uns auch zuwenden: Wir ordnen uns immer wieder in diesen Dreierschritt ein.

Die Arbeit einer Pflegegruppe besteht aus einer kontinuierlichen Kette von sich wiederholenden Handlungen, von denen die jeweils folgende abhängig ist von der vorigen. Dies ist ein rhythmisches Element, und wenn pflegen „wie tanzen an der Sonne" ist, dann handelt es sich hier um einen Tanz im Dreivierteltakt.

Mit jeder *Vorbereitung* knüpfen wir an Vergangenes an. Aus dem vorhandenen Material wählen wir das aus, was wir brauchen. Das Wissen, das wir uns in der Vergangenheit angeeignet haben, gibt uns Gesichtspunkte, welches Material wir benutzen und wie wir uns die Arbeit am besten einteilen. Die Kenntnis über den Patienten und seine Krankheit ist ebenfalls eine Voraussetzung, um eine pflegerische Handlung durchzuführen. In der *Durchführung* sind wir ganz in der Gegenwart. Vorbereitet aus der Vergangenheit, müssen wir im Moment genau das Passende tun, dabei ganz wach sein, möglicherweise abweichen von dem, was wir uns vorgenommen hatten, weil die aktuelle Situation das verlangt und dabei auch schon den Blick auf die Zukunft, in die das Getane führen soll, richten. Während es also bei der Vorbereitung stark auf unser Wissen ankam, ist bei der Durchführung das Können gefragt. Mit Geschicklichkeit, Geistesgegenwart und sicherer Hand ist diese Phase zu meistern.

Die *Nachbereitung* ist auf die Zukunft orientiert: Nicht nur, dass das Material richtig versorgt werden soll, damit der Nächste weiterarbeiten, sondern insbesondere, damit der Patient im Nachruhen die heilsame Wirkung einer Behandlung erfahren kann.

Dieser letztgenannte Abschnitt der pflegerischen Handlung ist oft in der Gefahr, aufgrund großer Betriebsamkeit zu wenig Beachtung zu finden. Dabei gibt er doch die Grundlage, um aus unserer Arbeit zu lernen, indem wir auf die Folgen der Behandlung aufmerksam werden und aus dieser Erfahrung für künftige Tätigkeiten vorausdenken können.

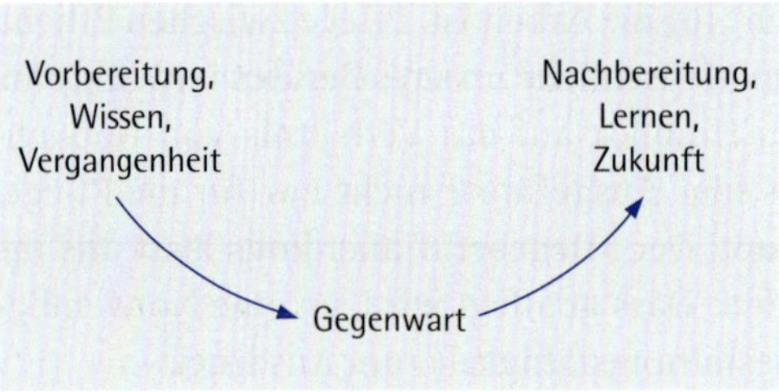

Abb. 2: Grundmuster pflegerischen Handelns

Diese drei Arbeitsphasen strukturieren unsere Zeit, geben unserer Handlung Anfang und Ende, wobei das Ende wieder die Voraussetzung für den nächsten Anfang bildet. Im Großen wie im Kleinen ist das zu finden, und bei der Rhythmischen Einreibung, einer zentralen Tätigkeit anthroposophisch orientierter Pflege, können wir es sogar an jedem Handgriff ablesen [→ Kapitel „Die Rhythmische Einreibung nach Wegman/Hauschka"]. Sie folgt der eben geschilderten Gesetzmäßigkeit:

1. Kontakt aufnehmen: Nicht zu leicht und nicht zu heftig geschieht die erste Berührung, wobei die Hand zum Wahrnehmungsorgan für das wird, was sich ihr in Form, Beschaffenheit, Temperatur etc. darbietet, was aus der Vergangenheit bis heute so geworden ist.

2. Verdichtung: Unter Berücksichtigung des Wahrgenommenen verdichtet sich der Kontakt, sodass sich das Berühren zur Betonung intensiviert.

3. Lösen: Die Hand löst sich, indem sie den Kontakt lockert, ohne ganz loszulassen und ohne die eingeschlagene Richtung aufzugeben („Loslassen ohne Verlassen").

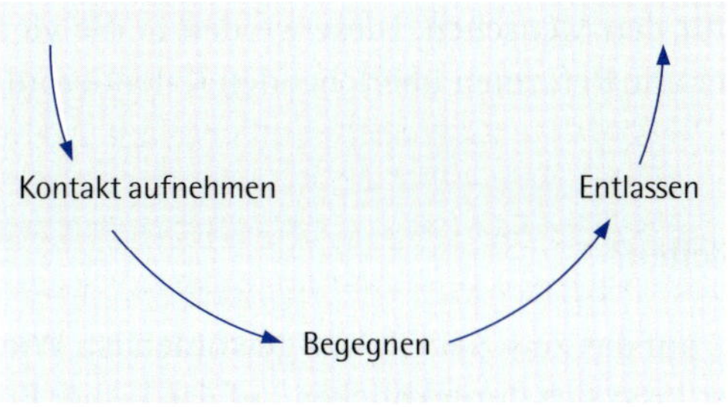

Abb. 3: Grundgeste in der Pflege

Ein leichtes Ausschwingen in der Pause führt uns wieder an einen Anfang und macht erneutes Eintauchen möglich. Die drei Schritte wiederholen sich wie beschrieben.

So wird das, was bei der Rhythmischen Einreibung geschieht, zum Abbild für die Grundgeste der Pflege überhaupt.

Dabei konkretisiert sich, was eingangs zum Phänomen des Rhythmus geschildert wurde: Im rhythmischen Arbeiten knüpfen wir an Bekanntes an, auf das wir uns vertrauensvoll einlassen, und erwarten zugleich das Kommende in freudiger Bereitschaft.

4.2 Die Bedeutung der Zeiträume

Die Kenntnis dieser drei Schritte allein macht allerdings noch nicht rhythmisches Arbeiten aus. Dieses erreicht man erst, wenn wiederkehrende Tätigkeiten möglichst auf gleiche Art und zur selben Zeit wiederholt werden. Ob es die äußere Anwendung zu einer bestimmten Stunde oder die Materialbestellung an einem festen Wochentag ist: Alles, was aus Gewohnheit getan wird, geschieht ein bisschen „wie von selbst" und spart damit viel zusätzliche Mühe, denn Rhythmus ersetzt Kraft. Zimmer-, Gruppen- und Bezugspflege sind Arbeitsformen, die das Entstehen und Aufrechterhalten von Rhythmen in besonderer Weise begünstigen, weil der Wechsel der Bezugsperson möglichst gering gehalten wird. Pflegende und Patienten „spielen" sich aufeinander ein. Im Idealfalle stellt sich bei Patienten und Pflegenden Vertrauen und Sicherheit ein, wenn beide sich in einem gemeinsamen Rhythmus aufgehoben fühlen. Rhythmus in der Pflege ist nicht nur für den Kranken wohltuend, sondern bedeutet auch für Pflegende ein tragendes Element.

In aller Kürze sei hier auf einen Aspekt der anthroposophischen Menschenkunde hingewiesen, der uns Gesichtspunkte für eine neue Arbeitseinteilung geben kann. Die Aufarbeitung dieses Ansatzes für die Pflege ist als eine Zukunftsaufgabe zu sehen.

Rudolf Steiner unterschied im Hinblick auf die viergliedrige Wesenheit vier Rhythmen: Das Jahr, den Monat, die Woche und den Tag. In den physischen Leib schreibt sich der Jahresrhythmus ein, bei dem wir mit dem Geburtstag einen Akzent setzen. Die Lebensprozesse sind in den Mondrhythmus eingebettet, also in den Verlauf von etwa vier Wochen. Das stark wechselnde bunte Seelenleben steht unter dem Einfluss des Wochenrhythmus mit seinen sieben in ihrer unterschiedlichen Qualität erlebbaren Tagen. In dem kürzesten Rhythmus, dem Wechsel von Tag und Nacht, findet schließlich das Ich des Menschen seinen Ausdruck: Bewusstseinshelligkeit wird jeden Morgen dem Schlaf abgerungen und ordnet sich diesem am Abend wieder unter, wenn die tagwache Arbeit Ermüdung herbeigeführt hat.

Es gibt auch zahlreiche andere Rhythmen für den Menschen. Diese werden in die vier Hauptrhythmen, die auch Grundlage unserer alle Reformen überlebenden Kalenderordnung sind, eingebettet.

Welche Konsequenzen lassen sich daraus ableiten?

Der *Jahresrhythmus* kann uns Anlass geben, auf das zu schauen, was geworden ist. Wie hier und da am Geburtstag oder zu Silvester, lässt sich zurückblicken auf das bisher Erreichte, auf das, was sich bis ins Physische manifestiert hat. Vorsätze für die kommende Jahresrunde werden gefasst, um Fehlerhaftes zu korrigieren, Gelungenes weiter zu pflegen und Neues zu versuchen.
Eine Zeit von etwa *vier Wochen* oder ein Vielfaches davon können wir uns setzen, um eine neue Gewohnheit zu veranlagen, neue Mitarbeiter einzuarbeiten oder mit neuen Therapieformen vertraut zu werden. Im Krankenhaus lässt sich das oft nur schwer realisieren, da die verkürzte Verweildauer der Patienten uns zu einer immer kurzatmigeren Pflege veranlasst. Umso mehr Wert ist auf diejenigen Prozesse zu legen, die von den Liegezeiten unabhängig sind. Wenn Gewohnheiten den Arbeitsalltag tragen, die stabil sind, weil sie sich in einem angemessenen Zeitraum entwickeln durften, kann Ruhe in die Arbeit einkehren, die sich auch auf Patienten auswirkt, die nur wenige Tage im Krankenhaus verbringen. Allzu oft jedoch wird die Bemühung, einen bestimmten Pflegestil einzuführen oder auch nur eine einzelne Tätigkeit auf neue Art anzugehen, verworfen, ehe sie sich richtig entfalten konnte. „Lasst uns das doch einmal vier Wochen lang versuchen und dann weitersehen" ist ein weiser Rat, den man sich in dieser Hinsicht gegenseitig geben kann. Auch das Maß für einen erholsamen Jahresurlaub sollte vier Wochen nicht unterschreiten. Jeder weiß, dass alles seine Zeit braucht: Das Loslassen der Tagesgeschäfte, das Ankommen am Urlaubsort, die Eingewöhnung, die Entdeckung des Neuen und schließlich die Vorfreude, die den Auftakt bildet zur erneut aufzunehmenden Arbeit.

Der *Wochenrhythmus* gibt uns ein Grundgerüst für die Dienstplangestaltung. Ein schweres Unterfangen, solange der Schichtdienst unser Schrittmacher ist! Diese Dienstform – so „praktisch" sie auch erscheinen mag – wirkt sich zerstörerisch auf alles Rhythmische aus und ist, insbesondere wenn es sich um Wechselschichten handelt, als fragwürdig anzusehen. Mancherorts versucht man wenigstens, Früh- und Spätdienst durch eine gleichbleibende Besetzung kontinuierlicher zu gestalten, wobei es stets schwierig ist, Menschen zu finden, die bereit sind, ständig nachmittags zu arbeiten. Wo dies gelungen ist, wird von größerer Arbeitszufriedenheit, weniger Krankheitstagen und geringerer Fluktuation berichtet. Die Mitarbeiter entwickeln einen im weitesten Sinne stabilen Lebensrhythmus. Regelmäßigkeit im Wachen und Schlafen, bei den Mahlzeiten und bei der Pflege von sozialen Kontakten, hinsichtlich der Familie, Freizeit und Bildung, wirken sich gesundend auf den Menschen aus.

Unternehmungslust, Kreativität und Ausdauer bringen uns auf dem eingeschlagenen Weg einer neuen Dienstplangestaltung sicher noch weiter, etwa im Sinne der Berücksichtigung einer echten Sieben-Tage-Woche: Die verschiedenen Tage können der jeweiligen Qualität entsprechende Schwerpunkte oder Färbungen erhalten, in die dann regelmäßige Dienstzeiten der Pflegenden einzuordnen sind. So können dem einzelnen Mitarbeiter beispielsweise fünf verschiedene Tage der Arbeit sowie einer zur Ruhe und einer zur Feier zustehen. Dass das nicht für alle zugleich Samstag und Sonntag sein werden, liegt in der Natur der Sache, doch es ist anzunehmen, dass bei sonst stabilen Dienstzeiten längerfristig angelegte Wechsel von freien Wochenenden die Planung nicht ins Wanken bringen müssen. Mut zum Risiko und zum phantasievollen Probieren kann uns sicher noch zu ganz anderen Formen führen, deren Richtigkeit sich am Leben zu erweisen hat.

Auch in der Therapie setzt der Wochenrhythmus Akzente. Dieses findet sich in der Anthroposophischen Medizin zum Beispiel in dem Begriff der „therapeutischen Pause". Eine Behandlung, die regelmäßig einmal in der Woche pausiert, bekommt dadurch eine zeitliche Struktur. Nach dem Ruhetag beginnt sie mit einem neuen Impuls. Was für Gewohnheiten im Allgemeinen gilt, kommt hier zum Tragen: Absichtlich einmal etwas wegzulassen, nicht aus Vergesslichkeit oder Zeitmangel, belebt eine Gewohnheitshandlung und hebt ihren Wert. Damit nähern wir uns der Bedeutung des einzelnen *Tages*, dessen aktuelle Gestaltung aus dem Ich heraus geführt wird. Heute muss ich entscheiden, was zu tun ist, unabhängig von allen selbstverständlichen Gepflogenheiten, die, wenn sie nicht persönlich ergriffen werden, einschläfernd wirken. („Das haben wir schon immer so gemacht.") Die Prägung des Tages, seines Anfangs, seiner Mitte, seines Endes, geschieht aus dem wachen Bewusstsein, das all unser Tun und Lassen regieren sollte. Dass wir uns nicht träumerisch in Unwichtigem verlieren, oder uns hektisch zu einem ungeordneten Aktionismus treiben lassen, dafür sind wir selbst die Instanz, die uns von Zeit zu Zeit innehalten lässt, um sich einen klaren Überblick zu verschaffen. Auch das „Nicht-anfangen-Können" und „Kein-Ende-in-der-Arbeit-Finden" ist aus dem Ich heraus zu überwinden. Zuletzt sei noch die Bedeutung der *Pause* erwähnt: wie für den Patienten in der Therapie wirkt auch für den Pflegenden in der Arbeit eine Pause als Ruhepunkt mit der Möglichkeit, einen neuen Impuls zu erhalten.

Pause verstehen wir oft als kurze Unterbrechung, in der man noch dem vorher Getanen nachhängt und gleichzeitig dabei ist, an eine Fortsetzung der Arbeit zu denken. Vielleicht wird sie auch genutzt, um schnell etwas anderes zwischendurch zu erledigen. Nach ihrer Wortbedeutung aus dem Griechischen fragend, finden wir: „Pause" gleich „aufhören". Ob sie nun kurz oder lang ist, wichtig ist dabei, dass sie für einen Moment Freiheit gibt von dem, was zuvor geschehen ist und dem, was danach kommt, ohne dass sie uns ganz aus dem Zusammenhang unserer Tätigkeit herausreißt. Eine Pause ist bereits mit dem so oft durchgeführten Händewaschen gegeben, das dadurch über die bloße Reinigungsfunktion herausgehoben wird als ein Moment, in dem wir mit dem „Schmutz" auch dasjenige wegwaschen, was uns sonst von der Arbeit noch anhaftet. Wir waschen die Hände, um die eine Handlung zum Abschluss zu bringen und sie frei zu machen, damit sie etwas Neues anfassen können. Für manche mag auch die Zigarettenpause eine solche Funktion haben, wobei darauf zu achten ist, dass uns bei der nächsten Pflegehandlung nichts mehr vom Dunst dieser Pause anhaftet.

Eine Frühstückspause, in der nicht ständig über die Arbeit gesprochen wird, lässt uns loslassen und frei werden für die Tätigkeit danach. Das schließt nicht aus, dass am

Ende dieser Pause eine kurze Besprechung ihren Platz haben kann. Damit ist dann aber auch die Pause beendet.

Gerade wenn besonders viel zu tun ist, hat die Pause einen großen Stellenwert. Das Innehalten zwischen zwei Tätigkeiten bewahrt uns vor ansteckender Hektik. Wie oft passiert es, dass wir im Hochbetrieb viele Handlungen zugleich anfangen und keine richtig zu Ende bringen, sodass wir ein Klingelkonzert unzufriedener Patienten verursachen.

Pflegen besteht wie alles Handeln aus Tun und Lassen. Meist wird nur das Tun als wirkliche Leistung anerkannt, wie auch beim Herzen nur die Kontraktion als Arbeitsphase bezeichnet wird. Wie das Herz aber diese Arbeit nur leisten kann, wenn eine Diastole mit einem ganz kurzen Stillstand vorangegangen ist, so arbeiten wir umso besser und ausdauernder, je mehr die Handlungen rhythmisch und von Pausen akzentuiert sind. Burnout-Erlebnisse sollten uns zur Frage veranlassen: „Wie steht es mit unserem Arbeitsrhythmus? Wie sieht es mit unseren Gewohnheiten und Pausen aus? Können uns hier veränderte Gewohnheiten zu mehr Gelassenheit verhelfen?" Allerdings ist dabei Geduld vonnöten, die uns im Stress eher ferne liegt. Vier Wochen als Maß für die Einübung neuer Gepflogenheiten erscheinen uns leicht als zu lang, wenn doch gerade jetzt die Not so groß scheint. Aber auch hier ist es wie beim lebendigen Organismus: Entwicklung braucht Zeit und Rhythmus. Gerade wenn der Rhythmus aus dem Gleis gerät, bedarf er besonderer Ausdauer und Pflege.

In der Anerkennung des Lassens liegt eine Möglichkeit, nach der Aktion auf die Reaktion aufmerksam zu werden, aus der vollzogenen Handlung zu lernen. Die Berufsbezeichnung „Wärterin" stammt aus dem „finsteren Zeitalter der Pflege" und ist für unser Verständnis durchweg negativ besetzt. Befreit aus dem historischen Zusammenhang ist es aber im Grunde ein schönes Wort, das auf die Fähigkeit des Wartens hinweist. Tun und bewusstes Lassen können unsere Arbeit jeden Tag neu in einen lebendigen Rhythmus stellen.

Kategorie	Beispiel für Lernziele	Empfohlener Lernweg
Handwerk	Sie gestalten Arbeitsabläufe unter rhythmischen Gesichtspunkten.	A
Eigenes Lernziel		
Beziehung	Sie entlasten ihre Kräfte und die Kräfte der Kollegen durch die Einrichtung von sinnvollen Pausen.	B
Eigenes Lernziel		
Wissen	Sie verstehen die Bedeutung des Rhythmus für alle Lebensvorgänge.	C
Eigenes Lernziel		

Literatur

1 Hoerner, W.: Zeit und Rhythmus. Verlag Urachhaus Stuttgart 2006.
2 Leonhard, K.: Biologische Psychologie. Hirzel Verlag Stuttgart 1993.
3 Steiner, R.: Von Seelenrätseln (GA 21). Rudolf Steiner Verlag Dornach 1993. Kapitel: Die physischen und die geistigen Abhängigkeiten der Menschen-Wesenheit.
4 Dumke, K.: Biologische Individualität – Aspekte zur menschlichen Dreigliederung und das Immunsystem. Die Drei 1987; 57 (5).
5 Dumke, K.: Biologische Individualität – Aspekte zur menschlichen Dreigliederung und das Immunsystem. Die Drei 1987; 57 (5).
6 Fintelmann, V.: Intuitive Medizin. Hippokrates Verlag Stuttgart 2007.
7 Fintelmann, V.: Intuitive Medizin. Hippokrates Verlag Stuttgart 2007.
8 van der Star, A: Über die Pflege der Sinne. Vortrag bei der Pflegetagung des Verbands anthroposophisch orientierter Pflegeberufe. Velbert 1992.

Weiterführende Literatur

- Roßlenbroich, B.: Die rhythmische Organisation des Menschen. Verlag Freies Geistesleben Stuttgart 1994.
- McGonnigal, K.: Bergauf mit Rückenwind. Goldmann Verlag München 2012.
- Rose, K. J.: Die menschliche Uhr. Von der Geburt bis zum Tod – die Abläufe in unserem Körper. dtv München 1994.
- Held, W.: Der siebenfache Flügelschlag der Seele – Leben mit dem Rhythmus der Woche. Verlag Freies Geistesleben Stuttgart 2006.
- Bahlmann, B. (Hrsg.): Pflege daheim. Salumed Verlag Berlin 2010. Kostenloser Download über die Website www.salumed-verlag.de
- van der Star, A.: Schöpferisch pflegen. Verlag Urachhaus Stuttgart 2012.

KAPITEL X

Der Wärmeorganismus des Menschen und seine Pflege

ADA VAN DER STAR

In der Wärme hat das Ich des Menschen seine leibliche Grundlage. Das Kapitel beschreibt Wärmephänomene in der Natur und im menschlichen Organismus und stellt therapeutische Wärmeanwendungen dar. Das Hauptgewicht liegt auf der Gestaltung des Wärmeelements durch Kleidung, Ernährung und Umgebung.

→ Lernziel siehe Seite 311

Wärme ist mehr als ein physikalisches Phänomen. Ihr psychologischer Aspekt wird ohne Weiteres deutlich, wenn man an Begriffe wie „Nestwärme" und „Herzenswärme" denkt. Wärme hat aber auch eine geistige Dimension, und erst alle drei Aspekte zusammen ergeben, zumindest im Hinblick auf den Menschen, ein vollständiges Bild.

Das typisch Menschliche der geistigen Wärme wird deutlich, wenn man die Sonderstellung des Menschen im Vergleich zu den Lebewesen der Erde betrachtet.

1. Klima und Lebewesen der Erde

Nicht jedes Lebewesen hat seine eigene konstante Körpertemperatur. Pflanzen bilden im Prinzip kaum Eigenwärme. Sie sind von der umgebenden Temperatur abhängig. Im Frühling kann man jedoch beobachten, wie die allerersten zarten Pflänzchen sich geradezu einen Weg durch den Schnee freischmelzen. Die stärkste Erwärmung findet im Inneren von keimenden Samen und in Blüten statt.[1]

Die äußere Temperatur ist bei *Pflanzen* für den Vollzug der Lebensprozesse ein wichtiger Faktor. Viele Pflanzen sterben ab, wenn die Temperatur unter null Grad Celsius sinkt, manche brauchen gerade für die Keimfähigkeit der Samen die Anwesenheit von Kälte, müssen im Winter sogar einmal richtig „durchfrieren", um im nächsten Jahr zur Entfaltung zu kommen. Andere Pflanzen wiederum gedeihen nur in großer Hitze. Daher findet man man einzelne Arten nur in bestimmten Klimazonen vor. Ganz allgemein aber kann man über Pflanzen sagen, dass sie eine Temperatur von mindestens vier Grad Celsius brauchen, damit der Befruchtungsprozess stattfinden kann. In Gegenden der Erde, wo diese Temperatur nicht erreicht wird, gibt es kaum Vegetation.

Tiere bilden im Stoffwechsel ihre spezifische Eigenwärme. Außerdem verfügen sie über verschiedene Mechanismen, um mit der Temperatur umzugehen. Manche Tiere sind ihr völlig ausgeliefert, z. B. die sogenannten Kaltblüter, deren Körpertemperatur nur wenig höher ist als die ihrer Umgebung. Eine Schlange, die zu kühl wird, erstarrt vollkommen. Die Schlange hat keinen Pelz wie die höher entwickelten Säugetiere, um Körperwärme festzuhalten. Diese haben darüber hinaus weitere Möglichkeiten, Kälteperioden zu überleben, wie z.B. durch den Winterschlaf. In dieser Zeit senken sich alle Körperfunktionen auf ein Minimum, und die Fettpolster reichen aus, um die Energie für die allernotwendigsten Lebensprozesse zu liefern.

Der Vogelzug ist eine andere Art zu überleben. Dies zeigen uns die Winterflüchter besonders deutlich. Wenn im Herbst die Gänseschwärme, aus den kalten Regionen kommend, am Himmel ziehen, weiß man, dass die winterlichen Kälteperioden jetzt unmittelbar bevorstehen. Umso hoffnungsvoller stimmt es, wenn dieselben Vögel im frühen Frühjahr zurückkehren, denn dann ist das Ende der Kältezeit absehbar.

Die Vögel suchen sich ihre Reisezeiten nicht freiwillig oder nach bewussten Messungen aus. Ihr ganzer Organismus reagiert auf den Sonnenstand, den Temperaturanstieg oder -abfall. Das Tier muss ziehen, ob es Lust dazu hat oder nicht. Zu schwache und kranke Vögel bleiben zurück und überleben sicher nicht. Die ganze Organisation des Tieres ist darauf ausgerichtet, die Lebensfunktionen zu sichern. So wird z.B. keine Gans während des Zuges „einen Abstecher" machen, um neue Gefilde zu erkunden! Für die Tiere ergeben sich festgelegte Lebensmuster, die nur in bestimmten Klimazonen zur Entfaltung kommen können. Das Tier ist ganz in diese geografisch-klimatischen Zusammenhänge eingebunden.[2]

1.1 Der Wärmeorganismus des Menschen

Beim Menschen sind andere Verhältnisse zu beobachten, sie leben fast über die ganze Erde verteilt. Allerdings wohnen in den Zonen, wo Menschenleben nur unter schwersten Bemühungen möglich ist, viel weniger als dort, wo das Klima günstiger ist. In der Kälte des Polargebietes bedarf es auch heute noch eines ausgeklügelten Überlebenssystems mit besonderer Obacht auf Nahrung und Kleidung, trotz vieler Erleichterungen durch Hilfsmittel, die meist von Menschen der gemäßigten Zonen entwickelt wurden.

In der extremen Kälte braucht der Mensch fast seine ganze Energie, um die Lebensprozesse in Gang zu halten. Die Bewohner der polaren Erdregionen leben in kleinen Gruppen. Das soziale Leben wird von den Lebensumständen geprägt. Die Kunst entfaltet sich im kleinen, das Geistesleben ergibt sich aus dem Leben mit der Natur. Die Erlebniswelt dieser Menschen ist stark nach innen gerichtet.

In den tropischen Erdregionen, und zwar dort, wo die Menschen noch unmittelbar in der Natur leben, ist das Leben von anderen Abhängigkeiten geprägt. Im Gegensatz zu den polaren Regionen sind sie hier nicht in einer guten Isolierschicht verpackt. Sie bleiben fast gänzlich unbekleidet. Beim Kampf um das Überleben muss man sich vor Raub- und Gifttieren sowie Infektionskrankheiten schützen und die vielfältig, Vegetation zugunsten des eigenen Lebensraums zurückdrängen. Das soziale Leben gestaltet sich vielfältig, in großen Menschengemeinschaften. Es entstehen auch eindrucksvolle Kunstwerke, die das in der Natur erlebte Übersinnliche als eine quellende, lebensspendende Kraft darstellen. Die Menschen geben sich der Natur ganz hin.

In unseren gemäßigten Zonen erleben wir diese beiden Polaritäten in abgeschwächter Form im Jahreslauf, mit dem Stand der Sonne und den entsprechenden Temperaturen: Im Sommer mehr nach außen gerichtet im lockeren sozialen Leben, z. B. den Straßencafés, im Winter nach innen gekehrt und in abgeschlossenen, meist geheizten Räumen. Übergänge zwischen den beiden Extremen des Sommers und Winters bilden Frühling und Herbst. Sie vollziehen sich jedoch nicht in fließender Gleichförmigkeit, vielmehr erlischt das Feuer des Sommers, und eine Umwendung nach innen muss stattfinden. Diese wurde früher im Johannisfest zur Sommersonnenwende gefeiert. Die andere Umwendung feiert man noch heute zur Weihnachtszeit.

Vielen Menschen in den industrialisierten Ländern der gemäßigten Klimazonen fehlt der Bezug zu diesen Wendezeiten, sie beeinflussen ihr Leben kaum. Ist es beispielsweise im Sommer heiß, bringt die Klimaanlage Erleichterung. Im Winter schalten wir das Licht ein, und eine Reise in wärmere Länder bietet gegebenenfalls Gelegenheit, die ganze Finsternis der dunkelsten Jahreszeit zu vergessen. In der Zivilisation hat man sich durch die Technik von der Natur emanzipiert.

Diese Unabhängigkeit führt dazu, dass der Mensch nicht mehr alle Energie für die bloßen Lebensvorgänge aufwenden muss. Es bleiben genügend überschüssige Kräfte für die innere Reifung der Persönlichkeit, für das Individuum, und für eine Entwicklung des sozialen, wirtschaftlichen und geistigen Lebens in der Gesellschaft. Das Ergebnis dieser Unabhängigkeit ist die Kultur.

Es gilt, in sich selber das richtige „Klima“ herzustellen: als wacher, bewusster Mensch im Einklang mit den geistigen Gesetzmäßigkeiten zu leben und zu arbeiten, das eigene Leben und damit ein Stückchen Welt zu gestalten.

Der Mensch ist das einzige Lebewesen, das in der Lage ist, dieses „Klima“ selbst zu erzeugen, sich von den äußeren Wärmeverhältnissen zu emanzipieren. Er kann unabhängig von der Natur die leiblichen, seelischen und geistigen Wärmeverhältnisse herstellen, die er braucht, um als Organismus zu existieren.

Die griechische Mythologie stellt dieses Phänomen in der Geschichte von Prometheus dar, der den Menschen erschafft und ihn alles lehrt: Prometheus bringt der Menschheit das Feuer, das er zuvor den Göttern entwendet hat. In dem Moment, in dem der Mensch das Feuer kennenlernt, sendet Zeus jedoch Pandora mit dem Füllhorn. Darin ist alles Übel und Leiden enthalten. Pandora öffnet das Gefäß und entlässt damit die Möglichkeit des Irrtums für die Menschheit. Nur die Hoffnung bleibt in der Büchse zurück – eine bildhafte Darstellung für die ausschließlich menschliche Fähigkeit, die Wärmekräfte zu beherrschen bzw. den göttlichen Geist zu verinnerlichen und eigenverantwortlich damit umzugehen.

Nancy Roper (1918–2004) bezeichnete das Regulieren der Körpertemperatur als eine der zwölf „Lebensaktivitäten“ und beschrieb die komplizierten physiologischen Prozesse, die nötig sind, um die Körpertemperatur ständig zu messen, entsprechend zu steigern oder zu senken. Weiterhin erläuterte sie, welche physikalischen Maßnahmen in der Pflege anzuwenden sind, um Über- oder Untertemperatur auszugleichen.

Die richtige Körpertemperatur ist nicht nur physiologisch von Bedeutung, sondern auch für die seelische und geistige Präsenz notwendig.

Um dem Anspruch einer ganzheitlichen Pflege gerecht zu werden, ist dieser Aspekt mit einzubeziehen. Die Lebensaktivität „sich warmhalten“ wird hier erweitert betrachtet, indem wir nicht nur von der Körpertemperatur sprechen, sondern die menschliche Wärme als Wärmeorganismus verstehen.

Mit Wärmeorganismus ist mehr gemeint als Wärmehaushalt. Er ist die Kraft, mit der die Wärme trotz wechselnder Außentemperaturen, die im Extremfall zwischen plus und minus 60°C variieren können, auf einem konstanten Niveau gehalten wird. Der Wärmeorganismus ist ein in sich differenziertes Gebilde – man denke an die verschiedenen Organtemperaturen und Wärmezonen –, das in der Lage ist, sich gegenüber der Außenwelt Selbständigkeit zu bewahren:

> *„Er trägt diesen einheitlichen Wärmeraum durch die wechselnde Umgebung hindurch und wird erst dadurch eine Welt für sich, ein Mikrokosmos. Natürlich steht er mit dem umgebenden Raume in ständiger Verbindung, denn er gibt fortwährend Wärme an ihn ab. Die Grenzen des Wärmeorganismus sind deswegen nicht so scharf wie die des physischen Leibes, aber doch besteht ein ziemlich schroffer Abfall der Körpertemperatur gegen die Umgebung ... Hier löst sich der Wärmeorganismus fortwährend in die Umwelt auf. Notwendigerweise muss er fortwährend vom Innern her neu gebildet werden. Dieser ‚Wärmewechsel‘ ist für ihn ebenso charakteristisch, wie für den festen Organismus der ‚Stoffwechsel‘.“*[5]

Die Körperwärme dient dazu, dass biochemische Prozesse im Körper ablaufen können. Gleichzeitig erzeugen diese Prozesse im menschlichen Leib Wärme („Verbrennung“). Das eine bedingt das andere. Dabei ergibt sich die Frage, ob die Prozesse an sich schon Endziel sind oder ob ein geordneter, gut regulierter Wärmeorganismus nicht insgesamt Träger einer höheren Funktion ist.

Zu Beginn wurde dargestellt, wie der Mensch in einer ausgewogenen Wärme, unabhängig von der Natur, sein Ziel verfolgt und die dadurch freiwerdenden Energien zur inneren und äußeren Entwicklung verwendet:

> *„Die Verbindung von Ich und Wille lebt in dem Element der Wärme. Es gibt körperliche Wärme, die alle leiblichen Aktivitäten begleitet, es gibt aber auch eine ursprüngliche, geistige Wärme, die entsteht, wenn das Ich Begeisterung für etwas Schönes, Wertvolles, Wahres, Gutes etc. entwickelt. Das Ich lebt in der Wärme. Es ist eine jugendliche Wärme, die durch Ich-Aktivität entsteht, ein Produkt der Begeisterung. Wenn dann diese Begeisterung zum Tätigsein führt, verbinden sich Ich und Wille.“*[6]

Die Individualität benötigt die Wärme, die sich in einem bestimmten Temperaturbereich bewegt. Das Ich des Menschen braucht den Wärmeorganismus mit einer ganz bestimmten Körpertemperatur, um den Leib zu ergreifen und sich in diesem auszudrücken, zu entwickeln. Geistige Wärme lässt sich entzünden im Anknüpfen an Ideale und Ziele des Menschen, ein Bereich, der gerade bei Kranken oft geschwächt ist und eng zusammenhängt mit ihrer Fähigkeit, wieder zu gesunden. Der Sprachgebrauch zeigt viele Beispiele für das Wissen um Grade des Engagements, vom „kühlem Desinteresse“ bis zur „flammenden Begeisterung“. Das Wort „Interesse“ stammt vom lateinischen „inter-esse“, zu deutsch: mitten drinnen sein. Ist der Mensch zu kühl, kann sein Ich nicht gut im Leib drinnen sein, sich nicht gut inkarnieren, d.h. „im Fleische sein“. Eine menschliche Begegnung, bei der die Beteiligten ihre Individualität nicht gleich preisgeben mögen, erfordert zunächst ein gegenseitiges „Anwärmen“, damit die Person „auftaut“. Wird man dann richtig „warm“ miteinander, entsteht oft eine Begeisterung: Hinter der Fassade des äußerlich Leiblichen entdeckt man den anderen als seelisch-geistiges Wesen. Allerdings kann die Wärme auch zu intensiv werden, was z.B. zu beobachten ist, wenn Kinder in großer Begeisterung am Geburtstagsfest miteinander spielen: Bald bekommen sie gerötete Gesichter, fangen an zu schwitzen, und die erfahrene Mutter oder Pädagogin weiß, dass nun leicht ein kleines Unglück durch das Überschießen der kindlichen, ungeübten Kräfte passieren kann. Würde man bei der Gelegenheit die Körpertemperatur des Kindes messen, so läge sie über dem oberen Normalwert von 37,5 °C.

Im Laufe des Lebens werden die Temperaturschwankungen in dem Maße geringer, wie der Mensch lernt, sich selbst in die Hand zu nehmen. Nach und nach stellt sich ein Gleichgewicht zwischen 36 bis 37,5 °C ein, das individuell allerdings um einige Zehntel Grad abweichen kann. So finden wir auch verschiedene „seelische Klimata“: vom distanzierten kühlen Zynismus bis zur überströmenden „Herzenswärme“. In der Medizin spiegeln sich diese beiden Tendenzen in den so genannten kalten und warmen Krankheiten wider [→ Kapitel „Menschenkundliche Grundlagen“].

2. Wahrnehmung der Wärme

Im Laufe der Jahrhunderte wurden verschiedene physikalische Methoden entwickelt, um Wärme in messbaren Einheiten zu erfassen. Schließlich hat sich die Definition nach Celsius (C) durchgesetzt, bei der kochendes Wasser mit 100 °C, gefrierendes Wasser mit 0 °C festgelegt wird. Wenn wir aber unsere Hände z. B. ins Wasser tauchen, nehmen wir die Temperatur nicht in Graden, sondern immer nur im Verhältnis zur eigenen Körpertemperatur wahr. So empfinden wir eine mäßig geheizte Wohnung zunächst als warm, wenn wir sie, durchgefroren von einem langen Spaziergang in eisiger Kälte, betreten. Nach einer Weile aber, wenn wir uns etwas aufgewärmt haben, erleben wir dieselbe Raumtemperatur als zu kühl, um darin still zu sitzen. Nehmen wir dann eine üppige Mahlzeit ein, wünschen wir es gerne kühler. Es kann sein, dass wir das Badewasser an den Händen als ganz angenehm empfinden: steigen wir aber mit den Füßen in die Wanne, so ist uns das Wasser viel zu heiß. Unsere Wärmeempfindung ist also keine exakte Temperaturmessung. Hinsichtlich des Bewegungssinns sind wir uns einig, wenn wir von „abwärts“ oder „aufwärts“ sprechen. Anders beim Wärmesinn: Was für den einen schon kühl ist, ist für den anderen noch warm.

Dringt Kälte in den Menschen ein, so zieht er sich äußerlich wie innerlich zusammen. Seine Seele wird quasi komprimiert. Das ruft zunächst eine klare Wachheit hervor, auf die Dauer aber tritt Erstarrung ein, und das Bewusstsein schwindet. So kann

Kälte als Anästhesiemittel benutzt werden. Der Mensch hat aber die Möglichkeit, ein Kältegefühl zu vertreiben, wenn er sich für seine Gedanken begeistert. In der Literatur gibt es zahlreiche Beispiele dafür, wie Menschen dem Kältetod entronnen sind, weil sie sich um begeisternde Gedanken bemühten, das heißt der äußeren Kälte geistige Wärme entgegenbrachten. Der englische Polarforscher Robert F. Scott (1868–1912) und seine Wegbegleiter trotzten aller Entbehrung und Kälte, solange sie von dem Gedanken angefeuert waren, als erste Menschen auf Erden zum Südpol zu gelangen. Als sie diesen heiß ersehnten Ort nicht als Erste erreichten (eine norwegische Expedition kam ihnen einen Monat zuvor), waren sie dermaßen enttäuscht, dass sie sich erschöpft zum Schlafen legten und vor Kälte starben.

Wärme wird in der Seele so empfunden, dass man das Gefühl hat, nach außen strömen zu können. Die Seele dehnt sich aus und verbindet sich mit der warmen Umgebung. Sie wird dabei beweglicher. Erst wenn außen und innen die gleiche Wärme herrscht, ist kein Unterschied mehr zu spüren. Temperatur ist also gerade im Übergang spürbar, wenn etwas von innen nach außen strömt oder umgekehrt. Die entsprechende Empfindung ist eine seelische Qualität, nicht das Messen eines bestimmten Zahlenwertes.

Um die Welt um sich herum wahrzunehmen, mit welchem Sinn auch immer, muss der Mensch bereit sein: Er muss sich aufschließen, und zwischen ihm und der Außenwelt muss sich etwas bewegen. Grundlage dazu ist die Wärme. Jede Sinneswahrnehmung braucht zuerst Wärme, menschliche Wärme, menschliches Interesse. Das Ich fließt in der Wärme zur Außenwelt hin, ob das nun die Bergkette ist, die am Horizont schimmert, die Töne der Geige, die ans Ohr dringen, oder der Mensch gegenüber, der gerade etwas erzählt.

In der Begegnung von Mensch zu Mensch muss die richtige Wärme fließen, soll es eine Begegnung von Ich zu Ich werden. Für die Pflege ist Wärme unter diesem Aspekt ein weites Feld, auf dem es noch viel zu entdecken gibt.

3. Wärme in der Pflege

Nach Rudolf Steiner ist der Ursprung des Menschen eine Schöpfung der höchsten Hierarchien (Engelwesen), die ihre Substanz in Form von Wärme opferten, um eine Grundlage zu formen für das Menschen-Ich.[7] Diese Wärme, heute der menschliche Wärmeorganismus, bildet noch immer die die Basis für die Individualität. Von diesem Gesichtspunkt aus ergibt sich eine wichtige Aufgabe für jegliche Pflege, sei es Kinder-, Kranken- oder Altenpflege oder auch die Pflege des eigenen Leibes: Das immer neue Herstellen einer ausgeglichenen Wärme, damit der Gepflegte so präsent wie möglich, eben menschenwürdig, in diesem Leibe wohnen möge. Eine Methode, dieses zu unterbinden, ist der Wärmeentzug z. B. als Strafe oder extremer noch als Folter. Wenn man ein Kind zur Strafe vor die Türe auf den kalten Flur stellt, ist bereits ein Anfang getan.

Das neugeborene Kind hat noch keinen ausgereiften Wärmeorganismus und muss somit vor Wärmeverlust geschützt werden. Empfindliche Stellen wie der Kopf sind zu bedecken, zumindest solange die Fontanellen offen sind und noch kein üppiges Haarkleid den Kopf schützt. Ein Kind muss sich immer am ganzen Körper, auch an den

Händen, „backewarm“ anfühlen. Der ganze Leib wird dann vom Ich ergriffen und individuell durchgestaltet. Die fieberhaften Kinderkrankheiten stellen Hilfen dar, um den von den Eltern vererbten Leib individuell umzubilden. Ein Kind, das eine Kinderkrankheit mit entsprechendem Fieber haben durfte, ist nach dieser Krankheit meist ein ganzes Stück gewachsen. Nicht nur äußerlich, sondern auch innerlich scheint es mehr „es selbst“ geworden. Selbstverständlich muss eine solche Kinderkrankheit begleitet und die Temperatur so reguliert werden, dass keine Schäden durch Überhitzung auftreten.

Im Erwachsenenalter zeigen die Menschen, die an Kinderkrankheiten litten, in der Regel ein größeres Durchsetzungsvermögen gegen krankmachende Faktoren. Im Laufe der Kindheit und Jugend wird der Wärmeorganismus stabiler und differenzierter. Bestimmte Körperregionen, wie Achselhöhlen und Leisten, entwickeln Schweißdrüsen zur Wärmeabgabe, andere sind besonders vor Wärmeverlust zu schützen. Fettpolster legen sich geschlechtsspezifisch über Organe wie Nieren und Verdauungsorgane, sodass sich im Erwachsenenalter Mann und Frau in der Gestalt recht deutlich voneinander unterscheiden. Interessant ist, dass sich die Organe, deren Produkte bei der Reproduktion dem anderen Lebewesen selbstlos dienen sollen, d. h. die Milch- und Samendrüsen, außerhalb des Körperstamms und damit in einem kühleren Areal befinden.

Regionen, die ganz besonders wärmeempfindlich sind und an denen sich Wärmeanwendungen gut durchführen lassen, sind Hals, Nacken, Oberbauch und Nieren. Die Muskelpartien der Waden sowie die Handgelenke eignen sich gut zu kühlen Anwendungen, um Wärme zu entziehen. Kalte Stellen, wie beispielsweise kalte Füße, eine kalte Nierenregion, ein kalter Nacken oder zu kalter Kopf, haben oft Krankheiten als Folge: Wenn der Wärmeorganismus den physischen Leib nicht ganz durchdringt, geraten die Körperfunktionen durcheinander. Eine Erkältung kann die Folge sein. In diesem Sinne dürfen kühlende Wadenwickel nicht zur Fiebersenkung angewendet werden, wenn die Füße kalt sind: Der kühle Wickel würde die Tendenz des Wärmeorganismus, sich im Kopfbereich zu stauen, noch verstärken. Der gut gemeinte Wickel hätte dann den entgegengesetzten Effekt.

3.1 Temperaturextreme und Krankheit

Heute beobachten wir eine Zunahme der kalten Krankheiten vor allem in industrialisierten Ländern. „Kalte“ Krankheiten entstehen, wenn die aus dem Nerven-Sinnes-System einfließenden Formkräfte beginnen, den Organismus über das Maß zu beherrschen. Die Patienten neigen mehr zur Kühle, zur Sachlichkeit, zur Unterdrückung ihrer Persönlichkeit. Sie versuchen sich zu beherrschen, sich der Norm anzupassen, und sind oft stolz darauf, in der Jugend keine fieberhaften Kinderkrankheiten gehabt zu haben. Sie bevorzugen die Ordnung, das sachliche Denken, das sich möglichst an den äußerlich sichtbaren Dingen der Welt orientiert[8] und sind beispielsweise an Arteriosklerose, Krebs oder Multipler Sklerose erkrankt. Ihre Erkrankung beruht darauf, dass der Leib an irgendeiner Stelle „zu hart“ wird und damit undurchlässig für Lebensprozesse. Es entstehen Knoten, Verhärtungen, Ablagerungen etc. mit all ihren Folgen. Möglicherweise auftretendes Fieber muss in diesen Fällen als Versuch gesehen werden, die Kältevorgänge zu überwinden. Die therapeutische Pflege besteht darin, den Wärmeorganismus in seiner Bemühung, die Verhärtungen aufzulösen, anzuregen und zu unterstützen. Bei äußeren Anwendungen (Bäder, Wickel, Einreibungen) kommt Öl als Wärmeträger zum Einsatz, wie das Kapitel „Wickel und Auflagen" ausführlicher beschreibt. Die Pflege kann aber noch mehr leisten und den Patienten anregen, sich in seiner Individualität zu begreifen, indem sie nach seiner Biografie fragt und mit ihm daran arbeitet.

Fieberhafte Infektionskrankheiten sind allgemein als „warme Krankheiten" anzusehen. Früher waren sie häufiger. Die „warmen Erkrankungen" bieten folgendes Bild: Die Patienten sind häufig innerlich und äußerlich sehr beweglich und unruhig. Ihre Bewegungen erscheinen wenig geführt, auch die Gedanken zeichnen sich oft durch eine reiche Fantasie aus, was sich bei sehr hoher Körpertemperatur bis zu Fieberfantasien steigern kann. Der Körper ist sehr warm und eher feucht, als ob sich der ganze Mensch auflöst. Im Stoffwechselsystem quellen die Lebenskräfte ungehemmt. Eine therapeutische Pflege bemüht sich darum, die Temperatur nicht überschießen zu lassen, Ordnung zu schaffen, Gestalt zu geben und bei zu großen Fantasien ein Gefühl für die Realitäten in der Umgebung zu vermitteln. Auch hier können äußere Anwendungen gezielt unterstützen und Hilfe zur Strukturierung leisten, z. B. mittels kühlender Präparate. Statt Öl verwendet man fettfreie Zubereitungen wie Gele und Essenzen.

3.2 Wärmehaushalt und Kleidung

Der stehende Mensch ist mit einer Wärmesäule vergleichbar. Die meiste Wärme bildet das Stoffwechselsystem, sie gelangt über den Blutkreislauf bis in die äußersten Fußspitzen. Auf dieselbe Weise strömt die Wärme nach oben, wobei sie von Brust und Kopf abstrahlt. Der Kopf sollte immer etwas kühler als der Rumpf sein; im Sommer verhilft der luftige Hut dazu. Während der Verschluss der Bekleidung an Hals und oberem vorderen Thorax zur Wärmeabgabe gerne geöffnet wird, reagieren Nacken und seitlicher Hals vor allem bei Zugluft empfindlich auf Abkühlung, auch wenn dies nicht sofort bemerkt wird. Nackenverspannungen mit Kopfschmerzen sind häufig die Folge. Der Thorax muss ebenfalls vor Kälte geschützt werden.

Ein weiterer kältegefährdeter Bereich ist die Nierengegend und, vor allem bei der Frau, das Gebiet über dem Darmbeinkamm. Diese Kältezonen sind durch die Konfektions- bzw. Unterwäschenmode immer wieder in Gefahr, mit Wärme unterversorgt zu werden. Die Natur versucht, gerade diese Bereiche durch Verdickung der Fettpolster zu schützen.

Von unten kriecht die Kälte von den Fußsohlen nach oben, vor allem, wenn die Füße nicht bewegt werden oder die Reibung an den Hornhautstellen fehlt, z.B. wenn sehr feine Strümpfe in glattgefüttertem Schuhwerk stecken oder die Fußsohlen übermäßig mit fettenden Substanzen versehen wurden. Die großen Muskelpartien der Waden geben viel Wärme ab. Bei kühlem Wetter sorgen schon ein paar Kniestrümpfe dafür, dass der Wärmeorganismus weniger strapaziert wird.

Ist der Körper an allen Stellen angemessen geschützt, im Winter durch ein Hemd mit Halsausschnitt und langen Unter- oder Strumpfhosen und warmes Schuhwerk, kann die Oberbekleidung den weiteren Umständen angepasst werden. Ob beispielsweise Baumwollkittel, Pullover, Bluse und Weste getragen werden, ist nach Bedarf, Geschmack und Mode zu entscheiden.

Da Pflegende körperlich arbeiten, empfinden sie eine Raumtemperatur über 20 bis 22 °C schon als sehr warm, trotz ihrer leichten Dienstkleidung. Aus ihrem Empfinden es daher naheliegt, Fenster zu öffnen und die Heizung zu drosseln. Hier ist immer wieder Umsicht vonnöten, damit alte und kranke Menschen nicht unbedacht einer für sie zu kühlen Raumtemperatur ausgesetzt werden. Dies gilt auch bei zentral regulierter Heizung für die Umschaltung von der Nachtabsenkung auf Tageswärme. Sie sollte früh genug stattfinden, damit die Räume bereits erwärmt sind, ehe das Aufstehen und die Körperpflege erfolgen.

Manchmal werden Patienten oder alte Menschen aus Gründen der Zweckmäßigkeit nur leicht mit einer Decke aus synthetischen Fasern bedeckt und mit einem harten Flügelhemd bekleidet. Diese Nichtbeachtung des Wärmeorganismus nimmt dem Patienten viel Kraft. Anzustreben ist, diese Menschen mit einem Unterhemd und Bettjäckchen zu bekleiden, den Genitalbereich, wenn Unterhose oder Windel nicht geeignet sind, mit einem Frotteetuch zu bedecken, und sie mit Wollsocken zu versehen. Gerade auf einer Pflegestation im Altenheim kann man dann erleben, wie ein verspannter und teilnahmsloser alter Mensch plötzlich freundlich auf seine Umwelt anspricht, wieder Appetit und Durst bekommt und die Steifheit sich in Bewegung auflöst.

Gerade im Alter verliert der Mensch nach und nach die Fähigkeit, ausreichend Wärme zu bilden; er braucht vor allem zusätzlichen Schutz an den kältegefährdeten Zonen. Außerdem ist darauf zu achten, dass die Materialien, aus denen die Kleidung hergestellt ist, dem jeweiligen Klima und der Jahreszeit angemessen sind.

Trotz der hervorragenden Eigenschaften vieler moderner Textilfasern, vor allem, was Haltbarkeit, Knitterfreiheit und Waschbarkeit betrifft, bleibt *Wolle* das unübertroffene Material für die kalte Jahreszeit. Es hält die Körperwärme fest und ist doch atmungsaktiv, sodass nicht geschwitzt werden muss. Je besser die Wollqualität ist, desto weniger Pflege braucht sie.

Baumwolle ist sehr gut waschbar und saugfähig, hält aber weder Luft noch Flüssigkeit fest, sodass sie keine wärmenden Eigenschaften hat. Im Gegenteil, beim Schwitzen gibt sie die Feuchtigkeit sogar so schnell ab, dass ein kühlender Effekt entsteht.

Seide, wie Wolle ein tierisches Eiweißprodukt, steht zwischen Wolle und Baumwolle. Vor allem die rau strukturierte Bourretteseide dient sowohl im Sommer als auch im Winter gut zum Wärmeausgleich. Dichtgewebte Seide lässt wenig Luft an die Haut und bietet Schutz vor Wind. Gestrickte Seidenwäsche gleicht den Wärmehaushalt am besten aus.[9]

Beim Tragen von Wäsche aus qualitativ guten Materialien kann jeder spüren, dass sich dadurch seelisches Wohlbefinden einstellt. Da viele Menschen von dieser Thematik noch nie gehört haben, ist eine entsprechende Aufklärung Aufgabe der Pflegenden.

Wollen wir das oben erwähnte Wohlbefinden als Unterstützung für Heilprozesse herstellen, so müssen wir ganz besonders auf das Bettklima unserer Patienten Acht geben. Während Hunderttausende für teure medizinische Geräte und Medikamente ausgegeben werden, sind die Betten oft geradezu spartanisch ausgestattet. Auf eine schweißundurchlässige Schaumstoffmatratze kommt nach dem dünnen Baumwoll- oder Synthetikfaser-Matratzenschutz direkt das Laken. Die Decken sind aus synthetischem Material. Ein frierender Patient findet hierin keine wärmende Hülle; der fiebernde Patient erlebt dieses Klima als eine bedrängende Hitzestauung. Unterbetten und Bettdecken aus Wolle schaffen auch hier den richtigen Wärmeausgleich. Leider lassen die Hygienevorschriften den Einsatz von Naturprodukten im Krankenhausbett kaum zu. Manch einem Patienten wäre jedoch sehr geholfen, wenn ihm erlaubt würde, Eigenes von zu Hause mitzubringen.

Wichtig ist, dass der Übergang zu einer wärmenden Bekleidung *allmählich* geschieht. Sonst könnte der Versuch daran scheitern, dass der plötzlich temperierte Mensch die körperlichen und seelischen Veränderungen nicht verkraftet, Angstgefühle bekommt und die ganze Sache mit der Begründung ablehnt, in dieser unerträglichen Wärme zu ersticken.

3.3 Weitere Hilfen zur Anregung und Regulierung des Wärmeorganismus

Ein geeignetes Bettklima und angemessene Kleidung sollten für jeden Menschen selbstverständlich sein. Man könnte dies zu den „allgemeinen Menschenrechten" zählen. Darüber hinaus stehen der Pflege weitere Hilfsmittel zur Verfügung: Das Einfachste ist die Wärmflasche, die lokal als Wärmequelle dient. Allerdings darf sie keine Anwendung finden für sensibilitätsgestörte Körperteile, da dann die Wärme auf der Haut nicht wahrgenommen wird, die zur Konvektion benötigte Hyperämie unterbleibt und gefährliche Brandblasen entstehen. Das gilt auch für gelähmte oder betäubte Körperteile. Leider sind Wärmflaschen nur selten in modernen Kranken- und Pflegeeinrichtungen zu finden.

Eine weitere Möglichkeit bietet das Einreiben der Haut mit Pflanzenölen, die besondere Wärmespender darstellen. In der Pflanze entsteht das Öl in der Regel erst, nachdem sie sich in ihrem Blütenprozess in den Kosmos verströmt hat. Als „Antwort aus dem Kosmos" bildet sich das Öl und sammelt sich dann vor allem im reifenden Samen.

Andere Pflanzen schicken ihr Öl tief in den Wurzelbereich oder in das Fruchtfleisch hinein. Diese Besonderheiten verleihen den Ölen ihre Heilkräfte. Die meisten Speiseöle gewinnt man aus Samen.[10]

Je nach Signatur der Pflanze ist das Öl für die Pflege der Haut und des Wärmeorganismus mehr oder weniger geeignet. Eventuell zugefügte ätherische Öle verleihen eine besondere Qualität.[11] Das sorgfältig in die Haut gestrichene Öl bildet eine Wärmehülle um den Körper. Allerdings darf es nicht auf der Haut stehen, da es dann übermäßig abschließend wirkt.

Ätherische Öle werden rasch in die Blutkapillaren aufgenommen und auf diesem Wege weitertransportiert.[12] So wandelt sich die äußere zur inneren Wärme. Bedenkt man weiterhin, dass gerade das Blut als Organ Träger des Ichs ist[13], erscheint verständlich, dass die Einreibung mit Pflanzenöl eine unmittelbare Inkarnationshilfe darstellt. Die Kenntnis dieser Tatsache und die Ehrfurcht vor der Individualität des Patienten sind, abgesehen von geübten und warmen Händen, für eine solche Behandlung unabdingbare Voraussetzung.

Ungeeignet sind Pflegemittel, die auf der Basis von Erdöl hergestellt werden. Anders als Pflanzenöle, die aus dem Lebendigen stammen, entstehen die Mineralöle durch Verwesungsprozesse und sind unterirdisch über Jahrmillionen konserviert.[14] Sie verleihen der Haut zwar einen schönen, schimmernden Glanz, werden von ihr aber nicht aufgenommen und mindern die Atmungsaktivität und den Stoffwechsel, was zu trockener und juckender Haut führt.

3.4 Ernährung und Wärme

Eine weitere Möglichkeit zur unmittelbaren Anregung des Wärmeorganismus bietet die Ernährung. So hilft schon das Würzen der Speisen mit Pflanzen aus der Labiaten-Familie, z. B. mit Rosmarin, Thymian, Majoran, Melisse oder Bohnenkraut, aufgrund der besonderen Wärmequalität dieser Kräuter [15, 16] [→ Kapitel „Dekubitus-, Pneumonie- und Thromboseprophylaxe bei Schwerkranken“). Sie sollten in jeder Stationsküche vorrätig sein. Fette und Öle besitzen, wie bereits dargestellt, eine besondere Beziehung zur Wärme. Bei der gegenwärtigen Angst um die schlanke Linie und den Cholesterinspiegel im Blut muss darauf geachtet werden, dass die Fettaufnahme durch die Nahrung nicht zu kurz kommt. Selbstverständlich ersetzen fett gebratene Speisen ein qualitativ gutes, ungesättigtes Speiseöl (Distel-, Sonnenblumen- oder Olivenöl) nicht. Ein geeignetes Fett, mäßig genossen, ist auch Sahne, die man z. B. über zerkleinertes Obst oder Kompott gegeben kann. Dadurch lassen sich fettlöslichen Vitamine besser aufnehmen.

Auch reifes Obst regt den Wärmeorganismus an.[17] Es eignet sich gut als Zwischenmahlzeit oder als Erfrischung für Fieberkranke. Besucher, die den kranken oder alten Menschen Gutes tun wollen, kann man anregen, Obst mitzubringen. Allerdings sollte es reif sein, da es sonst zu viel Wärme zur Verdauung verbraucht.

Für gesunde Menschen stellen Rohkost und Zwiebelgemüse eine Herausforderung für den Wärmeorganismus dar. Geschwächte Menschen bringen diese Energie jedoch nicht mehr auf, was sich in Blähungen und Durchfall äußert.

Anstelle von kaltem Mineralwasser lassen sich wärmende Kräutertees (z. B. Kümmel, Fenchel, Thymian, Pfefferminz, Basilikum und Lavendel) anbieten. Wichtig ist, dass sie richtig zubereitet und frisch gereicht werden. Zu starke und abgestandene Tees haben keine Wirkung und erfahren oft Ablehnung. Allgemein ausgedrückt sollen Kräutertees dünn, durchsichtig und duftig sein.

3.5 Gestaltung der Umgebung

Ein beachtenswerter Faktor bei der Pflege von Kindern, Kranken, alten oder sonst hilfebedürftigen Menschen sind die Farben der Umgebung. Kann man es einrichten, wäre es sinnvoll, für die Wärmebedürftigen eher hüllebildende Farben, z. B. Rosa oder ein leichtes Orange, für die Gestaltung des Raumes zu verwenden. Für hitzige Menschen sind die kühleren Farben, z. B. leichtes Blau, geeigneter. Obwohl die Wände des Zimmers nicht für jeden Patienten neu gestrichen werden können, ist es nicht sinnvoll, sie lediglich weiß oder in einem giftigen oder grauen Gelb-Grün zu halten. Mäßig aufgetragen trägt eine Farbe auf jeden Fall eher zum Wohlbefinden bei als ein seelenloses Weiß. Glänzende, glatte Oberflächen verstärken den Eindruck von Kälte.

Relativ leicht zu realisieren ist verschieden farbige Bettwäsche. Es liegt in der Hand der Pflegenden, entsprechende Bedürfnisse den für den Einkauf Verantwortlichen zu melden. Gerade im Pflegeberuf nimmt man oft die äußeren Umstände, die meist von pflegefremden (wenn auch wohlmeinenden!) Menschen gestaltet werden, noch viel zu unkritisch hin. Rudolf Steiner soll einmal gesagt haben, es müsse dem Patienten schon besser gehen, wenn er den Pflegenden bloß sehe. Zu dieser Wirkung vermag auch die Farbe seiner Bekleidung beizutragen. Wie schon beschrieben, vermittelt eine Farbe Wärme oder Kälte. Das kann uns anregen, über Alternativen zum neutralen Weiß unserer Berufskleidung nachzudenken.

Wie geschildert, sind keine aufwendigen Maßnahmen für die Unterstützung des Wärmeorganismus nötig, sondern ein waches Bewusstsein für die Bedingungen, unter denen sich Wärme entfaltet. Die äußeren Umstände, die wir in der Pflege herstellen, bilden die Grundlage dafür, wie das Menschen-Ich sich im Leibe engagieren kann. Pflege des Wärmeorganismus als Unterstützung der Individualität hilft dem Kranken, den Weg zur Gesundung zu finden.

Bei allen praktischen Hinweisen zur Unterstützung der Wärme steht jedoch an erster Stelle die menschliche Wärme. Höflichkeit, Freundlichkeit und ein warmes Interesse am Gegenüber sind Eigenschaften, die jeder zu entwickeln vermag. In der menschlichen Beziehung bewirken gerade diese Qualitäten, dass sich die Patienten entspannen, sich wohl, angenommen und geborgen fühlen; eine Voraussetzung für Heilungsprozesse, die von innen ansetzen.

Kategorie	Beispiel für Lernziele	Empfohlener Lernweg
Handwerk	Sie praktizieren Methoden zur Pflege des Wärmeorganismus des Menschen.	A
Eigenes Lernziel		
Beziehung	Sie erkennen Wärmephänomene in der Begegnung von Mensch zu Mensch.	B
Eigenes Lernziel		
Wissen	Sie kennen die Bedeutung der Wärme für Heilungsprozesse.	C
Eigenes Lernziel		

Literatur

1 Linder, H.: Biologie – Lehrbuch für die Oberstufe. J. B. Metzler und Poeschel Verlagsbuchhandlung Stuttgart 1989.

2 Kipp, F. A.: Über den Vogelzug. In: Schad, W. (Hrsg.): Goetheanistische Naturwissenschaft. Band 3 – Zoologie. Verlag Freies Geistesleben Stuttgart 1983.

3 Schwab, G.: Sagen des klassischen Altertums. Anaconda Verlag Köln 2014.

4 Roper, N.: Die Elemente der Krankenpflege. Recom Basel 1987. S. 389.

5 Husemann, G., Wolff, O.: Das Bild des Menschen als Grundlage der Heilkunst. Band 1 – Zur Anatomie und Physiologie. Verlag Freies Geistesleben Stuttgart 1991.

6 Houten, C. van: Erwachsenenbildung als Willenserweckung. Verlag Freies Geistesleben Stuttgart 1993.

7 Steiner, R.: Die Geheimwissenschaft im Umriss (GA 13). Rudolf Steiner Verlag Dornach 2012.

8 Fintelmann, V.: Altersprechstunde. Verlag Urachhaus Stuttgart 2005.

9 Simonis, W. Chr.: Wolle und Seide. Verlag Freies Geistesleben Stuttgart 1995.

10 Hauschka, R.: Substanzlehre. Verlag Vittorio Klostermann Frankfurt 2007.

11 Hauschka, R.: Substanzlehre. Verlag Vittorio Klostermann Frankfurt 2007.

12 Hauschka, R.: Substanzlehre. Verlag Vittorio Klostermann Frankfurt 2007.

13 Houten, C. van: Erwachsenenbildung als Willenserweckung. Verlag Freies Geistesleben Stuttgart 1993. S. 22.

14 Hauschka, R.: Substanzlehre. Verlag Vittorio Klostermann Frankfurt 2007.

15 Geuter, M.: Kräuter in der Ernährung. Novalis Verlag Steinbergkirche 1976.

16 Simonis, W. Chr.: Die Ernährung des Menschen. Verlag Freies Geistesleben Stuttgart 1971.

17 Simonis, W. Chr.: Die Ernährung des Menschen. Verlag Freies Geistesleben Stuttgart 1971.

KAPITEL XI

Variationen zur Ganzkörperwaschung

ROLF HEINE

Die Ganzkörperwaschung bezweckt nicht allein die Reinigung des Körpers. Vielmehr wendet sie sich auch an die Lebenskräfte des Patienten. Atmosphäre und innere Haltung des Pflegenden prägen die Qualität der Waschung. Nicht ein standardisiertes oder routinemäßiges Waschen, sondern die patientengemäße, schöpferische Variation der Ganzkörperwaschung ist Ausdruck professioneller Pflege.

→ Lernziel siehe Seite 324

1. Allgemeine Gesichtspunkte

In einer Waschung vollzieht sich, ausgehend von einer körperlichen Behandlung, ein Leib, Seele und Geist gleichermaßen berührender Prozess. Zunächst seien die Gesichtspunkte vorgestellt, unter denen eine Waschung durchgeführt werden kann.

Handelt es sich bei einer Waschung um die Entfernung von Verunreinigungen wie Schweiß, Kot und Urin, so betrachten wir vornehmlich den *physischen Leib*. Die Reinigung bezweckt den Schutz vor Infektionen oder Mazerationen der Haut. Darüber hinaus kann eine Waschung beleben, erfrischen, entspannen, die Leibesgrenzen erfahrbar machen, die Sinnestätigkeit anregen. Diese Waschung wendet sich dann an die *Lebenskräfte* und erzielt Wirkungen, die über den physischen Leib hinausreichen.

Waschung und Pflege tragen auch dadurch zum Wohlbefinden bei, dass der Gepflegte sich der Umwelt gegenüber in dem ihm gemäßen ästhetischen Zustand präsentieren kann. Die durch die Waschung gewährte Zuwendung und ästhetische Gestaltung des Leibes wirken sowohl auf die *Seele* als auch über den physischen Leib und die Lebenskräfte.

Wird bei einer Waschung besonderer Wert auf die Eigenbeteiligung des Patienten gelegt, unterstützt dies Willenskraft, Konzentrationskraft und Geschicklichkeit. Die Waschung dient nun vor allem dem Erhalt oder dem Wiedererlangen von Alltags- und Selbstpflegekompetenz. Die Waschung richtet sich an das *Ich*.

Bei Schwerstkranken oder Sterbenden gewinnt sie eine noch tiefer greifende Qualität. Sie wird in unsentimentaler Weise zum Ausdruck menschlichen Beistands, zur reinen Geste des Dienens. Der leibliche und der seelische Aspekt des Waschens treten zurück, die Waschung sucht den Menschen an sich. Sie kann sich zur Reinigung im kultischen Sinn verdichten.

Da eine Waschung immer den ganzen Mensch betrifft, können diese Gesichtspunkte nicht isoliert voneinander betrachtet werden. Wohl aber vermag das Wissen über die mit der Waschung angestrebte Qualität Schwerpunkte in der Durchführung zu setzen. So wäscht man einen bettlägerigen, kontinenten Patienten, beispielsweise nach einem Herzinfarkt, nicht primär unter dem Gesichtspunkt der Entfernung von Verschmutzungen, sondern um seine persönlichen Gewohnheiten und dem Bedürfnis, „gepflegt“ zu sein, zu entsprechen. Die Waschung kann auch darauf abzielen, Verkrampfungen zu lösen und Geborgenheit zu vermitteln.

Bei einem Bewusstlosen treten ästhetische Gesichtspunkte bei der Waschung in den Hintergrund, müssen jedoch deshalb nicht vernachlässigt werden. Hier gewinnt die Anregung und Unterstützung der Lebenskräfte wesentliche Bedeutung.

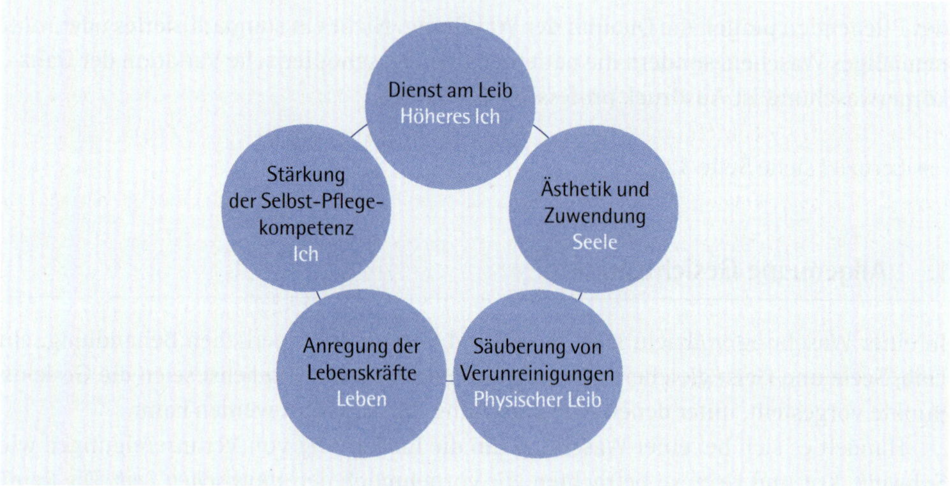

Abb. 1: Qualitäten der Waschung

Bei der Waschung eines Patienten mit einer Halbseitenlähmung ist zumeist das Selbstständigkeitstraining von Bedeutung. Für den übenden, wachen Menschen erscheint dies als Königsweg.

Bei einem Sterbenden tritt neben Linderung und Erfrischung der Dienst am physischen Leib als dem „Tempel des Geistes“ in den Vordergrund. Der Pflegende bleibt dabei der sich allmählich vom Leib lösenden Seele innerlich zugewandt. Die einzelnen Pflegehandlungen erscheinen angesichts des nahen Todes in einem neuen Licht.

Das Wissen um die in einer Waschung erreichbaren Seinsebenen ermöglicht den differenzierten Umgang mit dem Pflegebedürftigen. Es erweitert eine lediglich schematische Vorgehensweise, nach der alle Patienten nach einem festen hygienischen Standard behandelt werden, und verwehrt zugleich eine ausschließliche Orientierung an deren Wünschen. Im Folgenden werden die fünf dargestellten Gesichtspunkte exemplarisch auf verschiedene Pflegesituationen angewendet. Daraus folgt keine schematische Anleitung zur Waschung. Das praktische Vorgehen muss sich in jedem einzelnen Fall auf die konkrete Situation des Patienten beziehen. Die beschriebenen Grundformen entfalten ihre Wirkung erst, wenn sie durch den Pflegenden individualisiert und am Kranken geübt worden sind.

2. Grundformen der Waschung

2.1 Die Waschung als Dienst am Leib

Oftmals wird die Waschung eines hilfsbedürftigen Menschen als pflegerische Dienstleistung betrachtet. Eine solche Haltung ist geneigt, die Waschung den Wünschen des Kranken anzupassen. Was aber, wenn der Kranke kein diesbezügliches Bedürfnis äußert, oder ihm die Waschung gleichgültig oder lästig ist? Folgen wir dann unseren eigenen Vorstellungen, ob und wie die Körperpflege zu geschehen hat?

Betrachtet man den physischen Leib als Bild des geistig-seelischen Menschenwesens, so sehen wir ihn als Ergebnis der in ihm wirkenden Individualität. Erst im Leichnam ist die am Leib gestaltende Tätigkeit des Geistig-Seelischen an ein Ende gekommen. Der Leib hat dann seine endgültige Form erreicht. Die Pflege des physischen Leibes kann, wenn wir seinen Bildcharakter verstehen, von der Achtung vor der in diesem Leib sich ausdrückenden geistig-seelischen Wesenheit getragen werden. Achtung und Hingabe lassen uns in den Dienst am physischen Leib eintreten. Die Elemente der Waschung, d. h. Wasser, Temperatur, Berührung und Rhythmus setzen wir so ein, dass sie als Gesten des Dienens vor dem Geheimnis des physischen Leibes erscheinen. Das Wasser wird zum Symbol des Lebens. Es löst das Fremde, Tote vom Leib. Wärme und Berührung lassen sich als Geste der Begegnung zwischen dem Pflegenden und dem Kranken erleben, der Rhythmus der Bewegungen erscheint als Sinnbild der Verbindung und Lösung von Seele und Leib.

2.2 Stärkung der Selbstpflegekompetenz

Die Sorge für den eigenen Leib ist Ausdruck der Selbstständigkeit und Autonomie des Menschen. Deshalb ist für viele der Gedanke unerträglich, auf Pflege durch andere angewiesen zu sein, gerade bei der Körperpflege und den Ausscheidungen. Die Vorstellung einer existenziellen, entwürdigenden Abhängigkeit (von Apparaten und Menschen!) ist neben dem Verlust des Bewusstseins in der Demenz ein Hauptgrund für Todeswünsche in Patientenverfügungen oder Suizide.

Glücklicherweise erleben wir in den allermeisten Fällen, wenn eine pflegerische Abhängigkeit eintritt, dass nicht die Empfindung des Würdeverlustes im Vordergrund steht, sondern das Gefühl der Entlastung und Befreiung aus einer leidvollen Situation. Als Pflegender ist man auf das Vertrauen des Pflegebedürftigen angewiesen. Man kann dieses Vertrauen geradezu als Geschenk empfinden, vor allem wenn man um die Scham und Ohnmacht des Pflegebedürftigen weiß. Helfen dürfen und Hilfe empfangen schafft dann eine überpersönliche Qualität der Würde und des Menschseins. Es ist der Blick auf dieses Gesunde, auf das Unversehrte und Menschliche, das die Körperpflege bei allen unangenehmen Gerüchen, Scham und manchmal Abwehr zu einem der besonderen Momente der Pflege macht.

Um Pflegebedürftige nicht in die Rolle von Abhängigen und Hilfsempfängern zu drängen, soll alles unternommen werden, die Eigentätigkeit zu unterstützen. Oftmals wird die Selbstständigkeit vor allem in der stationären Pflege nicht konsequent und zielgerichtet gefördert, denn vordergründig betrachtet dauert eine rehabilitative Pflege länger als eine, bei der der Patient oder Bewohner passiv bleibt. Bewegungen von Hand und Arm, die Aufrichtung im Bett oder vor dem Waschbecken, die Mobilisierung, das Hantieren mit Waschlappen, Handtuch, Zahnbürste und Kamm aktivieren die ein Leben lang gewohnten Abläufe und die Lebenskräfte. In Bewegung und Ruhe, Muskelkontraktion und Entspannung taucht die Seele in den Leib ein. In der geordneten, zielgerichteten Durchführung der Waschung, im sich Aufrichten und sich im Spiegel Gegenüberstehen, realisiert sich das Ich im physischen Körper.

2.3 Ästhetik und Zuwendung als Elemente der Waschung

Ein gepflegter Leib wird Ausdruck der auf ihn verwendeten Achtsamkeit. Verwahrlosung ist das entsprechende Gegenbild, in dem die Gleichgültigkeit gegenüber dem Leib erscheint. Diese muss nicht unbedingt dem allgemeinen Lebensgefühl des Kranken entsprechen, sie kann in Zuständen der Erschöpfung vorübergehend auftreten. Das Bedürfnis, gepflegt zu erscheinen, tritt dann gegenüber dem Ringen um Homöostase (Gleichgewicht der Lebensprozesse) in den Hintergrund.

In diesem Fall wird die Sorge für das äußere Erscheinungsbild zur Aufgabe der Fremdpflege. Sie ermöglicht es dem Kranken, der Umwelt ohne Scham, das heißt seinem Selbstbild gemäß, gegenüberzutreten und wird damit zum sichtbaren Ausdruck umfassender Pflege. In diesem Sinne ist die Pflege der Haare, ggf. die Rasur, die Pflege der Nägel und der Haut nicht ein nur kosmetisches Problem. Vielmehr setzt eine solche Pflege einen Ordnungs- und Gestaltungsimpuls, der wesentlich beiträgt zum Wohlbefinden der Seele in ihrer Wohnstatt, dem Leib.

Beispiel

Eine junge Patientin wollte einen Tag vor ihrem Tod, den sie schon geraume Zeit erwartete, zum Friseur. Als sie strahlend mit frisch gewaschenen und geschnittenen Haaren zurückkam und wir sie mit Bewunderung und Verwunderung begrüßten, antwortete sie schmunzelnd: „Damit die Engel auch etwas haben, worüber sie sich freuen können!“

Die Waschung und Pflege unter dem Gesichtspunkt der Ästhetik bemüht sich um eine dem Kranken angemessene Ordnung. Sie wird damit im Sinne des Kranken wirksam, der diese Ordnung selbst nicht herstellen kann. Gerade in der Aufmerksamkeit für diese „äußerlichen“ Dinge erlebt der Patient die persönliche Zuwendung des Pflegenden intensiv.

Die körperliche Berührung und Nähe bedarf und schafft Vertrauen [→ Kapitel „Die Rhythmische Einreibung“]. Besonders die Waschung der Geschlechtsorgane ist oftmals ein Prüfstein für das Einfühlungsvermögen des Pflegenden. Es gilt dabei, das Schamgefühl des

Patienten ebenso wahrzunehmen wie die eigene Befangenheit. Die Abdeckung des Intimbereichs mit einem Handtuch, immer, wenn der Pflegende nicht unmittelbar tätig ist, und sei es auch nur, um den Waschhandschuh auszuwaschen, ist eine beispielhafte Geste der Aufmerksamkeit und des Respekts. Sie trägt wesentlich zur Tolerierung der Waschung bei, gerade auch dann, wenn sie unter hygienischen Gesichtspunkten besonders gründlich erfolgen muss. In einer solchen Geste verdeutlicht sich das Anliegen, den hygienischen Erfordernissen und der Wahrung der Intimsphäre des Kranken gleichermaßen zu entsprechen.

2.4 Die Waschung als Anregung der Lebenskräfte

Eine Waschung kann beleben, erfrischen und wecken – oder entspannen, harmonisieren und in den Schlaf führen. Sie regt die Sinnes- und die Stoffwechseltätigkeit an oder unterstützt deren rhythmischen Ausgleich. Um spezifische Wirkungen zu erzielen, muss die Waschtechnik entsprechend gewählt werden.

Der folgende Abschnitt stellt drei unterschiedliche Waschungen dar.

2.4.1 Die belebende Waschung

Sie ist beispielsweise angezeigt bei:

- Menschen, denen es schwerfällt, morgens richtig wach zu werden
- an Herzinsuffizienz Leidenden (Vorsicht bei Lungenstauung oder Lungenödem!)
- somnolenten oder bewusstlosen sowie
- depressiven Patienten

Bei einer anregenden, belebenden Waschung wählt man die Wärme des Waschwassers in Höhe der Körpertemperatur oder etwas niedriger. Durch die Abkühlung in der Schüssel und auf der Haut wirkt die Waschung kühlend, ohne dass der Patient zu frieren beginnt. Der Zusatz von Rosmarin- oder Zitrusbademilch verstärkt die erfrischende Wirkung (z. B. *Rosmarin Aktivierungsbad* (Weleda) oder *Zitronen Lemongrass Bad* (Dr. Hauschka)).

Die Waschung beginnt am Gesicht als der Körperregion, in der wir am bewusstesten sind. Wenn wir am Morgen erwachen, erleben wir zuerst den Gesichtsbereich, noch bevor wir unsere Gliedmaßen wahrnehmen und betätigen. Die Waschung vollzieht damit den Prozess des Erwachens von der Kopfregion hinunter zu den Gliedmaßen nach [siehe Abbildung].

Der Waschhandschuh ist beim Waschen des Gesichts nur so feucht, dass kein Wasser unkontrolliert herausfließt oder herausgedrückt wird. Der Druck in den verschiedenen Regionen des Gesichts soll die Körpergrenzen erleben lassen, ohne dass der Patient sich bedrängt fühlt.

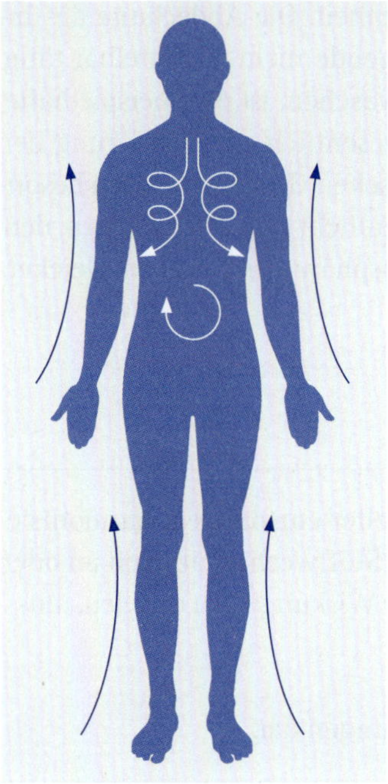
Abb. 2: Bewegungsrichtungen bei einer anregenden Waschung

Nach dem Gesicht behandelt man den rechten Arm. Damit fängt die Waschung auch hier an der „starken“, bewussteren Seite an. Die Behandlung beginnt am Unterarm in kreisenden Bewegungen zur Schulter hin. Sie folgt der Bewegung des Blutes zum Herzen. Dabei sind die Kriterien für eine Rhythmische Einreibung sinngemäß zu übertragen [→ Kapitel „Die Rhythmische Einreibung“].

Danach wäscht man die rechte Hand mit etwas stärkerem Druck. Häufig erwidert der Patient durch leichten Gegendruck oder Bewegungen der Finger diese Berührung. Im gleichen Sinn wird der linke Arm behandelt.

Die Waschung des vorderen Oberkörpers erfolgt in kreisenden Bewegungen von der Schulter ausgehend über das Sternum entlang der Rippenbögen erst rechts, dann links. Das Abdomen wird in einer rechtsläufigen Spirale auf die Nabelgegend zulaufend behandelt. Die Bewegung folgt damit der Richtung der Peristaltik. Die Flanken werden vom untersten Rippenbogen bis zur Hüfte ausgestrichen.

Danach ist der Patient zur Waschung des Rückens aufzurichten oder zur Seite zu lagern. Die Waschung beginnt – im Sinne einer Rückeneinreibung – an den Schultern mit kreisenden Bewegungen von paravertebral nach lateral, erst rechts, dann links. Das Abtrocknen des Rückens betont die Aufrichte, indem das Handtuch mit leichtem Druck entlang der paravertebralen Muskulatur von oben nach unten geführt wird.

Die Waschung der Beine geschieht gleichsinnig wie die der Arme von den Fesseln zur Hüfte, also in Richtung Herz. Die Innenseiten der Oberschenkel spart man aus, da sie im Rahmen der Intimpflege berücksichtigt werden. Den Abschluss bildet jeweils die Waschung der Füße.

Der durch den Waschhandschuh oder das Handtuch ausgeübte Druck sollte wie bei einer Rhythmischen Einreibung nicht dazu führen, dass Gewebe vorangeschoben wird: Die belebende Wirkung ergibt sich nicht durch ein festes Zugreifen, sondern durch die rhythmischen Bewegungsimpulse.

Eine aktivierende Waschung sollte möglichst viele Sinneseindrücke vermitteln. Dabei ist weniger die Stärke des Sinnesreizes von Bedeutung als vielmehr das *gezielte Ansprechen* der Sinnesbezirke.

Dies kann geschehen durch:

- die Wahrnehmung der Leibesgrenze durch die Berührung
- die Wahrnehmung der Wirkung (Belebung, Entspannung etc.) auf den Leib
- das Erleben von aktiven und passiven Bewegungen

- das Gleichgewichtserlebnis beim Lagern
- den Geruch des Badezusatzes
- das Geschmackerlebnis bei der Mundpflege
- die optische Wahrnehmung der Waschung
- die Wärme oder Kühle des Wassers
- die durch das Wasser hervorgerufenen Geräusche
- die Sprache des Pflegenden
- die Wahrnehmung der angestrebten Ordnung in den Handlungsabläufen
- die Wahrnehmung der Persönlichkeit des Pflegenden

Um den Patienten nicht durch eine Fülle von Sinneseindrücken zu überfordern und ihm die Orientierung zu erleichtern, ist es wichtig, alle Schritte der Waschung anzukündigen. Wachheit soll nicht durch Stress entstehen, der dann eintritt, wenn der Patient dem Geschehen an seinem Körper nicht zu folgen vermag und es abwehrt.

2.4.2 Die beruhigende Waschung

Sie ist angezeigt bei:

- seelisch oder körperlich angespannten, verkrampften Patienten
- erregten oder ängstlichen Menschen
- Patienten z. B. mit Hyperthyreose, Hypertonie oder nach einem Herzinfarkt
- an Schmerzen Leidenden

Als Zusatz zum Waschwasser empfiehlt sich Lavendel- oder Fichtennadel-Bademilch.

- *Moor Lavendel Bad* (Dr. Hauschka)
- *Lavendel Entspannungsbad* (Weleda)
- *Wind und Wetter Bad* (Dr. Hauschka)
- *Edeltannen Erholungsbad* (Weleda)

Die Temperatur des Waschwassers liegt bei circa 40 °C, sodass trotz der Abkühlung des Wassers während der Durchführung und der Kühlung durch die Verdunstung angenehme Wärme empfunden wird. Der Waschhandschuh wird gut ausgewrungen, damit kein Wasser abtropft.

Die entspannende Waschung beginnt mit der Behandlung des Gesichts. Hierbei plastiziert man mit ruhiger Bewegung die Konturen des Gesichts gleichsam nach. Der Kranke erlebt diese behutsame Reinigung oftmals als eine sehr sanfte Zuwendung. Das Gesicht wird hierbei nicht allein an der Oberfläche empfunden, sondern gleichsam als weite Landschaft, durch die sich die Hand des Pflegenden einfühlend bewegt.

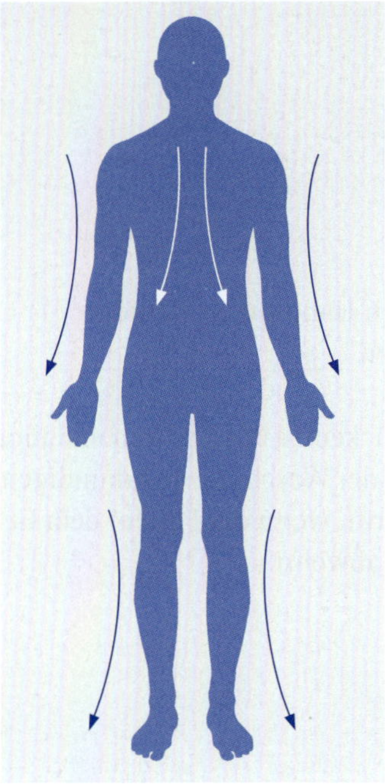

Abb. 3: Bewegungsrichtungen bei einer beruhigenden Waschung

Die beruhigende Waschung setzt man an der rechten Schulter fort. Von dort bewegt sie sich, dem Muskelverlauf des Arms folgend, abwärts bis zur Hand. Ohne Druck wird der Arm bis zu den Fingerspitzen ausgestrichen. Ebenso erfolgt die Waschung des linken Arms.

Den Brustbereich wäscht man, an den Schultern beginnend, entlang der Rippenbogen in ruhigen Strichen, dann, nachdem der Patient auf die Seite gedreht wurde, den Rücken, rechts und links entlang der Wirbelsäule. Die Beine streicht man im gleichen Sinne wie die Arme von der Hüfte bis zu den Füßen ohne Druck aus.

Die Bewegungsrichtung bei einer beruhigenden Waschung geht damit vom Zentrum in die Peripherie, vom Körperstamm zu den Gliedmaßen [→ Abbildung]. Sie löst die angespannten und verkrampften, tendenziell in Beugung eng an den Körperstamm herangenommenen Gliedmaßen und orientiert sie in Richtung Weitung und Entspannung.

Die Bewegung entspricht dem Weg der Lösung der Seele vom Leib im Schlaf im Gegensatz zur Heranführung der Seele an den Leib, wie es bei der anregenden, von der Peripherie zum Zentrum geführten Waschung beschrieben wurde.

2.4.3 Die „klingende Waschung"

Diese Waschung berücksichtigt in besonderer Weise den Kräftezustand des Patienten. Sie ist angezeigt bei:

- Patienten in reduziertem Allgemeinzustand
- Patienten nach großen operativen Eingriffen
- Polytraumatisierten
- Sterbenden

Die Schwäche des Patienten fordert einen besonders behutsamen Umgang mit aktiven und passiven Bewegungen, die den Kranken überanstrengen würden, aber bei einer gewöhnlichen Waschung unvermeidlich wären. Um diesen Kranken trotzdem Frische, Belebung und Entspannung zu vermitteln, reduzieren wir die Waschung auf die Behandlung des Gesichts und ein Hand- und/oder Fußbad.

Wir beginnen mit der Reinigung des Gesichts im Sinne einer beruhigenden Waschung und fahren fort mit einem Bad der rechten Hand. Hierzu wird eine Waschschüssel mit niederem Rand mit circa 40 °C warmem Wasser gefüllt und auf die rechte Seite des Patienten gestellt. Der Oberkörper des Kranken ist leicht erhöht zu lagern, sodass die

Finger der Hand bequem ins Wasser eintauchen. Der Pflegende schöpft nun mit seiner hohlen Hand Wasser aus der Waschschüssel und gießt es über die halb im Wasser ruhende Hand des Patienten. (Nicht den Waschhandschuh über der Hand ausdrücken, anstatt Wasser zu schöpfen!) Die dadurch entstehende leichte Strömung und das Geräusch des leise plätschernden Wassers, daher „die klingende Waschung", wirken beruhigend und anregend zugleich. Meist bewegt der Kranke gern seine Hand, greift nach dem Waschhandschuh oder der Hand des Pflegenden. Dieser kann nun den geknäulten Waschhandschuh leicht in den Handteller des Patienten drücken und die Finger, die das Knäul unwillkürlich umgreifen, sanft zur Faust schließen.

Nach circa ein bis zwei Minuten hebt man die Hand aus dem Wasser und legt sie auf ein bereitgelegtes Handtuch, deckt und trocknet sie mit leichtem Druck ab. Danach stellt man die Waschschüssel auf die andere Seite und behandelt die linke Hand in der gleichen Weise.

Für die Waschung der Füße sollte das Wasser noch etwa 38 °C warm sein. Wiederum beginnen wir mit dem rechten Fuß. Der Unterschenkel wird in circa 90 Grad angestellt und der Fuß in das Wasser eingebracht. Meist muss das Bein durch die Hand des Pflegenden oder geeignete Lagerungsmittel gestützt werden. Wie beim Handbad gießen wir mehrmals Wasser mit der hohlen Hand über den Fußrücken. Die Abtrocknung erfolgt nach circa ein bis zwei Minuten. Der linke Fuß wird danach entsprechend behandelt.

Hand- sowie Fußbad und Gesichtswaschung vermitteln unabhängig voneinander einem erschöpften Patienten das Gefühl einer den ganzen Menschen ansprechenden Behandlung. So wird die Waschung eines kleinen Körperbereichs zum Ausgangspunkt milder, aber umfassender Belebung.

2.5 Variationen der Grundformen

Um der Gefahr zu entgehen, die dargestellten Grundformen einer Waschung als Schema misszuverstehen, sind einige Beispiele angeführt, die ein modifiziertes Vorgehen beschreiben.

Beispiel 1

Ein Patient litt die ganze Nacht über an Schmerzen und schlief deshalb nur wenige Stunden. Am Morgen fühlte er sich müde und zerschlagen. Da an diesem Tag einige Untersuchungen anstanden, deren Ergebnisse der Patient gespannt erwartete, war ein Nachholen des versäumten Nachtschlafes am Vormittag nicht möglich. Es wurde eine der angespannten Gesamtsituation des Patienten angemessene beruhigende Waschung mit Lavendelbademilch durchgeführt (z. B. mit *Moor Lavendel Bad* (Dr. Hauschka) oder *Lavendel Entspannungsbad* (Weleda)), dazu ein Fußbad, das eine milde Anregung und Belebung bewirkte. Der Patient entspannte durch die Behandlung sichtlich, schlief circa eine halbe Stunde und erwachte gestärkt und optimistisch.

Beispiel 2

Ein älterer, hemiplegischer Patient in depressiver Stimmungslage war den ganzen Tag über schläfrig. Die morgendliche anregende Waschung mit Rosmarinbademilch (z. B. *Rosmarin Aktivierungsbad* (Weleda)) führte nur für circa eine Stunde zu größerer Wachheit, dann trat die gewohnte Schläfrigkeit wieder auf. Die Nachtwache berichtete, dass der Patient in der Nacht sehr aktiv sei und wenig schliefe. Dieser Umkehrung des Wach-Schlaf-Rhythmus begegneten wir mit einer aktivierenden Waschung am Abend. Sie führte zusammen mit einer Tasse Kaffee wie am Morgen zu einer kurzzeitigen hellen Wachheit. Nach circa einer Stunde schlief der Patient tief und fest bis circa zwei Uhr.

Beispiel 3

Einen Patienten mit globaler Herzinsuffizienz behandelten wir am Morgen im Rahmen der Ganzwaschung mit Fußbädern mit Zitrus-Bademilch (z. B. *Citrus Erfrischungsbad* (Weleda) oder *Zitronen Lemongrass Bad* (Dr. Hauschka)), am Abend mit Zitrus-Armbädern* und unterstützten damit den Rhythmus von Anregung und Lösung im Tageslauf. Die Behandlung wurde später durch entsprechende Bein- und Armeinreibungen intensiviert.

2.6 Die Säuberung von Verunreinigungen und der Ablauf einer Ganzkörperwaschung

Die Waschungen wurden bislang ohne Berücksichtigung der physischen Reinigung dargestellt. Dieser Gesichtspunkt darf in der Pflegepraxis jedoch nicht vernachlässigt werden. Angesichts der verbreiteten Überbetonung dieses Aspekts möchte ich ihn an dieser Stelle nicht weiter ausführen. Stattdessen ist zu zeigen, wie sich die physische Reinigung in den Ablauf einer anregenden Ganzkörperwaschung einfügt. Dabei sind zwei Formen zu unterscheiden:

- Die Waschung eines Patienten, der sich aktiv beteiligt.
- Die Waschung eines gänzlich unselbstständigen Patienten.

In beiden Fällen ist die Waschung vorzubereiten. Nach der Information des Patienten (auch des bewusstlosen!) schließt man die Fenster und bringt eventuell einen Sichtschutz an, um eine ungestörte, geschützte Atmosphäre zu schaffen. Im Zimmer sollte es warm sein.

Die für die Waschung benötigten Gegenstände werden vorbereitet; überflüssige Lagerungsmittel aus dem Bett entfernt. Den Patienten lagert man mit leicht erhöhtem

* Der Patient sitzt am Waschbecken. Das Waschbecken wird zur Hälfte mit körperwarmem Wasser gefüllt und *Citrus Erfrischungsbad* (Weleda) oder *Zitronen Lemongrass Bad* (Dr. Hauschka) zugegeben. Beide Unterarme werden ins Wasser getaucht. Anwendungsdauer circa fünf Minuten, mindestens zehn Minuten nachruhen. Die Atmung wird entlastet. Es entsteht ein Gefühl der Leichte.

Oberkörper auf den Rücken. Er bleibt in jedem Fall zugedeckt, damit er nicht auskühlt und sich unter der Bettdecke geschützt und umhüllt fühlt. Während der Waschung deckt man nur die jeweils zu behandelnden Körperregionen auf. Mit dem Patienten, der teilweise aktiv an der Waschung mitwirkt, wird abgesprochen, in welchen Bereichen er Unterstützung benötigt. Da dies besonders im Bereich der Intimpflege oftmals vom Patienten nicht selbst verbalisiert wird, müssen wir uns ein eigenes Urteil über die Hilfsbedürftigkeit bilden und dem Patienten entsprechende Hilfestellungen vorschlagen. Für diese Urteilsbildung sind die eingangs dargestellten Gesichtspunkte maßgeblich. Das Training der Selbstständigkeit hat dabei nicht immer Priorität.

Auch die Waschgewohnheiten des Patienten können z. B. dem Aspekt der Anregung nachgeordnet werden, wenn wir sein Einverständnis gewinnen.

In den meisten Fällen übernimmt der teilweise selbständige Patient die Waschung des Gesichts und des Oberkörpers. Er bedarf möglicherweise auch in diesem Bereich der Hilfe bei der Koordination eines sinnvollen Ablaufes. Mit der Reinigung des Rückens, des Intimbereichs und der Beine behandeln wir die schwer zugänglichen Körperpartien.

Mund-, Nagel- und Haarpflege, die das äußere Erscheinungsbild am sichtbarsten gestalten, bilden den Abschluss der Waschung.

Mit eventuellem Wechseln der Bettwäsche, Glätten der Laken, Aufschütteln der Kissen und der Bettdecke, erneuter Lagerung des Patienten und dem Aufräumen der Waschmaterialien sowie des Krankenzimmers beenden wir die Behandlung. Damit erscheint auch die äußere Umgebung in einer gestalteten Ordnung. Beim vollständig hilfsbedürftigen Patienten bestimmt der Pflegende weitgehend die Kriterien, unter denen die Waschung durchgeführt wird. Hier ist es besonders wichtig, alle Schritte der Reinigung anzukündigen. Gerade bewusstlose Patienten oder Patienten im Durchgangssyndrom neigen dazu, die Aktivitäten an ihrem Körper als Bedrohung zu erleben, wenn wir unsere Handlungen nicht ruhig und koordiniert durchführen. Um den Patienten nicht zu überfordern ist es oftmals sinnvoll, die Waschung in zwei oder drei Abschnitte zu gliedern.

Je nach Dringlichkeit beginnen wir mit der Mund- oder Intimpflege. In diesen Bereichen steht meist die physische Reinigung im Vordergrund. Oftmals ist es sinnvoll, hier Einmalwaschhandschuhe zu verwenden. Der Patient wird von Verunreinigungen befreit, die Bettwäsche erneuert, die Laken werden geglättet, die Kissen aufgeschüttelt. Nach einer Pause führen wir die Waschung unter dem Gesichtspunkt der Anregung der Lebenskräfte durch. Nach einer erneuten Pause, in der wir für Ordnung im Zimmer sorgen, folgt die Pflege der Haare, der Nägel und ggf. die Rasur.

Diese Gliederung der Waschung erleichtert es auch dem Pflegenden, sich auf die Charakteristik der einzelnen Abschnitte innerlich einzustellen. Die Entfernung von Verunreinigungen geschieht in sachlich objektiver Distanz. Mitgefühl für die Schwäche, Müdigkeit oder Anspannung des Patienten und der Impuls, die Beschwerden zu lindern, tragen die Waschung zur Anregung der Lebenskräfte. Die Sorge für das äußere Erscheinungsbild gründet in der Suche nach dem Selbstbild des Kranken und im Bemühen, den Leib als Ausdruck des Menschseins erscheinen zu lassen. Die Waschung dient so in völlig unsentimentaler Weise dem ganzen Menschen.

Kategorie	Beispiel für Lernziele	Empfohlener Lernweg
Handwerk	Sie praktizieren die drei Grundformen einer therapeutischen Waschung sicher.	A
Eigenes Lernziel		
Beziehung	Sie gestalten die Waschung als einen Dialog zwischen Patient und Pflegendem.	B
Eigenes Lernziel		
Wissen	Sie kennen die Indikationen für die Grundformen der Waschung.	C
Eigenes Lernziel		

KAPITEL XII

Dekubitus-, Pneumonie- und Thromboseprophylaxe bei Schwerkranken

ROLF HEINE

Dekubitus, Pneumonie und Thrombose gelten, wenn sie sekundär im Krankenhaus auftreten als Pflegefehler, die den Patienten in Lebensgefahr bringen können. Das Kapitel zeigt, wie Prophylaxen als ganzheitliche Behandlungen weit mehr bewirken, als den Patienten vor Sekundärschädigungen zu bewahren. Der Schlüssel hierfür liegt im Erkennen der konstitutionellen Grundlagen des Schwerkranken. So erweitert und relativiert sich das übliche Raster der Risikofaktoren.

Der folgende Beitrag setzt ein *fundiertes Grundwissen* über *Risiken* und *prophylaktische Maßnahmen* voraus und ersetzt dieses nicht. Anstelle einer Aneinanderreihung der Risikofaktoren und alternativer Methoden zur Prophylaxe wird ein übergeordneter Gesichtspunkt entwickelt. Der Leser erhält dadurch die Möglichkeit, die eigene Pflegepraxis kritisch zu beleuchten und zu erweitern.

→ Lernziel siehe Seite 342

1. Zum Verständnis der Ursachen von Dekubitus, Pneumonie und Thrombose

Dekubitus, Pneumonie und Thrombose äußern sich an drei verschiedenen Organsystemen: der Haut, der Lunge und dem Blut. Trotz unterschiedlicher Noxen treten gerade bei Schwerkranken Neigungen zu diesen Erkrankungen häufig gemeinsam auf. Prophylaktische Maßnahmen müssen dann für alle drei Bereiche vorgenommen werden. Im besonderen stellen Immobilität, hohes Alter, Bewusstseinstrübungen und Ernährungsstörungen ein Risiko dar.

Um die der Dekubitus-, der Pneumonie- und der Thromboseentstehung gemeinsamen Ursachen genauer in den Blick zu bekommen, sei zunächst eine Patientin betrachtet, bei der eine Gefährdung in allen drei Bereichen offensichtlich vorliegt. Wir verzichten dabei zunächst auf nicht unmittelbar wahrnehmbare Daten, und stellen nur die Phänomene dar, die der äußeren Beobachtung zugänglich sind.

Beispiel

Eine ungefähr 50-jährige Frau liegt mit leicht erhöhtem Oberkörper im Bett. Die weiße Bettdecke bedeckt den Körper bis zur Brust. Unter der Decke zeichnen sich die Konturen des Körpers schwach ab. Aus ihrem blassen Gesicht treten die Wangen- und Unterkieferknochen scharf hervor. Die Augen sind bis auf einen kleinen Spalt, in dem das Weiß der Skleren erscheint, geschlossen. Durch die blassroten, leicht geöffneten Lippen strömt kaum hörbar der Atem. Der Kopf mit dem angedrückten, braungrauen Haar ist kraftlos zur Schulter gesunken. Der Oberkörper wird durch ein Kissen gestützt. Die rechte Hand liegt reglos auf der sich kaum hebenden und senkenden Brust, droht aber jeden Augenblick, der Schwerkraft folgend, herabzurutschen. Der linke Arm ruht wie abgelegt neben dem Körper. Hände und Füße sind kühl. Die Kranke bemerkt erst, als sie angesprochen wird, dass jemand bei ihr ist. Sie öffnet die Augen, sucht aber nicht den Kontakt zu ihrem Gegenüber. Ihr Blick bleibt verschleiert, ins Leere gerichtet. Der Kopf ruht unbewegt in den Kissen. Sie versucht, die trockenen Lippen mit der ebenfalls trockenen Zunge zu befeuchten, und beendet diese vergebliche Anstrengung mit einem schwachen Seufzer. Nach einigen Minuten bemüht sie sich, erst den Oberkörper und dann das Becken von der Unterlage zu lösen, sinkt aber sogleich wieder in die ursprüngliche Lage zurück. Der Anblick erregt unser Mitleid und den Impuls, diesen Zustand zu lindern.

Die Kranke ist in ihrem Bewusstsein gedämpft. Sie kann ihre Aufmerksamkeit nicht frei auf die sie umgebende Welt richten oder sich willentlich von ihr abwenden. Im Gegensatz zum gesunden Schlafenden, der erwachend zur Tageshelligkeit des Bewusstseins zurückfindet, verbleibt die Schwerkranke in unserem Beispiel in einer Art Bewusstseinsnebel.

Ihre Bewegungen sind kraftlos, ohne Spannung, die Gliedmaßen erschlafft oder erstarrt. Die Fähigkeit des Gesunden, sich kraftvoll und zielgerichtet zu bewegen oder sich aufzurichten, ist verloren. Die Leichtigkeit, mit der selbst die unbewussten Bewegungen eines gesunden Schlafenden erfolgen, ist der Schwere gewichen. Der ganze Mensch wirkt schwer. Er kann die Gravitation nicht mehr überwinden und ist der Erdanziehung ohne Gegenkraft ausgeliefert.

1.1 Die Bedeutung der Ich-Organisation

Bewusstlosigkeit, Erschlaffung oder *Erstarrung* und *Schwere* prägen das oben dargestellte Bild. Der Gesunde hingegen verfügt dank seiner Kräfte über waches Bewusstsein, Beweglichkeit und Leichte.

Der Kranke kann der Schwerkraft nicht die eigene Aufrichtekraft entgegensetzen, der unbelebten Starre nicht die fließende, geführte Bewegung, der Bewusstseinsnacht nicht das innere Licht. Die in der unbelebten, anorganischen Natur wirkenden Gesetze beginnen über die Kräfte des bewussten menschlichen Lebens zu dominieren. Die Schwerkraft zieht den Leib ohne Gegenwehr zur Erde hin. Wo der Körper aufliegt, schiebt sich gleichsam die Unterlage Stück für Stück über die Leibesgrenzen hinweg in ihn hinein. Bewusstsein und Leben sind ein wenig aus dem Leib gewichen. An ihrer Stelle hat sich Fremdes eingedrückt, Außenwelt. Körpergewebe ist abgestorben, in der Nekrose ist der Mensch gleichsam partiell zu einem Stück Außenwelt geworden.

Im Rückzug der die leibliche Integrität erhaltenden Kraft erkennen wir die Ursache dafür, dass sich Außenwelt innerhalb der Leibesgrenzen geltend machen kann. Die Kraft, welche die leibliche Integrität herstellt und erhält, nennen wir Ich-Organisation.

Sie durchdringt und individualisiert den menschlichen Seelen- und Lebensleib und gestaltet die aufbauenden und regenerierenden Stoffwechselprozesse. Im Nerven-Sinnes-System ermöglicht sie das denkende Bewusstsein und wirkt abbauend [→ Kapitel „Menschenkundliche Grundlagen"]. Durch die Ich-Organisation ist es dem Ich des Menschen möglich, sich in der Leiblichkeit zu äußern.

Allen inneren Risikofaktoren, die für die Entstehung eines Dekubitus von Bedeutung sind, liegt eine Schwächung der im Stoffwechselsystem aufbauend wirkenden Ich-Organisation zugrunde. Dies ist letztlich die Ursache dafür, dass sich Außenwelt innerhalb der menschlichen Leibesgrenzen ausbreiten kann.

Die Erstarrung der Bewegung oder die Schlaffheit der Muskulatur beim somnolenten oder gelähmten Patienten sind Ausdruck der Schwächung oder des Rückzuges der Seelenorganisation (Astralleib). Die Unbelebtheit der Haut, Mangelernährung und Durchblutungsstörung zeigen eine Beeinträchtigung der fließenden und strömenden Lebenskräfte-Organisation (Ätherleib). Die Ich-Organisation integriert Astral- und Ätherleib. Bei ihr muss deshalb die Prophylaxe ansetzen.

Auch eine Pneumonie entsteht, indem sich Außenwelt innerhalb der Leibesgrenzen des Menschen ausbreitet. Bei der Keimbesiedlung der Lunge dringt fremdes Leben in den menschlichen Organismus ein. Dieses Fremdleben kann sich jedoch nur geltend machen, wenn das Eigenleben des Menschen ein Stück aus dem Organ zurückwich. Die Entzündungsreaktion in der Lunge ist häufig der Versuch, das Fremdleben zu bekämpfen und die leibliche Integrität wiederherzustellen. Wie im Verdauungsvorgang das Fremde der Nahrung überwunden und in körpereigene Substanz verwandelt wird, so vollzieht sich in der Entzündung ein parenteraler Verdauungsprozess.

Die Thromboseentstehung ist ebenfalls unter dem Gesichtspunkt des Sich-Ausbreitens der Außenwelt innerhalb der Leibesgrenzen zu verstehen: Normalerweise erleben wir den Gerinnungsvorgang, wenn nach einer Verletzung das ausgetretene Blut sich an der Körperoberfläche verdickt und verhärtet und damit zum Verschluss der Wunde beiträgt. Auch hier kommt der Gerinnungsvorgang an der Außenwelt in Gestalt der Luft und der abgestorbenen (!) Gewebstrümmer in Gang. Die in der Virchow-Trias charakterisierten Entstehungsursachen der Thrombose lassen sich ebenfalls unter diesem Gesichtspunkt verstehen.

Gefäßwandschäden sind, wenn verletzungsbedingt, ein in die Leiblichkeit hineinragender Außenwelteinfluss. Bei Veränderungen und Ablagerungen an der Gefäßwand handelt es sich ebenfalls um Prozesse und Stoffe, die aus der Lösung im Blut herausgefallen und dadurch dem Organismus fremd geworden sind. Sie wirken innerhalb der Blutgefäße wie ein störender Fremdprozess oder -körper, an dem die Gerinnungstätigkeit aktiviert wird.

Bei Veränderungen im Strömungsverhalten, beispielsweise durch Varizen, kommt der Fluss des Blutes ins Stocken. Es entstehen Stauungen und Wirbel. Das Blut führt eine ihm eigentlich fremde Bewegung aus, und der Gerinnungsprozess beginnt.
Das dem Blut eigene Gleichgewicht von Auflösung (z. B. bei Fibrinolyse) und Verhärtung bzw. Blutgerinnung ist einseitig zugunsten der Verhärtungstendenz gestört.

1.2 Exkarnation und Inkarnation

Dem Rückzug des Ichs aus den aufbauenden Stoffwechselvorgängen des Leibes, ein der Dekubitus-, Pneumonie- und Thromboseentstehung gemeinsam zugrunde liegender Prozess, bezeichnet die anthroposophische Menschenkunde als „Exkarnation", im Gegensatz zur Inkarnation, der Verbindung des Ichs mit der Leiblichkeit. Inkarnationsprozesse finden wir, wenn sich der geistige Wesenskern des Menschen nach der Empfängnis in den von den Eltern vorbereiteten Leibeskeim hineinbegibt und sich immer tiefer mit diesem verbindet. In der ersten Lebenshälfte überwiegen diese Inkarnationsprozesse. Sie bewirken, dass sich der Leib unverwechselbar, d. h. individuell aufbaut. Durch sie wird der Leib zu einem Instrument der geistigen Wesenheit des Menschen.[1]

In der zweiten Lebenshälfte beginnen Exkarnationsprozesse zu überwiegen. Die geistige Wesenheit, das Ich des Menschen, löst sich allmählich aus seiner engen Verbindung mit dem Leib und wird immer unabhängiger von ihm. Die aufbauenden Lebenskräfte verwandeln sich in Bewusstseinskräfte [→ Kapitel „Krankheit und Schicksal"]. Damit dominieren in der zweiten Lebenshälfte offensichtlich Ab- über Aufbauprozesse, der Mensch altert. Im Tode schließlich lösen sich das Ich und mit ihm die anderen Wesensglieder gänzlich vom physischen Leib ab und tauchen ein in eine leibfreie Existenz.

So wird verständlich, weshalb alte Menschen, bei denen natürlicherweise die Exkarnationsprozesse überwiegen, besonders anfällig sind für die Entstehung von Dekubitus, Pneumonie und Thrombose. Sehr selten hingegen finden sich diese Erkrankungen in der Inkarnationsphase des Lebens, bei Kindern oder Jugendlichen. Lediglich bei lebensbedrohlichen Zuständen ist eine Gefährdung auch in dieser Lebensphase gegeben.

Die Polarität von Exkarnations- und Inkarnationsprozessen findet sich auch im Rhythmus von Schlafen und Wachen. Im Wachzustand erleben wir uns mit dem Leib verbunden. Über die Sinnesorgane nehmen wir die Welt und unseren Körper wahr, zeigen Gefühle und sind handlungsfähig. Im Schlaf hingegen haben wir kein Bewusstsein. Tritt während des Schlafens Bewusstsein ein, so sind wir bereits im Erwachen.

Ich und Astralleib trennen sich im Schlaf vom Äther- und vom physischen Leib. Nähert sich der Astralleib während des Schlafens dem physischen Leibe wieder an, ohne sich gänzlich mit ihm zu verbinden, erleben wir einen gegenüber dem Wachbewusstsein gedämpften Bewusstseinszustand, den Traum. Im Traum vermischen sich leibgebundene und leibfreie Bewusstseinsinhalte und bewirken die chaotischen, nicht den Gesetzen der Sinneswelt unterliegenden Bilder.[2]

Im Gegensatz zum Gesunden regeneriert sich beim Schwerkranken der Leib im Schlaf nicht ausreichend. Die abbauend wirkenden Außenwelteinflüsse werden nicht mehr vollständig ausgeglichen, sie drücken sich ohne Gegenwehr in den Leib ab. Eine Disposition für Sekundärschäden ist gegeben.

2. Allgemeine Prophylaxe

Als gemeinsame Ursache von Dekubitus, Pneumonie und Thrombose wurde der Rückzug der aufbauenden Seite der Ich-Organisation aus der Leiblichkeit identifiziert. So gewinnen Außenwelteinflüsse die Möglichkeit, sich innerhalb der Leibesgrenzen zu entfalten. Als Prophylaxe kommen damit einerseits alle Maßnahmen in Betracht, die den Organismus vor Außeneinflüssen schützen. Andererseits beugt jede Stärkung der Ich-Organisation der Entstehung von Sekundärschäden vor.

Wie im Kapitel *„Die Wärmeorganisation des Menschen"* dargestellt, wirkt das Ich in der menschlichen Leiblichkeit in der Wärme. Das Blut verteilt die Wärme im gesamten Organismus. Die Schwankungen im Wärmehaushalt sind Ausdruck der Tiefe, mit der die Ich-Organisation in die Leiblichkeit eingreift. In der *Anregung des Wärmeorganismus* liegt somit der Schlüssel, um der Exkarnationstendenz Schwerkranker entgegenzuwirken und die Verbindung des Ichs mit der Leiblichkeit zu unterstützen.

Dabei soll die Anregung der Wärme im Leiblichen, im Seelischen und im Geistigen in Betracht gezogen werden. Während sich die Wärme im Leiblichen in der messbaren Körpertemperatur äußert, erscheint sie im Seelischen und im Geistigen als nicht-sinnliche Qualität.

2.1 Wärme im Geistigen

Das Wärmeelement im Geistigen finden wir überall dort, wo uns etwas so stark ergreift, dass wir uns dafür begeistern. Wenn wir uns innerlich mit einer Sache verbinden, sagen wir: „Wir sind warm geworden", oder „Wir haben Feuer gefangen". Auch dort, wo wir Widerstände zu überwinden haben, „reiben wir uns", und Reibung erzeugt Wärme. Wir „erhitzen" uns in einer Auseinandersetzung – oder aber „eine Sache lässt uns kalt", wenn wir uns nicht mit ihr in Beziehung setzen wollen. Überall, wo wir uns mit einer Idee, einer Sache oder einem Menschen aktiv verbinden, haben wir ein spezifisches, seelisch-geistiges Wärmeerlebnis. Dies kann bis ins Physische wirken. Wer sich für etwas begeistert, fühlt sich bis in die Gliedmaßen hinein warm. Wärme und Feuer äußern sich in seinem ganzen Wesen.

Bei Kranken finden wir häufig, dass dieses innere Feuer fehlt. Sie sind teilnahmslos, ohne Ziel, ohne Motivation. Wenn es gelingt, den Kranken aus der Teilnahmslosigkeit herauszuführen und ihm Ziele und Interessen zu vermitteln, haben wir eine geistige Wärmequalität in ihm angeregt. Ein Patient, der Interesse an seiner Umgebung entwickelt, der sich Aufgaben und Ziele setzt, zeigt sich nicht allein in Bezug auf therapeutische und pflegerische Maßnahmen kooperativ, er erzeugt in sich auch die Grundlage für die Anwesenheit des Ichs in der Leiblichkeit. Die Motivation des Kranken steht deshalb vor der Mobilisierung. Motivation und Kooperationsbereitschaft sind wesentliche Ressourcen der Dekubitusprophylaxe und stellen, wenn sie fehlen, auch auf der erweiterten Norton-Skala einen Faktor zur Ermittlung des Dekubitusrisikos dar.[3] Dies gilt ebenso für die Pneumonie- und Thrombosephrophylaxe. Dabei genügt es nicht, den Patienten über die Notwendigkeit prophylaktischer Maßnahmen zu informieren oder ihm die Folgen einer Unterlassung vor Augen zu führen. Dazu könnte sein intellektuelles Fassungsvermögen nicht ausreichen. Vielmehr gilt es, selbst kleinste Interessen des Patienten zu fördern und zu pflegen. Hierin finden wir einen Ansatzpunkt für die Stärkung seiner Willens- und Initiativkraft. Wo diese wirkt, erwärmt sich der Patient im oben dargestellten Sinn.

2.2 Wärme im Seelischen

Die Alltagssprache setzt die seelische Wärme häufig in Beziehung zum Herzen. In diesem Mittelpunkt unseres Seelenlebens erleben wir die Wärmequalität unmittelbar. Einem warmherzigen Menschen bescheinigen wir Einfühlungsvermögen, Gefühlsreichtum, Vertrauenswürdigkeit, Milde, die Fähigkeit zu verzeihen, kurzum überwiegend sympathische Eigenschaften. Einen kaltherzigen Menschen erleben wir als hart, abweisend, gefühllos, auf sich bezogen, egoistisch. Hier dominieren antipathische Züge. Wer einen Menschen als warmherzig erlebt, ist geneigt, sich ihm anzuvertrauen – eher als einem kalt- oder hartherzigen. In einer seelisch warmen Umgebung fühlen wir uns wohl und angenommen. Zeigt uns jemand die „kalte Schulter", erfahren wir eine Zurückweisung. Wo wir seelischer Wärme begegnen, breiten wir uns aus; treffen wir auf seelische Kälte, ziehen wir uns zurück.

Diesem Rückzug von der Umwelt gilt es gerade beim Schwerkranken entgegenzuwirken. Leider ist die Krankenhausatmosphäre nicht immer so gestaltet, dass der Patient sich warm aufgenommen und akzeptiert fühlt. Funktionale Krankenzimmer, die eine patientengerechte Gestaltung kaum zulassen, einförmige Tagesabläufe, die wenig Rücksicht auf die Lebensrhythmen des Patienten nehmen, oder Pflegende und Ärzte, die Gefühle innerer Anteilnahme nicht in sich entstehen lassen, drängen den Kranken in die seelische Isolation.

Besonders der pneumoniegefährdete Patient bedarf aber einer Atmosphäre, in der er sich der Umgebung gegenüber öffnen kann. Gerade über den Atem stehen wir mit unserer Umgebung in ständiger physischer und seelischer Beziehung. Der Atem vollzieht jede seelische Regung gleichsam seismografisch mit. Im Schreck stockt der Atem; wir atmen auf, wenn wir erleichtert sind; wenn wir uns wohl fühlen, atmen wir ruhig und fließend, genüsslich ein und aus. Fühlen wir uns unwohl, ist der Atem zurückgehalten und stockend. In den seelisch zurückgezogenen Zuständen der depressiven, apathischen oder somnolenten Patienten bemerken wir die Unfähigkeit, an der Umgebung Anteil zu nehmen, ebenso in dem flachen, monotonen, gegenüber Außeneindrücken unempfindlichen Atem.

Viele der gebräuchlichen Verfahren der Pneumonieprophylaxe berücksichtigen den Zusammenhang zwischen Atmungstätigkeit und seelischer Gestimmtheit nicht. Das Abklatschen ist auch heute noch eine oft angewandte Methode der Pneumonieprophylaxe. Sie erzielt zwar einen kurzfristigen Schockeffekt durch die plötzliche Kühlung und die schnellen Schläge auf den Rücken, erreicht aber wohl nur eine einmalig vertiefte Atmung. Zusammen mit dem damit ausgelösten Hustenreiz ist diese Maßnahme für den Patienten, zumal wenn er sich in einem geschwächten Zustand befindet, äußerst unangenehm. Die mögliche Erleichterung oder der prophylaktische Effekt, den der Patient durch das Abklatschen erfährt, steht in der Regel in keinem Verhältnis zur erduldeten Strapaze. Eine solche Maßnahme fördert mit Sicherheit nicht die freudige Anteilnahme an der Umgebung, sie verstärkt vielmehr den Eindruck einer abweisenden, vielleicht sogar gewalttätigen Umwelt.

Führt man anstelle des Abklatschens eine Rhythmische Einreibung von Rücken und Brust durch, fühlt sich der Patient persönlich wahrgenommen und angesprochen. Die berührende Hand reagiert einfühlsam auf jede Thoraxbewegung. Sie vermittelt neben der entstehenden physischen Wärme das Gefühl von menschlicher Nähe, innerer Aufmerksamkeit und Zuwendung. Die Atmung vertieft sich im Laufe der Einreibung, der Patient wird nicht durch ein Schreckerlebnis überwältigt, sondern gleichsam durch die rhythmisch bewegte Berührung aus dem „In-sich-verschlossen-Sein" in die Wachheit und Teilnahme an der Umwelt gelockt. Die Einreibung der Flanken öffnet den Atemraum in das Abdomen hinein. Paravertebrale Abstriche schaffen Bewusstsein für die aufrechte Gestalt [→ Kapitel „Die Rhythmische Einreibung"].

- *Lavandula, Oleum aethereum 10 %* (WALA)
- *Lavendelöl 10 %* (Weleda)
- *Plantago Bronchialbalsam* (WALA)

Die Verwendung von 10%igem Lavendelöl entkrampft, entspannt und ist deshalb bei Ängsten, Thoraxschmerzen und Reizbarkeit angezeigt. Plantago Brochchialbalsam unterstützt mit Sonnentau, Thymian und Spitzwegerich die Lösung von Sekreten und bildet mit seinem Bienenwachsanteil eine besonders wärmende Hülle.

Ähnlich abschreckend wie das Abklatschen wirken Totraumvergrößerer, wie das Giebelrohr oder andere Atemtrainingsgeräte, die den Patienten zum Aufbau von Druck oder Sog im Thorax animieren sollen. Sie überfordern meist das Kooperationsvermögen eines tatsächlich pneumoniegefährdeten Patienten. Diese Maßnahmen haben ihre Berechtigung für das prä- und postoperative Training der Vitalkapazität beim bewusstseinsklaren Patienten. Der seelisch zurückgezogene, geschwächte oder bewusstseinsgetrübte Kranke bleibt solchen Verfahren gegenüber jedoch innerlich unbeteiligt. Sie erreichen ihn nicht in seiner seelischen Stimmung. Welcher geschwächte Patient toleriert schon das Verschließen der Nase mittels einer Klammer? Die durch die Totraumvergrößerung erzwungene Atemnot erregt Angst und wird meist durch „verbotene", „normale" Atemzüge unterlaufen. Keine Maßnahme, die nur die Füllung der Lunge mit Luft zum Ziele hat, erreicht den Kranken in seinem seelischen Wesen.

Gelingt es hingegen, den Patienten zum Lachen oder vielleicht nur zum Schmunzeln zu bringen, vermag er in eine seelisch warme Atmosphäre einzutauchen, und die Vertiefung der Einatmung vollzieht sich mit seiner inneren Beteiligung. Auch das Singen von einfachen Liedern mit oder für den Kranken sucht primär die innere Beteiligung und erreicht sekundär, dafür aber umso nachhaltiger, eine Vertiefung der Atmung. Sowohl die Rhythmische Einreibung als auch das Singen sind, da die seelische Ebene angeregt und „durchwärmt" wird, thrombose- und dekubitusprophylaktisch wirksam. Der Kranke beginnt, sich im Leibe wieder heimisch zu fühlen. Er wird wacher, seine Beweglichkeit nimmt zu, die Blutzirkulation belebt sich.

Bei der Ermittlung einer Dekubitus-, Pneumonie- oder Thrombosegefährdung spielen leibliche Wärmephänomene eine wesentliche Rolle:

- Mangeldurchblutungen der Haut äußern sich durch mit der Hand wahrnehmbare Kältezonen.
- Risikopatienten kühlen ohne Schutz durch Kleidung oder Decken schnell und nachhaltig aus.
- Fieber wird dann zum Risiko, wenn es die Kräfte des Patienten verzehrt.
- Liegen ein erstgradiger Dekubitus, eine Thrombose oder eine Pneumonie bereits vor, antwortet der Organismus mit einer Entzündungsreaktion. In diesem Fall finden wir die lokale Überwärmung neben den anderen klassischen Entzündungszeichen.
- Besonders bei der Pneumonie tritt zur lokalen Wärmereaktion Fieber hinzu.

Lokale Überwärmung und Fieber sind dabei Ausdruck eines Heilungsversuchs. Dies ist ein weiterer Hinweis auf die prophylaktische Wirkung einer Anregung und Stärkung des Wärmeorganismus.

Neander und Birkenfeld zeigten, dass eine passive Wärmebehandlung, z.B. Eisen und Föhnen, die Durchblutungssituation der Haut nicht verbessert, sondern verschlechtert und deshalb für die Dekubitusprophylaxe ungeeignet ist.[4] Die Laser-Doppler-Flowmetrie und die Thermografie bestätigen die Beobachtung, dass dem Organismus von außen applizierte Wärme- bzw. Kältereize nicht ohne Weiteres zu einer inneren Wärmereaktion führen.[5] Ob ein von außen kommender Wärmereiz durch eine innere Wärmeantwort aufgegriffen wird, hängt letztlich davon ab, inwieweit der Organismus in der Lage ist, die Polarität von Wärmekonzentration im Körperinneren und Wärmeausdehnung in die Körperperipherie rhythmisch auszugleichen. Gelingt es nicht, die Wärme aus dem Körperinneren in die Peripherie zu locken, bleibt die Körperoberfläche kalt.

Es lässt sich beobachten, dass kalte Hände oder Füße erschöpfter oder unter Durchblutungsstörungen leidender Patienten, bei denen eine Wärmeflasche nicht zur Erwärmung führte, mittels einer Rhythmischen Einreibung der Extremitäten und/oder des Bauches eine nachhaltige Durchwärmung erfuhren. Die Rhythmische Einreibung ist somit als ein geeignetes Mittel zur Anregung der Erwärmung und Durchblutung anzusehen. Dabei erwärmt und belebt eine kunstgerecht durchgeführte Einreibung der Beine sowohl die unteren Extremitäten als auch den Menschen insgesamt [→ Kapitel „Rhythmische Einreibung"]. Die Atmung vertieft sich, der Behandelte ermüdet in angenehmer Weise, vielleicht schläft er ein und erwacht gestärkt.

Die Belebung der Beine ermuntert außerdem zur Bewegung, sodass eine ganzheitliche Grundlage für eine Thromboseprophylaxe ebenso geschaffen ist wie für eine Dekubitus- und Pneumonievorbeugung.

3. Spezielle Gesichtspunkte

3.1 Dekubitusprophylaxe

Beim Dekubitus ist die Haut das geschädigte Organ. Sie ist das an der Körperoberfläche ausgedehnteste Sinnesorgan, Teil des Nerven-Sinnes-Systems, und bildet ein Tor für die von außen an den Menschen herantretenden Eindrücke. Geht diese Sinnesfunktion durch lokale oder zentrale Bewusstseinsstörungen verloren, ist eine adäquate Reaktion auf den Sinnesreiz nicht mehr möglich. Der Reiz führt dann nicht zu einem Bewusstseinseindruck, sondern wirkt nur physisch auf die Leibesgrenze.

Prophylaktisch hilfreich sind deshalb nicht nur jene Maßnahmen, die den Reiz vom Körper fernhalten oder in seiner Einwirkung zeitlich begrenzen, wie z. B. die Frei- oder die Umlagerung, sondern auch alle die Sinneswahrnehmung fördernden. Waschungen, Einreibungen, bewusste Berührungen und geführte Bewegungen regen die Sinnestätigkeit an und unterstützen die Anwesenheit des Ichs im Leib.

Die regelmäßige zweistündliche Kontrolle einer druckgefährdeten Körperstelle hat nicht allein diagnostischen Wert. Sie ersetzt einerseits die gestörte Wahrnehmungsfähigkeit des Patienten, andererseits lenkt sie das Bewusstsein des Kranken in jene Bereiche, die sich seiner Wahrnehmung entziehen. Der ständige Hinweis auf Körperregionen, die der Patient nicht als zu sich gehörig empfinden kann, hat in diesem Sinn hohen prophylaktischen Wert und ist ein erster Ansatz zur Wiederherstellung eines gesunden Körperbewusstseins. Immobilität ist der größte Risikofaktor bei der Entstehung eines Dekubitus. Schwäche, Bewusstseinsverlust oder Lähmung schränken jedoch nicht nur die Beweglichkeit des Kranken ein, sie zwingen ihn auch aus der aufrechten Körperhaltung in die waagrechte. Die Aufrechte ist eine spezifische Qualität, für die nur der menschliche Bewegungsorganismus eingerichtet ist. Das Kind erlernt den aufrechten Gang um das erste Lebensjahr herum, vor dem Sprechen und Denken. Nur im Schlaf, wenn das Ich sich vom Leibe löst, verlieren wir die Aufrechte sowie Sprache und Denken und sinken in die Horizontale. In der Aufrechten offenbart sich das Ich in der physischen Gestalt des Menschen. Die ärztlich bzw. pflegerisch verordnete oder durch die Krankheit erzwungene horizontale Körperhaltung entlastet den Kranken von der Anstrengung, die ihm das Aufrechtsein bedeutet. Da der immobile bettlägerige Patient ohne Hilfe nicht in der Lage ist, sich aus der Horizontalen zu erheben, fehlt ihm ein wesentlicher Anreiz, seine Gestalt Ich-haft zu ergreifen. Das regelmäßige Aufrichten und Aufsetzen des immobilen bettlägerigen, selbst des bewusstlosen Patienten im Bett oder an den Bettrand ist deshalb eine wichtige Maßnahme, um den Inkarnationsprozess anzuregen, sofern keine Kontraindikationen dafür vorliegen. Die Einreibung des Rückens und paravertebrale Abstriche betonen die Wirbelsäule in der Aufrechten und unterstützen dadurch den Prozess zusätzlich.

Die zur Druckentlastung durchgeführte Umlagerung des immobilen Patienten sollte deshalb mindestens dreimal täglich durch eine zumindest wenige Minuten andauernde Aufrichtung ergänzt werden [→ Kapitel „Altenpflege als Pflege des Menschseins"].

Auch diese Maßnahme ist, indem sie Durchatmung und Blutzirkulation anregt, pneumonie- und thromboseprophylaktisch wirksam. Neben der regelmäßigen Umlagerung des dekubitusgefährdeten Patienten sind Hohllagerung und Superweichlagerung wesentliche Elemente der Prophylaxe. In der Regel werden diese Maßnahmen nur unter dem Gesichtspunkt der Druckentlastung durchgeführt. Der Blick bleibt dabei auf den von außen schädigenden Einfluss gerichtet. Betrachten wir hingegen nicht allein die externe Noxe, sondern auch den schwer auf der Unterlage lastenden Patienten, so ergeben sich aus diesem Blickwinkel für die Lagerung andere Perspektiven. Ziel ist dann, den Patienten aus der Schwere in die Leichte zu bringen.

Tatsächlich erscheint ein gut, z.B. in 30-Grad-Seitenlage gelagerter Patient nicht nur druckentlastet, sondern auch entspannt, leicht, wie „auf Wolken“ gebettet. Der Begriff „Leichte“ integriert in diesem Fall den physikalischen Sachverhalt „Druckentlastung“ und das Befinden des Patienten. Handelt der Pflegende unter dem Aspekt der „Leichte“, so wird er sich gleichsam in künstlerischer Weise angeregt fühlen, das physikalische Ziel „Druckentlastung“ und das Wohlbefinden des Patienten in der zu gestaltenden neuen Lage miteinander in Einklang zu bringen.

3.2 Pneumonieprophylaxe

Die Lunge als das bei der Pneumonie primär geschädigte Organ ist Teil des Rhythmischen Systems. Wie das Nerven-Sinnes-System die leibliche Grundlage für das bewusste Wahrnehmen und Vorstellen bildet, so das Rhythmische System für das Fühlen [→ Kapitel „Menschenkundliche Grundlagen“]. Die Pneumonieprophylaxe sollte diesen Sachverhalt berücksichtigen.

Es wurde bereits darauf hingewiesen, dass alle atemunterstützenden Maßnahmen den Patienten innerlich beteiligen müssen. Nur mechanisch absolvierte Atemübungen führen weder zur erwünschten Lungenbelüftung oder Sekretlösung, noch erreichen sie das zur Prophylaxe notwendige Schwingen der ausatmend in die Welt hinausgehenden und einatmend zu sich selbst zurückkommenden Seele. Sprache und Gesang als Ausdrucksmittel der Seele leben im Atemstrom und sind deshalb ein sehr geeignetes Medium für die Vertiefung und Rhythmisierung der Atmung. Sie schaffen die Verbindung zum physischen Atmungsvorgang. Bei allen auf die Physis ausgerichteten Handlungen ist dieser Gesichtspunkt zu berücksichtigen. So führt die lapidare Aufforderung „Atmen Sie einmal tief durch“ selten zu einem guten Ergebnis. Das tiefe Durchatmen will gelernt sein. Wer es (noch) kann, ist in der Regel nicht pneumoniegefährdet.

Das Intonieren eines Vokals oder später der ganzen Vokalreihe a-e-i-o-u in einer dem Patienten angemessenen Tonlage ist eine Übung, die es dem Patienten ermöglicht, Kraft und Tiefe seines Atemstroms direkt wahrzunehmen. Die Hemmschwelle bei dieser Übung ist relativ niedrig. Anders verhält es sich beim Singen, wo oft erhebliche Barrieren sowohl beim Patienten als auch beim Pflegenden überwunden werden müssen. Die Vokalübung ist ein erster Schritt dazu. Gelingt es, ein kleines Lied mit dem Patienten zu singen, ist ein geeignetes Mittel für eine effiziente Pneumonieprophylaxe gewonnen.

Die dargestellten Maßnahmen setzen eine gewisse Kooperationsbereitschaft des Patienten voraus. Wie aber verfährt man bei einem *somnolenten* oder *bewusstlosen* Patienten, damit eine Vertiefung der Atmung eintritt? In diesem Fall bietet sich folgendes Vorgehen an:

Der Patient wird zunächst mit leicht erhöhtem Oberkörper auf dem Rücken gelagert, unter Umständen in leichter Dehnung. Der Pflegende legt seine warme Hand auf die Nabelgegend des Patienten. Er hebt sie mit der Einatmung des Patienten, ohne sie gänzlich von der Bauchdecke zu lösen. In der Ausatmungsphase wird die Hand wieder gesenkt. Das Heben und Senken der Hand geschieht zunächst ganz in dem vom Patienten vorgegebenen Rhythmus, wobei die sich senkende Hand einen leichten zunehmenden Druck auf den Bauch ausübt. Meist stellt sich nach einigen Atemzügen eine abdominelle Atmung mit Heben und Senken der Bauchdecke ein. Der Atemstrom beruhigt und vertieft sich. Jetzt nimmt man den bei der Ausatmung ausgeübten sanften Druck wieder zurück, bis die Hand völlig passiv die Hebung und Senkung der Bauchdecke mitvollzieht.

Die Behandlung dauert solange, bis der Patient ohne die Unterstützung durch die Hand des Pflegenden den angeregten Atemrhythmus fortsetzen kann. Gelingt es nicht, die Atmung auf diese Weise zu vertiefen, oder behält der Patient seine thorakale Atmung bei, so kann die Übung in derselben Weise durch leichten Druck auf die Flanken durchgeführt werden. Wie eine Schaukel am Umkehrpunkt angestoßen wird, schwingt sich der Pflegende auf den Atemrhythmus des Patienten ein und verstärkt ihn.

Neben der Mangelbelüftung stellen schwer lösliche Sekrete oder Schwierigkeiten beim Abhusten ein Pneumonierisiko dar. Raumluftbefeuchtung, Inhalationen und das Erüben einer effizienten Technik des Abhustens sind dabei die gebräuchlichsten pflegerischen Prophylaxen, ärztlich unterstützt durch Mukolytika und Schmerztherapie, wenn erforderlich. Diese Maßnahmen finden eine Ergänzung durch einige äußere Anwendungen und Rhythmische Einreibungen.

Die günstige Wirkung der Rhythmischen Einreibung auf Atemtiefe und Sekretlösung wurde bereits dargelegt. Möchte man die wärmende und lösende Wirkung, des bei der Einreibung verwendeten Öls noch steigern, empfiehlt sich die Anwendung eines *Öl-Brustwickels*. Hierbei wird ein mit (Thymian)-Öl betupftes Baumwolltuch zwischen zwei Wärmflaschen erwärmt und auf Rücken und/oder Brust aufgelegt. Darauf wiederum wird ein etwas größeres, zuvor angefertigtes und gleichfalls erwärmtes Wattepolster gelegt und die Packung mit einem Wolltuch um den Brustkorb (nicht zu eng!) befestigt.

- *Thymus, Oleum aethereum 5 %* (WALA)

Den Wickel wendet man über mehrere Stunden, mindestens jedoch 30 Minuten an.[6] Die lange anhaltende, milde Wärme und der angenehme Geruch des ätherischen Öles wirken entspannend, entkrampfend, schleimlösend und lindern unproduktiven Reizhusten. Liegt bereits eine Bronchitis vor, leisten beim kooperativen, kreislaufstabilen Patienten Senf- oder Ingwer-Thorax-Wickel gute Dienste zur Vertiefung der Atmung und zur Lösung von Sekreten.[7, 8]

Bei Patienten mit malignen Pleuraergüssen bringen warme Quark-Brustwickel Linderung[9], bei Patienten mit emphysematisch vorgeschädigter Lunge Rückeneinreibungen mit kristallinem Kochsalz, das mit einigen Tropfen 10-%igem Rosmarinöl (*Rosmarinus,*

Oleum aethereum 10 % (WALA)) im Handteller zu einem Brei vermischt wurde. Die letztgenannten Beispiele geben eine Anregung, wie Patienten mit bereits vorgeschädigter Lunge in Zusammenarbeit mit dem Arzt durch äußere Anwendungen unterstützend behandelt werden können.

SENF-THORAX-WICKEL: Beim Senf-Thorax-Wickel streut man gemahlenen schwarzen Senf (in der Apotheke erhältlich) auf eine mit Zellstoff ausgelegte Mullwindel oder ein Geschirrhandtuch etwa 1–2 mm dick auf und faltet das ganze zu einer Packung. Die Packung tränkt man in 40° C warmem Wasser und wringt sie vorsichtig aus. Die Kompresse wird auf den Rücken aufgelegt und 5 bis 7 Minuten unter permanenter Aufsicht des Pflegenden belassen. Die Nachruhe beträgt 30 Minuten. Die Packung erzeugt starkes Brennen und eine heftige Hautrötung. Sie durchwärmt, wirkt schleimlösend und entkrampfend. Die Senfanwendung darf nur von erfahrenen Pflegenden und von Angehörigen nach gründlicher Anleitung durchgeführt werden, da bei falscher Anwendung Verbrennungen auftreten können [→ Kapitel „Wickel und Auflagen“ und „Wirkprinzipien äußerer Anwendungen“].

INGWER-THORAX-WICKEL: Man schwemmt 1 Esslöffel getrocknete, gemahlene Ingwerwurzel (in der Apotheke erhältlich) in 300 ml heißem Wasser auf. Eine dreifach gefaltete Mullwindel durchtränkt man in diesem Sud und wringt sie so fest wie möglich aus. Die Kompresse wird im unteren Bereich des dorsalen Thorax aufgelegt und 20 bis 30 Minuten belassen. Es entsteht eine wohlige, in die Tiefe dringende Wärme, die oftmals von bewegenden inneren Bildern begleitet ist. Circa 10 Minuten nachruhen.

QUARK-BRUST-WICKEL: Man streicht etwa 500 g Magerquark auf einer einlagigen Mullkompresse oder Windel aus. Die Packung wird mit Wärmflaschen oder einer Wärmelampe auf etwa 38°C erwärmt und auf den Thorax aufgelegt. Der Wickel verbleibt, solange er angenehm ist, circa 30 bis 40 Minuten. Die Nachruhe beträgt 30 Minuten. Der Wickel wirkt schleimlösend und entspannend. Er ist Senf- oder Ingweranwendungen bei Pleuraergüssen und anderen Flüssigkeitsstauungen vorzuziehen. Da der Quark Molke absondert und leicht verschmiert, sind eine sorgfältige Wickeltechnik und ein Bettschutz erforderlich.

3.3 Thromboseprophylaxe

Das Thromboserisiko scheint von den hier besprochenen Gefährdungen am schwierigsten einschätzbar zu sein. Veränderungen an der Haut als einem Organ, das ganz der Außenwelt zugewandt ist, werden vergleichsweise früh und ohne großen diagnostischen Aufwand festgestellt. Auch Veränderungen der Atmung lassen sich bei genauer Beobachtung meist rasch erkennen. Demgegenüber bleiben die Vorgänge im Blut und im Gefäßsystem der direkten Wahrnehmung verborgen. Dies entspricht der Wahrnehmungslosigkeit, die wir für unsere Stoffwechselvorgänge im Allgemeinen haben: Erst wenn Störungen in Form von Schmerzen oder Funktionseinschränkungen manifest geworden sind, werden uns Stoffwechselprozesse bewusst.

Das bedeutet, dass wir für die Indikation zur Thromboseprophylaxe nicht auf unmittelbare Beobachtungen zurückgreifen können, sondern weitgehend darauf angewiesen sind, eine Gefährdung nach Risikogruppen, d. h. statistisch einzuschätzen. Dies hat oftmals zur Folge, dass prophylaktische Maßnahmen, z. B. Heparinisierung, Antithrombosestrümpfe, schematisch bei zu einer Risikogruppe Gehörenden angewendet werden. Ein solches Vorgehen ist mangels einer zuverlässigen Alternative nicht grundsätzlich zu kritisieren. Eine ganzheitliche Pflege sollte die prophylaktischen Maßnahmen jedoch nicht allein auf Risikogruppen beziehen, sondern in einen Zusammenhang mit der konkreten Gesamtsituation des Patienten stellen.

Die wesentlichen, von der Pflege selbstständig durchgeführten Thromboseprophylaxen sind Mobilisierung, einschließlich aktiver und passiver Bewegungsübungen, Hochlagerung der gefährdeten Extremitäten, meist der Beine, und die Kompression mittels elastischer Strümpfe oder durch Wickelung. Diese Maßnahmen bezwecken eine Verbesserung des venösen Rückstromes durch Aktivierung der „Muskelpumpe", Entlastung der Venenklappen und Verkleinerung des Lumens der Beinvenen. Es sind also im Wesentlichen mechanische Gesichtspunkte, die die Prophylaxe begründen.

Betrachten wir den thrombosegefährdeten Patienten genauer, so finden wir häufig, dass seine Gliedmaßen wie nicht ganz zu ihm gehörig erscheinen. Sie wirken entweder starr und hart, z. B. beim Diabetiker, bei Kontrakturen und bei spastischen Lähmungen, oder ungeformt, gequollen, ohne Tonus, z. B. beim Krampfaderleiden, beim Herzinsuffizienten oder bei schlaffen Lähmungen. Die Gliedmaßen sind meist kühl, die Bewegungen ohne fließende Dynamik.

Für die Prophylaxe sinnvoll sind daher alle Behandlungen, die zu einer Belebung, besser „Beseelung", der Gliedmaßen führen. Dies ist besonders bei der Mobilisierung der Fall. Indem der Patient seine Arme und Beine aktiv gebraucht, ergreift er das nicht mehr ganz zu ihm Gehörige und macht es sich wieder zu eigen. Je aktiver, d.h. je innerlich beteiligter er dies tut, umso mehr durchdringt er seinen Leib. Mechanisch absolvierte Übungen sind in diesem Sinne weniger wirksam als bewusste, geführte Bewegungen. Der Tendenz zur Überformung und Starre wirken Rhythmische Einreibungen ebenso entgegen wie der Tendenz zur Erschlaffung und zum Tonusverlust. Durch die Rhythmische Einreibung „schiebt" man also nicht, wie man meinen könnte, das Blut zum Herzen hin, viel mehr werden Einseitigkeiten im Tonus ausgeglichen und der rhythmische Fluss des Blutes angeregt. Die Rhythmische Einreibung führt so zu einer Belebung (Beseelung) der Gliedmaßen und des gesamten Organismus.

4. Pflegesubstanzen

Der folgende Abschnitt stellt einige Pflegesubstanzen vor, die prophylaktisch, z. B. durch eine Rhythmische Einreibung, Verwendung finden. Pflegesubstanzen, die besonderers Wärme anregend wirken, finden wir unter den *fetten* und den *ätherischen Ölen.*[10] Fette und ätherische Öle sind chemisch nicht miteinander verwandt. Beiden gemeinsam ist jedoch, dass sie die energiereichsten Substanzen sind, die Pflanzen bilden. Fette Öle finden sich vornehmlich in den Samen, also in einem Organ, das ganz am Ende des Wachstumsprozesses der Pflanze steht. Die Pflanze nimmt während ihres Wachstums Licht und Wärme aus dem Kosmos auf und verdichtet diese Qualitäten in ihrem Reproduktionsorgan für die kommende Generation. Im keimenden Samen werden Licht und Wärme gleichsam metamorphosiert und in der neu emporsprießenden Pflanze wieder frei. Diese wärmende und einhüllende Eigenschaft besitzt das fette Öl auch als Pflegesubstanz.

Ätherische Öle finden sich in der Regel in der Blüte und im Blatt der Pflanze. Sie geben ihr den charakteristischen Duft. Im Gegensatz zu den fetten sind ätherische Öle sehr flüchtig und leicht entflammbar. Sie dienen der Pflanze u. a. als Lockstoff für die sie bestäubenden Insekten. Die Pflanze tritt in Duft und Farbe mit dem Tierreich in Beziehung. Die fetten Öle benötigt die Pflanze für ihre eigene Existenz, die ätherischen Öle scheidet sie aus. Die Tabelle fasst den Unterschied zwischen den fetten und den ätherischen Ölen zusammen. Aus der Gegenüberstellung ergibt sich folgender Gesichtspunkt für den prophylaktischen Einsatz der beiden Substanzgruppen:

Ätherische Öle regen den Wärmeprozesse aktiv an. Fette Öle schützen und erhalten die vorhandene Wärmehülle. Die Kombination von fettem und ätherischem Öl wie in den Präparaten

- *Lavendelöl 10 %* (Weleda)
- *Lavandula, Oleum aethereum 10 %* (WALA)
- *Oleum aethereum Melissae indicum 10 %* (Weleda)

ist damit eine geeignete Zubereitung zur Anregung und Erhaltung des Wärmeorganismus. Ätherische Öle stehen auch als Bestandteil von Badezusätzen wie

- *Moor Lavendel Bad* (Dr. Hauschka)
- *Lavendel Entspannungsbad* (Weleda)
- *Rosmarin Aktivierungsbad* (Weleda)
- *Edeltannen Erholungsbad* (Weleda)
- *Wind und Wetter Bad* (Dr. Hauschka)
- *Citrus Erfrischungsbad* (Weleda)
- *Zitronen Lemongrass Bad* (Dr. Hauschka)

zur Verfügung. Hier dominiert ihre aktivierende Wirkung in Verbindung mit dem belebenden Element des Wassers.

	Fette Öle	Ätherische Öle
Primäre Lokalisation in der Pflanze	Samen	Blüte, Blatt
Funktion	Reproduktion	Duftstoff
Geste	Verdichtend, bewahrend, zentripetal	Sich auflösend, verströmend, zentrifugal
Therapeutische Wirkung	Einhüllend, passiv wärmend, schützend	Nach außen öffnend, aktiv wärmend, anregend

Tab.: Fette und ätherische Öle

4.1 Dekubitus

Wir haben die ätherischen Öle als wärmeanregende Substanzen kennengelernt. Für die Dekubitusprophylaxe besonders geeignet erscheint hierbei der Rosmarin. Er wirkt, äußerlich angewendet, stoffwechselanregend und erfrischend. Als Badezusatz

- *Rosmarin Aktivierungsbad* (Weleda)

eignet er sich vorzüglich zur morgendlichen Waschung. Auch als

- *Rosmarin-Salbe 10%* (Weleda)
- *Rosmarin Beinlotion* (Dr. Hauschka)

zur Einreibung der Beine erfüllt er seine durchwärmende und belebende Aufgabe.
Bei der lokalen Behandlung druckgefährdeter Stellen sind neben der Anregung der Wärmeorganisation auch hautpflegende und schützende Substanzen zu berücksichtigen. Darunter fallen die jeweils verwendeten Salbengrundlagen oder Hydrokolloidverbände. Bei trockener Haut verwendet man eine gut einziehende, fett- und wasserhaltige Salbengrundlage. Bei durch Nässe gefährdeter Haut empfiehlt sich eine schützende Salbengrundlage mit Wollwachs- und Zinkanteil.

Für die Prophylaxe und die bereits geschädigte Haut haben sich die Auszüge aus Calendula officinalis (Ringelblume), Matricaria chamomilla (Echte Kamille) und/oder Echinacea angustifolia (Sonnenhut) bewährt. Sie enthalten nicht nur ätherisches Öl, sondern auch eine Reihe von Substanzen, die die Widerstandskraft der Haut stärken. Durch ihre entzündungshemmenden Wirkungen erweitert sich ihr Einsatzbereich auch auf den Dekubitus ersten Grades.

Die Einreibung erfolgt mit den angegebenen Cremes in der Regel dreimal täglich bzw. vor und nach jeder Umlagerung.

Hautzustand	Salbengrundlage	Präparate-Vorschlag
trocken, schuppig	Sesamöl, Mandelöl, Wasser	*Calendula Pflegemilch* (Weleda)
normal	u. a. Bienenwachs, Maiskeimöl	*Calcea Wund- und Heilcreme* (WALA)
nässegefährdet	u. a. Bienenwachs, Zinkoxid	*Calendula Babycreme* (Weleda)
sehr nässegefährdet	–	Hydrokolloid-Verband
Dekubitus ersten Grades	u. a. Bienenwachs, Maiskeimöl	*Calcea Wund- und Heilcreme* (WALA)

Tab.: Anwendung der Calendula in Abhängigkeit vom Hautzustand

4.2 Pneumonie

Ätherische Öle besitzen einen intensiven, charakteristischen Duft. Sie regen Atmung und Kreislauf an und wirken sekretlösend. Damit sind sie für die Pneumonieprophylaxe besonders geeignet. Da der Geruch der ätherischen Öle gelegentlich als bedrängend empfunden wird und sie in konzentrierter Form hautreizend wirken, sind ätherische Öle stets in der Mischung mit Oliven- oder Erdnussöl sparsam zu verwenden.

Für die Pneumonieprophylaxe kommen vornehmlich Pflanzen in Betracht, die das ätherische Öl im Blattbereich konzentrieren, denn dieser Bereich entspricht im Menschen dem Rhythmischen System [→ Kapitel „Wickel und Auflagen"]. Dies ist in besonderem Maße bei den Lippenblütlern der Fall. Die streng rhythmische Gliederung der kreuzgegenständigen Blätter betont die Dominanz dieser Organe im Erscheinungsbild gegenüber der Wurzel und den Blüten. Lavendel, Pfefferminze, Salbei und Thymian gehören dieser Pflanzenfamilie an und sind bewährte Mittel zur Durchwärmung und Sekretlösung.[11] In 5- bis 10-%iger Konzentration eignen sich diese Öle sowohl zur Einreibung als auch für Packungen.

- *Lavendelöl 10 %* (Weleda), *Lavandula, Oleum aethereum 10 %* (WALA) — entkrampfend, entspannend bei Patienten mit Ängsten, innerer Anspannung, Überreizung
- *Oleum Menthae piperitae 10 %* (Apothekenrezeptur) — wirkt stark kühlend, Wärme nach außen ableitend, erfrischend bei Patienten mit hohem Fieber (nicht im Fieberanstieg verwenden, nur lokal, z. B. Rücken oder Brust, nie am ganzen Körper anwenden)

■ *Oleum aethereum Salviae 10 %* (Apothekenrezeptur)	belebend, erfrischend, besonders geeignet bei stark schwitzenden Patienten
■ *Thymus, Oleum aethereum 5 %* (WALA)	stark sekretlösend

4.3 Thrombose

Die Familie der mediterranen Lippenblütler zeichnet sich durch ihre besondere Beziehung zum Wärmeelement aus.[12] Ihre einzelnen Vertreter zeigen jedoch durchaus verschiedene therapeutische Wirkungen. Lavendel wirkt beruhigend, Salbei und Thymian sekretlösend. Rosmarin zeigt besonders stoffwechselanregende, belebende Wirkungen. Er wird deshalb bevorzugt für die Behandlung von Verhärtungszuständen eingesetzt. Da eine Thrombosegefährdung immer dann vorliegt, wenn den über das Nerven-Sinnes-System einströmenden Formprozessen aufbauende Stoffwechselprozesse nicht genügend entgegenwirken, ist der Rosmarin ein geeignetes Mittel, um die Stoffwechselseite zu unterstützen.

Besteht eine Thrombosegefährdung durch ein Krampfaderleiden, empfiehlt sich eine Einreibung der Beine mit

- *Venadoron* (Weleda) Gel[13]

Die hier eingesetzten Substanzen (u. a. Hamamelis) kräftigen das Bindegewebe und haben sich als Pflegemittel auch in der Schwangerschaft bewährt.

Kategorie	Beispiel für Lernziele	Empfohlener Lernweg
Beziehung	Sie setzen ergänzende prophylaktische Methoden kreativ und auf den Patienten abgestimmt ein.	A
Eigenes Lernziel		
Beziehung	Sie nutzen die Ressourcen des Patienten zur Prophylaxe.	B
Eigenes Lernziel		
Wissen	Sie verstehen die genannten Sekundärerkrankungen als Exkarnationsprozesse.	C
Eigenes Lernziel		

Literatur

1 Bühler, W.: Der Leib als Instrument der Seele. Verlag Freies Geistesleben Stuttgart 1993.
2 Steiner, R.: Die Geheimwissenschaft im Umriss (GA 13). Rudolf Steiner Verlag Dornach 2012. Kapitel Schlaf und Tod.
3 Bienstein, C. et al.: Dekubitus, Prophylaxe, Therapie. Deutscher Berufsverband für Krankenpflege Frankfurt am Main 1990. S. 233.
4 Neander, K.-D., Birkenfeld, R.: Welchen Effekt hat „Eisen und Fönen" zur Dekubitusprophylaxe? In: Bienstein, C. et al.: Dekubitus, Prophylaxe, Therapie. Deutscher Berufsverband für Krankenpflege Frankfurt am Main 1990. S. 148 ff.
5 Risse, L.: Institutionelle Bedingungen bestimmen die Form der Prophylaxe – Thermographie kontrolliert den Effekt. In: Bienstein, C. et al.: Dekubitus, Prophylaxe, Therapie. Deutscher Berufsverband für Krankenpflege Frankfurt am Main 1990. S. 108.
6 Eichler, E.: Wickel und Auflagen. Gesundheit Aktiv – Anthroposophische Heilkunst Bad Liebenzell 1991. S. 15.
7 Heine, R. et al.: Praxisintegrierte Studie zur Darstellung der Frühwirkungen von Ingwer (Zingiberis officinalis) als äußere Anwendung. Selbstverlag Filderklinik Filderstadt 1992.
8 Sommer, M.: Zur praktischen Anwendung des Ingwerwickels. Der Merkurstab 2006; 59 (6). S. 538–540.
9 Eichler, E.: Wickel und Auflagen. Gesundheit Aktiv – Anthroposophische Heilkunst Bad Liebenzell 1991. S. 15 f.
10 Pelikan, W.: Heilpflanzenkunde. Band 1. Verlag Goetheanum Dornach 2012. S. 47.
11 Weckenmann, M.: Die offiziellen Lamiaceen (Labiaten). Beiträge zu einer Erweiterung der Heilkunst 1978; 31 (4). S. 122–134.
12 Weckenmann, M.: Die offiziellen Lamiaceen (Labiaten). Beiträge zu einer Erweiterung der Heilkunst 1978; 31 (4). S. 122–134.
13 Weckenmann, M. et al.: Verlaufsbeobachtungen während einer Lokalbehandlung bei Patienten mit varikösem Symptomkomplex. Erfahrungsheilkunde 1987; 36 (4). S. 201–210.

KAPITEL XIII

Die Rhythmische Einreibung nach Wegman/Hauschka

URSULA VON DER HEIDE · ÜBERARBEITET DURCH MONIKA LAYER

Die Rhythmische Einreibung nach Wegman/Hauschka ist eine in der anthroposophischen Pflege weit verbreitete Anwendung. Das Kapitel stellt die Grundformen Kreis, Gerade und Lemniskate vor und gibt Beispiele für die Durchführung der Anwendung. Abschließend zeigt es Indikationen und Wirkungen auf und stellt Wege zum Erlernen der Rhythmischen Einreibungen vor [→ DVD „Rhythmische Einreibungen nach Wegman/Hauschka" des Verbands für Anthroposophische Pflege e.V.].

→ Lernziel siehe Seite 363

1. Berührung in der Pflege

Kaum eine Begegnung zwischen Pflegenden und Gepflegten spielt sich ohne Berührung ab. Nicht umsonst verwenden wir im Sprachgebrauch das Wort „Be-Handlung" und zählen dazu nicht nur die Einreibung selbst, sondern ebenso das Waschen, Lagern oder Mobilisieren der Patienten. Auch andere Handlungen wie das Puls-, Temperatur- und Blutdruckmessen gehen mit Körperkontakt der beteiligten Menschen einher. Dies gilt bereits für den mobilen und wachen Menschen, der dem Pflegenden den Arm entgegenstreckt, damit die Blutdruckmanschette angelegt werden kann, und verstärkt für den bewusstseinsgetrübten Schwerkranken, dessen Arm vorsichtig angehoben und gestützt werden muss, um die Manschette zu befestigen.

1.1 Nähe und Distanz

Der Mensch, der auf pflegerische Hilfestellung angewiesen ist, befindet sich per se in einer gewissen Isolierung: Er ist aus seinem gewohnten Umfeld herausgerissen, unbekannte Fachpersonen kümmern sich um ihn, sein ganzer Alltag wird auf den Kopf gestellt usw. Ob die benötigte Hilfestellung in einer körperlichen Berührung Ausdruck findet oder im Gespräch, ist situationsabhängig. Das Bedürfnis nach körperlicher Nähe wird kaum verbalisiert, oft nur, wenn um Hilfe beim Rückenwaschen oder um eine Einreibung gebeten wird. Wie intensiv das Verlangen nach Berührung und Nähe tatsächlich ist, gerade in einer fremden, nüchternen Umgebung, beschrieb die Schriftstellerin Vilma Sturm (1912–1995) eindrücklich: „... zwischen all den Händen, die Spritzen und Röhrchen und Fiebermesser und Tabellen und Schreibstifte tragen, sehe ich ein paar leere Hände. Was für ein Verlangen nach Berührung von Händen! ... (Die Schwester) nimmt wirklich meine ausgestreckten Hände in die ihren. Damit bescheide ich mich, obwohl ich heftig wünsche, sie würde sich auf den Bettrand setzen und ihren Arm um meine Schulter legen!"[1]

Nicht selten entsteht in der Pflegesituation eine Nähe zwischen Pflegenden und Gepflegten, wie es sie sonst nur zwischen sich familiär nahe stehenden Menschen gibt. Allein durch die körperliche Nähe, die bei fast allen pflegerischen Tätigkeiten den öffentlich und gesellschaftlich üblichen Abstand von einem bis vier Metern deutlich unterschreitet und sogar in den Intimbereich eindringt[2], wird ein zwischen sich fremden Menschen ungewöhnlich direkter Kontakt aufgenommen.

Wie gehen Pflegende mit dieser Nähe um? Kommen sie dabei an eigene Grenzen? Man könnte vermuten, dass Pflegende mit dieser Nähe überfordert wären. Tatsächlich kommt dies vor und wird dann intensiv empfunden. Professionell Pflegende werden ebenso wie andere körpertherapeutisch Tätige im Rahmen ihrer Ausbildung auf diese Situation vorbereitet und lernen einen gezielten Umgang mit Nähe und Distanz. Daher kann man davon ausgehen, dass diese Überforderungssituationen nur dann auftreten, wenn andere Faktoren wie zum Beispiel hoher Arbeitsdruck, Zeitmangel usw. mit hineinspielen. Als Schutzmechanismus können – quasi als Gegenbewegung – Distanzbestrebungen auftreten, die sich beispielsweise in Übergeschäftigkeit mit ständig subjektiv erlebtem Zeitmangel äußern. Nähe und Distanz sind in der Pflege gleichermaßen wichtig, solange sie sich in einem Gleichgewicht befinden. Distanz ermöglicht eine unbefangenere Beobachtung und damit eine eventuell präzisere Wahrnehmung der Patientensituation, verhindert aber durch starke Abgrenzung oftmals, in eine Beziehung zum Patienten zu treten. Große Nähe hingegen begünstigt zwar eine empathische und verständnisvolle Beziehung und dadurch eine umfassende Sichtweise, erschwert jedoch das realistische Einschätzen von Situationen und führt im Extremfall zur Handlungsunfähigkeit der mitleidenden Pflegenden. Indem sich der oder die Pflegende auf der einen Seite ganz konzentriert den Patienten zuwendet, gehört es zum gesunden Gegenprozess, auch Abstand zu nehmen, sich innerlich zu lösen und die Situation gleichsam von außen zu betrachten.

1.2 Berührungsqualitäten

Nähe und Distanz spielen auch in die Art der Berührung hinein. Es spricht für eine Anfangsscheu oder Unsicherheit, wenn Pflegende die Patienten nur mit den Fingerspitzen anfassen. Ashley Montagu (1905–1999) beschrieb dies analog für Mütter, die ihre neugeborenen Kinder zunächst nur zaghaft mit den Fingerspitzen berühren, bevor sie nach und nach die Scheu verlieren und sie mit der ganzen Handfläche anzufassen wagen.[3] Die Qualität der Berührung ändert sich damit grundlegend und bekommt einen sicheren und verbindlichen Charakter. Das eher punktuelle und lokale Gefühl, das die Finger hervorrufen, gewinnt bei Berührung mit der gesamten Hand eine flächige, umhüllende und zudem wärmende Qualität. Diese für jeden erlebbare Tatsache wird in der Rhythmischen Einreibung besonders kultiviert.

Weitere Berührungsqualitäten hängen mit der behandelnden Hand selbst zusammen. Wenn die Haut rissig und spröde ist, wirkt sich das auf die Qualität der Berührung und damit auch der Behandlung aus. Dasselbe gilt für lange Nägel und kalte Hände. Letztere werden an fast allen Körperstellen als unangenehm empfunden, außer bei wenigen Ausnahmen, wie etwa der kühlen Hand auf der fieberheißen Stirn.

Wahrnehmbare Qualitäten der berührenden wie der berührten Haut sind:

- Wärme oder Kälte
- Trockenheit oder Feuchtigkeit
- Spannung oder Erschlaffung
- Glätte oder Rauheit
- Unterschiedliche Behaarung

Die Intensität der Berührung ist ein weiteres Qualitätsmerkmal. Sie bietet ein Spektrum von leichtem Kitzeln bis zu schmerzhaftem Druck, wobei die Mitte zwischen diesen Polen anzustreben ist.

Die Intention der Pflegenden wird vom Gegenüber intensiv wahrgenommen. Lege ich die Hand auf, um oberflächlich die Hauttemperatur wahrzunehmen, um die muskulären Verspannungen zu ertasten oder um zu signalisieren: „Ich bin da, Sie sind nicht alleine!" – Variationen, die sich dem Behandelten erfahrungsgemäß direkt mitteilen.[4]

Beim Einreiben entwickelt sich oft ein nonverbales Gespräch, wobei der Behandelte wie selbstverständlich auf eindeutige Aufforderungen der Hände reagiert, indem er beispielsweise das Bein aufstellt, ohne dass darüber gesprochen wird. Im Sinne dieses Zwiegespräches ist es wichtig, dass die Pflegenden bemerken, wenn sich ein Patient verspannt und eine bestimmte Art von Berührung nicht zulassen kann oder will.

Exkurs: Die Funktionen der Haut

Mit einer Oberfläche von zwei Quadratmetern ist die Haut das größte unserer Sinnesorgane. Über die allgemein als Tastsinn beschriebene Wahrnehmungsfähigkeit hinaus ist sie Trägerin von Sinneszellen zur differenzierten Wahrnehmung von Berührung, Druck, Kitzeln, Jucken und Brennen bis hin zu Erschütterungs-, Wärme-, Kälte- und Schmerzempfindung. Die Haut wirkt als Speicher-, Ausscheidungs- und Aufnahmeorgan. Letzteres ist für die Wirkung der aufgebrachten Substanzen von Bedeutung.

Als Ausdrucksorgan lässt sie Emotionen wie Scham, Angst und Erregung nach außen hin erscheinen z.B. durch Erröten, Erblassen oder Schwitzen. Deshalb spricht man von der Haut als dem „Spiegel der Seele".[5]

Eine weitere wichtige Funktion besteht im Schutz vor mechanischer und chemischer Verletzung. Die Haut besitzt immunologische Aufgaben und bildet eine Grenze, eine Schranke zwischen dem Ich und dem Du.

Gleichzeitig fungiert sie als Kontaktorgan zur Umwelt und ermöglicht den Austausch mit ihr. Ein Mensch mit sogenannter „dicker" Haut erscheint in seinem Wesen unempfindlicher und robuster als ein „dünnhäutiger" Mitmensch, dem die gleichen Attacken sofort „unter die Haut" gehen.

Die Tatsache, dass sich der Tastsinn bereits im Embryonalzustand sehr früh entwickelt, weist auf die zentrale Rolle des Körperkontaktes im menschlichen Leben hin. Als primäres Sinnesorgan ist die Haut das erste Kommunikationsmedium des Säuglings, die taktile Anregung ein wesentliches Element in seiner Entwicklung.[6]

1.3 Die „Be-Handlung"

Die Haut als Grenze zur Umgebung ermöglicht uns die Erfahrung unseres „Eigen-Seins". Indem wir uns abgrenzen oder an den äußeren Grenzen anstoßen, wird uns im direkten wie im übertragenen Sinne die eigene Identität bewusst. Dies gilt für die Kinderpflege, bei der auf enges Wickeln und nicht zu große Betten geachtet wird, ebenso wie für die Pflege von Erwachsenen. In Versuchen, bei denen sich Probanden in Watte verpackt in dunklen Testkammern ohne Ansprache aufhielten, stellten sich Sinnestäuschungen bis hin zu Halluzinationen ein, die auf das fehlende Bewusstsein der eigenen Körpergrenzen zurückgeführt wurden.[7]

Parallelen für die Pflege liegen auf der Hand. Patienten schildern bei langer Bettlägerigkeit oftmals, sie hätten kein Empfinden für ihre Beine mehr. Besonders bei betagten Menschen lässt sich häufig ein reduziertes Körpergefühl feststellen. Neben dem altersbedingten Nachlassen der Sinnesfunktionen sind fehlende Anregungen ein Problem. Oftmals liegen alte Menschen über lange Zeit bewegungslos im Bett, ohne die Erstarrung wahrzunehmen, geschweige denn Abhilfe schaffen zu können. Viele Probleme von depressiv verstimmten, apathischen und verwirrten Patienten lassen sich auf mangelnde Sinnesanregung sowie auf fehlende bewusste Ansprache zurückführen.[8] In solchen Fällen verhilft eine Einreibung zum Bewusstwerden der jeweiligen Körperpartie.

Die Hände sind mitteilende Organe, durch die der Patient die Verfassung und Stimmung der Pflegenden spürt.[9] Und da die Pflege ein Berührungsberuf ist, sollten Pflegende „Berührungsprofis" sein.[10] Gründe und Situationen, die das Vermeiden von Berührung begünstigen, sind z.B. Schamgefühle des Patienten oder Scham bzw. Distanzbestrebungen von Seiten der Pflegenden. Persönliche Abneigung, Angst vor sexueller Umdeutung einer zugewandten Einreibung, Ekelgefühle und ihre Rationalisierung in Hygienevorschriften lassen eine Anwendung oftmals nur mit Handschuhen denkbar erscheinen. Dadurch verliert sich leider ein Großteil der Qualität, weshalb Handschuhe nur in Ausnahmefällen, etwa bei Ansteckungsgefahr oder Allergien gegen bei der Einreibung verwendete Substanzen, getragen werden sollten.

Insgesamt ist Berührung als Gelegenheit zu betrachten, Menschlichkeit zu vermitteln und neben der körperlichen auch die seelische und geistige Ebene des Menschen zu erreichen.[11] Indem Pflegende Körperkontakt, Wärme, Präsenz und Beruhigung schaffen, tragen sie elementaren menschlichen Bedürfnissen Rechnung, deren Erfüllung den Heilungsprozess fördert.

Neben Wahrnehmungs- und Kommunikationsfähigkeit gehört die „Be-Handlung" der Patienten zum notwendigen Handwerk in der Pflege. Der Hand als dem universalen Instrument kommt dabei große Bedeutung zu. Sie ist ein Wahrnehmungsorgan, und durch das „Be-Greifen" gleichzeitig auch ein erkennendes Organ. Darüber hinaus können Hände etwas verwandeln – unsere ganze Kultur ist letztendlich durch ihr Tun geschaffen.

Als Werkzeug der Pflege passt sich die gelöste Hand den Körperformen an. Diese Geschmeidigkeit gestaltet eine weiche, verstehende Berührung anstatt einer verkrampften oder harten. Gelingt es, diese Qualität der Berührung in der jeweiligen Pflegesituation zu erreichen, so geschieht bei der Ganzkörperwaschung mehr als Saubermachen, bei der Thromboseprophylaxe mehr als das Auftragen der Salbe, bei der Mobilisierung mehr als ein Unter-die-Arme-Greifen. Durch solch „menschengemäßes" Berühren fühlt sich der Patient in seinem Wesen begriffen, und das vermittelt ihm das Gefühl von Sicherheit, Verstanden-Sein und Geborgenheit. Dies wiederum ermöglicht es ihm, Vertrauen zu entwickeln, das die Grundlage jeder Beziehung bildet.

2. Was ist die Rhythmische Einreibung?

Eine komplexe manuelle Tätigkeit wie die Rhythmische Einreibung ist naturgemäß in verbaler Form nur unzureichend darzustellen. Eine direkte Einführung durch geschulte Pflegende *und* eigenständiges Üben sind unabdingbare Voraussetzungen für eine kompetente Einreibetechnik. Die folgende Darstellung muss sich deshalb darauf beschränken, Erfahrungen zu schildern und grundsätzliche Gesichtspunkte herauszuarbeiten, die das Interesse für die weitere Beschäftigung mit der Rhythmischen Einreibung wecken.

Was also ist eine Rhythmische Einreibung? Zunächst trägt man bei einer Einreibung Substanzen auf die Körperoberfläche auf, die über die Haut auf den Organismus wirken. Es handelt sich um Öle, Salben und Lotionen, die über den allgemein pflegenden Effekt hinaus durch Zusatz bestimmter Heilpflanzen oder Metalle spezifische Wirkungen entfalten. Das Adjektiv „rhythmisch" besagt weiterhin, dass die Art und Weise der Einreibung nicht willkürlich erfolgt, sondern auf den Gesetzen des Rhythmus beruht [→ Kapitel „Rhythmus"]. Grundformen, die der menschlichen Gestalt abgelesen sind, liegen diesem rhythmischen Auftragen der Substanzen zugrunde.

Die Rhythmische Einreibung führt man unmittelbar am Körper aus, jedoch mit der Intention, auf das gesamte Gefüge der Wesensglieder, also auf Äther- und Astralleib sowie Ich-Organisation, zu wirken. In der anthroposophisch erweiterten Pflege setzt man die Rhythmische Einreibung sowohl unter prophylaktischen als auch unter therapeutischen Gesichtspunkten ein.

Die Wurzeln der Rhythmischen Einreibung liegen in der von Ita Wegman (1876–1943) entwickelten Rhythmischen Massage. Die Ärztin, eine enge Mitarbeiterin von Rudolf Steiner, hatte vor ihrem Medizinstudium die schwedische Massage erlernt und dadurch einen besonderen Bezug zu den manuellen Therapien. Sie selbst führte auch während ihrer ärztlichen Tätigkeit viele Einreibungen durch, oftmals im Rahmen der Visite. Einer ihrer besonderen Schwerpunkte lag auf dem Gebiet der Organeinreibung. Ita Wegman besaß nach den Schilderungen mit ihr arbeitender Pflegender die Fähigkeit, die jeweilige Behandlung ganz individuell nach der Patientenpersönlichkeit und -situation zu variieren. In der Folgezeit übernahm Wegmans ärztliche Mitarbeiterin Margarethe

Hauschka (1896–1980) das Lehren der Rhythmischen Massage und richtete Kurse für Ärzte und Pflegende ein. 1962 wurde in Bad Boll die Schule für künstlerische Therapie und Rhythmische Massage gegründet. In Zusammenarbeit mit Irmgard Marbach (1921–2008) entwickelte Margarethe Hauschka die Grundformen der Rhythmischen Massage weiter. In den darauffolgenden Jahren haben sich Pflegende intensiv mit den Rhythmischen Einreibungen beschäftigt und Gesichtspunkte zu Technik und Anwendung erarbeitet. Als Ergebnis liegen verschiedene Publikationen vor, die die ganze Bandbreite der Rhythmischen Einreibungen beschreiben.[12, 13, 14] Im Rahmen seiner Doktorarbeit erforschte und beschrieb Mathias Bertram die Wirkungen von Rhythmischen Einreibungen auf der leiblichen, seelischen und geistigen Ebene.[15] Das Internationale Forum für Anthroposophische Pflege (IFAP) veröffentlichte 2011 ein „Handbuch zur Zertifizierung von Expertinnen / Experten für Rhythmische Einreibungen nach Wegman / Hauschka", in dem u. a. der Qualifikationsweg beschrieben wird.[16]

Das Spektrum der Rhythmischen Einreibungen umfasst Organeinreibungen, Teilkörpereinreibungen, die Ganzkörpereinreibung und die Pentagramm- bzw. Fünfsterneinreibung.

Organeinreibungen von Milz, Leber, Niere, Herz und Blase erfolgen zumeist mit Metallsalben in Formen, die dem jeweiligen Organ entsprechen.[17]

Bei der Ganzkörpereinreibung wird, wie der Name sagt, der ganze Körper des Patienten mit Ausnahme des Kopfes behandelt. Sie besitzt unterschiedliche Indikationen, die durch eine entsprechende Substanzwahl spezifiziert werden. Soll die Einreibung eher beruhigen, verwendet man Lavendelöl.

- *Lavandula, Oleum aethereum 10 %* (WALA)
- *Lavendelöl 10 %* (Weleda)

Soll ein wärmender Effekt erzielt werden, eignen sich Johanniskrautöl oder Solum Öl.

- *Hypericum ex herba 5 %, Oleum* (WALA)
- *Hypericum, Flos 25 %* (Weleda)
- *Solum Öl* (WALA)

Soll die Ganzkörpereinreibung aufbauend und kräftigend wirken, setzt man z. B. Schlehen- oder Malvenöl ein.

- *Prunus spinosa e floribus W 5 %, Oleum* (WALA)
- *Malvenöl* (WALA)

Bei der Durchführung ist, auf einen sorgsamen Umgang mit der Wärme zu achten. Oftmals erscheint es ratsam, zunächst mit Teileinreibungen zu beginnen, um den Patienten nicht gleich mit einer 15-bis 20-minütigen, sehr intensiven Ganzkörpereinreibung kräftemäßig zu überfordern.

Zu den Teilkörpereinreibungen zählen die:

- Armeinreibung
- Brusteinreibung
- Baucheinreibung
- Beineinreibung/Fußeinreibung
- Rückeneinreibung/Nackeneinreibung

Jede dieser Teilkörpereinreibungen lässt sich eigenständig für sich oder kombiniert in der Ganzkörpereinreibung durchführen. Indikationen sind funktionelle Störungen wie z.B. Verdauungsbeschwerden, Störungen im Schlaf-/Wachrhythmus, Schmerzen/Verspannungen, Atemprobleme usw. Die Auswahl der Substanzen erfolgt entsprechend der Indikation. Man unterscheidet dabei zwischen einer pflegerischen und einer medizinisch-ärztlichen Verordnung. Die Grenze ist formal einfach, inhaltlich jedoch schwer zu ziehen. So stehen bei der pflegerischen Indikation die Prophylaxen im Vordergrund, bei der medizinischen die Therapie.[18]

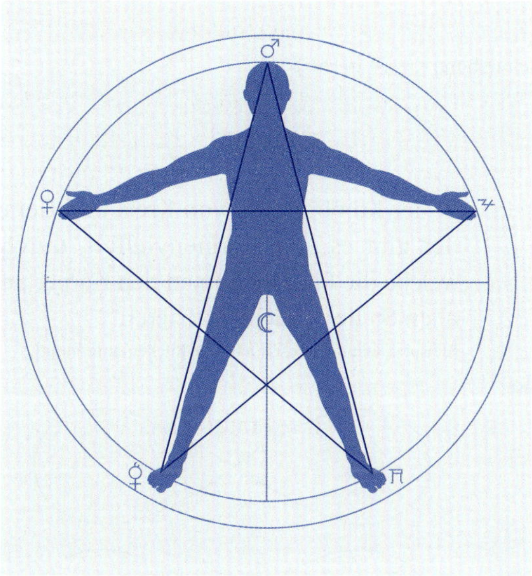

Abb. 1: Pentagramm

Die Pentagrammeinreibung ist eine Behandlung, die sich am Fünfstern der menschlichen Gestalt orientiert. Behandelt wird an der Stirn, den Unterarmen und den Unterschenkeln. Sie ist anzuwenden bei Zuständen von körperlicher oder seelischer Erstarrung bzw. Auflösung, zur Unterstützung in der Rekonvaleszenz sowie zur Stärkung des Herzens.[19]

2.1 Grundformen

[→ DVD „Rhythmische Einreibungen nach Wegman/Hauschka" Verbands für Anthroposophische Pflege e.V.]

Sämtliche Einreibungen setzen sich in verschiedener Ausprägung und Kombination aus den Grundformen „Kreis" und „Gerade" zusammen. Dabei kann die Gerade alleine, z.B. in Form von Rückenabstrichen, oder nur der Kreis, z.B. bei einer beidhändigen Baucheinreibung vorkommen.

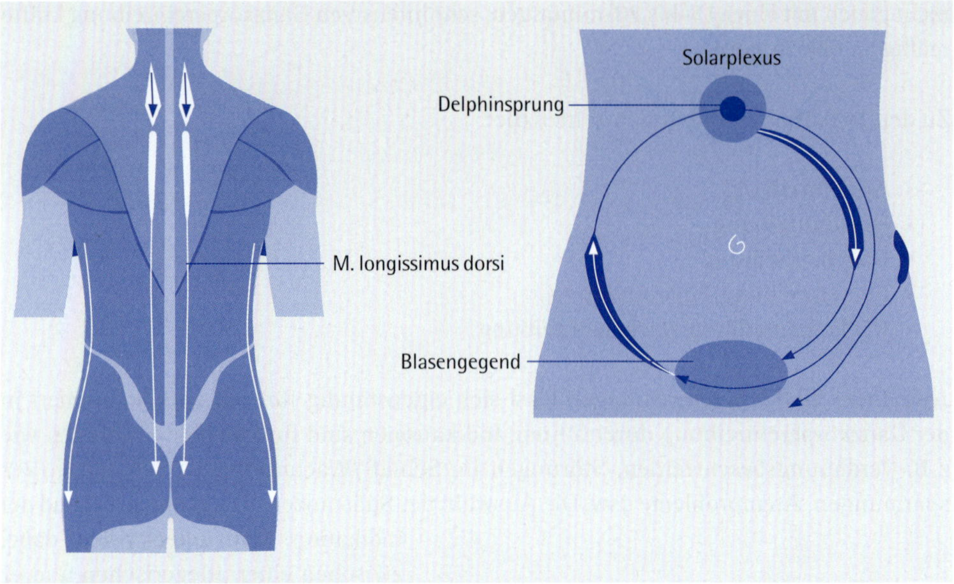

Abb. 2: Rückenabstrich Gerade[20] (links) und Baucheinreibung Kreis[21] (rechts)

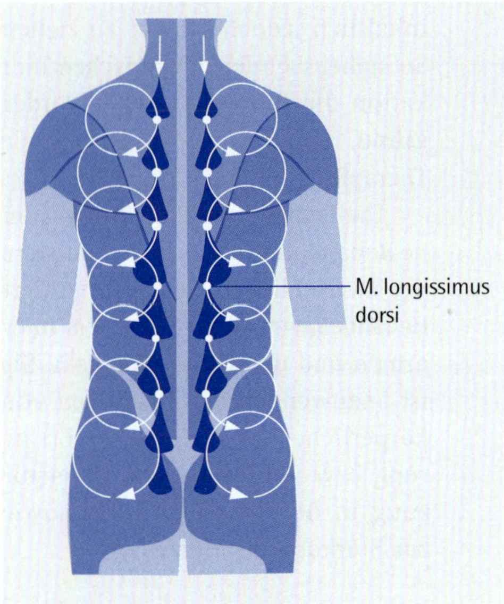

Abb. 3: Kombination Kreis und Gerade; einhändige Rückeneinreibung[22]

In der Kombination von Kreis und Gerader gibt es eine Formenvielfalt, durch welche die Einreibeformen den Körper an allen Stellen „nachplastizieren“ [Beispiel: Lemniskate, einhändige Rückeneinreibung].

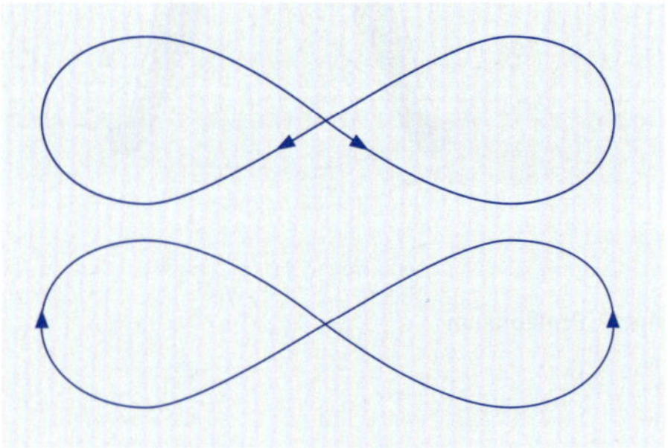

Abb. 4: Lemniskate

Es gibt „körpergerechte Formen, die man lernen muss“[23] und die sich an der menschlichen Gestalt bzw. an anatomischen Gegebenheiten des Organismus orientieren. So ist es z. B. der Verlauf der Muskeln, der Rippen, oder des Darmes, denen die Richtung und Form der Einreibung folgt.

Die Differenzierung der Berührung schafft die *rhythmische Qualität*, die das zentrale Element der Behandlung bildet. Ein rhythmischer Vorgang ist nach Wilhelm Hoerner (1913–2013) durch folgende Eigenschaften charakterisiert:[24]

- Polarität und Vermittlung
- Stetige Erneuerung
- Elastische Anpassung

Lunge und Herz sind im menschlichen Organismus die Repräsentanten des Rhythmischen Systems. Atemzug und Herzschlag erscheinen als Urbilder. Beide spielen sich zwischen den Polaritäten der Enge, des Gepresstseins, der Zusammenziehung gegenüber der Weite, der Lösung, des Loslassens ab. So bedarf der Rhythmus für sein Zustandekommen zweier Gegensätze, etwa Ruhe und Bewegung. Am Beispiel des Atmens hat Goethe (1749–1832) diesen Prozess in einem Gedicht auf wunderbare Weise künstlerisch beschrieben:

Im Atemholen sind zweierlei Gnaden:
Die Luft einziehen, sich ihrer entladen;
Jenes bedrängt, dieses erfrischt;
So wunderbar ist das Leben gemischt.
Du danke Gott, wenn er dich presst,
Und dank ihm, wenn er dich wieder entlässt.

Auf die Griffqualität der Rhythmischen Einreibung übertragen, spricht man von den Polaritäten Binden und Lösen oder (isometrischer) Spannung und Entspannung. Durch Berücksichtigung dieser Aspekte kommt eine atmende Qualität zustande. So beinhaltet jeder einzelne Abstrich sowie jede Kreisform ein Anschwellen (Crescendo) und ein Abschwellen (Decrescendo).

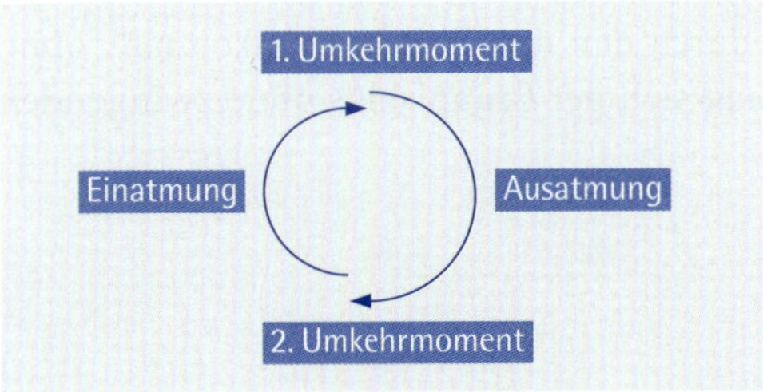

Abb. 5: Erster und zweiter Umkehrmoment

Edelgard Große-Brauckmann hat diese Zusammenhänge erarbeitet und dargestellt.[25] Dabei betont sie besonders die Umkehrmomente, die zum Wichtigsten des rhythmischen Geschehens gehören [→ DVD „Rhythmische Einreibungen nach Wegman/ Hauschka" des Verbands für Anthroposophische Pflege e.V.].

Beim Atemzug sind sie jeweils zwischen Ein- und Ausatmung sowie Aus- und Einatmung zu finden, als kurze Pausen, die die Umkehr des Atemstromes ermöglichen. Bei der Rhythmischen Einreibung befindet sich ein Umkehrmoment nach der Phase des Bindens, indem eine isometrische Entspannung der Hand erfolgt, die die Phase des

Lösens einleitet; der andere als Pause nach der Lösung, indem ein neuer Ansatz erfolgt. Bereits Hippokrates (460–370 v. Chr.) sprach davon, dass alles auf Binden und Lösen beruhe.[26]

Rudolf Steiner beschrieb den Rhythmus als Träger der Gesundheit, von ihm gehen die eigentlichen Heilkräfte aus. Im Gespräch wies er Rudolf Hauschka (1891–1969) darauf hin: „Studieren Sie den Rhythmus; Rhythmus trägt Leben."[27] Hinzu kommt die Erfahrung, dass Rhythmus im Gegensatz zum Takt belebend und verwandelnd wirkt. „Takt wiederholt, Rhythmus erneuert."[28]

Insbesondere die Bemühung um eine rhythmische Qualität wirkt belebend, ordnend und harmonisierend, auch auf die Pflegenden selbst. Es wird häufig von geübten Pflegenden beschrieben, dass sie während einer Einreibung trotz Zeitdruck und anderen drängenden Aufgaben gut „abschalten" können, selbst in eine Art Ruhezustand kommen und so die ausgleichende Wirkung des Rhythmus an sich selber erfahren.

2.3 Weitere Qualitätsmerkmale

Die Wandlungsmöglichkeit als Grundprinzip des Lebens findet in der stetigen Erneuerung Ausdruck, indem der rhythmische Vorgang immer ähnlich, aber niemals identisch verläuft. Man denke an die Wellen am Strand und eine Rhythmische Einreibung, bei der jede Form etwas unterschiedlich gestaltet wird.

Zur *elastischen Anpassung* kommt es z. B. bei einer Welle durch die Veränderung des Strandes oder durch eine einsetzende Flut. Bei der Einreibung gelingt der Wandel mühelos, als Anpassung der Hand an die jeweiligen Körperformen.

Ein weiteres wesentliches Merkmal der Rhythmischen Einreibungen ist das Arbeiten „aus der Leichte für die Leichte". Da man insbesondere die lebendigen Kräfte im menschlichen Organismus ansprechen möchte, sind in der Behandlungstechnik bestimmte Grundsätze zu berücksichtigen: Anstatt den physischen Gesetzen der Schwere zu folgen, arbeitet man bei der Rhythmischen Einreibung mit den Auftriebs- oder Leichtekräften, gemäß den Qualitäten des Wassers. Ganz praktisch heißt dies, der Griffqualität Leichte zu verleihen, und nicht mit Druck und Kraft zu arbeiten. Der dichte, aber leichte Kontakt führt zu einem saugenden Effekt, durch den das Gewebe „mitkommt", ohne gezogen oder gedrückt zu werden. So vermag sich der Organismus ohne zwingenden Fremdeinfluss selbst neu zu organisieren.

[→ DVD „Rhythmische Einreibungen nach Wegman/Hauschka“ des Verbands für Anthroposophische Pflege e.V.]

Beispiel*

Frau L. ist während der Rekonvaleszenz nach einer Pneumonie noch immer sehr erschöpft und schwach. Der Arzt verordnete zur Stärkung und Kräftigung eine Armeinreibung mit Schlehenöl (*Prunus spinosa e floribus W 5 %, Oleum* (WALA)), die sie heute erstmalig erhalten soll.

Vorbereitung

Bereits vor dem Frühstück informiere ich Frau L. und spreche mit ihr ab, wann die Einreibung stattfinden kann. Es gilt, möglichst viele Faktoren, die einen ruhigen Behandlungsablauf stören, schon im Vorfeld auszuschalten. Dazu gehören die geplanten Aktivitäten der Patientin sowie eventuell anstehende Therapien und Untersuchungen. Wir unterhalten uns über das Vorgehen und darüber, wie wichtig es ist, dass sie ausgeruht und nicht angehetzt kommt. Die Nachruhe ist ein wichtiger Teil der Behandlung, da die Rhythmische Einreibung erst dann ihre volle Wirksamkeit entfaltet. Deshalb gehört zu einer sorgfältigen Planung, genügend Zeit und (inneren) Raum zur Verfügung zu haben.

Um der von ihr geäußerten Gefahr vorzubeugen, dass parallel zur geplanten Armeinreibung andere Therapeuten tätig werden wollen, schlage ich ihr vor, einen Stundenplan zu führen, der bei ihr für alle Beteiligten einzusehen ist und auf dem sie die festen Termine notiert. Dann können die regelmäßig stattfindenden Therapien und Maßnahmen jeden Tag zur selben Zeit durchgeführt werden. Solch ein Stundenplan ermöglicht eine rhythmische Tagesgestaltung.

Frau L. erkundigt sich, ob sie ihr Nachthemd ausziehen muss, was ich bejahe. Die Dauer der Armeinreibung veranschlage ich mit Vorbereitung und Nachruhe auf eine knappe halbe Stunde.

Bevor ich das Zimmer betrete, bereite ich das Material vor, indem ich zwei (Molton)-Tücher mit Wärmflaschen vorwärme. Das Prunusöl (*Prunus spinosa e floribus W 5 %, Oleum* (WALA)) wird direkt vor dem Auftragen in der Hand angewärmt.

Bei längeren Einreibungen melde ich mich bei meinen Kollegen ab, um nicht von Besuchern oder anderen Mitarbeitern unterbrochen zu werden. Es hat sich bewährt, während der Behandlung und der Nachruhe ein Schild mit „Bitte nicht stören“ an der Tür des Patientenzimmers anzubringen. Ich bitte Frau L., kurz aufzustehen und bei Bedarf auf die Toilette zu gehen, damit sie sich besser entspannen kann. Die Telefonleitung unterbreche ich, um Störungen zu vermeiden.

* nach einem Erfahrungsbericht von Ursula von der Heide

Eine Mitpatientin ist gerade nicht im Zimmer, die andere ist bettlägerig. Da die Luft ziemlich verbraucht scheint, lüfte ich in Absprache kurz durch und frage sie, ob sie noch etwas benötigt, weil ich danach auf die Einreibung konzentriert sei. Ein Paravent dient als Sichtschutz zwischen den Betten.

Um eine hüllende Atmosphäre zu schaffen, schließe ich gerne die Vorhänge. Dies ist vor allem dann wichtig, wenn das einfallende Licht blendet. Dasselbe gilt für die Nachttischlampe und andere Lichtquellen, die so zu verändern oder abzudunkeln sind, dass die Patientin nicht direkt ins Licht schauen muss.

Nun helfe ich Frau L., das Nachthemd auszuziehen, decke die Arme und den Brustbereich separat mit den Tüchern ab und mit der Decke zu.

Da kalte Füße die Wirksamkeit der Anwendung beeinträchtigen, prüfe ich, ob die Füße warm sind und lege ggf. eine Wärmflasche an oder führe vorab eine Fußeinreibung durch.

Ist alles vorbereitet, ziehe ich die Uhr aus und stecke die Haare fest, damit sie mich während der Einreibung nicht behindern. Dasselbe gilt für lange, weite Ärmel, die stören und durch Streifen an anderen Körperpartien von der Einreibung ablenken. Bei Bedarf wärme ich mir die etwas kühlen Hände beim Waschen oder an einer Wärmflasche an. Dabei konzentriere ich mich bereits auf die Patientin, die Ratio der vorzunehmenden Einreibung und auf das Ziel, das ich damit erreichen möchte.

Durchführung

Zur Durchführung zählen bereits das Richten des Bettes, etwa das Hochstellen des Kopfteils, sowie eine eventuell notwendige Hilfe beim Auskleiden. Die vorbereiteten, angewärmten Tücher dienen dabei zum einen als Schutz des Bettes vor Öl oder Salbe, zum anderen als Abdeckung zur besseren Erhaltung der Wärme. Nachdem die Kleidung über dem einzureibenden Bereich entfernt ist, wird dieser mit schnell abnehm- und auflegbaren Tüchern abgedeckt, und die Patientin entsprechend sicher und bequem gelagert.

An dieser Stelle möchte ich an die rhythmische Qualität und die Leichte erinnern, die im Mittelpunkt einer Rhythmischen Einreibung stehen. Damit die Wärme während des Einreibens nicht verloren geht, decke ich das zu behandelnde Gebiet erst unmittelbar vor der Behandlung auf. Es hat sich bewährt, zunächst das Federbett abzudecken, die entsprechenden Tücher jedoch erst, nachdem das Öl zum Anwärmen in der Hand ist. Erfahrungsgemäß erfordert es Planung und Überlegung, das Zu- und Abdecken so zu gestalten, dass die Patientin nicht auskühlt, der Ablauf ruhig und flüssig wird sowie die Konzentration auf die Einreibung selbst erhalten bleibt.

Klare, gezielte und überlegte Handgriffe spielen nicht nur beim Auf- und Abdecken eine wichtige Rolle, sondern bestimmen die Einreibung selbst. Es kommt darauf an, ein „Zuviel“ zu vermeiden: Die Formen sind einfach, schlicht, ohne „Schnörkel“. Solange das Gefühl besteht, viel tun zu müssen, können diese leicht entstehen. Man sollte sich deshalb einen Bewegungsimpuls vorstellen, der wie von hinten einstrahlend durch den eigenen Arm bis in die Hand strömt und diesem in der Bewegung folgen. Die Vorstellung hilft, gezielte Bewegungen auszuführen, anstatt mit Ellenbogen oder Handgelenken zu „rudern".

Auf die fließenden Übergänge zwischen den verschiedenen Formen ist zu achten. Sie tragen dazu bei, die Einreibung zu einem harmonischen Ganzen zu fügen. Dazu zählen auch ein klarer, bewusst gestalteter Beginn und Abschluss.

Als Behandlerin stehe ich in leichter Schrittstellung seitlich am Patientenbett, mit Blickrichtung auf das Gesicht von Frau L. Die Schrittstellung ermöglicht mir, durch Gewichtsverlagerung meine Position so zu verändern, dass ich auch weiter entfernte Körperpartien wie zum Beispiel die Schulter erreiche, ohne aus dem Bewegungsablauf herauszufallen. Dabei lehne ich mich nicht am Bettrand an, weil dies das Arbeiten „aus der Leichte für die Leichte" erschwert. Die zugewandte Haltung findet in einem runden Rücken und geneigten Kopf Ausdruck.

Das Präparat trage ich vor der eigentlichen Einreibung in großzügig ausgeführter Grundform auf den Arm auf. Die Ölmenge beeinflusst die Qualität der Einreibung unmittelbar: nehme ich zu wenig Substanz, so bleibe ich leicht „hängen" und komme ins Stocken; nehme ich zu viel Präparat, „glitsche" ich nur noch über die Haut und kann kein Gewebe mitsaugen.

Die Rhythmische Einreibung erfordert Konzentration, weshalb Gespräche dabei möglichst unterlassen werden sollten. Wird parallel zur Einreibung geredet, erlebt der Patient während der Behandlung möglicherweise eine Überforderung. Damit Frau L. mein konsequentes Schweigen nicht verunsichert, habe ich sie im Vorgespräch darauf hingewiesen, dass ich während des Einreibens nicht reden werde.

Eine Gefahr des konzentrierten Arbeitens besteht darin, dass ich mich allzu dicht über die Patientin beuge und damit nicht den nötigen Abstand wahre, sondern ihr zu nahe trete. Diese mangelnde Distanz wird nicht selten als persönlich bedrängend erlebt. Deshalb versuche ich mich während des Einreibens so weit zu beobachten, dass ich den Abstand gegebenenfalls korrigieren kann.

Abschließend ist die Dauer der Rhythmischen Einreibung zu besprechen. Sie ist verhältnismäßig kurz, könnte aber wegen ihrer wohltuenden Wirkung aus Sicht der Behandelten lange ausgedehnt werden. Es hat sich jedoch als weit wirksamer erwiesen, mit einer kurzen Einreibung einen Impuls zu setzen. Richtwerte für eine Ganzkörpereinreibung sind circa zwanzig bis dreißig Minuten, für Bein- oder Armeinreibungen fünfzehn bis zwanzig Minuten (inklusive Vor- und Nachbereitung), entsprechend kürzer für andere Teileinreibungen.

Nachbereitung

Nun informiere ich Frau L., dass sie in der Nachruhe ruhig einschlafen könne und ich in dreißig Minuten nach ihr schaue. Nachdem sie gut zugedeckt und bequem gelagert ist, lege ich ihr die Klingel bereit, falls sie etwas benötigt. Während der Nachruhe versuche ich, sie von Störungen abzuschirmen; auf ihren Wunsch ziehe ich die Vorhänge ganz zu.

Nach dem Waschen der Hände und dem Entsorgen des Materials reflektiere ich den Ablauf der Einreibung:

Passte die Dauer? War die Patientin entspannt? Wie fühlte sich die Haut an? Hat sie viel oder wenig Öl gebraucht? Wie war die Temperatur der verschiedenen Hautpartien? Wie sah die Patientin nach der Einreibung aus?

So versuche ich, den Ablauf zu überdenken sowie in Abhängigkeit von den jeweiligen Reaktionen Verbesserungen für die nächste Behandlung zu planen.

4. Wirkungen der Rhythmischen Einreibung

Die Wirksamkeit der Rhythmischen Einreibungen lässt sich einerseits unmittelbar am Patienten beobachten und zeigt sich andererseits in den Erfahrungen der Behandelten selbst.

Beispiel*

Frau B., die in einem akuten Migräneanfall erstmalig eine Rhythmische Einreibung kennenlernt, beschreibt ihr Erleben der Waden- und Fußeinreibung so plastisch, dass ich sie bitte, ihren Bericht in schriftliche Form zu bringen. Frau B. litt zum Zeitpunkt der Einreibung neben starkem Migränekopfschmerz und Übelkeit auch an eiskalten Füßen.

„Darf ich kommen? Bist Du bereit? Kommst Du mit? – fragen mich die Hände. Sie gleiten fragend nach unten, einige Male, bis ich bereit bin. Unten antworten sie mir, dass sie bleiben werden. Aber nicht an einem Ort, nein, auch andere Orte werden von ihnen begrüßt. Sie kommen nicht mehr fragend heran, sie sind schon vertrauter mit mir, ich bin vertrauter mit ihnen. Die Frage bleibt im Hintergrund. Wie leises Wasser umspielen sie mich, vorwärts gleitend, an einem Hindernis einen Wirbel bildend, in ständiger Bewegung, ruhig, nirgends stauend.

Allmählich kann ich den Händen mehr entgegengehen, mich mit ihnen fließend bewegen, mich weiten, mich erwärmen, mich runden. Viel zu bald verabschieden sich die Hände von mir, mit einer weichen, aber entschiedenen Bewegung. Doch welche Freude, das lebendige Fließen, der warme Strom, die ruhige Weite bleiben, auch ohne die Hände. Sie haben es nicht mitgenommen, sie haben es mir zurückgelassen."

In diesem Erfahrungsbericht sind wesentliche Effekte der Rhythmischen Einreibung enthalten: lebendiges Fließen, Wärmeströmung und ruhige Weite.

Damit diese Wirkungen entstehen, ist zunächst das vorsichtige und behutsame Annähern wichtig und damit die unausgesprochene Frage des Pflegenden an den Behandelten: „Darf ich kommen? Ist es Dir recht?" Dieses erste behutsame Anfragen stellt dem Behandelten frei, ob er folgen kann und will. Ist ihm das nicht möglich, sucht man je nach Lokalisation und Indikation andere Wege, die gewünschte Wirkung zu erzielen

* nach einem Erfahrungsbericht von Ursula von der Heide

oder das verordnete Präparat aufzubringen. So erfolgt z.B. anstelle einer Baucheinreibung mit Kümmelöl das Auflegen einer Ölkompresse. Ein ständiges Abspüren, ob die Behandlung erwünscht wird oder nicht, ist wichtig, denn häufig stellt die Ablehnung der Einreibung eine Anfangsreaktion dar, die nach wenigen Behandlungen und dem Aufbau einer vertrauensvollen Beziehung nicht mehr auftritt.

Jede äußere Anwendung richtet gleichsam eine Frage an den Organismus, die dieser mit einer Reaktion beantwortet. Solch eine Frage kann natürlich gehört werden oder nicht. Ist sie zu zaghaft oder zu leise gestellt, wird sie eventuell leichter überhört; fehlt die anschließend notwendige Ruhe, wird es schwer, eine Antwort zu formulieren. Gelingt es jedoch, die richtige Qualität der Behandlung zu finden, so fühlt sich der Mensch persönlich angesprochen und erkannt.

Beispiel *

Eine ältere Dame, der wegen einer Beckenfraktur Bettruhe verordnet wurde, wirkt zunehmend ungeduldig und klagt über massive Schlafstörungen. Im Gespräch berichtet sie, dass sie diese Art von Unbeweglichkeit nicht ertrage, zumal sie ein Mensch sei, der sich viel bewegen müsse, um sich wohlzufühlen. Sie unternehme normalerweise lange Spaziergänge, fühle sich danach wohlig müde und könne gut schlafen. Meine Vermutung, momentan ihre Beine und Füße überhaupt nicht wahrzunehmen, bestätigt sie.

Ich biete ihr eine Fußeinreibung an, die ich mit anregend-belebenden Griffen durchführe. Besondere Beachtung schenke ich dabei zum einen der rhythmischen Qualität, zum anderen den kräftigen Sohlenabstrichen, bei denen der Fuß aus seiner entspannten Streckung soweit angehoben wird, dass es dem rechten Winkel beim Stehen entspricht. Die Wirkung ist erstaunlich: Die Patientin empfindet Belebung und später angenehme Müdigkeit in Beinen und Füßen – wie nach einem langen Spaziergang. In der Nachruhe schläft sie ein.

Auf die erwünschte Anregung durch die Rhythmische Einreibung und die Sohlenabstriche reagiert der Organismus mit Entspannung und findet so in den Schlaf.

Legt man beim Lehren, Üben und Ausführen besondere Aufmerksamkeit auf die beschriebene Qualität der Rhythmischen Einreibung, gelingt es, direkt auf die Lebensströme des Organismus einzuwirken. Regt man den Ätherleib an, lassen sich Qualitäten der Belebung und Weitung beobachten. So wird nicht selten beschrieben, dass das eingeriebene Bein oder der Arm sich viel leichter anfühle und damit bis zu zwanzig Zentimeter höher zu liegen scheine als die nicht behandelte Extremität.

Das Gefühl der Leichte ist unmittelbar mit der Linderung von Beschwerden verbunden. So bat eine Patientin mit haltungsbedingten Verspannungen bei der Rückeneinreibung im schwäbischen Dialekt: „Machet Sie mir bitte wieder Flügele!“ Es scheint vielleicht zunächst ungewohnt, eine hart verspannte Schulterpartie nicht mit Drücken und Kneten zu bearbeiten, sondern ganz im Gegenteil mit zart-saugenden Handbewegungen.

---

* nach einem Erfahrungsbericht von Ursula von der Heide

In der Verspannung kommt das astralische Prinzip lokal zu stark zum Ausdruck; anregende und belebende Bewegungen bringen es den ätherischen Gesetzen folgend wieder ins Strömen. Als wirksam erweist sich auch die rhythmische Belebung anderer Körperpartien als der lokal betroffenen: Beim verspannten Nacken etwa die Behandlung der Flanken und des Rückens.

Viele Patienten mit Schmerzzuständen äußern eine immense Erleichterung nach der Rhythmischen Einreibung, insbesondere bei Schmerzen, die aufgrund von Verspannungen und Verkrampfungen oder durch langes Liegen entstehen. Häufig behandelt man auch hier nicht lokal, da ohnehin schon zu viel Bewusstsein an der schmerzenden Stelle herrscht, sondern schafft durch Bewusstmachen anderer Bereiche Abhilfe. Zum Beispiel lindert man den Migränekopfschmerz mit einer ableitenden Wadeneinreibung.

Die Wiedergewinnung der Weite beschreiben häufig Asthmatiker oder Menschen mit Atemproblemen nach einer entsprechenden Rücken- oder Brusteinreibung. Im Gegensatz zur beklemmenden Enge der Atemnot wird sie in höchstem Maße als erleichternd empfunden.

Wie eng ein Stocken des Wärmeorganismus mit vielen krankhaften Erscheinungen verbunden ist, wird an den eisig kalten Füßen der oben beschriebenen jungen Frau im Migräneanfall deutlich. Gelingt es durch die Rhythmische Einreibung, die Wärme wieder in die kalten Füße zu locken, so werden die bei der Migräne im Nerven-Sinnes-System übermäßig vorhandenen Stoffwechselvorgänge in die Gliedmaßen abgeleitet. Die Einreibung folgt derselben Wirkrichtung wie ein Senffußbad.

Die Rhythmische Einreibung stimuliert über das Strömen des Ätherleibes die Eigenaktivität und Selbstheilungskräfte des Patienten.

Die Einreibung spricht auch das Seelische an. Aus dem Sich-Verstanden-Fühlen entwickelt sich Vertrauen zwischen dem Behandelnden und dem Patienten.

Beispiel*

Herr M. wirkt während der ersten Tage seines Krankenhausaufenthaltes zur Tumordiagnostik sehr angespannt und steif. Nach der Rückeneinreibung löst sich seine starre Haltung; es öffnet sich Raum für Trauer und Tränen. Er schildert mir, wie er sich nun wieder spüren könne, mit allen Gefühlen von der Angst bis zur Hoffnung. In den anschließenden Gesprächen äußert Herr M. des Öfteren seine Sorgen und seine in Veränderung begriffene Lebenseinstellung.

Nicht zuletzt wirkt die Rhythmische Einreibung auf das Ich des Menschen, das sich über den Wärmestrom verstärkt im Organismus engagiert.

Eine sichere, klare und liebevolle Berührung bedeutet oft mehr als viele Worte. Gerade verschlossene oder „schwierige" Patienten reagieren darauf, indem sie sich, meist überraschend, öffnen und zentrale Fragen stellen. Folgender Hinweis stammt von Margarethe Hauschka: „Die Empfindung des Mitfühlens und der Hilfsbereitschaft, ja die

* nach einem Erfahrungsbericht von Ursula von der Heide

Liebe selbst, so stellt es Rudolf Steiner einmal dar, soll man in die sorgfältige Technik verwandeln. Dann fühlt sich der Patient sofort aufgehoben und verstanden, ja sogar viel besser, als wenn unnötige und vor allem ungefragte Ratschläge an ihn herangetragen werden. Man wird erleben, dass durch eine solche Haltung das normale menschlich warme Verhältnis zwischen Patient und Masseur (Pflegender, Anm. d. Verf.) nur gefördert werden kann."[29]

Eine solche Einstellung bringt eine liebevolle Hinwendung zum Patienten mit sich. Spürt der Patient dieses Anliegen, eine „sorgfältige Technik" zu erreichen, und merkt er, dass die Begegnung frei von persönlichen Neigungen und Wünschen ist, lässt er sich auch ohne allzu große persönliche Sympathie einreiben. Die körperliche Geste der Pflegenden während der Einreibung, d. h. die leichte Beugung und Hinwendung zum Patienten, wird so im übertragenen Sinne zur inneren Haltung.

Die Qualität einer Rhythmischen Einreibung ergibt sich also nicht nur aus der Technik, sondern auch aus der Motivation des Pflegenden heraus.

5. Berühren will gelernt sein

In den meisten Pflegesituationen begegnen wir zunächst fremden Menschen, mit denen wir uns erst vertraut machen müssen. Da wir uns nicht in der Rolle einer Mutter befinden, die eine tiefe Beziehung zu ihrem Kind hat, fällt uns Pflegenden diese unbefangene Art des Berührens viel schwerer. Die Berührungsqualität will demnach neu gelernt sein, die Kunst, den Körperformen einfach und unbefangen nachzugehen und die Hand geschmeidig anzupassen.

Kunst hängt mit Können zusammen und bezeichnet eine durch Übung erworbene Geschicklichkeit in der Ausführung einer bestimmten Arbeit. Das Handwerk ist mit der Kunst innig verwandt, es ist sozusagen die Amme derselben, denn aus dem Handwerk zieht die Kunst ihre Nahrung. Die Beherrschung der Praxis, nebst steter Übung, Wissen und Erfahrung, sind die Grundvoraussetzungen für die qualifizierte Ausübung. Der Psychoanalytiker Erich Fromm (1900–1980) betonte, dass der Künstler neben dem Können und Kennen das Interesse an seinem Metier haben muss; seine Sache ist ihm wichtiger als alles andere.[30]

Diesem Interesse, als dritte Voraussetzung zum Erlernen einer Kunst, kommt in der Pflege und insbesondere bei der Rhythmischen Einreibung eine Schlüsselrolle zu. Es betrifft das Interesse am Menschen ebenso wie das an der Behandlung und deren optimaler Wirksamkeit.

Die bisherigen Schilderungen verdeutlichen, wie vielschichtig und technisch anspruchsvoll das Praktizieren der Rhythmischen Einreibungen ist. Die nötige Ausbildung umfasst einen längeren Prozess, der sowohl theoretische wie auch praktisch übende Elemente enthält. Wesentlich im Lernprozess ist das Erfahren von Rhythmischen Einreibungen am eigenen Leib. Wer eine Baucheinreibung mit kalten Händen erlebt hat, sagt wohl kaum mehr, das sei nicht schlimm. Wem durch zu viel Druck dabei übel wurde oder wer gleich danach zur Toilette musste, hat ebenfalls Erfahrungen gemacht, die ihn die (Neben)-Wirkungen einer nicht fachgerechten Rhythmischen Einreibung ernst nehmen lassen. Die Selbsterfahrung rundet also das theoretische Wissen und praktische Üben ab.

Folgende Übung ermöglicht eine bessere Vorstellung von der nötigen Qualität des Hautkontakts bei den Rhythmischen Einreibungen:

Versuchen Sie an einer glatten Wasseroberfläche, ihre Hand aufzulegen und großflächig in Kreisen mit so wenig Druck zu bewegen, dass Sie nicht eintauchen oder „einbrechen" und trotzdem „satt" am Wasserspiegel sind. Dabei spürt man, dass beim vorsichtigen Abheben der Hand die Wasseroberfläche ein Stück mitgeht, sozusagen „kleben" bleibt oder angesogen wird.

Just diese Erfahrung ist mit der saugenden Griffqualität gemeint, dem „Mit-dem-Gewebe-Arbeiten". Sie zeigt, dass es sich bei der Rhythmischen Einreibung tatsächlich um einen Dialog handelt, bei dem das Gewebe der Behandelten immer ein Stück weit dem Pflegenden entgegenkommt.

6. Schlussbetrachtung

Aus der Verbindung von Heilmittel/Substanz und Rhythmischer Einreibung entsteht eine gesteigerte Wirksamkeit. Im Vergleich zum einfachen Auflegen von Salben- oder Ölkompressen oder dem „irgendwie Aufbringen" verbessert das rhythmische Auftragen die Substanzwirkung.

Demnach ist nicht allein die Substanz maßgeblich, sondern gleichermaßen die durch „sorgfältige Technik" erzielte Qualität der Rhythmischen Einreibung.
Die Wirkungen der Rhythmischen Einreibung unterstützen die Lebensprozesse im menschlichen Körper:

- Beruhigen/Vertiefen der Atmung
- Entspannung bei Unruhe/Ängsten
- Lösung von Krampfzuständen
- Förderung des Rhythmus von Schlafen/Wachen
- Verbesserung der Durchblutung
- Förderung der Durchwärmung
- Anregung der Verdauung
- Wecken eines neuen Bewusstseins für den eigenen Körper, sodass z. B. ein gelähmter Körperteil wieder als zu sich gehörig erlebt wird[31]

Es scheint in der Qualität des Rhythmus begründet, dass der Organismus auf den Impuls durch die Rhythmische Einreibung so „antwortet", wie es seiner momentanen Befindlichkeit entspricht. Das bedeutet, dass er im Sinne der Selbstregulierung auf die gleiche Einreibung einmal mit Entspannung, zu einem anderen Zeitpunkt mit Aktivität reagiert.

Die in der Rhythmischen Einreibung entwickelte Berührungsqualität ist auf viele andere pflegerische Tätigkeiten übertragbar, z.B. auf die Ganzkörperwaschung, die nach ähnlichen Prinzipien und Grundformen erfolgt. Wie stark das „menschengemäße" Berühren erlebt wird und welche unmittelbare Auswirkungen es auf das Befinden der Patienten hat, zeigt das Beispiel einer jungen Frau, die nach einer Sepsis retrospektiv ihre erste Erinnerung an eine entsprechend durchgeführte Ganzkörperwaschung so beschrieb, dass sie in diesem Moment wieder „von einem Stück Fleisch zum Menschen" wurde.

Die Rhythmische Einreibung ist demnach mehr als eine Technik, die in konkreten Pflegesituationen Anwendung findet, sie ist auch eine Haltung, die die tägliche Arbeit in vielerlei Hinsicht inspiriert. Insbesondere das rhythmische Element kann in der sozialen Praxis mit den Polaritäten Nähe und Distanz zum Vorbild werden, aber auch im Umgang mit Engagement / Entspannung, Denken / Tun sowie Wahrnehmung / Reflexion im Leben der einzelnen oder im Tagesablauf auf Station. Die Rhythmische Einreibung trägt zur Gestaltung der Pflege bei, zumal sie jedem Pflegenden einen Zugang zu professioneller Eigenständigkeit eröffnet. Dieses Kapitel möchte dazu anregen, die Kunst der Rhythmischen Einreibung zu erlernen und weiterzuentwickeln.

Kategorie	Beispiel für Lernziele	Empfohlener Lernweg
Handwerk	Sie entwickeln ein Qualitätsbewusstsein für Berührungen in der Pflege.	A
Eigenes Lernziel		
Beziehung	Sie verstehen Pflege als Berührungsberuf.	B
Eigenes Lernziel		
Wissen	Sie kennen Wirkungen und Indikationen der Rhythmischen Einreibung nach Wegman / Hauschka sowie die Bedeutung von rhythmischer Bewegung und Berührungsqualität für das Befinden.	C
Eigenes Lernziel		

[→ DVD „Rhythmische Einreibungen nach Wegman/Hauschka" des Verbands für Anthroposophische Pflege e.V.]

Literatur

1 Sturm, V.: Krankenbett. Herder Verlag Freiburg im Breisgau 1988. S. 9.

2 Büschel, M.-M.: Pflegende müssen ihre Hände mögen. Der Stellenwert der Berührung im Pflegealltag. Pflegezeitschrift 1994; 47 (6). S. 367.

3 Montagu, A.: Körperkontakt. Klett-Cotta Verlag Stuttgart 2012. S. 88.

4 Helmbold, A.: Berühren in der Pflegesituation. Intentionen, Botschaften und Bedeutung. Verlag Hans Huber Bern 2007.

5 Condrau, G., Schipperges, H.: Unsere Haut. Spiegel der Seele, Verbindung zur Welt. Kreuz Verlag Freiburg im Breisgau 1993.

6 Montagu, A.: Körperkontakt. Klett-Cotta Verlag Stuttgart 2012.

7 Montagu, A.: Körperkontakt. Klett-Cotta Verlag Stuttgart 2012.

8 Inhester, O., Zimmermann, I.: Ganzkörperwaschung in der Pflege. Anleitung und Hilfen für Pflegepersonal und pflegende Angehörige. Schlütersche Verlagsgesellschaft Hannover 1990.

9 Inhester, O.: Ganzkörperwaschung. Analyse einer komplexen Situation als Beitrag zur Förderung pflegerischen Denkens. Die Schwester/Der Pfleger 1992; 31 (8). S. 712.

10 Hug, M., Reiner, S., Surina, G.: Routinierte Berührungen. Die Schwester/Der Pfleger 1988; 27 (10). S. 770.

11 Hug, M., Reiner, S., Surina, G.: Routinierte Berührungen. Die Schwester/Der Pfleger 1988; 27 (10). S. 770.

12 Batschko, E.-M.: Einführung in die Rhythmischen Einreibungen. Mayer Verlag Stuttgart 2010.

13 Fingado, M.: Rhythmische Einreibungen. Handbuch aus der Ita Wegman Klinik. Verlag am Goetheanum 2012.

14 Layer, M. (Hrsg.): Praxishandbuch Rhythmische Einreibungen nach Wegman/Hauschka. Verlag Hans Huber Bern 2014.

15 Bertram, M.: Der therapeutische Prozess als Dialog – eine strukturphänomenologische Untersuchung der Rhythmischen Einreibungen nach Wegman/Hauschka. Universität Witten / Herdecke 2005.

16 Internationale Forum für Anthroposophische Pflege (IFAP) in der Medizinischen Sektion der Freien Hochschule für Geisteswissenschaft am Goetheanum (Hrsg.): Handbuch zur Zertifizierung von Expertinnen/Experten für Rhythmische Einreibungen nach Wegman/Hauschka (IFAP). Selbstverlag Dornach 2011.

17 Layer, M. (Hrsg.): Praxishandbuch Rhythmische Einreibungen nach Wegman/Hauschka. Verlag Hans Huber Bern 2014.

18 Große-Brauckmann, E. in Layer, M. (Hrsg.): Praxishandbuch Rhythmische Einreibungen nach Wegman/Hauschka. Verlag Hans Huber Bern 2014. S. 105 ff.

19 Heine, R. in Layer, M. (Hrsg.): Praxishandbuch Rhythmische Einreibungen nach Wegman/Hauschka. Verlag Hans Huber Bern 2014. S. 161 ff.

20 Nach dem Original aus: Layer, M. (Hrsg.): Praxishandbuch Rhythmische Einreibungen nach Wegman/Hauschka. Verlag Hans Huber Bern 2014.

21 Nach dem Original aus: Layer, M. (Hrsg.): Praxishandbuch Rhythmische Einreibungen nach Wegman/Hauschka. Verlag Hans Huber Bern 2014.

22 Nach dem Original aus: Layer, M. (Hrsg.): Praxishandbuch Rhythmische Einreibungen nach Wegman/Hauschka. Verlag Hans Huber Bern 2014.

23 Hauschka, M.: Rhythmische Massage nach Dr. Ita Wegman. Carl Ulrich Verlag Nürnberg 1984. S. 9.

24 Hoerner, W.: Zeit und Rhythmus. Die Ordnungsgesetze der Erde und des Menschen. Verlag Urachhaus Stuttgart 2006. S. 24.

25 Große-Brauckmann, E. in Layer, M. (Hrsg.): Praxishandbuch Rhythmische Einreibungen nach Wegman/Hauschka. Hans Huber Verlag Bern 2014. S. 76 ff.

26 Hauschka, M.: Rhythmische Massage nach Dr. Ita Wegman. Carl Ulrich Verlag Nürnberg 1984. S. 55.

27 Hauschka, R.: Wetterleuchten einer Zeitenwende. Salumed Verlag Berlin 2012. S. 85 ff.

28 Husemann, F., Wolff, O. (Hrsg.): Das Bild des Menschen als Grundlage der Heilkunst. Band 3. Verlag Freies Geistesleben Stuttgart 1991. S. 580.

29 Hauschka, M.: Rhythmische Massage nach Dr. Ita Wegman. Carl Ulrich Verlag Nürnberg 1984. S. 174.

30 Fromm, E.: Die Kunst des Liebens. Ullstein Verlag Berlin 2005.

31 Große-Brauckmann, E. in Layer, M. (Hrsg.): Praxishandbuch Rhythmische Einreibungen nach Wegman/Hauschka. Verlag Hans Huber Bern 2014. S. 103 ff.

KAPITEL XIV
Wickel und Auflagen in der anthroposophisch erweiterten Praxis

GABRIELE WEBER

Wickel und Auflagen gehören seit Jahrtausenden zum Heilmittelschatz aller Kulturen. Innerhalb der Anthroposophischen Medizin finden sie Einsatz, um Heilwirkungen über das Nerven-Sinnes-System an den Organismus heranzutragen. Nicht allein die Auswahl der Substanz, sondern auch die fachlich korrekte Durchführung entscheidet über die Wirksamkeit der Anwendung. Das Kapitel stellt Gesichtspunkte zur Indikationsstellung sowie exemplarisch die praktische Durchführung dar.

1. Einleitung

Wickel und Auflagen zählen zu den äußeren Anwendungen. Sie wirken auf den Patienten zunächst über die Haut als einem Organ des Nerven-Sinnes-Systems. Von dort aus entfaltet sich das Wirkspektrum über den ganzen Organismus, also auch auf das Rhythmische und das Stoffwechsel-Gliedmaßen-System.

Die Wirkungen der äußeren Anwendungen reichen vom Beruhigen, Ordnen, Ableiten bis hin zum Anregen der verschiedensten Stoffwechselprozesse. Darüber hinaus erleben die Patienten diese Behandlung als Wohltat, als besondere Form der Therapie und Fürsorge, die sie seelisch-geistig anspricht und erreicht.

Zu den hier besprochenen äußeren Anwendungen zählen:

- Wickel, die einen Körperteil vollständig umhüllen.
- Auflagen, Kompressen und Salbenlappen; sie bedecken in der Regel eine Körperregion.
- Ölpackungen, die eine mildere Form der Wärmeanwendung darstellen und in der Regel länger angewendet werden.
- Kataplasmen: Breiumschläge z.B. mit Quark, Senfmehl oder Kartoffeln.

Des Weiteren gehören Einreibungen, Waschungen und Bäder zu den äußeren Anwendungen.

1.1 Geschichtlicher Ursprung

Wickel und Auflagen sind schon seit Jahrtausenden als Heilmittel bekannt. In der neueren Zeit haben sich Therapeuten wie Sebastian Kneipp (1821–1897, Kneipp-Güsse), Vinzenz Prießnitz (1799–1851, Prießnitz-Wickel) und Leopold Emanuel Felke (1856–1926, Felke-Lehmpackung) um diese natürlichen Heilmethoden verdient gemacht.

Wickel und Auflagen stellen als äußere Anwendungen einen Teil der Hydro- und Thermotherapie dar. In der anthroposophisch erweiterten Medizin kommen Substanzen aus dem Mineralreich (z. B. Kupfer oder potenziertes Gold in einer Salbengrundlage), der Pflanzenwelt (z. B. Calendula und Kamille als Essenzen oder Tee) und dem Tierreich (z. B. in Form von Quark oder Honig) zum Einsatz. Inzwischen kann man von einer Renaissance der äußeren Anwendungen in Therapie und Pflege sprechen.

Interessant ist eine Studie zu Wickelanwendungen und deren Ergebnisse. Von 221 Patienten, die in den verschiedensten Fachbereichen stationär behandelt wurden, nahmen siebzig Prozent der Befragten eine deutliche bzw. sehr deutliche Verbesserung ihres Zustands wahr, die sie den Wickeln zuschrieben. Die Mehrheit der Patienten konnte sich durch die Anwendung erholen. Insgesamt schätzten über siebzig Prozent der Patienten den Erfolg der Wickelanwendung als sehr hoch bis deutlich ein.[1]

1.2 Wickel und Auflagen als Bestandteil anthroposophisch erweiterter Pflege

Mit der Eröffnung der durch Rudolf Steiner begründeten „Klinisch Therapeutischen Institute“ in Arlesheim und in Stuttgart setzte bereits um 1920 eine Erweiterung der Pflege durch das anthroposophische Menschenbild ein. Die Perspektive der vier Wesensglieder, wie auch die funktionelle Dreigliederung des menschlichen Organismus, ergaben viele neue Aspekte für das pflegerische Tun.

Von Anfang an gehörten äußere Anwendungen zum Aufgabenfeld der Pflegenden und spielen bis heute eine wesentliche Rolle in der Therapie. So greifen wir für unsere praktische Tätigkeit auf langjährige Erfahrungen zurück, die zunehmend gezielt beforscht werden. In diesem Zusammenhang sei vor allem auf die Studien zur Ingwerwirkung verwiesen.[2, 3, 4]

Auch außerhalb der anthroposophischen Pflege findet das Thema Wickel und Auflagen zunehmend Aufmerksamkeit. Dies lässt sich an Publikationen in der einschlägigen Pflegeliteratur feststellen, wie auch an kleinen Forschungsprojekten über die in der Fachpresse berichtet wird.[5]

Das anthroposophisch erweiterte Menschenbild gibt uns die Möglichkeit, Indikation und Wirkung der entsprechenden Maßnahmen gezielt zu bestimmen. Insbesondere die funktionelle Dreigliederung des menschlichen Organismus dient als Grundlage für das Verständnis.

Im Literaturverzeichnis finden sich weiterführende Publikationen zum Thema. Zudem ist der Besuch eines Fortbildungskurses sehr empfehlenswert.

2. Zum menschenkundlichen Verständnis der äußeren Anwendung

Geht man auf den Ursprung des Wortes Therapie zurück, so kommt man zum griechischen Wortstamm „therapon“, was soviel bedeutet wie „Diener, Gefährte“. Pflegende sind Weggefährten des kranken oder alten Menschen. Die Pflegenden sind rund um die Uhr für den Betroffenen da. Sie kennen die Bedürfnisse, Kümmernisse und Leiden, sie wissen was Not tut.[6]

Äußere Anwendungen sind als Heilmittel zu betrachten, also als ein Teil der ärztlichen Therapie, und sie bedürfen somit einer ärztlichen Anordnung. Die Praxis zeigt jedoch, dass die Verordnung oftmals von der erfahrenen Pflegekraft angeregt wird. Eine schlichte ICD-Diagnose (International Statistical Classification of Diseases and Related Health Problems) reicht häufig nicht für eine korrekte Indikationsstellung aus, ein akribisches Beobachten der Symptomatik und des Befindens sind zusätzlich notwendig.

2.1 Die Beziehung zwischen dreigliedrigem Menschen und Heilpflanze

Wie im Beitrag über die funktionelle Dreigliederung dargestellt [→ Kapitel „Menschenkundliche Grundlagen“], finden wir in der Leiblichkeit des Menschen eine dreifache Gliederung.

Das Nerven-Sinnes-System, das die Beziehung zur Außenwelt durch die Aufnahme von Sinneseindrücken ermöglicht, braucht für diese Tätigkeit Ruhe. Es herrscht relative Kälte. „Man muss einen kühlen Kopf bewahren, wenn man einen klaren Gedanken fassen will.“ Dieser Ausspruch aus dem Volksmund charakterisiert einen wesentlichen Aspekt des Nerven-Sinnes-Systems. Ständige Aufnahme von Sinnesreizen und Denktätigkeit ermüden den Menschen rasch. Sie wirken abbauend, und wir brauchen den Ausgleich durch die aufbauenden Kräfte des Stoffwechsels.

Das Stoffwechsel-Gliedmaßen-System schafft Leben. Bewegung und Wärme herrschen vor, wenn Stoffwechselvorgänge in den Bauchorganen oder im Muskel stattfinden.

Überwiegen im Nerven-Sinnes-System Ruhe und Kälte, führt dies zu Verhärtungen wie z. B. der Zerebralsklerose. Steigern sich im Stoffwechsel-Gliedmaßen-System Bewegung und Wärme ins Übermaß, folgen Entzündungen und Auflösungsprozesse wie z. B. Durchfallerkrankungen.

Zwischen Nerven-Sinnes- und Stoffwechsel-Gliedmaßen-System harmonisiert ein vermittelndes Element, das Rhythmische System. Dieses durchpulst den gesamten Leib und lebt zwischen der Nerven-Sinnes-Tätigkeit, die im Kopf, also im oberen Menschen, und der Stoffwechseltätigkeit, die im unteren Menschen vorherrscht.

Ähnliche Prozesse finden sich auch in der Pflanzenwelt. Sie ermöglichen uns die gezielte Anwendung der Heilpflanzen im entsprechenden Krankheitsprozess.

Bei den Pflanzen lassen sich drei Systeme voneinander unterscheiden:

- Der Wurzelbereich, der im kühlen Erdreich wächst und für die Aufnahme von Nährstoffen und Wasser sorgt.

- Der Stängel- und Blattbereich, der die Nährstoffe und Säfte steigen und sinken lässt.
- Die Blüte, die in der Wärme der Sonne ihren einzigartigen Duft verströmt, dadurch Insekten anlockt und nach der Bestäubung Frucht und Samen ausbildet.

Mensch		(Heil)-Pflanze
Oberer Mensch, Nerven-Sinnes-System	Kopf	Wurzel
	Aufnahme von Sinneseindrücken	Aufnahme von Nahrungsstoffen
	Ruhe	Ruhe (durch Verankerung im Boden)
	Kälte	Kälte
Mittlerer Mensch, Rhythmisches System	Herz/Lunge	Blatt
	Ausgleich	Auf und Ab der Säfte (Frühling-Sommer/ Herbst-Winter)
	Vermittlung zwischen oberem und unterem Menschen	Vermittlung zwischen oberer und unterer Pflanze
	Harmonie	–
Unterer Mensch, Stoffwechsel-Gliedmaßen-System	Stoffwechselorgane, Muskeln	Blüte, Frucht und Samen
	Abgabe von Verdauungssekreten	Abgabe von Duft (ätherische Öle) und Pollen
	Bewegung	Bewegter Bestäuber in der Blüte
	Wärme	Wärme

Tab.: Beziehung Mensch – Pflanze

2.2 Gesundheit und Krankheit

Die vitalen Prozesse des Menschen unterliegen gewissen Schwankungen. Niemals haben wir es mit geradlinigen Verläufen zu tun, sondern immer pendelt das Leben zwischen zwei Polen. Dies gilt für die leibliche, seelische und geistige Ebene. Es herrscht ein beständiger Wechsel von Aufbau- und Abbauprozessen, dieser ist an bestimmte Rhythmen geknüpft. So überwiegen am Tage die Bewusstseinsprozesse im Nerven-Sinnes-

System. In der Nacht, wenn wir „bewusstlos" sind, werden sie gesundend ausgeglichen. Die Hauptaktivität im Stoffwechsel-Gliedmaßen-System finden wir daher in der Nacht, der Leib regeneriert sich. Aber auch nach einem üppigen Mittagessen überwiegt die Stoffwechselaktivität gegenüber der Bewusstseinstätigkeit. Hier spricht der Volksmund eine Tatsache kurz und prägnant aus: „Ein voller Bauch studiert nicht gern."

Der Mensch strebt also danach, die beiden Pole in einem Gleichgewicht zu halten bzw. dieses immer wieder aufs Neue herzustellen. Diese Tätigkeit bezeichnen wir als „Gesundheit". Krankheit ist demzufolge der Verlust des Gleichgewichts bzw. der ausgleichenden Kräfte.

Diese Prozesse haben nicht nur räumlich, also im Leib des Menschen, sondern auch zeitlich, in seiner Biografie einen festen Platz. In der Kindheit überwiegt der Aufbau der Leiblichkeit, im Alter wird diese überwiegend abgebaut.

Das Krankheitsgeschehen ist individuell sehr verschieden. Deshalb gestaltet sich die Wiedergewinnung des verlorenen Gleichgewichts unterschiedlich.

2.3 Anregung und Unterstützung der Selbstheilungskräfte

Der menschliche Organismus ist also bestrebt, alle Vorgänge in einem Gleichgewicht zu halten. Gelingt ihm dies nicht, entwickeln sich Krankheiten. Eine mögliche Grundtendenz ist die Verhärtung (Sklerose). Wir finden sie in nahezu allen Regionen des Körpers, und immer bewirkt sie die Einschränkung oder den Verlust der Funktion des betroffenen Organs. Die Sklerose ist irreversibel, die Geschwindigkeit mit der sie fortschreitet, lässt sich jedoch durchaus beeinflussen.

Den Gegenpol zur Sklerose bilden die entzündlichen, fieberhaften Erkrankungen. Den klassischen Verlauf dieser Leiden beobachtet man an den Kinderkrankheiten. Die Temperatur steigt sehr rasch an, die Symptome verschlechtern sich bis hin zu einer Krise. Diese kann man zugleich als Umkehrpunkt ansehen. Bald ist die Krise überwunden, die Temperatur sinkt, und es treten Erholung und schließlich Heilung ein. Das Fieber zeigt die Reaktion des Immunsystems, es steigert den Stoffwechsel. Leider sind heute solche typischen Verläufe seltener zu beobachten, da das Fieber als Symptom oftmals und fälschlicherweise bekämpft wird.

Wollen wir nun mit Hilfe von äußeren Anwendungen die Selbstheilungsvorgänge anregen, so ist es hilfreich, sich diese polaren Erkrankungstendenzen immer wieder zu vergegenwärtigen. Man muss beispielsweise wissen, dass es bei Arthrose zunächst zu Ablagerungen in den Gelenken kommt, die mit dem Verlust der Beweglichkeit einhergehen. Ein chronischer Verlauf führt zur Versteifung und Deformation. In dieser Phase sind die Patienten meistens bemüht, sich warm zu halten. Die Verhärtung wird immer wieder durch akut-entzündliche Phasen durchbrochen. Hier entwickelt der Patient plötzlich Fieber, und die Gelenke sind überwärmt und fühlen sich heiß an. Dann ist der Betroffene oft dankbar für lokale Kühlung. Dies zeigt: Der Organismus versucht durch die Entzündung, den Verhärtungsprozess zu überwinden.

Hier setzen Therapie und pflegerisches Handeln ein. Sie beginnen mit der Beobachtung des Wärmehaushaltes und führen zur gezielt eingesetzten Anwendung. Dabei ist das Therapieziel stets vor Augen zu halten. Soll Wärme erzeugt werden, soll sie abgeleitet oder gar entzogen werden? Wie eine gesunde Wärmeverteilung im Organismus aussehen sollte, fasst übrigens ein deutsches Sprichwort wunderbar zusammen: „Den Kopf kalt, die Füße warm, das macht den besten Doktor arm."

3. Die Zitrone

Für die Zitrone gibt es drei wesentliche Anwendungen. Alle beruhen auf der Affinität der Zitrusfrucht zu den Stoffwechselprozessen im menschlichen Körper.

Um dies zu verstehen, muss man sich der Pflanze als Heilmittel nähern. Würden wir die Betrachtungen auf die Analyse der Inhaltsstoffe beschränken, fänden wir nur bedingt Anhaltspunkte für eine Indikation. Wohin sollen wir unsere Aufmerksamkeit lenken?

Die in der chemischen Analyse gefundenen Stoffe stellen sozusagen ein Endprodukt des Entwicklungsprozesses der Pflanze dar. Diese Prozesse anzuschauen und ins Verhältnis zum Krankheitsgeschehen zu setzen, bringt uns auf die richtige Spur. Der Zitronenbaum wächst im warmen, sonnendurchfluteten Süden. Der kleine, immergrüne Baum blüht und fruchtet ungewöhnlicherweise zur gleichen Zeit und bringt in einem Jahr bis zu zweitausend Früchte hervor. Das ist ein Zeichen für ein sehr üppiges Wachstums- und Stoffwechselgeschehen. Bei der äußeren Anwendung verwenden wir die Frucht der Zitronenpflanze. In ihr – vornehmlich in der Schale – finden wir ein charakteristisches ätherisches Öl.

Stellt man sich die Zitrone bildlich vor oder sieht, riecht und schmeckt sie gar, so „läuft einem das Wasser im Munde zusammen". Bald spüren wir eine deutliche Straffung und Zusammenziehung in uns. Wir führen diese Wirkung auf die Säure zurück. Wichtig ist jedoch nicht nur die Säure als Endprodukt, sondern auch die Art und Weise, wie die Zitrone mit der Säure umgeht. Die Frucht behält trotz zunehmender Reifung im Sonnenlicht ihre Säure und wird, im Gegensatz zu den meisten anderen Zitrusfrüchten, z.B. der Orange, nicht süß. Hierin zeigt sich die starke umschließende und abgrenzende Kraft der Zitrone. Sie schirmt sich erfolgreich gegen Wärme und Licht ab und behauptet ihre Saftigkeit gegenüber den verhärtenden, trocknenden Einflüssen der Außenwelt. Diese Abgrenzung findet sich gesteigert bei der alten, runzeligen Frucht. Sie ist zwar oft steinhart und die Schale dünn, in ihrem Innern jedoch noch voller Saft.

Bei folgenden Krankheitsprozessen kommt die Zitrone zur Anwendung:

- Als *Halswickel*, mäßig temperiert: bei beginnenden schmerzhaften Halsentzündungen und grippalen Infekten.
- Als *Brustwickel* bei Pneumonien und Bronchopneumonien, die von Fieber begleitet sind.
- Als *Zusatz zum Wadenwickel* generell bei fieberhaften Erkrankungen und bei Kinderkrankheiten, um dem Fieber entgegenzuwirken.

Sucht man ein gemeinsames Merkmal aller genannten Indikationen, so fällt auf, dass das Stoffwechselgeschehen in Körperregionen überhand genommen hat, in denen es normalerweise nicht anzutreffen ist. Ein Zeichen dieses gesteigerten Stoffwechselprozesses stellt die erhöhte Sekretproduktion dar. Um den entgleisten Stoffwechsel wieder auf sein normales Maß zurückzuführen, nutzt man die Kräfte der Zitrone. Selbst der Zusatz einer halben Zitrone zu einem heißen Fußbad oder das Anbringen einer Zitronenscheibe unter der Fußsohle über Nacht zeigen beeindruckende Wirkung bei beginnenden grippalen Infekten. Dem Körper wird gewissermaßen ein Bild von strukturierten Stoffwechselprozessen vorgeführt, an dem er sich orientieren kann.

Die strukturierenden Stoffwechselkräfte der Zitrone lenken die ausfließenden (Schleimproduktion) und auflösenden Prozesse (Fieberfantasien und Unruhe) in gesunde Bahnen zurück. Damit tritt sogleich eine Besserung der Symptome ein.

Verwendeter Pflanzenteil	Frucht, vornehmlich Schale
Charakteristika	Beherrschung der Stoffwechselprozesse, Abgrenzung gegen Wärme und Licht
Indikation	Verlagerte, gesteigerte Stoffwechselprozesse mit Sekretbildung
Art der Anwendung	Mäßig temperierter Wickel
	Heißer Wickel
Ort der Anwendung	Hals, Brust, Wade

Tab.: Zitronenwickel

3.1 Praktische Umsetzung am Beispiel eines Zitronen-Brustwickels

Die Durchführung eines Zitronen-Brustwickels erfordert eine gewisse Geschicklichkeit. Es ist am besten, zu zweit zu arbeiten, denn die Bereitung des Wickels muss rasch erfolgen, damit das mit der Zitrone getränkte Innentuch nicht auskühlt.

INDIKATION: Pneumonie bzw. Bronchitis, die mit hohen Temperaturen und Schleimproduktion einhergehen.

KONTRAINDIKATION: Hautschäden und Allergien gegen Zitrusfrüchte.

MATERIAL: 1 Zitrone, 500 ml sehr heißes Wasser (75 bis 80 °C), flache Schüssel, scharfes Messer, Gabel, Glas, Kompressentuch (groß genug, um den ganzen Brustkorb einzuwickeln), Molton- oder Wolltuch als Außentuch rundum, Wringtuch.

DURCHFÜHRUNG: Das Wickeltuch muss den Brustkorb des Patienten komplett umschließen. Man wickelt es von beiden Enden bis zur Mitte auf und legt es dann so in das Wringtuch, dass zwei freie Enden bleiben. Das heiße Wasser wird in die Schlüssel gegeben. Die durchgeschnittene Zitrone drückt man jeweils mit der Schnittfläche nach unten in das Wasser, spießt sie mit der Gabel auf und ritzt sternenförmig mit dem Messer ein. Danach presst man beide Zitronenhälften (mit dem Glas) unter Wasser kräftig aus. Dabei steigen kleine Bläschen auf und es entfaltet sich der typische frische Duft einer Zitrone. Nun taucht man das Wickeltuch (im Wringtuch) in das heiße Zitronenwasser und lässt dabei die freien Enden trocken, um das Tuch danach sehr kräftig auszuwringen. Nun wickelt man, am besten zu zweit, sehr zügig das heiße Tuch von beiden Seiten – am Rücken beginnend – um den Brustkorb des aufgesetzten Patienten und fixiert anschließend das Außentuch fest umhüllend darüber. Wichtig ist dabei, dass feuchte Tuch komplett abzudichten. Nun deckt man den Patienten gut zu, damit er weder schwitzt noch friert.

DAUER DER ANWENDUNG: Zwischen 30 bis 45 Minuten, anschließende Nachruhe mindestens 15 Minuten. Die Anwendung kann einmal täglich wiederholt werden, bis die Symptome abklingen und das Fieber zurückgeht.

4. Das Kohlblatt

Die äußere Anwendung mit Wirsing- oder Weißkohlblättern ist noch wenig bekannt. Wie in der Küche kommt auch in der Pflege das Blatt des Kohlkopfes zur Anwendung, indem es – gereinigt, von dicken Blattrippen befreit, gequetscht und eventuell leicht angewärmt – direkt auf die betroffene Körperregion aufgelegt und fixiert wird. Die Indikationen sind vielfältig und das Wirkspektrum beeindruckend.

Zunächst betrachten wir die Pflanze. Die Kohlpflanzen gehören zur Familie der Kreuzblütler. Diese finden sich vornehmlich auf wenig fruchtbaren, kargen Böden. Man trifft in dieser Familie eine besonders hohe Anzahl von sogenannten „Unkräutern" an, die gerade den mangelhaften Bodenverhältnissen Leben abtrotzen. Alle Prozesse, vom Keimen übers Bewurzeln, Beblättern, Blühen bis hin zum Fruchten, folgen schnell aufeinander und beginnen bereits sehr früh im Jahr.[7] Dabei nimmt die Pflanze den Schwefel aus dem Boden in sich auf und bindet diesen in Senfölglykosiden. Diese bestimmen den charakteristischen Geschmack des rohen Blattes, den man als streng, ziehend, beißend und scharf zu beschreiben vermag und der bisweilen auch etwas Kühles an sich hat. Zu riechen bekommt man diesen Schwefel erst, wenn eine Verletzung des Blattes vorliegt. Jeder kennt wohl den beißenden und zum Teil Tränen treibenden Geruch beim Schneiden von Kohlblättern. Kocht man das Kohlblatt, so mildert sich der Geschmack durch den Erwärmungsprozess und Schwefelgeruch entsteht.

Für die äußeren Anwendungen verwendet man das Kohlblatt. Die saftigen, fleischigen Blätter legen sich so fest umeinander, dass es schwer ist, diese nach und nach abzulösen. Wir haben es also mit einem fest geschlossenen, nach außen abgerundeten Wachstum zu tun, bei dem der Stängel nahezu gegen Null gestaucht ist. Diese kompakte Struktur macht es dem Menschen letztlich auch so schwer, Kohl- und Krautgerichte zu verdauen.

Bewährte *Indikationen*, bei denen das Kohlblatt als äußere Anwendung zum Einsatz kommt, sind Lymphstau, Thrombose, Ulcus cruris, Dekubitalgeschwüre, Abszesse, rheumatische Erkrankungen, Menstruationsbeschwerden und Metastasenschmerzen (Weichteil- und Knochenmetastasen).

Auf den ersten Blick erscheinen diese Erkrankungen sehr unterschiedlich. Sie weisen jedoch gemeinsame Charakteristika auf: Es handelt sich um chronisch progrediente Krankheiten. Man gewinnt den Eindruck, dass sich Lebensprozesse aus den Organen herausgezogen haben und so z. B. Flüssigkeiten und Stoffe wie „tot“ liegen bleiben und nicht mehr in den Gesamtorganismus eingebunden werden. Bei Ulcus cruris und Dekubitus kommt es direkt zu Absterbevorgängen. Das Leben entweicht Stück für Stück. Dies gilt auch für das Rheuma, bei dem sich entzündliche und verhärtende Prozesse abwechseln.

Das Kohlblatt vermag hier Linderung zu bringen. Gestaute Flüssigkeiten kommen in Bewegung, werden aus der Schwere gehoben und wieder in den Stoffwechsel eingegliedert. Abszesse können reifen und sich eröffnen, Wunden werden gereinigt und neu belebt. Wo Ruhe vorherrschte, tritt nun Bewegung auf. So ist es begreiflich, dass der Patient zu Behandlungsbeginn möglicherweise eine Zunahme der Schmerzen erlebt. Besonders beeindruckt die schmerzstillende Wirkung der Kohlauflage bei Metastasen.

Die starke Vitalität der Kohlpflanze ermöglicht es, die Krankheitsprozesse dem Leben wieder einzuordnen.

Verwendeter Pflanzenteil	Wirsing- und/oder Weißkohlblatt
Charakteristikum	Belebung von ungünstigen Bodenverhältnissen
Indikation	Nachlassen der Stoffwechselprozesse, Absterbevorgänge
Art der Anwendung	Auflage des Kohlblattes (kühl bis temperiert)
Ort der Anwendung	Lokal, auf betroffener Region

Tab.: Kohlauflage

4.1 Praktische Umsetzung am Beispiel einer Gelenkauflage

Zuerst ist zu klären, in welchem Stadium sich das Gelenkleiden befindet. Bei einem überwärmten, geschwollenen und sehr schmerzhaften Gelenk, beispielsweise im akuten Schub einer rheumatischen Erkrankung, bevorzugt man eine kühle Anwendung. Kälte verringert den Stoffwechsel, wirkt antiphlogistisch und schmerzstillend. Auf Dauer verschlechtert sich allerdings die Symptomatik. Bei Anwendung über längere Zeit verwendet man das Kohlblatt daher bei Zimmertemperatur.

Im Rahmen der Behandlung einer Arthrose mit Bewegungsschmerz erwärmt man das Kohlblatt leicht zwischen zwei Wärmflaschen. Die Wärme verringert die Viskosität der Gelenkflüssigkeit und beeinflusst so den morgendlichen Schmerz und die Beweglichkeit positiv.

Es empfiehlt sich die Verwendung von Kohlblättern aus kontrolliert biologischem Anbau. Schließlich ist bei einer mehrstündigen Anwendung eine gewisse Geruchsbelästigung für „feine Nasen“ nicht zu umgehen.

INDIKATIONEN: Schmerzhafte, geschwollene Gelenke im Rahmen einer rheumatischen Erkrankung oder im entzündlichem Stadium der Arthrose.

KONTRAINDIKATION: Keine.

MATERIAL: Weißkohl oder Wirsing, scharfes Messer, Teigrolle oder Flasche, Geschirrtuch, Moltonwickeltuch oder elastische Wickel, evtl. zwei Wärmflaschen.

DURCHFÜHRUNG: Man nimmt so viele Kohlblätter vom Kohlkopf ab, dass die betroffene Körperstelle gut zu bedecken ist. Welke und beschädigte Blätter werden verworfen. Die Blätter wäscht man lauwarm ab, schneidet die dicken Mittelrippen heraus und legt sie in ein Trockentuch. Nun werden die Blätter mit einer Nudelrolle kräftig gerollt, sodass Saft austritt und die Struktur weicher wird. Danach wärmt man die Blätter zwischen den Wärmflaschen leicht an oder legt sie direkt auf die jeweilige Körperstelle auf und fixiert sie mit einem Wickeltuch oder mit einem elastischen Wickel, sodass die Beweglichkeit nicht eingeschränkt wird.

DAUER DER ANWENDUNG: Bei intakter Haut ist eine Anwendung über Stunden, auch über Nacht möglich. Eine Nachruhe ist nicht erforderlich.

5. Die Kamille

Die Kamille ist bis heute eine der bekanntesten Heilpflanzen. Wer hat nicht schon an sich selbst die wohltuende Wirkung von Kamillentee bei Unwohlsein, Magenbeschwerden oder krampfartigen Leibschmerzen erlebt? Auch bei schlecht heilenden und infizierten Wunden benutzt man sie gerne. Für manchen von uns ist die Kamille der Inbegriff eines pflanzlichen Heilmittels und ruft einschlägige Erinnerungen wach. Heinrich Waggerl (1897–1973) dichtete:

K a m i l l e
Die Kraft, das Weh im Leib zu stillen
verlieh der Schöpfer den Kamillen.
Sie blühn und warten unverzagt
auf jemand, den das Bauchweh plagt.
Der Mensch jedoch in seiner Pein
glaubt nicht an das, was allgemein
zu haben ist. Er schreit nach Pillen.
Verschont mich, sagt er, mit Kamillen,
um Gotteswillen.[8]

Glücklicherweise ist uns die Kamille als Heilmittel dennoch erhalten geblieben. Äußerlich wendet man sie bei den genannten Indikationen als heiße Bauchkompresse an, da sie als Blüte eine besondere Beziehung zum Stoffwechselpol des Menschen hat.

Botanisch gesehen zählt die Kamille zur Familie der Korbblütler. Diese Pflanzenfamilie findet man in fast allen Zonen der Erde, wo es warm und hell ist. Sie liebt das Licht und die Wärme und braucht diese für die Ausbildung des Blütenkorbes. Wild wächst sie relativ selten und wird häufig mit ähnlichen Korbblütlern verwechselt. Am hohlen, luftgefüllten Blütenboden ist sie eindeutig zu erkennen.

Bereits im Herbst entwickeln sich aus den Samen die ersten kleinen Blattrosetten, die im Winter unter Eis und Schnee kräftig werden und aus denen sich mit zunehmender Wärme ein saftig grüner Spross mit vielen Blättern entwickelt. Setzt die Pflanze die ersten Blüten an, wird das Blatt- und Stängelwachstum durch eine starke Verzweigung auseinandergedrängt und wirkt dadurch schütter und durchscheinend. Je mehr Blüten sich bilden, desto stärker geht das Blattwachstum zurück, die Blätter werden gelb und trocknen schließlich ganz ein. Die zartgelben Blüten verbreiten bei leichter Berührung einen süßlichen, aromatischen, eben den typischen Kamillenduft.[9]

Mit Hilfe der Sonnenwärme bildet die Pflanze ihr charakteristisches ätherisches Öl in der Blüte. Dieses gewinnen wir durch Destillation; auch im Tee ist es enthalten. Die Behandlung mit Kamille setzt Licht- und Wärmekräfte frei. Diese alles durchdringende goldige Wärme bringt man z.B. mit Hilfe einer Bauchkompresse an den Leib des Menschen heran.

Die Wärme als typische Qualität des Stoffwechselsystems ist bei den genannten Krankheitsprozessen reduziert. Oft tritt begleitend ein Frösteln auf. Statt Bewegung finden wir Trägheit und Krampfneigung, die sich beispielsweise in Blähungen und Verstopfung äußern. Bei Unruhe und Nervosität fehlt es an seelischer Hülle [→ Kapitel „Der Wärmeorganismus des Menschen und seine Pflege"]. Es kommt bei Kamillen-Anwendung schnell zur Linderung der Beschwerden, zu wohligem Sich-Erwärmen und -Entspannen.

Heiße Kompressen sind jedoch bei allen Formen von unklarem und akutem Abdomen, also nicht sicher diagnostizierten Beschwerden kontraindiziert!

Verwendeter Pflanzenteil	Blüte
Charakteristikum	Intensive Beziehung zu Licht und Wärme
Indikation	Stockende, krampfartige Prozesse im Stoffwechsel-Gliedmaßen-System
Art der Anwendung	Heiße Auflage (Kompresse)
Ort der Anwendung	Bauch

Tab.: Kamillen-Bauchauflage

5.1 Praktische Umsetzung am Beispiel einer heißen Bauchauflage

Die heiße Kamillen-Leibauflage erfordert eine gute Anleitung und Geschicklichkeit. Für den Patienten ist es wichtig, vorher zu wissen, dass diese Auflage im ersten Moment ziemlich heiß sein muss, da sonst zu viel Wärme verloren ginge. Nach drei bis vier Atemzügen wird die Temperatur dann angenehm.

INDIKATION: Überall dort, wo Wärme und Entspannung fehlen, z.B. schmerzhafte Krämpfe im Magen-Darmbereich, Menstruationsbeschwerden, Völlegefühl, nervöse Unruhe, Schlaflosigkeit.

KONTRAINDIKATIONEN: Akutes, unklares Abdomen, starke Menstruationsblutungen, Fieber, kalte Füße, Hautverletzungen im Bereich der Auflage.

MATERIAL: 500 ml heißer, frischer Kamillentee in der Thermoskanne, Molton- oder Wolltuch als Außentuch rundum, Kompressentuch, Wringtuch, Schüssel, Wärmflasche mit Bezug.

DURCHFÜHRUNG: Das Molton- oder Wolltuch dient als Außentuch und wird rundum angelegt. Das Kompressentuch faltet man auf die passende Größe zusammen, rollt es ein und legt es in das Wringtuch. Die weiteren Arbeitsschritte ähneln denjenigen des Zitronen-Brustwickels. Beim Leibwickel kommt die Wärmflasche anschließend auf den Bauch.

DAUER DER ANWENDUNG: Circa 30 bis 45 Minuten und mindestens 30 Minuten für die Nachruhe.

Dieser Anwendung ist besondere Aufmerksamkeit zu widmen. Beim Senf handelt es sich um ein wirkungsvolles Heilmittel, mit dem sehr verantwortungsvoll umzugehen ist, da bei unsachgemäßer Handhabung Verbrennungen auftreten können.

Wie ist diese enorme Hitzeentwicklung zu verstehen, wenn doch das Senfmehl als Breiumschlag (Kataplasma) oder als Fußbad in maximal 40 °C warmem Wasser aufgelöst wird?

Die Senfpflanze gehört wie der Kohl zur Familie der Kreuzblütler. Pflanzen dieser Familie wachsen in ganz Mitteleuropa, zum Teil wild. Bezüglich der Bodenverhältnisse ist der Senf anspruchslos und weist ebenso wie die Kohlpflanze eine hohe Vitalität auf.

Die Schwefelprozesse finden sich hier allerdings nicht im Blatt, sondern im Samen. Hierin zeigt sich der Bezug zu den Wärmeprozessen. Diese treten in Erscheinung, wenn sich die Senfölglykoside im Wasser lösen und das flüchtige Senföl entsteht. Da der Senf Haut und Schleimhaut stark reizt, befeuert er Stoffwechselprozesse.

Wichtige *Anwendungen und Indikationen* des Senfmehles:

- Brustwickel: bei Pneumonie und Bronchopneumonie.
- Fußbad: bei einer beginnenden Grippe mit Kopfweh, bei Migräneanfällen und chronischen asthmatischen Beschwerden.

Um zu einer differenzierten Indikationsstellung für die Senfmehlanwendung zu kommen, ist es erforderlich, sich den Verlauf einer Erkrankung zu vergegenwärtigen. So fragen wir uns bei Pneumonie zunächst:

- Handelt es sich um einen chronischen oder um einen akuten Verlauf?
- Sitzt der Schleim fest und kann nicht abgehustet werden?
- Wie verhält sich die Körpertemperatur – ist der Patient hochfiebrig oder hat er eher mäßiges Fieber?
- Wirkt der Patient sehr geschwächt oder stehen ihm noch Kräfte zur Überwindung der Krankheit zur Verfügung?

Zeigt die Pneumonie den klassischen akuten, fieberhaften Verlauf und ist der Patient in der Lage, das hohe Fieber ohne gravierende körperliche oder psychische Beeinträchtigung durchzustehen, unterstützt ein Senfmehl-Brustwickel den Heilungsprozess. Beeinträchtigt das Fieber das Allgemeinbefinden des Patienten durch Kopfschmerzen, Kreislaufschwäche oder Somnolenz über die Maßen, so verschafft ein Zitronen-Brust- oder Wadenwickel Linderung.

Handelt es sich um einen protrahierten Verlauf mit geringem Fieber (unter 38,5 °C) oder um eine antibiotisch behandelte Pneumonie, bei der das Fieber in der Regel schnell sinkt, empfiehlt sich die Anwendung eines Ingwer-Brustwickels.[10]

Bei Migräne und bei Kopfgrippe äußern sich überschießende Stoffwechselprozesse in Form von Druck und Pulsieren im Kopf, Hitzegefühl und vermehrter Sekretbildung.

Die Phänomene treten gehäuft und massiv an einer Stelle auf, an die sie nicht gehören. Es gilt, mit einem Fußbad, also einer Anwendung am unteren Gliedmaßen-System, diese verschobenen Stoffwechselprozesse wieder an ihren natürlichen Platz zu rücken bzw. abzuleiten.

Beim chronischen Asthma tritt durch die Anregung des Stoffwechsel-Gliedmaßen-Pols oftmals eine Lösung im Rhythmischen System auf, was sich positiv auf die Spastik auswirkt. Man beachte, wie träge und verfestigt oft das gesamte Verdauungssystem des Asthma-Patienten ist. Eine Belebung wirkt sich deshalb befreiend auf das Rhythmische System aus.

Der Senf hilft, die falsch lokalisierten Stoffwechselprozesse wieder an ihren Platz zu bringen oder schleppende Entzündungsprozesse zu einem Höhe- und damit Wendepunkt zu befeuern.

Somit unterscheidet sich der Effekt wesentlich von dem der Zitrone und des Kohlblattes, das nicht so rasant anfeuernd wirkt. Folgerichtig dauert eine Senfanwendung zu Beginn der Behandlung maximal zwei bis fünf Minuten und zehn bis fünfzehn Minuten beim „geübten" Patienten, während ein Kohlblatt mehrere Stunden aufliegen kann.

Verwendeter Pflanzenteil	Samen	
Charakteristika	Hohe Vitalität, Schwefelprozesse	
Indikationen	Verstärkte Stoffwechselprozesse:	Verlagerte Stoffwechselprozesse:
	Pneumonie, Bronchopneumonie	Beginnende Grippe, Kopfschmerzen, Migräne, chronische Asthmaleiden
Arten der Anwendung	Breiumschlag, Kataplasma	Teilbad
Orte der Anwendung	Brustkorb	Füße und Unterschenkel

Tab.: Senfmehl-Brustwickel (Kataplasma), Senfmehl-Fußbad

6.1 Praktische Umsetzung am Beispiel eines Senfmehl-Fußbades

Die Anwendung von Senfmehl kann bei unsachgemäßer Durchführung zu Verbrennungen führen. Das Fußbad entfaltet seine Wirkung, im Vergleich zu einem Senfwickel, langsamer und schonender. Die Wassertemperatur soll 40 °C nicht überschreiten, da sonst die Eiweiße gerinnen und das Senföl nicht frei gesetzt wird.

INDIKATION: Zur Ableitung bei Schnupfen, Erkältung, grippalem Infekt, starken Kopfschmerzen, Migräne.

KONTRAINDIKATIONEN: Gefäßerkrankungen, Sensibilitätsstörungen, Hautreizungen, Allergien.

MATERIAL: Zwei Hände voll schwarzes Senfmehl, Fußbadewanne (am besten bis zum Knie reichend), Badetuch und Badematte, lauwarmes Wasser zum Abspülen von Senfresten (Brause oder Krug), Olivenöl oder Hautschutzöl (z.B. *Calendula Pflegeöl* (Weleda)), warme Socken.

DURCHFÜHRUNG: Füllen Sie zuerst das lauwarme Wasser in die Wanne, dann stellt der Patient seine Beine hinein, jetzt das Senfmehl hinzu geben und mit den Füßen verteilen lassen.

DAUER DER ANWENDUNG: Die Dauer beträgt anfangs 5 Minuten und steigert sich beim „geübten" Patienten auf bis zu 15 Minuten. Entscheidend ist, ob der Patient das Kribbeln bzw. Brennen noch gut aushält. Am Ende entfernt man die Senfreste mit dem lauwarmen Wasser und trocknet die Beine gut ab. Anschließend trägt man ein Hautöl dünn auf die behandelten Hautpartien auf. Die Socken schützen vor erneutem Auskühlen. Die Anwendung eignet sich sehr gut bei Anzeichen einer beginnenden Erkältung, am besten vor dem zu Bett gehen. Die warmen Füße führen zu einem erholsamen Schlaf.

7. Beobachtung und Beeinflussung von Stoffwechselaktivitäten und Wärmeprozessen

Die Wirksamkeit aller äußeren Anwendungen hängt von der gezielten Indikationsstellung ab. Diese wiederum setzt eine genaue Beobachtung und Beurteilung des Stoffwechselgeschehens im Krankheitsprozess voraus.

Folgende Fragen müssen wir uns als Pflegende stellen, bevor wir die verordnete Anwendung durchführen: In welche Richtung soll die Anregung oder Unterstützung der Selbstheilungskräfte gehen? Muss der Stoffwechsel gezielt provoziert oder zurückgedrängt bzw. geordnet werden?

Ein wichtiger Anhaltspunkt zum Finden und Prüfen der Indikation ist die Beobachtung des Wärmehaushaltes des Patienten. Dabei ist zu bedenken, dass der Mensch Wärme ganz individuell und somit subjektiv empfindet [→ Kapitel „Der Wärmeorganismus des Menschen und seine Pflege"]. Ferner ist es notwendig, den Wärmefluss und die -abstrahlung während der Behandlung abzuspüren. Bei der heißen Anwendung dehnt sich der Wärmeorganismus des Patienten aus, bei der kalten Anwendung zieht er sich zurück.

Einige grundlegende Regeln sind zu beachten, die in den folgenden Absätzen vorgestellt werden.

8. Grundregeln zur Ausführung von Wickeln und Auflagen

8.1 Substanzen

Die gewählten Beispiele zeigen, dass wir die verschiedensten Substanzen zur Anwendung bringen. Wie beim Verabreichen von Medikamenten sind auch hier genaue Kenntnisse über Wirkung, Nebenwirkung, Indikation und Anwendungsweise erforderlich.

Bei den äußeren Anwendungen arbeiten wir meist mit Pflanzenauszügen. Nach Möglichkeit werden Produkte aus kontrolliert biologischem Anbau eingesetzt.

Bei der Verwendung von Teedrogen ist ebenfalls größte Sorgfalt auf die Qualität zu legen. Der Einkauf in der Apotheke stellt sicher, dass die Droge frisch ist und z. B. einen bestimmten Gehalt an ätherischem Öl besitzt.

Bei der Zubereitung des Tees kommt es auf den verwendeten Pflanzenteil (Blüte, Blatt, Wurzel) an. Als Faustregel gilt: Je fester der Bestandteil, z. B. ein Stängel, umso intensiver die Zubereitungsform, d. h. wir wählen z. B. die Abkochung.

Bei der Verwendung der zarten Kamillenblüten für die heiße Bauchauflage reicht ein Aufguss mit kurzem Ziehenlassen (zwei Minuten) vollkommen aus, um die ätherischen Öle aus der Blüte zu lösen. Lässt man den Kamillentee länger ziehen, so schmeckt er rasch bitter, weil neben dem ätherischen Öl auch die Bitterstoffe der Kamille extrahiert wurden. Diese sind für Wundspülungen wegen ihrer entzündungswidrigen und reizmildernden Wirkung von Bedeutung. Im Übrigen lässt sich die jeweilige Zubereitungsart in der im Anhang genannten Literatur nachgeschlagen. Besonders empfehlenswert sind die Veröffentlichungen von Monika Fingado und Els Eichler.[11, 12]

8.2 Materialeinsatz

Neben Tees, Ölen, wässrig-alkoholischen Auszügen oder Salben benötigen wir für Wickel und Auflagen auch Textilien: Tücher, die – mit Substanz durchtränkt – direkt auf die Haut aufgelegt werden können und solche, die nach außen einen festen und warmen Abschluss bilden. Auch an diese Tücher sind bestimmte Anforderungen zu stellen.

Das *Innentuch*, die eigentliche Auflage, muss die Substanz gut aufnehmen, hautfreundlich und luftdurchlässig sein. Letzteres ist wichtig, damit der Wickel nicht zur Schwitzpackung wird. So kommen hier nur Baumwolle, Leinen und Seide in Frage. Gut eignen sich z. B. die dünnen Kinderwindeln für unsere Zwecke. Da im Krankenhaus die Wäsche kochfest sein muss, entfällt hier die Seide. Das abschließende *Außentuch* muss vor allem die Wärme gut halten, sich anschmiegsam anlegen lassen und ebenfalls luftdurchlässig, d. h. atmungsaktiv sein. Am besten erfüllt reine Wolle diese Anforderungen, z. B. in Form von naturbelassenem Wollvlies, aber auch Moltontücher, Biberwäsche und Frotteewäsche sind geeignet.

Ein weiteres Tuch zwischen Innen- und Außentuch ist manchmal erforderlich, um z. B. das Wolltuch vor Verschmutzung und Verfilzung zu schützen. Dieses Zwischentuch besteht dann aus Baumwolle oder Leinen.

Leider ist es im Krankenhaus recht schwierig, reine Baumwollwäsche zu bekommen. Bei regelmäßiger Anwendung bietet es sich an, auf Station ein eigenes Sortiment in den verschiedenen Größen bereitzuhalten.

8.3 Besondere Vorbereitung für einen Wickel oder eine Auflage

Ist die Entscheidung für eine äußere Anwendung gefallen, so sollte man sich die Kriterien für eine sachgemäße Durchführung vor Beginn der Arbeit noch einmal ins Bewusstsein rufen.

Zunächst sei die Information des Patienten genannt. Da wir auf seine Mitarbeit angewiesen sind, muss er über Sinn und Zweck und auch über den Ablauf sowie mögliche Reaktionen aufgeklärt werden. Ist eine Kooperation des Patienten erschwert, greift man z.B. beim Kind und beim verwirrten Menschen zu „milderen" Anwendungen wie einer Ölpackung oder Salbenauflage. Nicht immer ist die Reaktion so spektakulär, wie sie bei der Anwendung von Senf eintritt. Umso wichtiger ist es, dass der Patient seine Beobachtungen macht und uns auch kleine Veränderungen mitteilt.

Manche Anwendungen wirken anregend auf die Ausscheidungsprozesse. Deshalb empfiehlt sich, dass der Patient vor der Anwendung zur Toilette geht. Beim Senfmehl-Brustwickel hält man genügend Zellstoff oder einen Becher für den Schleim bereit. Da viele Wickel die Atmung anregen, ist vorher für frische Luft im Zimmer zu sorgen. Dennoch sollte der Raum während der Anwendung warm sein. Oftmals tritt im Verlaufe eines Wickels ein großes Ruhebedürfnis auf oder der Patient schläft bei oder nach der Anwendung ein:

- Ist seine Lagerung bequem?
- Blendet ihn grelles Deckenlicht oder die Sonne?
- Kann er in Ruhe schlafen oder steht noch eine Untersuchung an?
- Beginnt bald die Besuchszeit mit Unruhe im Zimmer?

All diese Fragen sind vorab zu klären, denn nicht nur die Zeit während der Anwendung ist von Bedeutung, sondern auch die Ruhe- und Entspannungsphase danach.

Um gute Rahmenbedingungen zu schaffen, sind die äußeren Anwendungen in den Tagesablauf des Patienten und den Arbeitsablauf der Pflegenden einzubauen. Unter Umständen erfordert es einige zeitliche Veränderungen oder die Erstellung eines Stundenplans für den Patienten. Ferner sollte eine Anwendung regelmäßig und stets zur gleichen Tageszeit durchgeführt werden.

Die letzten Schritte der Vorbereitungsphase, wie z.B. das Tränken und Auswringen der Tücher, erfolgen unmittelbar am Bett des Patienten. Auf diese Weise nimmt er bereits an der Durchführung teil und hilft eventuell schon bei der Vorbereitung.

Je größer die Sorgfalt des Pflegenden ist, umso größer wird die Aufmerksamkeit und innere Beteiligung des Patienten; dies überzeugt selbst skeptische Patienten.

Eine intensive Beobachtung ist essenziell. Das gilt sowohl für die richtige Indikationsstellung als auch für die Begleitung des Patienten während der Anwendung.

Dabei trägt das Wechselspiel von Frage und Antwort zu einem besseren Verständnis bei. Wie oft stellen wir Fragen an einen Menschen, ohne die Antwort wirklich abzuwarten? Eine solche Haltung kann von fehlender Aufmerksamkeit oder – schlimmer noch – von mangelndem Interesse zeugen. Interesse an den Antworten ist aber unbedingt erforderlich, um sich selbst als Fragender weiterzuentwickeln und Neues hinzuzulernen. Auf die äußere Anwendung übertragen bedeutet das: Wir stellen mit der Anwendung eine Frage an den Organismus. Die Antwort darauf ist die Reaktion des Patienten – auf körperlicher Ebene wie auch im seelischen Bereich.

Zunächst richten wir unser Augenmerk auf den Wärmeorganismus. Das eigene Wärmeempfinden des Menschen stellt eine ganz subjektive Wahrnehmung dar und ist beim kranken Menschen oftmals empfindlich gestört.

Ein Wickel oder eine Auflage spricht den Wärmeorganismus nachdrücklich an.

Kriterien zur Beobachtung des Wärmeorganismus:

- Rektale Temperatur vor und nach der Anwendung
- Temperaturverlauf während des Tages
- Temperatur an den Extremitäten
- Wärme- und Kältezonen am Körper
- Veränderung der Wärmeempfindung des Patienten

Alle Beobachtungen haben ihre Bedeutung für die Therapie.

Weitere Beobachtungsaufgaben:

- Besserung/Verschlechterung der Beschwerden durch Wärme/Kälte
- Veränderung der Ausscheidungsprozesse (Schweiß, Sputum, Urin, Stuhl)
- Beeinflussung des Bewusstseins
- Schlafqualität (schläft besser/schlechter, ein/durch, träumt mehr/weniger)
- Veränderung des Ruhe- und Abgrenzungsbedürfnisses
- Veränderung der Herz- und Kreislaufsituation (Blutdruck, Puls)

Die Beobachtungen ermöglichen, die Wirksamkeit der Anwendung einzuschätzen. Diese hängt von der sachgerechten Durchführung und der richtigen Indikationsstellung ab. Hier liegt eine große Verantwortung bei uns Pflegenden. Der Arzt ist auf unsere Fähigkeiten und Erfahrungen angewiesen. Zudem erlauben die Beobachtungen eine eventuell notwendige Abwandlung oder Korrektur eines Wickels oder einer Auflage.

Ergänzend sind folgende Hinweise wichtig:

- Kleine Schritte führen oftmals schonender zum heilsamen Ziel.
- Wadenwickel niemals mit Eiswasser durchführen.
- Gemäß dem Motto „Weniger ist mehr“ wird es manchmal notwendig, sich mit der Temperatur eines Wickels beim Patienten „einzuschmeicheln“, so z. B. die Bauchauflage von Tag zu Tag etwas wärmer anzulegen oder die Dauer des Senfmehl-Brustwickels täglich um eine Minute zu steigern.

8.5 Neue Qualitäten im therapeutischen Geschehen

Wenngleich Wickel und Auflagen schon lange einen festen Platz in der anthroposophisch erweiterten Medizin haben, findet sich hier ein entwicklungsfähiges Gebiet. Es wartet darauf, mit forschendem Bewusstsein durchwandert zu werden, um so einen noch bewussteren Umgang mit diesen wunderbaren therapeutischen Möglichkeiten zu pflegen.

8.6 Die innere Haltung des Pflegenden

Die innere Einstellung des Pflegenden bestimmt ganz wesentlich die Qualität einer äußeren Anwendung. Die richtige Haltung zur Sache fördert die therapeutische Wirksamkeit. Sie spiegelt sich in der Auseinandersetzung mit der Heilpflanze, sie macht uns wach für unsere Beobachtungen und lässt uns sorgfältig und liebevoll in der Zubereitung und Durchführung werden. Fragend eröffnet sich uns die Welt, und wir können zu neuen Erkenntnissen kommen. Wenn der Patient bemerkt, dass sich der Pflegende mit warmem Interesse nähert, ist er auch eher geneigt, sich ihm zu öffnen und persönliche Empfindungen auszusprechen.

Eine solch fragende und interessierte Haltung verbindet sich unlösbar mit dem therapeutischen Geschehen. Sie steigert die Heilwirkung der Pflanze.

Die Frage weckt das Interesse, die Aufmerksamkeit wird auf das Tun gelenkt. Nur so überwindet man das Stadium des reinen Ausprobierens und macht detaillierte Wahrnehmungen in Bezug auf die Wirkung der Anwendung. Das hält die Sinne wach und verhindert unreflektierten „Trott“. Routine meint – so verstanden – gelerntes, geübtes, letztlich professionelles Handeln. In diesem Sinne ist dieser Beitrag zu verstehen.

Literatur

1 Simoes-Wüst, A. P. et al: Wie Patienten Wickelanwendungen (ein) schätzen: Ergebnisse einer Umfrage in einem anthroposophischen Akutspital. Der Merkurstab 2014; 67 (2). S. 92–97.

2 Praxisintegrierte Studie zur Darstellung der Frühwirkungen von Ingwer (Rhizoma Zingiberis officinalis) als äußere Anwendung. Internes Manuskript Filderstadt-Bonlanden.

3 Therkleson, T.: Topical ginger for the chronic inflammatory condition of osteoarthritis. Der Merkurstab 2013; 66 (2). S. 145–149.

4 Sommer, M.: Zur praktische Anwendung des Ingwerwickels. Der Merkurstab 2006; 59 (6). S. 538–540.

5 Faschingbauer, C.: Schonendere Fiebersenkung durch Zitronenwickel. Pflegezeitschrift 1995 (6).

6 van Benthem-van Beek, Vollenhoven, A. et al.: Krankenpflege zu Hause auf der Grundlage der anthroposophisch orientierten Medizin. Verlag Freies Geistesleben Stuttgart 1996.

7 Pelikan, W.: Heilpflanzenkunde. Band 1. Verlag am Goetheanum Dornach 2012. S. 133 ff.

8 Waggerl, K. H.: Heiteres Herbarium. Otto Müller Verlag Salzburg 1950. S. 20.

9 Waggerl, K. H.: Heiteres Herbarium. Otto Müller Verlag Salzburg 1950. S. 154.

10 Sommer, M.: Zur praktische Anwendung des Ingwerwickels. Der Merkurstab 2006; 59 (6). S. 538–540.

11 Fingado, M.: Therapeutische Wickel und Kompressen – Handbuch aus der Ita Wegman Klinik. Natura Verlag Dornach 2012.

12 Eichler, E.: Wickel und Auflagen. Verein für Anthroposophisches Heilwesen Bad Liebenzell 2000.

KAPITEL XV

Wirkprinzipien äußerer Anwendungen

Das Wesen äußerer Anwendungen – Unterscheidung von anderen medizinischen oder pflegerischen Interventionen

ROLF HEINE

Äußere Anwendungen sind zunächst ein undefinierter Sammelbegriff für eine Vielzahl therapeutischer oder pflegerischer Maßnahmen wie Bäder, Einreibungen sowie Wickel und Auflagen. Über die Verwendung im professionell-therapeutischen Setting hinaus spielen sie traditionell in der Selbstmedikation eine wichtige Rolle. Eine umfangreiche Ratgeber-Literatur und inzwischen auch Veröffentlichungen im Internet vermitteln und schulen diese Methoden, die früher zumeist in der Familientradition weitergegeben wurden. Auf Grundlage einer umfangreichen Literaturanalyse schlugen André Fringer und seine Arbeitsgruppe erstmals 2015 die nachfolgend aufgeführte Definition für äußere Anwendungen in der Pflege vor.[1] Diese umfasst den Charakter äußerer Anwendungen, ihre Wirkungswege sowie die Arten beziehungsweise Variationsmöglichkeiten. Mit ihr liegt ein Ausgangspunkt für die wissenschaftliche Untersuchung der äußeren Anwendungen vor. Im Besonderen macht die Definition deutlich, dass sich die Wirkung äußerer Anwendungen nicht auf den Effekt einer Substanz begrenzt. Vielmehr sind weitere Dimensionen der Wirksamkeit zu beachten, um Indikationen sachgerecht zu stellen und geeignete Studiendesigns zu entwickeln.

→ Lernziel siehe Seite 421

Was äußere Anwendungen sind: „Äußere Anwendungen in der Pflege sind therapeutische Interventionen, die auf salutogenetischen Prinzipien beruhen, bei denen gezielt direkte oder indirekte Berührungsarten in Bezug auf das Sinnesorgan Haut und / oder das Nerven-Sinnes-System eingesetzt werden, um Prozesse anzuregen, die Beschwerden lindern, Erkrankungen heilen und das Wohlbefinden steigern sollen und deren Grundlagen auf komplementär pflegerisch-medizinischen Systemen basieren, Struktur-, Prozess- und Ergebnisdimensionen beinhalten sowie auf Wissen, Techniken und Sachverstand beruhen und erlernt werden müssen, um sie professionell ausführen zu können."

Wie äußere Anwendungen wirken: „Äußere Anwendungen wirken systemisch (mechanisch, physiologisch, psychologisch, spirituell sowie sozial) primär reziprok zwischen Therapeut und dem zu behandelnden Menschen sowie sekundär zwischen seinen Angehörigen und seinem Umfeld."

Arten äußerer Anwendungen: „Ziel und Zweck der therapeutischen Intervention entscheiden über die Art der ‚Äußeren Anwendung', deren Reize physikalischer (z.B. Wärme, Kälte), rhythmischer (z.B. Tempo, Intervalle, Pausen), chemischer (z.B. Wirkstoffe) und hapto-taktiler Art (z.B. Berührungsarten) sein können, wobei die Intensität, Lokalität, Dauer sowie Häufigkeit der Maßnahme variieren und abhängig von der Diagnose, physischem sowie psychischem Zustand festgelegt werden."

	Substanzen und Medien	Bemerkung
Bäder und Teilbäder	Wasser, Wärme, emulgierte ätherische Öle, emulgierte fette Öle, wasserlösliche Substanzen	Das Öldispersionsbad ähnelt mit der Bürstung einer Massage. Bei Strömungsbädern wird das Wasser bewegt.
Waschungen und Teilwaschungen	Wasser, Wärme, emulgierte ätherische Öle, wasserlösliche Substanzen, Bewegung	Bei Waschungen werden Elemente der Einreibungen angewendet.
Wickel, Auflagen, Kompressen	Wasser, Wärme, ätherische und fette Öle, wasserlösliche Substanzen	Die Substanzaufnahme über die Haut ist bei der Okklusion besonders intensiv.
Einreibungen, Massagen	Ätherische und fette Öle, Berührung	Intensive Interaktion zwischen Patient und BehandlerIn

Tab.: Arten äußerer Anwendungen

1. Wirkfaktoren

Bei jeder äußeren Anwendung kommen verschiedene Wirkfaktoren in Betracht:

1. Die eingesetzte Substanz (z.B. Lavendel, Zitrone, Kupfer)
2. Das Medium, das die Substanz vermittelt (z.B. Wasser, Öl, Temperatur)
3. Der Rhythmus (z.B. Tageszeit der Anwendung, Häufigkeit, Dosierung)
4. Das Setting (z.B. Zuwendung, Berührung, Ruhe)

Jeder dieser Faktoren wirkt auch isoliert von den anderen. Bei der Applikation eines Nikotin-Pflasters dürfte die Substanz in einer bestimmten Dosierung der einzige Wirkfaktor sein. Die Kühlung eines verstauchten Gelenks wirkt auch ohne Substanz schmerzlindernd und abschwellend. Der Rhythmus, der etwa durch eine Pause entsteht, hat per se einen therapeutischen Nutzen. Das achtsame Interesse für einen leidenden Patienten zeigt Wirkungen, die auch ohne physische Substanz und Medium eintreten.

Diese Wirkfaktoren sind auch für andere Applikationsformen von Bedeutung, jedoch ist ihre Relevanz zwischen äußeren Anwendungen und oraler Verabreichung polar. Während die Substanz der wichtigste Wirkfaktor der oralen Applikation ist, kann diese bei der äußeren Anwendung auch völlig fehlen. Eine Wärmflasche wärmt auch ohne „Substanz“, wirkt krampflösend und entspannend, führt aber bei Überdosierung zur Verbrennung. Das Setting hingegen, wie die ungestörte Nachruhe, ist für die äußere Anwendung höchst bedeutsam, während es für die orale Einnahme, über die Placebo-Wirkung hinaus, keine offensichtliche Rolle spielt (Ausnahmen bestätigen die Regel, wie beispielsweise die von der Substanz abhängige Wirkung eines Senfwickels oder die vom Setting abhängige Wirkung bewusstseinsverändernder Drogen).

Der Wirkfaktor „Rhythmus“ (Häufigkeit, Dosierung und Tageszeit) hat bei allen Anwendungsformen eine ähnliche Bedeutung. Die nachfolgende Tabelle vergleicht die verschiedenen Applikationsformen.

	Äußere Anwendung	Inhalation	Injektion	Enterale Medikation
Zugangsweg / Organ	Haut, Nerven-Sinnes-System	Lunge, Rhythmisches System	Blut, Rhythmisches System	Mund, Magen, Darm, Stoffwechsel System
Primäre Sinnesempfindung	Wärme, Geruch, Berührung	Geruch	Schmerz als Nebenwirkung	Geschmack als Nebenwirkung
Abhängigkeit der primären Wirkung vom Setting	++++ stark	+++ schwächer	++ geringer	+ sehr gering
Abhängigkeit der primären Wirkung von der Substanz	++ geringer (mit Ausnahme von Hautreizmitteln)	++++ stark	++++ stark	++++ stark
Abhängigkeit der primären Wirkung vom Medium	++++ stark	+ sehr gering (nur Aerosole werden appliziert)	+ sehr gering (nur flüssige Substanzen werden appliziert)	+ sehr gering (bei geeigneter Galenik)
Abhängigkeit der primären Wirkung vom Rhythmus	++++ stark	++++ stark	++++ stark	++++ stark

Tab.: Vergleich verschiedener Applikationsformen

2. Substanzen in der äußeren Anwendung

Das Kapitel „Wickel und Auflagen in der anthroposophisch erweiterten Praxis" stellt beispielhaft verschiedene Substanzen vor: Zitrone, Kamille, Senf und Weißkohl. Die ersten drei sind Substanzen aus dem Bereich von Frucht, Blüte und Samen. Sie wirken damit vor allem im Stoffwechsel- und im Gliedmaßen-Bereich des Menschen. Ein Weißkohl-Blatt gleicht zwischen Abbau und Aufbau aus, etwa in der Wundreinigung und Wundheilung, unterstützt also das Rhythmische System.

Rudolf Steiner bezeichnete, in Anlehnung an die alchemistische Tradition, wärmeartige Substanzen und solche, die dazu neigen, sich aufzulösen, die duften und sich im Raum ausbreiten, als „sulfurische Substanzen". „Sulfur" ist der Schwefel, das mineralische Urbild einer stark riechenden, leicht entzündbaren und chemisch verwandlungsfreudigen Substanz. In der Pflanze zeigen sich diese Prozesse vornehmlich in der Blüte und in der Frucht.

Substanzen, die leicht kristallisieren, Formen bilden, für das Licht durchlässig werden und nur wenig Wärme aufnehmen, nannte Rudolf Steiner „salartige Substanzen".[2] In der Pflanze weisen besonders die Wurzeln und Samen eine solche verfestigende, zu Dauer und Haltbarkeit hinstrebende Tendenz. Kochsalz ist das Urbild für diesen salinischen Verhärtungs- und Klärungsprozess.

Zwischen Sulfur und Sal-Prozess steht der vermittelnde, ausgleichende „Merkur-Prozess". Substanzen, die diesen Prozess unterstützen, können sowohl in Richtung Auflösung als auch in Richtung Verhärtung wirken. Hierzu gehören beispielsweise Weißkohl, Honig oder Quark.[3]

Die folgende Tabelle ordnet einige Substanzen diesen Prinzipien zu und benennt Indikationen und Kontraindikationen.

Sulfurische Substanzen	Wirkprinzip	Äußere Anwendung als	Indikation
Kamillen-Blüte	Verstärkung der Stoffwechseltätigkeit; Zurückdrängen formender, nervöser, krampfartiger Prozesse; Auflösung bei Verhärtungen im Magen-Darm-Trakt	Feucht-warmer Bauchwickel	Nervöser Magen, Prüfungsangst; Übelkeit mit Erbrechen; Bauchkrämpfe bei akuter Gastroenteritis oder bei chronisch-entzündlichen Darmerkrankungen und Reizdarmsyndrom CAVE: Nicht bei akuten Entzündungen wie Appendizitis!
Malven-Blüte	Sanfte Durchwärmung und Durchlichtung; Entspannung; Stärkung der Vitalität (Sommer-Reife)	Warmer Öl-Thorax-Wickel oder Brust-Einreibung	Rekonvaleszenz, Erschöpfung

Schlehen-Blüte	Sanfte Durchwärmung und Durchlichtung; Entspannung, Stärkung der Vitalität (Frühlingskraft)	Arm-Einreibung, Thorax-Einreibung	Rekonvaleszenz, Erschöpfung
Lavendel-Blüte	Lösung, Entspannung	Warmer Öl-Thorax-Wickel oder Thorax-Einreibung	Asthma bronchiale, Einschlafstörungen
Rosen-Blüte	Stark ins Seelische wirkende Harmonisierung und Kräftigung	Rhythmische Einreibung der Gliedmaßen oder des Thorax	Erschöpfung, Niedergeschlagenheit, Verletzlichkeit
Johanniskraut, Blatt und Blüte	Durchlichtung; Zurückweisen bedrängender Umwelteinflüsse durch Verstärkung der eigenen Stoffwechselkräfte	Rhythmische Einreibung der Gliedmaßen oder des Thorax	Depressive Verstimmung, seelische Überreizung; brennender Schmerz
Senfmehl (Samen)	Verstärkung der Stoffwechseltätigkeit; Hyperämie, Zurückdrängen überformender Kräfte; starke zentrifugale Wärmeausbreitung	Thorax-Wickel Schulter-Nacken-Auflage Fußbad	Akute fieberhafte Infekte der Atemwege; Muskelverspannungen Hypotonie, Depression, Migräne
Fenchel, Anis, Kümmel (samenartige Früchte)	Sanfte, nach innen drängende Wärme; milde Anregung der Verdauungstätigkeit Entblähend	Öl-Bauch-Wickel oder Tee-Bauch-Wickel	Obstipation, Völlegefühl, Blähungen
Sulfurische Blätter	**Wirkprinzip**	**Äußere Anwendung als**	**Indikation**
Schafgarbe	Auflösende Substanzen wie das ätherische Öl (azulenhaltig) der Schafgarbe durchdringen das streng gegliederte, feinziselierte Blatt Lösende und formende Kräfte wirken harmonisch zusammen	Schafgarben-Leber-Wickel	Anregung der Lebertätigkeit bei Depression; Entgiftung nach Einsatz von Chemotherapeutika

Sulfurische Blätter	Wirkprinzip	Äußere Anwendung als	Indikation
Rosmarin	Blüten tauchen tief in den Blattbereich unter Stark duftende Blätter Sulfurkräfte wirken im Rhythmischen System	Rosmarin-Bein-Einreibung, Rosmarin-Fußbad	Hypotonie, Kreislaufschwäche, chronische Müdigkeit, Depression
Sulfurische Wurzeln	**Wirkprinzip**	**Äußere Anwendung als**	**Indikation**
Ingwermehl (Rhizom)	Verstärkung der Stoffwechseltätigkeit im Nerven-Sinnes-System Zurückdrängen überformender Kräfte Starke, nach innen, auch ins Seelische reichende Wärmeausbreitung	Nieren-Wickel	Chronische Entzündungen, Rekonvaleszenz, Erschöpfung
Zwiebel	Verstärkung lösender Prozesse im Nerven-Sinnessystem	Ohren-Säckchen	Mittelohrentzündung
Meerrettich	Starke Wärmeentwicklung und Sekretolyse im Nerven-Sinnes-System	Auflage auf Stirn, Jochbein oder Nacken	Neben- und Stirnhöhlen-Entzündungen
Merkurielle Substanzen	**Wirkprinzip**	**Äußere Anwendung als**	**Indikation**
Weißkohl	Belebung von verhärtetem, ödematösen Gewebe Unterstützung der Exsudationsphase der Wundheilung	Auflage auf Wunden und Gliedmaßen	Ulcus cruris, Mastitis, Stauungsdermatose, Lymphödem
Quark	Kühlung und Entlastung von entzündlich gestautem Gewebe	Auflage auf Brust, Venen, Thorax	Mastitis, Thrombophlebitis, Pleuritis mit Erguss
Honig	Förderung der Wundsekretion (Auflösung) und der Epithelbildung (Formung)	Wunden	Wundbehandlung

Salinische Substanzen	Wirkprinzip	Äußere Anwendung als	Indikation
Eichenrinde	Formung und Gerbung	Abwaschung, Abtupfung mit alkoholischem oder wässrigen Auszug	Ekzeme, Hämorrhoiden
Quarz-Sand	Formung	Sandbad	Rheuma, Arthritis
Heilerde	Formung, Trocknung	Breiumschlag	Ekzem, Arthritis
Equisetum	Formung	Brustwickel, Nieren-Ölwickel	Pneumonie mit Abszessneigung, Nephritis

Tab.: Zuordnung von Substanzen nach den Tria Principia (Sal-Sulfur-Merkur)

2.1 Wirkprinzipien bei sulfurischen Substanzen

a) Unterstützung eines Entzündungsvorgangs

Entzündungen sind eine primär gesunde Reaktion auf einen Fremdkörper, sei es ein Splitter in der Hand oder ein Bakterium in der Lunge. Wenn man diese „gute" Intention der Entzündung fördern möchte, kann man dies mit Wärme und mit sulfurisch wirkenden Substanzen tun. Beispiele hierfür sind die Reifung eines Furunkels mit der Unterstützung von Johanniskraut-Öl oder der Senfwickel bei einer Lungenentzündung. Dieser treibt die Entzündungswärme aus dem Innern des Organismus nach außen Richtung Körperoberfläche und führt damit zur Linderung der Atemnot und zur Schleimlösung.

b) Durchwärmung kalter, unbelebter, sklerotischer Organe

Wo sich die Stoffwechseltätigkeit aus dem Organismus zurückgezogen hat, regen sulfurische Substanzen den Blutstrom in dieser Region wieder an. Beispiel hierfür ist die verkrampfte, kalte Schultermuskulatur, die durch ätherische Öle oder Senfmehlwickel erwärmt und belebt wird. Dieses Wirkprinzip setzt eine intakte Reaktionsfähigkeit des Organismus voraus. Ein kachektischer, alter Mensch entwickelt auf den Reiz eines Senfwickels keine Wärme , sondern trägt eine lokale Hautschädigung davon. Eine Narbe löst sich auch unter einer liebevollen Einreibung mit einem ätherischen Öl nicht wieder auf. Allerdings kann man die Vitalität des umgebenden Gewebes etwa durch eine regelmäßige Behandlung mit Schlehenblütenöl oder Mandelöl erhalten.

a) Verlagerung des Sulfurprinzips in das Rhythmische System

Vertreter der Lippenblütler-Familie wie Lavendel, Rosmarin, Thymian, Salbei, Pfefferminze oder Melisse bilden sulfurische Substanzen, also duftende, leicht flüchtige ätherische Öle, vornehmlich im Blattbereich. Der Sulfurpol der Pflanze erfüllt das Rhythmische System des Menschen, das der Blattregion verwandt ist. [→ Kapitel „Wickel und Auflagen in der anthroposophisch erweiterten Praxis"]. Wärme wird belebend in die Atmung und die Blutzirkulation hineingetragen. Sie löst dort Ablagerungen wie Schleim, beispielsweise bei Erkältungen, unterstützt die Entzündung als Selbstheilungsprozess, etwa bei einer Bronchitis, oder sie stimuliert die träge gewordene Blutzirkulation (Rosmarin, Salbei).

b) Verlagerung des Salprinzips in das Rhythmische System

Pflanzen wie der Ackerschachtelhalm tragen das verhärtende Sal-Prinzip in den Blattbereich der Pflanze (Verkieselung). Dies macht man sich zunutze, wenn Entzündungsprozesse außer Kontrolle geraten, etwa bei der Anwendung von Schachtelhalm-Brustwickeln bei Pneumonien mit Empyem-Bildung.

c) Verlagerung des Sulfurprinzips in das Nerven-Sinnes-System

Bei sogenannten „sulfurischen Wurzeln" (botanisch korrekt oft Rhizomen, das sind unterirdisch verlagerte Stängel), wie beim Ingwer oder bei Zwiebeln, wird sulfurisch-blütenhafte Qualität in die Region des Verhärtungspols der Pflanze (Sal-Wurzel-Pol) hinuntergezogen. Sulfur entfaltet dann seine Wirksamkeit im Nerven-Sinnes-System des Menschen. Die Anwendung von Meerrettich bei Neben- und Stirnhöhlenentzündung oder die Anwendung von Zwiebeln bei Mittelohrentzündung sind herausragende Beispiele für dieses Wirkprinzip. Aber auch die Wirkung des Ingwer-Rhizoms auf chronische (seelische) Verhärtungszustände – wenn der Mensch zu sehr „im Kopf lebt" – illustriert die Verlagerung des Sulfurprinzips in den Sal-Nerven-Sinnes-Pol des Menschen.

d) Moderation aus dem Merkurbereich in Richtung Auflösung

Der Weißkohl zeigt sich als eine typische merkurielle Pflanze. Er ist ganz überwiegend ein Blattgebilde mit marginaler Wurzel und unscheinbarer Blüte. Als Wundauflage bei schlecht heilenden Wunden, wie zum Beispiel Ulcus cruris oder Dekubitus, stimuliert er die Wundsekretion und trägt zur Wundreinigung wie auch zur Vitalisierung der Wunde bei.

In ähnlicher Weise wirkt Honig. Aus seiner merkuriell gelartigen Konsistenz löst er sich in einer Wunde schnell auf und befördert dabei stark die Exsudation.

e) Moderation aus dem Merkurbereich in Richtung Formung

Appliziert man eine Quarkauflage auf eine entzündete Vene oder auf eine durch Milchstau entzündete Brust, kühlt sie das entzündete Organ. Der Quark in seiner Gelkonsistenz trocknet, verhärtet und entzieht dem Gewebe Feuchtigkeit. Das Gewebe wird gestrafft, der Flüssigkeitsstau in Bewegung versetzt.

Eine ähnliche Wirkung erzielen der Honig und das Kohlblatt, wenn sie nicht in der Exsudationsphase, sondern in der Epithelisierungsphase der Wundheilung zum Einsatz kommen. Jetzt kristallisiert und formt der Honig, das Kohlblatt hingegen trocknet und schützt das zarte Epithel.

2.3 Wirkprinzipien bei salinischen Substanzen

a) Formung

Schon die bloße Kühlung lindert akute Entzündungen, wie sie etwa durch eine Verstauchung, eine Verbrennung oder ein Ekzem auftreten. Bei Verstauchungen unterstützt der Zusatz von Kochsalz zu einem feucht-kühlen Umschlag diese Formung. Arnika-Essenz wirkt vor allem bei stumpfen Verletzungen Hämatom- und schmerzlindernd.

Bei Ekzemen führt unter Umständen jede von außen aufgebrachte Substanz zu weiterer Irritation. Hier kann das bloße Bandagieren mit Mullbinden die benötigte Formung sein.

Bei Hautabschürfungen begrenzen Abtupfungen mit einer Eichenrinde-Abkochung die Exsudation, lindern Schmerzen und unterstützen den Epithelisierungsprozess.

b) Auflösung

Ein widerstandsfähiger Organismus neigt dazu, sich gegen die von außen beigebrachte Überformung zu wehren. So regt eine Einreibung mit Kochsalz die Durchblutung der Haut und die Schweißbildung an.

Rudolf Steiner gab im Januar 1924 in Dornach folgende Meditation über die drei Wirkprinzipien Sal, Merkur und Sulfur:[4]

Ihr heilenden Geister
Ihr verbindet euch
Dem Sulphursegen
Des Ätherduftes;

Ich will mein Seelenwissen
Verbinden dem Feuer
Des Blütenduftes;

Ihr belebet euch
Im Aufstreben Merkurs
Dem Tautropfen
Des Wachsenden
Und Werdenden.

Ich will mein Seelenleben
Erregen am glitzernden Tropfen
Des Blättermorgens;

Ihr machet Halt
In dem Erdensalze
Das die Wurzel
Im Boden ernährt.

Ich will mein Seelensein
Erstarken an dem
Salzerhärtenden
Mit dem die Erde
Sorgsam die Wurzel pflegt.

3. Das Medium, über das eine Substanz vermittelt wird

Äußere Anwendungen wirken schon allein über die Wärme oder die Kälte auf Körper und Seele. Moderate Wärme entspannt, moderate Kälte kontrahiert. Sehr starke Hitze und große Kälte wirken zerstörend.

Bei Bädern und Waschungen wirkt primär das Element Wasser mit einer bestimmten Temperatur und gegebenenfalls mit einer zugesetzten Substanz. Bei Wickeln und Auflagen kommen Wärme oder Kälte in Betracht, aber auch Feuchtigkeit oder Trockenheit spielen eine wichtige Rolle. Nicht zuletzt gibt es Anwendungen, bei denen das Trägerelement kaum eigene Wirkung entfaltet. Dies ist bei Salbenauflagen der Fall. Schon ein Gel verhält sich als Medium nicht mehr neutral und wird bewusst zur Kühlung eingesetzt.

Wir unterscheiden bei Wickeln und Auflagen also warme, kalte, trockene, feuchte oder neutrale Anwendungen. Dabei treten zwei Qualität immer zusammen auf.

Medium	Beispiele	Anwendung bei
Trocken-warme Anwendungen	Wärmflasche Kirschkernsäckchen Öl-Wickel*	Kälte, Frösteln, Schwäche, Erschöpfung Bei Störungen des Wärme-Organismus
Feucht-warme Anwendungen	Senf-Brust-Wickel Ingwer-Brust-Wickel Tee-Wickel**	Obstruktion, Völlegefühl, Verspannung, Krämpfe, Atemnot, Flatulenz Bei Störungen des Luft-Organismus
Feucht-kalte*** Anwendungen	Quark-Wickel Arnika-Essenz-Umschlag Zitronen-Wadenwickel	Entzündung mit starker Ödembildung, Wärmestau, Kontusion Bei Störungen des Flüssigkeits-Organismus
Trocken-kalte Anwendungen	Cool-Pack	Frakturen Bei Störungen der physischen Organisation

Tab.: Das Medium bei Wickeln und Auflagen

* Öl ist zwar flüssig, es erscheint aber nicht feucht.

** Etwa mit Kamillen- oder Schafgarbentee

*** Die Anwendungen erfolgen in der Regel 2-10° C unter der Körpertemperatur. Sie werden damit als kühl, aber nicht als kalt empfunden.

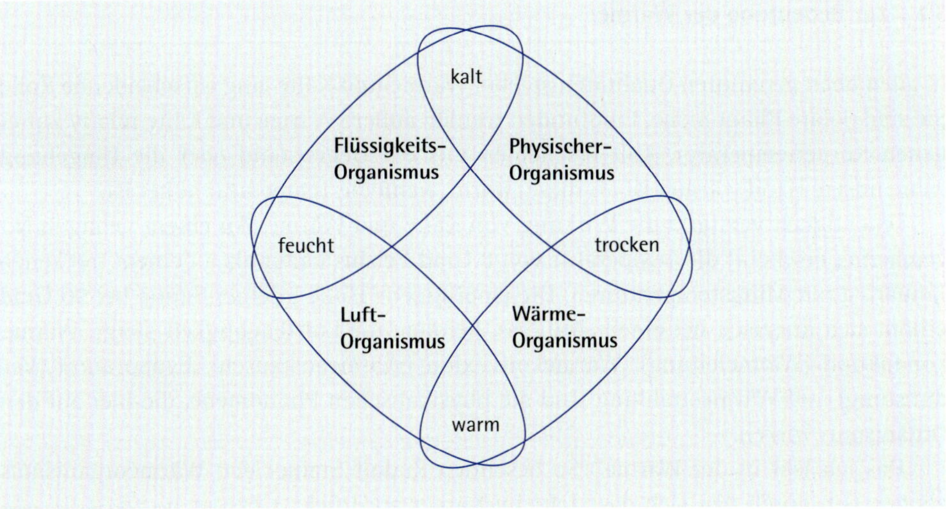

Abb. 1: Das Medium einer äußeren Anwendung und die vier Qualitäten

Feucht – trocken – warm – kalt werden in der hippokratischen und alchemistischen Tradition als die sogenannten „Sekundären Qualitäten" der vier Elemente bezeichnet. Warm-trocken entspricht dem Element Feuer, warm-feucht dem Element Luft, kalt-feucht dem Element Wasser, kalt-trocken dem Element Erde. Störungen im Zusammenwirken der Elemente Feuer (Wärme), Luft, Wasser (Flüssigkeit) und Erde (Physis) geben somit die Indikationsstellung für den Einsatz von Wickeln und Auflagen [→ Kapitel „Menschenkundliche Grundlagen einer durch Anthroposophie erweiterten Pflege"]

Dabei ist zu beachten, dass trocken-warme Anwendungen nur eigesetzt werden dürfen, wenn der in Abbildung 1 dem Wärme-Organismus gegenüberliegende Flüssigkeits-Organismus intakt ist. Also dürfen kalte Ödeme nicht mit trockener Wärme behandelt werden, da sie die flüssige Stauung verstärken. Feucht-warme Anwendungen sind kontraindiziert, wenn der physische Organismus zerstört oder gefährdet ist. Eine akute Appendizitis mit Perforationsgefahr stellt eine absolute Kontraindikation für feucht-warme Anwendungen dar!

In der Natur finden wir trockene Wärme in Wüstengebieten, feuchte Wärme in den Tropen und feuchte Kälte in kalten Meeresgebieten wie der Nordsee. Trockene Kälte bestimmt das kontinentale Klima im Nordosten, etwa in Russlands Taiga. So sind die äußeren Anwendungen eine in den Behandlungsraum und an den Körper des Patienten herangetragene Klimatherapie.*

* Rudolf Steiner beschrieb im Zyklus Mysteriengestaltungen (GA 232), wie Aristoteles (384 v. Chr.–322 v.Chr.) seinem Schüler Alexander (356 v. Chr.–323 v. Chr.) eine Unterweisung zuteil werden ließ, in der er ihn über die klimatischen Qualitäten der Landschaften belehrte. Von Mazedonien, der Heimat Alexanders ausgehend, schilderte er die Qualitäten des Nordostens als feucht-kalt, verwandt dem Element Wasser (Nordsee), des Südostens, verwandt dem Element Feuer (arabische Wüste), des Südwestens, verwandt dem Element Luft (Zentralafrika) und des Nordostens, verwandt dem Element Erde (Steppengebiete Asiens).

In allen oben genannten Qualitäten spielen Wärme und Kälte eine entscheidende Rolle. Sie sind polare Phänomene. Empfunden werden äußere Wärme und Kälte relativ zur eigenen Körpertemperatur. Kalt erscheinen uns ein Gegenstand oder die Umgebung, wenn unsere Hand wärmer ist als diese; warm, wenn die Temperatur höher ist.

Feuchtigkeit verstärkt die Wirkung von Kälte und Wärme. An einem nebligen Novembertag erscheint die Temperatur von 8 Grad Celsius kälter als an einem trockenen Januartag mit Minustemperaturen. Die empfundene Hitze in einer Sauna bei 90 Grad erhöht sich drastisch bei einem Aufguss, bei dem die Luftfeuchtigkeit steigt. Wärmekonduktion (Wärmeleitung), Wärmekonvexion (Wärmeaustausch), Evaporation (Verdunstung) und Wärmestrahlung sind die physikalischen Phänomene, die hier auf den Organismus wirken.

„Das Ich lebt in der Wärme." So beschrieb Rudolf Steiner den Wärmeorganismus als den Ort, durch den sich das „Ich" im Körper ausdrückt. [→ Kapitel „Der Wärmeorganismus des Menschen und seine Pflege"]. Die Anregung und Regulation der Wärme durch äußere Anwendungen ist damit immer auch eine Anregung der Ich-Organisation. Das Ich ist in der körperlichen Unterkühlung ganz auf den eigenen Körper fixiert. Unwillkürliches Kältezittern überlagert die willkürliche Bewegung. In der Hyperthermie und im Fieber ist das Bewusstsein gedämpft. Die Konzentration fällt schwer. Körper und Seele befinden sich tendenziell in Auflösung. Grundlage für freie, verantwortliche Entscheidungen ist die „menschliche" Körpertemperatur von 37 Grad Celsius. Kühlung, Ruhigstellung, „Formung" bei akuten Entzündungen und Wärmestimulation von außen bei „kalten", sklerotischen Erkrankungen sind deshalb grundlegend bei der Indikation von äußeren Anwendungen. Dem widerspricht es nicht, dass auch bei akuten Entzündungen Wärmetherapien angewendet werden. Ein Senfwickel bei einer Lungenentzündung oder ein Thymian-Ölwickel bei einer Bronchitis unterstützen die Fiebergeste des Organismus, denn das Fieber selbst ist eine „Wärmetherapie" gegen einen Fremdkörper (Mikroorganismus). Der Mikroorganismus selbst findet optimale Voraussetzungen für seine Vermehrung, wenn der Patient geschwächt oder erkältet ist.

4. Der Rhythmus (Tageszeit der Anwendung, Häufigkeit, Dosierung)

Morgen und Abend

Ein Senffußbad wirkt morgens anders als abends. Morgens erfrischt es und regt an, abends löst es und führt in den Schlaf. Dieses Phänomen lässt sich bei vielen Anwendungen, beispielsweise bei einer Rosmarin-Einreibung, beobachten.

Oben und unten

Auch die Lokalisation der Behandlung zeigt Wirkungen, die sich nicht allein auf das jeweils behandelte Hautareal beziehen. Eine Einreibung der Füße und Beine regt mehr die Ausscheidungen an und wirkt damit weckend, während die Einreibung der Hände und Arme eher den Stoffwechselaufbau fördert und damit den Behandelten stärker in die

Ruhe leitet. Die Behandlung macht die willensbetonten unteren Extremitäten sensibler für die Wahrnehmung der Außenwelt, eine Einreibung drängt die konstitutionelle Wachheit der Hände und Arme zurück. Müdigkeit und eine stärkere Introversion sind die Folge.[5]

Dosierung

Wie bei allen Behandlungen spielt die Dosierung eine wesentliche Rolle:

- Schwache Reize regen an (eine kurze, kühle Abwaschung stimuliert die Durchblutung und Wärmebildung)
- Starke Reize blockieren (eine starke Kälteanwendung vermindert die Durchblutung und der Behandelte bleibt kalt)
- Sehr starke Reize zerstören (langanhaltende, starke Kälte führt zur Erfrierung)

Die genannten Beispiele verdeutlichen, dass für die Wirkung einer äußeren Anwendung rhythmische Gesichtspunkte zu beachten sind. Der Organismus beantwortet den von außen gesetzten Reiz gemäß seiner eigenen Reaktionsfähigkeit. Ein geschwächter Organismus kann dem Reiz nur eine schwache Antwort entgegensetzen. Ein kachektischer, erschöpfter Patient vermag nicht mit Wärmebildung auf einen Senfwickel zu antworten. Es wird bei einer lokalen Hautreizung oder gar Hautschädigung bleiben. Andererseits kann ein Patient mit einer Empfindlichkeit oder Allergie gegenüber Korbblütlern schon auf sehr geringe Dosen mit einer heftigen lokalen oder generalisierten Entzündungsreaktion antworten.

Das Phänomen, dass eine Anwendung morgens anders wirkt als abends, lässt sich aus dem Biorhythmus des Menschen erklären: Die Reizung am Morgen unterstützt die natürliche und gesunde Inkarnationstendenz des Menschen, der vielleicht wegen einer Hypotonie oder depressiven Stimmung noch wenig Neigung hat, sich in den Tag hineinzustellen. Andererseits sind Reize wie durch Senf oder Rosmarin, am Abend angewendet, ein sehr geeignetes Mittel bei Patienten, die während des Tages durch Bettlägerigkeit oder einseitig intellektuelle Arbeit zu wenig körperlich beansprucht wurden. Hier inkarnieren stoffwechselanregende Substanzen besonders im Rhythmischen und im Stoffwechsel-Gliedmaßen-System und geben den Anstoß zur Lösung beziehungsweise zur Exkarnation.

Bedeutung der Nachruhe

Das Wechselspiel von äußerem Reiz und innerer Antwort macht ersichtlich, dass die Nachruhe bei jeder äußeren Anwendung eine bedeutende Rolle spielt. Sie ermöglicht das rhythmische Umschalten von der nerven-sinnesbetonten Reizung auf die stoffwechselbetonte Wärmungsphase. Wenn die Antwort des Stoffwechsels schon während der Anwendung eintritt, wie etwa häufig bei Schafgarben-Brust- oder Bauch-Wickeln, dann dient die Nachruhe der allmählichen Angleichung (Adaption) der ausgebreiteten Wärme an die Verhältnisse ohne Wickel und Wärmflasche.

Selbst etwas für sich tun

Äußere Anwendungen entsprechen dem Bedürfnis vieler Patienten, sich nicht nur passiv einer Therapie hinzugeben, sondern einen aktiven Part in der Heilung einzunehmen. Dies gilt in dreierlei Hinsicht:

- Äußere Anwendungen sind ohne ärztliche Verordnung, oft mit Substanzen aus dem Haushalt oder der Hausapotheke, verfügbar.
- Die Reaktion des Körpers (Wärme, Durchblutung, Atmung, Verdauung, Wohlbefinden) zeigt unmittelbar nach der Anwendung eine Aktivierung der Selbstheilungskräfte.
- Die aktive Rhythmisierung des Alltags durch das Setting (Planung der Durchführung, Ermöglichen von Pause und Nachruhe) entfaltet einen positiven Effekt auf den Lebensstil.

Hier stellt sich die Frage, ob äußere Anwendungen immer durch einen Pflegenden (oder Angehörigen, Arzt, Therapeuten) durchgeführt werden sollen, oder ob die Eigentherapie unter dem Gesichtspunkt des Empowerments nicht eine ebenso bedeutsame Rolle bei der Selbstpflege spielt. Die Antwort entspricht dem rhythmischen „Sowohl als auch". Die erste Anwendung sollte in jedem Fall ein Pflegender am Patienten durchführen. Nur so ist gewährleistet, dass – korrekt angewendet – die erwünschte Wirkung eintritt. Dies bestärkt den Patienten, die Anwendung zukünftig bei Bedarf in Eigenregie durchzuführen. Bei schwerkranken und erschöpften Patienten sollten immer Pflegende die Anwendung übernehmen.

Psychosomatische Patienten wären von ihrer körperlichen Kraft her meist in der Lage, sich einen Wickel selbst anzulegen. Trotzdem kann eine Art therapeutischer Regression intendiert sein, in welcher der Patient sich der Pflege und Fürsorge hingeben darf. In diesem Fall bleibt es angezeigt, dem Patienten die Durchführung der Anwendung abzunehmen. Wenn die Übernahme der Verantwortung für den Tagesrhythmus und die Selbstpflege indiziert ist, übergibt man die äußere Anwendung zu einem frühen Zeitpunkt in die Hände des Patienten. Dies ist bei vielen chronisch Erkrankten der Fall!

Häufigkeit und Dauer von äußeren Anwendungen

Die vier Wesensglieder des Menschen (physischer Leib, Ätherleib, Astralleib und Ich-Organisation) haben jeweils spezifische Rhythmen.

- Ich-Organisation: 24 Stunden (ein Tag und eine Nacht)
- Astralleib: 1 Woche (Die Woche gliedert einen sozialen Rhythmus. So folgt auf den freien Sonntag am Montag wieder die Arbeit etc. Auch körperliche Vorgänge wie die Wundheilung unterliegen dem 7-Tage-Rhythmus.)
- Ätherleib: 1 Monat (Der Menstruationszyklus oder die Reifung von Hautepithelien unterliegen diesem Rhythmus. Ein Urlaub oder eine Kur erreichen nach 4 Wochen einen tiefergreifenden Regenerationswert.)

- Physischer Leib: 1 Jahr (Nach einem Jahr ist die Knochenheilung nach einer Fraktur abgeschlossen. Die Schwangerschaft in der ein Menschenkind heranreift, dauert mit 9–10 Monaten – je nach Art der Berechnung – etwas weniger als 1 Jahr.)

Äußere Anwendungen wirken oftmals schon nach einer einmaligen Applikation. Arnika, Senf, ein Bad, eine Massage beeinflussen unmittelbar über die Sinne und die Wärme die Ich-Organisation des Menschen. Sie sind in vielen Fällen echte Notfallmaßnahmen.

Akut-entzündliche Erkrankungen wie eine Erkältung, Grippe oder Pneumonie haben eine Zeitgestalt von etwa einer Woche. Hier ist die tägliche Anwendung, beispielsweise eines Thorax-Wickels, über eine Woche angezeigt. Anschließend lässt sich bei schweren Verläufen die Anwendung auf zwei- bis dreimal wöchentlich reduzieren. In der Rekonvaleszenz genügt eine ein- bis zweimal wöchentliche Anwendung über einen Zeitraum von vier Wochen. Entsprechendes gilt für chronische Erkrankungen. Im Schub empfiehlt sich eine tägliche Behandlung über eine Woche und dann eine Fortsetzung über circa einen Monat. Viele Patienten mit chronischen Erkrankungen profitieren von einer kurmäßigen Behandlung im Frühjahr, Sommer, Herbst und Winter mit je vier bis acht Anwendungen (zum Beispiel begleitend zu einer Fastenkur oder im Urlaub).

5. Zuwendung, Setting und Berührung

Eine äußere Anwendung bleibt den meisten Patienten durch ihr spezifisches Setting in Erinnerung. Die anfängliche Unsicherheit über die primäre Wirkung von Wärme, Kälte oder Substanz auf der Haut wird begleitet von der Nähe zum Pflegenden, der die Anwendung zumeist auf Brust, Rücken oder Bauch, also auf relativ intimen Bereichen des Körpers appliziert. Vertraut der Patient auf die Sicherheit der Anwendung und den Schutz durch das Setting, fühlt er sich geborgen. Entspannung tritt ein, Wärme durchdringt den gesamten Organismus.

Jede äußere Anwendung ist mit spezifischen Sinneseindrücken verbunden, mit angenehmer Wärme („wie am Kachelofen“) oder erfrischender Kälte („wie an einem klaren Wintermorgen“), exotischen oder bekannten Gerüchen (z. B. Ingwer oder Rose) und achtsamen Berührungen [→ Kapitel „Von der Sinnfrage der Krebskrankheit zur Pflege der Sinne“]. Die Sinneseindrücke allein wären noch nicht wirksam, wenn ihnen nicht eine ausgleichende Stoffwechselantwort folgen würde. Der Sinneseindruck führt zum Bewusstsein der wahrgenommenen Substanz, die Stoffwechselantwort gleicht die abbauende Wirkung des Sinneseindrucks wieder aus. Dieser ist mit dem wachen Bewusstsein verbunden; die Stoffwechselantwort geschieht unbewusst. Zwischen Sinneseindruck und Stoffwechselreaktion entfaltet sich ein reiches Spektrum – meist angenehmer – Empfindungen.

Wenn der Patient sich positiv mit den Sinneseindrücken verbindet, kommt er in eine Phase der Tagträume, innere Bilder und Erinnerungen tauchen auf. Gedanken ziehen vorüber, der Atem vertieft sich und innere Wärme entsteht. Diese Phase tritt nur ein, wenn der Patient sich entspannt, wenn er die Anwendung nicht wach oder gar ängstlich kontrollieren muss, sondern sich gelöst dem Wogen innerer Bilder hingibt. Bei vielen Anwendungen gehen die Tagträume in eine kurze, echte Traumphase über.

Die Phase des Tagträumens und Träumens mündet in einen kurzen, traumlosen Schlaf, oftmals ein Sekundenschlaf. Aus diesem Schlaf erwacht der Patient erfrischt und gestärkt. Die gesamte äußere Anwendung regt zunächst einen Exkarnationsprozess an, im dem sich die Wesensglieder Astralleib und Ich vom Ätherleib und vom physischen Leib lösen (Einschlafen). Darauf folgt ein Inkarnationsprozess, das erneute Verbinden von Astralleib und Ich mit dem Äther- und dem physischen Leib.

	Wachen	Träumen	Schlafen
Leib	Sinneseindruck (Außen-Wärme, Kälte, Geruch, Berührung)	Zirkulation (Blut, Atmung)	Stoffwechsel-Reaktion (Innen-Wärme)
Seele	Gefühl (angenehm, unangenehm)	Tagtraum (innere Bilder, Phantasiereisen, Erinnerungen)	Traum (Bilder nicht mehr lenkbar)
Geist	Urteil („das riecht nach Kamille“)	Imagination (Wahrbilder, z.B. Kamille als Heilmittel)	Inspiration (bewusstlose Entspannung und Erwachen mit neuen Ideen)

Tab.: Der Übergang vom Wachen zum Schlafen in Leib, Seele und Geist während einer äußeren Anwendung

5.1 Wachen – Träumen – Schlafen am Beispiel von Ingwer- und Senf-Anwendungen

A) INGWER-NIEREN-WICKEL

MATERIAL:

- 1 gestrichener Esslöffel Ingwerpulver (Rhizoma Zingiberis)
- Olivenöl (oder ein anderes Öl ohne duftende Zusätze)
- 1 Mullwindel (vierfach gefaltet – Format ca. 25 x 15 cm)
- 1 Befestigungstuch (Baumwoll-Molton oder Frotteehandtuch)
- 1 Nachruhetuch (Baumwollmolton oder Wolltuch, z.B. breiter Wollschal)
- 300 ml heißes Wasser (ca. 70° C)

TAGESZEIT / DAUER:

- Tageszeit für die Anwendung: morgens
- Dauer: 30 Minuten, Nachruhe: etwa 10 Minuten

DURCHFÜHRUNG:
Der Patient soll vor der Anwendung die Blase entleeren und eine bequeme Position im Bett einnehmen. Bei Bedarf legt man eine Knierolle zur Entspannung von Bauchmuskulatur und Lendenwirbelsäule unter. Die Füße sollten vor der Anwendung warm sein (bedarfsweise eine Wärmflasche anlegen).

Das Ingwerpulver wird im heißen Wasser aufgeschwemmt. Man fasst die gefaltete Mullwindel an den schmalen Enden und taucht sie ins heiße Wasser, so dass sie sich mit dem Ingwersud tränkt und sich das Ingwerpulver gleichmäßig auf der Oberfläche der Mullwindel verteilt. Die Mullwindel wird kräftig ausgewrungen.

Man legt die Mullwindel auf die Nierenregion und das Befestigungstuch um die Hüfte. Das Tuch fixiert man satt, aber ohne einzuschnüren, und schlägt die Bettdecke um die Hüfte ein. War zum Erwärmen der Füße eine Wärmflasche angelegt worden, entfernt man diese nun.

Das Zimmer soll leicht abgedunkelt sein. Das Telefon ist auszuschalten und dem Patienten mitzuteilen, dass wir die Anwendung nach 30 Minuten beenden.

Man befreit den Patienten nach 30 Minuten aus dem Wickel, tupft Reste des Ingwerpulvers leicht von der Haut ab, verteilt Olivenöl leicht und zügig auf der Haut und legt das Nachruhetuch um.

Nach spätestens 10 Minuten beendet man die Nachruhe und entfernt den Wickel.

TYPISCHE WIRKUNGEN DES INGWER-NIEREN-WICKELS:

- **Wärme:** Der Patient empfindet die Auflage zunächst als heiß. Nach sehr kurzer Zeit fällt die Temperatur ab, so dass die Auflage als kühl erscheint. Es dauert nun fast 10 bis 15 Minuten, bis sich die Region der Auflage langsam erwärmt. Dabei oszilliert die gefühlte Temperatur zwischen kühl und heiß, bis sie sich nach 15 Minuten auf einem hohen Niveau stabilisiert.
- Von der Auflagestelle aus bewegt sich die Wärme sowohl Richtung Thorax und Kopf, wie auch in Richtung Hüfte, Knie, Unterschenkel und Füße. Viele Patienten berichten von einer sehr eigentümlichen Wärmeausbreitung. Sie empfinden das Zentrum der Wärme gar nicht auf der Haut, sondern als außerhalb des Körpers oder unter der Hautoberfläche liegend. Diese Wärme „umspült" nun in rhythmischen Wellen die inneren Organe. Manche empfinden sie sogar plastisch, wie in einem „Wärmescan". Als rhythmisch fließende Wärme dringt der Strom bis an die Bauchdecke vor und erregt bei einigen Patienten eine besondere Wärmeempfindung im Bereich des Solarplexus. Diese oder ähnlich detailreiche und bildhafte Schilderungen der Wärmeströme während einer Ingwer-Nieren-Kompresse traten bei mehreren hundert Probanden im Laufe der letzten 40 Jahre auf. Bei Patienten der Filderklinik wurde schon in den 1990er-Jahren eine systematische Beobachtungsstudie über die typischen Wirkungen der Ingweranwendung durchgeführt.[6]
- **Atmung:** Die Atmung vertieft und verlangsamt sich während der Anwendung. Dies ist im Hinblick auf das Setting (Patient liegt, geht keiner Beschäftigung nach) zu erwarten und nicht Ingwer-spezifisch. Viele Patienten berichten aber von einer Betonung gerade der Einatmungsphase, vor allem gegen Ende der Wickelzeit. Bei Asthmatikern findet sich eine Entspannung der Obstruktion und Schleimlösung.

- **Ausscheidung:** Verstärkung des Speichelflusses, Anregung der Verdauungstätigkeit und Appetitanregung schon während der Anwendung treten gelegentlich auf. Manche Patienten erleben nach der Nieren-Anwendung eine Verstärkung der Harnausscheidung.
- **Zirkulation:** Häufiger kommt es zu einer Pulsbeschleunigung, seltener zu geringen Steigerungen oder Senkungen des Blutdrucks.
- **Stimmung:** Besonders ausgeprägt sind die Wirkungen auf die Stimmung des Patienten während und nach der Anwendung. Nach einer anfänglichen Wachheit und Aufmerksamkeit auf das Wärme-Kälte-Geschehen am eigenen Leib und einer gewissen Reizbarkeit gegenüber den Geräuschen und Lichteinflüssen der Umgebung beginnen innere Bilder, die Stimmung zu prägen. Die Patienten berichten über weit zurückliegende Erinnerungen von eigentümlicher Intensität, Wachträume, ja regelrechte „Traumreisen“ durch Phantasie-Landschaften (vgl. die bildhafte Beschreibung der Wärmeausbreitung). Die Gefühle sind meist „in Moll“, besinnlich, verinnerlicht, bisweilen sehnsuchtsvoll oder traurig. Werden Patienten nach der Behandlung auf diese Gefühle angesprochen, sind manche zu Tränen gerührt.
- **Bewusstsein:** Die erste Phase der Anwendung ist durch Wachheit und Aufmerksamkeit auf das Wärmegeschehen geprägt. Diese Phase geht, wenn die Wärmentfaltung beginnt, in ein Stadium großer Besinnlichkeit (wie oben beschrieben) über. Tagträume können in den Schlaf, der oftmals nur ein Sekundenschlaf ist, übergehen. Aus dieser Schlafphase erwachen die Patienten mit Elan und dem Bedürfnis, sich zu betätigen. Manchmal beginnt nun ein neuer Zyklus von gesteigerter Wachheit – Tagträumen – Sekundenschlaf – erfrischter Wachheit.
- **Nachruhe:** In der Nachruhe kann es zu einer verstärkten Wärmeausbreitung kommen. Manche Patienten berichten, dass erst jetzt ihr Körper vollständig durchwärmt ist. Die Nachruhe ist nach rund 10 Minuten zu beenden. Bleibt der Patient länger liegen, so kommt es gelegentlich zu dem Gefühl, „neben sich zu stehen“, also nicht mehr richtig wach zu werden.

Indikationen Ingwer-Nieren-Wickel	
Prinzip	**Beispiele**
Bildung und Verinnerlichung von Wärme bei erschöpftem Wärmeorganismus	chronisch-entzündliche Erkrankungen wie Morbus Crohn, chronische Bronchitis, COPD vom Pink-Puffer-Typus akute Entzündung ohne Fieber wie z. B. antibiotisch behandelte Pneumonien, virale Pneumonien.
Lösung des erstarrten Astralleibs	Asthma bronchiale (wenn die Obstruktion im Vordergrund steht), Reizdarmsyndrom
Verflüssigung verfestigter Bilder und Vorstellungen	Depression bei neurasthenischer Konstitution, Zwänge

Kontraindikationen	
Prinzip	**Beispiele**
Nierenschädigungen	Akute Nierenentzündungen
Psychische Erkrankungen	Unbehandelte Traumata, wahnhafte Psychosen

Tab.: Indikationen und Kontraindikationen beim Ingwer-Nieren-Wickel

B) SENF-THORAX-WICKEL

MATERIAL:

- 3 gehäufte Esslöffel schwarzes Senfmehl (Semen sinapis niger)
- Olivenöl (oder ein anderes Öl ohne duftende Zusätze)
- Bettschutz (z.B. Inkontinenz-Unterlage)
- 1 Mullwindel
- Zellstoff oder Küchenkrepp (30 x 40 cm)
- 1 Befestigungstuch (Baumwoll-Molton oder Frotteehandtuch)
- 1 Nachruhetuch (Baumwollmolton oder Wolltuch, z.B. breiter Wollschal)
- 300 ml warmes Wasser (unter 60°C!)

TAGESZEIT / DAUER:

- Tageszeit für die Anwendung: nachmittags, abends
- Dauer: 2 –15 Minuten (abhängig von der Hautverträglichkeit!), Nachruhe 30 Minuten

DURCHFÜHRUNG:

Der Patient soll vor der Anwendung die Blase entleeren und eine bequeme Position im Bett einnehmen. Bei Bedarf legt man eine Knierolle zur Entspannung von Bauchmuskulatur und Lendenwirbelsäule unter. Die Füße müssen vor der Anwendung warm sein (wenn nötig, eine Wärmflasche anlegen). Der Bettschutz wird in Brusthöhe auf dem Bett platziert.

Auf der Mullwindel legt man mittig eine Lage Zellstoff aus. Man verteilt das Senfmehl gleichmäßig mit einem Löffel auf dem Zellstoff über die Fläche, die den Rücken bedecken soll (ca. 35 x 25 cm). Das Senfmehl soll diese Fläche mit einer durchgehenden, gelben Schicht bedecken. Ein zweite Lage Zellstoff wird aufgelegt und die Zellstoffränder werden an den Grenzen der vom Senfmehl bedeckten Fläche umgeschlagen. Ebenso wird die Mullwindel umgeschlagen. Die so entstandene Packung rollt man von den beiden schmaleren Enden locker ein.

Die Packung wird mit dem warmen Wasser getränkt. Dabei tritt eine gelbliche Flüssigkeit aus. Es ist darauf zu achten, dass auch der Kern der Packung durchfeuchtet ist. Der Senf entfaltet seine Wirkung ausschließlich, wenn er Wasser aufgenommen hat und nicht über 60°C erwärmt wurde! Nun die getränkte Packung vorsichtig ausdrücken, so dass keine überschüssige Flüssigkeit austritt.

Man legt die Packung im Bereich des Thorax von den Schulterblättern bis zu den untersten Rippenbögen auf und fixiert sie mit dem Befestigungstuch. Der Patient legt sich auf den Bettschutz nieder und man schlägt das Befestigungstuch locker um die Brust.

Die Hitze tritt unmittelbar nach dem Auflegen der Packung ein. Dies erfordert unbedingt die Anwesenheit des Pflegenden während der ersten Anwendung. Die Packung soll bei der ersten Anwendung mindestens zwei Minuten toleriert werden. Wird das Brennen als unerträglich empfunden, entfernt man die Packung und beurteilt den Hautzustand. Die erste Anwendung darf fünf Minuten keinesfalls überschreiten! Wenn die Hautverträglichkeit es zulässt, also die Rötung nach 24 Stunden vollständig verschwunden ist, lässt sich die Dauer der Anwendung nach und nach auf bis zu 15 Minuten steigern.

Nach dem Entfernen der Packung trägt man sofort Olivenöl auf die geröteten Hautpartien auf. Das Nachruhetuch wir locker um den Thorax gelegt und der Patient gut zugedeckt. Die Nachruhe beträgt mindestens 30 Minuten. Sollte der Patient durch die Anwendung nicht in den Nachtschlaf gefunden haben, entfernt man anschließend das Nachruhetuch.

TYPISCHE WIRKUNGEN DES SENF-THORAX-WICKELS:

- **Wärme:** Unmittelbar nach Auflage der Packung empfindet der Patient ein starkes Brennen, das sich fast bis zur Unerträglichkeit steigern kann. Nach etwa zwei Minuten setzt eine gewisse Gewöhnung oder Adaption auf die Hautreizung ein. Trotzdem steigert sich die Hitze kontinuierlich, bis die Packung nicht mehr akzeptiert wird. Bei indolenten, wahrnehmungsgestörten oder besonders „leistungsorientierten" Patienten tritt diese Selbstschutz-Wahrnehmung nicht ein, was zu Verbrennungen ersten und zweiten Grades führt, wenn der Pflegende die Anwendung nicht rechtzeitig beendet.
- Unmittelbar nach Abnahme des Wickels verstärkt sich der Hautreiz nochmals, bis das Öl zum Einsatz kommt. Das lokale Brennen geht oftmals erst nach Abnahme des Wickels in eine Wärmeempfindung über. Die Wärme strahlt deutlich fühlbar von der stark geröteten Hautpartie ab. Bei Patienten ohne Fieber kann dies zu einer Auskühlung (insbesondere der Extremitäten) bis hin zum Frösteln führen. Auf einen besonders sorgfältigen Wärmeschutz durch geeignete Kleidung oder warme Bettdecken ist deshalb zu achten.
- **Atmung:** Die Atmung bleibt zunächst sehr oberflächlich, während die Packung aufliegt. Erst nach Abnahme des Wickels vertieft sie sich und ist zumeist ausatmungsbetont. Die nun einsetzende Schleim- und Sekretlösung erleichtert die Atmung bei Patienten mit Asthma bronchiale, Bronchitis, Pneumonie oder COPD spürbar.
- **Ausscheidung:** Von einer Verstärkung des Speichelflusses, Anregung der Verdauungstätigkeit und Appetitanregung schon während der Anwendung wird gelegentlich berichtet. Es kommt zur Sekretlösung in den Atemwegen.
- **Zirkulation:** Häufiger beschleunigt sich der Puls.

- **Stimmung:** Eindrücklich ist die ausgelassene, zuweilen ängstliche Stimmung während des starken Brennens, das einer großen Erleichterung nach Abnahme der Packung weicht. In der Nachruhe schlafen die meisten Patienten traumlos ein.
- **Bewusstsein:** Wachheit und Aufmerksamkeit auf die bedrängende Hautreizung prägen die erste Phase der Anwendung. Nach Abnahme der Packung wünschen sich die meisten Patienten den Schlaf. Sie erwachen wie nach einem erholsamen Schlaf, spüren aber weniger Tatendrang als vielmehr eine ruhende Kraft in sich.
- **Nachruhe:** Zumeist weicht erst in der Nachruhe das Brennen der Wärmeausbreitung. Erst jetzt erscheint der Körper vollständig durchwärmt. Die Nachruhe soll immer mindestens 30 Minuten dauern und nicht beendet werden, wenn die Anwendung einen längeren Schlaf einleitet.

Indikationen Senf-Thorax-Wickel	
Prinzip	**Beispiele**
Unterstützung einer Entzündungsreaktion des Organismus Ableitung der Wärmeprozesse nach außen	Akute fieberhafte Erkrankungen wie Bronchitis oder Pneumonie
Anregung des trägen Astralleibs	Asthma bronchiale (wenn die Verschleimung im Vordergrund steht), COPD (vom Blue-Bloater-Typus), Hypotonie, Depression (bei hysterischer Konstitution)
Kontraindikationen	
Prinzip	**Beispiele**
Hautschäden	Pergamenthaut, Verbrennungen, Hautreizung, Neurodermitis, Überempfindlichkeit
Überforderung des Kreislaufs	Dekompensierte Herzinsuffizienz

Tab.: Indikationen und Kontraindikationen beim Senf-Thorax-Wickel

Zuwendung und Setting als eigenständiges Wirkprinzip

Die vorangehende Betrachtung macht beispielhaft deutlich, dass eine äußere Anwendung mit spezifischen Bewusstseinszuständen (Sinneseindrücke, Empfindungen, Stimmungen, Traum, Schlaf) verbunden ist. Dem Leser ohne eigenes Erleben mögen diese Schilderungen überzeichnet oder gar phantastisch erscheinen. Sie sind es nicht, wie Hunderte von Beispielen mit gesunden Probanden und Patienten mit verschiedensten Diagnosen zeigen. Allerdings kommen Patienten, die nur in der ersten Phase der Sinnesempfindungen verharren, nicht in Entspannung oder Schlaf. Sie wissen dann auch nichts über die tiefer liegenden Dimensionen der Anwendung zu berichten. Dies ändert sich, wenn es gelingt, dem Patienten durch eine geeignete Umgebungsgestaltung (Ruhe, Sicherheit, Wärme) den Weg durch diese Bewusstseinsstufen hindurch zu bereiten. Jetzt zeigen sich tatsächlich anwendungs- und substanzspezifische Muster, wie die Beispiele mit Ingwer und Senf eindrucksvoll belegen. Erst die Gestaltung des Settings (Zuwendung, Atmosphäre, Nachruhe) ermöglicht die Tiefendimension der Wirkung. Dabei ist die Nachruhe jene Zeit, in der die Anwendung von der Stimulation der Sinne auf die Stoffwechselantwort „umschaltet". Das Ermöglichen von Entspannung und Schlaf sind damit Teil der Therapie und ebenso bedeutsam wie die Substanz und das Medium.*

5.2 Berührung

Bei äußeren Anwendungen sind körperliche Berührungen unvermeidlich. Einreibungen oder Massagen kultivieren die Kunst des Berührens in besonderer Weise [→ Kapitel „Die Rhythmische Einreibung nach Wegman / Hauschka"]. Der Rhythmus von Eintauchen in das Hautgewebe, dem Umkehrpunkt vor dem Lösen der Hand und dem sich nach einer Pause Wieder-neu-Verbinden beschreibt im Kleinen den oben genannten größeren Rhythmus im Durchgang durch eine äußere Anwendung. Auch Mathias Bertram schildert eine dreistufige Wirkung der Rhythmischen Einreibung. Patienten und Experten beschreiben diese als „Lösen – Wiedereins-Sein – Neuvermögen".[7] Das Lösen entspricht dabei einer Ausatmung oder Exkarnation, das Wiedereins-Sein dem sich selbst differenziert Wahrnehmen und das Neuvermögen dem aus erholsamen Schlaf frisch und tatkräftig Erwachen. So wird die Rhythmische Einreibung zum Modell einer Gesundheitsschulung.

Dies gilt auch für den Pflegenden selbst, wenn er Rhythmische Einreibungen oder andere äußere Anwendungen praktiziert. Das Eintauchen in den Rhythmus der Einreibung, die Ruhe einer Anwendung oder die nährende Atmosphäre eines Leibwickels wirken unmittelbar auf denjenigen zurück, der die Methode anwendet. Gerade bei Rhythmischen Einreibungen kann man beobachten, wie nicht allein der Patient von der Behandlung profitiert, sondern zum Beispiel ein Zimmernachbar, von der Stimmung ergriffen, entspannt einschläft.

Das Herstellen einer heilsamen Atmosphäre ist also nichts Äußerliches, sondern vielmehr die gemeinsame Zubereitung einer „Heilsubstanz"durch den Pflegenden, den Patienten und die Anwendung.

Die sehr nahe, zarte Berührung durch die Rhythmische Einreibung kann Empfindungen von Sympathie, aber auch Antipathie sowohl beim Patienten wie auch beim Behandler hervorrufen. Auf beiden Seiten ist das Entstehen von Sympathie und Antipathie Ausdruck dafür, dass die rhythmische, mittlere, achtsame – mit einem alten Wort als „keusch" bezeichnete – Qualität der Berührung nicht erreicht wurde. In der Sympathie gehen Behandler und Patient aus sich heraus; der Behandler typischerweise, wenn seine Hand sich mit dem Gewebe verbindet, der Patient, wenn die Hand sich wieder löst. In der

* In der antiken Mysterienmedizin war der sogenannte Heilschlaf ein Verfahren, um den eigenen Heilungsweg zu träumen. Nach einer reinigenden Vorbereitung (Katharsis) versetzte der Priester-Arzt den Patienten in einen todesähnlichen Schlaf, aus dem erwachend, er sich der ihn heilenden Substanzen, den nötigen Verhaltensänderungen und moralischen Einsichten bewusst wurde. Diese Erlebnisse interpretierte der heilkundige Priester und sie inspirierten die Therapie.

Antipathie grenzen sich Patient und Behandler voneinander ab; der Behandler, wenn er die Hand lösend zu sich selbst zurückzieht, der Patient, wenn die Hand des Behandlers sich mit seinem Körper verbindet. Zuviel Sympathie und zuviel Antipathie sind letztlich Ausdruck eines Ungleichgewichts und eines mangelnden rhythmischen Ausgleichs zwischen den Kräften. Erst in diesem Ausgleich begegnen sich Menschen von „Ich" zu „Ich".*

6. Evaluation von äußeren Anwendungen

Dieser Beitrag beschreibt Wirkfaktoren für äußere Anwendungen. Äußere Reize gelten als Ursachen für eine Zustandsveränderung des Organismus. Diese hatten wir unterschieden in chemische Reize (Substanzen) und Berührungs- bzw. Temperaturreize (Medium). Diese Reize haben einen „Ort" am Körper und werden in einem konkreten zeitlichen Zusammenhang gesetzt, der die Wirkrichtung maßgeblich beeinflusst (Rhythmus). Der Organismus interagiert mit sich selbst und der Umwelt. Beispielsweise entspannt ein Kamillen-Dampfsitzbad die Beckenboden- und Blasenmuskulatur. Die Atmung vertieft sich und die Wangen werden rot. In der Achtsamkeit auf diese Wechselwirkung kann sich ein Bewusstseinsraum entfalten, der mit einem bloßen Reiz-Reaktions- beziehungsweise Ursache-Wirkungsschema nicht befriedigend zu erklären ist. Behaglichkeit, Vertrauen, Freude erglänzen im Seelenspiegel oder dunkle Räume von Leid und Schmerz eröffnen sich. Diese Erfahrungen beeinflussen das weitere Handeln des Patienten. Er kann sich nun motiviert auf die Behandlung einlassen und aktiv für Ruhe und Entspannung sorgen. Im Beckenboden steigern sich durch die Wärme Bewusstsein und Durchblutung. Dies sind gute Voraussetzungen, um die Blaseninfektion aus eigenen Kräften zu überwinden und dauerhaft Widerstandskraft gegen Keime aufzubauen. Die äußere Anwendung entwickelte sich zu einem Akt der Selbstpflege.

Eine wissenschaftliche Untersuchung der äußeren Anwendungen und der hier postulierten Wirkfaktoren könnte sich mit folgende Fragen befassen:

- Substanz: Wie werden Substanzen über die Haut resorbiert, was bewirken sie im Organismus?
- Medium: Wie wirken Wärme und Kälte, Druck und Sog auf den Organismus?
- Rhythmus: Zu welchem Zeitpunkt wirken welche Reize in welcher Stärke (Dosis, Dauer) und an welchem Ort des Körpers?
- Zuwendung und Setting: Welche Wege nimmt das Bewusstsein bei verschiedenen Anwendungen? Wie wirken das Bewusstsein auf den Leib und der Leib auf das Bewusstsein? Welchen Einfluss haben Zuwendung und Setting auf diese Prozesse?

Mathias Bertram und Harald Kolbe legten ein sogenanntes „ökologisches Modell" zur wissenschaftlichen Untersuchung der Wirksamkeit von therapeutischen Interventionen vor.[8] Darin unterscheiden sie folgende Perspektiven:

---

* Rudolf Steiner beschrieb das „vom Gegenüber-bedrängt-Werden" und das Sich-gegen-die-Bedrängung-Abgrenzen als die Funktionsweise des Ich-Sinns [→ Kapitel „Von der Sinnfrage der Krebskrankheit zur Pflege der Sinne"].

- Mind-Body-Perspektive (Zusammenwirken von seelischer Befindlichkeit und körperlicher Verfassung)
- Body-Mind-Perspektive oder Embodyment (Veränderung der seelischen Verfassung durch körperliche Prägungen)
- Die Perspektive der Leibphänomenologie (Untersuchung aus der Erlebnisperspektive des Subjekts, aus der empathischen Wahrnehmung des Betrachters und aus der objektivierten Betrachtung oder Messung von Prozessen)

Das „ökologischen Modell" stellt den Systemzusammenhang zwischen Körper und Bewusstsein in den Mittelpunkt der wissenschaftlichen Untersuchung. Dieser ergänzt die heute in der Medizin noch favorisierte naturwissenschaftliche Betrachtungsweise. Es ermöglicht, komplexe Zusammenhänge zwischen dem subjektiven Befinden des Patienten (z.B. Gefühl der Leichtigkeit, Erfrischung, Schmerzlinderung) und objektivierbaren Messungen am Körper (z.B. Atmung, Puls, Blutdruck) in einen Zusammenhang zu stellen und damit Wirkungen ganzheitlich zu beschreiben. Besonders geeignet ist das „ökologische Modell" für die Darstellung des Wirkprinzips „Zuwendung und Setting".

Beispiel

Typische Wirkungen der „klingenden Waschung"*

Zunächst beschreibt man das Setting, in dem die Wirkungen ermittelt wurden: *„Im Rahmen des Pflegeprozesses werden die Patienten nach der Behandlung über ihr Befinden befragt. Die im Folgenden beschriebenen Wirkungen beruhen auf spontanen mündlichen Schilderungen von Behandelten (sowohl Patienten wie auch gesunden Probanden). Diese Wirkungen treten bei fast allen Patienten und Probanden auf. Die Mitteilungen von Patienten und Probanden sind unterschiedlich differenziert."*[9]

Danach werden die von den Patienten und Probanden beobachtenden Wirkungen dargestellt. Sie bezeichnen die „Erste Person-Perspektive" des ökologischen Modells. Die geschilderten Wirkungen *„reichen von rein vegetativen Äußerungen eines somnolenten oder bewusstlosen Patienten (wie Hautrötung, Atmung), über allgemeine Verbalisierungen (‚war angenehm') bis hin zu detaillierten Schilderungen körperlicher, leiblicher und seelischer Erlebnisse."*[10] Bei der Sammlung der Berichte ist zu beachten, dass neben der individuellen Verschiedenheit der Erlebnisse – oft auch eine große Varianz im sprachlichen Ausdruck vorliegt. *„Beispielsweise werden unter anderem Begriffe wie erfrischend, erquickend, belebend oder durchströmend verwendet, um eine ‚vitalisierende' Wirkung in der Leibeserfahrung zu beschreiben. Diese Worte sind keineswegs synonym und austauschbar, sondern beschreiben eine spezifische Befindlichkeit, deren Verständnis und Interpretation sich aber ebenso einer exakten Bedeutungsfestlegung entziehen. Bestimmend für die Wortwahl und Interpretation dürften dabei nicht nur die tatsächlichen Leibeswahrnehmungen, sondern auch der Wortschatz und das begriffliche Differenzierungsvermögen des*

---

* [→ Kapitel „Variationen der Ganzkörperwaschung", Abschnitt "Die klingende Waschung"]

Patienten und des Interpreten in der jeweiligen Krankheits- und Kommunikationssituation sein.“[11]

Nun folgt eine Interpretation der sprachlichen Äußerungen der Probanden und Patienten. Dies ist notwendig, um den Begriff der Wirkung einer Anwendung breiter zu fassen und sie nicht auf normierte Äußerungen zu beschränken. *„Die hier genannten Effekte sind also keine definierten oder kalibrierten Folgen der Behandlung, sondern sie geben eine Wirkungsfigur oder ein Wirkungsmuster wieder. Dieses Muster ist gemeint, wenn im Folgenden von ‚Wirkungen‘ gesprochen wird. Die Einteilung in körperliche, leibliche, seelische und interaktive Wirkungen ordnet diese den Erfahrungsdimensionen des hier angelegten Modelles zu. Wobei unter ‚seelischen Wirkungen‘ Effekte verstanden werden, die ohne begrifflich nachvollziehbaren Körperbezug auftreten und ‚interaktive Wirkungen‘ Veränderungen im Verhältnis zur Umwelt – hier im Wesentlichen zum Behandler und zur eigenen Biografie – beschreiben.“*[12]

Die körperlichen, leiblichen, seelischen und geistigen Wirkungen werden beispielhaft aufgelistet:

„Körperliche Wirkungen:
- *Leichte Rötung des Gesichts als Ausdruck der Steigerung der Hautdurchblutung*
- *Erwärmung der Hände und Füße*
- *Senkung der Atemfrequenz*
- *Entspannung des Muskeltonus*

Leibliche Wirkungen (am Körper erlebte oder mit Begriffen aus dem Wortfeld der Körperlichkeit ausgedrückte Effekte):
- *Entspannt sein*
- *Geborgen, umhüllt, geschützt, gewärmt sein*
- *Erfrischt, erquickt, belebt, angeregt, durchströmt sein*
- *Sich leicht oder schwer fühlen, sich rund fühlen, sich aufgerichtet oder auch ‚ganz‘ fühlen,*
- *(Schmerz-) Linderung erfahren*
- *Ganz bei sich sein*

Seelische Wirkungen (begrifflich von der Körperlichkeit abgelöste Erfahrungen):
- *Gelassenheit*
- *Freude, Zuversicht*
- *Entlastung von Ängsten, Sorgen*
- *Achtsamkeit auf Sinneseindrücke*

Geistige Wirkungen (inter- und transsubjektive, auf das Verhältnis zur Umwelt oder den Wertehorizont des Behandelten bezogene Wirkungen):
- *Vertrauen (zum Behandler, zur Situation, zum Schicksal, in sich selbst)*
- *Würde, Respekt (sich respektiert fühlen, die Würde des Settings erleben)*

- *Segnung (sich gesegnet fühlen, die Anwesenheit eines ‚Größeren' erleben)*
- *Dankbarkeit (gegenüber dem Behandler, ‚dass ich so etwas erleben darf', gegenüber dem Dasein)*
- *überpersönliche Liebe*"[13]

Abschließend werden die festgestellten Wirkungen gewichtet. Dies vermeidet voreilige Erwartungen und fordert den Beobachter auf, eigene Wahrnehmungen den genannten Beobachtungen hinzuzufügen. „*Die Wirkungen der ‚klingenden Waschung' sind vielfältig. Nicht jeder Behandelte erlebt alle Effekte (wie die Durchwärmung der Hände). Auch erscheinen manche Wirkungen geradezu gegensätzlich (etwa Schweregefühl der Beine nach der Behandlung versus Leichtigkeitsgefühl der Beine nach der Behandlung). Manche Effekte können bei einer Behandlung dominant auftreten, bei einer weiteren Behandlung desselben Patienten zu einem späteren Zeitpunkt treten sie in den Hintergrund (zum Beispiel Erfrischung).*"[14]

Dieser Beurteilung durch den Therapeuten wird die eigene Beurteilung durch den Patienten oder Probanden zur Seite gestellt: „*In diesem Zusammenhang ist relevant, wie der Patient Wirkungen und therapeutische Nutzen selbst beurteilt beziehungsweise welche Bedeutung er der Wirkung und dem Nutzen beimisst. So sind im Falle der ‚klingenden Waschung' in der Regel die rein körperlichen Wirkungen (wie Gesichtsrötung, Senkung der Atemfrequenz) für den Patienten ohne Relevanz, sofern sie für ihn überhaupt wahrnehmbar sind. Die leiblichen Wirkungen (wie entspannt oder umhüllt sein) hingegen haben größere Bedeutung, da sie schon per Definition eine Beziehung zum eigenen Leib-Empfinden und Leib-Sein darstellen. Noch größere Relevanz für den Patienten haben die seelischen Wirkungen (wie Gelassenheit, Freude und andere). Diese sind nicht mehr eng an den Leib gebunden und haben den größten Erlebniswert. Sie beeindrucken den Patienten besonders, indem sie für den Moment Leiden lindern und die Stimmung verbessern. Die größte Bedeutung für den Patienten entfalten allerdings die geistigen Wirkungen (beispielsweise Vertrauen oder Respekt). Sie werden als den Leib transzendierend wahrgenommen. Sie können deshalb durch den Patienten auch erinnernd (wieder) hervorgerufen werden, selbst wenn eine Verschlechterung der körperlichen Verfassung eintritt. Die Erinnerung an einen Zustand zum Beispiel des Vertrauens, des Respekts oder der Dankbarkeit kann diesen vergegenwärtigen und aktualisieren, auch wenn die auslösende Behandlung (hier die ‚klingende Waschung') schon in größerer zeitlicher Ferne liegt. Wenn diese aktive Aktualisierung des Erlebten in der Erinnerung des Patienten gelingt, wirkt die Intervention nachhaltig. Letztlich könnte die ‚klingende Waschung' sogar (unter dem aktuellen Leiden verschüttete) Erlebnisse wiedererwecken, die der Patient in der Vergangenheit, etwa in seiner Kindheit, bereits als Geborgenheit, Freude, Respekt erlebt hatte und nun ‚vergegenwärtigt'. Tatsächlich beschreiben sowohl Patienten wie auch Probanden ihre Erlebnisse mit Begriffen, Bildern und Vergleichen aus der Kindheit oder ihrem spirituellen Leben (‚Diese Geborgenheit habe ich zuletzt als Kind erlebt' oder ‚Der Respekt, den ich in der Behandlung erlebt habe, erinnert mich an die Fußwaschung Christi').*"[15] Dieses Perspektive ist deshalb so bemerkenswert, weil sie ursprünglich erwartete

Zielparameter (Outcomes) wie die Besserung von Beschwerden durch Parameter erweitert, die der Patient erst während der Behandlung wahrnahm. Hieraus ergeben sich neue Schlussfolgerungen für die Wirkungsweise und damit auch für die Indikation einer Anwendung.

„Die Fähigkeit des Patienten, elementare positive (leibunabhängige) Erlebnisse von Seele und Geist aus eigener Kraft aufzurufen, ist eine wichtige salutogenetische Kompetenz. Sie ist Grundlage der seelischen Widerstands- und Abwehrkraft beziehungsweise Resilienz. Indem die ‚klingende Waschung' durch Wasser, Wärme, Berührung sowie Haltungen der Zuwendung, des Respekts und der Achtsamkeit elementare Erlebnisse vermittelt, vermag sie den Patienten wieder an die Schichten des Urvertrauens, des Eins-Seins mit sich selbst, der Behaglichkeit und der Sicherheit heranzuführen. Die Wiederverbindung mit diesem ‚Urgrund' weckt Assoziationen an den lateinischen Begriff ‚re-ligere' (‚wieder-verbinden'), also den etymologischen Ursprung des Wortes ‚Religion'. Viele Patienten charakterisieren die ‚klingende Waschung' dann auch als ‚heilige Handlung' oder glauben, in ihr einen rituellen Akt zu erkennen."*[16]

Diese Beobachtung und Beschreibung der Wirkungsweise einer äußeren Anwendung im Sinne des ökologischen Modells liefert keinen Wirksamkeitsnachweis im naturwissenschaftlichen Sinn. Charakter und Typus einer äußeren Anwendung lassen sich so aber gut beschreiben. Sie leistet für die Indikationsstellung, die Durchführung und die Modifikation der Anwendung wertvollere Hilfe als die statistische Feststellung, dass eine Anwendung im Falle einer Indikation „X" bei einem bestimmten Prozentsatz von Patienten zu einer Symptomlinderung führt.

6.1 Cognition-based Medicine (Einzelfallstudien)

Der heutige Goldstandard wissenschaftlicher Studien in der Medizin ist der randomisierte, kontrollierte Versuch (RCT = Randomized Controlled Trial). Dabei wird eine zu untersuchende Gruppe von Patienten nach dem Zufallsprinzip einer Behandlung zugeordnet, Randomisierung genannt. Eine andere, ebenfalls zufällig ausgewählte Gruppe erhält entweder eine Scheinbehandlung (Placebo) oder eine Behandlung mit einer anderen als wirksam erachteten Methode. Das RCT gilt als die höchste Qualitätsstufe der evidenzbasierten Medizin (EBM = Evidence Based Medicine). Gute RCT-Studiendesigns sind extrem zeit- und kostenaufwändig und deshalb bisher für die Erforschung äußerer Anwendungen nur selten angewendet worden. In der Pflegewissenschaft sucht man folglich nach anderen Methoden, um Wirksamkeitsnachweise für äußere Anwendungen zu erhalten. Hierbei kommen meist beschreibende, qualitative Forschungsmethoden zum Einsatz. Besondere Beachtung hat dabei in den letzten Jahren ein Verfahren

* Unter Resilienz versteht man die Fähigkeit, Krisen im Lebenszyklus unter Rückgriff auf persönliche und sozial vermittelte Ressourcen zu meistern und als Anlass für die eigene Entwicklung zu nutzen. [→ Welter-Enderlin, R., Hildenbrandt, B. (Hrsg.): Resilienz. Gedeihen trotz widriger Umstände. Carl-Auer Verlag Heidelberg 2006]

gefunden, das es ermöglicht, aus Einzelfallbeschreibungen ein hohes Maß an Evidenz für medizinische Verfahren zu generieren, die sogenannte Cognition-based Medicine:

„Cognition-based Medicine ist ein neu entwickeltes methodologisches System wissenschaftlicher Medizin. Ausgangselement ist die kriteriengestützte, valide und verlässliche Wirksamkeitsbeurteilung am individuellen Patienten. Diesbezügliche Prinzipien und vielfältige Kriterien wurden analysiert und expliziert. CBM ermöglicht eine methodologische Professionalisierung des ärztlichen Urteils sowie eine Explikation von ärztlicher Erfahrung und ärztlicher Expertise. CBM-Studiendesigns erweitern das bisherige Spektrum klinischer Forschung; sie reichen vom kriteriengestützten therapeutischen Kausalerkennen bis zu neuen Evaluationsformen in Kohortenstudien.“[17]

Der sorgfältig, nach den Beobachtungskriterien der CBM recherchierte und dokumentierte Einzelfall ist auch eine geeignete Methode, die äußeren Anwendungen (für die bisher keine einheitlichen Durchführungsbeschreibungen vorliegen) einer wissenschaftlichen Betrachtung zu unterziehen. Besonders Fragestellungen mit gut definierbarem und messbarem Outcome, wie z.B. Schmerz oder Erschöpfung, wären mit vergleichsweise geringem Aufwand am Einzelfall zu belegen.

6.2 Evaluation von äußeren Anwendungen in der Praxis

Wer äußere Anwendungen durchführt, ist gehalten, Ergebnisse zu evaluieren und zu dokumentieren. Für die Sammlung und Darstellung der charakteristischen Wirkungen erwiesen sich folgende Beobachtungsfelder als hilfreich:

- Aktuelle Schmerzen und Beschwerden
- Wärme (Wärme- und Kältezonen am Körper)
- Atmung (tief, oberflächlich, Brust- oder Bauchatmung)
- Haut (trocken, feucht, rissig, spröde, gerötet, entzündet, ödematös, ...)
- Ausscheidungen (Schweiß, Speichelfluss, Harndrang, Stuhldrang)
- Körperspannung (euton, schlaff, kraftlos, drahtig, verkrampft)
- Stimmung und Bewusstsein (ausgeglichen, „Dur“, „Moll“, heiter, ausgelassen, betrübt, traurig, depressiv, verträumt, verschlafen, müde, schlafend, wach, gereizt)

Je nach Anwendung kommen weitere Beobachtungsfelder wie Puls oder Blutdruck hinzu, oder aber unerwartete Reaktionen, die der Patient äußert oder der Behandler beobachtet.

Folgende Beispiele zeigen ein Formular, das für die Behandlung mit Rhythmischen Einreibungen zum Einsatz kommt und der Dokumentation eines Behandlungsverlaufes dient, sowie ein Formular zur Evaluation von Rhythmischen Einreibungen. Die Sammlung und Auswertung einer größeren Anzahl von Behandlungsprotokollen ermöglicht Schlussfolgerungen über die Wirksamkeit einer Methode. Ein bedarfsweise modifizierter Beobachtungsbogen lässt sich auch für die Behandlung mit anderen äußeren Anwendungen einsetzen.

Pat.-Name, Geb.-Datum	Diagnose
Behandlung Nr.	
Anwendung / Substanz	
Indikation / Wunsch / Ziel der Behandlung	

	vor Behandlung	während / nach Behandlung
Wärme Schmerz	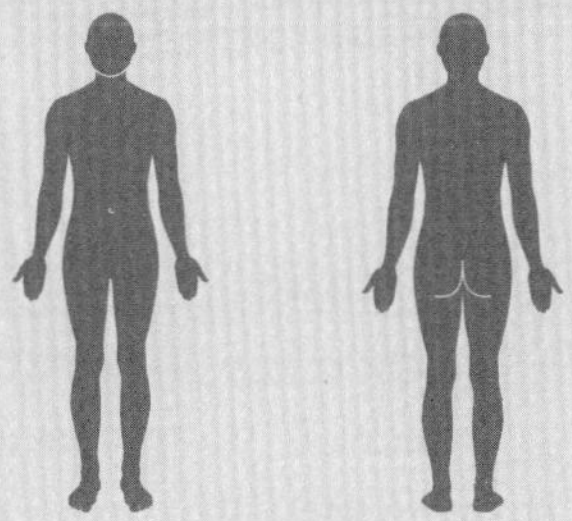	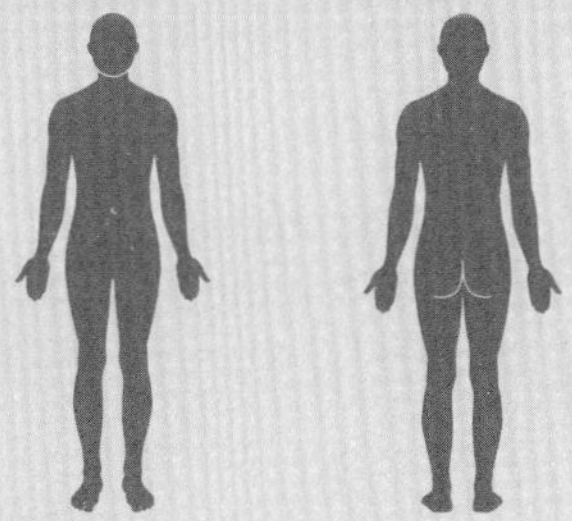
Atmung		
Haut		
Ausscheidung		
Spannung		
Stimmung		
Besonderes		
Menschenkundlich-pflegerische Einschätzung		
Datum, Unterschrift		

Abb. 2: Behandlungsprotokoll Rhythmische Einreibungen, entwickelt von Monika Layer

Pat.-Name, Geb.-Datum	
1 **Lokalisation der Einreibung** z.B. Schulter	
2 **Verwendetes Präparat** z.B. *Cuprum met. praep. 0,4 %* Salbe	
3 **Art der Einreibung** z.B. Fünfstern-Einreibung	
4 **Grund der Einreibung** Mehrfachnennung möglich, jeweilige Symptome unterstreichen	o Kälte, Angst, sich nicht im Körper fühlen o Starre, Schmerz, Überreizung o Stauung, unbelebtes Gewebe, Schweregefühl o Wahrnehmungsstörung, Empfindungsstörung o sonstiger Grund:
5 **Ziel der Einreibung** Mehrfachnennung möglich	o Durchwärmen o „Durchlichten“, in die Leichte* bringen o Beleben, ins Strömen bringen o Hüllen, Gestaltempfindung fördern o sonstiges Ziel:
6 **Befinden 5 Minuten nach der Behandlung** Veränderung bezüglich 4	o verschlechtert o unverändert o leicht gebessert o deutlich gebessert o keine Beschwerden mehr o sonstige Reaktionen:
7 **Befinden ab 2 Stunden nach der Behandlung** Veränderung bezüglich 4	Zeitpunkt nach der Behandlung: Reaktionen: o verschlechtert o unverändert o leicht gebessert o deutlich gebessert o keine Beschwerden mehr o sonstige Reaktionen:
Datum, Unterschrift	

Abb. 3.: Formular zur Evaluation von Rhythmischen Einreibungen

* „Leichte“ meint hier eine Empfindung, in der sich beispielsweise Gliedmaßen leicht und luftig anfühlen, ohne dass sie zu „entschweben“ drohen. Diese Empfindung ist meist auch mit einer hellen, lichten Stimmung verbunden, weshalb „leichten“ und „lichten“ durchaus „poetisch“ verstanden werden dürfen.

Der nebenstehende Evaluationsbogen bezieht sich nicht primär auf medizinische Diagnosen oder Symptome. Er ist auch nicht auf deren Behandlung ausgelegt, sondern ordnet vielmehr bestimmte Phänomene den vier Wesensgliedern zu und bezieht die Wirkung der Anwendung wiederum auf Veränderungen an den Wesensgliedern.

Wesensglied / Element	Grund der Einreibung	Ziel der Einreibung
Ich „Feuer“	Kälte, Angst, sich nicht im Körper fühlen	Durchwärmen
Astralleib „Luft“	Starre, Schmerz, Überreizung	Durchlichten, durchluften, in die Leichtigkeit bringen
Ätherleib „Wasser“	Stauung, unbelebtes Gewebe, Schweregefühl	Beleben, ins Strömen bringen
Physischer Leib „Erde“	Wahrnehmungsstörung, Empfindungsstörung	Hüllen, Gestaltempfindung fördern

Tab.: Beobachtungsfelder nach den vier Wesensgliedern

6.3 Vademecum Äußere Anwendungen

Eine Sammlung von Erfahrungsberichten mit äußeren Anwendungen liegt im sogenannten „Vademecum für Äußere Anwendungen“ vor, welches das *Internationale Forum für Anthroposophische Pflege* als Webseite veröffentlicht hat.* Es enthält – geordnet nach Substanzen, Indikationen und Anwendungsformen – zahlreiche äußere Anwendungen, die in der anthroposophischen Pflege und Medizin zum Einsatz kommen. Auch einige detaillierte Durchführungsbeschreibungen und Fallberichte finden sich auf der Webseite.

Das Vademecum lebt von den Erfahrungsberichten mit äußeren Anwendungen, die Pflegende, Therapeuten und Ärzte an die Redaktion einsenden.

Die Veröffentlichung verläuft nach folgendem Prozess:

- Der Anwender gibt seine Erfahrungen in einen online verfügbaren Dokumentationsbogen ein.
- Die Redaktion bearbeitet den Erfahrungsbericht und prüft die Plausibilität der Angaben.
- Bei Bedarf erfolgt eine Rücksprache mit dem Autor.
- Der Erfahrungsbericht erscheint online.

* www.pflege-vademecum.de (Abfrage Juni 2017).

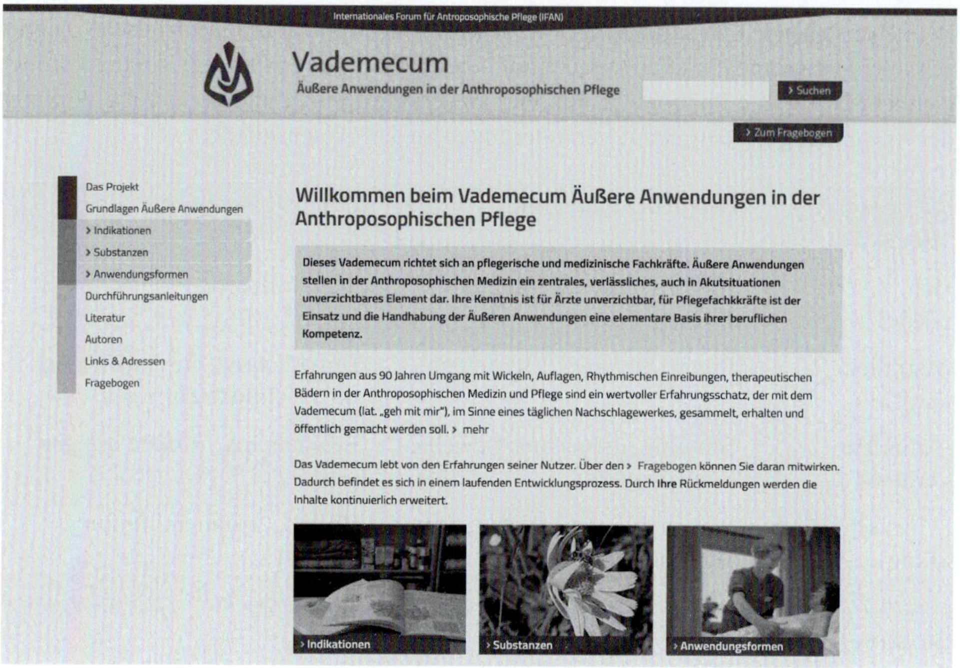

Abb. 4: Startseite von www.pflege-vademecum.de

Das Vademecum ist damit nicht nur eine Quelle, um sich Anregungen für Indikation und Durchführung äußerer Anwendungen zu holen. Es sollte sich auch zu einem lebendigen Forum für den Erfahrungsaustausch und langfristig zu einem Qualitätssicherungsinstrument für äußere Anwendungen entwickeln. Experten für äußere Anwendungen sind herzlich eingeladen, ihre Erfahrungen zu teilen.

SCHAFGARBEN-LEBERWICKEL

SUBSTANZ:

Schafgarbentee

LEITGEDANKE:

Der feucht-heiße Leberwickel unterstützt die Leberfunktion so, dass unangenehme Auswirkungen einer belasteten Leber wie Schlafstörungen, depressive Stimmung, Antriebslosigkeit und auch Leberkapselschmerzen, wohltuend beeinflusst werden.

INDIKATIONEN:

- Verdauungsbeschwerden und Verdauungsschwäche
- Unterstützung des aufbauenden Leberstoffwechsels
- Anregung der Entgiftung etwa beim Fasten, nach Antibiose, Chemotherapie
- Allgemeine Erschöpfung
- Alkoholentzug

- Depressionen
- Leberkapselschmerz
- Schlafstörungen: Tag-Nacht-Rhythmus-Umkehrung, Einschlaf- und Durchschlafstörung, vor allem bei nächtlichem Aufwachen zur „Leberzeit" (gegen 3 Uhr morgens)
- Chronische Hepatitis
- Leberzirrhose
- Hepatozelluläres Karzinom
- Lebermetastasen
- Reizdarmsyndrom

DURCHFÜHRUNGSBESCHREIBUNG

MATERIAL:

- Tee zubereiten: 3 Teelöffel Schafgarbenkraut mit Blüten mit ½ Liter kochendem Wasser überbrühen und 3 bis 5 Minuten zugedeckt ziehen lassen
- Mullwindel (oder Baumwolltuch) für heiße Auflage auf die benötigte Größe falten (ca. 12 x 20 cm), dann aufrollen
- Ein Abdecktuch (z. B. Mullwindel oder Frottee-Handtuch) so falten, dass es etwas größer als die abzudeckende Windel ist.
- Langes Wolltuch, Moltontuch oder Badetuch
- Schüssel
- Vor dem Anlegen des Wickels unbedingt für warme Füße sorgen
- Bei Bedarf Gummihandschuhe zum Auswringen

DURCHFÜHRUNG:

- Material vorbereiten
- Patient vorbereiten
- Wolltuch unter den Rücken legen
- Vorbereitete Mullwindel in die Schüssel legen
- Je gründlicher man das heiße Tuch auswringt, umso heißer kann der Wickel angewendet werden!

Ab jetzt zügig arbeiten, damit die feuchte Kompresse nicht vorzeitig auskühlt. Die Lebergegend möglichst heiß „anfächeln"*, bis der Patient die Hitze toleriert (die Leber wird vom rechten Rippenbogen zu zwei Dritteln überdeckt)

- So heiß wie möglich auflegen, ohne eine Verbrennung zu verursachen. Die Temperatur ist von Patient zu Patient individuell sehr unterschiedlich.
- Das Abdecktuch darüber legen
- Das Wolltuch möglichst fest und faltenfrei um den Oberbauch des Patienten wickeln

---

* „Anfächeln" bedeutet, die heiße Kompresse vor der Berührung mit der Haut mehrfach in raschen, rhythmischen Bewegungen auf die Körperoberfläche zu- und wegbewegen. Hierdurch kühlt die Kompresse auf eine verträgliche Temperatur ab und gleichzeitig gewöhnt sich die Haut an die Wärme.

ANWENDUNGSZEIT:

- 30 Minuten

Achtung: Sobald der Patient friert oder die Auflage als zu kühl empfindet, sollte man den Wickel entfernen.

- Anschließend feuchte Wickelteile herausziehen (Mullwindel und Abdecktuch), ohne das Wolltuch zu öffnen.
- Dabei leise und behutsam vorgehen, um die Wickelruhe nicht zu stören.

NACHRUHE:

20–30 Minuten oder so lange, wie es für den Patienten angenehm ist

NACHBEREITUNG:

Die Mullwindel auswaschen, auswringen und alle Tücher zum Trocknen aufhängen.

Beurteilungssicherheit	Bei vielen Patienten bewährt
Dosierung	1 mal täglich bis 2 mal wöchentlich • Mittags anwenden: bei Verdauungsbeschwerden und Übelkeit, zur „Entgiftung“ • Abends anwenden: bei Erschöpfungszuständen, Anregung des aufbauenden Leberstoffwechsels, Schlafstörungen
Wirkungseintritt	• Schon nach / bei der ersten Anwendung: Schmerzreduktion bei Leberkapselschmerz, entblähende Wirkung • Bei Entgiftung, bei Schlafstörungen und bei Schwächezuständen: nach mehreren Tagen bis mehreren Wochen
Therapiedauer	Mindestens 4 Wochen, bei Bedarf auch länger
Weitere Therapieempfehlungen	Alternativ ist auch die Schafgarben-Ölauflage möglich.
Warnhinweise	Nicht anwenden bei: • Akuten Entzündungen • Plötzlich auftretenden Bauchschmerzen unklarer Genese • Fieber • Verdacht auf innere Blutungen • Akutem Abdomen

Abb. 5: Durchführung eines Schafgarben-Leberwickels, beschrieben im „Vademecum Äußere Anwendungen“[18]

Kategorie	Beispiel für Lernziele	Empfohlener Lernweg
Handwerk	Sie können eine Ingwer- und eine Senf-Anwendung so durchführen, dass die typischen körperlichen und seelischen Wirkungen eintreten.	A
Eigenes Lernziel		
Beziehung	Sie können sich selbst bei der Durchführung einer äußeren Anwendung zur inneren Ruhe bringen.	B
Eigenes Lernziel		
Wissen	Sie kennen die vier Wirkprinzipien der äußeren Anwendungen.	C
Eigenes Lernziel		

Literatur

1 Fringer, A., Layer, M., Widmer, C. et al.: Äussere Anwendungen in der Pflege. Eine Review gestützte Definitionsentwicklung. Konferenzpapier der FHS St.Gallen / Hochschule für Angewandte Wissenschaften St. Gallen 2015. Download über www.researchgate.net/publication/283341981_Aussere_Anwendungen_in_der_Pflege_Eine_Review_gestutzte_Definitionsentwicklung.

2 Rozumek, M.: Tria Principia. In: Meyer, U., Pedersen, P. (Hrsg): Anthroposophische Pharmazie. Grundlagen, Herstellprozesse, Arzneimittel. Salumed Verlag Berlin 2016. S. 66–69.

3 Ebd.

4 Steiner, R.: Meditative Betrachtungen und Anleitungen zur Vertiefung der Heilkunst (GA 316). Rudolf Steiner Verlag Dornach 2008. Vortrag vom 5.1.1924

5 Steiner, R.: Geisteswissenschaft und Medizin (GA 312). Rudolf Steiner Verlag Dornach 1985. Vortrag vom 5.4.1920. S. 296–311.

6 Glaser, H., Heine, R., Sauer, M. et. al.: Praxisintegrierte Studie zur Darstellung der Frühwirkungen von Ingwer als Äußere Anwendung. Verband für Anthroposophische Pflege 2001. Infobroschüre anzufordern über mail@vfap.de.

7 Bertram, M.: Der Therapeutische Prozess als Dialog. Strukturphänomenologische Untersuchung der Rhythmischen Einreibungen nach Wegman / Hauschka. Inaugural-Dissertation Witten/Herdecke 2005. Pro Business Verlag Berlin 2005.

8 Bertram, M., Kolbe, H. J.: Entwurf eines ökologischen Modells therapeutischer Prozesse. In: Bertram, K., Kolbe, H. J. (Hrsg.): Dimensionen therapeutischer Prozesse in der Integrativen Medizin. Springer Verlag Wiesbaden 2016.

9 Heine, R.: Die Klingende Waschung. In: Ebd. S. 126–129.

10 Ebd.

11 Ebd. S. 127.

12 Ebd.

13 Ebd. S. 127 f.

14 Ebd. S. 128.

15 Ebd. S. 128 f.

16 Ebd. S. 129.

17 Kiene, H.: Was ist Cognition-based Medicine? In: Zeitschrift für ärztliche Fortbildung und Qualität im Gesundheitswesen 2005; 99. S. 301–306.

18 www.pflege-vademecum.de/schafgarben_leberwickel.php (Abfrage Juni 2017).

Aus den Arbeitsfeldern der Pflege

KAPITEL XVI

Schwangerschaft, Geburt und Wochenbett als Stufen zur Menschwerdung

ANNA WILDE · REGULA MARKWALDER

Das Kapitel stellt Schwangerschaft, Geburt und Wochenbett aus dem anthroposophischen Menschenverständnis heraus dar und zeigt pflegerische Hilfestellungen für die Schwangere auf.

→ Lernziel siehe Seite 435

1. Wann beginnt eigentlich das menschliche Leben?

Eine Frage, die Mütter und Väter, Theologen wie Wissenschaftler, Gynäkologen, Schriftsteller, Philosophen seit jeher beschäftigte, die Gemüter bewegte, die Geister erhitzte, zu Diskussionen und Kontroversen Anlass gab und immer noch gibt. Eine Frage, die von den gesellschaftlichen, religiösen und wirtschaftlichen Veränderungen im Lauf der Geschichte geprägt wurde. Gibt es überhaupt einen Zeitpunkt, den man als Lebensbeginn bezeichnen könnte? Diese Frage ist eng verknüpft mit der Frage nach der Menschwerdung, die Leben und Tod umfassen und darüber hinausführen kann. Zunächst versteht man die „Menschwerdung" in der Regel als die Embryonalentwicklung im Mutterleib. Alle diejenigen jedoch, die sich innerlich berühren lassen vom Anblick, von Tönen, vom Duft, von der Ausstrahlung eines neugeborenen Kindes, können bestätigen, dass dieses Kind kein unbeschriebenes Blatt ist. Dieses Wesen ist nicht ausschließlich das Produkt eines biologischen Vorganges, das aus dem Vererbungsstrom seiner Eltern, seiner Vorfahren und seines Volkes hervorgeht, sondern es hat als Wesen bereits einen Weg hinter sich. Viel wird heute von der Unsterblichkeit der Menschenseele gesprochen und geschrieben. Beschäftigen wir uns mit dem Anfang des Erdenlebens, so taucht dementsprechend die Frage nach dem Ungeborensein, der Vorgeburtlichkeit, der Präexistenz auf: Wo liegt der Ursprung des menschlichen Wesens? Im Wort „Menschwerdung" ist einer der wesentlichen Aspekte enthalten: das Werden, die Entwicklung, die Verwandlung, der Weg. Wir alle haben schon mehr oder weniger nahe erlebt, wie grundlegend sich alles mit der Geburt eines Kindes verändert. Nehmen wir auch seine ersten, zarten Ankündigungen wahr?

Bei Geburt und Tod kann es sich eigentlich nicht um einen Anfang bzw. ein Ende, als vielmehr um Übergänge, um Tore von einem Zustand in einen anderen handeln, um Umschlagpunkte zwischen zwei verschiedenen Daseinsformen. Der eigentliche Geburts- bzw. Todesmoment ist ein Augenblick, dauert oft nur Bruchteile von Sekunden, in deren Intensität sich Vergangenheit und Zukunft in der Gegenwart begegnen. Das ist der Moment, in dem der Mensch seinen Blick zurückwirft auf das Gewesene, das

Zurückgelegte und ihn gleichzeitig in die Zukunft schickt, vorausblickend auf das Kommende, Bevorstehende.

1.1 Was geschieht bei den Schwellenereignissen von Geburt und Tod?

Was verwandelt sich? Beim kranken, sterbenden Menschen beobachten wir, dass sich sein Leib immer mehr dem Irdischen zuneigt. Im Moment des Todes wird der physische Leib Leichnam und zerfällt. Das Lebentragende, das Seelische und das Geistige aber zerfallen nicht. Gemäß dem Gedanken der Wiederverkörperung, der Reinkarnation, beschrieb Rudolf Steiner, wie sich diese drei höheren Wesensglieder des Menschen auch nach dessen physischem Tod weiterentwickeln.

Patienten, die klinisch tot waren und wieder zum Leben zurückgekehrt sind, erzählen von Momenten ausgebreiteter Erinnerungsbilder ihres bisherigen Lebens. Ihre Vergangenheit liegt als Lebensrückschau, als objektives Lebenstableau vor ihnen. Diese Erlebnisse stehen in Verbindung mit dem Freiwerden, dem Herauslösen des Lebensleibes aus dem physischen Leib. So wie der physische Leib zur Erde zurückkehrt, so wird des Menschen Lebensleib vom Kosmos aufgenommen. Die erworbenen Fähigkeiten dieses Lebensleibes lösen sich nicht auf, sondern bleiben bestehen.

Auf der nächsthöheren Stufe befreit sich der Seelenleib aus der physischen Bindung und der Verstorbene erlebt, was er anderen während seines Lebens an Glück und Leid zugefügt hat. Konsequent und exakt wird das Leben bis zum Moment der Geburt hin auf diese Weise rückwärts erfahren.

Erlebnisse solcher Art erwecken und verstärken zunehmend das Bedürfnis, durch ein erneutes Erdenleben Ausgleichsmöglichkeiten zu schaffen. Dieses Bedürfnis wandelt sich in ein Sehnen, ein Drängen; das Ich will wieder zur Erde, um Geschehenes auszugleichen, seinen Impulsen zu folgen.

Das Ich schafft die Verbindung vom einen zum andern Leben, indem es durch die Erfahrung des vergangenen Daseins mit Hilfe geistiger Wesenheiten, das heißt mit Engeln, seinen zukünftigen Leib mitgestaltet. Dieser wird ihm in seinem neuen Leben als geeignetes Werkzeug für die dort zu lösenden Aufgaben zur Verfügung stehen. Auf seinem Weg zur neuen Geburt nimmt das geistige Urbild des Menschen auch die in den vorangegangenen Erdenleben erworbenen Fähigkeiten wieder auf.

Durch die Empfängnis wird der von den Eltern zur Verfügung gestellte physische Leib zum Gefäß für das sich herabsenkende Wesen. Die sich inkarnierende Individualität verbindet sich vom Moment der Befruchtung an mit dem entstehenden physischen Leib und tritt damit in den Zusammenhang mit dem Vererbungsstrom eines Volkes, einer Familie. Ab etwa der dritten Woche greift diese Individualität mehr und mehr in die physische Embryonalentwicklung ein. Eine Vielzahl von Kräften wirken an diesem geheimnisvollen, für unser Denken kaum nachvollziehbarem Werden mit.

Ähnlich wie bei der Lebensrückschau, die unmittelbar nach dem Tode erfahren wird, findet vorgeburtlich eine Vorschau auf künftige Lebensmöglichkeiten statt. Dieses Wissen gerät normalerweise in Vergessenheit.

Lassen wir also diese Betrachtungen im Hintergrund mitschwingen, wenn wir nun auf Schwangerschaft, Geburt und Wochenbett schauen.

2. Die Schwangerschaft

In keiner Situation des Lebens findet man eine derartige Verbindung zwischen zwei Wesen, wie zwischen Mutter und Kind in der Erwartungszeit.

Dies betrifft nicht nur die physischen Zusammenhänge. Es besteht gleichsam ein sensibles Wechselspiel auf seelisch-geistiger Ebene zwischen der werdenden Mutter und dem wachsenden Kind.

Noch weiß die Frau vielleicht nichts von ihrer Schwangerschaft. Durch die Veränderungen, die sie an ihrem Organismus erlebt, wird sie bald darauf hingewiesen. An leisere Ankündigungen erinnert sie sich oft erst im Nachhinein.

Die Schwangerschaft lässt sich in drei Hauptabschnitte gliedern:

Die ersten drei Monate

In den ersten drei Monaten treten zum Teil unangenehme Erscheinungen physischer und seelischer Art auf. Diese „Einnistungszeit“ kann die Frau in unausgeglichene, verletzbare, labile und launische Zustände bringen. Die Auseinandersetzung zwischen beiden Wesen vermag sich in Unwohlsein und Übelkeit der Mutter auszudrücken. In dieser ersten Zeit findet geradezu ein „leiser Kampf“ statt zwischen der Frau, die gewohnt war, als Einzelwesen zu existieren, die ihre Unabhängigkeit zu erringen suchte, und jenem anderen Geschöpf, das in der Mutter sich entwickeln will. Die Frau wird sozusagen aus ihrer Leiblichkeit etwas herausgedrängt, das Kind hingegen steigt herab aus dem Übersinnlichen und bildet seinen irdischen Leib mehr und mehr aus. Beide Wesen bewegen sich aufeinander zu, lernen sich gegenseitig kennen.

Dieses Herausgehoben-Sein über sich selbst ist vielleicht einer der Gründe für die großen Veränderungen, die die schwangere Frau erlebt. Der Wandel verlangt nach Verständnis, nach liebevoll verstehendem Mitgehen. Eine Prise feinen Humors wirkt oft Wunder. Im Unterleib der Frau herrscht eine kreative Aktivität, die auch ihre anregende Wirkung auf das Nerven-Sinnes-System hat: es können „Übergeschmäcke, Übergerüche, Überfantasien“ auftreten. Wer kennt sie nicht, diese hochakuten Gelüste nach Sauerkraut oder Erdbeereis, nach Hering oder Sachertorte, nach Essiggurken oder Cremeschnitte? Ein werdender Vater kann sich dieses Gebiet zu einem persönlichen Anliegen machen und auf diese Weise das Wohlbefinden der Frau und des sich entwickelnden Kindes positiv beeinflussen.

Das mittlere Trimenon

Der mittlere Abschnitt einer Schwangerschaft bedeutet für die Frau und ihre Nächsten oft eine ausgeglichenere, gesundende Zeit. Die Vorstellungen werden konkreter, die physischen Unannehmlichkeiten der ersten Zeit sind meist abgeklungen. Eine stille, innere Freude wächst. In diese Zeit fällt auch die Suche nach dem geeigneten Platz für die Geburt. Die praktischen Vorbereitungen beginnen. Fragen, Wünsche, Vorstellungen, vielleicht auch Ängste bezüglich des Geburtsgeschehens sind für offene, empfängliche Ohren dankbar.

Die letzten drei Schwangerschaftsmonate

Gegen Ende der Schwangerschaft, wenn das Kind schon einen erheblichen Teil seiner körperlichen Entwicklung vollzogen hat, verändert sich das Erleben der Frau nochmals; so wie ihr Kind irdischer wird, an Leiblichkeit zunimmt, fühlt sie verstärkt ihre eigene Schwere. Die Beine sind abends heiß und geschwollen, der Rücken schmerzt, die Bewegungen werden beschwerlicher. Durch die Verlagerung des Körpergewichtes muss ein neues Gleichgewicht gefunden werden. Störungen oder krankhafte Veränderungen treten also gehäufter im ersten und letzten Drittel der Schwangerschaft auf.

Werdende Eltern beschäftigen sich mehr und mehr mit der Frage nach der „Pflege" der Schwangerschaft sowie einer geeigneten Geburtsvorbereitung. Ein großes, vielfältiges Angebot steht zur Verfügung. Die Frau erlebt die Schwangerschaft als einen leiblichen wie auch seelisch-geistigen Vorgang. Dementsprechend suchen die Eltern zunehmend Zugang zu beiden Bereichen. So soll unabhängig von speziellen Methoden die Grundhaltung aller Bemühungen im Begleiten einer Schwangerschaft darauf ausgerichtet sein, Raum zu schaffen für das, was in der werdenden Mutter angelegt ist an Gesundem, an echten Gefühlen und Empfindungen dem Kinde und sich selbst gegenüber. Die Geburtsvorbereitung regt die werdenden Eltern dazu an, diese Vorgänge zu verstehen, sich darüber auszutauschen und ermutigt sie, ihre Fragen, Ängste und Unsicherheiten auszudrücken.

Der praktische Teil gibt Anregungen, den Unannehmlichkeiten der Schwangerschaft zu begegnen und bietet Übungen an, die den Geburtsfortschritt durch aktive Mitarbeit fördern. Oft sind diese Kurse vor allem für die berufstätige Frau ein Zeitraum, in dem sie ungeteilt sich selber und ihrem Kinde gehört: ein sehr wertvoller Aspekt der Geburtsvorbereitung.

Aber auch die innere Welt, die innige Verbundenheit, das leise Gespräch zwischen der Mutter, den Eltern, dem Kind will gepflegt werden.

> Was eine schwangere Frau in ihren Gedanken, ihren Gefühlen, ihren Handlungen trägt, hat ebenso Einfluss auf das Gedeihen des Kindes wie die Ernährung über die Plazenta.

Jede Frau wird herausspüren, wie sie ihrem Kind nahe sein kann. Oft ist zu beobachten, dass sich durch die Erwartungszeit neue Wahrnehmungsbereiche öffnen: ihr fallen Dinge und Menschen auf, an denen sie bisher vorbeigeschaut hatte; die Schwangerschaft als Zeit, in der die werdende Mutter mehr sehen, mehr hören, mehr zwischen den Zeilen lesen kann. Was sich hier der Mutter offenbart – kann es als Botschaft des Kindes verstanden werden?

Eine Anregung zur inneren Begegnung mit dem Kind können Madonnenbilder geben. Eine besondere Innigkeit birgt die „Sixtinische Madonna" des Malers Raffael (1483–1520). Das Original ist in Dresden in der Gemäldegalerie Alte Meister zu finden.

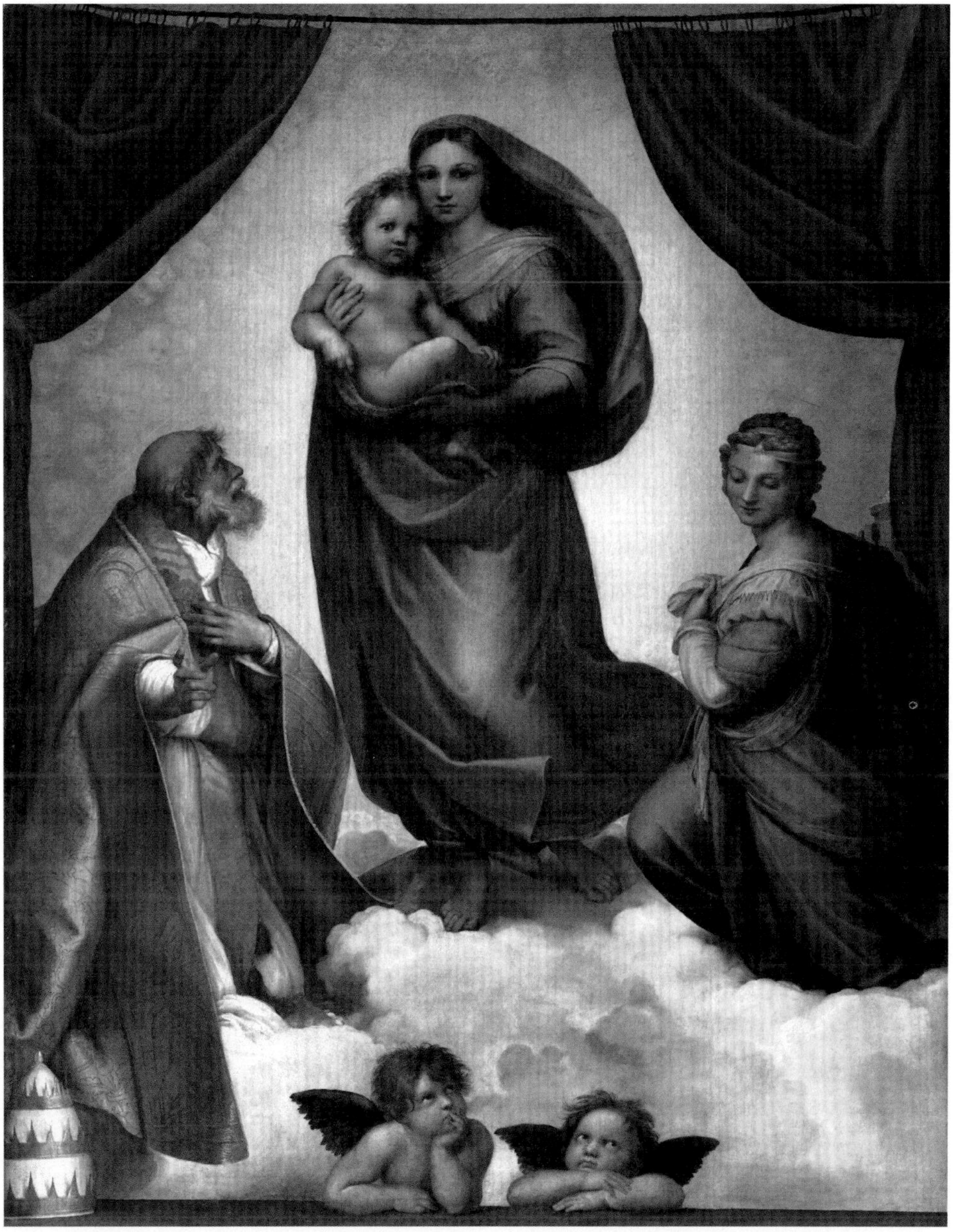

Abb.: Raffael (1483–1520): Die Sixtinische Madonna, Gemäldegalerie Alte Meister, Staatliche Kunstsammlungen Dresden, Foto: Elke Estel / Hans-Peter Klut

Aus dem Hintergrund einer strahlend-glänzenden Lichtwelt kommend, trägt die Madonna das Kind zur Erde. Das Kind löst sich aus der Gemeinschaft mit den als Engelsköpfchen dargestellten, himmlischen Wesen: Abschied nehmend schauen sie dem Lichtkind auf dem Weg zur Menschengemeinschaft nach. Die Madonna hält es auf der einen Seite am warm-rotleuchtenden Herzen, von ihrer Hand gestützt und umhüllt von ihren Tüchern; auf der anderen Seite ist das Kind unmittelbar mit der Lichtwelt verbunden. Das Knie zur Erde hin gerichtet, deutet es auf seine Zukunft, sein irdisches Leben. Bei seinem Abstieg begegnet es zwei Gestalten. Die männliche schaut zurück: „Wo kommst du her?" Die weibliche fragt mit dem Blick zur Erde gewandt: „Wo gehst du hin?" Die Bewegung, die Dynamik ist ein wichtiges Element in diesem Bild. Zielsicher trägt uns die Madonna ihr Kind entgegen. Der Wind bläht ihre Gewänder. Noch wird sie mit ihrem Kind von Wolkengebilden getragen. Nach unten jedoch schließt ein holzartiger Balken das Bild ab, auf dem die Puttenengel als Zeichen unserer menschlichen Vorstellung von der himmlischen Welt dargestellt sind. Vor dieser irdischen Schwelle müssten wir als Betrachter stehenbleiben, wäre der grüne Vorhang zum Himmel nicht ein Stück weit geöffnet. An der Madonna geht das Wunder der Menschwerdung nicht ohne Zeichen vorbei: durch das Licht in ihrem Antlitz strahlt der Glanz der Sternenwelt. Ihre würdige Erscheinung zeigt die umhüllende, schützende, tragende Rolle der liebenden Mutter in aufrechter, freilassender Haltung.

Jede Schwangerschaft ist für die sinnliche Welt ein Geheimnis. Wohl sind veränderte Vorgänge sichtbar, erlebbar; das Eigentliche jedoch vollzieht sich im Verborgenen hinter dem Vorhang. Die Geburt, der Übergang vom vor-irdischen zum irdischen Leben, ist der Augenblick, in dem sich der Vorhang für Momente öffnet, damit das in der Schwangerschaft herangewachsene, gehütete Geheimnis in Erscheinung treten kann. Die „Sixtinische Madonna" stellt eine besondere Geburt, die Christgeburt, dar. Aber auch bei jeder irdischen Geburt blitzt der Himmel für Augenblicke auf. Eine Bildbetrachtung dieser Art kann zu einer heiltragenden Pflege der Schwangerschaft beitragen – wie auch eine Stütze und Kraftquelle für die Geburt bedeuten.

3. Die Geburt

Was geschieht eigentlich bei der physischen Geburt des Menschen? Es geht nicht darum zu beschreiben, wie dieses Ereignis verläuft: Keine Mutter wird die Geburten ihrer Kinder jedes Mal gleich empfinden, keine Hebamme kann sich auf Konstantes verlassen. Jede Geburt wird so einzigartig sein wie jeder Mensch, jeder Lebenslauf, auch wie jedes Sterben. Sie ist ein höchst geheimnisvoller, komplexer und vielschichtiger Prozess zwischen Mutter und Kind, auch zwischen Mutter, Vater und Kind, ja im allerweitesten Sinne zwischen Mensch und geistiger Welt. Sie kann von verschiedensten Gesichtspunkten, von mütterlicher oder kindlicher Seite, angeschaut werden. Sie stellt sich als religiöser, gesellschaftlicher, sozio-kultureller, medizinischer, hormoneller, biologischer und sexueller Akt dar.

In der Verborgenheit vor der äußeren Welt ruhte, wuchs und bewegte sich der Embryo umgeben von Hüllen verschiedenster Art: Eine erste Hüllenqualität hat das Fruchtwasser, das das Kind vor Erschütterung schützt, in der Schwerelosigkeit leben lässt. Von den beiden Eihäuten Amnion und Chorion umschlossen lebt das Kind in dieser Flüssigkeit. Hüllen sind Grenzen, sie ermöglichen aber auch Verbindungen. Durch die Nabelschnur ist das Ungeborene mit der Plazenta, dem Nähr- und Atmungsorgan schlechthin verbunden. Eine weitere Hülle um das werdende Leben bildet die Gebärmutter, und dies alles wird von der mütterlichen Bauchdecke umschlossen.

All diese Hüllen stößt das Kind bei der Geburt von sich. Was begegnet ihm? Was erwartet es? Zuerst wird es von Menschenhänden empfangen. Den Menschenhänden vertraut sich das Neugeborene vorbehaltlos an. Zu diesen Menschen – zu diesen Elternhänden will das Kind. Neugeboren liegt es auf der Brust der Mutter. Allmählich stellt sich ein Wohlbehagen, eine Zufriedenheit ein, wenn es nach dem großen Moment des Erblickens des Lichtes von den Händen der Eltern warm umfasst, berührt, getröstet und gehalten wird. Vielleicht beginnt das Kind ruhig und interessiert in seiner Umgebung herumzuschauen. Für die Zukunft der jungen Familie ist es von großem Wert, wenn sich die Blicke von Kind und Eltern in dieser erstaunlichen Wachheit der ersten Minuten begegnen können. Vor der Geburt hat das geistig-seelische Leben der Mutter, ihre Freude, ihre Sorge, ihre Liebe und ihr Interesse durch die vorher erwähnten Hüllen gewirkt. Nachdem diese nun abgestoßen sind, wirkt die geistig-seelische Zuwendung unter anderem durch die tätige Liebe der Elternhände. Die so gestaltete Begrüßung bekräftigt den Willen, den das Kind auf die Erde geleitet hat. Das Kind wird in diesem Schritt ermutigt und bestätigt, sodass es bis ins Leibliche hinein empfindet: „Es ist gut so – hier bleibe ich". Die ersten Lebensaugenblicke gehören zu den prägendsten des ganzen Lebens. Dies sind einige Gedanken zur Geburt als „Enthüllungserlebnis".

Wir wollen die Geburt noch aus einem anderen Blickwinkel betrachten. Im Mutterleib ist das heranwachsende Kind ganz von Flüssigkeit umgeben. Schon früh hat das Herz-Kreislauf-System begonnen, sich zu entwickeln und zu arbeiten.

Wie verhält es sich mit der Atmung? Die Plazenta sorgt für den Gasaustausch, das heißt sie versorgt den kindlichen Organismus mit Sauerstoff und transportiert die Schlackenstoffe wieder ab. Innerhalb des Mutterleibes sind die kindlichen Lungen noch nicht entfaltet, kleben förmlich aneinander. Noch hat keine Luft sie je berührt. Flüssigkeit bewegt sich auch in ihnen. Dies ändert sich im Moment der Geburt schlagartig. Durch die Enge des Geburtskanals wird die Flüssigkeit aus den Lungen gepresst und so Platz geschaffen, für ein anderes Element. In diesem Moment wird der Mensch zum Erdenwesen, hat er doch durch den ersten Atemzug, durch das regelmäßig werdende Ein- und Ausatmen den Schritt vom Wasser ans Land getan. Dass diese für das Leben elementare Veränderung sich vollzieht, hat nicht nur physiologische Bedeutung. Die biblische Schöpfungsgeschichte über die Erschaffung des Menschen deutet an, dass die Luft auch der Träger des Seelenhaften ist.

„Und Gott der Herr machte den Menschen aus einem Erdkloß und blies ihm ein den lebendigen Odem in seine Nase. Und also ward der Mensch eine lebendige Seele."

Erstes Buch Mose, 2/7

Ein weiterer Aspekt der Geburt darf im Rahmen dieser Ausführungen nicht unerwähnt bleiben. Die Geburtshilfe hat in den letzten Jahrzehnten gewaltige äußere Veränderungen durchgemacht. Von einer invasiv geprägten medizinischen Disziplin, in der die Manipulationsmöglichkeiten der Technik Faszination ausübten, schlug das Pendel zur Gegenseite aus. Dies forderten die Betroffenen, die Frauen selbst. Der französische Geburtshelfer Frédérick Leboyer hat mit seinen wichtigen Anregungen und Ermutigungen für eine „sanfte Geburt" einen ersten Schritt in diese Richtung getan.

3.1 Weshalb tut eine Geburt weh, was soll an diesen Schmerzen sinnvoll sein?

Erleidet nur die Mutter den Geburtsschmerz? Erinnern wir uns an das Bild der Sixtinischen Madonna: Das Kindeswesen löst sich aus den Weiten des Kosmos, tritt durch das Nadelöhr der Geburt und liegt als Neugeborenes vielleicht etwas erschöpft auf der Brust der Mutter. Es ist ein weiter Weg, auf dem vieles geschieht! Die Größe und Weite des Himmels muss sich hineingebären in eine begrenzte Leiblichkeit. Gibt es so etwas wie einen „Inkarnationsschmerz"? Die herabsteigende Menschenseele muss und will diesem Verdichtungsprozess ins Irdische hinein folgen. Die Eltern können dafür ein Verständnis entwickeln und diese Vorgänge mittragen. Das gilt insbesondere für die Mutter, denn sie ist die Einzige, die durch ihre eigenen Schmerzen, durch den Wehenschmerz bewusst dem Kind in seinem Schmerz entgegengeht. So kann der rätselhafte, wohl bedeutungsvolle Zusammenhang zwischen den Schmerzen der Mutter und denjenigen des Kindes erlebbarer und in seiner Bedeutung verständlicher werden. Für Hebammen und Geburtshelfer wird es gerade deshalb zu einer ständigen Herausforderung, einem steten Anliegen, die Frau nach Möglichkeit in diesem Erleben zu begleiten.

Der Umgang mit den vier Elementen Erde, Wasser, Luft und Feuer (Wärme) bietet uns eine Vielzahl von Hilfen an, der Frau in den Geburtswehen beizustehen: Das Element der Erde, des Festen, der Form wenden wir an, indem wir mit den Händen massieren, am Ort des größten Schmerzes Gegendruck ausüben und dadurch entlasten. Der werdende Vater wird dabei miteinbezogen. Der Positionswechsel, verschiedene Lagerungen und Stellungen, vor allem aber deren Abwechslung, das heißt Bewegung, gehören in diesen Bereich.

Das warme Wasser vermag in oft wunderbarer Weise Schmerz zu lindern und zu entspannen, es trägt manchmal erstaunlich zu einem positiven Geburtsfortschritt bei. Wir haben die Möglichkeit eines Voll- oder Fußbades.

Die Geburt kann auch als eine große Ausatmung bezeichnet werden. Das Empfangene wird wieder losgelassen, ausgeatmet.

Für die gebärende Frau ist die Atmung ein wertvolles Instrument, um mit den Wehen zu arbeiten und ihnen aktiv zu begegnen. Auch die geführte Atmung in Form von Tönen ist hilfreich.[1] Oft findet die Frau ihren Rhythmus selber, manchmal bedarf sie der Führung, sodass der Vater und die Hebamme mit der Frau gemeinsam eine Wehe nach der andern „mitatmen".

Und zu guter Letzt: mit kalten Füßen lässt es sich schwer gebären, so wie es sich schlecht einschlafen lässt, wenn man friert. Ist einem kalt, so hält man immer ein Stück weit an sich, kann nicht ganz loslassen. Die Entspannung aber ist das A und O des Gebärens. Oft helfen schon ein paar Wollsocken, eine Wärmflasche ins Kreuz, eine wärmende Hand an der Schulter. Aber nicht nur die in Grad Celsius gemessene Wärme spielt eine Rolle. Die seelische Wärme, das, was Stimmung, innere Haltung ausmacht, ist von unschätzbarem, entscheidendem Wert für das Geburtsgeschehen.

4. Das Wochenbett

Ein Kapitel ist abgeschlossen, eine große Arbeit geleistet und überstanden, der Schmerz schon weitgehend vergessen. Die Willkommensfreude ist meist groß, der langersehnte Gast ist angekommen und von einem Moment zum anderen ändert sich das Leben für die Mutter, die Eltern völlig: nicht nur ein Kind wurde geboren, eine *Familie* ist geboren.

> *„Geboren wird nicht nur das Kind durch die Mutter, sondern auch die Mutter durch das Kind.“*
>
> Gertrud von Le Fort (1876–1971)

Das Wochenbett ist eine Zeit des gegenseitigen Kennenlernens. Mutter und Kind waren bis zum Moment der Geburt untrennbar miteinander verbunden. Das Durchschneiden der Nabelschnur trennt sie in zwei physisch selbstständige Organismen, dennoch gehören sie unmittelbar zueinander. Sie sollen sich nahe sein, physisch nahe sein, sich sehen, hören, spüren, schmecken, riechen, dieselbe Luft atmen können – tagsüber und gerade auch nachts. So wächst die Mutter und mit ihr auch der Vater in natürlicher Weise in die ihnen neuen Aufgaben hinein, lernen zu erkennen, was ihr Kind braucht, was es ausdrücken will, wie sie ihm begegnen, ihm antworten können. Nicht nur die Eltern lernen ihr Kind kennen. Das Kind lernt seine Eltern und somit die Welt mit ihren Gesetzen kennen, denn es kommt aus einer Welt mit anderen Regeln. Nie ist ein Mensch offener, empfänglicher, beeinflussbarer und prägbarer als als neugeborenes Kind. Alles, was als Eindruck (in jeder Hinsicht!) auf das Kind einwirkt, prägt es und wird von ihm aufgenommen. Alles in der Umgebung des Kindes ist wichtig, insbesondere die Stimmung der Menschen, die es umgeben. Es braucht Ruhe vor unnötigen Störungen, damit diese feinen Vorgänge möglichst ungestört verlaufen.

Schon während der Schwangerschaft, oft auch unter der Geburt, steht die Frau mit ihrem Kind im Gespräch, häufig ohne hörbare Sprache.

Im Wochenbett ist dieser Dialog verwandelt weiterzuführen. Eine Form des Gesprächs miteinander ist die Ernährung, das Stillen.

Die Haut des Neugeborenen weist bei der Geburt eine mehr oder weniger starke Schicht von sogenannter Käseschmiere auf, einer fettig-weißlichen, salbenartigen Substanz, die wichtige Nährstoffe enthält. Sie soll die Haut im feuchten Milieu schützen. Innerhalb kürzester Zeit dringt sie in die Haut ein und bildet somit eine erste Form der

Ernährung wie auch eine Wärmehülle. Wir haben die große, aufmerksame Wachheit und Offenheit des Neugeborenen in der ersten Lebensstunde bereits erwähnt, auf die oft ein tiefer Schlaf folgt. In der wachen Zeit macht das Kind häufig auch erste Such- und Schmatzbewegungen. Legt man es an die Brust der Mutter, wird es in vielen Fällen schon genau wissen, was damit anzufangen ist. Sind sich Mutter und Kind auch in den folgenden Tagen und Nächten nahe, kann das Stillen zu einem ermutigenden Geben und Nehmen werden, zu einem tiefen Erlebnis für Mutter und Kind. Es wird in der heutigen Zeit nicht nötig sein, über die Vorteile der Muttermilchernährung aufzuklären bzw. unter Beweis zu stellen, dass die Muttermilch die beste Ernährung für das Kind in den ersten Monaten ist. Die Milchbildung erfolgt aus dem oberen Menschen, aus dem Brust- und Armbereich. Sie ist sehr empfindlich für Temperaturschwankungen. Es ist deshalb jeder stillenden Mutter zu empfehlen, sich vor Luftzug zu schützen, ihren Oberkörper warm zu halten. Nicht nur für die Mutter spielt die Wärme eine wichtige Rolle; auch das Kind braucht das Element der Wärme, damit es ungestört in sein „Erdenhaus" einziehen kann.

Die Bekleidung „als Erinnerung", als Fortsetzung, als Ablösung der edlen Hüllen der vorgeburtlichen Zeit soll das Kind in einer gleichbleibenden Temperatur warm halten. In der Wärme gedeiht es am besten. Natürliche Fasern unterstützen die Hautatmung und vermögen ein Gleichgewicht zur Außenwelt zu schaffen.

Die warme, liebevolle Berührung der Elternhände findet ihre praktische Anwendung unter anderem in der Körperpflege. Durch das Wohlbehagen, das das Kind dadurch noch tief unbewusst erlebt, verbindet es sich stärker mit seiner Leiblichkeit. Diese Verbindung ist Grundlage einer kräftigen, gesunden, physisch-seelisch-geistigen Entwicklung. Je jünger das Kind ist, desto wachsamer, sorgfältiger und zurückhaltender werden wir das Kind pflegen.

5. Lilie und Rose

Die darstellende Kunst besitzt die Möglichkeit, Wesenhaftes an Erscheinungen und Begebenheiten des Lebens in einer Weise auszudrücken, die mit Worten nicht zu gestalten ist. Dies wurde vielleicht durch die Betrachtung der Sixtinischen Madonna erlebbar.

Malerische Darstellungen bringen die weiße Lilie und die rote Rose immer wieder mit Empfängnis und Geburt in Verbindung und heben sie so in besonderer Weise aus der Pflanzenwelt hervor.

In Verkündigungsbildern schreitet der Engel Gabriel mit einer Lilie in der Hand auf Maria zu. Die blütenweiße, reine, unschuldige Lilie wirkt als Bote für die geistige Welt. Sie ist eine Pflanze mit einem betörend-schweren Duft. Die Ankündigung eines Kindes durch die Lilie erscheint als Bild für den Abstieg der Seele aus der geistigen in die irdische Welt.

Einen ganz anderen Eindruck vermittelt uns die rote Rose, die häufig in Geburtsdarstellungen zu finden ist (z. B. „Madonna im Rosenhag", Martin Schongauer, Colmar). Die harmonische Rose symbolisiert die Liebe, die sich mit der Erde verbindet. In der Dornen- und Holzbildung erfährt die Rose eine Steigerung ihrer irdischen Qualitäten.

Träumt die lichte Lilie noch in ihrem Duft, so befestigt sich in der Rose der wache, individuelle Wille zum Leben.

Durch das Tor der Geburt wandelt sich die Lilie zu der den eigenen Lebensfunken ergreifenden Rose: Die Wandlung der Lilie zur Rose wird Bild der Erdenaufgabe, die das Kind auf den Stufen der Menschwerdung durch seinen Willensentschluss in Liebe ergreift.

Kategorie	Beispiel für Lernziele	Empfohlener Lernweg
Handwerk	Sie stellen eine angemessene Atmosphäre vor, während und nach der Geburt für Mutter und Kind her.	A
Eigenes Lernziel		
Beziehung	Sie begleiten aus dem Verständnis für die besondere Situation der (werdenden) Mutter Schwangerschaft, Geburt und Wochenbett.	B
Eigenes Lernziel		
Wissen	Sie verstehen Geburt und Tod als Schwellenereignisse zwischen geistiger und irdischer Welt.	C
Eigenes Lernziel		

Literatur

1 Hemmerich, F. H.: Geführtes Tönen zur Geburtshilfe. Hygias Verlag Westheim 1997.

Weiterführende Literatur

- Maris, B.: Frauenheilkunde und Geburtshilfe. Salumed Verlag Berlin 2012.
- Glas, N.: Lebensalter des Menschen. Band 1. Frühe Kindheit. J. Ch. Mellinger Verlag Stuttgart 1999.
- Hassauer, W.: Die Geburt der Individualität. Verlag Urachhaus Stuttgart 1995.
- Steiner, R.: Das Prinzip der spirituellen Ökonomie im Zusammenhang mit Wiederverkörperungsfragen (GA 109). Rudolf Steiner Verlag Dornach 2000.
- Steiner R.: Gebete für Mütter und Kinder. Rudolf Steiner Verlag Dornach 1994.
- Steiner R.: Über Gesundheit und Krankheit (GA 348). Rudolf Steiner Verlag Dornach 2003. Vortrag vom 30.12.1922.
- Grohmann, G.: Heilpflanzen in Rudolf Steiners „Geisteswissenschaft und Medizin". Salumed Verlag Berlin 2014. S. 191–197.
- Kouematchoua Tchuitcheu, J.: Die Versorgung der menschlichen Nachgeburt als Spiegel ihres ethnomedizinischen Stellenwertes weltweit. Dissertation 2010 Witten Herdecke. Kostenfreier Download über www.salumed-verlag.de.

KAPITEL XVII

Die Pflege des Neugeborenen
Pflegen ist Erziehen – Erziehen ist Pflegen

INGE HEINE · ROLF HEINE

Das Kapitel gibt Hinweise zur praktischen Pflege des gesunden Neugeborenen. Es zeigt, wie durch die Gestaltung der räumlichen Umgebung, die Erstversorgung, das Wickeln und Bekleiden, das Stillen und die Hautpflege der Übergang aus dem Mutterleib in unsere Welt kindgerecht zu gestalten ist. Die Pflege wirkt als erster Schritt einer Erziehung zur Freiheit.

→ Lernziel siehe Seite 454

1. Elternberatung als Schwerpunkt der Wochenbettpflege

Der Wunsch der Eltern, möglichst schnell nach der Entbindung das Krankenhaus wieder zu verlassen, und die Fallpauschalenregelung der Kostenträger stellen an die Pflege der Wöchnerin und des Neugeborenen besondere Anforderungen. Da innerhalb weniger Stunden oder Tage eine befriedigende Einführung der Eltern in die Pflege des Kindes kaum zu leisten ist, kommt der frühzeitigen Begleitung der Frau und der werdenden Eltern während der Schwangerschaft und nach der Entbindung entscheidende Bedeutung zu. Dabei ergänzen sich Hebammen, Ärzte und Pflegende in ihren jeweiligen Beratungs- und Unterstützungsangeboten.

Da heute werdende Eltern nur selten auf Pflegeerlebnisse mit Neugeborenen, Säuglingen oder Kleinkindern zurückblicken können, fehlt ihnen die Sicherheit, ja oftmals auch das gesunde Selbstvertrauen für den richtigen Umgang mit den alltäglichen Lebensäußerungen und seelischen Bedürfnissen ihres Kindes. Der Glaube, es gäbe „eine wissenschaftlich gesicherte Wahrheit", was gut für das Kind ist und was ihm schadet, prägt die Fragen der werdenden Eltern. Nicht mehr die soziale Tradition, sondern die medizinische Wissenschaft ist die Autorität, der man vertraut. Diese weit verbreitete Haltung untergräbt die auf der eigenen Wahrnehmung gründende Urteilsfähigkeit der Eltern. Hier muss jede Beratung ansetzen. Es gilt, die Wahrnehmungsfähigkeit und Urteilskraft von Mutter und Vater zu schulen, ihnen Selbstvertrauen und Mut zur eigenen Kompetenz zu vermitteln. Die Beratungsangebote von Hebammen, professionell Pflegenden und Selbsthilfegruppen bilden darüber hinaus ein soziales Netz, welches das traditionelle Beziehungsgefüge der Großfamilie zeitgemäß ersetzen muss.

2. Zur Didaktik der Elternberatung

Im Wesentlichen lassen sich vier Beratungssituationen unterscheiden:

- Vor der Geburt: Geburtsvorbereitungskurse, Vorbereitungskurse auf die Elternschaft (Pflege, Stillen und Erziehung)
- Während der ersten Lebenszeit: Stillberatung, Demonstration und Üben der Körperpflege, Wickeln, Rückbildungskurse
- Nach dem Wochenbett: individuelle Elternberatung, Eltern-Kind-Gruppen, Rhythmische Einreibungen für Babys, Stillgruppen
- Krisenintervention: bei Problemen aller Art

Vor der Geburt

Vor der Geburt gilt es vor allem, Ängste und Unsicherheiten abzubauen. Dies gelingt meist durch sachliche Information über den „normalen" Verlauf von Schwangerschaft, Geburt und Wochenbett. Eventuelle Komplikationen sollten in der Regel auf Nachfrage, oder wenn sich direkte Anhaltspunkte ergeben, erörtert werden. Das lebendig geschilderte Beispiel bewirkt hier oftmals mehr als umfassende theoretische Erläuterungen. Auch die Einbeziehung von Bildern, Träumen und Märchen schafft eine Verbindung zwischen abstraktem Wissen und den oft unbewussten Ängsten und Hoffnungen.

Während des Wochenbettes

Während des Wochenbettes sind die Eltern kaum über den Intellekt zu erreichen. Zu sehr stehen sie unter dem Eindruck der Geburt und des neuen Menschen, der sich in ihre Mitte gestellt hat. Gleichwohl prägen sich in den ersten Stunden und Tagen bei Kind und Eltern Lebens-, Pflege- und Beziehungsgewohnheiten aus, welche die nächste Lebensphase entscheidend mitgestalten. Die Eltern lernen hier vornehmlich durch das Vorbild der Hebamme, der Pflegenden und erfahrener anderer Mütter. Nicht die einmalige Demonstration, sondern das mehrmalige sich gegenseitige Zeigen und Nachbesprechen haben den größten Erfolg.

Nach dem Wochenbett

Nach dem Wochenbett geht die Beratung an das soziale Umfeld der Eltern über. Neben den persönlichen und familiären Kontakten bilden nun Kinderkrippen, Eltern-Kind- und Stillgruppen den Bezugsrahmen. Hier gilt es vor allem, die Wahrnehmungsfähigkeit durch das Beobachten von Kindern unterschiedlicher Persönlichkeit und Entwicklungsreife anzuregen. Die elterliche Frage „Kann mein Kind das auch schon?" charakterisiert dabei den bangen Vergleich mit den anderen. Die Leitung der Gruppe wird darauf achten, dass diese vergleichenden Einschätzungen weder zum frühkindlichen Leistungssport noch zu unbegründeten Ängsten vor Entwicklungsstörungen führen. Stattdessen kann hier das Staunen über die Gesetzmäßigkeiten der Persönlichkeitsentfaltung und

die individuellen Entwicklungswege gelernt und als Seelenqualität weit über den Bereich der Kinderpflege hinaus verankert werden.
Berater von Schwangeren und Eltern sind an einem bedeutenden gesellschaftlichen Umgestaltungsprozess beteiligt. Nach dem Aussterben der Großfamilie und dem Leiden an der Isolation der Kleinfamilie helfen sie, frei gewählte soziale Bezüge aufzubauen. Freiheit und Verantwortung als moderne pädagogische Maximen der Kindererziehung schaffen eine Grundlage der Erwachsenenbildung.

Im Wesentlichen sind es sechs Bereiche, in denen die Eltern pflegerisch tätig werden oder Unterstützung und Beratung durch professionell Pflegende benötigen:

- Die räumliche Umgebung für das Neugeborene
- Die Bekleidung
- Die Körperpflege
- Das Stillen – Die Ernährung
- Die Beziehung zwischen Eltern und Kind
- Die Erziehung

2.1 Die räumliche Umgebung für das Neugeborene

Wenn das Kind aus dem Mutterleib kommt, verlässt es eine Welt der Wärme, Stille und Schwerelosigkeit. Mutig und voller Lebenswillen taucht es in einen Kosmos des Lichtes, der Geräusche, des Schmerzes und Mangels. Idealerweise gestalten Eltern und Pflegende den Übergang zwischen diesen beiden Welten so, dass alle Sinneseindrücke auf das kindliche Maß abgestimmt werden. Dieser Gesichtspunkt leitet uns auch bei der Bekleidung und der Körperpflege. Zunächst richten wir den Blick jedoch auf den unmittelbaren Lebensraum des Neugeborenen.

Die ersten Stunden nach der Geburt wird das Neugeborene ganz in der Nähe, idealerweise im Hautkontakt mit der Mutter verbringen. Auf ihrem Körper oder an ihrer Seite ruhend, atmet es ihren Geruch, spürt ihre Wärme, hört ihren Herzschlag und ihre Stimme. Um grelle Lichteindrücke zu vermeiden, ist das Zimmer abgedunkelt. Nach einiger Zeit wird es in ein eigenes Bettchen oder eine Wiege gelegt. Das Bettchen ist mit einer festen Matratze (z. B. Kokos) ausgestattet, die mit einer Schurwolldecke bedeckt wird.

Schafschurwolle bietet ein ideales Mikroklima. Die Wolle wärmt, bindet Gerüche und absorbiert Feuchtigkeit. Dabei fühlt sie sich aber nicht nass an. Der Innenraum des Bettchens sollte dem Kind gerade so viel Raum gewähren, dass es seine Arme zur Seite ausstrecken kann. Kopf und Füße sind eine Handbreit vom Bettrand entfernt. Bei größeren Betten kann mit Dinkelspreu- und Hirsekissen oder Wolldecken ein kleines Nest gebaut werden. Besonders das Dinkelspreukissen lässt sich leicht der Körperform anpassen. Es umschließt den kleinen Körper und vermittelt einen aus dem Mutterleib bereits bekannten sanften, anschmiegenden Druck. Ein pfirsichblütenfarbener Seidenschleier umhüllt das Bettchen von oben. Eine besonders schöne Farbstimmung lässt sich erreichen, wenn man ein pflanzengefärbtes blaues und ein rosa Seidentuch übereinander hängt. Durch den Schleier gelangt Licht in ähnlichen Tönen wie im Uterus an das Kind. Ein kleines Tuch aus Baumwolle oder Leinen, das die Mutter bei sich getragen hat, kann das erste Spielzeug sein, durch welches das Kind den Geruch und die Nähe der Mutter spürt. Mobiles sollten dagegen in der ersten Lebenszeit vermieden werden. Sie beunruhigen das Kind durch nicht nachvollziehbare Bewegungen oder fixieren seine Aufmerksamkeit.

Auch Kuscheltiere oder anderes Spielzeug gehören nicht ins Bett des Neugeborenen. Das Gewahrwerden von Mutter und Vater, das Erlebnis des eigenen Körpers durch das Spiel der Finger, die Geräusche des Alltags, Stimmen, Farben, Lust und Leid, Hunger und Durst sind dem Kind zunächst Anregung und Beschäftigung genug. Die Sorge mancher Erwachsenen, dem Kind könne es langweilig werden, ist völlig unbegründet. Im Gegenteil bahnt eine frühe Gewöhnung an ein zu großes Reizangebot das Verlangen nach Ablenkung und Zerstreuung in der Zukunft.

Das erste Spiel mit Augen und Händen kann sich nur in der Rücken- und Seitenlage entfalten. Im Gegensatz zur Bauchlage unterstützt die Rückenlage damit die freie und selbständige Bewegungsentwicklung. Bei Säuglingen, die nach der Geburt häufig erbrechen, empfiehlt sich in den ersten Lebenstagen die Seitenlage.

Das Kind schläft im ersten Lebensjahr im Schlafraum der Eltern. Bekleidung und Zudecken passt man der Raumtemperatur so an, dass das Kind weder schwitzt noch friert. Durchzug ist zu vermeiden. Steht die Wiege im elterlichen Schlaf- oder Wohnzimmer, so bleiben Fernsehapparat und Radio ausgeschaltet. Denn selbst wenn das Neugeborene schläft, wirken diese Reize tief in das kindliche Bewusstsein.

Eine Wickelmöglichkeit, in der Nähe des Bettchens oder im Bad, bietet eine umhüllte Atmosphäre. Spielsachen dürfen nicht von der Pflege ablenken. Gut geeignet sind Wickelaufsätze, die den Eltern ein aufrechtes, rückenschonendes Arbeiten erlauben. In einem geeigneten Wickelaufsatz kann sich das Kind frei bewegen, ohne dass es Gefahr läuft herunterzufallen. Wenn es älter wird, beginnt es sich an den Stäben hochzuziehen und lässt sich in sicherer Umgebung spielerisch in das An- und Auskleiden oder das Waschen einbeziehen. Pflegeutensilien, Windeln und Kleidung liegen in Griffweite.

Wenn der Säugling in der Nacht durchschläft, ungefähr nach einem Jahr, empfiehlt es sich, den Schlafraum von Eltern und Kind zu trennen.

Der mit der Umstellung von Muttermilch auf andere Nahrungsmittel begonnene „Abnabelungsprozess“ findet jetzt räumlichen Ausdruck. Durchschlafstörungen können auch durch die übergroße Nähe zwischen Mutter und Kind bedingt sein. Hier wirkt ein früherer Zeitpunkt der Trennung hilfreich. Anderseits brauchen Kinder gerade in Entwicklungsschüben oder Krisen (z. B. wenn sie krank sind) größere Nähe und ziehen vorübergehend wieder ins elterliche Schlafzimmer ein oder ein Elternteil richtet sich eine Schlafstelle im Kinderzimmer ein. (Manchmal ist es für Eltern erleichternd, wenn man ihnen versichert, dass die Kleinen spätestens am Beginn der Pubertät von alleine aus dem elterlichen Bett ausziehen.)

Das Kinderzimmer ist in milden Farben gestaltet, das Bettchen bleibt mit einem „Himmel“ geschützt. Bei der Auswahl der Möbel und Spielsachen sollte man darauf achten, dass das Kind nicht durch Überfülle überfordert wird. Allgemein gilt: Ein Kinderzimmer ist dann kindgerecht eingerichtet, wenn man dem Kind nichts verbieten muss. Nach und nach erweitert sich der Bewegungsradius des Neugeborenen. Aus der raum- und zeitlosen Geschlossenheit des Uterus tritt es in die Dimensionen unserer Welt ein. Durch seine Sinne sucht es den Weg in die Welt und lernt diese zu begreifen. Wir werden diesen Weg ebnen und ihm zeigen: „Die Welt ist dir freundlich gesinnt – sie ist gut!"

Hinweise für die räumliche Gestaltung in der Klinik

Um die oben geschilderten Bedingungen in der Entbindungsklinik herzustellen, bedarf es besonderer Anstrengungen. Es sollte den Eltern ermöglicht werden, die ersten Stunden nach der Entbindung noch in der Obhut der Hebamme in einem wohnlichen Raum zu verbringen. Das Kind kann, nachdem es zum ersten Mal an der Brust gesaugt hat, am Körper der Mutter oder des Vaters einschlafen. Das Bettchen ist mit einem Himmel zu behängen.

Die Eltern können Babykleidung, ebenso wie eigene Stillkissen und Decken, mitbringen. Wenn das Kind sich an die eigene Bekleidung gewöhnt, fällt ihm auch der Übergang von der Wochenstation nach Hause leichter.

Viele Entbindungsklinken praktizieren heute 24 Stunden „Rooming-in". Das Zimmer ist mit einem Wärmestrahler ausgestattet, der es erlaubt, das Kind im Zimmer zu wickeln. Ein Stillzimmer ermöglicht den Rückzug, wenn Besuche oder andere Ablenkungen das Stillen behindern. Ein Familienzimmer unterstützt den Aufbau von Beziehung und Bindung.

2.2 Bekleidung – das Wickeln

Das Neugeborene tritt ungeschützt aus den Hüllen des Uterus und der Eihäute ans Licht der Welt. Nur die Käseschmiere und sein spärliches Haarkleid schützen es ein wenig vor Kälte und Austrocknung. Angesichts des kleinen, nackten Wesens vollziehen wir fast unbewusst eine typische pflegerische Geste. Wir hüllen es ein, umschließen es, spenden ihm Wärme und Schutz, denn der noch nicht ausgereifte Wärmeorganismus des Kindes bedarf der Pflege. Ohne Wärmehülle würde das Neugeborene binnen kurzer Zeit vollständig auskühlen und in einen lebensbedrohlichen Zustand geraten. Auch gegen zu hohe Außentemperaturen kann es sich noch nicht schützen. Seine Wärmeregulationsfähigkeit reicht nicht aus, um die für den Menschen normale Kerntemperatur von 37 Grad Celsius zu erhalten. Diese Temperatur wird für ein optimales Wachsen und Ausreifen der Organe benötigt. Ausdruck für gesunde Wärmeverhältnisse sind warme Füße. Eine zu hohe Außentemperatur zeigt sich durch Schweißbildung im Nacken.

Die Bekleidung des Säuglings trägt diesem Sachverhalt Rechnung. Besonders geeignet sind Naturtextilien aus Schurwolle, Seide und Baumwolle. Die aus dem Tierreich gewonnenen Fasern stehen dem Menschen näher als die pflanzlichen. Unter ihnen nimmt die Wolle des Schafes wiederum eine Sonderstellung ein. Sie ist in ihrem mikroskopischen Aufbau dem menschlichen Haar am ähnlichsten. Schurwolle mit natürlichem

Fettgehalt (Wollwachs) hat die Fähigkeit, eine gleichmäßige Wärmehülle zu bilden, Feuchtigkeit aufzunehmen und sie in Form von Wasserdampf an die Außenluft abzugeben. Wolle wirkt wie eine Schranke, die Feuchtigkeit unter zusätzlicher Wärmebildung nach außen leitet und von außen kommende Wärme und Feuchtigkeit abweist. Sie nimmt je nach Qualität dreißig bis vierzig Prozent ihres eigenen Gewichtes an Wässrigem auf, ohne sich nass anzufühlen. Sie neutralisiert Ammoniak (Abbauprodukt des Urins), Schweiß und Gerüche aller Art. Hautunverträglichkeiten gegenüber Schafwolle werden oftmals durch die chemische Ausrüstung (Superwash) und Eulanisierung (Mottenschutz) hervorgerufen. Deshalb sollte auf Schurwolle aus kontrolliert biologischer Tierhaltung (kbT) geachtet werden.

Die Baumwolle kann als Pflanzenfaser nicht die dem menschlichen Haarkleid ähnlichen physiologischen Funktionen der Schafschurwolle übernehmen; dafür zeichnet sie sich durch Strapazierfähigkeit, Weichheit und Saugfähigkeit aus. Als handgepflücktes, kontrolliert biologisch angebautes Produkt (kbA) ist sie besonders für Allergiker oder Kinder mit empfindlicher Haut zu empfehlen.

Ungeeignet für die Bekleidung des Neugeborenen sind synthetische Materialien, da sie entweder ungenügend wärmen oder die Wärme und Nässe stauen.

Besonders sei auf das Mützchen hingewiesen, das den im Verhältnis zum übrigen Körper sehr großen Kopf vor zu starkem Wärmeverlust schützt.

Das Neugeborene ist, wenn es nicht schläft, mit seinen Sinnen ganz an die Umgebung hingegeben. Jeder Sinnesreiz beeindruckt es viel unmittelbarer als den Erwachsenen, der sich abgrenzen kann. Die Bekleidung dient deshalb nicht allein der Wärmehülle, sondern sie schirmt das Neugeborene zudem gegen die Umwelt ab. Auch aus diesem Grund ist die Umhüllung des Köpfchens mit einem Schurwolle-, Seide- oder Baumwollmützchen angebracht. Eine zart gefärbte oder naturbelassene Kleidung schützt vor einem Überangebot an Sinneseindrücken besser als eine bunt bedruckte.

Die fehlende Abgrenzungsfähigkeit begegnet uns auch in den anfänglich unkoordinierten Bewegungen des Säuglings. Strampeln und Zucken, Rucken und Stoßen von Armen und Beinen prägen das Bild. Auch hier können wir dem Neugeborenen helfen, mehr bei sich zu bleiben und sich nicht an die Umgebung zu verlieren. Das enge Umhüllen des Kindes mit Windeln und Tüchern (Pucken) begrenzt seine unwillkürlichen Bewegungen und hilft ihm, zur Ruhe zu kommen.

Eine Besonderheit der Neugeborenenkleidung ist die Windel. Durch den Gebrauch von Einmalwindeln ist das Wickeln für viele Eltern kein Thema mehr. Wer allerdings dem Einsatz von Plastik als Kleidungsstück kritisch gegenübersteht, wird sich nach „Alternativen zur luftdichten Verpackung“ fragen.
Für den Einsatz von Stoffwindeln spricht Folgendes:

- Stoffwindeln sind umweltfreundlich
- Sie erzeugen ein gesundes Mikroklima im Windelbereich
- Sie haben ein niedriges Allergierisiko (bei Wollunverträglichkeit können atmungsaktive Kunstfaserüberhosen verwendet werden)
- Kinder lernen früher, die Toilette zu benutzen

In den meisten Regionen Deutschlands bieten Windeldienste die Abholung, Reinigung und Belieferung von verschiedenen Windelsystemen an. Die Windelausstattung kann meist auch über diese Dienste erworben, geliehen oder geleast werden.

Hinweise für den Einsatz von Stoffwindeln auf der Wochenstation

Dem Einsatz von Stoffwindeln steht auch in der Geburtsklinik nichts im Wege. Nicht zuletzt unter abfallwirtschaftlichen Gesichtspunkten ergeben sich hier Einsparpotenziale. Voraussetzung für die Einführung von Stoffwindeln ist die Schulung der Pflegenden, die wiederum Mütter und Väter anleiten. Im Gegensatz zu den mit 95 Grad Celsius waschbaren Baumwollwindeln können Schurwollwindelhosen aus hygienischen Gründen in der Klinik nur verwendet werden, wenn sie von den Eltern mitgebracht werden. Beim Wickeln mit Stoffwindeln ist auf eine gute Wärmehülle zu achten.

2.3 Die Körperpflege

Die ersten Begegnungen und Berührungen mit dem Neugeborenen stehen im Zeichen der Körperpflege. Eben geboren, werden die Atemwege befreit, das Kind auf den Bauch der Mutter gelegt, die Nabelschnur durchtrennt, Fruchtwasser und Blutreste entfernt. Noch trägt die Haut einen Schutz aus Käseschmiere, die wir nicht entfernen wollen. Deshalb verzichten wir gerne auf das früher übliche Bad nach der Geburt.
Die Körperpflege berücksichtigt im Wesentlichen drei Gesichtspunkte:

- Reinigung und Vorbeugung vor Infektionen
- Die Haut als Körpergrenze
- Berührung und Beziehung bei der Körperpflege

2.3.1 Reinigung und Infektionsvorbeugung

Zur täglichen Reinigung des Neugeborenen genügt es, Gesicht, Hände und Windelbereich mit klarem, warmem Wasser zu waschen und behutsam abzutupfen. Hautfalten an Hals und Achseln, auch der Bereich hinter den Ohren, werden durch tägliches vorsichtiges Auswischen mit einem milden Öl gereinigt.

Feuchtigkeitsansammlungen als eine Quelle für Mazerationen und Infektionen lassen sich so vermeiden. Um Mekonium oder andere zähe Verunreinigungen im Windelbereich zu entfernen, werden einige Tropfen Öl auf den feuchten Waschlappen oder einen sauberen Windelzipfel gegeben. Für die Waschung des Neugeborenen benötigt man in der Regel keine Seife. Auch die Nase wird mit einem in Wasser getränkten Wattestäbchen ausgewischt. Bei stärkerer Verschleimung oder Verkrustung eignet sich auch physiologische Kochsalzlösung. Nach dieser Anwendung pflegt ein Tropfen Muttermilch die trockenen Schleimhäute. Wenn die Augen zu Verklebungen neigen, wischt man sie mit klarem abgekochtem Wasser von außen nach innen aus. Ein Tropfen Muttermilch oder

- *Calendula D4* (Weleda) Augentropfen

bringen Entzündungen der Bindehaut zum Abklingen. Schorfige, talgige Ablagerungen auf der Kopfhaut lassen sich behutsam mit Wasser entfernen. Bei hartnäckigem Belag wird die Kopfhaut über Nacht mit

- *Calendula Pflegeöl* (Weleda)

großzügig eingeölt. Am nächsten Tag sind die Beläge meist leicht zu entfernen. Widerstrebende Reste dürfen belassen werden.

2.3.2 Die Haut als Körpergrenze

Die Haut des Neugeborenen besitzt nur wenig Widerstandskraft. Der anfängliche Schutz durch die Käseschmiere ist nach wenigen Tagen aufgebraucht. Die Haut ist jetzt anfällig für Austrocknung, Reizung, Infektion und Allergie. Ihre Pflege liegt uns deshalb besonders am Herzen.

Meist geschieht die Hautpflege im Zusammenhang mit der Waschung. Die oben beschriebenen Reinigungen schonen die Haut so gut es geht. Trotzdem benötigt sie oftmals einen zusätzlichen Schutz: Im Gesicht vor Wind, Kälte und Sonne durch fetthaltige Cremes oder Wasser in Öl-Emulsionen

- *Calendula Wind- und Wetterbalsam* (Weleda)
- *Rosen Tagescreme* (Dr. Hauschka)

Im Windelbereich tauchen am häufigsten Probleme auf. Meist sind es Verdauungsstörungen, die zu reizenden Durchfällen und dann zur Entzündung führen. Auch Stress, fieberhafte Erkrankungen und das Zahnen begünstigen den wunden Po, oft verbunden mit einem Soorbefall. Wichtigster Behandlungsgrundsatz ist der häufige Windelwechsel. In die Windel eingelegte Heilwolle (Schafschurwolle (kbA) mit hohem Wollwachsanteil) oder kühlende Quarkpackungen heilen den hochroten, berührungsempfindlichen Po. Gute Heilungsresultate werden auch durch das Bestreichen des Gesäßes mit Muttermilch erzielt. Sie fettet die Haut und wirkt antibakteriell. Besonders bei Überempfindlichkeiten gegen andere Substanzen oder bei Allergikern ist sie das Mittel der Wahl. Auch beim Neugeborenenexanthem hat sich die äußere Anwendung von Muttermilch bewährt.

Die oben genannten Pflegecremes bestehen aus einer natürlichen Grundlage auf der Basis von Ölen und Fetten sowie einem Zusatz von ätherischen Ölen. Öle und Fette sind sehr wärmeverwandte Substanzen. Pflanzen oder Tiere bilden sie, indem sie gleichsam das Sonnenlicht verdichten. Ein weiterer wichtiger Wärmeträger aus dem Tierreich ist das Bienenwachs. Es wird auch als Bestandteil von Pflegepräparaten (z. B. *Calendula Pflegecreme* (Weleda)) angewendet. Die hohe Wärmespeicherkapazität der Öle, Fette und Wachse regt den Wärmeorganismus des Kindes an. In vielen natürlichen Pflegeprodukten werden Auszüge von Kamille oder Calendula (Ringelblume) verwendet. Diese beiden Pflanzen zeichnen sich durch ihre leicht antibakteriellen und entzündungshemmenden Eigenschaften aus. Die *Kamille* wirkt stärker im Nerven-Sinnes-Bereich, also beruhigend und lösend, die *Calendula* mehr im Stoffwechselbereich harmonisierend und ausgleichend. Durch die Verwendung entsprechender Produkte wirken wir nicht allein auf das Hautorgan, sondern auf den ganzen kindlichen Organismus.

2.3.3 Berührung und Beziehung bei der Körperpflege

In der ersten Lebenszeit besteht der Tag des Neugeborenen aus Schlafen, Trinken und Gepflegtwerden. Hier macht es die ersten Erfahrungen in der Beziehung mit anderen Menschen, im Besonderen mit den Händen, die es berühren. Das Neugeborene spürt, ob die Körperpflege nur funktional erfolgt oder ob eine echte Begegnung zwischen Mutter bzw. Vater und Kind stattfindet. Beispielsweise wird immer wieder die Verwendung von Einmalwindeln damit gerechtfertigt, dass man durch die Zeitersparnis beim Wickeln mehr Zeit für Spiel und „echte" Zuwendung hätte. Das veranlagt bereits die Trennung zwischen unangenehmer Pflicht als notwendigem Übel und der dann folgenden angenehmen Belohnung in Spiel und Freizeit. Dabei könnte die Körperpflege zu einer für Mutter bzw. Vater und Kind erfreulichen Begegnung werden. Dies gelingt, wenn die Aufmerksamkeit ganz dem Kind und den einzelnen Schritten der Pflege zugewendet bleibt. Die Eltern werden dann das Kind altersgemäß berühren und es gemäß seinen Fähigkeiten in ihre Handlungen einbeziehen. Sie kündigen jeden Schritt beim Auskleiden, Waschen, Abtrocknen, Eincremen, Wickeln und Ankleiden an. Sie führen das Kind dabei mit Gesten und Blick. Ein besonderes Ereignis ist das Bad. Es ist aus Reinlichkeitsgründen für den Säugling nicht unbedingt notwendig, vielmehr vermittelt es dem Kind ein intensives Sinneserlebnis: Die allseits den Körper umfließende Wärme des Wassers (37 °C), die Schwerelosigkeit im Auftrieb, das Gehaltensein durch Arm und Hände der Mutter oder des Vaters, Lösung und Entspannung. Das erste Bad sollte erst nach circa vierzig Lebenstagen bereitet werden. Jetzt ist der Säugling schon tiefer mit den Elementen der Erde verbunden. Das Bad muss nicht häufiger als einmal in der Woche stattfinden. Wird es regelmäßig am gleichen Wochentag, zur gleichen Uhrzeit und nach gleichem Ablauf durchgeführt, so fördert es das Empfinden für Rhythmen und gibt die Sicherheit des Wiederkehrenden. Damit die Haut im Wasser nicht entfettet, gibt man fünf Esslöffel Muttermilch (auf zehn Liter Wasser) oder andere nicht schäumende Badezusätze hinzu (z. B. *Calendula Bad* (Weleda)). Nach dem Bad kann die noch feuchte Haut mit einem pflanzlichen Öl eingerieben werden.

> *„Unsere Liebe und Sorgfalt muss das Kind umgeben wie ein angenehmes, gleichmäßiges, warmes Bad."*
>
> Emmy Pikler (1902–1984)

Auf dreifache Weise verbindet sich das Neugeborene unmittelbar nach der Geburt mit der Welt:

- Durch die Sinneseindrücke
- Durch die Atmung
- Durch die Nahrungsaufnahme

Geleitet durch Wärme und Geruch findet das gesunde Neugeborene, wenn es auf den Bauch der Mutter gelegt wird, meist innerhalb der ersten dreißig Minuten nach der Geburt den Weg zur Brust. Erste Saugbewegungen stimulieren die Milchbildung und prägen das Saugverhalten des Kindes. Trotz dieses instinktiven Sich-Findens von Mutter und Kind zweifeln viele Mütter an ihrer Fähigkeit, das Kind mit der Brust zu ernähren, oder sie wollen aus sozialen Gründen (Berufstätigkeit, Partner) nicht stillen. Entscheidend für die Motivation und den Erfolg des Stillens sind daher Beratungen schon während der Schwangerschaft, in den ersten Stunden und Tagen nach der Geburt sowie schnelle Beratungs- und Hilfsangebote während der Stillzeit. Dies vermittelt Vertrauen in die natürliche Fähigkeit jeder Mutter, ihr Kind zu stillen. Nach der Geburt steht die praktische Hilfestellung beim Anlegen des Kindes, die Regulation der Milchbildung, die Entwicklung von Beobachtungskriterien für eine ausreichende Ernährung sowie die Prophylaxe von Brustentzündungen im Vordergrund. Die Beratung für den Übergang von der Brusternährung zu einer gesunden Kleinkindernährung beschließt die Stillzeit. Die offizielle Empfehlung von WHO und UNICEF lautet, sechs Monate ausschließlich zu stillen und während der Einführung der Beikost noch weiter zu stillen bis ins zweite Lebensjahr und darüber hinaus, wenn Mutter und Kind damit einverstanden sind. Neben der traditionellen Einführung der Breikost wählen heute Eltern den Weg des „baby lead weaning", das bedeutet, dass das Kind eine Auswahl von Gekochtem angeboten bekommt und selbst entscheidet, was und wie viel es davon kosten möchte. Wichtig ist bei beiden Wegen, dass während des Essen-Lernens noch weiter gestillt wird, dadurch ist jede Art von neuer Nahrung besser verträglich.

2.4.1 Hilfestellung beim Anlegen des Kindes

Oberster Grundsatz bei der Hilfe zum Anlegen ist es, Mutter und Kind so wenig wie möglich beim Sich-Finden zu stören. Zunächst muss die Mutter eine bequeme Stillposition einnehmen. Diese kann durch ein Stillkissen erleichtert und stabilisiert werden. Das Kind findet die Brust oder wird dabei unterstützt, keinesfalls im Nacken oder am Kopf an die Brust gepresst. Vielmehr beobachten die Stillberatung, Hebamme oder die Pflegenden Mutter und Kind aus gebührender Entfernung, um aus der Ruhe ihrer Wahrnehmung gezielte Hinweise zu geben, wenn die Lage oder die ängstliche Scheu der Mutter den Weg des Kindes an die Brust verstellen. Diese wahrnehmende Rolle der Pflegenden ist besonders wichtig, wenn der Säugling ungestüm, vielleicht vor Hunger schreiend, sich selbst im Wege zur Quelle steht.

Wichtig zu beachten ist, dass der Säugling die Brustwarze gut erfasst und die gesamte Mammille fest umschlossen, die Unterlippe nach außen gewölbt, einsaugt. Die Stillposition ist immer wieder zu wechseln, damit die Brustwarze zum Schutz vor Rhagaden gleichmäßig belastet wird. Normalerweise bietet man dem Kind, wenn eine Brust leergetrunken ist, auch die andere an. Das stimuliert die Milchbildung optimal. Sollte die Milchbildung trotzdem nicht ausreichend sein, hilft man durch nochmaliges Anlegen an der ersten Brust oder durch häufigeres Stillen nach. Bei zu starker Milchbildung legt man das Kind nur an eine Brust an, die andere wird behutsam entleert. Der Säugling trinkt die größte Menge Muttermilch in den ersten vier bis fünf Minuten, dennoch kann eine Stillmahlzeit länger als dreißig Minuten dauern. Non-nutritives Saugen sorgt für Bindung, eine ausreichende Milchmenge und Wohlgefühl von Mutter und Kind.

2.4.2 Saugverwirrung

Wenn der Säugling nicht ausreichend an der Brust saugt, kann die Zugabe von Muttermilch oder einer anderen Ersatznahrung erforderlich sein (Glukose- oder Maltosezusatz nur nach ärztlicher Anordnung). Setzt man nun Trinkflaschen mit gewöhnlichem Sauger ein, bildet der Säugling ein Saugverhalten aus, das sich vom Trinken an der Brust erheblich unterscheidet. Dies kann zur Folge haben, dass das instinktiv richtige Saugverhalten an der Brust schwindet. Wegen des nun ineffektiven Saugens wendet sich das Kind frustriert von der Brust ab und der „spendableren" Flasche zu.

Dem beugt man vor, indem ein kleiner Löffel, ein Becher oder Glas mit gewölbtem Rand verwendet wird. Der Säugling nimmt die Flüssigkeit auf, ohne sich zu verschlucken. Das natürliche Saugverhalten wird dadurch nicht beeinträchtigt. Falls über längere Zeit das Trinken an der Brust nicht möglich ist, können spezielle Sauger Verwirrungen vorbeugen. Diese Sauger verlangen vom Säugling eine dem Brusttrinken ähnliche Technik.

2.4.3 Muttermilch und Milchersatz

Dass Muttermilch die optimale Säuglingsernährung darstellt, ist inzwischen wieder zum Allgemeinwissen geworden. Wer in der Beratung von Schwangeren und Wöchnerinnen dennoch Überzeugungsarbeit leisten muss, findet in folgender Übersicht die wichtigsten Argumente für das Stillen:

- Bindung zwischen Mutter und Kind.
- Immunschutz für das Kind.
- Schutz vor Diabetes und anderen Zivilisationserkrankungen.
- Die Muttermilch passt sich in ihrer Zusammensetzung und Menge während der gesamten Stillzeit optimal an die Bedürfnisse des Säuglings an.

- Das Gestilltwerden ist für den Säugling eine Quelle des Vertrauens und der Geborgenheit.
- Für die Mutter ist das Stillen eine wichtige Schulung in der Beziehung.
- Frische Muttermilch ist keimfrei und wirkt antibakteriell.
- Muttermilch ist sicher vor industrieller Kontamination.
- Muttermilch ist in allen Lebenslagen bequem und in der richtigen Temperatur verfügbar.
- Muttermilch ist die kostengünstigste Ernährungsform.
- Muttermilch vermeidet Verpackung und Transportwege und ist somit ein Beitrag zum aktiven Umweltschutz.
- Muttermilch wirkt als hervorragende Hautpflegesubstanz.

In wenigen Fällen ist das Stillen aus medizinischen oder sozialen Gründen nur teilweise oder gar nicht möglich.

2.4.4 Kostaufbau – Abstillen

Durch das Stillen bleibt der Säugling körperlich mit der Mutter verbunden. Beide teilen Nähe, Wärme und Stimmungen in größter Unmittelbarkeit. Langsam aber stetig wendet sich die Aufmerksamkeit des Kindes nach außen. Die Sinnestätigkeit und seine Bewegungen beginnen sich auf ein Ziel zu richten. Die Aufnahme von Nahrung aus der Pflanzen- und Tierwelt setzt die Öffnung konsequent und natürlich fort. Mit circa sechs Monaten ist die körperliche und seelische Entwicklung soweit vorangeschritten, dass die Muttermilch schrittweise durch andere Nahrung ergänzt wird.

Der richtige Zeitpunkt zum Abstillen nähert sich, wenn bei der Mutter das Bedürfnis erwacht, unabhängiger vom Kind zu werden und/oder das Kind deutlich Interesse an der Nahrung zeigt, die auf den Familientisch kommt. Die Gesamtstillzeit variiert stark. Oftmals geht der Impuls zum Abstillen vom Säugling selbst aus, wenn er an neuer Kost Geschmack gefunden hat oder Interesse für das entwickelt, was Eltern oder Geschwister essen. Mit dem Abstillen entsteht ein neues Verhältnis zwischen Mutter und Kind. Der Übergang von der Brust- zur Kleinkindernährung kann ohne Flasche erfolgen, die oftmals das Säuglingsverhalten bis in die ersten Lebensjahre verlängert. Babys und Kleinkinder lernen rasch mit Händen, Löffel und Gabel zu essen und aus dem Glas zu trinken.

Stillproblem	Mögliche Ursache	Beratung	Stillhilfen, Maßnahmen
Die Mutter hat (noch) nicht genügend Milch	Ungenügende Stimulation der Milchbildung, Stress	Häufiger Anlegen, die Mutter soll viel trinken (aber nicht mehr als 2,5 Liter), kohlenhydratreich essen, in Ruhe Stillen	Brustmassage, Senfauflage zwischen den Schulterblättern, *Milchbildungstee* (Weleda), *Phytolacca D30* (DHU) Dil., 3 x 10 gtt
Schmerzhafte Brustwarzen, Schrunden, Rhagaden	Überreizung durch falsches Saugverhalten (nuckeln), empfindlicher Hauttyp	Brustwarzen entlasten, Anlegepositionen verändern, evtl. nur eine Brust anlegen, auf korrektes Saugverhalten achten	Brustwarzenschutz (Medela) und -pflege (mit Muttermilch oder Wollwachs), Heilwolle, Stilleinlagen aus Wolle-Seide, evtl. vorübergehend abpumpen
Milchstau, beginnende Brustentzündung	Ungenügende Entleerung der Brust, Stress, Obstipation der Mutter	Gutes Entleeren der Brust, Stillposition anpassen (Unterkiefer des Kindes zeigt in Richtung Michstau), vor dem Stillen Brust anwärmen und Brustmassage, für Verdauung sorgen	Weißkohlauflage, Quarkwickel auf die Brust (körperwarm) *Phytolacca D12* (DHU) Dil., 3 x 10 gtt., *Quarz D10* (Weleda) Trit., 3 x 1 MSP
Das Kind beginnt gierig zu saugen und reißt sich dann schreiend von der Brust los	Bauchkrämpfe oder Blähungen können durch die Nahrungsaufnahme ausgelöst werden	Ruhe schaffen, Anlegen bevor das Kind vor Hunger schreit	Baucheinreibung mit *Cuprum metallicum praeparatum 0,1 %* (Weleda) Salbe oder *Oxalis, Folium 10 %* (Weleda) Salbe

Stillproblem	Mögliche Ursache	Beratung	Stillhilfen, Maßnahmen
Kind saugt die Mamille nicht an, trinkt wenig oder gibt unter Schreien den Trinkversuch auf	Falsche Anlegetechnik, Hohl- oder Flachwarzen, evtl. Saugverwirrung	Geduld und Ruhe, geduldiges, wiederholtes Anlegen, Mammille vorformen, Flaschensauger vermeiden, Löffel oder Becher verwenden	Abpumpen, Brusternährungsset (Medela), Brustwarzenformer (Medela) bei Hohl- oder Flachwarzen
Das Kind hat Hunger und geht nicht an die Brust	Überreizung, Unruhe im Zimmer, Mutter ist abgelenkt oder angespannt	Ruhe schaffen, Kind vor dem Stillen mit *Lavendelöl 0,1 %* (Apothekenrezeptur) einreiben, Nacktbonding, Pucken, Mutter beruhigen	Entleeren der Brust mit der Hand, abpumpen, Milch mit Löffeln, Bechern verabreichen
Das Kind schläft schnell an der Brust ein	Müdigkeit, Neugeborenen-Gelbsucht	Anregen durch Wickeln, Massage an Füßen und Händen, sehr oft anlegen, Vorsicht Exsikkose!	Evtl. mit Brusternährungsset (Medela) kombinieren, Muttermilch mit Löffel oder Becher verabreichen
Zu viel Milch	Initiale Milchbildung, zu starke Anregung der Milchbildung	Nur eine Seite anlegen, andere Brust zur Entlastung von Hand entleeren, nicht abpumpen, weniger trinken	Milchauffangschalen im BH tragen, Salbeitee, Pfefferminztee, *Phytolacca D1* (DHU), oft genügen einmalig 10 gtt

Tab.: Übersicht über die wichtigsten Stillprobleme und mögliche Selbsthilfen

2.5 Beziehung – Erziehung – Entwicklung

Die Beziehung zwischen den Eltern und dem neugeborenen Kind ist wie jede Schicksalsbegegnung völlig individuell. Sie wird vielen Eltern schon vor der Konzeption bewusst. In Träumen oder tief aus dem Innern aufsteigenden Gedanken kündigt sich das neue Wesen an. Wenn das Kind während der Schwangerschaft beginnt, sich im Leib der Mutter zu entfalten, suchen Eltern und Kind sich auf das gemeinsame Leben einzustimmen. Beschwerden während der Schwangerschaft sind oftmals körperlicher und seelischer

Ausdruck des sich aufeinander Einlassens. Mit der Geburt tritt eine Individualität in die Welt – nicht ein unbeschriebenes Blatt oder ein genetisch determiniertes Wesen, wie man oft glauben machen möchte. Freilich bedarf es unserer Pflege, damit es sich entfalten und die spezifisch menschlichen Fähigkeiten entwickeln kann: Den aufrechten Gang, die Sprache und das Denken. Diese legen den Grundstein dafür, dass das Kind das „Abenteuer Menschsein" in Freiheit und Verantwortung besteht. Bei ihrer Entfaltung mitzuhelfen, ist wohl das bedeutsamste Erziehungsziel im ersten Lebensabschnitt.

2.5.1 Unterstützung der Bewegungsentwicklung durch die alltägliche Pflege

Das Kind lebt in den ersten Tagen in angeborenen Verhaltensmustern und Reflexen (Saug-, Greif-, Schreireflex). Diese Reflexe müssen nach und nach überwunden werden. Dies geschieht, indem das Kind lernt, durch die Nachahmung menschlicher Verhaltensweisen unwillkürliche Bewegungen durch willkürliche zu ersetzen. Das Kind folgt dem Blick der Mutter, ihrer Gestik und Mimik. Bald schon beginnt es, die Finger zum Mund zu führen und zu greifen, den Blick verweilen zu lassen, zu lauschen, zu lächeln.

Dem Kind sollte dabei Zeit gelassen werden. Ganz allein darf es neue Bewegungen, Geräusche, Laute entdecken. Schon in den ersten Lebenstagen gelingt es manchen Kindern, den Kopf gezielt einem Geräusch oder einer Lichtquelle zuzuwenden. Es folgt das Heben der Schultern und der Hüfte. So erreicht es die Seitenlage. Nach circa fünf Monaten verspürt es den Drang, sich von der Rückenlage über die Seite auf den Bauch zu drehen. Das sieht manchmal recht anstrengend aus, vielleicht sind einige solcher Bemühungen ohne sichtbaren Erfolg. Mit jeder Anstrengung entwickelt es Kraft und Geschick für den nächsten Schritt in der Bewegungsentwicklung. Als Pflegende oder Eltern müssen wir hier keinesfalls nachhelfen wollen. Das gesunde Kind schafft es nach einiger Bemühung mit Gewissheit. Durch Nachhelfen nehmen wir dem Kind die Erfahrung, aus eigener Kraft etwas erreichen zu können. Auch das verbale „Anfeuern" wirkt in einer solchen Situation eher der selbstbewussten Entwicklung entgegen. Einerseits lenkt es das Kind von seinem eigentlichen Vorhaben ab, zum anderen wird dann nicht mehr das Erreichen des selbstgesteckten Zieles, sondern das Lob und die Freude der Eltern zum bestimmenden Handlungsmotiv. Hier können durch scheinbar unbedeutende, gut gemeinte Alltagsgewohnheiten charakterliche Eigenschaften vorgeprägt werden.

Erst wenn das Kind aufrecht geht, hat es die spezifisch menschliche Bewegungsform erreicht. Über viele Zwischenschritte erfolgt diese Entwicklung von der Rückenlage in die Bauchlage, über Rollen, Robben, Krabbeln zum Kniestand und Sitzen, zum Stehen, zum seitlichen Gehen am Geländer und schließlich zum freien Gehen. Tast- und Bewegungserfahrungen mit Armen, Beinen, Kopf und Rumpf legen die Grundlage für die spätere intellektuelle Entwicklung. Das Kind absolviert den Weg vom Greifen zum Begreifen, vom Stehen zum Verstehen! Das aufmerksame, stille Begleiten der Bewegungsinitiativen des Kindes, die verbale Ankündigung der pflegerischen Handgriffe, das Benennen der Gegenstände, das Abwarten der Kooperation des Kindes, das Zurückgewinnen seiner Aufmerksamkeit, wenn es abgelenkt ist, dies alles beschreibt eine pflegerische Haltung, welche die Selbstständigkeit und Initiativkraft des Kindes während aller

Phasen seiner Bewegungsentwicklung stärkt. In den ersten Lebenswochen sind nahezu alle Begegnungen mit dem Neugeborenen pflegerischer Art. Deshalb ist es in dieser Zeit wichtig, eine freudvolle Beziehung zum Kind zu entwickeln. Die alltägliche Pflege wird zum Beginn einer Erziehung zur Freiheit.

2.5.2 Die Pflege einer rhythmischen Lebensweise

Zwei Ansichten stehen sich bezüglich der Rhythmen des Säuglings scheinbar unvereinbar gegenüber. Die eine Position geht davon aus, dass ein gesundes Kind beim Trinken und Schlafen immer von allein einen eigenen Rhythmus findet, wenn man es nur lässt. In der Praxis werden Kinder, die nach dieser Anschauung gepflegt werden, gestillt, wenn sie Verlangen danach zeigen („self-demand feeding"), und sie werden in ihr Bettchen gelegt, wenn sie dabei sind einzuschlafen. Die andere Ansicht lautet, dass das Kind keinen eigenen Rhythmus mitbringt, die Eltern ihn deshalb vorgeben müssen. Diese Kinder erhalten in der Regel alle vier Stunden ihre Nahrung und werden zu festgelegten Zeiten geweckt und zu Bett gebracht. Nach unserer Erfahrung findet das Kind eigenständig einen Rhythmus, wenn die Eltern selbst rhythmisch leben. Das ist heute die große Ausnahme. Die Unabhängigkeit vom Tag-Nacht-Rhythmus, von den Jahreszeiten oder von saisongebundener Ernährung gilt heute als kulturelle Errungenschaft, auf die wohl niemand mehr verzichtet. Wir empfehlen daher, einen Rhythmus zu suchen, der dem Bedürfnis des Kindes und der Eltern entspricht und diesen Rhythmus zu pflegen. Das bedeutet, dass ein Rhythmus solange konsequent beibehalten wird, bis eine entwicklungsbedingte Veränderung ansteht (z.B. wenn der Säugling in der Nacht durchschläft, bei Krankheit oder bei einer Ernährungsumstellung). Immer wieder muss auch der neu gefundene Rhythmus gepflegt werden. Damit die heute notwendige Freiheit in der „Wahl" des Rhythmus nicht zur opportunistischen Willkür degeneriert, wird die Verantwortung gegenüber der lebensspendenden Kraft des Rhythmus zur ernsten Aufgabe.

Ein Hauptproblem vieler Eltern ist das Einschätzen der Ursachen, wenn ihr Kind schreit. Hat es Hunger, hat es bei der letzten Mahlzeit vielleicht doch nicht genug bekommen, hat es Blähungen, will es Zuwendung, ist es krank? Meist wirkt das Stillen oder die Flasche zumindest vorübergehend „stillend". Wenn aber die Nahrungsaufnahme jeden Kummer beseitigt, so wird sich hier kein Rhythmus einstellen.

Ähnliches gilt für Kinder, die schreien, wenn sie in ihr Bett gelegt werden. Oft nimmt man sie wieder auf den Arm, trägt sie herum, schiebt sie im Kinderwagen oder (eine verbreitete moderne Methode) fährt sie auf dem Kindersitz des Autos in den Schlaf. Manchmal ist die Ursache für diese Einschlafstörungen Luft in Magen/Darm oder eine nasse Windel. Diese Störungen lassen sich leicht beheben. Das Kind wird sich nach „Bäuerchen" und frischer Windel, vielleicht einem Bauchwickel mit *Baby-Bäuchleinöl* (Weleda) bald beruhigen. Meist ist jedoch ein Gereizt- und Überwachsein der Kinder die Ursache für Einschlafstörungen. Wer kennt nicht die Situation: den ganzen Nachmittag gab es Besuche, das Kind wanderte fröhlich von Arm zu Arm, die Eltern glauben, es sei nun rechtschaffen müde und würde leicht einschlafen. Das Gegenteil ist aber der Fall. Das Kind kommt nicht zur Ruhe, trinkt in unruhigen kurzen Zügen und bekommt Blähungen. Seelische „Verdauungsstörungen“ sind hier die Ursache für das Einschlafproblem. Der Vermeidung solcher Überbelastungen kommt die größte Bedeutung zu. Akut bieten Einreibungen im Uhrzeigersinn um den Bauchnabel mit

- *Cuprum metallicum praeparatum 0,1 %* (Weleda) Salbe
- *Bauchwickel mit Melissenöl* (WALA) oder *Oleum aethereum Melissae indicum 10 %* (Weleda)

Hilfe. Nicht immer gibt es äußere Ursachen für das Schreien. Manchmal suchen Kinder gerade vor dem Einschlafen ein intensives Selbsterleben im Schreien. Jetzt darf das Kind für sich sein. Die Intervention durch die Eltern verlängert in der Regel diese Schreiphase. Als Grundsatz gilt: Wir sollten dem Kind nicht das Weinen oder Schreien als Ausdruck des Missbehagens nehmen. Wohl können wir uns um die Behebung der Ursache kümmern, wissend, dass wir dem Kind nicht jeden Schmerz abnehmen oder von ihm fernhalten können. Mit einiger Erfahrung und Einfühlung kann man die unterschiedlichen Ausdrucksformen des Schreiens zuordnen. Das Hungerschreien klingt anders als das Schreien bei Bauchweh, das überreizte Schreien anders als das Schreien als Einschlafritual.

2.5.3 Die Nachahmung als Grundprinzip der Erziehung

Das Kind lernt ungefähr bis zum siebten Lebensjahr ausschließlich durch die Nachahmung seiner Umgebung. Erst danach wird intellektuelles Lernen möglich, ohne dass organbildende Kräfte für gedankliche Tätigkeit in Anspruch genommen werden müssen. Bewegungen, Gestik, Mimik, Sprache, Tonfall, Tagesrhythmen, Gewohnheiten, soziale Fähigkeiten und vieles mehr werden auf der Grundlage des Temperamentes und der individuellen Persönlichkeit des Kindes unmittelbar durch Nachahmung übernommen. „Narren und Kinder sagen die Wahrheit“, weiß der Volksmund und meint damit, dass Kinder ihre Umgebung auf das Genaueste spiegeln. Kinder sind deshalb die Erzieher der Erwachsenen. Jede Schwäche, jedes falsche Wort, aber auch unsere Stärken (leider bemerken Eltern das Letztere selten) erscheinen in dem nachgeahmten Verhalten der Kinder. Stimmungen wie Trauer, Freude, Unruhe oder Ausgeglichenheit nehmen selbst Neugeborene seismographisch wahr. In diesem Sinn ist Erziehung vor allem Selbsterziehung. Pflege führt den neuen Erdenbürger auf den Weg zur Ausbildung und Vervollkommnung seiner Fähigkeiten. Sie ist für Pflegende und Eltern Anlass, sich der Würde und Aufgabe des eigenen Menschseins zu erinnern.

Kategorie	Beispiel für Lernziele	Empfohlener Lernweg
Handwerk	Sie erweitern Ihr Repertoire an Pflegemethoden durch natürliche Substanzen.	A
Eigenes Lernziel		
Beziehung	Sie ermutigen und beraten Mütter und Väter bei der Pflege Ihrer Kinder.	B
Eigenes Lernziel		
Wissen	Sie kennen die Bedeutung der Pflege des Neugeborenen für seine weitere Entwicklung.	C
Eigenes Lernziel		

Weiterführende Literatur

- Bauer, D., Hoffmeister, M., Görg, H.: Gespräche mit Ungeborenen. Verlag Urachhaus Stuttgart 2006.
- Bopp, A., Krohmer, B.: Der Baby-Guide fürs erste Jahr. Kösel-Verlag München 2010.
- Endlich, J.: Das kleine Kind und seine Bekleidung. Verlag Freies Geistesleben Stuttgart 1995.
- Fels, N., Knabe, A., Maris, B.: Ins Leben begleiten. Verlag Freies Geistesleben Stuttgart 2003.
- Göbel, W., Glöckler, M.: Kindersprechstunde. Verlag Urachhaus Stuttgart 2013.
- Hassauer, W.: Die Geburt der Individualität. Verlag Urachhaus Stuttgart 1995.
- Kühne, P.: Säuglingsernährung. Arbeitskreis für Ernährungsforschung Bad Vilbel 2012.
- Pikler, E.: Lasst mir Zeit. Pflaum Verlag München 2001.
- Pikler, E.: Miteinander vertraut werden. Arbor Verlag Freiamt 2014.
- Pikler, E.: Friedliche Babys, zufriedene Mütter. Herder Verlag Freiburg im Breisgau 2009.
- Soldner, G., Stellmann, H. M.: Individuelle Pädiatrie. Wissenschaftliche Verlagsgesellschaft Stuttgart 2011.
- Stave, U.: Die Umwelt des kleinen Kindes. Verlag Urachhaus Stuttgart 1992.
- Steiner, R.: Die Erziehung des Kindes. Rudolf Steiner Verlag Dornach 2003.
- Steiner, R.: Gebete für Mütter und Kinder. Rudolf Steiner Verlag Dornach 1994.
- Stadelmann, I.: Hebammensprechstunde. Selbstverlag Kempten 1994.
- Vagedes, J., Soldner, G.: Das Kinder Gesundheitsbuch. Gräfe und Unzer Verlag München 2013.
- van Houten, C.: Erwachsenenbildung als Willenserweckung. Verlag Freies Geistesleben Stuttgart 1999.

Weitere Informationen im Internet

- Verband der Windeldienste in Europa e.V., www.windeldienste.de
- www.safe-programm.de
- www.stillen-huellen-pflegen.de
- www.stillen.de
- www.naturwindeln.de

KAPITEL XVIII
Der Entwicklungsgedanke als Grundlage für eine anthroposophisch erweiterte Kinderkrankenpflege

CAROLA EDELMANN

Die Entwicklung des Kindes verläuft in Rhythmen. Die Kenntnis dieser in Jahrsiebte gliederbaren Rhythmen ist wesentlich für die Behandlung und Pflege der typischerweise auftretenden Erkrankungen. Ebenso wichtig ist es, die Beziehung der Eltern zu ihrem Kind wahrzunehmen und diese zu unterstützen. Gelingt es uns, diese Aspekte in die Kinderkrankenpflege zu integrieren, kommen wir dem Wesen des Kindes näher.

→ Lernziel siehe Seite 469

1. Das Wesen des Kindes

Die Menschenkunde Rudolf Steiners vertieft die Kinderkrankenpflege. Verbindet man die naturwissenschaftliche Ausbildung mit dem von ihm entwickelten Menschenbild – das den Menschen als eine Einheit aus Körper, Seele und Geist sieht und den Gedanken des sich entwickelnden Menschen beinhaltet –, so entsteht ein heilsam wirkendes Verständnis für das Wesen des Kindes. Es ist notwendig, das werdende Wesen des Menschen kennenzulernen:

- Wie hat es sich von Geburt an durch die einzelnen Entwicklungsepochen hindurch verändert?
- Sind Gesetzmäßigkeiten darin verborgen?
- Besteht zwischen der Entwicklung des Kindes und seiner Krankheit ein Zusammenhang?

In seinem Werk „Die Erziehung des Kindes vom Gesichtspunkte der Geisteswissenschaft" schilderte Rudolf Steiner die Entwicklungsphasen in Jahrsiebten. Zusammenfassend lässt sich dies so beschreiben:

Will man das Wesen des Kindes erkennen, so muss man von einer Betrachtung der verborgenen Natur des Menschen ausgehen. Vorgeburtlich ist der werdende Mensch vom physischen Leib der Mutter und den selbst gebildeten Eihäuten umgeben. Bei der Geburt verlässt das Kind die physische Mutterhülle und die Umgebung wirkt unmittelbar auf das Neugeborene ein. Die Kraft, mit der das Kind aus diesen Hüllen tritt, lässt bereits etwas von der Individualität des Wesens erahnen.

Der physische Leib des Menschen unterliegt denselben Gesetzmäßigkeiten wie die Mineralwelt. Dieser menschliche Leib ist vom Lebens- oder Ätherleib durchzogen, den Rudolf Steiner folgendermaßen beschrieb: „Mit allen Pflanzen hat der Mensch die Ernährung, das Wachstum, die Fortpflanzung gemeinsam. Hätte er nur einen physischen Körper wie der Stein, so könnte er nicht wachsen, sich ernähren und fortpflanzen. Er muss also etwas haben, was ihn fähig macht, die physischen Kräfte und Stoffe so zu verwerten, dass sie ihm Mittel werden, zu wachsen und so weiter. Das ist der Ätherleib."

Nun finden der Aufbau der Organe und die Umwandlung des vererbten Leibes in einen der Individualität angemessenen Leib statt. Das Geerbte wird individuell aktiviert („epigenetisch").

In den ersten sieben Jahren

Das Kind lebt ganz in der Nachahmung. Das Nachahmen sinnvoller Tätigkeit ermöglicht dem Kind, einen kräftigen Willen zu entfalten. Dieser wird durch Eigenaktivität übend betätigt und entwickelt. Nach der willentlichen Ergreifung des Leibes (Gehen) und der folgenden des seelischen Bereichs (Sprache, fantasievolles Spiel), bildet sich der Wille im Bereich des Denkens aus (planvolles Spiel).

Im zweiten Jahrsiebt

Die nun frei werdenden Ätherkräfte können für die Gedankenbildung herangezogen werden. Das Kind ist jetzt schulreif. Im Vordergrund steht nun die Ausbildung eines gesunden Gefühlslebens, begleitet von liebevoller Autorität der Bezugspersonen.

Zu Beginn des dritten Jahrsiebts

Mit der Geschlechtsreife entwickelt sich der Empfindungs- oder Astralleib. Als Träger von Trieben, Begierden und Leidenschaften hat ihn der Mensch mit der Tierwelt gemein.

Nun tritt das Individuelle des Heranwachsenden stärker hervor. Auf die Entwicklung des Willens und des Gefühlslebens folgt die weitere Ausbildung des Denkens.

Rudolf Steiner beschrieb: „Nun hat der Mensch ein viertes Glied seiner Wesenheit, das er nicht mit anderen Erdenwesen teilt. Dieses ist der Träger des menschlichen Ichs. Indem der Mensch sich als Ich bezeichnet, muss er in sich selbst sich benennen. Ein Wesen, das zu sich Ich sagen kann, ist eine Welt für sich. Diejenigen Religionen, welche auf Geisteswissenschaft gebaut sind, haben das immer so empfunden. Sie haben daher gesagt: Mit dem Ich beginne der Gott, der sich bei niedrigen Wesen nur von außen in den Erscheinungen der Umgebung offenbart, im Innern zu sprechen. Der Träger der hier geschilderten Fähigkeiten ist nun der Ich-Leib. Dieser Ich-Leib ist der Träger der höheren Menschenseele. Durch ihn ist der Mensch die Krone der Erdenschöpfung."

Der Entwicklungsgedanke von Rudolf Steiner umfasst insgesamt neun Epochen von je sieben Jahren, über die sich die körperliche, seelische und geistige Entwicklung des Menschen erstreckt. Diese Phasen laufen nicht nach starren Gesetzmäßigkeiten ab, sondern sind lebendige Abschnitte der Biografie, die der Mensch von Geburt an in seiner ganz individuellen Entwicklung durchschreitet.

Der folgende Text beschreibt die einzelnen Entwicklungsepochen des Kindes, deren Gesetzmäßigkeiten und Probleme, um darauf basierend eine dem Kind entsprechende Pflege zu entwickeln.

2. Die Entwicklungsstufen des Kindes mit Blick auf Krankheitsneigung und entsprechende Pflegeschwerpunkte

2.1 Der Säugling und das Kleinkind

Bei allem medizinischen Wissen um den Vorgang der Geburt umgibt diese immer einen Hauch von Wunder und das Gefühl der Ehrfurcht. Auch wenn man im ersten Moment den Eindruck hat, dass sich die Neugeborenen sehr ähnlich sehen, spürt man bei genauerem Hinsehen und durch den Kontakt mit dem Kind bald, dass ein Individuum auf die Welt gekommen ist. Das Bestreben, der Persönlichkeit gerecht zu werden, fordert alle unsere Sinne auf, dieses Ich zu erkennen.

Mit dem ersten Atemzug zieht das seelisch-geistige Wesen des Kindes in den Körper ein. Dieser Einzug bedarf liebevoller Begleitung und Fürsorge. Die Gegenwart der Mutter, Ruhe und Wärme sind die wichtigsten Voraussetzungen dafür, dass das Kind in den eigenen Lebensrhythmus hineinfindet. Die Beziehung von Mutter und Kind ist sehr eng, was beim Stillen besonders deutlich zum Ausdruck kommt.

Der ganz auf Pflege angewiesene Säugling entwickelt sich durch ausdauerndes Üben von Strampeln, Drehen, Sitzen, Krabbeln und Greifen zum zielbewusst schauenden sowie schließlich aufrecht gehenden Kind. Überaus groß ist seine Freude über jede Errungenschaft auf dem Weg dahin.

Parallel zur Bewegungsentwicklung beobachtet man die Ausbildung der Sprache. Am Anfang können die Eltern das Weinen ihres Kindes nur sehr schwer deuten. Doch schon bald lernen sie, die feinen Nuancen zu unterscheiden, ob es nun Hunger, nasse Windeln oder Schmerzen sind, die das Kind mitteilen möchte. Es ist spannend zu beobachten, wie das Kind von den ersten Lauten zum Lallen kommt und sich dann durch köstlichste Wortmalereien die Sprache erringt. Das Wörtchen „nein“ erscheint oft als Lieblingswort, und die Bedürfnisse werden lautstark und hartnäckig kundgetan. Dieses Sich-dagegen-Stellen schafft Abstand zur Umwelt und bildet Raum für das Ich-Erlebnis des Kindes, das sich ganz deutlich im Augenblick des ersten „Ich-Sagens“ zeigt.

Fast alles, was das Kind von Geburt an erlernt, erwirbt es durch Nachahmung; das Kind ist ganz Sinnesorgan. Durch diese Offenheit nehmen alle Eindrücke Einfluss auf die Entwicklung, bis ins Leibliche hinein. Dies hat Konsequenzen für unser Verhalten dem Kind gegenüber und für die Gestaltung seiner Umgebung im weitesten Sinne. Es ist entscheidend, dass das Kind sinnvolles Handeln sowie Eindeutigkeit von Sprache und Geste erlebt. Aus der nonverbalen Kommunikation lernt es weit mehr als durch irgendwelche noch so klugen Belehrungen.

Der Tagesablauf orientiert sich an dem Essens- und Schlafrhythmus des Kindes. Um die kindliche Fantasie anzuregen, gestaltet man die Umgebung bezüglich Form, Farbe und Gegenständen möglichst mit naturnahen Materialien. Die Nachahmung übt auch einen bedeutsamen Einfluss auf die Ausformung der Organe aus. Dies lässt sich unterstützen, indem wir dem Kind z.B. eine Puppe aus einem Seidentuch basteln: Ein kleiner Wollknäuel, der in die Mitte des Tuches eingebunden wird, bildet den Kopf und durch das Zusammenknoten der jeweiligen Enden entstehen Arme und Beine. Im Gegensatz zu einer perfekt ausgestalteten Puppe regt diese Seidenpuppe die Bildekräfte im Inneren des Kindes an.

Welche Bedeutung das Umfeld hat, zeigt ein praktisches Beispiel aus der häuslichen Kinderpflege.

Beispiel

Mehmet, ein Säugling von sechs Monaten, ein ehemaliges Frühgeborenes mit einer bronchopulmonalen Dysplasie, kommt zum ersten Mal nach Hause. Bald wird er erneut eingewiesen, da er Zuhause ungenügend trinkt. In der Klinik findet er rasch wieder seinen Essensrhythmus, nimmt gut an Gewicht zu und kann bald entlassen werden. Diesmal bittet der Stationsarzt mich, das Kind und die Familie weiterhin zu betreuen.

Bei den Hausbesuchen wird deutlich, dass die Mutter, die kaum deutsch spricht, unter starkem Heimweh leidet. Die Familie wohnt beim Bruder des Mannes. Diese Wohnsituation ist eine Notlösung; die Mutter fühlt sich nur geduldet und sehnt sich nach einer eigenen Wohnung. Aufgrund der familiären Situation besuchte die Mutter Mehmet selten in der Klinik und ist daher noch sehr unsicher in der Pflege ihres Sohnes.

Durch die bronchopulmonale Dysplasie zählt Mehmet zu den „Risikokindern". Dies stellt für die Mutter eine weitere Hürde dar, um zu Mehmet eine unkomplizierte Beziehung aufzubauen. Er ist zwar bereits ihr zweites Kind, doch durch Gespräche erfahre ich, dass die dreijährige Tochter in der Türkei geboren und dort hauptsächlich von der Großmutter betreut wurde. Ich versuche, die Mutter mit der Pflege ihres Kindes vertraut zu machen.

Beim ersten Hausbesuch empfängt mich die Mutter, hilflos auf ihr schreiendes Kind deutend, das auf dem Ehebett liegt, strampelt und außer sich ist vom vielen Schreien. Rundherum sitzen strickend türkische Frauen und die kleine Schwester will auch gehört werden.

Ich stelle mich vor und nehme Mehmet erst einmal fest in den Arm, damit er Halt spürt. Er beruhigt sich zunehmend, und nach kurzer Zeit ist sogar ein Blickkontakt möglich. Ich bitte die Mutter um frische Windeln und um eine Milchflasche, da das Kind schon lange nichts mehr getrunken hat.

Während ich Mehmet wickle, erzähle ich ihm, was ich mache, und versuche, den Blickkontakt mit ihm zu halten, damit er sich nicht sofort wieder ins Schreien verliert. Ich wickle ihn langsam und achte darauf, wo er auf meine Handgriffe bereits antworten und mithelfen kann. Um ihm die Flasche zu geben, setze ich mich entspannt auf einen ruhigen Platz und nehme Mehmet wieder fest in den Arm. Ich habe Glück, er hat großen Hunger und trinkt, zwar langsam, aber ausdauernd.

Zuerst staunen die Frauen sprachlos, doch dann versuchen sie, mir alles Mögliche zu erzählen; ich bitte sie, Mehmet jetzt nicht zu stören. So versuche ich, Schritt für Schritt bei den folgenden Hausbesuchen der Mutter Sicherheit in der Pflege ihres Kindes zu vermitteln. Angefangen von einem gesunden Essens- und Schlafrhythmus bis hin zum geeigneten Bettchen mit Himmel richten wir das Umfeld auf Mehmets Bedürfnisse ein. Allmählich traut sich die Mutter mehr zu. Es ist interessant zu beobachten, wie zunehmend ein ganz selbstverständlicher Umgang mit Mehmet entsteht; wie sie das richtige Gespür für die Bedürfnisse eines Säuglings entwickelt. Dies zeigt sich in der Art, wie sie ihn bewegt, ohne dass er dabei „Achterbahn fährt", und wie sie darauf achtet, dass Mehmet immer warm genug gekleidet ist.

Eine Sozialarbeiterin bemüht sich intensiv um eine Wohnung. Letztendlich bestätigt der endlich erfolgte Umzug die Vermutung, dass die Hauptursache der Probleme in der Wohnsituation lag: Die eigene Wohnung verleiht der Mutter ein neues Lebensgefühl, die Situation entspannt sich und fast von einem Tag auf den anderen sind die Ernährungsprobleme verschwunden. Auch motorisch macht das Kind große Entwicklungsschritte.

Mittelbare Ursache für Mehmets Ernährungsprobleme war, dass die Mutter sich nicht zuhause fühlte. Dies spürte Mehmet ganz deutlich; er fand sich ebenfalls in sein „neues Zuhause" nicht hinein. Wegen der langen Trennung von Mutter und Kind mussten sich die beiden erst einander annähern. Die Umgebung war so zu gestalten, dass auch Mehmet seinen Platz bekommen konnte.

Betrachten wir noch einmal die wichtigen Gesichtspunkte:

- Das Neugeborene ist eine Individualität, also kein unbeschriebenes Blatt, und kommt mit einer tief verborgenen Intention zur Welt.
- Mutter und Kind bilden eine Einheit.
- Bis zur Schulreife bestimmt die Nachahmung die Entwicklung des Kindes.

Mehmet ist ein Kind, das sich massiv gegen die unbekannte Umwelt wehrte, im Krankenhaus fühlte er sich sofort wieder geborgen. Mit Hilfe der häuslichen Kinderkrankenpflege baut die Mutter in ihrer nicht unbedingt glücklichen, aber gewohnten Umgebung allmählich eine Beziehung zu ihrem Sohn auf und lernt ihn mit seinen Eigenheiten zunehmend besser kennen. Sie wird sicherer und gelassener im Umgang mit Mehmet und bringt immer mehr eigene Ideen ein.

Als Pflegende habe ich eine Vorbildfunktion und achte darauf, dass das Kind nicht nur routiniert versorgt wird, sondern dass die Pflege so beziehungsreich erfolgt, dass Mehmet anschließend zufrieden ist. Das „Für-sich-sein-Können" fördert z.B. ein Himmel über dem Bettchen. In dessen Schutz wird das Kind nicht ständig durch äußere Eindrücke gestört und abgelenkt.

2.1.1 Krankheitsneigungen

Das Phänomen der Nachahmung zeigt sich im ersten Jahrsiebt auch in der ausgeprägten Ansteckungsbereitschaft. In keinem Alter sind die Kinder so empfänglich für Infekte wie in dieser Zeit. Die Überwindung der Kinderkrankheiten stärkt das Immunsystem, und die erworbene Immunität schützt vor späteren Ansteckungen. Besonders an der Haut zeigen sich viele Kinderkrankheiten symptomatisch. So vollzieht sich bis zur Schulreife eine regelrechte Schuppung, und die individuelle Gestalt des Kindes kommt deutlicher zum Vorschein. Dies lässt sich eindrucksvoll bei den gefürchteten Masern beobachten:

Zu Beginn triefen Augen und Nase, die Gesichtsform ist verschwommen und das Kind quengelig. Dann bekommt es hohes Fieber, ist licht- und kälteempfindlich und sehnt sich nach Ruhe. Plötzlich beginnt sich von den Ohren aus nach unten wandernd ein feinfleckiges Exanthem auszubreiten. Das Kind braucht nun seinen Empfindlichkeiten entsprechend Bettruhe, möglichst im abgedunkelten Raum, und genügend Wärme. Das hohe Fieber sollte nicht unnötig gesenkt werden. Kommt das Exanthem nicht zur vollen Blüte, so hilft eine lauwarme Salzwasserabwaschung, dass die Krankheit nicht „nach innen schlägt"; die Waschung beugt Komplikationen in Form einer Pneumonie oder Enzephalitis vor.

Für die Mutter stellt dies eine besonders anstrengende Zeit dar. Das Kind braucht sie jetzt rund um die Uhr am Krankenbett. Doch nach einigen Tagen wird ersichtlich, dass sich die Strapazen gelohnt haben. Das hohe Fieber und die Überwindung der Krankheit entlassen das Kind wie neugeboren. Glich das Kind vorher sehr den Eltern, so kommt jetzt deutlicher seine eigene Gestalt hervor. Sichtbar zeigt sich diese Entwicklung auch, wenn man Bilder des Kindes vergleicht, die das Kind vor und nach der überstandenen Krankheit gemalt hat.

Neben den akuten Erkrankungen treten in diesem Alter nicht selten die ersten Symptome von eventuell familiär veranlagten Leiden auf, zum Beispiel Diabetes mellitus, Epilepsie, aber auch Entwicklungsstörungen durch eine zu frühe Geburt. Die Diagnose versetzt die Familie zunächst meist in einen Schockzustand. Vom anfänglichen Sträuben bis zum Akzeptieren der Erkrankung ist es ein langer, mühsamer Weg, auf dem die Familie dringend Begleitung braucht.

2.2 Das Schulkind

Während beim Kleinkind die Ähnlichkeit mit den Eltern hinsichtlich des Ausdrucks noch sehr ausgeprägt ist, offenbart sich im Schulalter immer mehr von der eigenen Persönlichkeit. Jetzt sind Kräfte frei, um Lesen, Rechnen und Schreiben zu erlernen. Aus dem Kindergartenkind wird ein Schulkind. Zur Autorität der Eltern kommt die der Lehrerin oder des Lehrers hinzu, und nicht selten ist bei Meinungsverschiedenheiten die Rechtfertigung zu hören: „Mein Lehrer hat aber gesagt ..."

Das Schulkind ist geprägt von seelischen Gegensätzen, unter denen es oft unausgesprochen leidet. Gefühle erscheinen bis ins Körperliche z. B. in der Schreckensblässe,

Zornes- oder Schamröte. Das Kind pendelt zwischen Freud und Leid, zwischen Mut und Angst hin und her. Wie zuvor der Moment des ersten „Ich-Sagens" um das dritte Lebensjahr, so stellt das neunte Lebensjahr einen markanten Zeitpunkt für die Ich-Entwicklung dar. Das Kind spürt nun die Trennung: „Ich und die Welt". Dies erlebt das Kind zum Teil als starke Einsamkeit. Es zweifelt vieles in der Erwachsenenwelt an, und nicht selten taucht die Frage auf: „Bin ich auch wirklich Euer Kind?" Das Kind erwartet jetzt von den Eltern bzw. Erziehern, dass es ihnen vertrauen kann.

Es bedarf des Erwachsenen als Vermittler zwischen sich und seiner Umgebung. Durch Erzählen von Fabeln und Legenden erhält das Kind seelische Nahrung, durch die die Gesetzmäßigkeiten und Geheimnisse der Natur hindurchleuchten, bevor diese im Unterricht in vom Verstand geprägten Begriffen vermittelt werden. Im Umgang mit Schulkameraden erlernt das Kind die sozialen Spielregeln. Unbewusst brauchen die Kinder immer noch einen geordneten Tagesablauf, auch wenn sie ständig versucht sind, das Gegenteil zu praktizieren. Die fantasie- und liebevolle Autorität der Bezugspersonen zieht sie mühelos in Bann.

Dies bedeutet einerseits, dem Kind großzügig Raum im Ausprobieren seiner Kräfte zu geben und es gleichzeitig mit innerer Wachsamkeit zu begleiten, andererseits ist es notwendig, in den entsprechenden Situationen Grenzen zu setzen. So lernt das Kind, eine seinem Temperament entsprechende seelische Balance auszubilden.

2.2.1 Krankheitsneigungen

Körperlich ist das Kind im zweiten Jahrsiebt recht gesund. Trotzdem sind häufig Arztbesuche oder sogar Klinikaufenthalte notwendig. Denn nicht selten endet eine misslungene Mutprobe mit einem Knochenbruch oder einer Gehirnerschütterung im Krankenhaus. Das äußere Erscheinungsbild des zahnlückigen Schulkindes lässt auf sein inneres Seelenleben schließen: Altes schwindet und Neues ist noch nicht in Sicht. Dies verunsichert das Kind. Es ist die Zeit der so genannten Schulkrankheiten. Die erwähnte seelische Labilität äußert sich meist mit Bauchschmerzen, Appetitlosigkeit, Kopfschmerzen usw., wobei nicht übersehen werden darf, dass auch eine organische Ursache möglich ist.

Das Beispiel des achtjährigen Daniels gibt uns einen Einblick in die seelische Verfassung eines Kindes im zweiten Jahrsiebt.

Beispiel

Daniel wird aufgrund seines starken Übergewichts in den Ferien in die Klinik eingewiesen. Er ist das einzige Kind besorgter Eltern. Der Junge scheint sehr unglücklich darüber, einen Teil seiner Ferien in der Klinik verbringen zu müssen, und hält nur mühsam die Tränen zurück, als er erfährt, dass er alt genug ist, ohne die Mutter hier zu bleiben. Er bekommt ein Bett in einem großen Zimmer, wo schon Gleichaltrige neugierig auf ihn warten. Die Schwester stellt Daniel den Kindern vor und lässt ihn eines der noch freien Betten aussuchen. Teilnahmslos steuert er das Bett hinten in der Ecke an.

Nach dem Aufnahmegespräch erklärt die zuständige Schwester Daniel und seiner Mutter den Tagesablauf und die Besuchszeitenregelung. Die Mutter hilft Daniel noch, seinen Schrank einzuräumen. Nach dem Abendessen verabschiedet sie sich für eine Woche von ihm.

Erst lassen wir Daniel Zeit, sich einzuleben. So lernt er uns und wir ihn mit seinen Nöten kennen. Mit jedem Tag wird er neugieriger, was um ihn herum passiert. Dem morgendlichen Bad, das seinen Stoffwechsel und die Formkräfte anregen soll, gewinnt er erst gar nichts Gutes ab, zumal er nicht trödeln kann, denn anschließend geht es zum Morgenkreis. Dort singt man in gemeinsamer Runde den Tag ein, und der Stationsarzt oder Heilpädagoge erzählt eine Geschichte. Es ist spannend zu sehen, wie Daniel allmählich „Feuer fängt", und nach ein paar Tagen gehört er zu den ersten im Morgenkreis.

Nach dem Frühstück nimmt der Heilpädagoge Daniel mit in die Spiel- und Bastelgruppe. Saß er anfangs zur Visitenzeit noch schüchtern auf seinem Bett, so präsentiert er jetzt stolz seine Bastelarbeit. Zur Essenszeit steht er nach wie vor als erster am Wagen und kann es kaum erwarten zu sehen, was sich unter dem Deckel auf seinem Teller verbirgt. Doch muss er sich gedulden, alle beginnen gemeinsam zu essen. Der Appetit ist allerdings stark vom Gericht abhängig: Seine geliebten Nudeln verschlingt er im Nu, während er auf Gemüse und Getreide lange herumkaut. So mancher Tischnachbar entwickelt deshalb Mitleid mit ihm und schiebt ihm heimlich etwas zu.

Einer der Jungen liegt mit Gipsfuß im Bett. Daniel und er freunden sich bald an, und Daniel räumt nach dem Essen immer das Tablett des Jungen ab.

In der Mittagsruhe werden die Schwestern auf ihre Konsequenz und Gelassenheit getestet und nicht immer bestehen sie die Prüfung. Auch Daniel entwickelt zunehmend Unternehmungslust, wo Ruhe angesagt ist.

Wenn nicht eine künstlerische Therapie wie Malen oder Plastizieren auf dem Stundenplan steht, darf Daniel mit dem Heilpädagogen in den Wald oder zum Tischtennis spielen. Nach dem Abendessen wird noch aufgeräumt, und dann folgt das Zähneputzen.

Daniel bekommt abends eine Rhythmische Einreibung, abwechselnd von Bauch oder Armen und Beinen, mit einem ätherischen Öl. Der Abendabschluss wird vom Heilpädagogen gestaltet. Die Kinder sind meist gespannt, wie die Geschichte vom Vorabend weitergeht. Nach dem Gute-Nacht-Lied kehrt allmählich die Nachtruhe ein und manchmal auch das Heimweh.

Wenn am Wochenende die Eltern zu Besuch kommen, hat Daniel viel zu erzählen. Mittlerweile kann ihn die Mutter auch einmal während der Woche besuchen und hat dann Gelegenheit, mit dem Stationsteam zu sprechen und sich Anregungen für Zuhause zu holen. Sie lernt Zusammenhänge zwischen Daniels Essgewohnheiten und seiner seelischen Verfassung kennen.

Dabei kristallisieren sich folgende Probleme heraus:
Da Daniel ein Einzelkind ist und seine Freunde aus der Schule nicht in der Nachbarschaft wohnen, langweilt er sich Zuhause oft. Dies weckt in ihm das Bedürfnis, zu naschen und seiner Vorliebe für süße Getränke nachzugehen.

Die Mutter sorgt sich zwar liebevoll um Daniel, wird aber von ihrem Sohn nicht mehr uneingeschränkt akzeptiert. Er vermisst seine Freunde und anstatt sich auszutoben, stopft er alles in sich hinein.

Führen wir uns noch einmal das Kernprinzip des zweiten Jahrsiebts vor Augen: In dieser Zeit gewinnt eine liebevolle Autorität an Bedeutung, die dem Kind in Phasen der Unsicherheit als Orientierungshilfe zur Seite steht.

Die Klinik setzt daher folgende Schwerpunkte in der Betreuung:

- Die Familie muss akzeptieren, dass Daniel nun alt genug ist, ohne Mutter aufgenommen zu werden. Wie soll ein Kind Selbstvertrauen bekommen, wenn man es nicht loslässt?
- Das Thema „Essen" ist nur ein Teil des abwechslungsreich gestalteten Tagesablaufes.
- Mit den drei bis vier meist gleichaltrigen Mitpatienten schließt Daniel Freundschaft. Er übernimmt für seinen Bettnachbarn das Tablett-Abräumen und damit Verantwortung.
- Durch die Bäder und Einreibungen nimmt Daniel seinen Körper verstärkt wahr. Dies regt den Stoffwechsel an und damit auch seine innere Aktivität.
- Seelische Anregung erhält er zudem in der Mal- und Plastiziertherapie.
- Bei Teambesprechungen schildert jeder seine Beobachtungen, wodurch ein deutliches Bild von Daniel entsteht und sich somit auch Ideen für eine entsprechende Therapie entwickeln.
- Ein heilpädagogisches Gespräch zeigt der Mutter den Zusammenhang zwischen Daniels Adipositas und seinen Problemen auf und gibt Empfehlungen für Zuhause mit.

In Daniels Fall lauten diese so:

Essen oder das Zu-dick-Werden sollten in der Familie möglichst kein Thema sein. Dagegen hat eine liebevoll zubereitete gemeinsame Mahlzeit einen berechtigten Stellenwert. Süße Getränke sind zu vermeiden. Eine Regelung des Süßigkeitenkonsums hält das Kind vom ewigen Naschen ab. Solche Abmachungen lassen sich auch zwischen dem Kind und „seinem" Kinderarzt treffen.

Ein abwechslungsreicher Tagesablauf lenkt ihn von seinem Bedürfnis nach Essen ab. Erlernt Daniel bald das Fahrrad fahren, so hat er die Möglichkeit, seine Freunde öfter zu besuchen.

Letztendlich ist es auch wichtig, dass die Eltern akzeptieren, dass aus dem Jungen nicht unbedingt ein „Daniel Düsentrieb" werden muss.

Der Vollständigkeit halber sei auch das Jugendalter behandelt, selbst wenn wir dem dritten Jahrsiebt in der Pädiatrie nicht mehr so häufig begegnen.

Die Pubertät gleicht einem Schwellenübertritt. Es ist die Zeit der Differenzierung im Körperlichen, Seelischen und Geistigen. Körperlich findet neben der Geschlechtsreife ein erneuter Wachstumsschub statt. Die Extremitäten stehen nicht im richtigen Verhältnis zum übrigen Körper. Der Jugendliche wirkt entweder schlaksig, dünn wie eine „Bohnenstange" oder schwer. Er weiß nicht so recht, wohin mit seinen Händen und Füßen.

Das äußere Auftreten entspricht keineswegs dem, wie sich der Jugendliche innerlich fühlt. Hinter mancher Koketterie oder Dreistigkeit verbirgt sich die noch leicht verletzbare Seele. Unbekannte Gefühle lassen den Jugendlichen rasch aufbrausen. Oft kann er sich selbst nicht leiden – schon gar nicht, wenn die Pickel sprießen. Für den Jugendlichen wird jetzt alles von großer Bedeutung, was in ihm das Interesse an der Welt wachruft. Neben Geschichtsbewusstsein, Natur- und Kunsterleben ist es wichtig, dass er jetzt selbst praktisch tätig wird und so seine Fähigkeiten ausbildet und erprobt. Diese Erfahrungen helfen ihm, zu einem gesunden Urteilsvermögen und zu eigener Meinungsbildung zu finden. „Tödlich" wirken Lustlosigkeit und Langeweile, durch die der Jugendliche in die Gefahr gerät, sich zu sehr mit sich selbst, seinen Wünschen und Launen zu beschäftigen. Die Autorität der Erwachsenen wird nun völlig in Frage gestellt, die Gesinnung der Eltern auf „Herz und Nieren" geprüft und der eigenen gegenübergestellt. Der Jugendliche will Menschen begegnen, die er sich selbst als Vorbild erwählt, die ihm „wahrhaftige" Werte vorleben. Er will wissen: „Wie ist die Welt? Wo stehe ich in dieser Welt?" Gerade diese Entwicklungsphase stellt eine große Herausforderung für den Erwachsenen dar. Es kommt jetzt besonders darauf an, wie er selbst in der Welt steht, wie fundiert und konsequent er sein Leben gestaltet und ob er trotzdem den anders denkenden Mitmenschen tolerant begegnet. Die mehr oder weniger bewusste Angst vor dem Erwachsenenalter äußert sich zunehmend bei Mädchen – aber auch bei Jungen – in der Mager- und/oder Esssucht. Die Jugendlichen sind geprägt von der Suche nach sich selbst und dem Sinn des Lebens. Ernährungsstörungen, die sich im dritten Jahrsiebt manifestieren, sind meistens Symptom für eine tiefe seelische Krise. Der Jugendliche schreckt vor dem Schritt ins Erwachsenenalter zurück und braucht dringend Menschen bzw. eine Therapie, die Selbstvertrauen und Mut in ihm wecken, die Schwellenangst zu überwinden.

Es ist äußerst wichtig, die Symptome rechtzeitig zu erkennen und geeignete Menschen als „Entwicklungshelfer" hinzuzunehmen.

Da eine genauere Betrachtung der typischen Erkrankungen hier nicht geleistet werden kann, sei auf das ausführliche Werk des Heilpädagogen Henning Köhler „Die stille Sehnsucht nach Heimkehr" verwiesen.[2]

Die Betreuung und Pflege Jugendlicher konfrontiert uns stark mit uns selbst. Es kommt darauf an, wie weltzugewandt wir sind. Ein pubertierendes Gehabe darf die Betreuenden nicht hindern, den Jugendlichen ernst zu nehmen. Die Zeit, in der allein aufgrund von Autorität bestimmte Vorgaben akzeptiert wurden, ist vorbei. Der Jugendliche hat ein Recht darauf, über seine Krankheit aufgeklärt zu werden. Die aktive und verantwortungsvolle Miteinbeziehung des Jugendlichen wirkt gesundheitsfördernd. Auch in diesem Alter spielt die Elternarbeit eine große Rolle. Die Kluft zwischen Eltern und Jugendlichen wird zunehmend größer, und die Eltern müssen verstehen lernen, was sich im Innern ihres Kindes abspielt und weshalb. Wir gehen davon aus, dass den Jugendliche nicht nur seine Umgebung und die Erziehung prägen, sondern bereits bei der Geburt sein individueller Lebensweg begonnen hat. Da diese persönliche Intention seine Biografie entscheidend prägt, begegnen wir dem Jugendlichen im Vertrauen auf seinen Wesenskern mit Interesse und Verständnis.

3. Das erweiterte Berufsbild der Kinderkrankenpflege

Die Erkenntnis, dass die Pflege entwicklungspädagogisches Wissen braucht, dass Pädagogik und Pflege heilende Wirkungen haben, wenn sie im Sinne einer Kunst erlernt werden, vertieft das Berufsbild der Kinderkrankenpflege. Die einzelnen Epochen der Kindheitsentwicklung fordern den Pflegenden, sich jeweils neu zu bewähren.

Begegnen wir dem Kind innerlich stets mit den Fragen:

- Woher kommst Du?
- Womit setzt Du Dich durch Deine Krankheit auseinander?
- Welche Entwicklungschancen erwachsen Dir und Deiner Familie aus Deiner Erkrankung?

Gelingt es uns, eine den Entwicklungsgesetzen der Kindheit entsprechende Pflege zu erarbeiten, so reift sie von einer rein auf die Symptome ausgerichteten zur ganzheitlichen Pflege.

Wir lernen zu erfassen, in welchem Zusammenhang das Kind mit seiner Krankheit steht, und ahnen vielleicht auch, welcher Sinn dahinter liegen könnte. Diese Erkenntnisse und Erfahrungen schaffen uns zusätzlich Kompetenz, Eltern mit ihren Fragen zu beraten und verständnisvoll zu begleiten. Ein gemeinsames Pfegekonzept erleichtert die Elternarbeit und vertrauensvolles Zusammenwirken entsteht.

Unserem Beruf bringen wir ein neues Selbstverständnis entgegen.

Beschäftigen wir uns mit dem Entwicklungsgedanken Rudolf Steiners, so erweist sich die Pflege als unendlich spannendes Forschungsgebiet.

4. Neue Tätigkeitsbereiche für die Kinderkrankenpflege

Die wesentlich kürzer gewordenen Krankenhausaufenthalte stellen die Kinderpflege vor neue Aufgaben. Nicht selten braucht das Kind auch noch Zuhause eine intensive medizinische Versorgung, wenn es z. B. auf atmungsunterstützende Maßnahmen angewiesen ist. Dies erfordert eine gute Zusammenarbeit der Klinik mit einem Pflegedienst, um alle notwendigen Hilfsmittel und Geräte in der häuslichen Umgebung rechtzeitig bereitzustellen. Der Übergang vom Klinikaufenthalt ins häusliche Umfeld ist ein sehr sensibler Prozess, bei dem erfahrene Kinderkrankenschwestern die Eltern in der Pflege unterstützen und begleiten. Für die zukünftige seelische und körperliche Gesundheit hat die gute Eltern-Kind-Beziehung eine grundlegende Bedeutung.

Neben allen medizinischen Maßnahmen kommt es also darauf an, einen Raum der „Nest- und Hüllenbildung" zu schaffen. Schwerpunkte dieser Beziehungspflege sind das behutsame Anbahnen des Stillens, der intensive Körperkontakt (z. B. das sogenannte „Kanguruing") und die Qualität der Sinneseindrücke, denen das Kind ausgesetzt ist.

Das Kind findet Halt und Sicherheit bei der Pflege, wenn in ungeteilter Aufmerksamkeit Blickkontakt, Sprache und Handlung eine Einheit bilden. Hier entsteht Raum für Fragen an das Kind: „Wer bist Du? Welche Aufgaben bringst Du für Dich und Deine Umwelt mit? Welche Unterstützung brauchst Du dafür?"

Der häuslichen Kinderkrankenpflege ist es ein Anliegen, die Eltern bei allen Aufgaben zu unterstützen, um die Individualität des kranken Kindes immer besser wahrzunehmen. Sie brauchen Zeit und Geduld, „Experte" für ihr eigenes Kind zu werden.

Darüberhinaus ist es wichtig, die psychischen und sozialen Ressourcen der Familie zu stärken und die nötige Unterstützung zu bieten. Dies gelingt am besten, wenn sich die beteiligten Berufsgruppen wie Ärzte, Kinderkrankenschwestern, Erzieher, Therapeut und Sozialarbeiter vernetzen und die Bedürfnisse der Familie in den Mittelpunkt ihrer Fürsorge stellen.

Ein weiteres Aufgabengebiet für die Kinderkrankenpflege hat sich durch die fortschreitende Entwicklung in der Inklusion aufgetan. Mit Begleitung einer Kinderkrankenschwester können vermehrt Kinder mit intensiver medizinischer Versorgung, wie z.B. Tracheostoma oder Sauerstoffsubstituition, reguläre Kindergärten und Schulen besuchen. Neben der medizinisch-pflegerischen Verantwortung entstehen für die Kinderkrankenschwester nun pädagogische Aufgaben im großen Feld des sozialen Miteinanders.

Gelingt die Erweiterung der Pflege durch das Wissen um das Wesen des Kindes und seine gesunde Entwicklung, so reift daraus eine echte Pflegekunst.

Kategorie	Beispiel für Lernziele	Empfohlener Lernweg
Beziehung	Sie beraten Eltern bei der Pflege ihrer kranken Kinder.	B
Eigenes Lernziel		
Wissen	Sie schätzen die Erkrankungen des Kindes vor dem Hintergrund seiner Entwicklung ein.	C
Eigenes Lernziel		

Literatur

1 Steiner, R.: Die Erziehung des Kindes (aus GA 34 und 55). Rudolf Steiner Verlag Dornach 2014.

2 Köhler, H.: Die stille Sehnsucht nach Heimkehr. Zum Verständnis der Pubertätsmagersucht. Verlag Freies Geistesleben Stuttgart 2008.

Weiterführende Literatur

- Glöckler, M., Goebel, W.: Kindersprechstunde. Verlag Urachhaus Stuttgart 2013.
- Glöckler, M.: Elternsprechstunde. Verlag Urachhaus Stuttgart 2014.
- Holtzapfel, W.: Krankheitsepochen der Kindheit. Fischer Taschenbuch Verlag Frankfurt am Main 1988.
- Pikler, E.: Friedliche Babys – zufriedene Mütter. Pädagogische Ratschläge einer Kinderärztin. Verlag Herder Freiburg im Breisgau 2009.
- Pikler, E.: Lasst mir Zeit – Die selbstständige Bewegungsentwicklung des Kindes bis zum freien Gehen. Pflaum Verlag München 2001.
- Pikler, E.: Miteinander vertraut sein – Erfahrungen und Gedanken zur Pflege von Säuglingen und Kleinkindern. Arbor Verlag Freiamt 2014.
- Soldner, G., Stellmann, H. M.: Individuelle Pädiatrie. Wissenschaftliche Verlagsgesellschaft Stuttgart 2011.

KAPITEL XIX
Pflege in der Psychiatrie

KLAUS ADAMS

→ Lernziel siehe Seite 508

1. Allgemeine psychiatrische Pflege und Elemente der anthroposophischen Erweiterung

Fast jeder Mensch
Verwirrt Dich ein wenig –
Weil er das Ich hat
Zu jeder Zukunft Theowill Übelacker [1]

„Psychiatrische Pflege setzt am Alltag des Einzelnen und seinem Umfeld an, an seiner Lebens- und Krankheitsgeschichte, seinen Fähigkeiten und Grenzen. Dabei nutzt die Pflegeperson körpernahe und alltagspraktische Zugangswege, gemeinsames Tun, das Gespräch und medizinisch-pflegerische Maßnahmen.
Vorrangige Ziele psychiatrischer Pflege sind

- die Wiederherstellung und der Ausbau der Beziehung zu sich selbst und der Umgebung,
- die Erweiterung der sozialen Kompetenz, vor allem der alltagspraktischen Fähigkeiten,
- Selbstbestimmung, Eigenverantwortung und Autonomie,
- das Erlernen von Bewältigungsstrategien."[2]

1.1 Pflege als Beziehungsarbeit

Die pflegerische Tätigkeit gestaltet sich vornehmlich als Beziehungsarbeit. Es gilt Menschen, die von psychiatrischen Erkrankungen betroffen sind, als mündige Partner anzunehmen. Sie wahrzunehmen, Interesse zu zeigen und offen zu sein für Begegnungen. Dies stärkt den Aufbau eines vertrauensvollen Miteinanders.

Für den Beziehungsaufbau ist es wichtig, dem Patienten Zeit zu geben – ihn nicht bedrängen, ihn ankommen lassen, spürbar da sein. Die Qualität des aktiven Zuhörens spielt eine große Rolle. Die pflegerische Geste (Dem Wesen eines Menschen zur Erscheinung verhelfen) charakterisiert die nötige Haltung [→ Kapitel „Die zwölf pflegerischen Gesten als Handlungsmodell in der Pflege"].

Dabei wird der Pflegende aufgefordert, sich neben der Frage des beruflichen Rollenverständnisses aktiv mit der gesellschaftlichen Sicht auf die Psychiatrie auseinanderzusetzen. Was heißt normal? Was heißt psychisch krank? Warum werden psychisch Kranke auch heute noch stigmatisiert (öffentliche Stigmatisierung, Selbststigmatisierung, strukturelle Stigmatisierung, z.B. die Benachteiligung von Menschen mit psychiatrischen Erkrankungen bei Versicherungskonditionen)?[3]

Wie stehe ich zu ethischen Fragen: Schütze ich einen suizidgefährdeten Patienten, indem ich eine Zwangsmaßnahme (z.B. Fixierung) durchführe? Wie ist das zu bewerten?

Pflege im stationären Setting vollzieht sich sowohl in der gezielten Begleitung des einzelnen Menschen als auch in der Arbeit mit einer Gruppe. Die Bezugspflege bildet den Rahmen für die empathische Einzelbegleitung des Patienten. Der verwirrte Mensch braucht Orientierung (pflegerische Geste: Raum schaffen), der sich minderwertig fühlende Patient sucht Wertschätzung (pflegerische Geste: Nähren), der ängstliche, unsichere Mensch möchte angenommen werden (pflegerische Gesten: Bestätigen, Hüllen), der suizidgefährdete Patient benötigt einen Schutzraum (pflegerische Geste: Schützen). Es gilt, über die anfängliche Begegnung hinaus eine tragfähige Beziehung aufzubauen. Die Alltagsbegleitung gestaltet sich zwischen Nähe und Distanz, Entlastung und Anforderung, Individualität und Anpassung sowie Schutz und Konfrontation.

1.2 Milieugestaltung und Psychoedukation

Den äußeren Rahmen dafür bildet die Milieugestaltung[4], z.B. in Gruppen bei gemeinsamen Mahlzeiten, Morgen- und Abendrunden oder Aktivitätszirkeln. Hier bieten sich vielfältige Begegnungsmöglichkeiten, in denen ein wertschätzendes, heilsames Miteinander geübt werden kann. Darüber hinaus führen Pflegende Therapiegruppen z.B. für Psychoedukation[5] oder soziales Kompetenztraining durch, um die Betroffenen in der Auseinandersetzung mit der Erkrankung zu unterstützen.

Beispiel
Die Psychoedukationsgruppe „Depression" in der Friedrich-Husemann-Klinik (Anthroposophische Fachklinik für Psychiatrie und Psychotherapie in Buchenbach bei Freiburg im Breisgau)

Die Stunden beginnen mit der Darstellung des Krankheitsbildes, der Verlaufsformen und der einsetzbaren Medikamente. Im Gesprächsteil werden die Teilnehmer aufgefordert z.B. über die Symptomatik, mögliche Krankheitsursachen und Therapieerfahrungen zu berichten. Im dritten Teil gibt es einen offenen Austausch über typische depressive Gedankenmuster und Erfahrungen mit verschiedenen Therapien. Wir regen an, dass die Patienten ihre Medikamente kennen, dass sie durch Spaziergänge, geregelte Tagesstruktur oder Seelenübungen Erfahrungen sammeln und einen persönlichen Vorsorgeplan (Krisenplan) konkret aufstellen.

Neben der Information schätzen die Teilnehmer vor allem den Austausch mit anderen Betroffenen.

In der Friedrich-Husemann-Klinik übernehmen Pflegende die Durchführung dieser Gruppen (Ausnahme: Vorstellung der Medikamente durch den Arzt). Die Anforderungen an die Pflegenden sind hierdurch hoch. Es braucht, über die allgemeine Kenntnis des Krankheitsbildes hinaus, die Fähigkeit zur Moderation und Leitung der Gruppe. Unbedingt erstrebenswert ist die Darstellung zu zweit. So kann man sich Feedback geben, und Unerfahrene können vom Erfahrenen lernen.

Neben dem Darstellen der Inhalte und dem Wahrnehmen der Gruppendynamik gilt es, eine förderliche Gesamtatmosphäre aufrecht zu erhalten, denn bei der Thematik der Depression besteht immer die Gefahr, dass die Stimmung zu „schwer" wird – nicht nur bei der Frage der Suizidalität.

Für den Patienten ist die Psychoedukationsgruppe ein wichtiger Teil der Therapie – vor allem dann, wenn er sein Leiden, auch in körperlicher Hinsicht (v. a. Schmerzen), als Symptom der Depression einordnen kann; er erlernt einen neuen Umgang mit der Krankheit.

Die interdisziplinäre Zusammenarbeit der verschiedenen Berufe (Ärzte, Pflegende, Sozialarbeiter und Therapeuten) hilft den Betroffenen in ihren komplexen Lebenssituationen. Ein umfangreiches Wissen um störungsspezifische Pflegekonzepte bildet das Fundament der täglichen Arbeit.[6, 7, 8] Salutogenese, Resilienz, Empowerment und Recovery sind gesundheitswissenschaftliche Modelle und Konzepte, die Gesundheitskompetenz bewirken sollen.[9]

1.3 Pflege des Rhythmus: Tagesgestaltung, Jahreszeiten und Jahresfeste

Biografien verlaufen rhythmisch. Phasen der „Einleibung" werden durch Phasen der Reife und des Abbaus abgelöst. Siebenjahresrhythmen markieren körperlich-seelisch-geistige Entwicklungsstufen, durch die sich das Ich in den Leib und die Seele eingliedert (Inkarnation) und sich wieder löst (Exkarnation). Eine rhythmische Lebensweise stärkt deshalb nicht allein die körperliche Gesundheit, sondern bietet dem Ich ein Modell von Inkarnation und Exkarnation. Der Tag ist eingebunden in die Zeiteinteilung von Woche, Monat und Jahr. Er gliedert sich in zwei Hälften: Tag und Nacht mit den Übergängen von Morgen und Abend (Sonne und Mond).

Der Mensch lebt zwischen den Polaritäten wach sein und schlafen, zwischen aufstehen und zu Bett gehen. Es ist gut, drei Mahlzeiten zu sich zu nehmen. Es gibt Phasen der Bewegung und der Ruhe, Arbeit und Freizeit. Zeiten des Alleinseins wechseln mit solchen in der Gemeinschaft. Darüber hinaus gibt es den Alltag und die Festtage mit dem Bezug zur sinnlichen und zur spirituellen Welt.

Bei psychiatrischen Patienten ist häufig der Tag-/Nachtrhythmus massiv gestört (Tag-/Nachtumkehr). Viele leiden an Ein- und Durchschlafstörungen. Gerade deshalb ist der rhythmische Ablauf des Tages von großer Bedeutung. Eine rhythmische Tages- und Jahresgestaltung stärkt den psychiatrischen Patienten.

Beispiel

In der freien Gesprächsgruppe einer geschlossenen Station äußerten sich die Patienten sehr aufgebracht wegen des Tagesablaufs und der einzuhaltenden Regeln. Sie fühlten sich bevormundet und steigerten sich zunehmend in emotionale Attacken hinein. Ich hörte ihren Reden zu und suchte nach Möglichkeiten, den Gesprächskreis zu einem konstruktiven Ende zu bringen. Ich bat die Patienten zu einer Abschlussrunde zum Thema: Wie sieht mein Tagesablauf Zuhause aus? Die Stimmung wandelte sich sofort und unter Tränen schilderten einige, dass ihnen dort die Tagesstruktur weitgehend fehle und sie sehr darunter litten. Aus dieser Einsicht entstand eine Dankbarkeit für den Tagesablauf auf der Station, da dieser einen inneren Halt gibt. Die Runde endete mit der Feststellung, dass die Fähigkeit zur Strukturierung des Tages zum Kern der Persönlichkeit gehört.

Darüber hinaus öffnet die Beschäftigung mit dem Jahreslauf eine größere gesundende Perspektive. Rudolf Steiner beschrieb diesen als Atmungsvorgang der Erde.[10] Darin eingebettet sind die Jahresfeste, die zukunftsweisende Bezüge zur geistigen Entwicklung von Welt und Mensch enthalten.

Die Gestaltung der Jahresfeste (Ostern – Johanni – Michaeli – Weihnachten) bietet eine schöne Möglichkeit, in vielfältiger Weise aktiv zu werden. Im stationären Setting der Husemann-Klinik gibt es zur Vorbereitung regelmäßig Gruppen von Pflegenden und Patienten.

Ausgehend von den Jahreszeiten (Frühling – Sommer – Herbst – Winter) findet ein Austausch über aktuelle „Naturbegegnungen“ statt: „Was spricht mich heute in der Natur an? Worüber kann ich staunen? (Wetter: warm/kalt, nass/trocken, Nebel, Regen, Schnee, Wolken, Licht, Luft, Geruch, Sterne, Pflanzen, Tiere etc.)“

Eine zweite Frage richtet sich an das eigene Erleben. „Wie fühle ich mich in dieser Jahreszeit? Was mag ich? Was schätze ich nicht? Was ist das Charakteristische der Jahreszeit?“

Die dritte Ebene bezieht sich auf die Jahresfeste und braucht eine gewisse Behutsamkeit. Oft fehlt den Menschen ein eigenständiger Bezug zu den Festen oder er wurde durch negatives Erleben überlagert. Die Patientengruppe ist meist kulturell „vielfarbig“. Es braucht situatives Einfühlungsvermögen, um das Charakteristische der Natur und des persönlichen Erlebens mit den Motiven der Jahresfeste zu verknüpfen.

Jahresfest	Motiv
Ostern	Äußerliches Sprießen und Sprossen – Innerlich Tod und Geburt
Johanni (24. Juni)	Äußerlich Mitgehen mit der Sonne, der Sonnenhöchststand – Innerlich Umkehr („Er muss wachsen, ich muss abnehmen")[11]
Michaeli (29. September)	Die Natur welkt äußerlich, stirbt scheinbar ab – Innerlich nicht mitsterben, sondern die Erkraftung des Selbstbewusstseins, Auseinandersetzung mit dem „Drachen" in uns
Weihnachten (24. Dezember)	Äußerlich Kälte, Schnee, Dunkel – Innerlich „die Geburt des Welterlösers"

Tab.: Die Jahresfeste und ihre Motive

Es braucht Mut und eigene Verbundenheit mit den Jahresfesten, um die Thematik in offene Gruppen hineinzutragen. Lieder, Geschichten, Märchen, Gedichte, Bilder oder Theaterspiele bieten viele Möglichkeiten, um z. B. durch Singen oder gemeinsames Betrachten sich den jeweiligen Inhalten anzunähern. Ein Festeszeitentisch[12] mit Blumen, einem Bild und gesammelten Materialien sowie Gebasteltem oder Gebackenem bietet einen Anknüpfungspunkt zur Jahreszeit. Eine gemeinsam gestaltete Feier verstärkt den Fest-Charakter sehr, z. B. mit Musizieren, Singen, einer Bildbetrachtung, einem Gedicht und freiem Austausch.

1.4 Äußere Anwendungen

Äußere Anwendungen bieten vielfältige Möglichkeiten, den Menschen in seiner Auseinandersetzung mit psychiatrischen Krankheiten zu unterstützen. Häufig wird das Wohlbefinden deutlich verbessert, sodass der betroffene Mensch bei sich ankommt und sich spürt. In der Anspannung hilft die Anwendung, sich zu lösen, in der leiblichen Schwere vermittelt sie Leichte und bei dissoziativen Zuständen stärkt sie das Erleben der eigenen Körpergrenzen.

Die Durchwärmung spielt eine große Rolle, aber es gibt auch kühle Anwendungen. Rhythmische Einreibungen nach Wegman/Hauschka, Wickel und Auflagen sowie Bäder werden sowohl als kontinuierliche Behandlungsmaßnahme als auch bei akutem Bedarf angewendet.

Die Art der Anwendung (z. B. Leber- oder Nierenwickel) und die zu applizierende Substanz (z. B. Schafgarbe oder Ingwer) richten sich nach der Konstitution des Patienten und/oder dem seelischen Erscheinungsbild. Dominieren wechselhafte Emotionen bzw.

emotionale Spannungszustände, geht die Entscheidung eher in Richtung Ingwer-Nierenbehandlung. Dominieren zwanghafte abstrakte Gedanken, zielt die Behandlung Richtung Lunge. Ist der Mensch eher gehemmt und erschöpft, findet der Schafgarben-Leberwickel seine Anwendung [Durchführung → Kapitel „Von der Sinnfrage der Krebskrankheit zur Pflege der Sinne"].

Viele Patienten leiden an Schlafstörungen und erleben eine sorgenvolle, ängstliche Stimmung vor dem Einschlafen, die durch eine *Aurum / Lavandula comp.* (Weleda)-Herz-Salbenauflage gelindert wird. Der Mensch findet besser in den Schlaf. Weitere Schlaf fördernde Anwendungen sind:

Fußbäder mit	
Senfmehl (Apotheke)	Unterstützt den Patienten im Loslassen und Zu-sich-Kommen
Lavendel Entspannungsbad (Weleda) oder *Moor Lavendel Bad* (Dr. Hauschka)	Sorgt bei nervöser Anspannung für Entspannung

Fußeinreibungen mit	
Kupfer Salbe rot (WALA) bzw. *Cuprum metallicum praeparatum 0,4 %* (Weleda) Salbe	Wirkt stark durchwärmend und in die Tiefe entspannend
Lavendelöl 10 % (Weleda), *Lavandula, Oleum aethereum 10 %* (WALA) oder *Solum Öl* (WALA)	Entspannend und umhüllend bei nervöser Anspannung

1.5 Seelenübungen (Aufmerksamkeits- und Achtsamkeitsübungen)

[→ Abschnitt „3. Seelenübungen"]

Bei den Seelenübungen handelt es sich um pflegetherapeutische Maßnahmen, die den Patienten zu einem gezielten, regelmäßigen Üben auffordern. In der Betrachtung eines Gegenstandes, einer Pflanze, eines Bildes, des Wetters, des Tages, im Lauschen von Tönen, im Hören von Vogelgesang, im Riechen, im Tasten, im Balancieren kann der hilfesuchende Mensch Belebung und Sicherheit finden. Es handelt sich um Einzel- und Gruppenübungen. Die Patienten werden zum eigenständigen Praktizieren angeleitet oder man macht die Übungen mit ihnen zusammen.[13]

1.6 Umgang mit Medikamenten

In der Psychiatrie hat die medikamentöse Therapie einen hohen Stellenwert. Die Behandlung mit Psychopharmaka (Neuroleptika, Antidepressiva, Tranquilizer, Hypnotika etc.) fordert vom Pflegenden neben der exakten Ausgabe dieser Medikamente, sich einen allgemeinen Überblick über die Wirkungen (erwünschte und unerwünschte) zu verschaffen, um den Patienten gezielt begleiten zu können.

Bei der anthroposophischen Medikation, egal ob oral, als Injektion oder als äußere Anwendung, besteht die Aufgabe des Pflegenden darin, eine innere Beziehung zu den verwendeten mineralischen, pflanzlichen und tierischen Substanzen aufzubauen, um die Heilmaßnahmen mit Bewusstsein zu unterstützen.

1.7 Arbeit mit den zwölf pflegerischen Gesten

Eine intensive Beziehung zu den Kranken gehört zur pflegerischen Tätigkeit in der Psychiatrie. Mit Hilfe der pflegerischen Gesten lassen sich die Patienten unterstützen. Ist das Ich ansprechbar, z. B. bei Menschen mit Angst- oder Persönlichkeitsstörungen, kommen eher die aktivierenden Gesten (Anregen bis Aufrichten) in Frage. Ist das Ich in der Ansprache kaum erreichbar, z. B. bei Menschen in einer schweren Depression oder mit einer schweren Psychose, kommen die substituierenden Gesten (Dem Wesen zur Erscheinung verhelfen bis zum Ausgleichen) zum Einsatz [→ Kapitel „Die zwölf pflegerischen Gesten als Handlungsmodell in der Pflege"].

Beispiel

Eine 47-jährige Frau mit rezidivierender depressiver und posttraumatischer Belastungsstörung mit Flashbacks litt an chronischen Schlafstörungen und war suizidal. Das Denken kreiste vor allem in sich, ihre Gefühle waren leicht verletzbar, sie verschloss sich und wollte gefragt werden. Der Wille war eingeengt, und sie zog sich zurück. Die Patientin wurde auf der geschlossenen Station behandelt (pflegerische Geste: Schützen). Rückeneinreibung und Herzkompresse mit *Aurum / Lavandula comp.* (Weleda) dienten der Entspannung und Schlafförderung (pflegerische Geste: Hüllen). Behandlungsziel war, die Patientin zu stabilisieren, damit sie anschließend eine Traumabehandlung machen konnte (pflegerische Geste: Aufrichten).

1.8 Zur therapeutischen Haltung

„Pflege ist offenbar eine Aktivität, die im Kern auf die Gewährleistung des basalen therapeutischen Milieus gerichtet ist. Zwar setzen Pflegende auch spezifische therapeutische Instrumente ein; sie tun dies jedoch nicht primär, um einen Patienten zu behandeln, sondern um grundlegend Therapie (aller Therapeuten, Ärzte und Pflegenden) zu ermöglichen bzw. es dem Patienten zu ermöglichen, den stationären Aufenthalt in der Psychiatrie konstruktiv für sich zu nutzen. Diese Schaffung des therapeutischen Milieus ist eine zwischen Patient und Therapie vermittelnde Tätigkeit".[14]

Der Psychiater Friedrich Husemann[15] (1887–1959), Begründer der heute nach ihm benannten Friedrich-Husemann-Klinik, schrieb 1929 in einem Brief an Freunde:

> *„Aufgrund unserer Erfahrung dürfen wir sagen: ... Die Anthroposophie schafft bis in die Gestaltung des praktischen Lebens, bis in scheinbare Äußerlichkeiten hinein jene Atmosphäre von Ruhe und Vertrauen auf die geistige Welt, die gewissermaßen die Luft eines Heilinstitutes sein muss. Sie ermöglicht, eine Brücke des Vertrauens, des Verständnisses und der Hilfsbereitschaft von Mensch zu Mensch zu bauen, deren Fehlen man heute auf allen Gebieten bemerkt ... Wer das Positive des heilenden Milieus empfindet, wird es auch den anderen Kranken gegenüber aufrecht erhalten, wenn z. B. schlechte Stimmung oder Nörgelei den Aufbauprozess stören wollen. Sehr oft haben uns Gäste darin wertvolle Dienste geleistet. Oft schon musste ich denken: Wenn es keine Krankheiten gäbe, wie viele positive Beziehungen zwischen den Menschen wären nicht zustande gekommen! Krankheit hat immer auch eine soziale Aufgabe. Sie erfordert von Arzt und Helfer eine Vertiefung der Erkenntnis, eine Steigerung der Liebefähigkeit, vom Kranken eine Überwindung des Befangenseins in der eigenen Persönlichkeit. So kann in einem Sanatorium immer mehr die Gesinnung entstehen: Krankheiten sind gemeinsame Aufgaben. Gewiss will der Kranke zunächst aus ganz persönlichen Gründen gesund werden; aber er wird es nie ganz werden können, wenn der Wunsch zur Gesundheit ein rein egoistischer bleibt. Der Kranke und der Heiler sollten empfinden: sie wirken an einem objektiven Geschehen, ja in Wirklichkeit am ganzen Weltprozess mit, wenn sie eine Krankheitserscheinung in Gesundheit umwandeln.“*[16]

Vor kurzem antwortete ein Anfang 30-jähriger Patient mit einer paranoid-halluzinatorischen Schizophrenie mit Autismus, als er gefragt wurde, was aus seiner Sicht Pflegende in Ausbildung zur Vorbereitung auf ihren Stationseinsatz lernen sollten: „Ich würde ihnen beibringen, auf die Menschen einzugehen, vermitteln, richtig zuzuhören und Verständnis zu zeigen, aber auch Regeln erklären, Aufgaben klar definieren und Zusammenhalt (zwischen Patienten und Pflegenden) zeigen.“[17]

2. Anthroposophische Gesichtspunkte zur Therapie und Pflege häufiger psychiatrischer Erkrankungen

Für das Verständnis von psychiatrischen Erkrankungen und ihrer Behandlung ergeben sich nach Rudolf Steiner folgende grundlegende Gesichtspunkte:[18, 19]

> *„... denn es ist töricht, den Ausdruck Geisteskrankheit zu gebrauchen, weil der Geist immer gesund ist und eigentlich nicht erkranken kann. Es ist ein Unsinn, von Geisteskrankheiten zu sprechen. Es handelt sich immer darum, dass der Geist in seiner Fähigkeit, sich zu äußern, von dem physischen Organismus gestört wird, und nie um eine eigentliche Erkrankung des geistigen oder seelischen Lebens selber. Das sind alles nur Symptome, was da auftritt.“*[20]

„Man sollte schon gerade bei sogenannten Geisteskrankheiten daran denken können, die physische Behandlung einzuleiten. Das ist scheinbar ein Widerspruch, dass Geisteswissenschaft führen muss bei sogenannten Geisteskrankheiten auf physische Behandlung, während sie darauf hinweisen muss bei physischen Erkrankungen wiederum auf die Mitwirkung des Seelischen bei der Gesundung.“[21]

Aus der Annahme von wiederholten Erdenleben und Schicksal ergibt sich ein erweitertes Bild des Menschen. Sein höheres Ich überstrahlt das Erdenleben, ohne selber in dieses einzutauchen. Das Ich im Erdenleben – das Alltags-Ich[22] – erscheint als Ausdruck seiner aktuellen Persönlichkeit und mag durch das Krankheitsgeschehen überlagert oder verdeckt sein – das höhere Ich aber kann nicht erkranken.

Diese Sichtweise gibt innere Kraft, sich z. B. bei einem Menschen mit einer schweren Schizophrenie an sein gesundes höheres Ich zu wenden.[23]

Die Biografie des Patienten vermag ein Verständnis für den Lebenszusammenhang der Krankheit zu wecken.[24, 25] Der Blick auf Störungen, Krisen und Erkrankungen weitet sich auf eine sinnvolle Einbindung in die Gesetzmäßigkeiten des Lebenslaufes[26, 27] [→ Kapitel „Krankheit und Schicksal“].

2.1 Depression

Die Depression zählt zu den affektiven Störungen, d. h. eine krankhaft veränderte Stimmung steht im Vordergrund der Symptomatik: bei der Manie zu sehr gehoben, bei der Depression zu stark gedrückt. Die Krankheit lässt sich nach Schweregrad (leicht – mittel – schwer) und Verlauf einteilen, teilweise treten psychotische bzw. somatische Symptome auf.

Die Häufigkeit von behandlungsbedürftigen Depressionen liegt in Deutschland bei 5 bis 10 % (circa vier bis acht Millionen Menschen). Zwischen 10 und 20 % (8 bis 12 % der Männer, 10 bis 25 % der Frauen) erkranken irgendwann im Laufe ihres Lebens an einer Depression.[28]

Hauptsymptome sind neben einer gedrückten Stimmung die Hemmung von Denken und Antrieb sowie körperlich-vegetative Störungen (v. a. Schlafstörungen).

Der depressiv erkrankte Mensch hat häufig Angst, ist hoffnungslos. Die innere Unruhe kann sich zu einer quälenden Stimmung „der Gefühllosigkeit“ und Ausweglosigkeit steigern. Das Denken ist meist vergangenheitsorientiert, unkonzentriert, problemfixiert und grübelnd („wie in einem Hamsterrad“); teilweise tritt wahnhaftes Erleben auf (v. a. Schuld-, Versündigungs- oder Verarmungswahn). Eine Vergesslichkeit kann sich zu einer Pseudodemenz entwickeln. Der Wille ist wie gelähmt, der Mensch zieht sich zurück, vermag sich nicht zu entscheiden, ist ohne Interesse, Freude und Initiative; er kann aber auch agitiert sein und sich getrieben fühlen.

Die Dynamik der schweren Depression gleicht einer Abwärtsspirale, in deren Tiefe Suizidalität auftaucht. 15 % der Menschen mit schweren Depressionen begehen Suizid,

20 bis 60% weisen Tötungsversuche in ihrer Krankengeschichte auf und 40 bis 80% leiden während einer Depression an Suizidideen.[29]

Bis heute sind die Ursachen einer Depression nicht vollständig geklärt. Es wird angenommen, dass viele verschiedene Faktoren an der Entstehung der Krankheit beteiligt sind.

Vieles spricht dafür, dass die Depression in der epidemischen Ausbreitung eine Krankheit der Neuzeit ist. Die Belastung in unserer modernen Gesellschaft wird immer höher, dazu treten Angst vor Arbeitslosigkeit, Stress im Beruf, ein verändertes Familienleben und sogar Stress in der Freizeit, die eine Depression auslösen können. Der zunehmende Konsum von Alkohol, Nikotin, psychotropen Medikamenten oder anderen Suchtmitteln schwächt das Seelenleben.

Ein weiterer Punkt, der oft übersehen wird, ist die Missachtung des inneren Rhythmus. Die moderne Technik, vor allem die Erfindung des elektrischen Lichtes, hat die Verschiebung des Lebensrhythmus möglich gemacht. Früher stand man auf, wenn der Hahn krähte und ging zu Bett, als die Sonne unterging. Heutzutage steht man mitten in der Nacht auf und geht ebenso mitten in der Nacht schlafen. Dies bewirkt eine Verstellung der inneren Uhr, was ebenfalls als Auslöser einer Depression gilt.

Die Erscheinung eines depressiven Patienten lässt sich so beschreiben:
Er verfällt der Schwere, physisch sichtbar durch die mangelnde Aufrechte. Der Mensch kauert sich am liebsten allein und zurückgezogen zusammen; oft wird die Körperpflege vernachlässigt; das Gefühl von Kälte überwiegt. Die Lebensprozesse stocken.
Es kommt zu vielfältigen funktionell-körperlichen Symptomen:

- Allgemeine Abgeschlagenheit, Mattigkeit
- Schlafstörungen (Ein- und Durchschlafstörungen, frühes Erwachen)
- Appetitlosigkeit, Magendruck, Gewichtsverlust, Obstipation
- Kopfschmerzen (diffus, drückend, dumpf)
- Druckgefühl in Hals und Brust (Globusgefühl, Beklemmung in der Brust)
- Schwindelgefühle, Flimmern vor den Augen, Sehstörungen
- Muskuläre Verspannungen
- Diffuse neuralgiforme Schmerzen
- Blasenreizungen
- Libidoverlust, Impotenz, Frigidität
- Sistieren der Menses
- Starke Tagesschwankungen des Befindens (meist Morgentief)

Die Wahrnehmung wird als stumpf und farblos erlebt. Die Seele verfällt der Dunkelheit. Das Ich als Sonne scheint hinter vielen Wolken verhüllt.[30]

Beispiel 1

Ein 29-jähriger Mann mit einer Conterganschädigung (Dysmelie beider Arme) kam mit einer schweren postpsychotischen Depression (Zustand nach einer paranoid-halluzinatorischen Psychose) zur stationären Behandlung auf eine offene

Station. Zuvor war er aus einer Universitätsklinik als „austherapiert" entlassen worden. Der Patient war gut orientiert, klagte über Konzentrationsstörungen, starkes Grübeln, Antriebshemmung und Selbstwertprobleme. Sozial zog er sich sehr zurück.

Er lehnte fast alle Therapien ab, hatte ein ausgeprägtes Morgentief, was jegliche Versuche verunmöglichte, ihn vor zehn Uhr zum Aufstehen zu bewegen. Das einzige, was ihn irgendwann aus dem Bett trieb, war seine Nikotinsucht.

Er bekam Öldispersionsbäder mit *Equisetumöl* (*Equisetum ex herba W 5 %, Oleum* (WALA)) zur Belebung und Strukturgebung verordnet, und erlebte die positive Wirkung, sodass er diese Therapie akzeptierte.[31] Der Patient erhielt in den nächsten drei Monaten ein bis zwei Bäder in der Woche, insgesamt zweiundzwanzig Bäder.

Die Zeit der Bäder war die einzige, in der er sich wohl fühlte. Er konnte keine genauen Angaben über die Wirkung machen, entspannte aber in der Badewanne und seine Stimmung besserte sich jedes Mal. Nach acht bis zehn Bädern kam es zu einer leichten, aber deutlich sichtbaren Besserung. Der Patient wirkte nicht mehr so innerlich gestaut (angespannt), erschien freier und im Gespräch besser erreichbar und entwickelte etwas mehr Antrieb für die künstlerischen Therapien, zum Spazierengehen usw. Es kam wiederholt zu Rückfällen. Der Schlaf war nach den Bädern meist subjektiv besser.

Beispiel 2

Eine mittelgroße, untersetzte Frau, Anfang 50, kam mit einer schweren chronischen Depression aus einer anderen Klinik zur Behandlung auf die offene Station. Sie hatte eine Schwere in ihrer Haltung, ihr Blick fiel nach unten, die Mimik war starr, ihr Händedruck ohne Kraft, der Gang schleppend. Sie hatte ein starkes Rückzugsbedürfnis ins Bett. Ihr Lebenswille war erloschen, der Ehemann ratlos. Verschiedenste psychopharmakologische Therapien blieben ohne sichtbaren Erfolg, ebenso eine längere Serie von Elektrokrampfbehandlungen; sie galt als „austherapiert". Neben einer bestehenden antidepressiven wurde eine neuroleptische Behandlung begonnen. Nach Abklärung der Kreislaufstabilität verordnete man der Patientin ein Schwitzbad mit einer anschließenden Serie von Überwärmungsbädern.[32] Beim dritten von sechs Bädern tauchten bei der Patientin Erinnerungen an ein Missbrauchsereignis in der Kindheit auf. Durch vertrauensvolle Gespräche öffnete sie sich allmählich. Sie nahm zunehmend am strukturierten Tagesablauf teil (gemeinsame Mahlzeiten, Therapien). Vor allem die Wärmetherapie (Bäder, Schafgarben-Leberwickel [Durchführung → Kapitel „Von der Sinnfrage der Krebskrankheit zur Pflege der Sinne"] und Fußeinreibungen mit *Kupfer Salbe rot* (WALA) sowie die seelische Wärme in den Gesprächen und im Umgang mit den Menschen auf der Station ließen sie wieder eine gewisse Lebensfreude entwickeln.

Beispiel 3

Eine 43-jährige Frau, verheiratet, zwei Kinder, stand davor, sich beruflich selbständig zu machen. Sie litt an schweren rezidivierenden depressiven Episoden mit Versagens- und Schuldgefühlen sowie starkem Angsterleben. Ein- und Durchschlafstörungen waren eine Plage. Suizidalität bestand nicht. Die Patientin kam auf eine kleine geschlossene Station, nachdem sie Zuhause psychisch „einbrach" – eine Woche zuvor war sie nach einer Behandlung auf einer offenen Station entlassen worden. Ihr Blick war starr, verzweifelt, der Händedruck schlaff, der Gang verlangsamt und schwer, die Haltung lastend, das Selbstwertgefühl vermindert. Sie zeigte eine mangelnde Eigenwahrnehmung und war „viel im Kopf". Sie fühlte sich „am Boden zerstört", zeigte sich ambivalent (u. a. bezüglich der Medikamenteneinnahme), unruhig, ängstlich und konnte sich keine Zeit für die Behandlung nehmen. Die Patientin war antriebslos, hatte warme Extremitäten und verspürte viel Kraft – schien jedoch „gestaut". Für die Behandlung sah sie kein Ziel.

Sie konnte sich in ihrer Depression nicht annehmen und jammerte viel am Telefon im Gespräch mit ihrem Mann. Der Telefonkontakt wurde daraufhin auf fünf Minuten täglich begrenzt und gleichzeitig ein Besuch für das Wochenende vorgeplant. Dieser verlief allerdings nicht gut, da die Patientin sich wie „in Watte" erlebte und sich nicht über ihre Familie freuen konnte. Sie erhielt unter anderem wöchentlich Öldispersionsbäder mit *Melissa ex herba W 5 %, Oleum* (WALA). Die Bäder berührten sie sehr, da sie es nicht gewohnt war, dass sich jemand um sie kümmerte. Sie ging regelmäßig spazieren. Ihr Blick wurde zunehmend hilfesuchend. Wegen schlafloser Nächte aufgrund von starken Angstgefühlen erhielt sie eine Zeit lang Diazepam. Allmählich konnte sie sich besser auf die gesamte Behandlung einlassen. Ihr fiel es schwer, Vorgenommenes zielgerichtet durchzuführen. Ein schriftlicher Tagesvorblick unterstützte sie in ihrer Struktur.

In der Kunst- und Werktherapie schnitzte sie mit zunehmendem Empfinden für die Sache. In der Musiktherapie sang sie richtig, ohne es selber hören zu können.

Darüber hinaus praktizierte sie regelmäßig verschiedene Seelenübungen. Bei der Schreibübung – *Aufmerksames Schreiben in Schreibschrift* – konnte sie sich gut sammeln und sah an der Schrift deutlich, wenn sie abschweifte. Ihre Konzentration wurde stärker herausgefordert, wenn sie einzelne Buchstaben willentlich verändert schrieb. Das *Balancieren* auf einer am Boden liegenden Dachlatte (siehe Seelenübungen) verschaffte ihr Klarheit und sie wandte es bedarfsweise an, wenn sie sich innerlich nicht greifen konnte. Sie übte vorwärts und rückwärts, auch mit geschlossenen Augen. Sie führte die Übung später Zuhause regelmäßig durch. Bei der Seelenübung *Sonnenbuch* hatte sie es zunächst schwer, eigene positive Erlebnisse zu finden („Wenn man selber nichts entdecken will, dann findet man auch nichts"). Sie schrieb ersatzweise ein Gedicht ab. In den letzten zwei Wochen des Aufenthalts gelang es ihr mit Leichtigkeit, täglich etwas Positives zu finden.

Die Patientin erlebte die rhythmische Tagesgestaltung als große Unterstützung für den nächtlichen Schlaf. Die Stärkung der unteren Sinne [→ Kapitel „Von der Sinnfrage der Krebskrankheit zur Pflege der Sinne"] gaben ihr einen Halt in sich. Nach einer geglückten häuslichen Belastungsprobe am Wochenende endete ihr Aufenthalt nach zwei Monaten in großer Dankbarkeit. Einige Monate später berichtete sie, dass die positive Wirkung der Behandlung anhalte und sie beruflich eigenständig geworden sei.

2.1.1 Pflegerische Gesichtspunkte zur Behandlung der Depression

In der Pflege des depressiv erkrankten Menschen geht es zunächst darum, eine tragfähige Beziehung aufzubauen. Er fühlt sich möglicherweise nicht wert, Beachtung zu erhalten – unsere Aufgabe ist es, ihn in den Alltag (Tagesstruktur) mit hineinzunehmen. Wichtig ist es, auf den Patienten verständnisvoll zuzugehen, ihn trotz evtl. schlechten Schlafs zum Aufstehen und Frühstücken zu motivieren. Er darf nicht im grübelnden Rückzug im Bett verbleiben, auf einen klaren Tages- und Nachtrhythmus ist hinzuwirken. Steht allerdings die Erschöpfung im Vordergrund, sind genügend Ruhe- und Liegezeiten zu gewähren.

Braucht der Betroffene Unterstützung bei den Aktivitäten des täglichen Lebens wie Trinken, Essen, Ausscheidung, Körperpflege und Kleidung, so ist unsere liebevolle, geduldige, kontinuierliche Begleitung erforderlich.

Wärme und Bewegung sind die nötigen Schlüsselqualitäten, die sich in den substituierenden und anregenden pflegerischen Gesten wiederfinden [→ Kapitel „Das Konzept der pflegerischen Gesten als Handlungsmodell der Pflege"].

Bei den Seelenübungen ist die Pflanzenbetrachtung sehr hilfreich, um durch die Beschäftigung mit Wachstumsprozessen eine Belebung zu erfahren.

Beispiel
Eine Mitte 50-jährige Frau mit einer wahnhaften Depression zog sich sehr ins Bett zurück. Sie verweigerte sich zunehmend und nahm nur unregelmäßig an den künstlerischen Therapien teil; sie wirkte interesselos. Zur verordneten Pflanzenbetrachtung musste ich sie beim ersten Mal aus dem Bett holen und sie beauftragen, sich aus dem angegliederten Garten eine Blume zu holen. Missmutig kam sie mit einem gestielten Blatt, setzte sich und sagte: „Stängel, Blatt" und stand auf zum Gehen. Ich bedankte mich für ihre Pflanzenbetrachtung. Sie ging ins Bett. Die Widerstände gegen die Pflanzenbetrachtung wurden mit der Zeit geringer. Ihre Depression klang zunehmend ab und am Ende der viermonatigen Behandlung war die Pflanzenbetrachtung ein täglicher Höhepunkt. Einfühlsam beschrieb sie einzelne Pflanzen und es stellte sich heraus, dass sie an ihrem Ferienhaus einen großen Blumengarten pflegte. Das regelmäßige Pflanzenbetrachten half ihr, sich stärker mit der Welt zu verbinden und innerlich in Bewegung zu kommen, wofür sie sich bei der Entlassung sehr bedankte.

Bei der Organbehandlung steht die Behandlung des Leber-Gallen-Systems im Vordergrund, um die Stockung und Lähmung des Willens zu überwinden.[33]

Äußere Anwendungen zielen auf wärmende, entspannende, lösende Wirkungen, um Prozesse wieder ins Strömen zu bringen und eine innere Leichte zu fördern. Der Schafgarben-Leberwickel unterstützt viele Menschen wohltuend [→ Kapitel „Von der Sinnfrage der Krebskrankheit zur Pflege der Sinne"].

Beispiel
Eine 56-jährige Frau mit einer schweren Depression, Angst- und posttraumatischer Belastungsstörung antwortete mir auf die Frage, ob sie sich auf den Schafgarben-Leberwickel freue: „Wenn ich den Wickel bekomme, das ist das Beste, besser als alle Gespräche – ich fühle mich wie ein wohlig warmes, zufriedenes Kind; ich erwarte den Wickel schon mit großer Vorfreude." Dies sagte sie mit frohem Blick.

Zusammenfassung der pflegerischen Begleittherapie

- Fußbäder mit *Lavendel Entspannungsbad* (Weleda) oder *Moor Lavendel Bad* (Dr. Hauschka) am Abend wirken schlafanbahnend, solche mit *Rosmarin Aktivierungsbad* (Weleda) helfen morgens, in den Tag zu starten.
- Rhythmische Einreibungen unterstützen den Betroffenen darin, sich wohl in seinem Körper zu fühlen und zu sich zu kommen, z.B. durch eine Rücken-, Fuß- oder Ganzkörpereinreibung.
- Regulierung von Rhythmus, Ernährung und Bewegung.
- Auf seelischer Ebene: Milieutherapie, Seelenübungen.
- Öldispersionsbäder, z.B. mit *Hypericum ex herba 5%, Oleum* (WALA), fördern eine sanfte Wärmebildung.

Darüber hinaus wird der Wärmeorganismus durch Schwitz- und Überwärmungsbäder bis hin zur kurzzeitigen Fieberentwicklung angeregt.

SCHWITZBAD: Der Patient trinkt vor und während des Bades einen schweißtreibenden Tee (Holunder- oder Lindenblütentee). Das Bad dauert bis zu 20 Minuten, die Temperatur wird durch kontinuierlichen Wasserzulauf von 37°C auf maximal 40°C erhöht (nicht beim ersten Bad). Ziel ist das starke Schwitzen des Patienten. Anschließend wird der Patient für eine halbe bis ganze Stunde in vorgewärmte Baumwoll- und Moltontücher zur Nachruhe eingepackt. Danach erfolgt noch etwa eine Stunde Zimmerruhe.

ÜBERWÄRMUMGSBAD: Der Patient badet mit warmen Füßen (eventuell zuvor ein Fußbad) bei einer Wassertemperatur von zunächst 37 °C. Nach einer Ganzkörperbürstung, (z.B. mit einem Sisalhandschuh zur Hyperämisierung) misst man den Puls und die Körpertemperatur (bei einer Pulsfrequenz von >150/min ist das Bad abzubrechen). Danach wird die Wassertemperatur um ein Grad gesteigert, wieder eine Ganzkörperbürstung durchgeführt und Puls sowie Temperatur gemessen. Dieser Ablauf wiederholt sich drei bis viermal und dauert jeweils 10 bis 15 Minuten. Das erste Bad endet bei einer Wassertemperatur von 39°C, im Laufe der Bäderserie wird in Abhängigkeit vom Krankheitsprozess/Befinden des Patienten bis maximal 41°C gesteigert. Die Badedauer sollte insgesamt höchstens 50 Minuten betragen. Der Patient liegt die ganze Zeit im Wasser (inklusive Hinterkopf) und erfährt eine Fieberentwicklung. Der Kreislauf muss kontrolliert und der Patient ist im oft lösenden seelischen Prozess intensiv zu begleiten. Nach dem Bad wird der Patient in vorgewärmte Baumwoll- und

Moltontücher eingepackt und ruht für 45 bis 60 Minuten nach, dabei wird er weiterhin pflegerisch betreut. Anschließend beendet man die Packung und der Patient sollte noch etwa 3 bis 4 Stunden im Bett ruhen, bis die erhöhte Körpertemperatur auf Normalwert gesunken ist.[34]

Ein Überwärmungsbad ist kontraindiziert beim Vorliegen einer Herz-Kreislauf-Erkrankung wie Hypertonie, Herzinsuffizienz, koronarer Herzkrankheit, Herzrhythmusstörungen. Im Zweifelsfall ist ein Arzt zu konsultieren.

Zusammenfassung des Therapiekonzeptes zur Behandlung der Depression

- Zur Therapie gehört häufig der Einsatz von Psychopharmaka
- Behandlung der Konstitution[35, 36] und der Organbildeprozesse[37]
- Psychotherapeutische Basisbehandlung mit Einzel- und Gruppentherapie, Psychoedukation, Angehörigenarbeit, sozialpsychiatrische Hilfen, Milieu-, Arbeits-, Kunst- und Werktherapie sowie Seelenübungen
- Biografiearbeit zur Anregung der Ich-Tätigkeit, Ansprechen spiritueller Grenzerfahrungen und Vermittlung kultureller Angebote[38]

Die tiefere Bedeutung der Depression klingt in folgendem Zitat an:

> *„Es gehört heute mit zu den weitest verbreiteten Irrtümern, zu meinen, dass Glück, Freude und Gesundheit als Belohnung aufzufassen seien, dagegen Unglück, Leid und Schmerz als wie auch immer geartete Bestrafung. Durch diese kulturelle Verdrängung und Verneinung des angeblich Negativen entsteht ein ungeheuer großes psychologisches und soziales Elendspotenzial. Dass Leid und Trauer auch Prüfung, Herausforderung zur Schicksalserkenntnis etc. werden können, wird heute kaum noch verstanden bzw. gesucht. Symptomatisch heißt es in der Reklame einer großen pharmazeutischen Firma: ‚Den Schmerz einfach weglutschen.‘ Will man aber die tieferen Zusammenhänge von Glück und Unglück, Freude und Trauer, Lachen und Weinen etc. erfahren, so ist es notwendig, die religiös-geistige Entwicklung der Menschheit ins Auge zu fassen. Denn alle diese Grundkategorien des menschlichen Seins verweisen auf den Sinn unserer Existenz und auf tiefere Schicksalszusammenhänge, die immer religiös bzw. spirituell verstanden worden sind. Die Stärke des Glaubens war zum größten Teil identisch mit der Fähigkeit, Leid, Trauer und Unglück zu ertragen und sie in weisheitsvolle Erkenntnisse umzuwandeln.“*[39]

2.2 Psychose

Menschen, die an einer Psychose erkranken, weisen qualitative Bewusstseinsveränderungen auf. Realitätsfremde Inhalte, die teilweise sehr bestimmend und angsterfüllt sind, überlagern das Alltagserleben. Die betroffenen Menschen leben sehr in der Gegenwart und suchen nach Halt und Orientierung.

Die Wahrnehmung kann durch Halluzinationen (Sinnestäuschungen) geprägt sein: Stimmen hören und optische Täuschungen treten am häufigsten auf. Verschiedenste Wahnvorstellungen bestimmen die Gedankeninhalte, z.B. Verfolgungs- oder Beeinträchtigungswahn, Beziehungswahn, religiöser Wahn, Größenwahn und Liebeswahn. Der Wahn ist dadurch gekennzeichnet, dass das Urteilen über die Welt krankhaft gestört ist; es erfolgt mit subjektiver Gewissheit und erfahrungsunabhängig. Hinzu können sogenannte Ich-Erlebnis-Störungen kommen, z.B. Gedankeneingebung, -entzug, -ausbreitung, Depersonalisierung, Derealisation und Autismus. Unter Ich-Störungen versteht man Störungen, bei denen die Ich-Haftigkeit des Erlebens verändert ist oder bei denen die Grenze zwischen dem Ich und der Umwelt durchlässig erscheint.[40]

Formal kann das Denken zerfahren sein, es kommt zum Gedankenabriss oder zur Sperrung des Denkens. Im Bereich des Fühlens ist der betroffene Mensch mitunter wenig präsent und wirkt wie abgezogen. Des Weiteren können auftreten: innere und äußere Unruhe, Gefühlsarmut, Parathymie, Misstrauen, Dysphorie, Gereiztheit, aggressive Gespanntheit, Angst, Panik, läppisches Verhalten, euphorische und depressive Stimmung. Antrieb und Handeln sind oft stark gestört: Interesseminderung, Apathie, Stereotypien, Agitiertheit, Manierismus, Stupor, Mutismus und Katalepsie. Das Handeln ist möglicherweise durch imperative Stimmen beherrscht, die eine große Gefährdung im Hinblick auf Suizidalität darstellen. Zu den sehr unangenehmen Symptomen gehören Coenästhesien (Körperhalluzinationen). Hinzu treten vielfach vegetative Symptome: häufig Schlafstörungen, aber auch Appetitmangel (z.B. bei Vergiftungswahn) etc.

Der Begriff der Psychosen umfasst neben den organischen und affektiven Psychosen auch einzelne psychotische Episoden, die nicht chronifizieren. Im allgemeinen Sprachgebrauch steht das Wort Schizophrenie für eine chronische Form der psychotischen Störung. Die drei Haupttypen der schizophrenen Psychose sind die paranoid-halluzinatorische Schizophrenie (Wahnvorstellungen und Halluzinationen stehen im Vordergrund), die hebephrene (affektive Veränderungen) und die katatone Schizophrenie (psychomotorische Störungen (Erregung oder Erstarrung)). Die Symptomatik ist sehr unterschiedlich und vielfältig.

Etwa ein Prozent der Menschen erkrankt im Laufe des Lebens an einer Schizophrenie.

Beispiel

Ein 20-jähriger schlanker, großer Mann, von leptosomer Gestalt, kam auf die geschlossene Station mit einer paranoid-halluzinatorischen Schizophrenie. Er vernachlässigte seinen Alltag, nahm nicht mehr am Studium teil und war hochempfindlich gegenüber jeder Einflussnahme von außen. Oft schmiss er sich haltlos auf den Boden und forderte Freiheit. Er lebte in einer wahnhaften Verkennung. Er bedrängte uns Pflegende an der Ausgangstür. Jegliche Medikation lehnte er ab. Auf Rhythmische Einreibungen ließ er sich ein und erhielt drei Mal wöchentlich vor der Mittagspause eine Ganzkörpereinreibung mit *Lavendelöl 10 %* (Weleda). Dadurch kam er zu sich, wurde ruhig und entspannte sich für ungefähr zwei Stunden. Danach begann die Unruhe, das Getrieben-Sein von neuem. Nach etwa drei Wochen bat er die Ärzte, sie mögen ihn von den entsetzlichen Zuständen befreien.

Nun akzeptierte er Neuroleptika und konnte dadurch an künstlerischen Therapien teilnehmen. Er war dankbar für die Medikamente. An einem Sonntagmorgen nutzte er eine Gelegenheit aus, anstatt zur Kulturveranstaltung zu gehen, entwich er und fuhr mit der Bahn nach Hause. An der Zielsetzung einer Rehabilitationsmaßnahme hielt er fest.

2.2.1 Pflegerische Gesichtspunkte zur Behandlung von Psychosen

Im Vordergrund der pflegerischen Tätigkeit steht bei Menschen, die an einer Psychose leiden, die Alltagsbegleitung. Häufig fehlt die Krankheitseinsicht. Im Erleben der Symptome kreisen die Patienten meist in ihren festen Vorstellungen, teilweise aus dem Wahn heraus. Andere sind durch das Erleben ihrer Halluzinationen abgezogen. Es gibt Menschen, die über ihre „Inhalte" sprechen, andere sind sehr verschlossen und mögen es nicht, wenn man sie fragend bedrängt. Vielleicht verbietet eine Stimme, die „Inhalte" mitzuteilen. Der Schlüssel liegt häufig im vertrauensvollen Beziehungsaufbau, der vor allem durch wiederholte Kurzbegegnungen erfolgt. Eine feste Bezugsperson schafft Sicherheit. Die Menschen sind häufig sehr wahrheitsliebend und spüren, ob das Gegenüber es auch ist. Sie schätzen die Verlässlichkeit. Vergisst man z. B. eine Verabredung, so halten sie sich häufig zurück, sind aber dankbar, wenn man es später anspricht und sich entschuldigt. Darin drückt sich eine wertschätzende Haltung aus, die schizophren erkrankte Menschen oft vermissen. Im Gespräch ist es wichtig, eindeutig im Ausdruck zu sein, das hilft den Patienten, sich trotz ihrer Konzentrationsschwierigkeiten in ihrem Realitätsbemühen zu orientieren. Während des Gesprächs sollte man auf die Konzentrationsfähigkeit des Gegenübers achten. Kürzere, aber regelmäßige Gespräche haben sich als hilfreich erwiesen. Es gilt, den anderen liebevoll in den Alltag einzubinden, ihm offen zu begegnen und ihn bewusst wahrzunehmen. Im Gespräch sollte man konkrete Fragen thematisieren; der handlungsorientierte Austausch über die Tagesgestaltung bietet dafür Möglichkeiten (z. B. in Bezug auf Stationsaufgaben („Stationsämter"), Spaziergänge, Handarbeiten, Spiele).

Vernachlässigt der Patient seine Körperpflege, hilft es ihm, die Problematik im Einzelkontakt anzusprechen und sinnvolles Handeln konkret festzulegen (z. B. Duschen alle zwei Tage).

In der akuten Phase einer Psychose kommen die substituierenden pflegerischen Gesten zum Einsatz: das Entlasten, das Schützen, das Hüllen, das Ordnen und das Nähren. Der Betroffene sucht oft das Ich des ihn begleitenden Menschen als Stütze!

In der Psychotherapie bilden eine tragfähige Patient-Arzt-Beziehung und die Einbindung der Angehörigen die Grundlage. Die Behandlung ist stützend, strukturierend und versucht, ein Krankheitsverständnis aufzubauen, das zu einem realistischen Selbstbild führt und eigene Handlungsmöglichkeiten aufzeigt. Die Psychoedukation in Gruppen hat sich in den letzten Jahren zunehmend bewährt.[41]

Erlebt der psychotisch erkrankte Mensch allerdings seine Wahninhalte (z.B. Liebeswahn) oder Halluzinationen als angenehm, sperrt er sich eventuell über Jahre gegen eine Behandlung.

Die Seelenübung *Gegenstandsbetrachtung* fordert den Menschen heraus, eine äußere Form strukturiert zu beschreiben. Diese Übung hilft dem psychotisch erkrankten Menschen, in sich Klarheit zu finden. Die Seelenübung des *Tagesrückblicks* gibt die Möglichkeit, sich mit dem Erleben des Tages zu verbinden, indem der Patient den Ablauf – eventuell auch nur stichwortartig – dem Pflegenden mitteilt.

Die äußeren Anwendungen ermöglichen dem psychotisch erkrankten Menschen eine spürbare Präsenz in seinem Leibe. Ein *Senfmehl-Wadenwickel* „verankert" den nach oben hin gelockerten Menschen in seine Leiblichkeit.[42]

Beispiel

Ein junger Mann mit einer paranoid-halluzinatorischen Schizophrenie wurde an einem Sonntagmorgen akut wahnhaft. Er war sehr unruhig und von seiner Wahnthematik besetzt. Anstatt eine zusätzliche neuroleptische Dosis zu applizieren, ordnete der Arzt einen Senfmehl-Wadenwickel an. Schon nach zwei Minuten klärte sich der Blick des Patienten, er schaute mich entspannt an und redete ganz realitätsbezogen. Anschließend ging er mit in die Kulturveranstaltung und blieb in einer bewussten Klarheit.

Auch ein Senfmehl-Fußbad bewirkt, dass der Mensch in seine Leiblichkeit kommt, es beruhigt und ist dadurch schlaffördernd. Ein Fußbad mit

- *Lavendel Entspannungsbad* (Weleda)
- *Moor Lavendel Bad* (Dr. Hauschka)

wirkt entspannend bei nervöser Unruhe und unterstützt das Einschlafen. Eine Salbenauflage mit

- *Plumbum metallicum praeparatum 0,4 %* (Weleda) Salbe

als „Bleihaube" (Blei-Salbenlappen auf dem Kopf (Scheitelgegend))[43] hilft den Patienten mit einer starken Öffnung „nach oben", sich vor psychotischen Einflüssen abzuschirmen. Bei schwerer innerer Unruhe, Erregung und Anspannung sorgt ein

- Senfmehl-Nierenwickel

für Entspannung. Die Herzsalbenauflage mit

- *Aurum / Lavandula comp.* (Weleda) Creme

hilft den Patienten, in den Schlaf zu finden. Sehr positive Erfahrungen machen die Erkrankten mit den Rhythmischen Einreibungen, wenn sie diese akzeptieren können. Eine Fußeinreibung am Abend mit

- *Kupfer Salbe rot* (WALA)
- *Lavendelöl 10 %* (Weleda)
- *Lavandula, Oleum aethereum 10 %* (WALA)

oder eine Rückeneinreibung mit

- *Solum Öl* (WALA)
- *Schlehenblüten Pflegeöl* (Dr. Hauschka)

lässt die Menschen zu sich kommen. Die Ganzkörpereinreibung z. B. mit

- *Lavendelöl 10 %* (Weleda)
- *Lavandula, Oleum aethereum 10 %* (WALA)
- *Solum Öl* (WALA)
- *Schlehenblüten Pflegeöl* (Dr. Hauschka)

bewirkt noch stärker ein Erleben des Bei- und In-Sich-Seins. Insgesamt geht es um ein wärmendes Hüllen, eine vertiefte Atmung und ein Sich-Wohl-im-Leibe fühlen.

2.2.2 Therapeutische Gesichtspunkte

Die gezielte neuroleptische Behandlung reduziert die Symptome in Einzelfällen bis zur Symptomfreiheit. Die neueren Neuroleptika (z. B. Quetiapin (*Seroquel*), Olanzapin (*Zyprexa*), Aripiprazol (*Abilify*)) weisen deutlich weniger extrapyramidal-motorische Nebenwirkungen auf als die Neuroleptika der ersten Generation (z. B. Butyrophenone (Haloperidol), Phenothiazine (Promethazin)). Neben vegetativen Nebenwirkungen kann es auch zu Stoffwechselstörungen (z. B. Adipositas) kommen.

Anthroposophische Medikamente wirken unterstützendend, die Heileurythmie heilsam bis in den Leib hinein, z. B. über den bergenden Laut B.

In den Kunst- und Werktherapien steht das strukturierende Element im Vordergrund, das im Weben und Flechten unmittelbar gegeben ist. In der Maltherapie verhilft das

Formenzeichnen zur Strukturkraft, im Plastizieren die Arbeit an den platonischen Körpern (Tetraeder, Hexaeder, Oktaeder, Dodekaeder, Ikosaeder).

Die weder über- noch unterfordernde Arbeitstherapie bedeutet für den psychotisch erkrankten Menschen eine sinnvolle Einbindung in die Welt. Gerade die Tätigkeiten im Garten und in der Landwirtschaft bieten vielfältige Möglichkeiten.

Sozialarbeiter widmen sich den Fragen bezüglich Arbeit, Wohnen und Finanzen. Klärungen in diesen Gebieten stellen eine große Hilfe dar. Es gilt, frühzeitig den Blick auf die Weiterbetreuung zu richten, um möglichst gezielte Maßnahmen einzuleiten. Eine Rehabilitation, betreutes Wohnen oder tagesstrukturierende Aktivitäten (z.B. in Tagesstätten) sind zu klären – leider gibt es für die Hilfesuchenden häufig Wartezeiten über Monate.

Die Behandlung führt in der Regel eher zu einer Beruhigung des Krankheitsgeschehens als zur vollständigen Heilung. Es stellt eine große Herausforderung für die Betroffenen dar, die Erkrankung als zu ihrem Leben gehörig anzunehmen. Manchmal bewirkt das eine tiefe Demut und Bescheidenheit gegenüber dem Leben.

Die anthroposophischen Gesichtspunkte zu den schizophrenen Psychosen sind sehr komplex und sollen hier durch Auszüge aus einem Aufsatz des Psychiaters Wolfgang Rißmann ansatzweise wiedergegeben werden:[44]

> *„... Im Wahnerleben erscheint die menschliche Urteilskraft verändert und abgedämpft, ein sinnvolles menschenwürdiges Handeln ist erschwert und kann in Extremfällen zu Verwahrlosung, Selbsttötung oder zu fremdaggressiven Handlungen führen. Die Urteilskraft gehört zu den zentralen Fähigkeiten, durch die der Mensch sein Menschsein begründet. Sie ist unmittelbarer Ausdruck der Ich-Tätigkeit. Im Urteilsvorgang verwirklicht sich das Ich und schafft die Brücke zu der Wirklichkeit ... Eine gestörte Urteilsbildung hat demnach immer einen leiblichen Grund in pathologischen Veränderungen des Ätherleibes oder genauer ausgedrückt in der nicht richtig vollzogenen Spiegelung des Ichs im Ätherleib ... Für ein menschenkundliches Verständnis zeigt der unmittelbare Eindruck, dass das Ich die Herrschaft über die Seelenvorgänge und über den Körper verloren hat. Denken, Fühlen und Wollen verselbständigen sich und verlieren ihren Zusammenhang. Körperlich zeigen sich vegetative Veränderungen wie Appetitstörungen, Schlafstörungen. Der aufrechte Gang ist diskret verändert in der Art, dass der Gang zu leicht erscheint oder die Bewegungen nicht vom Ich geführt sind ... Nach den Ausführungen Steiners im 13. Vortrag des ersten Ärztekurses (1920) sei auch tatsächlich das Gehirn betroffen ... Steiner betont allerdings, dass die Gehirnstörung nicht primärer, sondern sekundärer Natur sei. Die primären Ursachen sieht er in den Stoffwechselvorgängen der Organe des unteren Menschen, vor allem in den Prozessen von Lunge, Leber, Niere und Herz. Steiner spricht von ‚Organbildeprozessen', die gestört sind. Gemeint ist nicht der biochemische Stoffwechsel der Organe oder gar die anatomisch-histologische Organstruktur, sondern gemeint sind die Prozesse, die fortwährend die Organstruktur und die Organphysiologie aufrechterhalten. Es handelt sich um die ätherischen*

Bildeprozesse im Zusammenspiel mit der physischen Kraftstruktur der Organe. Die biochemisch fassbaren Stoffwechselvorgänge sind Folge dieser Bildprozesse.[45]

Diese Organbildeprozesse – so Steiner – werden defekt, die ätherische Bildekraft der Organe bleibt nicht im Organ tätig, sie wird gleichsam wie aus einem Schwamm ausgepresst und überflutet das Seelenleben. Wir haben es also bei den psychopathologischen Vorgängen von Halluzinationen, Wahnerleben, Erregungszuständen usw. mit dislozierten Bildekräften der Organe zu tun. Hier liegen die primären Vorgänge des Krankheitsprozesses. Die ätherische Geistigkeit der Organe tritt in den Seelenraum ein und kommt so in krankhafter Weise zum Bewusstsein ... Was bedeutet ein solches Kranksein für das Schicksal des Betroffenen, der sein Leben lang um die Aufrechterhaltung seines Ich-Bewusstseins ringt, der fortwährend zwischen Wahn und Wirklichkeit lebt und der fortwährend in seiner Urteilsfähigkeit behindert ist? Was sind die tiefer liegenden Ursachen? Welche inneren Fähigkeiten werden hier für die Zukunft entwickelt? Solche Fragen tauchen unmittelbar im Umgang mit den Betroffenen auf ... Das psychotische Wahnerleben und auch die geistige Erfahrung sind eine existenzielle Herausforderung der eigenen Urteilskraft. Der Vergleich von Psychose und geistiger Erfahrung schärft den Blick für beide Erlebnisfelder des Menschen, die von dem gewöhnlichen Alltagsbewusstsein abweichen und eine Grenzerfahrung darstellen. Steiner wird in seinem gesamten mündlichen und schriftlichen Werk nicht müde, die Ausbildung einer gesunden Urteilskraft als die zentrale Aufgabe des gegenwärtigen Menschen hinzustellen. Die Anthroposophie kann dafür eine Hilfe sein ...“

In der Auseinandersetzung mit dem Krankheitsbild der Psychose taucht besonders die Frage nach der Normalität auf. Wo beginnt Kranksein? Welchen Bezug habe ich zur Spiritualität? Dazu eine Patientenschilderung:

> Nach einem Vortrag über die Heilige Brigid aus Irland verstummt eine Gruppe von Patienten, als ich hinzutrete. Ich spreche das Schweigen an und ein an einer paranoid-halluzinatorischen Schizophrenie-erkrankter Mann antwortet: „Da wird von Visionen gesprochen; wenn ich hingegen in der Visite von meinem Erleben berichte, werden die Neuroleptika erhöht.“

2.3 Angststörungen

> *„Es gibt kein Leben ohne Angst vor dem andern; schon weil es ohne diese Angst, die unsere Tiefe ist, kein Leben gibt; erst aus dem Nichtsein, das wir ahnen, begreifen wir für Augenblicke, dass wir leben. Man freut sich seiner Muskeln, man freut sich, dass man gehen kann, man freut sich des Lichtes, das sich in unsrem dunklen Auge spiegelt, man freut sich seiner Haut und seiner Nerven, die uns so vieles spüren lassen, man freut sich und weiß mit jedem Atemzug, dass alles, was ist, eine Gnade ist. Ohne dieses spiegelnde Wachsein, das nur aus der Angst möglich ist, wären wir verloren; wir wären nie gewesen ...“*
>
> Max Frisch (1911–1991)[46]

Die Angst ist ein Gefühl und gehört in hohem Maße zur Entwicklung des Menschen. Sie ruft ihn zu einer erhöhten Wachsamkeit auf, wenn er sich in einer gefahrvollen Situation befindet. Die Angst kann sich so verstärken, dass sie Krankheitswert erreicht und der Mensch an ihr leidet und nur noch eingeschränkt den Alltag bewältigt. Sie richtet ihren Fokus auf die Zukunft, durch Erwartung des Schlimmen, der Gefahr, der Strafe usw. und hält den Patienten davon ab, in der Gegenwart präsent zu sein. Neben seelischen treten eine Vielzahl von körperlichen Symptomen auf.

Im Wesentlichen unterscheidet man fünf Angststörungen:

- Menschen, die an einer *Agoraphobie* leiden, haben Angst vor weiten Plätzen, vor Menschenmengen oder vor Situationen, in denen die gewohnte Umgebung verlassen wird (Reisen, Fahren mit Verkehrsmitteln, etc.). Das Vermeidungsverhalten kann zu häuslicher Isolierung führen. Die Agoraphobie ist häufig mit einer Panikstörung kombiniert.
- Menschen, die an einer *sozialen Phobie* leiden, haben Angst vor Situationen, in denen sie im Mittelpunkt der Aufmerksamkeit stehen. Sie erröten leicht, vermeiden meist den Blickkontakt, zittern und schwitzen, haben einen Drang zum Wasserlassen und leiden an Übelkeit. Sie wissen, dass ihre Angst übertrieben und unbegründet ist. Häufig neigen sie zu ausgeprägtem Vermeidungsverhalten.
- Menschen, die an *spezifischen Phobien* leiden, haben Furcht vor bestimmten Objekten und Situationen: vor speziellen Tieren, z.B. Spinnen oder Hunden, Höhenangst, Klaustrophobie (Angst vor Aufenthalt in geschlossenen Räumen – z.B. Aufzug), Angst vor Gewitter etc. Die Furcht vor dem phobischen Objekt nimmt bei Annäherung zu und die betroffenen Menschen neigen zur Vermeidung. Die Diagnose wird nur bei erheblichem Leidensdruck gestellt.
- Menschen mit einer *Panikstörung* leiden unter wiederkehrenden Panikattacken, die plötzlich und nicht situationsgebunden auftreten. Sie erleben eine starke Angst mit Schweißausbruch, Herzrasen, Herzklopfen, Brustschmerz, Erstickungsgefühlen, Schwindel, Entfremdungsgefühlen, Todesangst u.a. Die Symptomatik kann einem Herzinfarkt gleichen, weshalb die Betroffenen wiederholt in die Notfallambulanz gebracht werden. Die Panikattacken dauern in der Regel zehn bis dreißig Minuten – können aber auch zwei Minuten oder stundenlang anhalten. Sie führen häufig zu einer Erwartungsangst (Angst vor der Angst).
- Menschen, die an einer *generalisierten Angststörung* leiden, haben eine allgemeine und langanhaltende Angst, die sich nicht auf bestimmte Situationen beschränkt; sie ist frei flottierend. Der Mensch ist geprägt von unrealistischen Befürchtungen, macht sich viele Sorgen, ist angespannt und vegetativ übererregt.

Fünfzehn Prozent der Menschen erkranken im Laufe ihres Lebens an einer Angststörung. Frauen sind doppelt so häufig betroffen wie Männer. Angststörungen treten häufig in Kombination mit anderen Erkrankungen auf, z.B. Depressionen und Suchterkrankungen. Angsterkrankungen werden oft erst nach vielen Jahren (fünf bis fünfzehn) diagnostiziert.

„Ich erstieg ganz allein den höchsten Gipfel des Münsterturms und saß in dem sogenannten Hals, unter dem Kopf oder der Krone, wie man's nennt, wohl eine Viertelstunde lang, bis ich es wagte, wieder heraus in die freie Luft zu treten, wo man auf einer Platte, die kaum eine Elle ins Gevierte haben wird, ohne sich sonderlich anhalten zu können, stehend das unendliche Land vor sich sieht ... Dergleichen Angst und Qual wiederholte sich so oft, bis der Eindruck mir ganz gleichgültig ward, und ich habe nachher bei Bergreisen und geologischen Studien, bei großen Bauten, wo ich mit den Zimmerleuten um die Wette über die freiliegenden Balken und über die Gesimse des Gebäudes herlief ... von jenen Vorübungen großen Vorteil gezogen."

J. W. von Goethe (1749–1832): Dichtung und Wahrheit[47]

Der angsterkrankte Mensch sieht oft jünger aus als er ist und scheint anmutig. Sein Äußeres pflegt er betont. In der Begegnung bleibt er zunächst unverbindlich. Es fällt ihm schwer, sich auf eine neue Situation, z. B. die auf der Station, einzulassen. So besteht die pflegerische Tätigkeit neben dem Beziehungsaufbau anfangs darin, ihn im Ankommen und in der neuen Tagesstruktur zu unterstützen. Dazu zählt die verbindliche Teilnahme an Stationsabläufen (z. B. gemeinsame Mahlzeiten, Morgenrunden) und vereinbarten Therapien.

Angstzustände äußern sich in vielen körperlichen und seelischen Symptomen. Folgende vegetative Störungen treten häufig auf:

- Atem: gepresst, angehalten – beschleunigt, flach
- Blutdruck: Hypertonie – Hypotonie
- Herzklopfen, -rasen, -schmerzen
- Röte, Blässe, Wärme, Kälte
- Muskelspannung: Zittern, Blickkrampf, Erstarrung
- Schwitzen (eventuell kaltschweißig)
- Speichelfluss – Mundtrockenheit
- Harnverhalt – vermehrtes Wasserlassen
- Stuhlgang: Obstipation – Diarrhoe
- Ernährung: kein Appetit oder viel zu schnelles Essen mit nachfolgenden Magenschmerzen
- Schlaf: Ein- und Durchschlafstörungen
- Übelkeit, Erbrechen, abdominale Missempfindungen
- Schwindel, Schwäche

Mögliche seelische Störungen:

- Wahrnehmung: Objekt wird immer mehr aus dem Auge verloren bzw. überbewertet
- Denken: leer, wirr – fixiert
- Fühlen: Enge – Auflösung
- Wollen: Starre – Flucht

Insgesamt sind Tendenzen zu Ohnmacht, Angst und Flucht erkennbar.

2.3.1 Pflegerische Gesichtspunkte zur Behandlung von Angsterkrankungen

Aufgrund dieser Symptome ergibt sich ein breites Spektrum für äußere Anwendungen: Rhythmische Einreibungen als Teil- oder als Ganzkörpereinreibungen mit verschiedenen Ölen und Salben, Fußbäder mit Senfmehl oder Badezusätzen, Vollbäder als Öldispersionsbad (z. B. mit *Melissa ex herba W 5 %, Oleum* (WALA)).

BADEZUSÄTZE:

- *Rosmarin Aktivierungsbad* (Weleda)
- *Lavendel Entspannungsbad* (Weleda)
- *Moor Lavendel Bad* (Dr. Hauschka)
- *Citrus Erfrischungsbad* (Weleda)
- *Zitrone Lemongrass Bad* (Dr. Hauschka)

Ingwer-Nierenwickel [→ Kapitel „Von der Sinnfrage der Krebskrankheit zur Pflege der Sinne"] und *Aurum / Lavandula comp.* (Weleda)-Herz-Salbenauflagen kommen häufig zur Anwendung. Ein kühler Zitrus-Pulswickel hilft bei akuter Angst.

DURCHFÜHRUNG: 5ml *Citrus Erfrischungsbad* (Weleda) oder frischer Zitronensaft in 200 ml Wasser (Körpertemperatur oder kühler, wenn die Hände warm sind) geben. Anschließend tränkt man zwei Baumwolltücher (ungefähr 8 cm breit) im Zitronenwasser, wringt sie mäßig aus und wickelt sie um die Armpulse. Circa 12 cm breite Moltonwickel decken die feuchten Innentücher ab und werden mit einem Pflaster befestigt. Nun kann der Patient seinen Tätigkeiten nachgehen und bei Bedarf, wenn das Innentuch trocken geworden ist, dieses erneuern.

Die Pentagramm-Einreibung mit

- *Aurum / Lavandula comp.* (Weleda) Creme

bringt die Patienten in schöner Weise zu sich [→ Kapitel „Rhythmische Einreibung nach Wegman/ Hauschka"].

Die Seelenübungen unterstützen den Menschen mit einer Angsterkrankung gezielt. Angstphänomene treten auf, da das Ich nicht richtig im Leib verankert ist. So geht es zunächst um ein Üben der unteren Sinne[48], um dem Ich Halt und Sicherheit im Leib zu geben. Dazu eignen sich besonders die *Tastübung*, das *Balancieren*, das *Jonglieren* und die *Stabübung*.

Beispiel
Eine 60-jährige, depressive, ängstlich-aufgelöste Frau kommt zur ersten *Tastübung*. Sie vermeidet den Blickkontakt. Ich mache ihr die Übung vor. Sie bleibt in ihrer Anspannung und meint, es nicht gut zu können. Sie schließt ihre Augen und ich reiche ihr einen Gegenstand. Sie beschreibt ein paar Tasteindrücke und stockt. Durch ruhiges, gezieltes Nachfragen lässt sie sich zunehmend auf die Übung ein und beschreibt ihre Tastwahrnehmungen ausführlicher. Am Ende der Übung schaut sie mich an und staunt, dass sie ganz ruhig geworden ist.

Darüber hinaus geht es um Unterstützung der rhythmischen Prozesse, wobei jegliches rhythmische Tun hilfreich ist. Eine gute Übung stellt das bewusste, rhythmisch-schwingende Gehen dar, das auch zu einer vertieften Atmung führt.

Die *Schreibübung*, die *Pflanzenbetrachtung*, die *Bildbetrachtung* und andere Seelenübungen fördern durch die nötige Aufmerksamkeit und Konzentration die Ich-Präsenz und stärken somit die innere Klarheit.

Bei den pflegerischen Gesten steht das Erwecken im Vordergrund. Der von der Angsterkrankung betroffene Mensch muss sich selbst in seiner Angst erkennen, seine Vermeidungsstrategien durchschauen und bereit sein, aktiv seine Ängste zu überwinden. So kommt er besser zu sich und erlebt eine Kräftigung. Neben dem Erwecken wendet man die pflegerischen Gesten des Zumutens (Belastens) oder des Anregens (Reizens) an, um den Patienten zum konkreten Üben zu bewegen. Eine vertrauensvolle Beziehung ist die Grundlage, um den erkrankten Menschen zu fordern.

2.3.2 Therapeutische Gesichtspunkte

Medikamentös finden SSRI-Antidepressiva (Selektive Serotonin Reuptake Inhibitoren) Einsatz. In der Angst wirkt *Bryophyllum 50%* (Weleda) Pulver als bewährte Unterstützung.

Die Psychotherapie stellt eine wichtige Säule der Behandlung dar, insbesondere die Verhaltenstherapie mit dem Expositionstraining.

Unser Leben vollzieht sich im steten Wandel von der Kindheit bis zum Alter, von der Geburt bis zum Tod. Es ist eine Herausforderung, Veränderungen anzugehen. Angst zeigt uns, dass wir in unserem Ich noch nicht die Kraft haben, die Erfordernisse zu bewältigen. Fragen tauchen auf, die größer sind als unsere Antworten. Uns mit ihnen auseinanderzusetzen, ist eine unserer elementaren Lebensaufgaben. Wir haben als Mensch die Möglichkeit, uns in diesem Suchprozess gegenseitig aktiv zu unterstützen.

Es gibt so bange Zeiten
Es gibt so trüben Mut,
wo alles sich von weiten
Gespenstisch zeigen tut.

Es schleichen wilde Schrecken
So ängstlich leise her,
Und tiefe Nächte decken
Die Seele zentnerschwer.

Die sichern Stützen schwanken,
Kein Halt der Zuversicht;
Der Wirbel der Gedanken
Gehorcht dem Willen nicht.

Der Wahnsinn naht und locket
Unwiderstehlich hin.
Der Puls des Lebens stocket,
und stumpf ist jeder Sinn.

Wer hat das Kreuz erhoben
Zum Schutz für jedes Herz?
Wer wohnt im Himmel droben,
und hilft in Angst und Schmerz?

Geh zu dem Wunderstamme,
Gib stiller Sehnsucht Raum,
Aus ihm geht eine Flamme
Und zehrt den schweren Traum.

Ein Engel zieht dich wieder
Gerettet an den Strand,
Und schaust voll Freuden nieder
In das gelobte Land.

Novalis (1772–1801): Geistliche Lieder

2.4 Persönlichkeitsstörungen

Persönlichkeitsstörungen treten vielfach in Verbindung mit anderen Erkrankungen auf und sind nicht leicht von auffälligen Persönlichkeitszügen zu unterscheiden.

Am häufigsten wird die Borderline-Störung diagnostiziert, die seit Mitte des letzten Jahrhunderts eine immer größere Rolle spielt. Als Erkrankung ist sie zwischen Neurose und Psychose einzuordnen. Die betroffenen Menschen sind „Grenzgänger" in unserem heutigen modernen Leben. Ihnen fehlt die innere Sicherheit und Orientierung. Sie leiden

u. a. an innerer Zerrissenheit und massiven Ängsten vor dem Alleinsein. Diese Dynamik spiegelt sich auch in der Umgebung wider, z. B. bei Spaltung des Behandlungsteams in Parteinahme für und gegen den Patienten.

Im psychologisch-psychiatrischen Sprachgebrauch ist Persönlichkeit definiert als die Gesamtheit der (psychischen) Eigenschaften und Verhaltensweisen, die dem einzelnen Menschen eine eigene, charakteristische, unverwechselbare Individualität verleihen. Es handelt sich dabei um eine weitgehend stabile und lange Zeit überdauernde Struktur individueller Merkmale in Bezug auf Charakter, Temperament, Intelligenz und körperliche Grundbedingungen. Das Temperament beschreibt dabei die Art des Antriebs und der Aktivität, die sich in Form von Gefühlen, Willensbildung und Triebleben zeigen.

Charakter bezieht sich auf die im Laufe des Lebens weitgehend konstanten Einstellungen, Handlungsweisen und vor allem die Werthaltungen eines Menschen.

Persönlichkeitsstörungen sind tiefverwurzelte und langanhaltende Verhaltensmuster, die sich in starren und unangepassten Reaktionen in persönlichen und sozialen Lebenssituationen zeigen. Man nimmt dabei Bezug auf eine Durchschnittsnorm, die von der Mehrheit der betreffenden Bevölkerung oder kulturellen Gruppe definiert wird. Die Abweichungen zeigen sich besonders im Wahrnehmen, Denken, Fühlen und in der Beziehung zu anderen. Normabweichend ist dabei nicht so sehr ein einzelner Aspekt des Verhaltens und Erlebens, sondern vielmehr die Ausprägung und vor allem die Dominanz, was sich sowohl in mangelnder sozialer Anpassung als auch in subjektiven Beschwerden ausdrückt.

Allgemeine diagnostische Leitlinien für Persönlichkeitsstörungen der ICD-10 F 60:[49]

- Deutliche Unausgeglichenheit in Einstellungen und Verhalten in mehreren Funktionsbereichen wie Affektivität, Antrieb, Impulskontrolle, Wahrnehmen und Denken, Beziehungen zu anderen
- Gleichförmiges, andauerndes, nicht auf Episoden psychischer Krankheiten begrenztes Verhaltensmuster
- Tiefgreifend gestörtes, in vielen persönlichen und sozialen Situationen eindeutig unpassendes Verhaltensmuster
- Beginn der Störung in Kindheit und Jugend, dauernde Manifestation im Erwachsenenalter
- Deutliches subjektives Leiden und/oder deutliche Einschränkung der beruflichen und sozialen Leistungsfähigkeit
- Die Störung ist nicht auf ausgeprägte Hirnschädigungen, Hirnerkrankungen oder andere psychische Störungen zurückzuführen

Spezifische Persönlichkeitsstörungen und ihre wesentlichen Charakteristika:

- Paranoide Persönlichkeitsstörung (misstrauisch, streitsüchtig, nachtragend)
- Schizoide Persönlichkeitsstörung (emotional kühl, distanziert, einzelgängerisch)

- Dissoziale Persönlichkeitsstörung (verantwortungslos, aggressiv, Missachtung von Normen)
- Emotional instabile Persönlichkeitsstörung (instabile Stimmung, impulsives Handeln ohne Rücksicht auf die Konsequenzen)
- Histrionische Persönlichkeitsstörung (dramatisierend, theatralisch, manipulativ
- Anankastische Persönlichkeitsstörung (übergewissenhaft, rigide, pedantisch, perfektionistisch)
- Ängstliche (vermeidende) Persönlichkeitsstörung (ständig angespannt, besorgt, unsicher)
- Abhängige Persönlichkeitsstörung (entscheidungsschwach, unselbständig, hilflos, nachgiebig)
- Narzisstische Persönlichkeitsstörung (Bedürfnis nach übermäßiger Bewunderung, arrogant, übersteigertes Größengefühl)

Die emotional instabile Persönlichkeitsstörung (F 60.3) weist folgende Symptomatiken auf: instabile Stimmung, impulsives Handeln ohne Rücksicht auf die Konsequenzen, Mangel an vorausschauender Planung, Ausbrüche intensiven Ärgers und gewalttätigen explosiven Verhaltens, Auslösung leicht, wenn von anderen kritisiert oder behindert. Zur weiteren Differenzierung unterscheidet man zwei Subtypen:

- *Impulsiver Typ* (F 60.30): emotionale Instabilität und die mangelnde Impulskontrolle stehen im Vordergrund, häufig sind gewalttätiges und bedrohliches Verhalten, besonders bei Kritik von anderen.
- *Emotional instabile Persönlichkeitsstörung, Borderline-Typ* (F 60.31): Merkmale F 60.3 und zusätzlich: Selbstbild, Ziele und Präferenzen, auch sexuelle, sind unklar und gestört, Leiden an chronischem Gefühl innerer Leere, Beziehungen sind oft intensiv, aber unbeständig, häufig emotionale Krisen, suizidale, parasuizidale und andere selbstschädigende Handlungen, frei flottierende Ängste, dissoziative Reaktionen, Depersonalisation, Suchtverhalten und kurzfristige psychotische Dekompensationen.[50]

Beispiel

Eine 20-jährige schlanke Frau kam zur Aufnahme auf die geschlossene Station. Sie hatte einen Suizidversuch mit Tabletten unternommen und selbst den Notarzt angerufen. In den Wochen vorher ritzte sich wiederholt in die Arme. Über ihre Suizidalität hatte die Patientin mit niemanden gesprochen. Außerdem litt sie an dem sich aufdrängenden Gedanken, jemanden umbringen zu müssen. Sie hatte ein Studium begonnen und eine eigene Wohnung bezogen, war allerdings mit ihrem Suizidvorhaben beschäftigt. Vor einigen Jahren befand sich die Patientin in einer zwölfmonatigen Behandlung in der Kinder- und Jugendpsychiatrie.

Sie steckte sehr „im Kopf" und wirkte wie abgeschnitten von ihren Gefühlen. Sie war es gewohnt, sich zurückzuziehen und Probleme in sich „hineinzufressen". Verbal agierte sie teilweise recht aggressiv, um die Kontaktaufnahme massiv abzulehnen.

Die Patientin schlief aufgrund innerer Unruhe schlecht (Ein- und Durchschlafstörungen) und hatte meistens kalte Hände und Füße. Sie trank zu wenig und litt an Appetitmangel. Eigene Interessen pflegte sie in letzter Zeit nicht mehr.

Gegenüber der medikamentösen Therapie war sie anfänglich sehr ablehnend, akzeptierte diese dann aber zunehmend.

Wir vereinbarten eine stündliche Kontaktaufnahme mit ihr, wenn sie nicht kam, gingen wir zu ihr. Sie erlebte das als Halt. Nach dem Abklingen der akuten Suizidalität verabredeten wir einen Kontakt pro Schicht. Wir begleiteten die Patientin im Tagesablauf, bei den Mahlzeiten, führten ein Trinkprotokoll und gingen ein Mal täglich mit ihr spazieren.

Den Ingwer-Lungenwickel erlebte sie als wärmend und wohltuend. Am Abend erhielt sie eine Fußeinreibung mit *Kupfer Salbe rot* (WALA); sie nahm ihre Füße zunehmend differenziert wahr.

Zu den Seelenübungen *Tagesrückblick* und *Sonnenbuch* fand die Patientin keinen Bezug und führte sie nur widerwillig durch. Gegen Ende ihres siebenwöchigen Aufenthaltes ergriff sie die Anregung und lernte zwei Gedichte über ihren bildhaften Inhalt auswendig und trug diese in der Morgenrunde vor.

Sie fasste zunehmend Vertrauen zu uns und meldete sich auch aktiv, um problematische Gedanken mit uns zu besprechen. Die rhythmische Tagesgestaltung ergriff sie eigenständiger, und der Schlaf verbesserte sich deutlich. Suizidgedanken tauchten weiterhin auf, aber sie konnte sich davon distanzieren. Ihr Studium ließ sie ruhen und begann eine Rehabilitationsmaßnahme in der Nähe eines Elternteiles.

Der an einer Borderline-Störung erkrankte Mensch ist permanent auf der Suche nach seiner Mitte. Er leidet unter mangelnder oder fehlender Identitätskraft auf leiblicher, seelischer und geistiger Ebene. Der Erkrankte sucht nach Orientierung in Hinblick auf seinen „roten Lebensfaden", die Partnerwahl, seinen Beruf und auch den Lebensstil. Er neigt zu Wunschvorstellungen und lebt im „Freund-Feind-Bild" – zwischen Idealisieren des Selbst und Abwertung des Mitmenschen im Wechsel mit Idealisierung des Mitmenschen und Selbstabwertung. Er sucht die Schuld für seine Überforderung im Außen und nimmt die Schwächen des anderen überdeutlich wahr. Der an einer Borderline-Störung Erkrankte sieht die Dinge schwarz/weiß – sein Denken ist davon geprägt. Dabei hat er oft eine niedrige Frustrations-, Angst- und Stresstoleranz. Er ist sehr reizbar, seine Stimmung unterliegt einer endlosen „Achterbahnfahrt". Der Patient leidet an diversen körperlichen Beschwerden aufgrund erhöhter Anspannung. Dabei hat er eine schlechte Verbindung zu seinem Leib und seinen Bedürfnissen. Selbstverletzungen durchbrechen sein Sich-nicht-mehr-Spüren. Das Ritzen der Haut mit Rasierklingen oder anderen scharfen Gegenständen, Drogeneinnahme und hoch riskante Aktivitäten sind die extremen Folgen. Bei der Mehrzahl der Betroffenen gehören schwerwiegender Missbrauch oder emotionale Vernachlässigung mit zu den Krankheitsursachen.

> *„In der Seele klafft ein unüberwindlicher Abgrund zwischen dem ‚idealen, himmlischen, kosmischen Ich' und dem ‚irdischen, tagtäglich verantwortlichen Ich'. Mit dem kosmischen Ich kann sich der Borderline-Patient verbinden und identifizieren,*

mit dem polar entgegengesetzten irdisch-tätigen, für seine Handlungen verantwortlichen Ich dagegen nicht. Das Biografisch-Irdische ist einem ‚als Leid angetan', es ist ‚nicht selbstgewählt', ja es wird sogar als unecht, als eine Täuschung oder Lüge empfunden. Eine derartige Nicht-Identifikation führt von Ärger und Wut dem Irdisch-Biografischen gegenüber, über die Ablehnung des Leibes – in verschiedenen Formen von Selbstvernachlässigung und Selbstverstümmelung – bis zu Destruktionsgesten und Suizidversuchen ... eine tiefe Sehnsucht, das Erdendasein zu vergeistigen und zugleich, bedingt durch die Enttäuschung, eine Unfähigkeit, das Irdische auszuhalten ... Wenden wir uns der zweiten Spaltung zu, ‚Innen' und ‚Außen': Nicht wenige Borderline-Persönlichkeiten klagen über innere Leere. Körperlich äußert sich das in Atembeklemmung oder ständigen Schmerzen im Herz-Lungen-Gebiet, oft begleitet von Kälteempfindungen und dem Gefühl eines inneren Lochs; Todesstimmung erfüllt den Menschen, oder aber er fühlt einen Raum voll von Spaltungskräften und darin einen Kampf zwischen Leben und Tod. Zu der ‚Innen-Außen'-Problematik gehört als schwerwiegendes Phänomen die Umkehrung des Verhältnisses zwischen Ich und Umwelt (Punkt und Kreis); und zwar dergestalt, dass die Umwelt zum Ich wird – das Ich zur Umwelt, Mitwelt. Unter dem daraus entstehenden sozialen Chaos leidet nicht nur die Borderline-Persönlichkeit selber, sondern auch – und in nicht geringem Maße – alle ihre Bezugspersonen."[51]

2.4.1 Gesichtspunkte zur Pflege von Borderline-erkrankten Menschen

In der Begleitung des Borderline-erkrankten Menschen braucht der Pflegende die Bereitschaft, in offener, ehrlicher Weise dem anderen zu begegnen. Es kann hilfreich für einen vertrauensvollen Beziehungsaufbau sein, die pflegerische Geste *Dem Wesen zur Erscheinung verhelfen* innerlich in sich zu tragen. Ansonsten geht es immer wieder um die pflegerischen Gesten des Entlastens und Aufrichtens. Die rhythmische Tagesgestaltung gibt dem Patienten einen großen Halt. Der Umgang mit Nähe und Distanz muss immer wieder neu ausgelotet werden.

Beispiel

Eine 32-jährige Borderline-Patientin zog sich in einer Krise in ihr Zimmer zurück. Unser Kontakt war durch einige Auseinandersetzungen eher schwierig. Bei der letzten Begegnung vor einem freien Wochenende meinerseits fragte sie mich eindringlich, was ich am Wochenende vorhabe. Ich war verdutzt und distanzierte mich zunächst, weil ich die Frage zu persönlich fand. Dann spürte ich die Not der Patientin – sie war in sich so orientierungslos, verzweifelt. Ich erkundigte mich kurz nach dem Grund ihrer Frage: Sie sagte, sie möchte gerne wissen, was ein gesunder Mensch an einem Wochenende macht. Ich schilderte ihr daraufhin meine Vorhaben, sie bedankte sich. Danach verbesserte sich unsere Beziehung deutlich und war auch in schweren Krisen tragfähig.

Bei den äußeren Anwendungen haben die Rhythmischen Einreibungen nach Wegman/Hauschka eine große Bedeutung. Anfänglich geht es darum, ob der Patient überhaupt eine Berührung zulässt – eine Fuß- oder Rückeneinreibung wird allmählich gesteigert bis zur Ganzkörpereinreibung. Die Patienten entspannen dann stärker, bekommen so einen positiven Bezug zu ihrem Körper.

- Ingwer-Nierenwickel

sorgen in der Wärmeentwicklung häufig für eine gute Entspannung.

Bei den Seelenübungen stehen die unteren Sinne an erster Stelle: das *Balancieren* und das *Tasten*. Die *Schreibübung* verhilft vielen zu einem guten Zu-Sich-Kommen – Betroffene wenden sie gerne mehrfach am Tage an. Der *Tagesrückblick* ermöglicht eine Reflexion der Ereignisse mit einem gewissen Abstand. Das *Sonnenbuch* kann sich zu einem freudigen Tagesbegleiter entwickeln, es lässt sich kontinuierlich gestalten.

Beispiel

Eine Frau, Ende 30, mit schwarzem Leder bekleidet und mehrfach tätowiert, hatte wenig Fürsorge und Wertschätzung in der Kindheit erlebt. Früh, mit 17 Jahren, wohnte sie allein; Alkohol und wechselnde Partnerschaften mit Frauen prägten ihren Alltag. Wenn sie unter Druck geriet, ritzte sie sich. Nach Jahren erlangte sie mehr Ausdauer, Halt fand sie durch intensiven Fitness-Sport. Partnerschaftsabbrüche sorgten für einige Rückfälle. Sie hatte einen großen Freundeskreis. In einer suizidalen Krisensituation kam sie hoffnungslos auf eine offene Station zur Behandlung. Sie brauchte Zeit, um zur Ärztin und Bezugspflege Vertrauen aufzubauen, sie fühlte sich ernst genommen und wertgeschätzt. Oft sann sie der Ex-Partnerin nach, schickte dieser SMS und verstärkte dadurch ihre innere Zerrissenheit. Das *Balancieren* und die gesamte Tagesstruktur gaben ihr Halt. In regelmäßigen Gesprächen mit der Bezugspflege reflektierte sie ihr Verhalten. Das *Sonnenbuch* als Seelenübung schlug wie ein Blitz bei ihr ein. Es half ihr, aus ihrem eingeengten negativen Denken herauszukommen. Sie schrieb täglich ihre „Sonnenerlebnisse“ akribisch auf und empfahl das *Sonnenbuch* den Menschen in ihrem Freundeskreis. Nach sechs Wochen war sie stabilisiert und wurde mit mehr Selbstvertrauen entlassen.

2.4.2 Therapeutische Gesichtspunkte

In der medikamentösen Therapie geht es um Stabilisierung, was meistens mit einer relativ niedrigen Dosierung eines Antidepressivums oder Neuroleptikums möglich ist – Nebenwirkungen werden häufig stark wahrgenommen.

Die bewährteste Methode in der Behandlung von Menschen mit Borderline-Persönlichkeitsstörungen stellt heute die die Dialektisch-Behaviorale Therapie (DBT) von Marsha Linehan dar. Fehlverhalten, z.B. die Selbstverletzungen, gelten als Problembewältigungsversuche. In einem sehr strukturierten Rahmen werden die Patienten darin trainiert, mit ihren Emotionen und Spannungszuständen gut umzugehen. Hohe Wichtigkeit haben dabei das Erüben von Achtsamkeit und das gezielte Anwenden von Fertigkeiten (Skills).

Das Ziel der Behandlung lautet:
„Betrachtet man das Verhältnis des Ichs zu den drei Seelenkräften, so lässt sich als Gesamtcharakteristik feststellen, dass die Fähigkeit des Ichs, Denken, Fühlen und Wollen zu einem harmonischen Zusammenwirken zu führen, stark beeinträchtigt ist. Die Seelenkräfte scheinen wie vereinzelt, wirken häufig gegeneinander und blockieren sich in ihrer Wirksamkeit. Eine Behandlung muss also zum Ziel haben, die Ich-Kräfte zu stärken, sodass diese ordnend und harmonisierend in die Seelenkräfte eingreifen."[52]

Ich-hafte Tätigkeit wird in den Kunst- und Werktherapien gezielt gefördert, in der Heileurythmie führt sie bis in die Leibbildung.[53]

In der Begleitung von Menschen mit Borderline-Erkrankungen, die durch schwere suizidale Krisen geschritten sind, kann die Frage entstehen, was diesen Menschen die Kraft gibt, noch am Leben zu sein? Der große Respekt vor ihrer Leistung, so mit der Biografie zu ringen, kommt im folgenden Gedicht zum Ausdruck:

Entwicklung
Ich schaue zurück,
was da war ist gut:
der feste Grund,
auf dem alles ruht.

Ich seh' mein Geschick,
schaue tief hinein,
und ich versteh':
Was ist, muss sein.

Ich wende den Blick
auf das Werden hin:
und weiß vom Erwachen
zum „Ich bin".

Ursula Burkhard[54]

3. Seelenübungen

Die Seelenübungen sind pflegetherapeutische Maßnahmen, durch die der Mensch innerlich erkraften kann. Es handelt sich überwiegend um Wahrnehmungsübungen. Die Aufmerksamkeit wird auf ein Objekt gerichtet und dieser Vorgang mit Konzentration begleitet. Innerlich strebt man ein achtsames Sich-Einlassen an. Der Name Seelenübungen entstand aus den Bezeichnungen „seelische Übungen" und „seelenhygienische Übungen".

Rudolf Steiner gab bereits Hinweise auf Seelenübungen, z.B. in „Nervosität und Ichheit“, „Die praktische Ausbildung des Denkens“, „Wie erlangt man Erkenntnisse der höheren Welten“ oder „Die Geheimwissenschaft im Umriss“.[55, 56, 57, 58]

Die Seelenübungen finden in der psychiatrischen bzw. psychosomatischen Behandlung Einsatz. Seit etwa fünfzehn Jahren leiten zunehmend Pflegende die Seelenübungen.[59]

Unter dem Namen Achtsamkeitsübungen sind sie mit ähnlichen Indikationen weltweit verbreitet. Im anthroposophischen Rahmen entwickelten Harald Haas und Theodor Hundhammer ein Achtsamkeitsprogramm.[60]

In der Friedrich-Husemann-Klinik werden hauptsächlich folgende Seelenübungen[61] praktiziert. Die gekennzeichneten Übungen werden hier ausführlicher dargestellt:

- Gegenstandsbeschreibung*
- Pflanzenbetrachtung*
- Schreibübungen*
- Tastübungen*
- Riechübungen (verschiedene Düfte wahrnehmen und benennen)
- Hörübungen (Geräusche, Musik, Vogelstimmen, Rhythmen)
- Bildbetrachtung (ein Bild in drei Schritten beschreiben: Was sehe ich? Wie wirkt das Bild auf mich? Was ist die Bedeutung/der Titel des Bildes?)
- Wetterbeobachtung (das aktuelle Wetter mit Temperatur, Luftfeuchtigkeit, Helligkeit, Farben, Wolken etc. beschreiben)
- Balancieren*
- Jonglieren (aufbauende Übungen mit ein, zwei oder drei Bällen)
- Stabübung (Partnerübung mit zwei Stäben – in einen non-verbalen Austausch kommen)
- Tagesrückblick (chronologisches, nicht beurteilendes Erinnern aller Tagesereignisse)
- Sonnenbuch*
- Für und Wider (bei Entscheidungen Pro und Kontra nebeneinander notieren)
- Bewusstes Ablegen von Gegenständen (Gegenstände wie Brille oder Schlüssel werden absichtlich und bewusst an abwegigen Orten plaziert)

Tastübung

Der Patient schließt die Augen und erhält einen Gegenstand gereicht. Alternativ kann der Gegenstand unter einem Tuch verborgen werden. Nach anfänglich ruhigem Betasten beschreibt er dem Gegenüber den Gegenstand nach Größe, Gewicht, Form, Oberfläche und Temperatur. Begriffe, die das Material benennen, wie Holz, Plastik, Metall etc., sollen nicht verwendet werden. Das Sich-Einlassen auf den Gegenstand, das Tasten und das elementare Beschreiben sind die Methoden der Übung. Das Ziel ist, Vertrauen in sich selbst zu erleben, ein Sich-Zentrieren, Loslassen von krankheitsbedingten Einseitigkeiten z.B. Abstand von bedrängenden Gefühlen und Gedanken zu gewinnen, seinen Innenraum zu ergreifen.

Beispiel
Eine 58-jährige Frau, in Behandlung auf einer geschlossenen Station, kam zur ersten Tastübung. Sie litt an einer schweren Depression mit großer innerer Unruhe; vorausgegangen war ein Suizidversuch. Sie sah keinerlei Zukunftsperspektive. Wir setzten uns in einen Raum, und sie war fast aufgelöst und wusste nicht, was auf sie zukam. Ich erklärte ihr ruhig die Übung und machte sie ihr vor. Sie äußerte unmittelbar, selber nicht so viel beschreiben zu können. Sie wollte es versuchen. Sie beschrieb in Unruhe einige Aspekte und wusste nach zwei Minuten nichts mehr zu sagen. Durch ruhiges Nachfragen konnte sie tiefer eintauchen. Nach sieben Minuten endete sie. Ich wollte gerade nachfragen, was die Übung mit ihr gemacht hatte, als sie plötzlich überrascht aussprach: „Ich bin ja ganz ruhig!" Mit großer Freude führte sie die Tastübung im weiteren Verlauf der Behandlung durch und erlebte eine Stärkung ihres Selbstwertgefühls.

Gegenstandsbetrachtung

Der Patient erhält einen Gegenstand gereicht und schaut ihn sich genau an. Dann beschreibt er ihn dem Gegenüber exakt nach Form, Farbe, Größe (in Zentimetern), Gewicht (in Gramm) und Oberfläche. Die Beschreibung sollte möglichst in elementarer Weise (ohne die Begriffe Holz, Plastik, Metall etc.) erfolgen. Das Gegenüber achtet darauf, dass der Beschreibende nicht abschweift. Außerdem unterstützt er den Patienten durch konkretes Nachfragen. Ziel der Übung ist es, die Aufmerksamkeit auf den Gegenstand zu fokussieren, Abstand von sich zu gewinnen, wach und klar (strukturiert) zu werden.

Pflanzenbetrachtung

Der Patient bringt eine Pflanze (oder einen Pflanzenteil, z. B. ein Blatt) mit zur Übung. Er schaut sie sich ruhig an und beschreibt die Pflanze nach folgenden Gesichtspunkten: Form und Farbe, Geruch und evtl. Geschmack, Größe, Veränderungen bei Übergängen (z. B. vom Blattbereich zur Blüte), ... und am Ende evtl. den Namen der Pflanze. Ziel ist es, zu einer umfassenden Wahrnehmung zu kommen, sich mit Lebendigem zu verbinden, Sich-Verlebendigen.

Schreibübung

Der Patient schreibt mit einem Füller oder einem weichen Bleistift mit voller Aufmerksamkeit und Konzentration einen Text auf einem unlinierten Papier. Er gestaltet jeden Buchstaben sehr bewusst, schön und versucht, beim Schreiben in einen Fluss zu kommen. Dabei achtet er darauf, dass er nicht in den Fingern verkrampft. Er sorgt für genügend Pausen. Am Ende schaut er sich sein Geschriebenes wohlwollend an, ohne es zu bewerten.

Zur Verstärkung der Konzentration kann man einen kurzen Text wiederholt in obiger Weise schreiben, wobei man einen Buchstaben geplant verändert. Man schreibt fließend und variiert aus dem laufenden Prozess heraus den gewählten Buchstaben. Man korrigiert nicht nachträglich. Dieses Vorgehen kann man mit zwei, drei oder vier veränderten Buchstaben sehr intensivieren. Am Ende schaut man sich sein Geschriebenes liebevoll an. Weitere Varianten sind das Schreiben mit der anderen Hand, das Fußschreiben oder das Schreiben mit dem Mund.

Ziel ist es, Geduld zu üben, Nervosität zu überwinden, Ruhe in sich zu finden, Gewohnheiten zu verändern, die Lebenskräfte zu stärken, sich zu zentrieren und die Aufmerksamkeit zu halten.

Balancieren

Der Patient geht über eine auf dem Boden liegende Dachlatte. Er richtet seinen Blick geradeaus und spürt sich in den Füßen. Die Arme hängen locker herunter und der Atem fließt. Anfänglich geht er ruhig neben der Latte her, dann mit den Füßen überkreuzend neben der Dachlatte; anschließend geht er auf der Latte. Bei Unsicherheit und Schwanken kann er einen Schritt neben der Dachlatte machen, sich sammeln und dann auf der Dachlatte weitergehen. Danach erfolgt die Übung rückwärts. Beim Gehen auf der Latte ist es oft hilfreich, sich jemanden zum Haltgeben hinzuzuholen. Bei längerer Praxis führt man die Übung auch mit geschlossenen Augen durch. Ziel ist es, die unteren Sinne bewusst zu ergreifen, loszulassen von bedrängenden Gefühlen und Gedanken sowie in sich Vertrauen zu finden.

> **Beispiel**
> Eine junge Frau, Mitte 20, unternahm einen Selbstmordversuch nach einem plötzlichen Kindstod. Kurze Zeit später kam sie zur Behandlung auf die geschlossene Station. Sie balancierte täglich. Sie fand aus ihrer Lebenskrise heraus und beschrieb, dass das Balancieren ihr eine große Hilfe war. Zunächst bekam sie wieder „Boden unter die Füße“ und allmählich wuchs ihr Selbstvertrauen.

Sonnenbuch

Der Patient besinnt sich am Abend auf Begebenheiten des Tages und sucht nach Erlebnissen, die ihn vom Herzen her ansprechen. Es kann sich dabei um Natureindrücke, einen Vogel, eine Pflanze, eine Wolke, ein bestimmtes Licht, eine Begegnung, ein Geruch, eine Speise, ein Gedicht, ein Bild, eine Berührung etc. handeln. Er wählt eine Begebenheit aus und trägt sie in ein Heft oder Buch ein. Die Eintragung gestaltet er frei, er drückt sich beschreibend oder in einem Gedicht aus, er kann sie malen oder als Kollage einkleben. Ziel der Übung ist es, Interesse für den einzelnen Tag zu wecken, die Sinne zu öffnen, Empfindungen und Gefühle anzuregen und sich mit etwas zu verbinden.

Für Viele
Wieviel Schönheit ist auf Erden
Unscheinbar verstreut;
Möchte' ich immer mehr des inne werden;
Wieviel Schönheit, die den Taglärm scheut,
in bescheidnen alt und jungen Herzen!
Ist es auch ein Duft von Blumen nur,
macht es holder doch der Erde Flur,
wie ein Lächeln unter vielen Schmerzen. Christian Morgenstern (1871–1914)[62]

Beispiel
Eine 64-jährige Frau kam mit einer Depression und Ängsten auf die geschlossene Station zur Behandlung. Sie hatte suizidale Gedanken, ihr Selbstwertgefühl schien sehr gering. Sie war pensioniert, hatte bis vor kurzem gerne als Lehrerin gearbeitet und verstand die Welt nicht mehr. Die Sonnenbuch-Übung konnte sie anfänglich nicht ergreifen, da sie keine positiven Herzenserlebnisse fand. Das negative Empfinden überwog. Sie schrieb zur Überbrückung täglich einen Spruch oder ein Gedicht ab, denn normalerweise liebte sie diese Texte. Als ihr Befinden sich besserte, konnte sie positive Tageserlebnisse finden und trug sie auf verschiedene kreative Weisen in das Sonnenbuch. Das Sonnenbuch wurde ihr zur freudigen Stütze.

Die Arbeit mit den Seelenübungen ist bei Patienten möglich, die zu einem zielgerichteten Handeln in der Lage sind – evtl. mit konkreter Begleitung. Bei schwerer erkrankten Menschen legt man mit niederschwelligen Angeboten im Sinne von „Miteinander Tun" (Spielen, Spaziergänge und dabei beobachten etc.) eine Vorstufe an. Die Seelenübungen sind vom persönlichen Schulungsweg zu unterscheiden (Meditation), den jeder Mensch nur aus der freien Entscheidung heraus gehen kann.

Die Seelenübungen lassen sich in vielfältiger Form erweitern, wenn die innere Zielrichtung der Übungen deutlich wird. Dazu ist ein Verständnis des Menschen in der heutigen Zeit hilfreich.

Der Mensch lebt in einer Umwelt, an der er aktiv teilnimmt. Seine Erfahrungen, sein Erleben geben ihm Anregungen für die persönliche Entwicklung.

In der geschichtlichen Perspektive hat sich der Mensch aus seelisch-geistiger Führung, die ihn in Gemeinschaften einband, immer mehr zu einer Individualität befreit. Diese löst sich zunehmend von traditionellen Bindungen wie Familie oder religiösen Bekenntnissen. So ist der Mensch mehr und mehr auf sich selbst gestellt, seinen Lebensweg zu gestalten. Er ringt eigenständig damit, was ihm innere Orientierung gibt, um die Aufgaben, kraft seiner Persönlichkeit, zu bewältigen. Der Erwachsene muss eigenständig aktiv sein, um sich im Leben selbst zu führen.[63]

Der Mensch steht immer wieder aufs Neue davor, sein inneres Gleichgewicht zu finden. Dazu gilt es, „das eigene Seelenleben aktiv in die Hand und damit Verantwortung für seine Gesundheit zu übernehmen."[64]

Darin unterstützen die Seelenübungen den Menschen. Sie fordern die Persönlichkeit heraus, sich einerseits nach außen bewusst der Welt zu öffnen und andererseits nach innen gezielt seelische Prozesse zu vollziehen.

Den Zugang zur Welt – inklusive seiner Leiblichkeit – findet der Mensch durch die Sinnestore. Rudolf Steiner beschrieb zwölf Sinne.[65] Der Vorgang lässt sich verstärken, indem der Mensch seine Aufmerksamkeit gezielt auf das Wahrnehmungsobjekt richtet und konzentriert dabei bleibt. So kann er sich von zerstreuenden Gedanken, nervöser Unruhe und stressbedingten Ängsten distanzieren.

Wenn der Mensch die Sinneseindrücke der direkten Wahrnehmung loslässt und sich der Vorstellung oder der Empfindung hingibt, zieht er sich aus der Welt zurück und wendet sich dem Inneren, der eigenen Seele zu. Vorstellen und Denken, Fühlen und Wollen bilden den Seelenraum. An den Wahrnehmungen entwickelt der Mensch ein reiches, empfindungsmäßiges Erleben. Dieses kann er zunehmend mit eigenen Gedanken reflektierend durchdringen: verstandesmäßig und in einer gemütvollen Vertiefung. Dadurch kommt er zu einer klaren Erkenntnis. Im gezielten Tätig-Sein in der Welt verbindet er sich durch seinen Willen mit dieser. Die innerseelischen Prozesse werden durch unser Ich geführt. So steht der Mensch in dreifacher Weise im Leben: durch seinen Leib (Sinne), durch seine Seele (Denken, Fühlen und Wollen) und durch seinen Geist (Ich).

Betrachten wir die Seelenübungen, lassen sich vier Qualitäten differenzieren:
Ein Teil der Übungen bezieht sich auf

- ein Sinnesobjekt (Gegenstandsbeschreibung, Pflanzenbetrachtung, Tast-, Riech- und Hörübung, Bildbetrachtung, Wetterbeobachtung)
- ein konkretes Tun (Balancieren, Jonglieren, Schreib- und Stabübung, bewusstes Ablegen von Gegenständen)
- einen begrenzten Zeitraum (Tagesrückblick, Sonnenbuch)
- ein gezieltes Vorhaben (Für und Wider)

Die Übungen sollen für den Menschen verstehbar, machbar (bewältigbar) und sinnhaft sein. Im Sinne der Salutogenese wirken sie so auf das Kohärenzgefühl und stärken damit den Kern des Menschen. Die therapeutische Wirksamkeit der Seelenübungen lässt sich zusammenfassend so beschreiben:

Sie fordern den Patienten heraus, seine Aufmerksamkeit auf den Inhalt der Übung zu richten und mit Konzentration dabei zu bleiben. Gleichzeitig löst er sich von krankheitsbedingten Einseitigkeiten. Durch das regelmäßige Üben stärkt er seine Willenskraft. Das Interesse für das Tun wird beim Patienten angeregt. Die Übung soll möglichst erfolgreich für ihn sein und das Selbstwertgefühl stärken. So findet der Patient mehr Vertrauen zu sich. Die Ich-Kraft verbindet sich intensiver mit dem Tun. Das Seelenleben entfaltet sich harmonischer. Die Lebenskraft wird gefördert und sorgt damit auch für eine Gesundung im Leiblichen. Diese Übungen sind laut Rudolf Steiner „ein Heilmittel".[66] Sie sind darüber hinaus für alle Menschen eine alltägliche Unterstützung, um die Herausforderungen der heutigen Zeit zu bewältigen.

Kategorie	Beispiel für Lernziele	Empfohlener Lernweg
Handwerk	Sie haben einige der Seelenübungen selbst praktiziert.	A
Eigenes Lernziel		
Beziehung	Sie können eine Gesprächsrunde oder einen Morgenkreis moderieren.	B
Eigenes Lernziel		
Wissen	Sie kennen die typischen Erscheinungsformen einer Depression, Psychose, Angststörung, Persönlichkeitsstörung.	C
Eigenes Lernziel		

Literatur

1 Zitiert nach: Barz, B., Dellbrügger, G.: Pfingsten. Verlag Urachhaus Stuttgart 1991. S. 16.
2 Schädle-Deiniger, H.: Basiswissen: Psychiatrische Pflege. Psychiatrie-Verlag Bonn 2008. S. 12.
3 http://berger-psychische-erkrankungen-klinik-und-therapie.de/ergaenzung_ruesch.pdf (Abfrage Januar 2015).
4 Sauter, D., Abderhalden, C., Needham, I., Wolff, S. (Hrsg.): Lehrbuch Psychiatrische Pflege. Verlag Hans Huber Bern 2004. S. 419–435.
5 Adams, K.: Erfahrungen aus der Psychoedukationsgruppe Depression in der Friedrich-Husemann-Klinik. Verband für Anthroposophische Pflege (Hrsg.): Pflege-Perspektiven, Herbst 2012. S. 26–28.
6 Sauter, D., Abderhalden, C., Needham, I., Wolff, S. (Hrsg.): Lehrbuch Psychiatrische Pflege. Verlag Hans Huber Bern 2004. S. 633–992.
7 Schädle-Deininger, H., Villinger, U.: Praktische Psychiatrische Pflege. Psychiatrie-Verlag Bonn 1996. S. 183–411.
8 Schädle-Deininger, H.: Fachpflege Psychiatrie. Urban und Fischer Verlag München 2006. S. 241–409.
9 Huck, G., Schmidt, S.: Förderung von Gesundheitskompetenz. Praxiswissen Psychosozial 2014, (18). S. 50.
10 Steiner, R.: Der Jahreskreislauf als Atmungsvorgang der Erde und die vier großen Festeszeiten (GA 223). Rudolf Steiner Verlag Dornach 1985. S. 11.
11 Ogilvie, H. (Übersetzung): Das Neue Testament. Johannes 3.30. Verlag Freies Geistesleben Stuttgart 1996. S. 193.
12 Barz, B.: Feiern der Jahresfeste mit Kindern. Verlag Urachhaus Stuttgart 2004.
13 Adams, G., Roknic, M.: Die Arbeit mit den „Seelenübungen“ in der Friedrich-Husemann-Klinik. Weihnachtsbrief der Friedrich-Husemann-Klinik 2007. S. 20–25.
14 Roknic, M., Bertram, M.: Pflegeforschung in der Friedrich-Husemann-Klinik. Verband für Anthroposophische Pflege (Hrsg.): Rundbrief Frühjahr 2005. S. 22–26.
15 Husemann, F., Priewer, W.: Friedrich Husemann – Eine Biographie. Verlag am Goetheanum Dornach 2008. S. 184 f.
16 Husemann, F. in: Verband für Anthroposophische Pflege (Hrsg.): Rundbrief Ostern 1992.
17 Adams, K.: Krankenpflegeschülerinnen in der Friedrich-Husemann-Klinik. Verband für Anthroposophische Pflege (Hrsg.): Rundbrief Frühjahr 2005. S. 27–29.
18 Heusser, P.: Der wissenschaftliche Ansatz der Anthroposophischen Medizin und Psychiatrie und das Leib-Seele-Problem. In: Rißmann, W. (Hrsg.): Was heißt seelische Gesundheit? Verlag Königshausen & Neumann Würzburg 2011. S. 58.
19 Menne, M.: Heute auf dem Sofa: Marina Menne. Psych. Pflege Heute 2014, 20 (4). S. 187.
20 Steiner, R.: Geisteswissenschaft und Medizin (GA 312). Rudolf Steiner Verlag Dornach 1999. S. 256–257.
21 Steiner R.: Geisteswissenschaft und Medizin (GA 312). Rudolf Steiner Verlag Dornach 1999. S. 378.
22 Wais, M.: Ich bin, was ich werden könnte. Entwicklungschancen des Lebenslaufs. info 3 Verlag Frankfurt am Main 2011. S. 21–32.
23 Steiner R.: Geisteswissenschaft und Medizin (GA 312). Rudolf Steiner Verlag Dornach 1999. S. 256–257.
24 Hofmeister, S.. Wo stehe ich und wo geht's jetzt hin. Wie Sie den roten Faden im Leben finden. Graefe und Unzer Verlag München 2014. S. 12.
25 Burkhard, G.: Das Leben in die Hand nehmen. Arbeit an der eigenen Biographie. Verlag Freies Geistesleben Stuttgart 1993. S. 7.
26 Lievegoed, B.: Lebenskrisen – Lebenschancen. Die Entwicklung des Menschen zwischen Kindheit und Alter. Kösel Verlag München 1981. S. 9.
27 Treichler, R.: Die Entwicklung der Seele im Lebenslauf. Stufen, Störungen und Erkrankungen des Seelenlebens. Verlag Freies Geistesleben Stuttgart 2012. S. 9.
28 Möller, H.-J., Laux, G., Deister, A.: Psychiatrie und Psychotherapie. Thieme Verlag Stuttgart 2005. S. 77.

29 Möller, H.-J., Laux, G., Deister, A.: Psychiatrie und Psychotherapie. Thieme Verlag Stuttgart 2005. S. 83.

30 Kuiper, P. C.: Seelenfinsternis – Die Depression eines Psychiaters. Fischer Verlag Frankfurt am Main 1991.

31 Roknic, M.: Das Öldispersionsbad bei psychiatrischen Erkrankungen. Studie aus der Friedrich-Husemann-Klinik. Äußere Anwendungen – Werkstattberichte und Studien. Heft 1. Verband für Anthroposophische Pflege (Hrsg.) 2000. S. 12–19.

32 Riches, D., Conens, M.: Das Überwärmungsbad bei psychiatrischen Erkrankungen. Studie aus der Friedrich-Husemann-Klinik. Äußere Anwendungen – Werkstattberichte und Studien. Heft 1. Verband für Anthroposophische Pflege (Hrsg.) 2000. S.11–19.

33 Rißmann, W.: Depression und seelische Verstimmungen – Wege zur Selbstfindung? Gesundheit aktiv Berlin 2012. S. 30.

34 Riches, D., Conens, M.: Das Überwärmungsbad bei psychiatrischen Erkrankungen. Studie aus der Friedrich-Husemann-Klinik. Äußere Anwendungen – Werkstattberichte und Studien. Heft 1. Verband für Anthroposophische Pflege (Hrsg.) 2000. S.11–19.

35 Steiner, R.: Geisteswissenschaft und Medizin (GA 312). Rudolf Steiner Verlag Dornach 1999. S. 40–43.

36 Rißmann, W.: Was heißt seelische Gesundheit? Anthroposophische Psychiatrie als integrativer Ansatz – mit Hinweisen auf die Behandlung depressiv Erkrankter. Verlag Könighausen & Neumann Würzburg 2011. S. 78.

37 Rißmann, W.: Was heißt seelische Gesundheit? Anthroposophische Psychiatrie als integrativer Ansatz – mit Hinweisen auf die Behandlung depressiv Erkrankter. Verlag Könighausen & Neumann Würzburg 2011. S. 79.

38 Rißmann, W.: Was heißt seelische Gesundheit? Anthroposophische Psychiatrie als integrativer Ansatz – mit Hinweisen auf die Behandlung depressiv Erkrankter. Verlag Könighausen & Neumann Würzburg 2011. S. 75.

39 Koob, O.: Die dunkle Nacht der Seele Wege aus der Depression. Verlag Freies Geistesleben Stuttgart 2007. S. 111 f.

40 Möller, H.-J., Laux, G., Deister, A.: Psychiatrie und Psychotherapie. Thieme Verlag Stuttgart 2005. S. 143.

41 Rißmann, W.: Wahnerleben und geistige Erfahrung als Herausforderung der eigenen Urteilskraft – Die verstärkte Suche nach wahrer Wirklichkeit. Der Merkurstab 2013; 66 (4). S. 305.

42 Fingado, M.: Therapeutische Wickel und Kompressen. Handbuch aus der Ita Wegman Klinik. Natura Verlag im Verlag am Goetheanum Dornach 2012. S. 125–137.

43 Fingado, M.: Therapeutische Wickel und Kompressen. Handbuch aus der Ita Wegman Klinik. Natura Verlag im Verlag am Goetheanum Dornach 2012. S. 117.

44 Rißmann, W.: Wahnerleben und geistige Erfahrung als Herausforderung der eigenen Urteilskraft – Die verstärkte Suche nach wahrer Wirklichkeit. Der Merkurstab 2013; 66 (4). S. 296–309.

45 Steiner, R.: Geisteswissenschaft und Medizin (GA 312). Rudolf Steiner Verlag Dornach 1999. S. 257.

46 Frisch, M.: Tagebuch 1946–1949. Suhrkamp Verlag Frankfurt am Main 2007. S. 157.

47 Zitiert nach: Möller, H.-J., Laux, G., Deister, A.: Psychiatrie und Psychotherapie. Thieme Verlag Stuttgart 2005. S. 115.

48 Lindenberg, C. (Hrsg.): Zur Sinneslehre Rudolf Steiner. Verlag Freies Geistesleben Stuttgart 1994 S. 83–85.

49 International Statistical Classification of Diseases and Related Health Problems 2012.

50 Freyberger, H. J., Stieglitz, R.-D.: Kompendium der Psychiatrie und Psychotherapie. Karger Verlag Basel 1996. S. 218–222.

51 Dekkers, H.: In: Beck, D., Dekkers, H., Langerhorst, U. S. (Hrsg.): Borderline Erkrankungen. Verlag Freies Geistesleben Stuttgart 2001. S. 61–64.

52 Junker, B.: In: Reiner, J. (Hrsg.).: In der Nacht sind wir zwei Menschen. Arbeitseinblicke in die anthroposophische Psychotherapie. Verlag Freies Geistesleben Stuttgart 2012. S. 199.

53 Treichler, R.: Die Entwicklung der Seele im Lebenslauf. Verlag Freies Geistesleben Stuttgart 2012. S. 271–273.

54 http://www.christengemeinschaft.de/fix/1817/doc/20131106_Weihnachten_Bote.pdf (Abfrage Dezember 2014).

55 Steiner, R.: Nervosität und Ichheit. Stressbewältigung von innen. Rudolf Steiner Verlag Dornach 2010.

56 Steiner, R.: Die praktische Ausbildung des Denkens: Drei Aufsätze. Verlag Freies Geistesleben Stuttgart 2013.

57 Steiner, R.: Wie erlangt man Erkenntnisse der höheren Welten? (GA 10). Rudolf Steiner Verlag Dornach 2010.

58 Steiner, R.: Die Geheimwissenschaft im Umriss (GA 13). Rudolf Steiner Verlag Dornach 2012.

59 Adams, K., Roknic, M.: Die Arbeit mit den „Seelenübungen" in der Friedrich-Husemann-Klinik. Weihnachtsbrief Friedrich-Husemann-Klinik Buchenbach 2007. S.20–25.

60 http://www.bewegteworte.ch/bewo/pdf/Haas-Hundhammer%20Arbeitsheft-Achtsamskeitsprogramm%202012.pdf (Abfrage Dezember 2014).

61 Seelenübungen: Pflege-Standards im Managementhandbuch der Friedrich-Husemann-Klinik Buchenbach 2011.

62 Morgenstern, C.: Melancholia. Zbinden Verlag Basel 1972. S. 62.

63 Vandercruysse, R.: Ich und mehr als ich – Grundübungen einer Kultur der Selbstführung. Menon Verlag im Friedrich von Hardenberg Institut Heidelberg 2011. S. 41 f.

64 Vandercruysse, R.: Ich-Mangel. Störungen der Aufmerksamkeits- und Impulskontrolle. Das Goetheanum 2007; (44). S. 1.

65 Steiner, R.: Von Seelenrätseln (GA 21). Rudolf Steiner Verlag Dornach 1993. S. 145–149.

66 Steiner, R.: Nervosität und Ichheit. Stressbewältigung von innen. Rudolf Steiner Verlag Dornach 2010. S. 26.

KAPITEL XX

Von der Sinnfrage der Krebskrankheit zur Pflege der Sinne

BERNHARD DECKERS

Trotz eines immensen Forschungsaufwandes ist es bislang nicht gelungen, der Krebskrankheit Herr zu werden. Kaum eine andere Erkrankung konfrontiert den Patienten in gleicher Weise mit dem Thema Tod. Sie stellt den Patienten selbst, aber auch seine Angehörigen und Begleiter vor die Frage nach dem Sinn des Lebens. Der oft schon lange vor Ausbruch der Krankheit beginnende Rückzug des Ichs aus dem Leib findet sich auch auf der zellulären Ebene. Ausgehend von der Pathologie der Krebserkrankung – vom Gesichtspunkt der Anthroposophischen Medizin betrachtet – führt das Kapitel hin zu pflegerischen Hilfen in der Begleitung Krebskranker. Dabei wird gezeigt, wie die Pflege der Sinne konkrete Verbesserungen der Lebensqualität herbeiführt und den Wandlungs- und Heilungswillen des Patienten unterstützt.

→ Lernziel siehe Seite 527

1. Über die Begegnung mit Krebspatienten in der Krankenpflege

> *„Was mir als erstes bewusst wurde, war die eigentliche Bedeutung, das Unausweichliche dieser Krankheit. Vor dem Krebs hatte ich mehrere lebensbedrohliche Herz- und Gefäßerkrankungen. Nun bemerkte ich eine interessante Veränderung in meiner Reaktion gegenüber dieser neuen Erkrankung. Während ich niemals gezögert hatte, zu sagen, ich hätte rheumatisches Fieber oder einen Herzinfarkt oder sonst irgendetwas gehabt, wenn ich danach gefragt wurde, hatte ich aus irgendeinem Grund Hemmungen zu sagen: Ich habe Krebs.“* [1]

Das Rätsel der Krebskrankheit, die Mauer des Schweigens, die sich um sie herum aufbaut, scheint zugleich etwas Wesentliches über diese Krankheit zum Ausdruck zu bringen.

In der Begegnung mit Krebskranken fallen insbesondere drei Charakteristika auf:

- Die Krankheitsverläufe sind meist sehr eigenwillig, nicht vorherseh-, plan- oder standardisierbar.
- Die Fragen, die die Krebskranken – ausgesprochen oder unausgesprochen – stellen, sind radikal: Sie betreffen das Sterben und die Sterbehilfe sowie den Sinn von Leben, Krankheit und Tod.
- Die Erinnerung der Pflegenden an Krebspatienten ist oft lebendiger, „bunter“ als die an viele andere Patienten.

Lokalisation und Progredienz des Tumors rufen die unterschiedlichsten Symptome und Beschwerden hervor, sodass man als Therapeut oder Pflegender Gefahr läuft, sich darin zu verzetteln und zu verlieren. Einerseits bietet die Krebskrankheit ein sehr vielfältiges Erscheinungsbild, denn sie kann nahezu überall im Organismus auftreten, andererseits wirft sie Fragen radikaler, grundsätzlicher Natur auf. Eine ganz an Symptomen, Befunden und Wirkung bzw. Nebenwirkung der Behandlung orientierte Betreuung des Patienten bleibt an der Oberfläche und steht in einem schwer zu ertragenden Spannungsverhältnis zu den Lebensfragen, die durch die Krankheit gestellt werden. Der folgende Beitrag versucht, auf die feineren Vorgänge im Organismus aufmerksam zu machen und sie in ein Verhältnis zu Leib, Seele und Geist des Menschen zu setzen. Aus einem solchen Verständnis der Krebskrankheit kann Geistesgegenwart entstehen, die in vielen Momenten des Pflegealltags handlungsfähig macht. Die Allzuständigkeit der Pflege ist nicht durch weitere Pflegetechniken auszudehnen, die nach dem Prinzip: „Bei Krebs macht man ..." angelegt sind, vielmehr werden eine Vertiefung des Krankheitsverständnisses sowie Hilfe und Ermutigung für Patienten und Pflegende angestrebt.

2. Entstehungsprozess der Krebskrankheit

Im menschlichen Organismus sind zwei Lebensprinzipien zu beobachten, die sich im Gesunden gegenseitig die Hand reichen, sich ergänzen zu einem einheitlichen Ganzen: Das Prinzip des Wachstums und das der Formung, der Gestaltbildung. Bei einer Wunde sind diese beiden Prinzipien im Verlauf der Wundheilung zu beobachten. Einerseits bildet sich rasch Gewebe nach, andererseits wird dieses Wachstum gebremst: Es wird ihr entgegengesteuert, sodass nicht eine willkürliche Neubildung, sondern eine Nachahmung dessen entsteht, was vorher war. Das Wachstum stoppt an bestimmten Grenzlinien, sodass die Gestalt wiederersteht. Allenfalls findet noch abschließend bzw. vorübergehend eine Verhornung oder eine Narbenbildung statt, die aber auch nicht eine bestimmte Grenze überschreitet.

Das Prinzip der Zelle, sich zu teilen und damit zu vermehren, führt, wenn es sich selbst überlassen bleibt, zur Wucherung (Proliferation) und zum Chaos. Diesem reinen Wachstumsprinzip tritt eine Kraft höherer Ordnung entgegen: das Gestaltungsprinzip, das dem Wachstumsprozess eine Richtung, ein Profil, ein Gesicht gibt; daraus folgt, dass die Zellen in ihrem Aufbau und ihrer Funktion differenziert werden. „Die Zelle ist eigentlich dasjenige, was sich eigensinnig geltend macht mit einem Eigenwachstum, mit einem Eigenleben gegen dasjenige, was der Mensch ist."[2]

Das Differenzierungsprinzip und die darin wirkende Gestaltungskraft geben dem „Eigensinnigen" der Zelle einen neuen, höheren „Sinn". Interessant in diesem Zusammenhang ist die Tatsache, dass die Bösartigkeit einer Krebszelle auch an dem Grad ihrer „Ent-Differenzierung" abgelesen wird. Das heißt, je weniger eine Zelle sich unterordnet und eine bestimmte Aufgabe im Ganzen übernimmt, umso mehr richtet sie sich gegen den Organismus. Bemerkenswert ist, dass der Krebs, genauer das Karzinom, am Epithel- oder Deckzellgewebe entsteht. Dieses Gewebe bildet die Grenze zwischen dem Inneren und dem Äußeren eines Organs und stellt die Hülle, die Haut dar, die das Innere schützt und festlegt, was dazu gehört und was nicht. An dieser „Haut" ist zugleich auch die charakteristische Gestalt eines Organs erkennbar. Sie ist Grenzübergang, durch den einerseits Stoffe, andererseits Reize, Signale hin- und herwandern. Damit Letzteres möglich ist, sind spezielle Wahrnehmungsorgane (Rezeptoren) in diese Grenzschicht integriert. Bei der äußeren Haut des Menschen sind es die Sinnesorgane, die sich dem Licht, der Wärme, dem Klang, der Berührung usw. darbieten.

Wenn nun entartete Zellen vom Epithelgewebe ausgehend eine Wucherung, eine Ausstülpung bilden, so geschieht dies, weil der Organismus seine Integrations- und Gestaltungskraft an dieser Stelle zurückgenommen hat. Die Wucherung wird nicht wahrgenommen, der Organismus ist ihr gegenüber quasi blind. Jeder Mensch wird im Laufe seines Lebens mit diesen Wachstumsbestrebungen konfrontiert. Der gesunde Organismus erkennt diese Bildungen als fremd, er unterscheidet, was zu ihm gehört und was fremd bleibt. Eindrucksvoll ist diese gesunde Kraft des Organismus in der Entzündung als einem parenteralen Verdauungsprozess zu erleben, wo dem Erkennen und Unterscheiden das Verdauen (Phagozytose) und Ausscheiden folgen. Wie das Ich des Menschen sich für eine Idee begeistern kann und diese sich zu eigen macht, geschieht analog in der Entzündung auf physischer Ebene.

Hinzu kommt, „dass nicht der Tumor als Ansammlung atypischer Zellen die Basalmembran primär durchwächst, sondern dass vom Organismus aus Kapillaren aus dem unter der Basalmembran gelegenen Bindegewebe die Basalmembran auflösen und in das winzige Häufchen atypischer Zellen hineinwachsen. Erst nachdem er vom Organismus mit Blut versorgt wird, bekommt der zunächst kleine maligne Zellhaufen die Potenz zu seinem mächtigen, grenzendurchbrechenden Wachstum. Auch im Weiteren bleibt er dabei abhängig vom Kapillarsystem des Organs, das er zerstört. Wo dieses ihm nicht entgegenwächst, in ihn eindringt und ernährt, kann der Tumor nicht weiter wachsen."[3]

Der Organismus kommt ohne Wahrnehmung gleichsam „blind" dem Tumorprozess entgegen, wird wie von diesem angezogen und geht schließlich selbst im Prozess unter. Der Krebs zerstört somit letztlich seine eigene Lebensgrundlage. Der „Wirt" erstickt in dem Chaos, das er selbst ernährt, aber nicht gestaltet hat. Um es in einem Bild zu sagen: Der nicht gefasste Brunnen lässt das Wasser ungenutzt verströmen und versiegen.

Das Ich des Menschen, das die Individualität menschlichen Lebens ausmacht, gibt dem Leib seine charakteristische Gestalt bis in den (genetischen) Fingerabdruck. Es hat die Möglichkeit, sich mit einer Idee als Aufgabe zu verbinden und die Seele dafür zu begeistern, damit diese die Kraft entfaltet, aus der Idee Tat werden zu lassen. In der Krebskrankheit erscheint dieses Ich geschwächt gegenüber den autonom gewordenen Wachstumskräften im Leiblichen. Es verliert sich an Lebensvorgänge, die nur leben, indem sie ständig ihre eigene Substanz vermehren, sich reproduzieren: „Wer sein Leben erhalten will, wird es verlieren."[4] Dieses Leben, das nur sich selbst erhalten will, verläuft im Stillen, weil es nicht mit der Umwelt kommuniziert und erst dann zu Bewusstsein kommt, wenn es den Organismus zerstört.

Die Gestalt bildende Kraft im Organismus, letztlich das Ich des Menschen, erscheint somit in der Krebskrankheit zurückgenommen gegenüber den reinen Wachstumskräften. An den Grenzschichten des Körpers, an denen die Gestaltbildung besonders zum Vorschein kommt, aber auch Trennung und Wahrnehmung von Innen- und Außenwelt stattfinden, entsteht das Karzinom. Die Kraft zu unterscheiden und abzuwehren, aber auch zu integrieren, wird vom Krebsprozess gleichsam aufgesaugt und droht in ihm unterzugehen. Als pflegerisch-therapeutischer Ansatz ergibt sich die Aufgabe, den Patienten in der Bildung und Gestaltung von Grenzen zu unterstützen. Einerseits braucht die Innenwelt des Erkrankten Schutz und Hülle gegenüber der Außenwelt. Andererseits muss die verdauende Tätigkeit des Organismus gestärkt werden, damit die „Nahrung", z. B. auch Sinneseindrücke, zu seinen Gunsten verwertet werden kann.

3. Das Erleben des Krebspatienten

> „Mir kommt es so vor, als würde ich mein ganzes Leben lang versuchen, einen sehr steilen Berg zu ersteigen. Es gibt immer mal Felsvorsprünge, auf denen ich mich ausruhen, etwas Freude erleben kann. Aber ich muss immer weiter klettern, und mein Berg hat einfach keinen Gipfel, bei dem ich jemals ankommen würde." „Ich konnte meine Arbeit bei der Gewerkschaft nicht ausstehen. Aber um zur Musik zurückzukehren, war ich zu alt, obwohl ich es versucht habe. Ich wusste, dass ich da bleiben musste, wo ich war. Es gab keinen Ausweg, egal wie ich es drehte und wendete."
>
> „Je mehr ich mich bemühte, sie niederzureißen, desto höher und dichter wurde die Wand aus Dornen, die ich um mich herum aufgebaut hatte. Ich kam nicht durch, ich konnte keinen Mitmenschen erreichen. Ich komme mir vor wie Dornröschen, doch der Wald ist inzwischen so undurchdringlich geworden, dass niemand mich finden wird. Der Pfad ist vom Dickicht völlig überwuchert, man kann ihn nie mehr benutzen."
>
> „Was ich auch anfing, nichts hat funktioniert. Ich konnte nicht mehr (schreiben), und Tom auch nicht mehr. Und je krampfhafter wir uns bemühten, desto schlimmer wurde es. Ich habe alles für ihn aufgegeben, und heute weiß ich, dass uns das zerstört hat. Wir haben uns gegenseitig erstickt. Es schien einfach keinen Ausweg zu geben ... Ich habe mir oft gedacht: ‚Hier komm ich erst raus, wenn ich tot bin.'"[5]

Diese Aussagen von Krebskranken sind laut Lawrence LeShan, einem amerikanischen Psychotherapeuten mit über 40-jähriger Erfahrung in der Betreuung Krebskranker, charakteristisch für Menschen, die dazu neigen, sich innerlich in Konfliktsituationen zurückzuhalten, die eine Scheu haben, in die Auseinandersetzung zu gehen, wenn es schwierig wird, und harmonische Verhältnisse bevorzugen. Diese Rückzugshaltung, dieses Unvermögen, sich an der Welt zu beteiligen, das „Kenn-ich-schon", dieses „Lieber-nicht" oder „Das-bringt-ja-doch-nichts" hat zur Folge, dass man alles von außen in sich hineinnimmt, ohne es aktiv zu begleiten, zu „verdauen". So kann man aus seinen Erlebnissen keinen Gewinn ziehen und daran reifen. Das Ich des Menschen, das sich gerade dort entwickelt und stärkt, wo es unterscheiden, abwehren und integrieren muss, schwächt sich, indem es sich aus der Auseinandersetzung zurücknimmt. LeShan spricht von einem verhinderten „inneren Wachstum"; gemeint ist hier geistig-seelisches, nicht leibliches Wachstum.

Eindrücke, die nicht von der Seele angenommen und verarbeitet, sondern möglicherweise Jahrzehnte lang zurückgedrängt wurden, suchen ihren Ausweg im Leiblichen und machen krank. Was im Seelischen des Menschen vergeblich nach Weiterentwicklung drängt, sucht sich das Leben im Physischen. Eine aufschlussreiche Darstellung dieser Zusammenhänge findet sich in einem von Andreas Goyert (Internist) herausgegebenen Buch. Insbesondere sei hier auf die Beiträge von Goyert und Treichler verwiesen.[6]

3.1 Die Sinnfrage des Krebspatienten

Die Frage nach der Krebskrankheit wird unmittelbar als eine Frage nach Leben und Tod angesehen. Der Krebskranke fragt sich: „Warum gerade ich?", „Welchen Sinn hat das – ist es nicht sinnlos?", „Was habe ich denn falsch gemacht?" Es gibt Krebskranke, denen diese Fragen nicht bewusst sind, die stumm vor sich hin leiden. Manchmal werden solche Fragen in ihrer Umgebung greifbar, wenn z. B. ein fassungsloser Angehöriger sie stellt.

Bei anderen erscheint die Frage eher in Form seelischer Stimmungen. Die Fragen stehen ihnen ins Gesicht geschrieben, aber die Betroffenen sind innerlich zu sehr von Angst und Verzweiflung überflutet, um sie zu äußern. Eine unerträgliche Situation – auch für die Umgebung!

Manche Patienten sprechen ganz unvermittelt, aber sehr klar solche Themen an. Letztlich wird die Grundfrage des Lebens gestellt: Wer bin ich? – Es wird deutlich, dass die Frage nach dem Sinn von Leben und Krankheit mit der Frage nach der Identität des Menschen zusammenhängt. Im Neuen Testament findet sich in der Erzählung von der Auferweckung des Lazarus der Satz: „Diese Krankheit ist nicht zum Tode, sondern dass durch sie Gott sich offenbare".[7] Es ist hier also von Offenbarung durch Krankheit die Rede. Was oder wer soll durch Krankheit offenbart werden?

> *„Die Krankheit des Menschen ist nicht, was sie schien, ein Maschinendefekt – sie ist nichts als er selbst, besser: seine Gelegenheit, er selbst zu werden."*
>
> Viktor von Weizsäcker (1886–1957)

So wird die Frage nach dem Ich des Menschen besonders bei der Krebskrankheit zur therapeutischen Grundfrage, und es gilt, dieses Ich, das unterzugehen droht, aufzuspüren und es zu stärken. Es geht darum, „die Individualität des Patienten zu finden, zu bestätigen und sie als etwas Einzigartiges zu preisen".[8]

Für die Pflege des krebskranken Menschen bedeutet dies, den Alltag so zu gestalten, dass der Kranke im Interesse an der Welt sich selbst wiederfinden kann.

4. Pflege des Ich – Pflege der Sinne

Die leiblichen und seelisch-geistigen Vorgänge bei der Krebskrankheit zeigen zusammengefasst folgendes Bild: Der geistig-seelische Bereich mit dem Ich als Wesenskern des Menschen lässt sich nicht vollends auf eine Auseinandersetzung mit der Welt ein.

Das Wahrnehmen, aber auch das Handeln geschieht nicht mit voller innerer Beteiligung. Die menschliche Seele braucht gerade diese Berührung, diese Reibung mit der Außenwelt, was schon beim Trotzen in der Kindheit anfängt, damit sie daran ihr Eigenes, Individuelles entwickeln, ihre Identität erkennen kann. Aber die Seele hat Angst davor, individuell zu sein, weil sie fürchtet, unsympathisch zu werden. Oder sie will völlig autonom sein und erscheint dann in ihrer sozialen Umgebung als eine dominierende Persönlichkeit, was in Wirklichkeit ein Überdecken der inneren Unsicherheit ist.

Diese Unfähigkeit, ganz ins Leben einzutauchen und bereichert daraus hervorzugehen, führt zur Isolation, zum Rückzug. Aus Desinteresse entsteht Resignation, Verzweiflung, Angst, und die kreativen Kräfte werden gehemmt und bleiben nur im Physischen wirksam. Das geschwächte Ich gestaltet nicht mehr sein Leben, sondern überlässt es den nun überschießenden, unkontrollierten Lebensprozessen. Wie kann nun das Ich des Krebserkrankten angesprochen, gestärkt und wieder ins Leben zurückgeholt werden? Wie gewinnt die Seele erneut Interesse an der Welt, um sich daran zu erwärmen und zu ernähren? Wie gelangt sie wieder zu einer fruchtbaren Beziehung zum Leben? Die menschliche Seele erfährt von der Welt durch die Sinne. Die Seele verarbeitet die Sinneseindrücke, macht sie sich zu eigen, zu ihrem Erfahrungsschatz und kann diesen dann wiederum produktiv nutzen. Schmecken, Riechen, Tasten, Hören und Sehen sind Tätigkeiten, die durch aktives Zutun des Menschen Regungen der verschiedensten Art hervorrufen. Rudolf Steiner beschrieb ein Konzept von zwölf Sinnen, deren Realität durch die moderne Sinnesphysiologie und Erkenntnistheorie nach und nach bestätigt wird.

Die folgende Darstellung der einzelnen Sinnestätigkeiten beschreibt Ansätze für die Arbeit mit den Patienten.[9]

Das Ich des anderen wahrnehmen	Sinne sprechen vorwiegend das Geistige des Menschen an.
Gedanken wahrnehmen	
Sprache erleben	
Hören	
Wärme empfinden	Sinne berühren primär das Gefühlsleben des Menschen.
Sehen	
Riechen	
Schmecken	
Gleichgewicht erleben	Sinne richten sich auf den eigenen Leib.
Bewegung empfinden	
Das Befinden wahrnehmen	
Tasten	

Tab.: Die durch die zwölf Sinne vermittelten Erlebnisbereiche

4.1 Tasten

Im Bereich des Tastens fühlen wir uns in der Krankenpflege zuhause, gehört doch die Berührung zum Wesentlichen unseres Berufs. Sie erlangt auch dadurch besondere Bedeutung, dass wir in einer eher berührungsfeindlichen Kultur aufwachsen, in der sich viele Surrogate wie Technik oder Medien in die Beziehungen und Erlebnisse des Menschen einmischen.

Grenzt man die Erlebnisqualitäten Wärme, Bewegung, Hören und Sehen vom Tasterlebnis ab, so ergibt sich ein doppelter Aspekt dieses Sinnes: Einerseits empfindet mein Körper einen Eindruck, eine Verschiebung der Haut und des darunter liegenden Gewebes; es handelt sich also primär um ein Bewusstwerden der Oberfläche des Körpers, meiner leiblichen Grenze: „Hier fange ich an“, „Das gehört zu mir“, „Das bin ich“. Wenn man etwas Unglaubliches erlebt, fragt man sich manchmal, ob man dies träume. Man hat das Bedürfnis, sich zu berühren, sich zu kneifen, sich die Augen zu reiben: „Bin ich noch da?“ Auch bei Nervosität und Aufregung ist das der Fall: Durch nervöses Nesteln, Kratzen, Kauen an Händen und Lippen wird unbewusst versucht, sich seiner selbst zu vergewissern.

Andererseits vermittelt uns das Tasten ein Urteil von dem anderen, dem Fremden, das nicht zu mir gehört, dem Harten oder Weichen, Spitzen oder Eckigen etc. Wie spannend kann es sein, mit geschlossenen Augen etwas zu tasten, ohne dieses „Weiß-ich-schon, Kenn-ich-schon“ des Sehsinnes. Es ist wichtig für den Krebspatienten, sein Interesse, seine Aufmerksamkeit für den eigenen Leib durch die Berührung zu wecken. Die bewusste, geführte Berührung beim körperlichen Kontakt in der Pflege und bei den äußeren Anwendungen vermitteln ein Erlebnis der Leibesgrenze sowie von Hülle und Schutz. Die Empfindung für die Grenze zwischen innen und außen, für das, was dazugehört oder nicht, wird gefördert. Das Erlebnis „Das bin ich!“, das die Berührung hervorruft, mildert Angst- und Schmerzgefühle.

4.2 Das Befinden wahrnehmen

Der Lebenssinn vermittelt uns etwas von unserer inneren, leiblichen Gestimmtheit und wird uns erst bewusst, wenn ein Gefühl des Unbehagens sich konkretisiert, z. B. zu einem Hunger- oder Durstgefühl. Umgekehrt kann sich das „Sich-rundum-Wohlfühlen“ steigern zum Erlebnis: „Ich bin ganz in mir drin und mein Körper steht mir voll zur Verfügung.“ – „Ich und mein Leib sind eins.“

Der Lebenssinn sagt mir etwas darüber, ob die Lebensvorgänge wie Atmung, Ernährung und Ausscheidung miteinander harmonieren und ich „Herr im Haus“ bin, oder ob irgendetwas meine Aufmerksamkeit bindet und mich irritiert. Das bewusste klare Wahrnehmen des körperlichen Befindens ist ein wichtiger Vorgang.

Die tägliche Übung, nach dem Befinden des Patienten zu fragen („Wie geht es Ihnen?“), erlangt dann besondere Bedeutung, wenn dies von einem wachen Interesse des Fragenden begleitet ist. Die regelmäßige Erfassung von Temperatur, Puls, Stuhlgang etc. fördert das wache Empfinden des Patienten für seinen Leib. Bei Patienten mit hypochondrischer Neigung wird das Aufmerksam-Machen auf die gesunden Lebensprozesse besonders wichtig.

Das Lebensgefühl des Krebskranken ist oftmals geprägt durch Lust-, Antriebs- und Appetitlosigkeit sowie Schwäche. Sie sind als unspezifische Symptome Ausdruck des inneren Rückzugs von der Umwelt. Wenn es z. B. gelingt, durch die individuelle und liebevolle Zubereitung einer Mahlzeit dem Patienten einen kleinen Genuss zu ermöglichen; durch das Lüften des Zimmers oder eine Waschung eine Erfrischung zu spenden, oder mit einer ungestörten Mittagsruhe Entspannungsmomente zu schaffen, dann kann sich der Patient besser in seinem Leib zuhause fühlen.

4.3 Bewegung empfinden und Gleichgewicht erleben

Der Bewegungssinn bezieht sich auf Lage, Haltung und Bewegung des Körpers und der Gliedmaßen zueinander. Wir erkennen seine Bedeutung z. B. dann, wenn eine Bewegung falsch „dosiert“ war und wir etwas umstoßen oder über das Ziel hinausschießen. Der Mensch erlebt in der Bewegung seine Freiheit im Leibe, er freut sich daran, wenn er beispielsweise im Sport, beim Tanzen oder im künstlerischen Bereich die Motorik beherrscht. Als problematisch erweist es sich, wenn immer die gleiche Bewegung, der gleiche Handgriff ausgeführt wird, sodass der Mensch wie eine Maschine funktioniert und die Bewegung nicht mehr aktiv bestimmt. Diese erscheint dann wie von außen marionettenhaft geführt.

Der Gleichgewichtssinn bezieht sich auf die Orientierung, die Ausrichtung des Menschen in den Dimensionen des Raumes. Es erfordert z. B. eine permanente Aktivität des Gleichgewichtssinns, damit sich der Mensch aufrichten kann. Jeder von uns kennt die panischen Gefühle, wenn plötzlich Schwindel auftritt oder wenn man unter Wasser die Orientierung verliert: Der Gleichgewichtssinn gibt uns innere Sicherheit.

Am Patienten erkennt man deutlich, wie sehr z. B. in der Depression die äußere Unbeweglichkeit der inneren Starre entspricht: Die Gedanken werden schwer und unbeweglich, er bewegt sich in immer denselben Gedankenkreisen; im Physischen entspricht dies einer Bewegungsarmut, Verlangsamung, „Lähmung“ der Bewegung, die bis zum Erstarren der inneren Lebensprozesse führen kann, so z. B. bei der Obstipation. Bei der Krebskrankheit treten ganz ähnliche Phänomene auf, wenn beispielsweise „das Denken seine Elastizität, seine Kreativität und Produktivität verliert“ und sich „fixe Ideen“ bilden.[10]

Jegliche Anregung der Eigenaktivität verhilft dazu, die innere Starre und Schwere zu lösen. Das befreiende Erlebnis der Bewegung und Aufrichtung des Leibes fördert die Überwindung seelischer Lähmung und der Verfestigung im Denken.

Ein Krebspatient, der zur stationären Aufnahme in die Klinik kam, sagte, er müsse kämpfen. Wo und wie sollte er kämpfen? Meist brütete er dumpf vor sich hin und richtete seine Aufmerksamkeit nach innen auf sein körperliches Befinden. Eines Morgens wurde auf dem Flur vor seinem Zimmer gesungen. Er riss die Tür auf, stürzte auf den Flur und zeigte sich freudig bewegt. Für einen kurzen Augenblick war er ein anderer Mensch geworden.

Dass der Mensch sich interessiert, d. h. innerlich auf etwas zugeht, beginnt damit, dass er „Geschmack entwickelt". Morgens nach dem Aufstehen hat man das Bedürfnis, den schalen Geschmack im Mund zu beseitigen und „einen Geschmack von der Welt" zu bekommen, irgendetwas Frisches, Wachmachendes, Anregendes, was das Schmecken belebt. Wenn der fade Eigengeschmack überwunden ist, stellt sich Appetit auf etwas ein, das einem konkreten inneren Bedürfnis entspricht: Appetit auf Süßes, Salziges oder Herzhaftes.

Eine Krebspatientin, die mit Übelkeit und Appetitlosigkeit zu kämpfen hatte, äußerte eines Abends „Gelüste" auf Hawaii-Toast. Es gelang mit einigem Aufwand auf der Pflegestation, die „Lust" zu befriedigen. Der Patientin bekam dieses Essen sehr gut, und in der Folgezeit entwickelte sie wieder mehr Appetit und kam zu Kräften. Die Umkehrung eines Prozesses, der von wachsender Übelkeit und Appetitlosigkeit bestimmt war, glückte. Es ist sicherlich wünschenswert, dass es der Pflege immer besser gelingt, die Mahlzeiten der Patienten zu individualisieren.

In diesem Zusammenhang sind einige Dinge zu beachten:

- Der Zeitpunkt der Mahlzeit sollte auf den Patienten abgestimmt werden. Viele Krebspatienten fühlen sich erst am späteren Vormittag zur Nahrungsaufnahme in der Lage.
- Das Essen ist durch eine innere Einstimmung („Essensritual") vorzubereiten.
- Ein Bittermittel (z. B. *Gentiana Magen Globuli velati* (WALA)) regt den Appetit an und stimuliert die Verdauungssekrete.
- Auf dem Teller sollten zunächst nur kleine oder kleinste, schön angerichtete Mengen erscheinen.
- Ein feucht-warmer Leibwickel, z. B. ein Schafgarben-Leberwickel, unterstützt die Verdauungstätigkeit.

DURCHFÜHRUNG: Das Wickeltuch (gefaltete Baumwollwindel o. ä.) übergießt man mit frisch gekochtem Schafgarbentee (Apotheke) und wringt es so kräftig wie möglich aus (wegen der Hitze des Tees Isolierhandschuhe anziehen oder die beiden Enden des Wickeltuches zum Anfassen beim Übergießen aussparen). Nun legt man den Wickel mit seiner „trockenen" Hitze, so warm wie es vom Patienten toleriert wird, über die Lebergegend, deckt mit einem weiteren Windel- oder Frotteetuch ab und wickelt ein breites Wolltuch um den ganzen Leib herum. Von außen legt man zusätzlich eine heiße Wärmflasche auf den Wickel. Die Anwendungsdauer beträgt circa 30 Minuten. Auf warme Füße des Patienten ist zu achten (ggf. Wärmflasche).

4.5 Riechen

Im Riechen dehnt sich der Mensch über das Schmecken hinaus, doch führt ein unangenehmer Geruch dazu, dass man sich in sich zusammenzieht, den Atem anhält, bis dahin, dass einem übel wird und man die Besinnung verliert. Es ist schwierig, sich gegen einen Geruch abzugrenzen. Umso mehr kommt hier gelegentlich ein Gefühlsurteil zum Vorschein: „Ich kann dich nicht riechen!"

Gerade im Geruch erleben wir also, wie sehr sich die menschliche Seele bei Sympathie dehnt, bei Antipathie zurückzieht. Wie wohltuend aber ist es, wenn die Atmung frei wird und wir tief Luft holen oder auch einmal seufzen können. Das Geruchsmilieu, die Atmosphäre um einen Krebspatienten, kann ihn physisch-seelisch-geistig daran hindern, auszuatmen, loszulassen, etwas von sich zu geben. In dieser Hinsicht ist auch die Wahl von Pflegesubstanzen bis hin zum Putz- und Desinfektionsmittel von Bedeutung. Wie wenig anregend ist häufig der Geruch in Krankenhäusern, aber auch der eigene „Saft und Mief", in dem der Kranke sich aufhält!

4.6 Sehen

Das Sehen ist diejenige Sinnestätigkeit, die das menschliche Bewusstsein dominiert.

Das Auge ist aber auch ein Organ des Bewegungssinns. Es folgt einer Kontur, bewegt sich dabei, und diese Bewegung wird wahrgenommen. So ist es durchaus ein Unterschied, ob der Mensch sich ständig nur mit rechtwinkliger, geradliniger Architektur umgibt oder mit den Augen die Spitzbögen einer gotischen Kathedrale nachzufahren sucht. Und es macht gerade bei bettlägerigen Patienten durchaus Sinn, dass die dem Bett gegenüberliegende Wand nicht eintönig-einfarbig, sondern mittels verschiedener Farbschattierungen belebt ist. Dabei haben die Bezeichnungen „kalte" und „warme" Farben ihre Berechtigung. Warme, lichtvolle Farbtöne wandeln sich zu innerem Licht und innerer Wärme.

So wird es zur pflegerischen Aufgabe, die Lichtverhältnisse im Raum und den Umgang mit Bildern zu gestalten, denn gerade dem Krebspatienten erscheinen die Welt und sein eigenes Leben häufig farblos, grau in grau, und es mangelt ihm an der Fähigkeit, Farbiges, z.B. aus der eigenen Erinnerung, in sich erstehen zu lassen.

Ein junger Krebspatient nahm im Herbst Tag für Tag die Veränderung der Blätter eines Baumes vor seinem Fenster wahr und dokumentierte durch Fotografieren diese Entwicklung. Es war seine besondere Gabe, solche Dinge zu „genießen".

4.7 Wärme empfinden

Wie sehr gerade das Wärmeempfinden bei vielen Menschen gestört ist, lässt sich daran erkennen, dass oftmals kaum wahrgenommen wird, ob man z.B. kalte oder warme Füße hat. Und auch die Empfindung des Qualitätsunterschiedes in der Wärmeerzeugung, ob durch elektrische Heizung oder Holzofen, verflacht. Andererseits empfinden wir genau, wie wichtig Wärme für unsere seelische Stimmung ist. Dieses „Sich-Erwärmen" für etwas bis hin zu Begeisterung bildet die unmittelbare Vorstufe des „In-Bewegung-Geratens". Die Wärme ist das Element, in dem etwas wachsen und reifen kann. Die kalten Hände und Füße, das Zittern und Frösteln bei Aufregung, Nervosität und Angst entsprechen einem inneren Rückzug der Seele.

Bei den äußeren Anwendungen und Einreibungen in der Krankenpflege [→ Kapitel „Wickel und Auflagen"] ist von ganz entscheidender Bedeutung, ob man auf eine Wärmeresonanz, eine Wärmereaktion des Patienten stößt. Die Wärme, mit der man dem Patienten begegnen muss, hängt von dessen Wärme-Reaktionsfähigkeit ab. Nur dann, wenn menschliche Regung von Wärme ergriffen wird, ist sie beseelt, ist der Mensch darin anwesend. Hierin besteht ein wesentlicher Unterschied zur mechanischen, maschinellen Bewegung.

Wärmebildung und maligne Entartung sind zwei gegenläufige Prozesse: Der Wärmeorganismus des Krebskranken ist an der Stelle gestört, wo fremdes Leben wuchert. In der Vorgeschichte dieser Patienten findet man häufig eine mangelnde Fieberreaktion bei Infekten, einen eher unterkühlten Wärmeorganismus und eine fehlende Tages-Rhythmik in der Körpertemperatur.

Die anthroposophische Therapie der Krebserkrankung findet deshalb einen wesentlichen Ansatz in der Anregung des Wärmeorganismus durch den Einsatz der Mistel als spezifischem Krebsheilmittel.[11]

Umso wichtiger erscheint neben der kühlen, rationalen Sachlichkeit der Medizin die Wärme als das aktive und aktivierende Element der Krankenpflege. Die Wärme des Patienten nimmt man mit ihm gemeinsam wahr und pflegt den Kranken von der wärmenden Hülle bis hin zur aktiven Anregung des Wärmeorganismus. Dabei kommen einerseits hygienische Maßnahmen in Betracht, wie z. B.:

- Warme Kleidung
- Bewusstmachen der subjektiven und objektiven Wärmeverhältnisse
- Vermeidung langanhaltender Kälteexposition

Andererseits sind gezielte pflegerisch-therapeutische Maßnahmen angezeigt, so beispielsweise:

- Öl-Einreibungen (z. B. *Solum Öl* (WALA))
- Öldispersionsbäder: Durch ein Dispersionsgerät aus Glas (Firma Jungebad[12]) werden circa 3 bis 5 ml eines Öles (z. B. Rosmarinöl: *Rosmarinus, Oleum aethereum 10 %* (WALA)) im Badewasser verwirbelt, sodass die Haut die feinen Öltröpfchen besser aufnehmen kann. Dies führt zu einer Aktivierung des Wärmestoffwechsels.
- Ingwer-Nierenwickel

DURCHFÜHRUNG: Man gibt einen gehäuften Esslöffel getrocknetes Ingwerpulver (Pulvis Zingiberis) in circa 250 ml heißes Wasser, taucht ein Wickeltuch (z.B. gefaltete Baumwollwindel) darin ein und wringt dieses gut aus. Dann legt man es quer über die Nierengegend auf, deckt es mit einem zusätzlichen Frotteetuch ab und fixiert den Wickel mit einem breiten Wolltuch o. ä. rund um den Leib. Die Anwendungszeit beträgt 20 bis 30 Minuten, anschließend erfolgt eine Nachruhe von 30 Minuten. Der Patient sollte schon zu Beginn der Anwendung warme Füße haben (Wärmflasche) und während der Anwendung ungestört bleiben.

Wärme als leibliche und seelisch-geistige Qualität um den Patienten herum ist Voraussetzung dafür, dass sich die Persönlichkeit des Kranken entfalten kann.

4.8 Hören

Bei den vier oberen Sinnen des Menschen „Das Ich des anderen wahrnehmen, Gedanken wahrnehmen, Sprache erleben und Hören" geht die Aktivität besonders in die Hände derjenigen über, die den Krebspatienten begleiten. Denn gerade hier, wo sich die Sinneswahrnehmung qualitativ am weitesten nach außen bewegt, wo man zum Zuhörer wird, seinen eigenen Innenraum freimacht für das Andere, ist der Krebspatient am ehesten überfordert. Seine Wahrnehmung, seine Aufmerksamkeit sind zu sehr gebunden an leibliche Vorgänge, das seelische Interesse am anderen Menschen ist durch Innenschau gelähmt. Es gilt, die zu sehr leiborientierte Wahrnehmung der Seele zu lösen.

Wie sehr gerade das Gehörte den seelischen Innenraum des Menschen erfüllt, erleben wir in der Musik. Die innere „Akustik", der innere Resonanzraum wird über das Hören noch intensiver in Schwingung versetzt, als dies beim Erlebnis von Licht und Wärme der Fall ist. Man muss innerlich frei sein, um dem Tönen des anderen sein Ohr leihen zu können. Wie sehr ist unser aufmerksames Zuhören schon durch eine Geräuschkulisse gestört! Können wir in der Pflege den Innenraum für das Zuhören bilden oder prägt der Takt unserer Arbeit die Musik?

Ein Krebspatient, der bereits mehrere Injektionen eines schmerzstillenden Mittels bekommen hatte, sagte mit schwacher Stimme zum Pflegenden: „Ich will keine solchen Spritzen mehr!" Darauf der dabeistehende Angehörige: „Ach was – hören Sie nicht auf ihn, die braucht er doch!" – Hören auf jemanden und nachlauschendes Bemühen wird gerade dort nötig, wo die Stimme leise und schwach ist. Umgekehrt kann etwas in den Raum Gesprochenes den Kranken besser erreichen, wenn das nicht beiläufig geschieht, sondern wenn man sich ihm voll zuwendet.

4.9 Sprache erleben und Gedanken wahrnehmen

Bei den drei oberen Sinnen Sprach-, Gedanken- und Ich-Sinn erscheint es am schwierigsten, jeweils ein Sinnesorgan zuzuordnen. Ein Grund dafür mag in dem Problem liegen, die Sinnesbezirke voneinander zu unterscheiden. Essenziell für die Entwicklung der betreffenden Sinnesorgane ist die Aufmerksamkeit für die nötigen Voraussetzungen. Der Gedankensinn entwickelt sich beispielsweise in der Begegnung mit der Gedankenwelt eines anderen Menschen.

Für das heranwachsende Kind ist entscheidend, in welcher Weise die Muttersprache gepflegt wird. Wenn nur „genuschelt" wird, dann kann sich kaum ein Sinn für Sprache und ihren richtigen Klang entwickeln. Wird beispielsweise das Wort „Ruhe" reduziert auf den Informationsgehalt Ruhe gleich Disziplin, so kann die Sprache nicht durch ihre Klangfarbe wirken. Ganz anders beim ungeduldig ausgerufenen „Ruhe!" Poesie entfaltet ihre volle Wirkung nur gesprochen. Man denke an das Gedicht „Wasserfall bei Nacht" von Christian Morgenstern (1871–1914) angeführt:

Ruhe, Ruhe, tiefe Ruhe.
Lautlos schlummern Menschen, Tiere.
Nur des Gipfels Gletschertruhe
schüttet talwärts ihre Wasser …

Welche Gestaltungskraft brauchen wir, um den Klangleib dieses Gedichtes ertönen zu lassen! Es gehört Mut dazu, Selbstüberwindung, die Sprache zum Erklingen zu bringen, sie gestaltend zu ergreifen. Das peinlich-scheue Tuscheln hinter vorgehaltener Hand gehört mit zur Mauer des Schweigens und Verdrängens um den Patienten herum. Haben wir den Mut, ein klangvolles (nicht lautes!) „Guten Morgen" am Krankenbett ertönen zu lassen? Gerade bei diesen Alltagsworten gelingt es immer wieder, die Kraft des Kranken zu mobilisieren, sodass er selber in den objektiven Klang des Wortes einschwingt und für einen Augenblick die Schwere der Krankheit überwindet.

Das Verstehen eines anderen Menschen ist nicht allein von der Sprache abhängig, sondern wird auch von Gestik und Mimik gefördert. So ist es möglich, Gedanken auszusprechen, ohne ein einziges Wort zu sagen. Damit der Mensch aufnehmen kann, was der andere sagen will, muss er seine eigenen Gedanken zurückstellen und versuchen, die Denkbewegung des anderen nachzuvollziehen. Dies ist mehr als nur eine intellektuelle Fähigkeit, denn selbst wenn das Gesagte unlogisch ist, kann es dennoch wahr sein, einen Sinn haben. Die Neigung zur Abstraktion, die Tendenz, alles, was der Gesprächspartner sagt, in bestimmte Definitionen und Modelle hineinzupressen, behindert die wirkliche Begegnung. Der kühle Kopf, der in bestimmten Situationen berechtigt ist, lässt nicht den ganzen Menschen am Austausch teilhaben. Das Herz des Menschen hat Wahrnehmungsfähigkeiten geistiger Art; dies deuten die englische und französische Sprache mit den Worten „by heart" und „par coeur" an. Und in der Bibel heißt es: „Sie bewahrte seine Worte in ihrem Herzen." Wie kommen Worte „ins Herz"?

„Wenn davon gesprochen wird, dass die Gedanken blass sind, sollte man daraus nicht den Schluss ziehen, dass man keine Gedanken braucht, um als Mensch zu leben. Die Gedanken sollten nur nicht so schwach sein, dass sie im Kopfe oben sitzen bleiben. Sie sollten so stark sein, dass sie durch das Herz und den ganzen Menschen bis in die Füße hinunterströmen; denn es ist wahrhaft besser, wenn statt bloßer roter und weißer Blutkörperchen auch Gedanken unser Blut durchpulsen. Es ist gewiss

wertvoll, wenn der Mensch auch ein Herz hat und nicht bloß Gedanken. Aber das Wertvollste ist, wenn die Gedanken ein Herz haben. Das haben wir jedoch ganz verloren."[13]

Das Zitat zu Beginn dieses Beitrages verdeutlichte die „Hemmung" des Krebspatienten, sich über seine Krankheit auszusprechen. Die Übung des Gedankensinnes ist wesentliche Voraussetzung, um zu verstehen, was der Patient eigentlich sagen will. Damit wird die Mauer des Schweigens durchbrochen. Je mehr ich den Patienten verstehe, umso mehr lernt auch er, seinen Gedankensinn zu gebrauchen. Und erst dann findet eigentlich Begegnung statt.

4.10 Das Ich des anderen wahrnehmen

Ein Urerlebnis menschlicher Begegnung ist der Schreck, dass der andere ganz anders ist als ich. Es ist nicht leicht, den Abgrund zwischen Ich und Du zu akzeptieren; lieber spricht man von einem „Wir-Gefühl" und meint, sich an den gemeinsamen Gewohnheiten und äußeren Zeichen der Zusammengehörigkeit festhalten zu müssen. Die Einsamkeit als Urerfahrung des Ichs und das Erlebnis des Unterschiedes zwischen Ich und Du gehören substanziell zur menschlichen Begegnung, ist doch gerade darin das ganz Authentische, das Unverwechselbare, der Wesenskern des anderen erfahrbar. Vom Krebspatienten werden gelegentlich nach einer Phase der Angst, der Scheu und der bescheidenen Zurückhaltung Ansprüche angemeldet; Reibungen entstehen, Aggressivität wird spürbar. Zum Ausdruck kommt quasi ein „gerechter Zorn". Dahinter verbirgt sich der Versuch, dem Leben eine neue Prägung zu verleihen, und man ist erstaunt, welche Kraft der Persönlichkeit spürbar wird („So kenne ich ihn gar nicht!").

Die Selbstbezogenheit und Isolation des Krebskranken überwinden wir nicht, indem wir ihn von sich und seiner Problematik ablenken. Wir können ihn aber durch unser liebevolles Interesse dazu ermutigen, über sich selbst hinauszuwachsen. Das wahrgenommene Ich erhält den Anreiz zu wachsen, weil es gesucht wird: „Der Mensch wird am Du zum Ich." (Martin Buber (1878–1965)).

Das innere Bemühen des Pflegenden, das Ich des Patienten aufzuspüren, besteht darin, sich immer wieder zu fragen: „Wer ist er? Wo ist er? Was will er?", oder noch konkreter: „Was ist seine Frage? Was beschäftigt ihn?" Manchmal muss man den Mut haben, eine Frage auszusprechen, zum Beispiel: „Warum glaubst Du, bist Du krank geworden?" Dann findet eine Begegnung statt, in der der Gefragte erlebt: „Ich bin verstanden!"

5. Schlussbemerkung

Dieser Beitrag verdeutlicht, inwiefern die Sinneswelt des Krebspatienten auch eine Aufgabe für die Krankenpflege ist. Der Patient soll eine Hilfe erhalten, eine aktive Beziehung zu seiner Umwelt aufzunehmen. Er ist darin zu unterstützen, seine innere Lähmung und Isolation zu überwinden, um die Gestaltung seines Lebens wieder selbst in die Hand zu nehmen. Für die Pflegenden resultiert aus dieser Aufgabe eine größere Aufmerksamkeit für die alltäglichen, scheinbar unwichtigen Dinge des Lebens. Insbesondere richtet sich diese auf die Erlebnisquellen, die dem Patienten eher verschlossen sind. So wird mit dem Kranken gemeinsam durch die aktive Betätigung der Sinne eine Gestaltungskraft geübt, die dem erkrankten Organismus zugute kommt.

Kategorie	Beispiel für Lernziele	Empfohlener Lernweg
Handwerk	Sie können die Lebensqualität des Krebskranken durch die Anregung seiner zwölf Sinne verbessern.	A
Eigenes Lernziel		
Beziehung	Sie unterstützen den Krebskranken bei seiner Suche nach Aufgabe und Lebenssinn.	B
Eigenes Lernziel		
Wissen	Sie wissen um die Bedeutung der Sinnfrage für die Heilung und das Leben mit der Erkrankung.	C
Eigenes Lernziel		

Literatur

1 Juchli, L.: Krankenpflege. Thieme Verlag Stuttgart 1991. S. 912.
2 Steiner, R.: Geisteswissenschaft und Medizin (GA 312). Rudolf Steiner Verlag Dornach 1999. S. 138–156.
3 Schürholz, J.: Krebskrankheit – eine Allgemeinkrankheit? Deutsche Krankenpflegezeitschrift 1992; 45 (2). S. 84.
4 Neues Testament, Johannes 12, 25.
5 LeShan, L.: Diagnose Krebs. Wendepunkt und Neubeginn. Klett-Cotta Verlag Stuttgart 2013. S. 125.
6 Goyert, A. (Hrsg.): Der krebskranke Mensch in der anthroposophischen Medizin. Verlag Freies Geistesleben Stuttgart 1989.
7 Neues Testament, Johannes 11, 4.
8 LeShan, L.: Diagnose Krebs. Wendepunkt und Neubeginn. Klett-Cotta Verlag Stuttgart 2013.
9 Steiner, R.: Zur Sinneslehre. Verlag Freies Geistesleben Stuttgart 2014.
10 Schürholz, J.: Krebskrankheit – eine Allgemeinkrankheit? Deutsche Krankenpflegezeitschrift 1992; 45 (2). S. 84.
11 Simon, L. in: Goyert, A. (Hrsg.) et al.: Der krebskranke Mensch in der anthroposophischen Medizin. Verlag Freies Geistesleben Stuttgart 1989.
12 Öldispersionsbäder nach Werner Junge. WALA Heilmittel GmbH (Hrsg.) Bad Boll 2008.
13 Steiner, R.: Geistige Wirkenskräfte im Zusammenleben von alter und junger Generation (GA 217). Rudolf Steiner Verlag Dornach 2007. Vortrag vom 3. Oktober 1922.

Weiterführende Literatur

- Fingado, M.: Therapeutische Wickel und Kompressen. Natura Verlag im Verlag am Goetheanum Dornach 2012.
- Girke, M.: Innere Medizin. Grundlagen und therapeutische Konzepte der Anthroposophischen Medizin. Salumed Verlag Berlin 2012. S. 533–688.
- Debus, M.: Onkologie. In: Girke, M. (Hrsg.): Geriatrie. Grundlagen und therapeutische Konzepte der Anthroposophischen Medizin. Salumed Verlag Berlin 2014. S. 373–436.
- Kolbe-Alberdi Vallejo, C.: Hospizliche Betreuung und Pflege in der Onkologie. In: Girke, M. (Hrsg.): Geriatrie. Grundlagen und therapeutische Konzepte der Anthroposophischen Medizin. Salumed Verlag Berlin 2014. S. 437–445.

KAPITEL XXI
Anthroposophische Pflege in der Onkologie

JANA SCHIER

Denkend das Dunkle durchdringen,
wirkend in Wärme weben,
liebend das Licht erleben. Herbert Hahn (1890–1970)

1. Geschichtliches

Die Krebserkrankung ist keineswegs nur eine Erscheinung unserer heutigen industrialisierten Welt. Bereits in einem Ägyptischen Papyrus aus dem 16. Jahrhundert vor Christus findet sich die wohl älteste Beschreibung dieses Krankheitsbildes.

Hippokrates (460–371 v. Chr.) begann, zwischen gutartigen und bösartigen Tumoren zu unterscheiden. Zu dieser Zeit wurde angenommen, dass z. B. Brustkrebs durch Melancholie entstünde. Er führte vermutlich als Erster das Wort Krebs = griech. Karkinos ein.

Die Entwicklung der Zellularpathologie im 19. Jahrhundert stellte die Wende in der Betrachtung und Erforschung der Krebserkrankung dar. Mit dieser Methodik ließ sich belegen, dass Tumore aus körpereigenem Gewebe, sprich Zellen, hervorgehen und sich durch ein Nicht-Unterordnen in die gewebsspezifische Struktur auszeichnen. Bis heute forschen Wissenschaftler auf diesem Gebiet und versuchen, die Krebserkrankung bis in jedes Gen, bis in das kleinste Molekül zu ergründen.

Rudolf Steiner zeigte auf, wie die Tumorerkrankung in umfassenderen Zusammenhängen betrachtet werden kann. Er legte somit auch für uns Pflegende den Grundstein, den von der Erkrankung betroffenen Menschen in seiner Ganzheit aus belebtem Leib, Seele und Geist zu begleiten.

2. Menschenkundliche Grundlagen zum Verständnis der Krebserkrankung

Gemäß ihrer Aufgabe ist jede gesunde menschliche Zelle ihrem Organ oder Gewebe entsprechend differenziert, z. B. als Nerven- oder Leberzelle. Hier herrscht das ordnende Prinzip der vier Wesensglieder, des physischen, ätherischen und Astralleibes sowie der Ich-Organisation und stellt gleichzeitig die Grenzbildung zwischen innen und außen dar.

Die Krebserkrankung zeichnet sich durch den Verlust von Gestaltungs- und Ordnungsprinzipien aus. Der geistige Kern des Menschenwesens zieht sich in seiner Tätigkeit als prägendes und individualisierendes Element aus den Lebensprozessen zurück.

Ätherleib und physischer Leib verlieren so jene Kraft, die sie ordnet, gestaltet, strukturiert und führt.

Betrachten wir die malignen Tumorerkrankungen, so lassen sich spezifische Merkmale, wie das dynamische, ungehemmte, grenzüberschreitende Wachstum, das Herausfallen aus dem Zusammenhang des Gesamtorganismus sowie die Entdifferenzierung als Ausdruck einer Eigengesetzmäßigkeit festhalten.

> *„Wir stehen vor der Tatsache, dass einfach sich dem Blicke zeigt, der Ätherleib arbeitet in einem Organ zu stark. Der astralische Leib und die Ich-Organisation sind nicht in der Lage – die astralische Organisation durch Abbau, die Ich-Organisation durch Wiederbelebung –, zu beherrschen diesen prädominierenden Prozess des Ätherleibes in irgendeinem Organ. So stehen wir vor einer zu schwach gewordenen astralischen Organisation, vielleicht auch vor einer zu schwach gelenkten Ich-Organisation, der Ätherleib präponderiert. Er bringt in irgendeinem Organ die Prozesse des Wachstums, der Ernährung, so zustande, dass der menschliche Organismus zu wenig zusammengehalten wird durch den beherrschenden astralische Leib, durch die beherrschende Ich-Organisation."* [1]

3. Die vier Phasen des Krankheitsverlaufes

Gemeinsam schauen wir auf den von der Diagnose Krebs betroffenen Menschen. Der Verdacht auf eine maligne Tumorerkrankung, noch mehr die Diagnosestellung versetzen den Patienten, aber auch dessen Angehörige in eine Ausnahmesituation, vor allem auf seelischer Ebene.

In dieser Lebenslage erleben wir den Menschen nicht selten in tiefer Betroffenheit, verzweifelt, ängstlich, traurig, teils orientierungslos. Er scheint für den Moment den Lebensfaden verloren zu haben.

In der ärztlichen Beratung wird dem Patienten die Möglichkeit einer Intervention in Form von Operation, Strahlen-, Chemo- und/oder komplementären Therapien aufgezeigt.

Nach der persönlichen Entscheidung des Patienten beginnt der Weg durch die Behandlung, die mehrere Wochen bis Monate, manchmal sogar Jahre dauern kann.

Die Onkologie unterscheidet in Abhängigkeit vom Erkrankungsstadium vier Therapieansätze, die sich je nach Krankheitsphasen überschneiden können. Die Behandlung in kurativer Absicht (lat. curatio – Heilung) hat das Ziel der Heilung. Die adjuvante Therapie (lat. adjuvare – unterstützen) soll das Rückfallrisiko verringern, meist durch eine postoperative, teils kombinierte Radio-/Chemotherapie. Die dritte Therapieform stellt die neoadjuvante Behandlung dar. Die Verringerung des Tumorgewebes dient einer besseren Operabilität, hier kommen Strahlen- und/oder Systemtherapien zum Einsatz. Der vierte Ansatz beschreibt die palliative Therapie.

Je nach Erkrankungssituation geht es darum, eine Tumorremission mit kurativer Absicht oder eine Linderung von tumorbedingten Symptomen und damit eine Verbesserung der individuellen Lebensqualität zu erreichen.

Hierbei ist es für den krebserkrankten Menschen – aber auch für die Angehörigen – eine Kunst und Herausforderung, die Krankheit in den Lebensalltag, die Lebenssituation, die Biografie zu integrieren, sprich den Lebensfaden wieder aufzunehmen.

Nicht in jedem Fall lässt sich ein Fortschreiten der Erkrankung aufhalten. In der palliativen Therapie geht es nun mehr darum, die durch Tumorwachstum bedingten Beschwerden und Leiden auf körperlicher Ebene zu lindern und dem Patienten ein hohes Maß an Autonomie und Lebensqualität zu ermöglichen. Patientenbetreuung in dieser Phase bedeutet Lebensbegleitung zum Lebensende unter Berücksichtigung sozialer, psychischer und spiritueller Gesichtspunkte.

Phase 1	Unterstützung vor/nach der Diagnostik und Diagnosestellung, Bewältigung der Ratlosigkeit
Phase 2	Unterstützung der Therapie und Linderung ihrer Folgen
Phase 3	Leben mit der Krankheit, Integration in den Lebensalltag
Phase 4	Palliative Phase: Symptomkontrolle und Schicksalsbewältigung

Tab.: Aufgaben in der onkologischen Pflege [2]

4. Die Pflegeanamnese auf der Grundlage des anthroposophischen Menschenbildes

Das pflegerische Anamnesegespräch stellt im ambulanten und stationären Bereich eine grundlegende Handlung dar.

Die Erhebung der Anamnese lässt sich in der anthroposophischen Pflege durch die Betrachtung der vier Wesensglieder erweitern und hilft, Wahrnehmungen am Patienten zu ordnen und den ganzen Menschen zu erfassen.

> *„Die Menschen werden einander als Ich kennenlernen, indem sie sich wirklich anschauen lernen."* [3]

Aus der Anamnese wird deutlich, mit welchem Pflege- und Handlungsbedarf sich der erkrankte Mensch uns gegenüberstellt. Das Gespräch verläuft ganz individuell und nicht immer können beim Erstgespräch alle Aspekte beleuchtet werden. Menschen brauchen Zeit, um anzukommen, Vertrauen zu finden und sich zu öffnen. Der folgende, an den vier Wesensgliedern orientierte Überblick gibt uns Pflegenden den Impuls, als helfende, heilende, tragende Kraft am Menschen tätig zu werden und schöpferisch zu pflegen. Gefordert ist waches Wahrnehmen, klares Denken, verbunden mit warmem, lebendigen Herzensfühlen. Die genannten Wahrnehmungen und Symptome dienen als Anregungen und sind keinesfalls als vollständig anzusehen.

4.1 Der physische Leib

Wir identifizieren uns mit unserem physischen Leib und treten durch ihn in Erscheinung. In ihm finden Äther-, Astralleib und Ich Ausdruck ihrer Tätigkeit, d.h. Wahrnehmungen am physischen Leib sind gleichzeitig ein Bild von Lebensprozessen, seelischen Äußerungen und der individuellen persönlichen Prägung. Der physische Leib ist dem Element der Erde – dem Mineralreich – zugeordnet.

Die Wahrnehmungen am physischen Leib lassen sich in der Anamnese festhalten als:

Wahrnehmungsfelder	Beispiele
Dominanter erster Eindruck, Erscheinung der Statur und des Körperbaues, Körperhaltung, Gang	Gangunsicherheit aufgrund von neuropathischen Beschwerden unter zytostatischer Therapie, Hilfsmittel zur Mobilität, Gefahr von Dekubitus, Kontraktur, Sturz
Messwerte wie Größe und Gewicht	Gewichtsverlust: Tumorkachexie Gewichtszunahme: Flüssigkeitseinlagerungen im Gewebe und/oder Körperhöhlen
Körperliche Besonderheiten z. B. auffällige Hauterscheinungen	Operationsnarben, ausgeprägte Akne durch Tumortherapie, Tumorexulzerationen, Wunden
Prothesen, Implantate, Drainagen etc.	Portsystem (zentralvenöser Venenkatheter), Anus praeter, Sonden und Katheter, z. B. PEG (perkutane endoskopische Gastrostomie)-Anlage, Pleurakatheter, Aszitesdrainage

Tab.: Wahrnehmungen am physischen Leib

4.2 Der Ätherleib

Unser physischer Leib, der uns mit dem Irdischen verbindet, wird durchzogen vom Ätherleib. In ihm organisieren sich die menschlichen Lebenskräfte. Er ist gekennzeichnet durch Rhythmus, Bewegung und Strömung, gemäß dem Element Wasser. Der Ätherleib bildet die Grundlage all unserer Lebensvorgänge und findet seinen Ausdruck in den sieben Lebensprozessen: Atmung, Wärmung, Ernährung, Ausscheidung/Absonderung, Wachstum, Erhaltung und Reproduktion.

Lebensprozess	Beobachtung	Beispiele
Atmung	Qualitäten der Atmung: rhythmisch, stockend, vertieft, flach	Husten, Dyspnoe/Belastungsdyspnoe, Lungenmetastasen, Tracheostoma, Pleuraerguss
Wärmung	Wärmehaushalt: Wärmebedürfnis, Wärmeverteilung im Körper	Übereinstimmung zwischen subjektiver Wahrnehmung und objektiver Temperaturmessung, Entwicklung des Wärmeorganismus unter Misteltherapie, erinnerbares Fieber, Wärme-/Kälteerleben während Chemotherapie
Ernährung	Gewohnheiten, spezielle Diäten, Unverträglichkeiten, Gewichtsverlauf	Beeinträchtigung der Nahrungsaufnahme auf Grund von tumorbedingten Symptomen oder Arzneimittel-Nebenwirkungen wie Appetitlosigkeit, Geschmacksveränderungen, Nausea, Emesis, Mukositis
Absonderung	Abgabe, Ausscheidung	Obstipation bei Opiateinnahme, Subileussymptomatik, Flüssigkeitsstauungen, Speichelfluss, Nachtschweiß
Wachstum	Wundheilung	Postoperative Wundheilung, Heilung bei exulzerierenden Tumoren
Erhaltung	Hautzustand, Schlafen/Wachen	Fatigue, gestörter Schlafrhythmus z. B. durch Schmerzen, kreisende Gedanken
Reproduktion	Z. B. Menstruationszyklus	Veränderungen im Zyklus, Zytopenie unter antitumoraler Therapie

Tab.: Die sieben Lebensprozesse als erweiterte Grundlage für die Anamnese

4.3 Der Astralleib

Die Seele steht über unsere Sinnesorgane in Korrespondenz mit der Außenwelt, von der sie Sinneseindrücke empfängt und sich die Antwort in Form von Sympathie und Antipathie äußert.
An den physischen Leib gebundene seelische Äußerungen erleben wir als Lust und Unlust oder Schmerz.
Die Luft stellt das Element des Astralleibes dar.

Wahrnehmungsfelder	Beispiele
Mimik, Gestik und Körperhaltung	Gebeugter Gang, eingezogene Schultern, maskenhaftes Gesicht
Bewusstsein, Vigilanz	Große Bedeutung z. B. bei Schmerztherapie, Hirnmetastasen, Hirnödem
Umgang mit eigenen Gefühlen/ Stimmungen, Verhältnis zu anderen Menschen, z. B. Angehörigen	Auseinandersetzung mit der von der Tumorerkrankung geprägten Biografie
Seelische Schwankungen	Gereiztheit, Ungeduld, Unbeherrschtheit, Verstärkung durch Analgetika oder Chemotherapie möglich
Seelische Starre, Angst, Furcht, Schock	Nach Diagnose und bei Progress der Erkrankung
Verhältnis zwischen Anspannung/ Verspannung und Entspannung	Tendenz zu Verspannungen, Momente der inneren Einkehr und der Besinnung, Ruhephasen im Alltag
Schmerzen	Lokalisation, Stärke des Schmerzes (VAS= visuelle Analogskala), Schmerzverlauf, Charakter des Schmerzes

Tab.: Seelische Aspekte in der Anamnese

4.4 Die Ich-Organisation

Aus dem Ich, dem Wesenskern der Individualität heraus bildet sich der Mensch als Ganzheit.

„Das Ich lebt in der Seele. Wenn auch die höchste Äußerung des Ichs der Bewusstseinsseele angehört, so muss man doch sagen, dass dieses Ich von da ausstrahlend die ganze Seele erfüllt und durch die Seele seine Wirkung auf den Leib äußert. Und in dem Ich ist der Geist lebendig."[4]

Die Wärme bildet die Grundlage der Ich-Anwesenheit im physischen, belebten und beseelten Leib.

Wahrnehmungsfelder	Beispiele
Beruf, aktuelle Situation, Perspektive	Z. B. Arbeits- oder Erwerbsunfähigkeit, ggf. Unterstützung durch klinische Sozialarbeit
Soziale Situation	Ggf. Unterstützung durch klinische Sozialarbeit
Prägende biografische Ereignisse, bestehende Konflikte	Biografiearbeit, psychoonkologische Begleitung, Seelsorge

Interessen, Hobbies, Kreativität	Ggf. Unterstützung in der Durchführung
Persönliche Einstellung zur Krankheit	Z. B. die Krankheit als Weg bzw. Chance auf Veränderung, oder die Erkrankung bekommt keinen Raum im Leben, wird verdrängt: „Ich habe keine Zeit, krank zu sein."
Religiöse/weltanschauliche Orientierung, spiritueller Hintergrund	Falls gewünscht Begleitung durch Pfarrer, Priester oder Seelsorge

Tab.: Aspekte der Ich-Ebene in der Anamnese

Im Pflegegespräch besprechen wir die ggf. bisher durchgeführten äußeren Anwendungen und haben so die Möglichkeit der Evaluation.

Die Pflegeanamnese vermag für den Betroffenen wachmachend und klärend zu wirken. Gemeinsam können Ressourcen, Kraftquellen und Ziele formuliert werden. Nicht selten äußert der Erkrankte hier die Frage nach dem Sinn der Krankheit und spricht den Wunsch nach Heilung aus.

5. Sinnfindung und Heilung

Die Frage nach dem Sinn der Tumorerkrankung für die eigene Biografie, die Frage nach der eigenen Identität, das „Warum ich?", aber auch das „Warum jetzt?" bewegen viele Betroffene und verweisen auf den schicksalshaften Aspekt der Krankheit. Auf diese Frage gibt und kann es keine universell gültigen Antworten geben. Jedoch sollte der Patient von uns Pflegenden ermutigt werden, auf die Suche nach Antworten zu gehen, Passivität, Starre und Ohnmacht zu überwinden, ins eigene Handeln zu kommen. Die Pflege des krebserkrankten Menschen führt nicht unmittelbar zur Heilung. Sie ist bemüht, die Voraussetzungen zu schaffen, damit der Heilungsweg mit dem Ziel der Gesundung beschritten werden kann. Als hilfreich erweist sich oft die Begleitung durch einen Psychoonkologen, aber auch das seelsorgerische Gespräch.

Heilen im eigentlichen Sinne bedeutet „Wieder-Ganz-Werden", Integration auf leiblicher Ebene und Gesundung im Seelisch-Geistigen.

Durch das Aktivieren von Ressourcen auf seelisch-geistiger Ebene wie innerer Einkehr und Besinnung, Selbst- und Lebensreflexion, Hoffnung und Glaube werden Freiräume geschaffen. Diese ermöglichen Reifungs-, Entwicklungs- und Erkenntnisprozesse. Es entstehen Fähigkeiten und Möglichkeiten, das Schicksal der Erkrankung zu ergreifen und zu verwandeln, den inneren Heilungsweg zu beschreiten.

Heilung bedeutet immer ein Durchschreiten eines schöpferischen, individuellen Gestaltungs- und Verwandlungsprozesses des Menschen. So lässt sich die Tumorerkrankung als eine Chance zur Selbstbesinnung und Selbstwahrnehmung betrachten. In den Gesprächen mit Patienten wiederholen sich Beschreibungen, in denen eine Dankbarkeit gegenüber dem Auftreten der Krankheit anklingt. Sie scheint im Lebenslauf den Charakter eines Stoppschildes zu haben. Der Mensch sieht sich plötzlich auf sich selbst zurückgeworfen, eingefahrene Abläufe werden aufgebrochen, bisher sekundäre Lebensinhalte wesentlich und Lebensziele neu definiert.

Die „klassische" Medizin richtet den Blick auf die Behandlung und gegebenenfalls Eliminierung des Tumors, d.h. Gesundheit und Heilung werden meist auf die physische Ebene des Menschen begrenzt. Das Ziel der Heilung ist in Bezug auf die seelisch-geistige Dimension des Menschen erreichbar, auch wenn in diesem Erdenleben keine Beseitigung des Tumors erfolgen kann. Mit Blick auf den Wesenskern des Menschen wird es vielleicht verständlich, wenn wir im integrativen Konzept davon sprechen, dass der Patient auch mit seinem Tumor gesund leben kann. Gesund trotz seines Tumors tritt er über die Schwelle und legt die Hülle der physischen Wohnstatt ab.

Die Sinnfrage der Krankheit reift somit nicht immer in diesem Leben, sondern entfaltet sich vielleicht erst im nachtodlichen Leben, ganz in Vorbereitung auf das nächste Erdendasein.

> *„Es handelt sich gerade darum, die Heilung so zu veranstalten, dass möglichst günstig die ausgleichenden Kräfte eingreifen können; dass heißt also, dass wir so viel als nur möglich ist zur wirklichen Heilung tun, ganz gleichgültig, ob eine Heilung eintritt oder nicht."* [5]

6. Pflegen – Vermitteln – Begleiten

Betrachten wir die Handlungsfelder der Pflegenden, so lassen sich drei wichtige Säulen darstellen:

Wir	*pflegen*	den Menschen am *Leib*,
	vermitteln	auf *seelischer Ebene* und sprechen die Qualitäten des Denken, Fühlen und Wollen an,
	begleiten	den Menschen als *Individualität*, als strebenden Menschengeist, in seiner Entwicklung und stehen ihm bei.

Pflegen – Vermitteln – Begleiten bedeutet Brücken schlagen und Verbindung schaffen zwischen dem Physischem und dem Seelisch-Geistigen des Menschen.

In der Begleitung onkologischer Patienten sind Handlungen und Abläufe, die von Rhythmus, Struktur, Klarheit, Ich-Präsenz und Authentizität der Pflegenden getragen werden, wesentliche Grundlagen. Sie bilden das Gegenbild zu den typischen Tumorcharakteristika wie Dynamik im Wachstum, Chaos, Strukturverlust, Verhärtungstendenz und Entdifferenzierung.

Diese Prinzipien wirken heilsam und berühren den von der Tumorerkrankung betroffenen Menschen als ausgleichende, stabilisierende Elemente auf physischer und seelisch-geistiger Ebene.

So lässt sich der Boden bereiten, auf dem der Patient ankommen darf und mit Gestaltungs- und Verwandlungskräften innere Aufrichte und Kompetenz zur Krankheitsbewältigung erlangt.

7. Anthroposophische Pflegebegleitung des krebskranken Menschen

In der Begleitung und Pflege kranker und schwerstkranker Menschen mit onkologischen Leiden wird deutlich, wie facettenreich sich die Krebskrankheit zeigt und welch vielschichtiger pflegetherapeutischer Handlungsbedarf damit verbunden ist. Wir begegnen den Patienten in verschiedenen Phasen der Krankheit und sind aufgefordert, ihnen bewusst und mit klarer innerer Haltung ein Gegenüber zu bieten.

Die Pflege hilft, dass der kranke Mensch wieder ein bewusstes, positives Erleben und Wahrnehmen seiner Leiblichkeit sowie seiner Individualität gewinnt. Pflegerische Anwendungen geben dem Seelenleib und dem Ich des Menschen die Möglichkeit, den physischen Leib als Wohnstatt zu ergreifen und vermitteln einen Heilimpuls.

7.1 Schock, Ratlosigkeit, Sprachlosigkeit

> *„Anthroposophische Pflege erlebe ich als schützend, vertrauensvoll, warmherzig, verständnisvoll, sie fängt mich auf. In der wiederholten Situation des Progresses bin ich wütend und mir selbst fremd. Ich brauche einige Wochen, um halbwegs wieder ins Gleichgewicht zu kommen. Mit jedem Mal wird das schwieriger, da ich mich immer weiter davon entferne, mit meinem Körper so wie früher zu werden. In den stationären Aufenthalten erhalte ich neue, wertvolle Impulse für meinen Weg."*

Dies sind Worte einer jungen Frau, die wiederholt die Nachricht eines Tumorprogresses erhielt.

Die Konfrontation mit der Diagnose einer Tumorerkrankung, aber auch die Nachricht des Progresses oder Rezidivs, bedeutet für den Betroffenen eine Schocksituation, die als existenzielle Krise erlebt wird. Das Schockerlebnis hält Tage bis Wochen an. Der Erkrankte braucht Zeit, um das Chaos im Gedanken- und Gefühlsleben zu ordnen, ist jedoch in dieser Lebenssituation oft aufgefordert, wesentliche Entscheidungen, z. B. in Bezug auf das therapeutische Vorgehen, zu treffen. In der Begegnung erleben wir den Patienten mit all seinen Sorgen, Nöten, Ängsten und nehmen wahr, dass viele Menschen in dieser Situation nur über die emotionale Ebene zu erreichen sind. So können sich einige Patienten nach dem Arztgespräch an medizinische Fakten zur Erkrankung und des eventuellen weiteren Prozedere nur schemenhaft erinnern.

Aus pflegerischer Sicht ist es wichtig, dem Betroffenen zuzuhören, und zu schauen, was er braucht. Möglicherweise möchte der Patient mit seiner Ratlosigkeit, vielleicht sogar Trauer vorerst allein sein und öffnet sich erst später in der Begegnung. Er soll sich gehört, aufgefangen und geborgen fühlen, in keinem Fall einsam und ausgeliefert.

Eine große Hilfe in dieser Situation stellen die äußeren Anwendungen dar. Sie berühren die Seele und öffnen die Tür zum Inneren des Menschen, schaffen Vertrauen und geben Hülle. Im Schock erleben die Menschen oft ein Gefühl der inneren Kälte, die Wärmeströme im Körper sind ins Stocken geraten.

Mittels äußerer Anwendungen geben wir der Wärme im Organismus die Möglichkeit, wieder ins Fließen zu kommen.

Der Schock bewirkt eine Lösung des Ätherleibes aus dem Physischen. Oxalis, der Waldsauerklee führt das Seelisch-Geistige in das Leibliche zurück. Er stärkt die aufbauenden Kräfte des Ätherleibes als Gegenpol zur abbauenden Wirkung des Astralleibes und der Ich-Organisation.

- Baucheinreibung mit *Oxalis, Folium 10 %* (Weleda) Salbe
- Bauch-Salbenauflage mit *Oxalis, Folium 10 %* (Weleda) Salbe
- Bauchwickel mit *Oxalis-Essenz* (WALA) bzw. *Oxalis, Folium 20 %* (Weleda) Tinktur
- Bauchauflage mit *Oxalis e planta tota W 10 %, Oleum* (WALA)

Aurum (Gold) verbindet die Qualitäten von Licht und Schwere. Rose wirkt harmonisierend, Lavendel durchwärmt sanft und entspannt die Atmung. Im Präparat Aurum / Lavandula comp. wirken die Bestandteile kräftigend, harmonisierend und beruhigend zugleich.

- Herz-Salbenauflage mit *Aurum / Lavandula comp.* (Weleda) Creme

Die Stockmalve wächst rasch hoch auf und verbindet Beweglichkeit mit fest verwurzelter Stabilität. Sie wirkt sanft hüllend, wärmend, kräftigend und der seelischen Starre entgegen. Im Anblick der Malve wird die Aufrichtekraft zwischen Himmel und Erde sichtbar.

- Fuß-/Rückeneinreibung mit *Malvenöl* (WALA)

Weitere Bestandteile sind unter anderem Johanniskraut (Licht), Holunder- und Lindenblüten (Wärme).
Bei Schock und Ratlosigkeit haben sich außerdem bewährt:

- Klingende Waschung [→ Kapitel „Variationen der Ganzkörperwaschung“]
- Fußeinreibung mit *Lavendelöl 10 %* (Weleda), *Lavandula, Oleum aethereum 10 %* (WALA) oder *Moor Lavendel Pflegeöl* (Dr. Hauschka) bzw. *Solum Öl* (WALA)

Ist der Patient „außer sich“, helfen:

- Senfmehl-Fußbad [→ Kapitel "Wickel und Auflagen"]
- Abwaschung mit *Salzwasser* (Meersalz)
- Fuß-/Beineinreibung mit *Rosmarin-Salbe 10 %* (Weleda)

Bei innerer Dunkelheit empfiehlt sich eine Einreibung mit

- *Hypericum, Flos 25 %* (Weleda) Öl
- *Hypericum ex herba 5 %, Oleum* (WALA)
- *Gold-Rosenblüten-Lavendel-Öl* (Dr. Heberer Badeöle (Jungebad))

7.2 Angst und Unruhe

Angst ist ein urmenschliches Grundgefühl, das die Sinne schärft, die Aufmerksamkeit erhöht, wach macht und zur Vorsicht mahnt. In der Angst sieht sich der Mensch auf sich selbst zurückgeworfen.

In der Begleitung onkologischer Patienten zeigt sich Angst in verschiedensten Zusammenhängen.

Die Diagnose einer Tumorerkrankung bedeutet für viele Betroffene das Gefühl einer existenziellen Bedrohung. Aus dem Seelisch-Geistigen des Menschen spricht die Angst vor der Zukunft, die Angst verlassen zu werden, die eigene Identität zu verlieren, isoliert und einsam zu sein, oder der Familie zur Last zu fallen. In Bezug auf die eigene Endlichkeit sprechen Patienten oft die Angst vor dem Sterben aus.

Hinzu kommt die Furcht vor leiblichen Symptomen der Krankheit oder vor Nebenwirkungen einer antitumoralen Therapie.

Die Angst hat ihrem Wortursprung nach die Bedeutung Enge, Beengung, Bedrängnis. Sie findet Ausdruck in somatischen Beschwerden wie Brustenge, erhöhter Atemfrequenz, Tachykardie, Verspannungen, abdominellen Schmerzen, Schwitzen begleitet von innerer und/oder äußerer Unruhe. Die pflegerische Begleitung in solch einer Situation sollte von Besonnenheit, Ruhe und Achtsamkeit geprägt sein.

Neben den Medikamenten aus der allopathischen und anthroposophischen Medizin wirken äußere Anwendungen angstlösend, beruhigend und schützend.

- Herz-Salbenauflage mit *Aurum / Lavandula comp.* (Weleda) Creme
- Abwärtsführende Bein-/Fußeinreibung oder Rückeneinreibung (mit Rückenabstrichen) mit *Lavendelöl 10 %* (Weleda) oder *Lavandula, Oleum aethereum 10 %* (WALA)
- Rückeneinreibung mit *Malvenöl* (WALA)
- Fußbad mit *Lavendel Entspannungsbad* (Weleda) bzw. *Moor Lavendel Bad* (Dr. Hauschka)
- Rückeneinreibung mit *Solum Öl* (WALA)

Moorextrakt, Kastanie, Schachtelhalm und Lavendelöl sind die wirksamen Komponenten des Präparates Solum Öl. Das Öl schafft Hülle und Wärme, es wirkt beruhigend und entspannend.

Kupfer vermittelt als Heilmittel zwischen Äther- und Astralleib. Das Metall ist bestrebt, ein Gleichgewicht zwischen beiden herzustellen. Durch seinen Wärmebezug bietet das Kupfer der Ich-Organisation die Möglichkeit, sich in das Wesensgliedergefüge gestaltend zu integrieren.

- Fußeinreibung mit *Kupfer Salbe rot* (WALA) oder *Cuprum metallicum praeparatum 0,4 %* (Weleda) Salbe

Rose umhüllt sanft, harmonisiert, stärkt und vermittelt Licht.

- Rückeneinreibung mit *Rosa e floribus 10 %, Oleum* (WALA)

Ein Tee aus Lavendelblüten, Baldrianwurzel oder Melissenblättern, ggf. mit Honig leicht gesüßt, bietet der inneren Unruhe Einhalt.

Das Vorlesen eines geeigneten Märchens oder Gedichtes, das Sprechen eines Gebetes oder das Aufstellen einer Kerze für den Patienten sprechen ihn als seelisch-geistiges Wesen an und lindern Angst und Unruhe.

An erster Stelle steht jedoch das zwischenmenschliche Gespräch. Hier können Pflegende gemeinsam mit dem Patienten die Ursache der Besorgnis ergründen und lindernd tätig werden.

7.3 Dysregulationen im Wärmeorganismus

Die Wärme ist ein alldurchdringendes Element. Durch das Empfinden von Wärme setzen wir uns in ein Verhältnis zu der uns umgebenden Welt. Die Wärme im Organismus bildet die Grundlage für die Integration der oberen Wesensglieder, der Ich-Organisation und des Astralleibes, in den physischen, belebten Körper. Über die Wärme taucht das Ich gestaltend in die unteren Wesensglieder ein.

Wird der krebskranke Mensch auf seine Wärmeorganisation, das Empfinden von Wärme und Kälte, angesprochen, berichtet dieser zum Beispiel über das Gefühl innerer Kälte, schnelles Frösteln, Nachtschweiß mit Frieren. Führt der Pflegende die Aufmerksamkeit des Patienten auf die Wärmeverteilung in Händen und Füßen, bemerken viele Menschen, dass ihre Wärme die Peripherie kaum erreicht, d. h. Hände und Füße kühl bis kalt sind, ohne dies vorher bewusst wahrgenommen zu haben. Tumorbedingte Symptome, wie Ödeme der Beine, Lymphödeme der Arme nach Operation oder Aszites können das Empfinden von Kälte verstärken. Im fortgeschrittenen Stadium der Krebserkrankung ist es möglich, dass der Patient das Empfinden hat, innerlich zu verbrennen und das Bedürfnis nach Kühlung seines Leibes äußert.

Die pflegerische Begleitung spricht den Patienten auf verschiedenen Ebenen seines Wärmeorganismus an, damit Wärme wieder entstehen und strömen kann. Auf leiblicher Ebene z. B. mittels äußerer Anwendungen wie Rhythmische Einreibungen, Wickel und Auflagen, über eine ausgewogene, gehaltvolle Ernährung, durch Bewegung sowie eine adäquate Bekleidung.

Wenden wir uns an Seele und Geist des Menschen, so ist Wärmung durch eine ansprechende Raumgestaltung, eine herzliche, warme Atmosphäre und die Begeisterung für eine Sache möglich. Die aufrichtige, authentische Begegnung von Ich zu Du erweckt das Ich in der Wärme.

Wirken wir am Körper des Menschen wärmend oder kühlend ein, so fühlt sich der ganze Organismus angesprochen.

Ingwer wirkt sanft und langanhaltend durchwärmend. Als Antwort auf die Anwendung entsteht eine von innen kommende Wärme, die sich im ganzen menschlichen Leib ausbreitet [6] [→ Kapitel „Wickel und Auflagen“].

- Ingwer-Nierenwickel

Senf verursacht eine Entzündung an der Haut, d. h. Stoffwechselaktivitäten werden gesteigert, die Durchblutung im behandelten Areal erhöht. Senf wirkt stark durchwärmend [→ Kapitel „Wickel und Auflagen“].

- Senfmehl-Fußbad
- Senfmehl-Auflage auf die Waden, sollte kein Fußbad möglich sein

Bei innerer Kälte, Frieren oder Frösteln:

- Nierenauflage oder Fußeinreibung mit *Cuprum metallicum praeparatum 0,4 %* (Weleda) Salbe oder *Kupfer Salbe rot* (WALA)
- Öl-Bauchauflage z. B. mit *Chamomilla e floribus W 10 %, Oleum* (WALA)

Bei Hitze mit oder ohne Fieber strukturiert und erfrischt Zitrone; Pfefferminze kühlt zugleich.

- Abwaschungen mit *Citrus Erfrischungsbad* (Weleda) bzw. *Zitronen Lemongrass Bad* (Dr. Hauschka) oder abgekühltem Pfefferminztee
- Teileinreibung mit *Citrus, Oleum aethereum 10 %* (WALA)
- Zitronenscheiben an der Fußsohle
- Wadenwickel mit Zitronenwasser (nur bei warmen Extremitäten)

7.4 Der Schmerz

„Und ich fühle dieser Schmerzen, still im Herzen, heimlich bildende Gewalt."

J. W. von Goethe (1749–1832)

Der Schmerz ist das seelische Erleben einer Disharmonie und stellt gleichzeitig eine Grenzerfahrung dar. Die Auseinandersetzung mit dem Schmerz ermöglicht Entwicklung und Verwandlung.

Der Schmerz offenbart sich zuerst im Körperlichen und macht uns unsere Begrenztheit im Leiblichen bewusst. Der Seelenleib taucht zu stark in den Äther- und physischen Leib ein; das Empfinden von Schmerz ist ein Bewusstsein an falscher Stelle.

Ver- bzw. Bedrängung von Organen und Gewebsstrukturen aufgrund von Tumor- und / oder Metastasenwachstum oder unerwünschte Wirkungen der antitumoralen Therapie rufen körperlichen Schmerz bei Krebskranken hervor. Aber auch Schmerzen auf seelisch-geistiger Ebene, in der Auseinandersetzung zwischen Ich und Du bzw. Ich und Welt, können ursächlich für Schmerzen sein. Angst, Depression, soziale Isolation, Orientierungslosigkeit im Krankheitsverlauf sind Komponenten, die zur Verstärkung des Schmerzes führen. Dagegen haben soziale Integration, Bestätigung, Vertrauen und Klarheit schmerzlinderndes Potenzial. Daher wirken Gespräche angstlösend, befreiend und zugleich „analgetisch". Wie gut kann es tun, wenn man die Hand eines Anderen schützend, verständnisvoll und vertrauensvoll auf der Schulter oder der eigenen Hand spürt und Nähe wahrnimmt!

In der Schmerztherapie spielt die medikamentöse Behandlung eine große Rolle. Die individuell angepasste Schmerztherapie ist die Grundlage, dem Entstehen von Schmerzen entgegenzuwirken, Schmerzen zu lindern oder diese auszuschalten. Bei der Anwendung von Schmerzmedikamenten (z. B. Opiaten) handelt es sich nicht um eine ursächliche Therapie, sondern diese bewirken eine Herabdämpfung des Bewusstseins im Leib. Analgetika führen zu einer verstärkten Herauslösung der oberen Wesensglieder aus dem Äther- und physischem Leib. Das zeigt sich in der oft auftretenden Müdigkeit, Übelkeit und Obstipation. Wir begegnen immer wieder Patienten, die trotz starker Schmerzen keine oder nur minimal dosierte Analgetika einnehmen möchten, um sich dem Schmerz bewusst zu stellen. Komplementäre Behandlungs- und Begleitmaßnahmen können den Bedarf an Schmerzmitteln reduzieren oder diese zeitweise sogar ganz ersetzen. Als Beispiel sei hier ein junger Patient mit Hodenkarzinom erwähnt, der unter seit Wochen anhaltenden, nicht tumorbedingten Rückenschmerzen litt und Schmerzmittel erhielt, die ungünstige Auswirkungen auf sein körperliches Wärmeempfinden hatten. Dies wurde in der Pflegeanamnese erfasst und der Patient bekam zur Nacht eine Rückenauflage mit *Aconit Schmerzöl* (WALA). Nach regelmäßiger Anwendung der Auflage musste der Patient nicht mehr auf seine Schmerzmedikation zurückgreifen. Er wurde zur Durchführung der Auflage angeleitet, um diese bei Bedarf Zuhause anzuwenden.

Aconit Schmerzöl enthält blauen Eisenhut, Kampfer, Lavendel und Quarz. Das Schmerzöl regt den Wärmeorganismus an, wirkt beruhigend und gestaltend.

- Einreibung oder Ölauflage mit *Aconit Schmerzöl* (WALA)

Solum Öl wirkt Schmerzzuständen mit Stauungsprozessen entgegen. Es umhüllt und strukturiert den Flüssigkeitsorganismus.

- Rückeneinreibung mit *Solum Öl* (WALA)

Der hohe Gehalt an fetten Ölen und eine besonders ausgeprägte Wärmespeicherung kennzeichnen Leinsamen. In der Anwendung bei chronischen Schmerzen oder Knochenmetastasen wirkt Leinsamen lang anhaltend durchwärmend und damit entspannend sowie schmerzlindernd.

LEINSAMEN-KATAPLASMA: Fünf Esslöffel Leinsamen mit etwa der doppelten Menge kaltem Wasser aufkochen, und so lange bei kleiner Hitze weiterköcheln lassen, bis ein schleimiger Brei entsteht. Für den Umschlag streicht man den Brei circa einen Zentimeter dick auf ein Tuch aus und schlägt dieses zu einem Päckchen zusammen. Das aufgelegte Kataplasma deckt man zusätzlich mit einem Wärmepolster ab. Die Auflagedauer beträgt etwa eine Stunde bzw. so lange, wie es der Patienten als wohltuend empfindet. CAVE: Der frisch zubereitete Breiumschlag kann sehr heiß sein – es besteht Verbrennungsgefahr!

Das Melissenöl mit Melisse, Kümmel und Majoran regt den Wärmeorganismus an, harmonisiert und wirkt krampflösend sowie blähungsmindernd, vor allem im Verdauungstrakt.

- Baucheinreibung, Ölauflage mit *Melissenöl* (WALA)

Die Kamille trägt eine intensive Wärmequalität in sich. Die Heilpflanze harmonisiert die Wesensglieder. Sie durchwärmt den Organismus mit krampflösender, schmerzlindernder und beruhigender Wirkung.

- Einreibung, Ölauflage mit *Chamomilla e floribus W 10 %, Oleum* (WALA)
- Bauchwickel mit Kamillentee

Bei Schmerzen der Leberkapsel wendet man Schafgarbe als Wickel an.

LEBERWICKEL MIT SCHAFGARBENTEE: Zwei Teelöffel Schafgarbenkraut mit 500 ml kochendem Wasser übergießen. Den Tee sieben Minuten ziehen lassen. Das auf Organgröße gefaltete, zusammengerollte Innentuch wird mit Tee getränkt und fest ausgewrungen. Das Auflegen des Tuches erfolgt so warm wie möglich. Es ist unbedingt Rücksprache mit dem Patienten zu halten, um eine Verbrennung zu vermeiden. Das Innentuch bedeckt man nun mit einem Zwischentuch. Nachdem der Patient in das bereits untergelegte Außentuch gut eingehüllt ist, erhält er eine Wärmflasche zum Auflegen. Nach circa 30 Minuten Anwendung entfernt man das Innen- und Zwischentuch, legt das Wickeltuch wieder fest an und belässt die Wärmflasche, es erfolgen weitere 30 Minuten Nachruhe.

7.5 Stauungsprozesse des Flüssigen im Organismus

Löst sich der ordnende, gestaltende, integrierende Eingriff der oberen Wesensglieder, kann dies zu Stauungsprozessen des Flüssigen im Organismus führen. Die im belebten Leib bewegten Flüssigkeiten verfallen den irdischen Schwerekräften, lagern sich ab und werden dem Organismus fremd. Am Patienten erleben wir dies vor allem im fortgeschrittenem Krankheitsstadium in Gestalt von Ödembildungen der Extremitäten, Anasarka, Aszites oder Pleuraergüssen. Durch die verdrängende Kraft der Flüssigkeitseinlagerungen erleben die Betroffenen häufig Atemnot, Schmerz, Druckgefühl, Dysregulationen im Ausscheidungsprozess des Verdauungstraktes und der Harnwege. Diese Beschwerden bewirken für den Patienten oftmals eine wesentliche Einschränkung in der eigenen Mobilität, verbunden mit einer Schwächung der Aufrichtekraft und somit des Ich-Erlebens.

Aus pflegerischer Sicht unterstützen wir die Betroffenen durch bewusste Lagerung und Mobilisierung. Die Anregung des Wärmeorganismus stärkt die Wirksamkeit der Wesensglieder, dies ermöglicht das Ergreifen der Leiblichkeit und die Integration abgelagerter, fremd gewordener Flüssigkeiten im Organismus.

Auch hier stellen die äußeren Anwendungen eine wesentliche Hilfestellung dar.

Quark (fettarm) wirkt bei Stauungsprozessen im Wässrigen entlastend und schmerzlindernd. Durch die Quarkanwendung entsteht in der behandelten Körperregion ein sanfter Saugeffekt. Je nach Indikation können dem Quark zur Verstärkung der spezifischen Wirkung Essenzen beigemischt werden.

- Quarkwickel, -auflagen
- Quarkwickel mit *Borago-Essenz* (WALA) oder *Aesculus/Prunus comp., Essenz* (WALA)

Borago, besser bekannt als Borretsch, wirkt ausgleichend und kühlend. Diese Heilpflanze vermag mit ihren Gestaltungs- und Strukturkräften ins Stocken geratenes Wässriges wieder ins Fließen zu bringen.[7]

- Wickel mit *Borago-Essenz* (WALA)

Bei Aszites haben sich folgende Anwendungen bewährt:

- Bauchwickel mit körperwarmem Quark
- Nierenwickel mit Ingwerpulver oder Equisetumtee
- Bauchauflagen mit *Weißkohlblättern* [→ Kapitel „Wickel und Auflagen"]

Die entlastenden, entstauenden und abschwellenden Wirkungen des Weißkohls stehen der wässrigen, dichten Schwere des Aszites polar gegenüber.

Bei Pleuraergüssen empfiehlt sich

- Thoraxwickel mit *körperwarmem Quark*
- Rhythmische Einreibung mit *Plantago Bronchialbalsam* (WALA)

7.6 Die Identität als Mann / Frau

Ein Gesichtspunkt, der oft verdrängt wird, ist der Umgang mit der Sexualität, das Spannungsfeld zwischen Erkrankung und Kinderwunsch in der Lebensplanung, das „sich als Mann" bzw. „als Frau fühlen". Zur Sexualität und zum Identitätserleben gehören ebenso wie die körperliche Liebe das Zulassen von Nähe, das Sich-Berühren sowie das Attraktiv-Sein für sich selbst und die Umgebung. Von der Krebserkrankung Betroffene, aber auch Pflegende und Ärzte scheuen sich nicht selten aus Scham und Unsicherheit, mit diesem Thema offen umzugehen. Spricht man als Pflegender, als Begleiter der ringenden Individualität, diesen Gesichtspunkt mit Respekt und Empathie an, verspürt man oft deutlich eine Erleichterung bei den Patienten.

Bedingt durch Begleiterscheinungen einer Tumorerkrankung berichten sie über Widerwillen dem eigenen Körper gegenüber, Selbstzweifel, Selbstwertverlust; sie leiden an sozialem Rückzug, Isolation und Depression. So schilderte ein Patient, wie er sich vor sich selbst ekelte und sich übergeben musste, als er im Spiegel seine harnableitende Nierendrainage ansah. Eine Patientin äußerte, wie stark ihre partnerschaftliche Beziehung darunter leide, dass sie nun eine Anus-praeter-Anlage habe, körperliche Nähe zuzulassen sei für sie dadurch nicht möglich. Einschränkungen im Identitätserleben als Mann oder Frau entstehen unter anderem durch unerwünschte Wirkungen medikamentöser Therapien, so z. B. Alopezie durch Zytostatika, Wechseljahressymptome unter antihormoneller Therapie, Libido- und Potenzverlust, organische oder physische Veränderungen aufgrund von operativen Interventionen, z. B. die Anlage ableitender Drainagen und die häufige Mamma-Ablatio.

Gespräche mit dem Partner, der Familie, den Pflegenden und Ärzten sowie Raum für Zweisamkeit, für gemeinsame Trauer können für die Betroffenen erleichternd wirken. Gegebenenfalls stellt ein Kontakt zu spezialisierten Therapeuten eine wichtige Unterstützung dar.

Im Hinblick auf die Familienplanung gibt es die Möglichkeit der Kryokonservierung, d. h. des Einfrierens von Spermien oder Eizellen. Die Information darüber ist Teil des ärztlichen Aufklärungsgespräches vor einer Operation, Bestrahlung oder systemischen Tumortherapie mit Auswirkungen auf die menschlichen Keimzellen.

7.7 Anthroposophische Pflegebegleitung bei Strahlen- und/oder Chemotherapie

Heute stellen neben der operativen Intervention die strahlen- und chemotherapeutischen Behandlungen eine häufige, meist standardisierte Form der Tumortherapie dar.

Die Strahlen- bzw. Chemotherapie kann korrigierend auf das Tumorwachstum wirken, sie verwandelt aber nicht den eigentlichen Krankheitsprozess. Ziel der Anthroposophischen Medizin und Pflege ist es, die Tumortherapie in ein ganzheitliches Konzept zu integrieren, d.h. den Patienten in seinem Heilungs- und Gesundungsweg zu unterstützen und zu stärken.

Die Teilungsfähigkeit der Tumorzellen bildet den Ansatzpunkt der klassischen onkologischen Therapie. Durch die Hemmung der Proliferation soll das Wachstum der malignen Zellen zurückgedrängt bzw. die Apoptose erreicht werden. Neuere Medikamente wie die Antikörper beeinflussen nicht direkt die Zellfunktion, sondern wirken meist durch Rezeptorblockade regulierend auf die entsprechenden Botenstoffe. Die medikamentösen Therapien in der Behandlung von Malignomen wirken in der Regel nicht nur an den Tumorzellen, sondern systemisch, d.h. im ganzen Organismus und das vorwiegend an Geweben mit einer hohen Proliferationsrate. Dazu zählen z. B. die Schleimhaut, die Keimzellen, das blutbildende System oder die Haarwurzeln, woraus sich häufige unerwünschte Wirkungen einer zytostatischen Therapie ableiten lassen. Die mit der Chemotherapie assoziierten Nebenwirkungen finden ihren Ausdruck in der Beeinträchtigung des Lebenskräfteleibes (Ätherleib), der im Organismus nicht in richtiger Weise wirksam werden kann sowie in seelisch-geistigen Veränderungen.

Auswirkungen auf seelisch-geistiger Ebene	Cancer-Fatigue-Syndrom, Schmerzen bei Polyneuropathie, Ganzkörperschmerz nach Taxangabe, Konzentrationsstörung, Stimmungsschwankungen, Gereiztheit, das Gefühl, neben sich zu stehen
Ausdruck einer Beeinträchtigung des Lebenskräfteleibes	Inneres Kältegefühl, das oft schon über einen längeren Zeitraum besteht und therapiebedingt verstärkt erscheint, Mukositis, Diarrhoe und Obstipation, Übelkeit und Erbrechen, verzögerte Wundheilung, Zytopenie, Amenorrhoe, Alopezie

Tab.: Mögliche Nebenwirkungen einer Chemotherapie

Die tief in den Menschen eingreifenden Kräfte der zytostatischen Therapie ringen dem Patienten eine schwierige Entscheidung ab und stellen die Pflegenden vor besondere Herausforderungen.

Wir müssen uns der Chemotherapie bewusst und wach gegenüberstellen. Dies ist in keiner Weise leicht. Mit den das Ich des Menschen ansprechenden wärmenden, lichtvollen Kräften, Empathie und Respekt, kann es gelingen, ein Gegengewicht zur Chemotherapie zu bilden. Die Bemühungen in der pflegerischen Begleitung müssen darin liegen, Äther- und Astralleib sowie Ich-Organisation so zu stärken, dass sie am Ort der Tumorbildung wieder wirksam eingreifen. Wesentliche Säulen des komplementären Behandlungskonzeptes stellen hier die Heileurythmie und die künstlerischen Therapien dar.

Der folgende Abschnitt beleuchtet die Aufgaben in der Begleitung des Patienten während der chemo- bzw. strahlentherapeutischen Behandlung, die mehrere Wochen bis Monate dauern kann.

7.7.1 Prophylaktische und therapeutische Pflegeanwendungen in der Tumortherapie

Wir sehen vor uns den krebserkrankten Menschen, der sich nach einem ausführlichen ärztlichen Gespräch für eine chemo- und/oder strahlentherapeutische Behandlung entschieden hat. Dem Patienten sollte genug Freiraum gelassen worden sein, um sich mit der Therapiefrage auseinanderzusetzen und eine für sich gültige und stimmige Entscheidung zu treffen. Nur in seltenen Fällen drängt die medizinische Notwendigkeit zum unverzüglichen Beginn einer Tumorbehandlung.

Vor allem die erste Medikamentenapplikation empfinden viele Betroffene als sehr bedrohlich. Wir erleben den Patienten dann in seiner Angst und Unsicherheit; nicht selten fließen in diesen Momenten, als Ausdruck der starken seelischen Bedrängnis, die Tränen.

Als aufrichtende, hüllende und schützende Kraft vermag hier die pflegerische Zuwendung und Begleitung wirksam zu werden. Der notwendige pflegetherapeutische Bedarf geht aus der erweiterten Anamnese hervor. Diese wird bei jedem Aufenthalt erneut erhoben. Das Vermitteln von klaren, ehrlichen Informationen zur Therapie und das pflegerische Gespräch zur Behandlung lassen den Patienten teilhaben. Sie geben ihm die Möglichkeit, mit seinen Kräften diesen Lebensabschnitt mitzugestalten. So kann das Erlernen eines heilsamen Wickels, eines durchwärmenden Fußbades oder einer schmerzlindernden Einreibung den krebskranken Menschen in seiner Eigenaktivität unterstützen und die Autonomie stärken. In diesem Zusammenhang sei auch auf die wichtige Rolle der Angehörigen im Krankheits- und Therapieverlauf hingewiesen. Sie stehen der Situation oft hilflos gegenüber und befürchten, nicht das Richtige zu tun. Geben wir ihnen z.B. die Möglichkeit, Sorgen auszusprechen oder leiten sie an, äußere Anwendungen durchzuführen, erfahren sie eine neue Sicherheit, und es fällt ihnen leichter, den erkrankten Menschen auf seinem Weg zu begleiten.

7.7.2 Pflegerische Begleitung vor Therapiebeginn

Die Wärme stellt ein wesentliches Elemente in der Therapiebegleitung dar. Neben äußeren Anwendungen regen die Metallfarblichttherapie[8], die Heileurythmie, die Musiktherapie, die Rhythmische Massage nach Dr. Ita Wegman, aber auch eine Wärme/Lichtmeditation den Wärmeorganismus des Menschen an und bilden eine heilsame Vorbereitung zur Bewältigung der Chemotherapie. Die Anregung lässt die Seele atmen und bietet der Ich-Organisation die Möglichkeit, gestaltend und strukturierend in die Leiblichkeit einzugreifen.

In der Therapiebegleitung kann für bzw. mit dem betroffenen Menschen ein heilsames, ins Gleichgewicht und zur inneren Ruhe führendes Gebet oder Gedicht (z.B. Vater Unser, Der Herr ist mein Hirte, Psalm 23) gesprochen werden.

Ich trage die Ruhe in mir,
Ich trage in mir selbst
Die Kräfte, die mich stärken.
Ich will mich erfüllen
Mit dieser Kräfte Wärme,
Ich will mich durchdringen
mit meines Willens Macht.
Und fühlen will ich
Wie Ruhe sich ergießt
Durch all mein Sein,
Wenn ich mich stärke,
Die Ruhe als Kraft
In mir zu finden
Durch meines Strebens Macht.

Rudolf Steiner

Es ruhen in der Zukunft Schoß
Für meine Seele
Die guten und schlimmen Lose.
Was mir Gutes täglich erfließt,
Will ich bemerken;
An ihm zeigt sich mir,
Was Götter aus mir gemacht.
Was mir Schlimmes zuweilen erfließt,
Will ich ertragen;
An ihm zeigt sich mir,
Was ich selber aus mir machen kann.
Ich danke meinem guten Geschick,
Wie ich jetzt lebe.
Ich danke meiner Stärke im schlimmen Geschick
Die Kraft, die ins Leben mich aufwärts führen kann.
Wer glaubt, dass gutes Geschick allein fördert,
Schlimmes allein niederbeugt,
Der sieht nicht das Jahr, sondern
allein den Tag.

Rudolf Steiner

Scheint der Patient seine „Mitte“ im Wesensgliedergefüge verloren zu haben, kommen folgende Anwendungen zum Einsatz:

- Ganzkörpereinreibung z.B. mit *Solum Öl* (WALA), *Prunus spinosa e floribus W 5 %, Oleum* (WALA) am Vorabend oder Morgen vor der Chemotherapie
- Pentagrammeinreibung am Vorabend oder Morgen vor der Chemotherapie [→ Kapitel „Rhythmische Einreibung nach Wegman/Hauschka“]
- Herz-Salbenauflage mit *Aurum / Lavandula comp.* (Weleda) Creme

Zur Anregung des Wärmeorganismus:

- Fußeinreibung, Nierenauflage mit *Kupfer Salbe rot* (WALA) oder *Cuprum metallicum praeparatum 0,4 %* (Weleda)
- Rückeneinreibung mit *Solum Öl* (WALA), verbunden mit der „rückenstärkenden“ Geste
- Senfmehl-Fußbad (Bei ambulanter Therapie kann das Fußbad nach Anleitung morgens zuhause durchgeführt werden.)
- Ingwer-Nierenwickel (Bei ambulanter Therapie kann der Wickel nach Anleitung morgens zuhause durchgeführt werden.)
- Oberbauchauflage mit *Oxalis e planta tota W 10 %, Oleum* (WALA)

7.7.3 Pflegerische Begleitung während und nach der Therapie

Während der Therapie bedarf es einer aufmerksamen, Ich-präsenten Begleitung. Genauso wichtig ist es, in der Zeit nach der Therapie für den Patienten nah und ansprechbar zu bleiben. Schauen wir auf das Spektrum der unerwünschten Therapiewirkungen, so lassen sich Beeinträchtigungen auf die funktionelle Dreigliederung wahrnehmen. In Bezug auf das Stoffwechsel-Gliedmaßen-System äußert sich dies z. B. in Diarrhoe oder Erbrechen. Die kardiale sowie die pulmonale Toxizität einiger Zytostatika verweisen auf das Rhythmische System. Unerwünschte Medikamentenwirkungen in Bezug auf das Nerven-Sinnes-System finden ihren Ausdruck in polyneuropathischen Beschwerden oder der Ototoxizität.

Anthroposophische Pflegeanwendungen sprechen den Patienten als körperliches, seelisches und geistiges Individuum an, und es kann gelingen, Nebenwirkungen einer antitumoralen Therapie vorzubeugen und/oder zu lindern. Gerade die prophylaktischen

Anwendungen, so z. B. den Schafgarben-Leber- und den Ingwer-Nierenwickel, erleben Patienten als wohltuend und stärkend. Unser Bestreben liegt darin, den Kranken auf seinem Weg durch die Therapie zu unterstützen, seine Aufmerksamkeit auf gesundende Kräfte zu richten und somit Ressourcen und Selbstheilungskräfte zu aktivieren.

Im Folgenden ist eine Auswahl von Anwendungen aufgeführt, die sowohl prophylaktisch als auch symptomorientiert wirken. Die Anwendungen sollten immer auf die spezifischen Nebenwirkungen der Zytostatika abgestimmt werden.

A) Schaffen einer Wärmehülle

- Fußeinreibung, Nierenauflage mit *Kupfer Salbe rot* (WALA) oder *Cuprum metallicum praeparatum 0,4 %* (Weleda)
- Rückeneinreibung mit *Solum Öl* (WALA), verbunden mit der „rückenstärkenden" Geste
- Senfmehl-Fußbad (Bei ambulanter Therapie kann das Fußbad nach Anleitung morgens zuhause durchgeführt werden.)
- Ingwer-Nierenwickel (Bei ambulanter Therapie kann der Wickel nach Anleitung morgens zuhause durchgeführt werden.)
- Oberbauchauflage mit *Oxalis e planta tota W 10 %, Oleum* (WALA)

Bei intravenöser Arzneimittel-Verabreichung kann ein unter den Arm gelagertes, angewärmtes Getreidekissen, eine warme (nicht heiße!) Wärmflasche und ggf. eine zusätzliche Abdeckung mit einem leichten Baumwolltuch die Wahrnehmung der Applikation mildern.

Auf seelisch-geistiger Ebene stärken Gespräche und eine vertrauensvolle Pflege die Wärmehülle.

B) Unterstützung des Leberstoffwechsels, Prophylaxe und Therapie bei Übelkeit, Erbrechen, Appetitverlust und Geschmacksveränderungen

- Leberwickel mit Schafgarbentee mittags; bei nächtlich auftretender Übelkeit oder abendlicher Unruhe ist die Anwendung am Abend zu erwägen
- Leberauflage mit Schafgarbenöl (*Schafgarbe 5 % in Olivenöl* (Dr. Heberer Badeöle (Jungebad)), besonders in der ambulanten Therapie geeignet

Die Schafgarbe wirkt belebend und strukturierend auf Stoffwechselvorgänge. In der Anwendung ist sie als durchwärmend, krampflösend, tonisierend und kräftigend erlebbar.

C) Obstipation, Diarrhoe, krampfartige Bauchschmerzen

- Bauchwickel mit *Oxalis, Folium 20 %* (Weleda)
- Bauchauflage mit *Oxalis e planta tota W 10 %, Oleum* (WALA)
- Baucheinreibung, Ölauflage mit *Melissenöl* (WALA)
- Einreibung, Ölauflage mit *Chamomilla e floribus W 10 %, Oleum* (WALA)

D) Unterstützung der Nierentätigkeit

Die schon äußerlich wahrnehmbaren Struktur- und Formkräfte des Ackerschachtelhalms sowie sein Bezug zu Licht und Wasser machen die Pflanze zu einem wertvollen Heilmittel.

- Nierenwickel mit Equisetumtee oder Ingwerpulver
- Nierenauflage mit *Equisetum ex herba W 5 %, Oleum* (WALA)
- Equisetumtee innerlich

E) Anwendung bei Furcht oder begleitend bei Chemotherapeutika mit kardiotoxischer Komponente

- Herz-Salbenauflage mit *Aurum / Lavandula comp.* (Weleda) Creme

F) Mukositis-Prophylaxe und Therapie

Durch die Mundspülung mit natürlichen Substanzen kann einer Schleimhautentzündung vorgebeugt oder diese behandelt werden. Dazu eignen sich je nach Indikation und entsprechender Zubereitung ausgewählte Heilpflanzen in Form von Tees. Das Trinken dieser Tees wirkt zusätzlich heilsam im Bereich des Verdauungstraktes.

Teesorte	Zubereitung	Wirkung	Anwendung
Kamille	1 Teelöffel Kamillenblüten mit 150 ml sehr heißem Wasser übergießen, 2 min ziehen lassen	Antibakteriell, entzündungshemmend, wundheilend, schmerzlindernd	Entzündung der Mundhöhle und des Rachenraumes
Salbei	1/2 Teelöffel Salbeiblätter mit 150 ml kochendem Wasser übergießen, 3 min ziehen lassen	Antibakteriell, virustatisch, adstringierend, kann austrocknend wirken	Entzündung der Mundhöhle und des Rachenraumes, Indikation bei Mundtrockenheit abwägen
Thymian	1/2 Teelöffel Thymiankraut mit 150 ml kochendem Wasser übergießen, 3 min ziehen lassen	Antibakteriell, antimykotisch, desodorierend, durchblutungsfördernd	Entzündung der Mundhöhle und des Rachenraumes, unterstützende Behandlung bei Mundsoor und Halitosis (Mundgeruch)
Calendula	1 Teelöffel Calendulablüten mit 150 ml sehr heißem Wasser übergießen, 2 min ziehen lassen	Antibakteriell, entzündungshemmend, wundheilend, Schleimhaut beruhigend	Entzündung der Mundhöhle und des Rachenraumes, Xerostomie (Mundtrockenheit)
Eibisch	2 Teelöffel Eibischwurzel mit 300 ml kalten Wasser ansetzen und circa 2 Stunden quellen lassen, kurz aufkochen und absieben	Entzündungshemmend, wundheilend, blutstillend, durch hohen Schleimstoffgehalt beruhigend und schützend für die Mundschleimhaut	Entzündung der Mundhöhle und des Rachenraumes, Xerostomie, Blutung, Blutungsneigung
Tormentilla	1 Teelöffel Tormentillawurzel mit 150 ml kochendem Wasser übergießen, 5 min ziehen lassen	Entzündungshemmend, wundheilend, adstringierend, blutstillend	Entzündung der Mundhöhle und des Rachenraumes, Blutung/ Blutungsneigung, Indikation bei Mundtrockenheit abwägen

- Mundspülung mit *Rathania comp.* (Weleda), *Calendula Essenz* (WALA, Weleda)
- *Calendula ex herba D3* (WALA) Amp. s.c. 1–3 x täglich
- Gefrorene Ananasstücke (CAVE: Oxaliplatin kann bei Kälteexposition schmerzhafte Dysästhesien und/oder Parästhesien auslösen!)
- Lokale Honiganwendung vor und nach Radiatio im Bereich der Mundhöhle, des Rachens, des Ösophagus, zum Schutz vor radiogenen Schleimhautschäden

G) Fatigue/Schwäche

Durch regelmäßige, ausdauernde, körperliche Bewegung und gezieltes Training (keine Überbelastung!) kann der Fatigue vorgebeugt oder diese gemildert werden.
Die Heilwirkung der Schlehe, Prunus spinosa, zeigt sich in der Stärkung der Aufbau- und Regenerationskräfte.[10] Sie wirkt belebend und kräftigend. „... dass man dem Kranken dadurch mit einem schützenden blauen Mantel umhüllt, in dessen Wärme er gesunden kann."[11]

- Armeinreibung mit *Prunus spinosa e floribus W 5 %, Oleum* (WALA)
- Teileinreibungen mit *Malvenöl* (WALA)
- Teileinreibung mit *Rosa e floribus 10 %, Oleum* (WALA)

H) Polyneuropathien, Parästhesien, Hand-Fuß-Syndrom

Über den Tastsinn werden wir uns unserer Grenzen im Leiblichen und somit uns selbst bewusst. Neurotoxische Arzneimittel beeinträchtigen diesen Sinn unter Umständen massiv. Nicht selten werden Patienten aufgrund der starken Ausprägung dieser Symptome gezwungen, die Chemotherapie deshalb abzubrechen. Prophylaxe und Therapie haben einen hohen Stellenwert. Für einen Behandlungserfolg ist das Mitwirken des Patienten, nach entsprechender Beratung und Anleitung, entscheidend. Generell ist auf eine gute Hautpflege zu achten.

Begleitbehandlung bei der Gabe von Taxanen und Vinca-Alkaloiden (nach ärztlicher Verordnung)

■ *Stibium metallicum praeparatum D6* (Weleda) 10 ml Amp. i.v.	1 Amp. parallel zur Applikation der Zytostase
■ *Stibium metallicum praeparatum D6* (Weleda) Trit.	1-1-1 MSP während der gesamten Therapiezeit
■ Hand- und Fußeinreibung mit *Aconit Schmerzöl* (WALA)	2 x täglich und bei Bedarf

CAVE: Die Anwendung von Rosmarinsalbe kann die Symptomatik der Neurotoxizität verstärken!

Begleitbehandlung bei der Gabe von Platinderivaten, 5-FU (nach ärztlicher Verordnung)

Das Element Platin gehört in die Gruppe der Edelmetalle und zeichnet sich durch eine geringe Wasserlöslichkeit und die Tendenz zur Anreicherung im Körper aus. Equisetum arvense und Formica rufa (Rote Waldameise) erweisen sich in der Begleittherapie bei platinhaltigen Zytostatika als wirksam.

■ *Equisetum cum Sulfure tostum D6* (Weleda) Amp. i.v.	1 Amp. parallel zur Applikation der Zytostase
■ *Equisetum cum Sulfure tostum D3* (Weleda) Trit.	1-1-1 MSP während der gesamten Therapiezeit
■ Hand- und Fußeinreibung mit *Arnica comp. / Formica* (Weleda) ölige Einreibung	2 x täglich und bei Bedarf

l) Pflege bestrahlter Hautflächen

Feuchtpflege der Haut mit

- *Combudoron* (Weleda) Gel, Flüssigkeit[12]
- *Wund- und Brandgel* (WALA)
- *Brandessenz* (WALA)

Patienten erleben die onkologische Therapie und deren Auswirkungen auf Körper, Seele und Geist sehr individuell. Vor allem mit der Chemotherapie werden viele negative Wirkungen in Verbindung gebracht. In der Begleitung der Patienten spürt man jedoch oft deutlich, dass die Patienten durch das Zurückdrängen des Tumors aufleben, sich wieder für ihre Umwelt interessieren, am Leben neu teilhaben und sich für geistige Inhalte öffnen.

8. Anthroposophisch Pflegende in der Onkologie

Anthroposophische Pflege in der Onkologie hat das Anliegen, den Patienten in seiner Erkrankung zu begleiten und den Heilimpuls mittels individueller pflegetherapeutischer Handlungen zu vermitteln.
Immer wieder erleben wir die innere Entwicklung des Menschen an und mit der Krankheit. Gleichzeitig ist eine Reifung der Pflegenden als Persönlichkeiten sowie als Gruppe erfahrbar. Der gemeinsame Helfergedanke und Heilungswille – hervorgehend aus der Liebe zum Menschen – bildet das verbindende Element der Pflegenden. Wertvolle Impulse für die Bewältigung der anspruchsvollen onkologischen Pflege werden in authentischen, aufrichtigen Begegnungen und Gesprächen im therapeutischen Team errungen – sie dienen als Kraftquell.

> *„Unter Menschen muss man Gott suchen. In menschlichen Begebenheiten, in menschlichen Gedanken und Empfindungen offenbart sich der Geist des Himmels am hellsten."*
>
> Novalis (1772–1801)

Literatur

1 Steiner, R.: Anthroposophische Menschenerkenntnis und Medizin (GA 319). Rudolf Steiner Verlag Dornach 1994. S.221–222.

2 von Dach, C., Heine, R., Heiligtag, R.: Anthroposophische Pflege von Krebskranken. Der Merkurstab 2009; 62 (4). S. 330–342.

3 Steiner, R.: Geschichtliche Symptomatologie (GA 185). Rudolf Steiner Verlag Dornach 1982. S.119.

4 Steiner, R.: Theosophie (GA 9). Rudolf Steiner Verlag Dornach 2014. S. 22.

5 Steiner, R.: Der Christus-Impuls und die Entwicklung des Ich-Bewusstseins (GA 116). Rudolf Steiner Verlag Dornach 2006. S. 50.

6 Sommer, M.: Zur praktischen Anwendung des Ingwerwickels. Der Merkurstab 2006; 59 (6). S. 538–540.

7 Stüdemann, G.: Borago-Umschläge bei Lymphödem. Beobachtungen aus pflegerischer Sicht. Der Merkurstab 2011; 64 (4). S. 357–359.

8 Altmaier, M.: Metallfarblichttherapie. Mayer Verlag Stuttgart 2010.

9 Meyer, U. et al: „Rechnen Sie auf die Kieselsäure" – Pharmazeutische Gesichtspunkte zu einer möglichen Optimierung der Equisetum-Therapie. Der Merkurstab 2012; 65 (2). S. 112–116.

10 Meyer, U.: Die Schlehe – Heilpflanzen für Zeitgenossen. Der Merkurstab 2011; 64 (2). S. 100–114.

11 Christa van Heek-van Tellingen (Hrsg.): Vademecum – Methodische Arbeitsansätze zur Anthroposophischen Medizin. Verlag am Goetheanum Dornach 2002. S.180.

12 Novak, M.: Die Pflege der bestrahlten Hautfläche während der Strahlentherapie. In: Weleda (Hrsg.): Pflegeforum 2006, (1). S. 7–9.

KAPITEL XXII
Pflege-Überleitung als Schwellenbegleitung

MARLY JOOSTEN · JÜRGEN HAAKE

Die Einweisung in das Krankenhaus oder die Entlassung des Patienten nach dem Krankenhausaufenthalt in eine nachstationäre Pflege stellt für viele Patienten und ihre Angehörigen eine fast unüberwindliche Schwelle dar. Um den Übergang an dieser Schnittstelle des Gesundheitswesens zu gestalten, bedarf es heute eines professionellen Entlassungs- und Versorgungsmanagements. Schon vor über zwanzig Jahren wurde die Pflege-Überleitung als eigenständiges Aufgabengebiet identifiziert und im Laufe der Zeit weiter entwickelt, um einen patientenbezogenen Übergang sicher zu stellen. Das Kapitel stellt die grundlegenden Schritte der Pflegeüberleitung dar und erläutert diese an einem Fallbeispiel.

→ Lernziel siehe Seite 567

1. Rahmenbedingungen und Herausforderungen

Die sozialpolitischen Rahmenbedingungen im Gesundheitswesen haben sich in den letzten Jahren durch die eingetretene Kostensteigerung und die daraus resultierenden Sparmaßnahmen erheblich verändert. Alle im Gesundheitswesen tätigen Menschen und Institutionen müssen sich diesen Veränderungsprozessen stellen, adäquate Formen der Versorgung des Patienten entwickeln sowie neue Arbeitsbedingungen akzeptieren. Insbesondere die Krankenhäuser haben sich zukünftig noch stärker dem wirtschaftlichen Druck der Kostensenkung und dem Anspruch an eine qualifizierte Versorgung ihrer Patienten zu stellen. Die Verkürzung der Verweildauern verursacht große Herausforderungen an die Krankenhäuser. Dabei soll einer aktivierenden und rehabilitierenden Pflege Vorrang eingeräumt werden und die ambulante Versorgung der Patienten an Bedeutung gewinnen. Vor diesem Hintergrund hat der Gesetzgeber insbesondere die Krankenhäuser verpflichtet, ein Versorgungsmanagement zur Gewährleistung des nahtlosen Übergangs von der Klinikbehandlung in die ambulante Versorgung zur Rehabilitation oder Pflege einzurichten. Durch die Paragraphen 11 (Absatz 4) und 39 wurde das Entlassungsmanagement im Sozialgesetzbuch V als Teil des Anspruchs auf Krankenhausbehandlung verankert. Die praktische Realisierung im Krankenhaus erfolgt durch qualifiziertes Personal, insbesondere durch Pflegefachkräfte, die koordinierend mit den behandelnden Krankenhausärzten, den stationär Pflegenden, den Therapeuten, den Angehörigen, den Vertragsärzten oder den aufnehmenden Einrichtungen zusammenwirken. Der Standard des Deutschen Netzwerks für Qualitätsentwicklung in der Pflege (DNQP) beschreibt die hierfür notwendigen Struktur-, Prozess- und Ergebnisqualitäten, um ein individuelles Entlassungsmanagement zur Sicherung einer kontinuierlichen bedarfsgerechten Versorgung zu gewähren. Für die weitere Entwicklung dieser Schnittstelle sind die sektorübergreifende Zusammenarbeit und Information zwischen stationärer und ambulanter Versorgung zu verbessern. Die Verkürzung der Verweildauer im Krankenhaus, die sich durch die Einführung der Fallpauschalen (Diagnosis Related Groups, DRG) ergeben hat, führte zu einer starken Verdichtung der Arbeitsprozesse auf den Stationen. Die Betreuung richtet sich damit primär auf die akute stationäre Pflegesituation aus. Der Blick für die anschließende nachstationäre Versorgung ist im pflegerischen Alltag des Krankenhauses kaum mehr möglich. Die nötigen Beratungen, Gespräche und Leistungen zur Organisation dieser Versorgung erbringen – für diese Aufgabe – speziell qualifizierte Pflegefachkräfte und Sozialarbeiter in einer eigenständigen Organisationsform. Die kurzen Verweildauern, der Trend zu mehr Einzelhaushalten und eine erhöhte Lebenserwartung lassen in Zukunft die Zahl der Menschen, die eine nachstationäre Pflege und Versorgung benötigen, weiter zunehmen.

Diese Entwicklung erfordert bessere Strukturen, Vernetzungen und Angebote, um individuelle Pflegemöglichkeiten im häuslichen Bereich, im betreuten Wohnen, in der Kurzzeitpflege, im Hospiz oder im Altenheim zu ermöglichen.

Die Einführung, Weiterentwicklung und Ausweitung der Leistungen der Pflegeversicherung (Sozialgesetzbuch XI) in Deutschland verbesserte seit 1995 die Strukturen der ambulanten sowie stationären Pflege und Versorgung erheblich. Insbesondere wurden die Bedürfnisse von demenziell erkrankten Menschen und deren Angehörigen stärker berücksichtigt. Weitere Schritte zur Optimierung sind von einer geplanten Überarbeitung des Bedürftigkeitsbegriffes und der Ausdifferenzierung der bisherigen drei Pflegestufen in zukünftig fünf Pflegegrade zu erwarten.

Der Gesetzgeber hat die Krankenhäuser zwar verpflichtet, ein Versorgungsmanagement beim Übergang von der Klinikbehandlung in die nachstationäre Versorgung einzurichten, eine Vernetzung der stationären und ambulanten Pflege bewirkten diese Reformschritte allerdings noch nicht. Die Einführung der Pflege-Überleitung war ein erster großer Schritt in diese Richtung. Sie sichert als Bindeglied zwischen stationärer Krankenhausbehandlung und der weiteren nachstationären Versorgung der Patienten die Kontinuität und Qualität der Pflege. Eine sektorübergreifende Verbindung beider Bereiche wie sie z. B. im Modell der „familialen Pflege“ (AOK Rheinland / Hamburg und NordWest in Zusammenarbeit mit der Uni Bielefeld) angestrebt wird, ist damit aber noch nicht gelungen. Weitere Reformschritte in diesem Bereich sind notwendig.

2. Definition der Pflege-Überleitung

Der Begriff Pflege-Überleitung umfasst alle Gefühle, Gedanken und Handlungen, die notwendig sind, um eine weitere kontinuierliche Qualität in der Pflege beim Übergang vom Krankenhaus in die ambulante Pflege oder Pflegeheimversorgung zu gewährleisten. Dies gilt auch beim Übergang von der ambulanten Pflege oder vom Pflegeheim ins Krankenhaus.

Diese Definition beschreibt einen Prozess, in dem der Patient und seine Angehörigen im Mittelpunkt stehen. Beide sind durch die eingetretene Pflegebedürftigkeit des Patienten mit anschließender Krankenhausaufnahme an einen Wendepunkt in ihrem Leben gekommen. Die Frage, wie es danach weitergeht, ist oft eine Schicksalsfrage, die neue Wege und Veränderungen im täglichen Leben einleitet.

Die Pflege-Überleitung im Krankenhaus ist dabei von der Aufnahme bis über die Entlassung hinaus eine Begleitung in unterschiedlichsten Schwellensituationen. Sie hat den Anspruch, in diesen Phasen eine menschengemäße Qualität sicherzustellen. Dazu ist eine differenzierte Bewusstmachung (Bildgestaltung) des bisherigen Lebensweges notwendig. Im Mittelpunkt steht die Individualität des Patienten und seiner Angehörigen mit ihren jeweiligen Lebensaufgaben und deren Verknüpfungen. Diese Bildgestaltung und die ausführliche sozial-pflegerische Beratung sind für die sich daran anschließenden Überlegungen der Ausgangspunkt, um klare Entscheidungen zur adäquaten Gestaltung des sozial-pflegerischen Umfelds nach der Entlassung aus dem Krankenhaus zu treffen. Die Pflege-Überleitung hilft, den Entschluss des Patienten und seiner Angehörigen organisatorisch umzusetzen und zu begleiten, und zwar über die Entlassung hinaus. Der gesamte Prozess wird evaluiert.

3. Orte der Pflege-Überleitung: Vergangenheit und Zukunft

Die Pflege-Überleitung, egal an welchem biografischen Wendepunkt und Aufenthaltsort des Patienten und seiner Angehörigen sie auch notwendig wird, knüpft immer an die Vergangenheit an, um eine Zukunft zu gestalten. Die Pflege-Überleitung kennt daher zwei Varianten:

- Die Pflege-Überleitung ins Krankenhaus hinein.
- Die Pflege-Überleitung aus dem Krankenhaus heraus.

Beiden ist gemeinsam, dass sie an den bisherigen Lebens- und Pflegezustand des Patienten anknüpfen. Im ersten Fall kommt der Patient ins Krankenhaus, weil er einer medizinischen Behandlung bedarf und sich zeigt, dass seine bisherige Pflege- und Versorgungssituation so nicht mehr tragbar ist. Der Patient braucht jetzt einen sozialen, therapeutischen oder pflegerischen Impuls für seine weitere Zukunft. Dieser Impuls kann im Krankenhaus gegeben werden, damit der Patient entweder in seine aktuelle Lebenssituation zurück oder den Weg in eine neue gehen kann. Dazu muss die bisherige Situation des Patienten und seiner Angehörigen an das therapeutische Team im Krankenhaus kommuniziert werden. Dies erfolgt entweder durch den Patienten und seine Angehörigen oder die Pflegenden der Pflegeheime bzw. der ambulanten Versorgung. Dieser Austausch ist unentbehrlich, um dem Patienten einen lückenlosen Übergang ins Krankenhaus zu ermöglichen; er bietet aber kein unmittelbares pflegerisches oder therapeutisches Zukunftskonzept. Im Krankenhaus greift man den erfahrbaren Ist-Zustand auf. Damit wandelt sich die Vergangenheit des Patienten während der Krankenhausbehandlung in ein Pflege- und Therapiekonzept für die Zukunft um.

Die Pflege-Überleitung aus dem Krankenhaus heraus stellt andere Anforderungen an die Betroffenen als die ins Krankenhaus hinein. Bei Entlassung muss die Pflege-Überleitung alle neu entstandenen Zukunftsaspekte zusammenschauen, um die Wohn- und Lebenssituation zukunftsfähig zu gestalten. Die Pflege-Überleitung ins Krankenhaus hinein geht eher von der *Vergangenheit* des Patienten aus, während die aus dem Krankenhaus heraus stärker die *Zukunftsaspekte* berücksichtigt. Beide sind unerlässlich und dürfen in ihren unterschiedlichen Schwerpunkten nicht verwechselt werden.

4. Pflege-Überleitung im Prozess

Die Überleitung sichert die im Krankenhaus, im Pflegeheim oder in der ambulanten Pflege gewonnene Qualität in der Betreuung dadurch, dass möglichst alle Erfahrungen mit dem Patienten, das Wissen über seinen Krankheitszustand und sein soziales Umfeld mit seinem Einverständnis an die ihn fortan pflegenden, therapierenden und betreuenden Menschen weitergegeben werden. Dies baut für den Patienten und seine Angehörigen eine Brücke, über die sie sicher in andere Hände geleitet werden.

Die Pflege-Überleitung begleitet und gestaltet die Entwicklung und Umwandlung der Lebenssituation des Patienten und seiner Angehörigen. Dies kommt insbesondere dann zum Tragen, wenn der Patient mitten aus der Gesundheit heraus erkrankt, und er sein bisheriges Leben nicht mehr weiterführen kann.

So ein biografischer Wendepunkt entsteht, wenn jemand z.B. einen Schlaganfall erleidet, durch einen Unfall querschnittsgelähmt oder durch eine Gehirnblutung pflegebedürftig wird. Auch die akute Verschlechterung einer chronischen Krankheit, z.B. einer Multiplen Sklerose, eines Tumorleidens oder einer Alzheimer-Krankheit, bedingt oftmals eine Veränderung.

Insbesondere die Wegbegleitung von sterbenden Patienten nach Hause, ins Hospiz oder ins Pflegeheim sind Aufgaben, welche die Pflege-Überleitung wahrnimmt. Dies geschieht in engem Austausch mit allen Berufsgruppen im therapeutischen Team und durch intensive Gespräche mit dem Patienten und seinen Angehörigen.

Zur Strukturierung der umfangreichen Aufgaben ist es hilfreich, sie in ihrem prozessualen Ablauf aufzugliedern, wenngleich sie in der Realität selten isoliert auftreten. Unter einem Prozess (lat. processus = Verlauf) verstehen wir im Allgemeinen eine Entwicklung mit einem definierten Anfangs- und Endpunkt. Der Prozess der Pflege-Überleitung lässt sich in drei Phasen und sechs Schritte unterteilen.

In der *ersten Phase* sammelt man alle den Patienten und seine Angehörigen betreffenden Informationen, die für die weitere Gestaltung des Lebensweges nach der Entlassung wichtig sein könnten. Dies geschieht durch eine sozial-pflegerische Anamnese. Im Gespräch ist eine intensive Wahrnehmung des Patienten und seiner Angehörigen nötig. Es gilt, dabei ein möglichst komplettes Bild vom Wesen, vom Willen und den Ressourcen des Patienten und seiner Angehörigen zu gewinnen.

Die Krankenschwester oder der Pfleger für die Überleitung muss dem Patienten und seinen Angehörigen bewusst eine empathische Geste entgegenbringen.

In der *zweiten Phase* ordnet und bewertet man das gewonnene Bild mit Hilfe des Patienten und seiner Angehörigen. Die wesentlichen Probleme für die weitere Gestaltung des Lebensweges und des Umfeldes des Patienten sind zu erkennen und zu benennen. Mit dem Patienten, seinen Angehörigen und dem therapeutischen Team sucht man nach Lösungen. Im Mittelpunkt steht dabei der ausgesprochene oder unausgesprochene Wille des Patienten. Die Pflege-Überleitung wirkt hierbei klärend und erweckend, damit das Wesentliche, das im Willen des Patienten lebt, sich verwirklichen kann.

Die *dritte Phase* des Prozesses leitet nun alle organisatorischen Schritte ein, um den weiteren Weg des Patienten zu gestalten: Anträge stellen (z.B. zur Pflegeversicherung), die weitere Pflege und Betreuung einleiten (z.B. ambulante Pflege, Anleitung der Angehörigen), Hilfsmittel bestellen (z.B. Rollstuhl und Pflegebett) und unterstützende Dienste informieren (z.B. Hausnotrufsystem, Essen auf Rädern). Ein ganzes Bündel an Maßnahmen ist vorzubereiten, damit der Patient in seinem von ihm gewollten Umfeld den weiteren Lebens- oder Sterbensweg beschreiten kann. Die Krankenschwester oder der Pfleger für die Überleitung muss hierbei besonnen organisieren, damit der angestrebte Weg des Patienten wirklich gangbar wird.

Die Pflege-Überleitung durchdringt mit den drei Seelenfähigkeiten des Fühlens, Denkens und Wollens die Schwellensituation für den Patienten und seine Angehörigen und leistet damit einen Beitrag zu menschengemäßen Lebensentscheidungen.

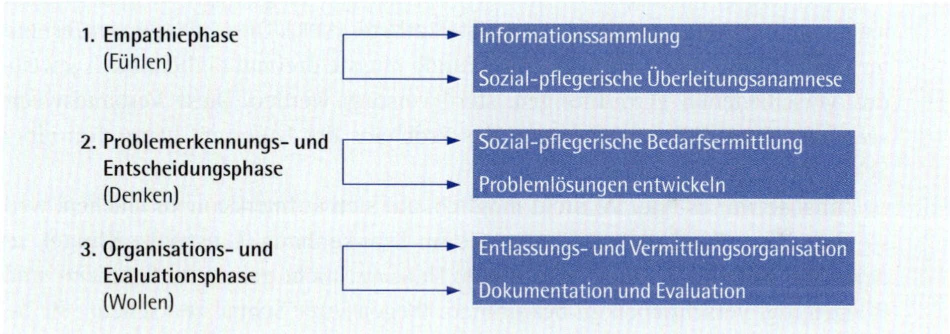

Abb.: Phasen im Pflege-Überleitungsprozess

Um den Überleitungsprozess anschaulich zu machen, folgt eine Fallbeschreibung aus dem Gemeinschaftskrankenhaus Herdecke (GKH).

1. Bildgestaltung – Empathiephase (Fühlen)

Frau W., eine 73-jährige Patientin, hatte wiederholt lange Aufenthalte im Gemeinschaftskrankenhaus. Sie ist seit ihrem 42. Lebensjahr verwitwet und hat nie wieder geheiratet. Ihre zwei Söhne zog sie alleine auf, nebenbei arbeitete sie als Hauswirtschaftskraft. Sie hat ein schweres Leben hinter sich und ist seit dreizehn Jahren arbeitsunfähig. Eine arbeitslose Nichte pflegte sie bis jetzt. Die Nichte wohnt bei ihr Zuhause in der Wohnung. Ein Sohn ist verheiratet. Er hat drei Kinder und lebt weit entfernt. Der andere Sohn ist ledig und wohnt im selben Haus in einer eigenen Wohnung.

Seit einem Jahr ist Frau W. in allen Aktivitäten ihres täglichen Lebens völlig abhängig von der Pflege durch ihre Nichte. Ihre entstellten Hände und Füße kann sie seit einem halben Jahr nicht mehr richtig bewegen. Die Nichte möchte nicht, dass Frau W. ins Pflegeheim kommt, obwohl sie die jetzt aufgetretenen pflegerischen Probleme nicht mehr alleine bewältigen kann. Auch Frau W. will auf keinen Fall in ein Pflegeheim.

Diagnosen:

Völlige Immobilität aller Gelenke durch langjährige progredient-chronische Polyarthritis (PCP) mit unerträglichen Schmerzen (vor allem beim Lagern). Diabetes mellitus (insulinpflichtig) mit Neigung zu Hypoglykämie (Einweisung im Koma). Massiver Blutverlust durch Ulcus duodeni (im Krankenhaus aufgetreten). Herzinsuffizienz bei koronarer Herzkrankheit. Etwa taubeneigroßer, nekrotisierender Dekubitus am Steiß (dreimal täglich Verbandswechsel), Durchfälle, Urininkontinenz.

Pflegeverlauf:

Frau W. benötigte eine sehr intensive Pflege. Sie erhielt einen Port, damit sie Zuhause vorläufig parenteral ernährt werden konnte. Wegen der Urininkontinenz legte man ihr einen suprapubischen Fistelkatheter (SFK). Die Chirurgen entfernten mehrfach nekrotisches Gewebe. Die Wunde musste dreimal täglich, nach jeweils drei verschiedenen Verordnungen, steril versorgt werden. Diese Verbandswechsel waren sehr diffizil und wegen des Problems der Lagerung kaum von einer Schwester allein zu leisten.

Zuhause war es Frau W. nicht möglich, auf sich aufmerksam zu machen, weil sie dort keine Spezialklingel hatte wie im Krankenhaus (akustische Klingel, reagiert auf Rufen). Sie hatte Angst, vom Hausarzt nicht genügend Schmerz- und Pflegemittel verschrieben zu bekommen. Wegen ihrer Schmerzen scheute sie besonders die Lagerung im Krankenbett. Es traten immer mehr Sorgen auf, wie die Weiterbetreuung Zuhause gelingen sollte. Sie sah ein, dass ihre Nichte mit all diesen pflegerischen Maßnahmen überfordert war. Sie wusste nicht weiter, öfter äußerte sie: „Ins Pflegeheim zu gehen, ist mein Tod!“.

2. Problemerkennungs- und Entscheidungsphase (Denken)

Die Pflege-Überleitung inventarisierte die zu lösenden Probleme, damit Frau W. weiterhin häuslich gepflegt werden konnte.

1. Eine ambulante Pflege war einzuschalten, um folgende Versorgung zu übernehmen:
   - Verbandswechsel des Steißes (steril!), dreimal täglich
   - Blutzucker-Kontrolle und Insulingabe, zweimal täglich

- Anhängen der Infusionen über den Port, zweimal täglich
- Verbandswechsel des Ports und des SFK, einmal täglich
- Lagerung, viermal täglich zusammen mit der Nichte

2. Folgende Hilfsmittel waren für Frau W. zu bestellen:
   - Infusionsständer mit Infusomat
   - Wechseldruckmatratze
   - Akustische Spezialklingel

   Einen Rollstuhl, ein Krankenbett, einen Toilettenstuhl und das Blutzucker-Messgerät besaß sie bereits!

3. Es war notwendig, die Nichte und den Sohn schon im Krankenhaus für die Mobilisation von Frau W. anzuleiten. Nachts um 24 Uhr und morgens um 6 Uhr sollte sie gelagert werden. Der Nichte schlug man darüber hinaus einen Hauspflegekurs am GKH vor.

4. Der Hausarzt wurde wegen des Verschreibens der Schmerzmittel und der enormen Mengen sterilen Verbandsmaterials informiert.

5. Die Krankengymnastik sollte weiterhin im häuslichen Rahmen erfolgen.

6. Die Finanzierung der Pflege musste vom Pflegegeld auf eine Kombinationsleistung umgestellt werden und die Erhöhung der Pflegeversicherung auf Stufe III wurde beantragt.

Im Anschluss an die Inventarisierung der Pflege lud man die Nichte und den Sohn ins Krankenhaus ein, um gemeinsam mit Frau W. festzulegen, wie die häusliche Pflege gut zu organisieren ist. Die Angehörigen zeigten sich sehr offen und hilfsbereit.

Die Lagerung um 24 Uhr und um 6 Uhr wollten sie zusammen durchführen. Um die Ängste von Frau W. vor der Lagerung abzubauen, ließen sich nun beide am Krankenbett anleiten und nahmen am Hauspflegekurs im GKH teil.

Frau W. hatte schon früher einen Pflegedienst in Anspruch genommen, mit dem sie zufrieden war. Dieser sollte für die Übernahme der Pflege wieder angefragt werden. Gleichzeitig bat man die Nichte, bei den anstehenden Verbandswechseln zu helfen.

Mit dem angegebenen ambulanten Pflegedienst vereinbarte man einen Termin für die Einführung in die bei Frau W. anzuwendende Verbandstechnik. Die Pflege-Überleitung übernahm die Bestellung der Hilfsmittel mittels ärztlicher Verordnung.

3. Organisations- und Evaluationsphase (Wollen)

Im Rahmen der Pflege-Überleitung ereignete sich Folgendes:
Die Krankenschwester für Pflege-Überleitung rief den ambulanten Pflegedienst an. Die Einsatzleitung war offen und bereit, mit allen Beteiligten zusammenzuarbeiten. Sie sagte zu, dass zwei Schwestern einige Male vor dem Entlassungstermin ins Krankenhaus kommen, um eine direkte Übergabe am Krankenbett zu erleben und den Verbandswechsel kennenzulernen. Die Hilfe der Nichte war sehr willkommen.

Dieses Treffen fand mit der Bezugsschwester und einer Schülerin statt, die Frau W. lange gepflegt hatte. Auf Anregung der Pflegenden erstellte man ergänzend zum Entlassungsbericht eine Liste, in der sämtliche Verbands- und Pflegemittel aufgeführt waren und die dem Hausarzt zusätzlich zum üblichen Arztbrief mitgegeben wurde. Das gab dem Hausarzt Einsicht in die täglich benötigten und zu verschreibenden Pflegemittel.

Das Leihen einer „Akustikklingel" aus der Ergotherapie war möglich. Sie durfte so lange behalten werden, bis die neu beantragte eintraf. Nach der letzten Entlassung war die Krankengymnastik nicht weitergeführt worden, da sich niemand darum gekümmert hatte. Die Beauftragte der Pflege-Überleitung nahm Kontakt zur stationären und ambulanten Krankengymnastik auf, um die Fortsetzung der Therapie zu gewährleisten.

Für Frau W. war es eine große Beruhigung, dass die Pflegenden vom GKH und des ambulanten Dienstes sich an ihrem Bett getroffen hatten. Sie freute sich auf ihre Entlassung, die soweit auch planmäßig verlief, bis der Anruf des Hausarztes kam. Dieser war nicht bereit, die erforderlichen Mengen an Verbands- und Pflegemitteln zu verschreiben. Er sei dafür nicht zuständig, aber einverstanden, eine Überweisung zur Wundversorgung in die chirurgische Ambulanz zu schreiben. Mit dieser Überweisung ging die Krankenschwester der Pflege-Überleitung in die chirurgische Ambulanz unseres Krankenhauses und besprach den Fall (Frau W. war dort schon lange bekannt). Es wurde mit der Krankenkasse telefoniert, um über die benötigten Verbands- und Pflegemittel zu sprechen. Auch dort empörte man sich über die Mengen, aber das Gespräch stellte klar, dass die Patientin sonst wieder ins Krankenhaus zurückverlegt werden müsste. Ein entsprechendes Rezept wurde ausgestellt. So konnte die Nichte am Entlassungstag die benötigten Arzneimittel und Verbandstoffe in der Apotheke abholen.

Wechseldruckmatratze, Infusomat und Ausleihklingel wurden bereits zwei Tage vor der Entlassung in der Wohnung von Frau W. installiert.

Die *Finanzierung* der Pflege erfolgte durch die *Pflegeversicherung (Kombinationsleistung) in Stufe III* und über die Verordnung von Behandlungspflege nach Paragraph 37-2 (Sozialgesetzbuch V). Die Krankenschwester der Pflege-Überleitung hatte dies vor der Entlassung mit der Kranken- und Pflegekasse geklärt.

Der Stationsarzt nahm mit dem Hausarzt Kontakt auf, um die weiterführende Krankengymnastik sicher zu stellen.

Nach 33 Tagen konnte Frau W. in ihre Wohnung entlassen werden! Sie war glücklich mit der gefundenen Lösung. Nach der Entlassung nahm die Krankenschwester für Pflege-Überleitung mehrmals Kontakt mit Frau W. und dem ambulanten Pflegedienst auf. Es klappte alles gut. So konnte Frau W. noch einige Zeit Zuhause leben, bevor sie dort friedlich an allgemeiner Schwäche verstarb.

Dieses Fallbeispiel verdeutlicht, wie viele Menschen miteinzubeziehen sind, um eine umfassende Überleitung zu gewährleisten. Ohne eine für diese Aufgabe freigestellte Krankenschwester wäre der lange Weg in dieser Form nicht durchführbar gewesen. Die beschriebene Überleitung hat drei Tage an Organisation in Anspruch genommen. Erschwerend wirkte in diesem Fall die Budget-Begrenzung des Hausarztes. Ohne Verbands- und Pflegemittel hätte die Patientin sehr bald ins Krankenhaus zurückkehren müssen.

5. Gestaltung der Zukunft

Wie der Weg des Patienten nach einem Krankenhausaufenthalt aussieht, hängt von drei Faktoren ab:

- Der Persönlichkeit des Patienten, seinem individuellen Pflegebedarf und seinem sozialen Umfeld.
- Dem Menschenbild, das die Gesellschaft hat, in der der Patient lebt.
- Den Menschen, die den Patienten betreuen, pflegen und therapieren.

Die Persönlichkeit des Menschen entwickelt sich unter den Gesetzmäßigkeiten der Jahrsiebte [→ Kapitel „Krankheit und Schicksal"]. Bis zum 21. Lebensjahr steht die Entwicklung des Leibes im Vordergrund, bis zum 42. Lebensjahr die seelische und in den folgenden Jahrsiebten die geistige Reifung. Wenn es dem Menschen gelingt, seine Individualität zu verwandeln, so stehen ihm damit Kräfte zur Verfügung, um das persönliche Schicksal seiner Erkrankung anzunehmen und den weiteren Weg mitzugestalten. Ebenso ist auch der individuelle Pflegebedarf bei der Entscheidung über den Aufenthaltsort ein wesentlicher Faktor. Wichtig sind die Bereitschaft und die Fähigkeiten seines sozialen Umfeldes, die häusliche Pflege mitzutragen.

Das Menschenbild und die daraus resultierenden Wertvorstellungen bestimmen die finanziellen Rahmenbedingungen, in denen kranke, alte und sterbende Menschen gepflegt werden. Sie prägen die Ausstattung der sozialen Einrichtungen, in denen Menschen von Krankheit genesen, in Würde altern oder den eigenen Tod sterben.

Das therapeutische Team, jeder Pflegende an seiner besonderen Stelle, entscheidet für sich, wie er mit der Persönlichkeit des Patienten umgehen will. Vom persönlichen Engagement hängt es ab, ob der Pflegende wirklich hört und versteht, was dieser konkrete Patient benötigt und wohin er gehen möchte. Für die Pflege-Überleitung bedeutet dies, bei der Gestaltung der Zukunft des Patienten auf seine Individualität einzugehen, die sozial-rechtlichen und gesellschaftlichen Rahmenbedingungen zu kennen und individuelle Lösungen für den Patienten und seine Angehörigen zu entwickeln.

Die Begleitung des Patienten und seiner Angehörigen durch die Pflege-Überleitung findet zudem in einer schwierigen Schwellensituation statt, die Rudolf Steiner folgendermaßen beschrieb:

> *„Es gibt aber schon viele, viele Menschen, die ein offenes Herz und ein gutes Verständnis haben für dasjenige, in was der moderne Mensch hineingestellt ist, die einen offenen Sinn und ein gutes Verständnis haben für das, was heute schon zu sehen ist: wie dadurch, dass die karmischen Verhältnisse der Menschen in die eben charakterisierte Krisis eingetreten sind, es anfängt, dass die Kinder die Eltern, die Eltern die Kinder nicht mehr verstehen, dass die Geschwister einander nicht mehr verstehen, die Völker einander nicht mehr verstehen, es gibt heute schon genug Menschen, die diesen zwar notwendigen, aber eben nur richtig wirkenden, wenn mit Verständnis durchdrungenen Verhältnissen blutenden Herzens gegenüberstehen. Denn aus dem Herzblut heraus müssen bewusst die Impulse für dies neue Weltenwirken gewonnen werden. Was von selbst entstehen wird, wird Entfremdung der einzelnen untereinander sein. Was aus menschlichen Herzen wird herausquellen, das wird bewusst anzustreben sein."* [1]

Eine Pflege-Überleitung aus dem *anthroposophischen Menschenverständnis* heraus begleitet den Menschen in seiner Entfremdung und Einsamkeit, um damit seine Individualität durch diese zeittypischen Prüfungen hindurch zu bewahren und zu neuen Impulsen zu führen. Aus dieser inneren Haltung heraus versuchen wir, das auf den Patienten abgestimmte Umfeld zu gestalten.

Die Überleitung ist eine Spezialisierung innerhalb der Pflege, sie richtet ihr Augenmerk auf Umbruchsituationen. Aus dem gewohnten Alltag heraus steht der Patient notgedrungen Veränderungen und neuen Herausforderungen gegenüber und muss die Zukunft neu ergreifen. Um Brüche zu verhüten und menschliche Qualitäten in der Pflege zu sichern, baut die Überleitung Brücken zwischen den verschiedenen Prozess- und Zeitabschnitten. In diesem Sinne wird Pflege-Überleitung als *Schwellenbegleitung* erlebbar.

> *„Wer sich für den Brückenbau schlecht vorbereitet, dem wird ein Mangel bald klar werden, wenn er an die Praxis herantritt. Er wird sich als Pfuscher erweisen und überall zurückgewiesen werden. Wer sich aber für das Wirken im sozialen Leben schlecht vorbereitet, dessen Mängel können sich nicht so schnell erweisen. Schlecht gebaute Brücken stürzen ein; und dem Befangensten ist dann klar, dass der Brückenbauer ein Pfuscher war. Was aber im sozialen Leben verpfuscht wird, das zeigt sich nur darinnen, dass die Mitmenschen darunter leiden. Und für den Zusammenhang dieses Leidens mit dem Pfuschertum hat man nicht so leicht ein Auge wie für das Verhältnis zwischen Brückeneinsturz und unfähigem Baumeister."* [2]

Die Wirkung der drei Seelenqualitäten des Fühlens, Denkens und Wollens die im Pflege-Überleitungsprozess notwendig sind, beschrieb Rudolf Steiner in dieser Meditation:

Im Denken Klarheit,
Im Fühlen Innigkeit,
Im Wollen Besonnenheit:
Erstreb ich diese,
So kann ich hoffen,
Dass ich zurecht
Mich finden werde
Auf Lebenspfaden
Vor Menschenherzen
Im Pflichtenkreise.
Denn Klarheit
Entstammt dem Seelenlichte
Und Innigkeit
Erhält die Geisteswärme,
Besonnenheit
Verstärkt die Lebenskraft
Und alles dies
Erstrebt in Gottvertrauen,
Lenket auf Menschenwegen
Zu guten, sicheren Lebensschritten.[3]

Kategorie	Beispiel für Lernziele	Empfohlener Lernweg
Handwerk	Sie ermitteln die Ressourcen des Patienten und unterstützen die Entlassungsplanung gezielt.	A
Eigenes Lernziel		
Beziehung	Sie verstehen Ängste und Sorgen des Patienten und seiner Angehörigen und bieten ihnen Hilfen an.	B
Eigenes Lernziel		
Wissen	Sie kennen Wege, um die Kontinuität der Pflege nach der Entlassung zu gewährleisten.	C
Eigenes Lernziel		

Literatur

1 Steiner, R.: Richtkräfte im Chaos. Wie kann die seelische Not der Gegenwart überwunden werden? (GA 168). Rudolf Steiner Verlag Dornach 2004. Vortrag vom 10. Oktober 1916.
2 Steiner, R.: Geisteswissenschaft und soziale Frage (GA 34). Rudolf Steiner Verlag Dornach 1989.
3 Steiner, R.: Wahrspruchworte (GA 40). Rudolf Steiner Verlag Dornach 2011.

Weiterführende Literatur

- Deutsches Netzwerk für Qualitätsentwicklung in der Pflege (DNQP) (Hrsg.): Expertenstandard Entlassungsmanagement in der Pflege. Entwicklung – Konsentierung – Implementierung. Selbstverlag Osnabrück 2004.
- Joosten, M.: Die Pflege-Überleitung vom Krankenhaus in die ambulante Betreuung und Altenpflege. Thieme Verlag Stuttgart 1997.
- Wingenfeld, K., Joosten, M., Müller, C., Ollendiek, I. (Hrsg.): Pflegeüberleitung in Nordrhein-Westfalen: Patientenstruktur und Ergebnisqualität. Veröffentlichungsreihe des Instituts für Pflegewissenschaft an der Universität Bielefeld (IPW) 2007.
- Wingenfeld, K.: Pflegerisches Entlassungsmanagement im Krankenhaus. Konzepte, Methoden und Organisationsformen patientenorientierter Hilfen.Verlag W. Kohlhammer Stuttgart 2011.

KAPITEL XXIII

Anthroposophische Pflege im ambulanten Pflegedienst

JACQUELINE GOLDBERG · SÖREN HIRNING-GOLDBERG

→ Lernziel siehe Seite 582

1. Rahmenbedingungen der ambulanten Pflege

In Deutschland gibt es über 2,7 Millionen Pflegebedürftige (Stand 2016). Dies entspricht etwa drei Prozent der Bevölkerung. 70 Prozent davon werden zu Hause gepflegt, 30 Prozent wohnen in stationären Einrichtungen. Die ambulanten Pflegedienste/Sozialstationen betreuen also circa 600.000 Pflegebedürftige.

Das Pflegeversicherungsgesetz (SGB XI) benennt die Maßstäbe, die für die Qualität von Pflegeleistungen eines ambulanten Dienstes gelten:

- Die Leistungen sollen helfen, ein möglichst selbstständiges und selbstbestimmtes Leben zu führen.
- Sie sind darauf auszurichten, die körperlichen, geistigen und seelischen Kräfte des Pflegebedürftigen wiederherzustellen und zu erhalten (aktivierende Pflege).
- Die Leistungen sollen ein Leben in Würde ermöglichen.
- Sie sollen die Pflegebereitschaft von Angehörigen, Nachbarn, Ehrenamtlichen und Selbsthilfegruppen erhalten und fördern.
- Sie sind mit anderen Hilfen (hauswirtschaftliche Versorgung, ärztlicher Heilbehandlung, rehabilitierende Maßnahmen) zu koordinieren.
- Sie werden nach dem jeweils anerkannten Stand wissenschaftlicher Erkenntnis erbracht.
- Auch auf religiöse Bedürfnisse der Pflegebedürftigen ist Rücksicht zu nehmen.

Ambulante Pflegedienste bieten eine breite Palette möglicher Dienstleistungen an, die individuell angepasst werden. Das Ziel ist, eine langfristige Betreuung Zuhause zu ermöglichen. Sollte wegen zunehmenden Pflegebedarfs, Überforderung der Angehörigen oder fortschreitender Demenz mit Eigen- oder Fremdgefährdung die häusliche Pflege nicht mehr ausreichen, helfen ambulante Pflegedienste bei der Vermittlung einer stationären Einrichtung.
Die Leistungen werden differenziert nach:

- Leistungen der Krankenkassen (SGB V) nach ärztlicher Verordnung
- Leistungen der Pflegekassen (SGB XI) nach Pflegestufen
- Leistungen der Sozialämter (BSHG)
- Privatleistungen

2. Allgemeine Leistungen und die speziellen Angebote der anthroposophischen Pflege

Aufgrund der rechtlichen Rahmenbedingungen und der spezifischen Inhalte der anthroposophischen Pflege lassen sich mehrere Leistungskomplexe unterscheiden.

Ambulante Grundpflege nach SGB XI

Sie kommt bei allen Menschen in Betracht, die vom Medizinischen Dienst der Krankenkassen (MDK) als pflegebedürftig (Pflegegrade 1–5) eingestuft werden. Die Einstufung erfolgt nach dem täglichen Versorgungsbedarf der Patienten. Angehörige oder Pflegedienste, die einen Versorgungsvertrag mit den Pflegekassen abgeschlossen haben, gewährleisten die Pflege. Die Geldleistung der Kassen erhöht sich auf das Doppelte, wenn ein Pflegedienst beauftragt wird.

Die Grundpflege umfasst die Körperpflege und -hygiene, die Versorgung mit parenteraler Ernährung bzw. die Unterstützung bei der Nahrungsaufnahme und die Mobilisation, aber auch hauswirtschaftliche Hilfen wie das Bett frisch zu beziehen, einzukaufen, zu waschen, bügeln oder putzen sowie betreuende Tätigkeiten, vor allem bei demenziell Erkrankten.

Je nach Bundesland kommen in Deutschland verschiedene Abrechnungssysteme zum Einsatz (nach Einzelleistungen, Modulen oder Zeitaufwand). Die Grundpflegeleistungen dürfen auch niedrigqualifizierte Mitarbeiter wie Pflegehelfer ausführen. Grundpflege kann ebenso eine Leistung der Krankenkassen in Form der Krankenhausvermeidungspflege sein.

Behandlungspflege nach SGB V

Die Behandlungspflege umfasst medizinische Leistungen nach ärztlicher Verordnung, die Pflegedienste erbringen. Beispiele hierfür sind: Medikamentengabe, Injektionen, Kompressions- und Wundverbände, Infusionen, Katheterisierung.

Die Behandlungspflege führen überwiegend Fachkräfte durch, die über eine dreijährige pflegerische Ausbildung verfügen.

Neben der intensiven Zusammenarbeit mit den behandelnden Ärzten ist eine Kooperation mit Apotheken, die einen Botendienst für Medikamente bieten, obligatorisch. Auch mit Sanitätshäusern, die zeitnah Pflegehilfsmittel wie ein Pflegebett, Lifter, Wundversorgungsmaterial etc. liefern, arbeitet man intensiv zusammen. Sanitätshäuser stellen häufig ein Wundmanagement mit qualifiziertem Personal zur Verfügung, das bei schweren Wunden und Dekubiti unterstützend, auch bezüglich der Dokumentation, zum Einsatz kommt. Pflegedienste beschäftigen oftmals eigene Wundexperten.

Pflegeberatung nach SGB XI

Pflegefälle, die ausschließlich von Angehörigen versorgt werden, bedürfen regelmäßig der Überprüfung durch einen anerkannten Pflegedienst. Ansonsten erlischt der Anspruch auf Leistungen der Pflegeversicherung. Da etwa zwei Drittel der Bedürftigen, die nicht in einem Pflegeheim wohnen, gänzlich von Angehörigen versorgt werden, gibt es hier ein großes Betätigungsfeld für Pflegedienste. Obschon die Vergütung kaum kostendeckend ist, werden dadurch Kundenpotenziale erschlossen.

Ein weiteres Beratungsfeld stellt der Erstbesuch, dem sich Folgebesuche anschließen können, dar. Hier wird über die Leistungsmöglichkeiten der Pflegeversicherung und den Pflegevertrag aufgeklärt, aber auch über Hilfsmittel.

Die Kassen bezahlen Pflegedienste ebenfalls für Schulungen, die Angehörigen die Grundlagen der Pflege vermitteln. Diese Schulungen finden als Kurse für mehrere Angehörige oder aber als Individualschulung direkt beim Patienten vor Ort statt.

Betreuung und Verhinderungspflege nach SGB XI, familienentlastende Dienste und Nachbarschaftshilfe

Die Pflegeversicherung bezahlt jedem Pflegebedürftigen die Kosten für Betreuung und Verhinderungspflege. Betreuung (§ 45b SGB XI) ist für nichtpflegerische Tätigkeiten vorgesehen wie z. B. Gespräche, Arztbesuche und hauswirtschaftliche Hilfen. Verhinderungspflege dient dem Zweck, bei Abwesenheit des pflegenden Angehörigen (z. B. Urlaub, Arztbesuch) dessen Tätigkeit zu ersetzen. Auch Sozialämter übernehmen oftmals bei entsprechender Indikation Leistungen dieser Art. Hierfür kommen geschulte oder angelernte Mitarbeiter zum Einsatz. Vielerorts gibt es auch Nachbarschaftshilfevereine, die (halb)-ehrenamtlich tätig sind.

Hauswirtschaftliche Leistungen nach SGB XI und SGB V

Pflegebedürftige benötigen oftmals Unterstützung beim Führen des Haushalts. Dies wird von der Pflegeversicherung oder von Sozialämtern übernommen. Selbst Krankenkassen gewähren eine „Haushaltshilfe“ für die Zeit nach einem Krankenhausaufenthalt oder vor und nach der Geburt eines Kindes.

Diese Leistungen führen hauswirtschaftliche Fachkräfte oder angelernte Hilfskräfte durch.

Privatleistungen und die speziellen Angebote der anthroposophischen Pflege

Privatleistungen sind Leistungen, die zu hundert Prozent privat bezahlt werden müssen. Diese können unterschiedlicher Natur sein wie z. B. Hol-, Bringe- und Fahrdienste, hausmeisterliche Dienste, oder die speziellen Anwendungen aus der anthroposophischen Pflege.

Privatleistungen sind für anthroposophische Pflegedienste von besonderer Bedeutung, da z. B. Wickel und Auflagen, Rhythmische Einreibungen oder Bäder nicht von den Kranken- und Pflegekassen bezahlt werden. Beim Assessment und dem Vertragsabschluss können die präventiven und pflegerischen Gesichtspunkte dargestellt werden, für die solche Privatleistungen angezeigt sind. Viele Pflegebedürftige, die einen anthroposophischen

Pflegedienst kontaktieren, suchen gerade dieses erweiterte Angebot. Daher bietet es sich an, spezielle Anwendungsräume mit Massageliege, Hubbadewanne etc. auszustatten, um intensive pflegerische Anwendungen wie Ganzkörpereinreibungen und Öldispersionsbäder anzubieten, die in den Privatwohnungen ergonomisch nur schwer durchzuführen sind. Ein solches Angebot hat eine starke Ausstrahlung, besonders dann, wenn es von anthroposophischen Ärzten rezeptiert wird.

Für Menschen, die sich diese Angebote nicht leisten können, bietet es sich an, einen Fond aufzubauen, aus dem heraus äußere Anwendungen, Rhythmische Einreibungen oder therapeutische Bäder mitfinanziert werden. Solche Fonds lassen sich durch einen Freundes- und Förderkreis, der z.B. aus zufriedenen Angehörigen besteht, ins Leben rufen.

Die Aufnahme spezieller pflegerischer Maßnahmen der anthroposophischen Pflege in die Kostenerstattung der Pflege- oder Krankenkassen steht noch weitgehend aus. Lediglich Zusatzversicherungen, die „alternative“ Heilmethoden umfassen, leisten Kostenbeiträge dazu.

3. Der anthroposophische Pflegedienst

Ein anthroposophischer Pflegedienst, der mit diesem Selbstverständnis in die Welt tritt, definiert sich allerdings nicht nur über Rhythmische Einreibungen, Wickel, Bäder etc., sondern durch seine Haltung, die sich aus dem Menschenbild Rudolf Steiners ergibt. Mit diesem Bild versucht der anthroposophische Pflegedienst, alle beteiligten Personen zu umfassen: den zu Pflegenden, seine Angehörigen, die Mitarbeiter sowie alle sonst noch Mitarbeitenden.

Sämtliche Anwendungen und pflegerischen Handlungen sind dabei Mittel, dem Menschen in seiner Ganzheit von Körper, Seele und Geist eine Hilfe zu werden in allem, was er selbst nicht mehr vermag.

4. Leitgedanken eines anthroposophischen Pflegedienstes

Die heutige Pflege ringt um ihr Selbstbild. Zunehmend erkennt sie ihre ureigene Substanz. Insbesondere findet sie ihre Stellung zwischen der Seelsorge und dem therapeutischen Tun. Im Pflegedienst wird dies am deutlichsten entwickelt:

- Im Gegensatz zum Krankenhaus und Pflegeheim ist der Pflegende Gast beim Patienten und nicht Gastgeber. Daher gibt es keinen Standard im engeren Sinne.
- Der Pflegende ist alleine. Es gibt keine anwesenden Kollegen oder Ärzte. Er ist für den Pflegebedürftigen oftmals der einzige Bezugspunkt zur Außenwelt.
- Die Pflegesituation ist komplex und vielschichtig. Medizinische Behandlungspflege, Grundpflege, hauswirtschaftliche Tätigkeiten, Betreuung des Patienten und der Angehörigen, Mittler zu Ärzten und Therapeuten, Notfälle, Sterbebegleitung gehören unter anderem zum Alltag eines ambulant Pflegenden.

Diese Situation erfordert ein sicheres Einschätzen des Auftrags und der Kompetenz der Pflege, ohne in ein Helfersyndrom oder in Automatismen abzugleiten.

Pflege ist eine Beziehungsdienstleistung. Sie zeichnet sich durch Berührungs- und Begegnungsqualitäten aus. Sie arbeitet ungeachtet aller fachspezifischen Kenntnisse aus professionalisierten Herzkräften heraus. Rudolf Steiner kennzeichnete die Pflege als „werktätige Liebe". Die Theologin, Schriftstellerin und Friedensaktivistin Dorothee Sölle (1929–2003) formulierte einmal: „Das Geheimnis der Liebe ist Anwesenheit". Werktätige Anwesenheit, anwesende Werktätigkeit, dies ist das zentrale Anliegen der anthroposophischen Pflege, auch in der ambulanten Situation, um die tagtäglich mit Bewusstsein gerungen werden muss. Welche Bedingungen dazu förderlich sind, wird im Folgenden thematisiert.

5. Worauf es bei der Grundpflege ankommt

In unserem Kulturkreis trägt ein gepflegtes Erscheinungsbild zum persönlichen Wohlbefinden und zur sozialen Akzeptanz eines Menschen wesentlich bei. Das sollte den Mitarbeitern bewusst sein, wenn sie mit ihrer Pflege das Erscheinungsbild eines bedürftigen Menschen dort prägen, wo dieser es selbst nicht mehr bestimmen kann. Die Pflege richtet sich darauf, den Leib so zu versorgen, dass er dem Patienten nicht noch lästiger wird, als er ihn vielleicht empfindet. Es geht bei der Grundpflege also nicht in erster Linie darum, den Körper, den der alternde Mensch früher oder später hinter sich lassen wird, „fit" zu machen oder zu stärken, sondern ihn für den alten Menschen möglichst erträglich zu erhalten. Deshalb ist stets herauszufinden, wie viel Grundpflege für den einzelnen hier und jetzt individuell sinnvoll erscheint. Jedes schematische Vorgehen ist zu vermeiden. Wenn ein pflegebedürftiger Mensch hin und wieder eine volle Grundpflege ablehnt und damit zeigt, dass er zur Zeit nicht gestört werden will, ist das zu akzeptieren, solange es dem kranken oder alten Menschen nicht schadet. Qualität beinhaltet durchaus auch ein „Lassen".

Da die Zeit der Grundpflege manchmal die einzige des Tages ist, in der der alte Mensch Berührung durch ein Gegenüber erlebt, sollte man diese Möglichkeit nutzen, um ihn spüren zu lassen, dass die Pflegeperson ihn achtet und so annimmt, wie er ist. Nicht die Defizite, sondern das, was ihn wertvoll und einzigartig macht, ist anzusprechen. Grundpflege meint die Körperpflege, die jeder Mensch täglich an sich vollzieht und die je nach Alter, Geschlecht, Kultur oder religiösen Gepflogenheiten etc. variiert. Sie berücksichtigt die besonderen Bedingungen in der häuslichen Versorgung. Die Pflege alter Menschen erfordert einen Rahmen, der Hintergründe, Sinnbezüge und ideelle Zusammenhänge umfasst.

Handlungsleitlinien erleichtern den Pflegenden, jederzeit und immer wieder neu auf den Menschen, seine Bedürfnisse und Wünsche einzugehen, um zu entscheiden, was in der aktuellen Situation angemessen ist. Daher sind Pflegestandards, die Handlungsabläufe der Pflege definieren und vorschreiben, für die individuelle Pflege ungeeignet.

Handlungsleitlinien legen den Arbeitsablauf nicht im Detail fest, sondern beschreiben das Prinzip der jeweiligen Aktivität. Sie dienen der gemeinsamen Orientierung aller Mitarbeiter. Es ist wichtig, das Anzustrebende als gemeinsame Verständigungsbasis für ein Team zu formulieren.

6. Die Sicht auf das Altern und die letzte Lebensphase

Die letzte Lebensphase vor dem Tod ist vielleicht die schwierigste und bedeutsamste in der Biografie eines Menschen. In ihr muss sich jeder damit auseinandersetzen, dass seine Lebenskräfte nachlassen und häufig auch damit, dass er zunehmend gebrechlich und hilfsbedürftig wird. In der einen oder anderen Weise stellt sich hier die Aufgabe, loslassen zu lernen und Verluste zu verkraften. Jedoch besteht auch im höchsten Alter noch die Möglichkeit, in seiner Persönlichkeit zu wachsen, indem man körperliche Einschränkungen und Behinderungen anzunehmen lernt, sich mit seinem Leben auseinandersetzt oder sich die Frage stellt, was nach dem Tod kommt. Bis zum Lebensende können neue Einsichten errungen und ein neuer Lebenssinn gefunden werden. Anthroposophische Pflege beruht auf der Überzeugung, dass in jedem Menschen eine geistige Individualität lebt, die unsterblich ist. Sie wird weder krank, noch altert sie. Alt und schwächer werden nur der Körper und die ihn erhaltenden Lebensfunktionen, zu denen auch die Gedächtniskräfte gehören. Selbst für Menschen, die sehr schwer behindert oder dement sind, ist eine seelisch-geistige Weiterentwicklung im Alterungsprozess möglich. Man kann sie als die biografische Aufgabe dieses Lebensabschnitts ansehen.

Alle schicksalhaften Ereignisse, die einen Menschen treffen, auch schwerste Einschränkungen und Behinderungen, haben ihre tiefere Bedeutung. Sie machen das Leben nicht sinnlos, sondern können im Gegenteil Anstoß sein, einen neuen Lebenssinn zu finden oder innerlich zu reifen, auch wenn wir dies von „außen" nicht immer wahrnehmen.

Der Tod bedeutet nicht das Ende des Lebens, sondern er ist ein bedeutendes biografisches Wandlungsereignis, der Übergang der Individualität des Menschen in eine andere Daseinsform.

Einen Menschen pflegen und betreuen heißt in der ambulanten Pflege, ihn mit vertraglich vereinbarten Leistungen zu begleiten. Die schriftliche Leistungsvereinbarung schafft Bewusstsein für die tatsächlichen Bedürfnisse, Wünsche, Vorstellungen und Erwartungen. Sie macht deutlich, was der pflegebedürftige Mensch nicht will, wo Hilfestellung durch ein schon bestehendes Netzwerk geleistet wird und welche weitergehenden Hilfen nötig sind. Die Leistungsvereinbarung zeigt auch die Grenzen dessen auf, was ein Pflegedienst zu leisten in der Lage ist.

Pflege und Betreuung sind deshalb mehr als bloße äußerliche Dienstleistungen im Sinne von Service. Sie gehen weit über das Erfüllen der physischen Bedürfnisse hinaus. Aus diesem Verständnis ergeben sich folgende Aufgaben für einen durch die Anthroposophie geprägten Pflegedienst:

- **Verbliebene Fähigkeiten fördern und bei Bedarf unterstützen**
  Es geht darum, jeden betreuten Menschen in all dem zu unterstützen, was er verträglich wünscht und er ohne fremde Hilfe nicht bewältigen kann. Pflege und Betreuung sollen die verbliebenen Fähigkeiten stützen und nicht ersetzen. Es gilt deshalb, sich überall da zurückzuhalten, wo der einzelne noch selbst seine Belange regeln und sich versorgen kann.

- **Individuelle Pflege und Betreuung**
  Beim Erstgespräch und in der ersten Pflegezeit ist herauszufinden, was der einzelne Mensch braucht, welche Gewohnheiten er hat, wo seine persönlichen Empfindsamkeiten liegen. Diese sind in der Pflege und Betreuung möglichst zu berücksichtigen. Wichtig ist, so individuell wie möglich auf die Bedürfnisse und die Situation des Betreuten einzugehen und ihm die Unterstützung und Förderung zu geben, die er vom Pflegedienst wünscht und braucht.

- **Körperpflege als Brücke zum Seelisch-Geistigen**
  Jede Pflegehandlung, jede Hilfestellung sowie alle betreuerischen und therapeutischen Angebote wirken nicht nur auf den Körper, sondern auf den ganzen Menschen. Die Art, wie Pflege, Betreuung und Therapie durchgeführt oder angeboten werden, beeinflusst das seelische und geistige Wohlbefinden des Menschen. Besonders in den Fällen, in denen ein Menschen nicht mehr vorrangig über die Sprache, sondern im Wesentlichen durch die Pflege und Berührung des Körpers zu erreichen ist, bildet die Pflege eine „Brücke“ zur Individualität. Körperpflege stellt in diesem Sinne ein therapeutisches Mittel dar.

- **Hülle bilden und Geborgenheit vermitteln**
  Aufgabe eines anthroposophischen Pflegedienstes ist es, dass jeder Betreute sich sicher und angenommen fühlt. Es gilt, eine soziale Atmosphäre zu schaffen, die Vertrauen und Geborgenheit ausstrahlt und einen Raum bildet, in dem ein Mensch so sein kann und so akzeptiert wird, wie er mit seiner Gebrechlichkeit, Desorientiertheit und Eigentümlichkeiten ist.

- **Tragfähige soziale Beziehungen fördern**
  Wesentlich für die tägliche Gestaltung der Arbeit ist die Kontinuität in den Beziehungen von Mitarbeitern und betreuten Menschen.

- **Seelische Begleitung und Sterbebegleitung**
  Aufgabe eines anthroposophischen Pflegedienstes ist es auch, Menschen im Sterben und bei den damit verbundenen existenziellen Fragen zu begleiten und diesem Ereignis einen angemessenen Rahmen zu geben. Dazu gehört ebenfalls, nach Eintritt des Todes respektvoll mit dem Leib umzugehen und Verstorbene würdig zu verabschieden.

- **Vermittlung weiterer Angebote**
  Zur Ergänzung der pflegerischen und hauswirtschaftlichen Versorgung unterstützt ein Pflegedienst die Zusammenarbeit mit verschiedenen anderen Professionen. Wenn eine Betreuung im häuslichen Bereich an Grenzen stößt, ist – wenn dies gewünscht wird – die Überleitung in ein Pflegeheim oder in ein Hospiz anzubahnen. Gleiches gilt für die Vermittlung und Beratung bezüglich Wohnungsangeboten, Reinigungsdiensten, gesetzlicher Betreuung und anderem.

- **Begleitung von Angehörigen**
  Die Begleitung der betreuten Menschen schließt ein, den Angehörigen zur Seite zu stehen, wenn dies gewünscht oder erforderlich ist. Oftmals brauchen auch sie Unterstützung und Rat, um mit den Veränderungen und/oder dem nahenden Lebensende ihres Angehörigen zurechtzukommen.

7. Grundprinzipien des Handelns im anthroposophischen Pflegedienst

Für pflegerische, Betreuungs- und therapeutische Angebote eines anthroposophischen Pflegedienstes sind folgende Handlungsprinzipien besonders wichtig:

Jeder Betreute ist aus seiner Biografie heraus zu verstehen. Das setzt ein liebevolles Interesse voraus, ebenso wie ein ernsthaftes und taktvolles Betrachten der Lebensgeschichte und des individuellen Schicksals.

Ein partnerschaftliches, gleichberechtigtes Verhältnis bildet die Grundlage der Beziehung zwischen Mitarbeitern und betreuten Menschen. Jeder Mensch hat Anspruch auf die Achtung seiner Persönlichkeit, seiner Souveränität und Würde, auch wenn er sich nach geltenden Maßstäben ungewöhnlich benimmt, unsere Realität nicht mehr teilt oder sich kaum noch äußert. Es gilt, die Weltanschauung eines Menschen zu achten und seine persönlichen Eigenheiten und die von ihm gesetzten Grenzen zu respektieren.

Jeder Mensch entscheidet souverän, was für ihn gut ist. Die Rolle des Pflegedienstes besteht darin, zu begleiten und zu beraten, nicht zu überreden oder zu „erziehen". Kann jemand selbst keine Verantwortung mehr für sein Handeln übernehmen, wird rechtzeitig auf notwendige Vollmachten oder gesetzliche Betreuungsregelungen hingewirkt.

Dabei sucht man immer wieder nach Wegen, die Begegnung mit einem Menschen an seiner Individualität zu orientieren, seinen gesunden Wesenskern anzusprechen und diesen von seinem gebrechlichen Körper zu unterscheiden.

Die Situation und die Befindlichkeit des betreuten Menschen sind handlungsleitend. Dies gilt sowohl für die tägliche Pflege und Betreuung als auch für die langfristige Planung. Individuelle Ziele werden, wenn möglich, gemeinsam mit dem Pflegebedürftigen und seinen Angehörigen oder seinem Betreuer erarbeitet. Die Formulierung dieser Ziele orientiert sich an den individuellen Vertragsbedingungen, die Art und Dauer der Einsätze regeln.

Die Planung berücksichtigt die körperlichen, seelischen und geistigen Voraussetzungen und Bedürfnisse. Darüber hinaus bietet die gemeinsame Festlegung der durchzuführenden Maßnahmen dem Betreuten, den Angehörigen, dem behandelnden Arzt und den Mitarbeitern einen Überblick über das aktuelle Handlungsspektrum. Der Pflegebericht bildet den Stand der Befindlichkeit ab.

Eine enge Zusammenarbeit mit Hausärzten und anderen Therapeuten sowie der zeitnahe Informationsaustausch mit ihnen sind eine wichtige Voraussetzung für den zielorientierten Pflegeprozess.

8. Qualitätsziele

Aus den genannten Grundprinzipien ergeben sich folgende Qualitätsziele:

- Das anthroposophische Menschenbild ist Grundlage und Orientierung des Handelns. Es wird in Teamsitzungen, Fortbildungen und/oder individueller kollegialer Beratung erarbeitet und vertieft.
- Die Individualität des Menschen führt zu einer täglich neuen, individuell erbrachten Dienstleistung. Konkrete Wünsche und Anliegen haben Vorrang gegenüber starren Planungen. Es sind täglich Kompromisse im Spannungsfeld zwischen dem, was Menschen subjektiv möchten, und dem, was sie objektiv brauchen, zu finden.
- Pflegerische Einsätze werden von Fachpersonal durchgeführt.
- Fachlich kompetente, persönliche Erreichbarkeit für Patienten und Interessenten. Zeitnahe, zuverlässige Bearbeitung von Telefon-, Fax- und E-Mail-Anfragen.
- Zeitnahe, kompetente Beratung bezüglich eigener Angebote und denen von Kooperationspartnern (z.B. hauswirtschaftliche Dienste).
- Verbindlichkeit und Zuverlässigkeit bei Terminen und Absprachen.
- Zeitnahe Information von Angehörigen, Ärzten etc., wenn deutliche Veränderungen in der Befindlichkeit oder Probleme bei den betreuten Menschen auftauchen.
- Gewährleistung einer zügigen Vermittlung an andere Einrichtungen, wenn eigene Kapazitäten oder Möglichkeiten nicht vorhanden sind.
- Zügige Bearbeitung von Beschwerden.
- Befragung über Zufriedenheit nach Vertragsende.
- Ausreichende Ausstattung mit notwendigen Hilfsmitteln, zeitnahe Wartungen und Instandhaltung nach Plan.
- Monatliche Rechnungsstellung, Verbuchung und Bearbeitung offener Posten.

9. Organisation eines anthroposophischen Pflegedienstes

Die ambulante Pflege lebt von einer selbstbestimmten und selbstbewussten Qualität. Die Organisation eines Pflegedienstes ergibt sich daraus. Man bezeichnet dies auch als „umgekehrtes Arbeitgebermodell“. Umgekehrt deshalb, weil es sich dem üblichen Arbeitgeberbegriff entgegenstellt. Der Arbeitgeber des Pflegemitarbeiters und der Pflegedienstleitung ist der Patient. Konkret heißt dies, dass die Pflegekraft alles macht, was dem Patienten gut tut. Die Pflegedienstleitung kümmert sich um das Wohl der Pflegemitarbeiter.

Der Mitarbeiter führt die notwendige und vereinbarte Pflege beim Patienten durch. Daraus resultiert ein individueller Zeitbedarf. Die Pflegedienstleitung berücksichtigt diesen in den Tourenplänen. Außerdem beachtet sie die Wünsche der Mitarbeiter, was die Erfüllung von Freizeitaktivitäten etc. angeht. Das Controlling des Unternehmens sieht seine Aufgabe darin, dies durch engagiertes Wirtschaften zu ermöglichen.

Jeder betreute Mensch wird einer Tour zugeordnet. Eine möglichst geringe Anzahl von Mitarbeitern bedient diese Touren. Einer der Pflegenden ist der Tourenverantwortliche, der die Kontinuität und den Überblick über alle Patienten bewahrt. So begegnet der Betreute einem überschaubaren Kreis von Mitarbeitern. Fällt ein Pflegender in seiner Tour aus, ersetzt ihn ein anderer Kollege. Eine Zusammenlegung von Touren sollte nicht stattfinden.

Die Kommunikation und Übergabe erfolgt weitestgehend persönlich und direkt. Mitarbeiter, die eine Tour abgeben, informieren ihre Vertretung persönlich, telefonisch oder schriftlich. Dies gewährleistet einen reibungslosen Informationsfluss.

Üblich ist eine Aufteilung der Arbeit in Früh-, Spät- und Bereitschaftsdienste. Geteilte Dienste sind zu vermeiden, da sie Mitarbeiter erfahrungsgemäß stark belasten. Wichtig ist die direkte und schnelle Erreichbarkeit. Ein Telefondienst rund um die Uhr sollte existieren.

Der Bereich der Akquisition neu zu betreuender Menschen obliegt der Leitung oder einer speziell hierfür qualifizierten Person. Bei der Akquise berücksichtigt sie besondere Wünsche der zu betreuenden Menschen, freie Kapazitäten in den Touren und Bedürfnisse der Mitarbeiter bezüglich der Tourengestaltung.

Die Pflegedienstleitung erstellt Dienstpläne, betreibt Mitarbeitergewinnung, verantwortet die Qualitätssicherung und sorgt für einen ausreichenden Fundus bzw. die Wartung notwendiger Hilfsmittel.

Die Qualität pflegerischer Betreuung und die Arbeitsorganisation werden im Rahmen des Qualitätsmanagements wahrgenommen und weiterentwickelt. Bezugspunkt sind die selbstdefinierten Handlungsleitlinien.

Um sich mit der individuellen Lage und den persönlichen Bedürfnissen des Einzelnen vertraut zu machen, wird in regelmäßigen (wöchentlichen) Teamsitzungen ausreichend Zeit gewährt. Die Ergebnisse der Besprechung fließen in die Pflegeplanung ein. Diese wiederum ist handlungsleitend für die individuelle Pflege.

Monatlich findet eine spezielle Patientenbesprechung statt. Anhand der anthroposophischen Konzepte, wie z.B. der Viergliederung des Menschen in Physis, Lebensorganisation, Seelenleib und Individualität in Verbindung mit den zwölf pflegerischen Gesten und/oder den Aktivitäten und existenziellen Erfahrungen des Lebens (AEDL), zeigen sich wesentliche Aspekte der bewusstseinsdurchdrungenen Pflege bei den entsprechenden Patienten.

Jeder Mitarbeiter ist aufgerufen, seine Arbeit selbst so zu organisieren, dass sie souverän, gelassen und in Ruhe ausgeführt wird. Damit nützt sie den betreuten Menschen am meisten und gleichzeitig ihm selbst.

10. Fort- und Weiterbildung

Ein anthroposophischer Pflegedienst sollte einen möglichst hohen Anteil von dreijährig ausgebildeten Mitarbeitern beschäftigen, weil eine individuelle und ganzheitliche Pflege nur mit einer entsprechend hohen Qualifikation zu leisten ist. Mitarbeiter ohne pflegerische Ausbildung und solche, die nur stundenweise tätig sind, werden von qualifizierten Kollegen angeleitet und betreut.

Auch ambulante Pflegedienste sind verpflichtet, die fachliche Weiterbildung der Mitarbeiter zu fördern. Darüber hinaus ist der Arbeitsplatz ein unverzichtbarer Lernort, an dem Erfahrungen ausgetauscht werden und die Mitarbeiter voneinander lernen. Regelmäßige Teamsitzungen dienen der fachlichen und persönlichen Entwicklung. Das kollegiale Miteinander spielt eine wichtige Rolle, gegenseitige Hospitationen sind in schwierigen Situationen oft hilfreich. Anzustreben ist, dass Probleme unter weitgehender Zurückhaltung der Pflegedienstleitung gelöst werden.

Neben den fachspezifischen Fortbildungen ist es in einem Pflegedienst mit anthroposophischer Orientierung unerlässlich, fortwährend an der grundlegenden Haltung der Pflegenden zu arbeiten. Was ist meine eigentliche Aufgabe? Wie gehe ich selbstlos mit der Macht um, die ich habe? Wie stehe ich zu den Themen Sterben und Tod? Wie kann ich mich mit meinen Kollegen aufgabenbezogen vereinen unter Beibehaltung meiner individuellen Disposition? Wie gehe ich sensibel, aber nicht emotional, auf schwierige Pflegesituationen ein? Die Bearbeitung dieser Fragen bildet die Haltung des Pflegenden und führt zu Sinngebung und Professionalität.

Die Qualität eines anthroposophischen Dienstes hängt von der Identifizierung der Mitarbeiter mit dem zugrundeliegenden Menschenbild ab. Hier empfiehlt sich ein Grundkurs in anthroposophischer Pflege, der schon bei der Einstellung eines neuen Mitarbeiters obligatorisch ist. Der Kurs vermittelt in etwa zweihundert Fortbildungsstunden die wesentlichen Aspekte des Menschenbildes, der anthroposophischen Medizin, der grundsätzlichen und der speziellen Anwendungen sowie der Selbstbildungsmöglichkeiten.

Die „Hüter" der anthroposophischen Pflege sind die zertifizierten Experten der anthroposophischen Pflege, die Spezialisten für Rhythmische Einreibungen und die Fachkräfte für Öldispersionsbäder.

11. Wirtschaftlichkeit des anthroposophischen Pflegedienstes

Die Geschäftsleitung übernimmt die administrative Betreuung. Dazu gehören Buchhaltung, Lohnbuchhaltung, Controlling betriebswirtschaftlich relevanter Kenndaten, Vollständigkeit der Dokumentation, Rechnungsstellung, EDV und Vertragswesen.

Entgegen vielfacher Vorurteile lässt sich eine Pflege ohne standardisierte Zeitvorgaben, d.h. mit der Zeit für die Pflege, die tatsächlich benötigt wird, finanzieren. Indem der Druck auf die Pflegenden entfällt, entstehen weniger Stress, Unsicherheit, Fluktuation und damit auch weniger Fehler sowie zufriedenere Patienten.

Wichtig ist das Selbstverständnis, dass jegliche Arbeit Wertschätzung erfährt, indem sie bezahlt wird. Aufträge wie „Können Sie mir bitte noch den Müll runter bringen?"

gehören nicht zur Aufgabe der Pflege, sondern bedürfen einer speziellen und zu honorierenden Vereinbarung in Form einer Privatleistung.

Die sich überwiegend selbst organisierende Pflege bedarf relativ wenig Verwaltungsarbeit durch zusätzliche Angestellte, was zur Wirtschaftlichkeit beiträgt. Es ist von großem Vorteil, wenn möglichst viele der betriebswirtschaftlichen und verwalterischen Tätigkeiten durch eigene qualifizierte Mitarbeiter durchgeführt und nicht „ausgelagert" werden, um die Spezifika der anthroposophischen Pflege und die Bildung eines sozialen Organismus zu fördern.

12. Bericht über die Umsetzung des anthroposophischen Impulses in der Freien Pflege Praxis Ulm

„Das Was bedenke, aber mehr noch bedenke das Wie." J. W. von Goethe (1749–1832)

Der Impuls der Freien Pflege Praxis Ulm (FPPU) zeichnet sich weniger durch die oben genannten Zusatzleistungen aus (obwohl diese angeboten werden), sondern vielmehr durch den „kleinsten gemeinsamen Nenner": Die Haltung zum Patienten, die sich aus der Menschenkunde Rudolf Steiners ergibt.

Alle Mitarbeiter der FPPU haben den einjährigen berufsbegleitenden Grundkurs in anthroposophischer Pflege durchschritten. Dies schafft eine Basis dafür, dass jede Grundpflege nach den Prinzipien der rhythmischen Waschung erfolgt und jede Hautpflege eine Rhythmische Einreibung im ambulanten Rahmen darstellt. Natürlich kann hier nicht wie in einem Krankenhausbett die Lagerung oder eine kontrollierte Nachruhe geschehen. Eher selten erfolgt die gezielte Anordnung eines Arztes. Es geht in erster Linie um Rhythmus und Berührungsqualitäten. Durch das Wissen, dass jede Waschung, jede Hautpflege, ja selbst jeder Verbandswechsel Leib, Seele und Geist berührt, lassen sich sogar die Prophylaxen in rhythmische Prozesse einarbeiten und Berührungsqualitäten differenzieren. Viele Dimensionen sind dabei zu beachten: Geht es um eine Aktivierung am Morgen oder das Ruhefinden am Abend? Was sagt das Hautbild aus? Handelt es sich um einen Palliativ-Patienten? Dies und vieles weitere ist zu berücksichtigen. Die Mitarbeiter behandeln immer den ganzen Menschen, egal ob bei einer Waschung, einer Einreibung, der Hautpflege oder der ärztlichen Verordnungen. Jede HAND-lung in der Pflege hat mit Berührung zu tun.

Bevorzugt verwendet die FPPU Substanzen zur Körperpflege, die diese Intentionen unterstützen, wie z.B. die Produkte der Marken *Weleda* und *Dr. Hauschka*. Doch letztendlich baut sich das gesamte Tun der Pflegenden um den Willen des Patienten herum auf.

Die Module aus dem SGB XI, wie z.B. die „Große Toilette", erlauben, Öldispersionsgeräte nach Junge mit in die Haushalte zu nehmen und ein Vollbad als Öldispersions-bad zu gestalten. Eigens dafür sind in der FPPU vier Pflegekräfte zu Therapeuten für Öldispersionsbäder ausgebildet worden. Sollte der zu Pflegende die eigentlich zum Öldispersionsbad dazugehörende Bürstenmassage wünschen oder brauchen, ist dies eine privat zu honorierende Zusatzleistung.

Die FPPU arbeitet auch mit Öldispersions-Teilbädern. Auf diese Weise lassen sich Wundbehandlungen bei Dekubitus oder Ulcus cruris erfolgreich abschließen. Teilbäder sind eine Leistung nach SGB V und in der Genehmigung der Krankenkassen von der Indikation abhängig.

Die Zusammenarbeit mit den Ärzten ist in der Arbeit der FPPU von großer Bedeutung. Ordnet der Arzt z. B. eine Honig-, Quark- oder Kohlbehandlung an und gibt der Patient dazu seine schriftliche Zustimmung, gilt dies als individueller Heilversuch, den die Pflege dann unter Beachtung der gesetzlichen Vorschriften durchführt. Allerdings sind spezielle, regelmäßig zu applizierende Wickel oder auch rhythmische Organeinreibungen im Normalfall private Zusatzleistungen, da hier nur wenige Krankenkassen zur Kostenübernahme bereit sind. Die FPPU hat für solche Anwendungen eine Expertin für Rhythmische Einreibungen und zwei Experten für anthroposophische Pflege eingestellt.

Aber nicht nur die HAND-lung selbst charakterisiert die anthroposophische Pflege im ambulanten Bereich. Neben der Berührungs- ist die Begegnungsqualität ebenso wichtig. Für die FPPU gilt der Leitspruch von Dorothee Sölle: „Das Geheimnis der Liebe ist Anwesenheit". Dies beginnt mit der Begrüßung per Handschlag und einem offenen Blickkontakt. Zu wissen, dass der Ich-Sinn meines Gegenübers wahr und unwahr sofort erkennt, völlig unabhängig von jeglichen Bewusstseinszuständen – etwa einer demenziellen Erkrankung –, fordert unentwegt zur Reflexion der eigenen Haltung und Intention auf. Das Team versucht in gemeinsamen regelmäßigen Besprechungen, sich der Betrachtung der Wesensglieder anhand eines konkreten Patienten zu stellen. Im gegenseitigen Austausch erfolgt die Suche nach den passenden pflegerischen Gesten [→ Kapitel „Das Konzept der pflegerischen Gesten als Handlungsmodell der Pflege"].

Die oben beschriebene Form des „Ankommens" ermöglicht der Pflegekraft, den individuellen Tagesbedarf „von Heute" zu erfassen. Ist im Augenblick die geplante „Große Toilette" wirklich richtig oder ein klingendes Hand- und/oder Fußbad besser und notwendiger? Nicht der Plan entscheidet, sondern in jedem Fall der Patient und sein Zustand. Nimmt man die Verabschiedung in gleicher Weise ernst wie die Begrüßung, wird kaum ein Patient behaupten: „Die haben es immer so eilig und rasen nur durch." Dadurch wird der Besuch auch für die Pflegekraft selbst zu einem sinnerfüllten Erlebnis und Tun.

Selbstredend stellt sich nun die Frage: Wie ist das Ganze zu finanzieren? Die Erfahrung in der FPPU beweist: Wenn die Pflegekräfte so viel Zeit haben, wie sie brauchen und nicht wie Karnickel durchs Feld gejagt werden, benötigen sie erstens nicht erheblich mehr Zeit und sind zweitens gesünder, zufriedener und haben einen Arbeitsplatz, der das Ideal erfüllt, das die meisten einmal bewogen hat, in der Pflege tätig zu sein. Denn Pflegende wollen im Sozialen arbeiten.

Das Wort „sozial" stammt aus dem Lateinischen von „socius". Es hat in der Gesellschaft einige Bedeutungen wie „gemeinsam" oder „verbunden" und, für die Pflege sinnbildlich passend, der „Sozius" als der Beifahrer. Die FPPU versucht das Soziale sowohl in die Pflege als auch in den unternehmerischen Kontext zu integrieren. Dazu dienen unter anderem regelmäßige Super- und Intervisionen. Das ökonomische Resultat sind eine geringe Fluktuation und eine niedrige Krankheitsrate sowie ein überdurchschnittliches Engagement der Mitarbeiter.

Wirtschaftliche Gedanken sollen die Pflege in der FPPU nicht unmittelbar beeinträchtigen. Aus diesem Grund findet keine mobile Datenerfassung mit Geräten wie Tablets statt, da dies erfahrungsgemäß die Konzentration auf die Pflegesituation beeinträchtigt. Die Dokumentation erfolgt auf Papier. Wir bemühen uns um ein wirtschaftliches Verständnis des Einzelnen. Regelmäßig und transparent sind alle Fakten auf den Tisch zu legen und im Team gemeinschaftlich die Pole Geld- und Zeitbedarf auszubalancieren.

Das Spannendste in der FPPU ist die Beobachtung, wie die knapp vierzig Mitarbeiter zunehmend ihre individuellen Fähigkeiten einbringen, je mehr sie erkennen, welchen Freiraum sie für ihre berufliche Tätigkeit haben. Das wachsende Finden des Sinns in der Pflege führt zu Entwicklungen der Persönlichkeit, die wirkliche Werte für die Gemeinschaft schöpfen lässt.

Kategorie	Beispiel für Lernziele	Empfohlener Lernweg
Handwerk	Sie definieren realistische Qualitätsziele, in denen der anthroposophische Pflegeansatz sichtbar wird.	A
Eigenes Lernziel		
Beziehung	Sie können die Grundpflege so achtsam ausführen, dass sich die behandelten Menschen respektiert und erkannt fühlen.	B
Eigenes Lernziel		
Wissen	Sie kennen das Leistungsspektrum ambulanter Pflegedienste und die Möglichkeiten, Methoden der anthroposophischen Pflege hier anzuwenden.	C
Eigenes Lernziel		

KAPITEL XXIV
Altenpflege als Pflege des Menschen

ADA VAN DER STAR · ANNEGRET CAMPS

Die Pflege des alten Menschen im Altenheim unterscheidet sich grundlegend von der Pflege im Krankenhaus. Das Kapitel untersucht den besonderen Pflegebedarf des alten Menschen im Hinblick auf die Bedeutung des Alters in der Biografie und stellt Wert und Sinn dieses Lebensabschnitts auf der Grundlage des anthroposophischen Menschenbildes dar. Aktivierende und erhaltende Pflege sind an den konkreten Bedürfnissen des alten Menschen zu messen. Die Achtung vor der Würde des Menschen ersetzt das oftmals vorherrschende Defizitmodell des Alters.

→ Lernziel siehe Seite 592

1. Der Unterschied zwischen Kranken- und Altenpflege

Für beide Berufe steht die pflegerische Tätigkeit an zentraler Stelle. Gleichwohl lebt sich dieses gemeinsame Element in ganz unterschiedlichen Berufsaufträgen aus.

Als „krank" bezeichnen wir einen Menschen, der, aus welchen Gründen auch immer, in der Ausübung seiner alltäglichen Lebensaufgaben behindert ist. Ob es sich nun darum handelt, dass er sein Essen nicht verdauen, seine Gedanken nicht mehr selber führen, sich kaum bewegen oder sich nur schwer äußern kann: Er fühlt sich davon abgehalten, so zu sein und sich zu entwickeln, wie er möchte.

Die Krankenpflege übernimmt die Tätigkeiten, die der Kranke zurzeit nicht selber ausführen kann. Sie unterstützt und fördert ihn, sein Leben wieder selbst in die Hand zu nehmen, Anschluss an seine Biografie zu finden, um ihn schließlich wieder in die Gesellschaft zu entlassen. Dabei vollzieht sich eine Veränderung. Im Idealfall wird der Kranke ganz gesund, und eventuell lernt er, sich künftig so zu verhalten, dass er nicht erneut in die Krankheit fällt. Möglicherweise muss er akzeptieren, in einem reduzierten Zustand den (Lebens)-Faden neu aufzunehmen.

Noch immer stellt das Sterben für die Medizin eher ein Missgeschick dar, das man lieber vermeiden oder wenigstens hinauszögern möchte.

Die Tradition der professionellen Altenpflege ist noch relativ jung. Die Berufsausbildung hat sich aus der Krankenpflege entwickelt und wird auch heute noch oft als ein Teilgebiet von ihr angesehen. Der „Krankenhaus-Stil" prägt vielfach die Einrichtungen der Altenpflege.

So gibt es „Pflegestationen", „Schwesternzimmer", eine Stationsleitung, Arztvisiten, feste Zeiten, zu denen gewaschen, gegessen, ja sogar der Darm oder die Blase entleert werden dürfen oder müssen.

Die Situation eines alten Menschen in einem Pflegeheim ist jedoch eine grundsätzlich andere als die des Kranken im Krankenhaus.

Er kommt nicht nur für eine kürzere Zeit „zu Besuch", bis er wieder hergestellt ist, sondern er wohnt dauerhaft im Altenheim. Solange er lebt, wird dieses Heim sein Zuhause sein, und erst mit dem Sterben verlässt er es.

Der Weg zum Tod führt immer über das Abgeben. Er beginnt mit dem Abschied von der eigenen Wohnung, vom persönlichen sozialen Umfeld, und er wird weiter von Verlusten begleitet: Verlust der Eigenständigkeit durch Trübung der Sinne, Einschränkungen der Bewegung, der Sprache usw.

Dennoch ist Alter nicht als Krankheit zu verstehen, ebensowenig wie wir einen neugeborenen Menschen, der inkontinent, sprachlos und völlig unkoordiniert in der Bewegung ist und sich seiner Sinnesorgane noch kaum bedienen kann, als krank betrachten würden! Was der Mensch in der Kindheit und Jugend mit Freude zu ergreifen lernt, muss er im Alter oft schmerzhaft wieder entbehren. Es stellt sich sogar oft eine Situation ein, in der der hilfsbedürftige alte Mensch dem kleinen Kinde ähnlich wird. Man sagt, alte Menschen seien „wie Kinder". Äußerlich betrachtet, stimmt das bis zu einem gewissen Grade auch, mit dem Unterschied, dass der alte Mensch eine Fülle von Erdenerfahrungen gesammelt hat, die dem Kinde noch bevor stehen. Erlebnisse, die verarbeitet wurden, andere, die zu Fähigkeiten führten, und solche, die unbearbeitet in den Tiefen der Seele versanken.

Dieser Tatbestand stellt ganz eigene Anforderungen an die Altenpflege, die gerade nicht, wie in der Krankenpflege, auf grundlegende Veränderungen der Lebenssituation hinzielt, sondern auf Begleitung in einer zum Leben gehörigen Phase. Auch Körperpflege zählt zu dieser Aufgabe. Sie nimmt sogar ein großes Kräftepotenzial der Altenpfleger in Anspruch. Die Besonderheit der Altenpflege liegt darin, Menschen eine Situation zu schaffen, worin sie dieses Stadium ihrer Biografie in Würde durchleben können. Selbstverständlich behandelt man auch jetzt noch Krankheiten und führt Prophylaxen durch. Dies ist die krankenpflegerische Seite der Altenpflege.

Sie ist aber nur ein Teilbereich. Die eigentliche Aufgabe liegt vielmehr darin, die Menschen in ihrem Alterungsprozess zu begleiten, ihnen behilflich zu sein, ohne ihnen zu viel abzunehmen oder sie mit wohlgemeinten „Aktivierungsversuchen" zu sehr zu stören. Der Altenpfleger ist Gast beim alten Menschen, er muss sich ihm und seinen Bedürfnissen anpassen und ihm helfen, sein Leben in der ihm gemäßen Weise zu führen und sich schließlich daraus zu lösen.

In der Krankenpflege gibt es Möglichkeiten zur Spezialisierung, z. B. nach Alter, Geschlecht oder nach Art der Erkrankungen. In der Altenpflege dagegen ist die fundamentale Aufgabe, einen geschützten Rahmen zu schaffen, in dem viele andere Menschen, seien es Angehörige, Therapeuten, Hauswirtschaftskundige, Ärzte oder Pfarrer, ihre Hilfen beisteuern. Schauen wir die Altenpflegeausbildung an, so finden wir diese Disziplinen alle auf dem Unterrichtsplan vertreten.

Während man sich in der Medizin konkrete Vorstellungen von Krankheit und Gesundheit macht, bleibt es eine schwer zu lösende Frage, wie es sich anfühlt, „alt" zu sein. Erst im Laufe des Lebens vermitteln eigene Erfahrungen ab und zu eine Ahnung davon.

Aber eigentlich können wir uns kaum vorstellen, dreißig, vierzig oder gar fünfzig Jahre älter zu sein! Diese Spannung bleibt.

Und wie weiß der Altenpfleger, nachdem der alte Mensch würdig gestorben ist, ob seine Arbeit erfolgreich war? Solange es keine konkreten Gedanken über das Leben nach dem Tod gibt, ist eine Antwort auf diese Frage kaum zu erhoffen. Erfüllung aber mag dieser Beruf zu geben, wenn man den Auftrag auch darin sieht, dieses Leben nach dem Tode so gut wie möglich vorzubereiten [→ Kapitel „Begleitung und Pflege Sterbender"].

2. Altenpflege und Lebensgestaltung

Seit dem Anfang der 80er Jahre gibt es die Geragogik als ein Fach in der Altenpflegeausbildung. Häufig wird diese als erziehender Auftrag gegenüber den alten Menschen aufgefasst, in enger Anlehnung an die Pädagogik. Tatsächlich bieten viele Städte oder Einrichtungen ein mehr oder weniger reiches Angebot an Kursen für ältere Menschen bis hin zur „Universität im dritten Lebensalter". Diese Angebote richten sich aber an Menschen, die selbstständig sind und keine Hilfe von Altenpflegern brauchen. Die konkrete Pflege findet ihren geragogischen Auftrag darin, den Lebensrahmen für die sehr alten und/oder kranken Menschen angemessen zu gestalten, eine kulturelle Atmosphäre zu schaffen, in der der Greis sich im wahrsten Sinne des Wortes entfalten kann (gr. geraios = Greis, Würdenträger; gr. agoge = Führung, Leitung). Diesen ganz alten Menschen, die an ihrem Lebensende stehen, bleibt nur noch wenig Zeit. Die Aktivitäten des täglichen Lebens kosten sehr viel der restlichen Kraft. Es wäre schade, wenn diese Menschen den Rest ihrer Kräfte durch einen lediglich oberflächlichen Zeitvertreib vergeuden müssten.

Bei aller Bemühung um Erneuerung in der Altenarbeit sind noch immer „Altennachmittage" weit verbreitet, die hauptsächlich darin bestehen, dass man bei Genuss von Kaffee und Kuchen schmunzelnd oder mit mitleidigem, verständnisvollem Lächeln irgendein belangloses „Vergnügen" anbietet. Es wird geschunkelt, die gute alte Zeit aufgewärmt oder der Weihnachtsmann teilt Geschenke aus, z. B. einen Waschlappen und eine Flasche Saft oder Bier nach Wunsch! Die übrige Zeit sitzen die alten Menschen im neonbeleuchteten Flur oder am Fußende ihres Pflegebettes. Geragogik kann aber auch für ganz alte Menschen zum Instrument der Lebensgestaltung werden, indem man Umgebung und Tageslauf aktiv in einer Art und Weise gestaltet, dass sie einen menschengemäßen Lebensraum bieten, z. B. indem sie den Gesetzen der Natur Rechnung tragen, kulturell den Menschen entsprechen und den Sinnen konkrete Anregungen geben. Eine Naturbetrachtung zur Jahreszeit kann vom einfachen Zeigen und Benennen der häufigen Pflanzen bis zur anspruchsvollen Darstellung ökologischer Zusammenhänge an die Möglichkeiten der Teilnehmer angepasst werden. Ebenso kann das Lesen von literarischen Texten, das Lauschen einer Erzählung, historische oder zeitgeschichtliche Betrachtungen, das gemeinsame Hören von Musik oder das Anschauen von Bildern oder Filmen so gestaltet werden, dass es den emotionalen und mentalen Möglichkeiten der Bewohner entspricht. Die Anregung der Sinne durch Bewegung, Gerüche, Farben, Klänge ist eine weitere Möglichkeit gemeinsamer sinnvoller Lebensgestaltung. Aufwändiger sind individuelle Biografiearbeit, oder Kunsttherapien wie das therapeutische Malen und die Sprachgestaltung.

Die freundlich-wohnliche Gestaltung der Räume, die Beachtung von Lebensgewohnheiten, Vorlieben und Abneigungen der alten Menschen verhelfen dazu, aus der Institution ein Heim zu machen, in dem Menschen sich wohlfühlen. Blumenschmuck und kleine Dinge aus der Natur, z. B. auf einem „Jahreszeitentisch", auch Tiere im Umkreis, geben Gelegenheit, den Jahreslauf bewusst mitzuerleben und durch das Feiern von Festen Akzente zu setzen. Gerade desorientierte alte Menschen erleben sich dadurch eingebettet in Zeit und Raum und finden so Sicherheit und Orientierung. Anregungen für Seele und Geist bieten kulturelle Veranstaltungen oder künstlerisch-kreative Arbeit.

Eine besondere Schlüsselstellung nimmt hier die Musik ein. Nicht nur Konzerte und Unterhaltung erfreuen die alten Menschen, sondern oft ist es die Gelegenheit, altbekannte Lieder selbst zu singen. Manch hilfsbedürftiger alter Mensch, der uns in der Pflege nur passiv erscheint, entfaltet beim Singen seine Persönlichkeit auf ungeahnte Weise. Sein Menschsein kommt zur Erscheinung und strahlt bis in die alltäglichen Begegnungen aus.

Ähnliches zeigt sich, wenn man alten Menschen ermöglicht, am Gottesdienst teilzunehmen. Aufmerksam beobachtende Altenpfleger berichten, dass der alte Mensch in der Nachwirkung dieses Erlebnisses verändert erscheint, als ob seine Menschenwürde eine Bekräftigung erfahren habe.

Solche „Sternstunden" geben Pflegenden Hinweise für den Umgang mit den alten Menschen, und das bis in die alltäglichsten Verrichtungen hinein.

Ein weiteres, sehr konkret auf die Persönlichkeit bezogenes Arbeitsfeld ist die Beschäftigung mit der Biografie, ein Gebiet, in das sich auch Angehörige einbeziehen lassen.

Welch ein Schatz an Lebensfrüchten ist im alten Menschen verborgen! Aus der Kenntnis der Lebensgeschichte erwächst in allen Beteiligten Interesse, Verständnis und Respekt gegenüber den ihnen anvertrauten Menschen, die dadurch von bloß Empfangenden zu Schenkenden werden, die aber auch durch das Akzeptieren eigener Verfehlungen und Unvollkommenheiten zur Verarbeitung des sich rundenden Lebens kommen.

Um all diesen Anforderungen gerecht zu werden, braucht der Altenpfleger einen hohen Grad an Allgemein- und Persönlichkeitsbildung.

So wichtig aktivierende Beschäftigungsangebote auch sind, so darf eines nicht vergessen werden: Alte Menschen brauchen ein geraumes Maß an Zeit, in der sie sich dem bloßen „Sinnen" hingeben können. Dieses Sinnen kann man als eine Art von Verarbeiten der Lebenserfahrungen betrachten. Rudolf Steiner beschrieb, dass der alternde Mensch, ob er sich dessen bewusst ist oder nicht, die sich aus dem Körper lösenden Kräfte in ihren Gesetzmäßigkeiten erlebt und dadurch zu einer gewissen Art von Weisheit gelangt.[1]

Wir dürfen den ganz alten Menschen daher nicht durch ein Zuviel an Beschäftigungsangeboten hindern. Wenn der Pflegende ein Bewusstsein für den Wert dieses „In-sich-Versunken-Seins" entwickelt, wird er nicht mehr geplagt von der an seinen eigenen Bedürfnissen orientierten Vorstellung, dass seine Schützlinge nicht genügend Abwechslung hätten. Die aus der Einsicht in die tatsächlichen Wünsche der alten Menschen resultierende Zufriedenheit der Altenpfleger bildet die Voraussetzung für eine friedvolle Stimmung in einer Pflegegruppe. Auch dies ist ein Aspekt der Geragogik.

Bei den bisherigen Betrachtungen blieb die Pflege alter Menschen Zuhause unberücksichtigt. Im Wesentlichen gilt hier dasselbe. Nur stellt sich die Frage, wie weit die häusliche Umgebung dem Menschen im Alter wirklich gerecht wird. Wie gut das Netz der Versorgung auch organisiert sein mag, häufig wird nicht beachtet, dass der alte Mensch oftmals lange Zeit sich selbst und seiner Hilflosigkeit überlassen bleibt.

Allein gelassen kann diese Hilflosigkeit bedrohlich werden. Die frei werdenden Lebenskräfte entfalten dann nicht ihre positive Wirkung. Alte Menschen bedürfen der Gemeinschaft. Und: Die Gesellschaft braucht alte Menschen, die ihre Arbeit wohlwollend betrachten, denn Arbeit will gesehen werden.

Gleichwohl ist die Entscheidung, Zuhause oder im Heim alt zu werden, Angelegenheit des alten Menschen und seiner Angehörigen. Selbst wenn es eine Torheit ist, dass ein alter Mensch Zuhause bleiben möchte, sollte dieser Wunsch respektiert werden, wenn die ihn umgebenden Menschen das tragen können und wollen.

Andererseits kann die – schmerzliche – Trennung von den eigenen vier Wänden auch eine Chance bieten, das Sterben schon im Leben zu üben. Je freiwilliger der Mensch im Alter Trennungen bewusst vollzieht, desto friedlicher verläuft der Alterungsprozess. Zudem hilft das Miterleben und Verstehen der Ablösungsprozesse den im Umkreis beteiligten Menschen, ein anderes Verhältnis zum eigenen Leben zu gewinnen und die Welten jenseits des Erdenlebens stärker einzubeziehen.

3. Menschenbild und Motivation in der Altenpflege

Die Auffassungen vom Alter gehen heute sowohl im Bewusstsein der Öffentlichkeit (gespiegelt in den Medien) als auch in der Wissenschaft (in sozialwissenschaftlichen Alterstheorien) in zwei Richtungen. Eine sieht Alter natürlicherweise verbunden mit einem Rückzug aus dem aktiven Leben, aus dem Beruf, aus dem sozialen Umfeld, ja sogar aus der Familie. Dies entspreche dem inneren Bedürfnis des alten Menschen nach Ruhe und Zufriedenheit. Der natürliche Abbauprozess wird nicht nur biologisch gesehen, sondern auch auf geistig-seelische Aktivitäten übertragen. Der alte Mensch wolle sich nicht mehr engagieren. Es komme zum Disengagement.

Demgegenüber setzt sich zunehmend die Aktivitätstheorie durch, die die Gefahr sieht, dass der alte Mensch zu früh als inaktiv abgestempelt wird, dass vorhandene Potenziale von Kreativität, Lernfähigkeit, Wissen und körperlicher Leistungsfähigkeit ungenutzt verschüttet werden: „Wer rastet, der rostet". Ein wachsendes Angebot von Aktivitäten auf unterschiedlichen Gebieten trägt dieser Anschauung Rechnung. Politisches Engagement bis zur Parteigründung, Seniorensport, Universitätsstudium, ja selbst Senioren-Discos sind heute nichts Ungewöhnliches mehr.

Es handelt sich hier nun nicht darum, zu entscheiden, welche von beiden Theorien die Richtige ist. In beiden ist Wahres enthalten, jede für sich erweist sich jedoch als problematisch, wenn man sie einseitig versteht: Die eine zeigt uns den alten Menschen gefangen in seinen Abbauvorgängen und rechtfertigt seine Ausgliederung in Funktionslosigkeit und Rollenverlust. Die andere scheint zu sagen: „Bloß nicht alt werden!", und beachtet nicht, dass wir mit dem Tod schließlich doch eine „Ausgliederung" durchzumachen haben, die dann nur noch als Niederlage erlebt wird und daher so lange wie möglich hinauszuschieben und zu verdrängen ist. Eine Vorbereitung auf den Tod hat in dem permanent aktiven „Un-Ruhestand" keinen Raum.

Beide Theorien basieren letztlich auf einem Defizitmodell vom Altern, das in dem einen Fall einfach hingenommen und im anderen so weit wie möglich ignoriert oder bekämpft wird. Je nachdem, welche Anschauung zugrunde liegt, arbeitet die Altenpflege entweder bewahrend, behütend, entlastend, oder aber anregend und aktivierend im Sinne von Hilfe zur Selbsthilfe.

Die Ausbildung legt heute mehr und mehr Wert auf die aktivierende Pflege, und es erscheint als Ausdruck guter Pflegequalität, wenn möglichst viele Menschen in einem Pflegeheim tagsüber angekleidet und außerhalb ihres Bettes anzutreffen sind. Dabei findet man sich als Ausbilder schnell in dem Dilemma: Zwar motiviert und rüstet man Auszubildende für eine aktivierende Pflege aus, im Arbeitsalltag und unter den zunehmend schwieriger werdenden Rahmenbedingungen ist eine solche Pflege aber oft nur schwer durchführbar. Im Sinne der Aktivitätstheorie und aus Kostengründen lässt man die alten Menschen so lange wie möglich in der häuslichen Umgebung, was meist auch ihrer persönlichen Neigung entspricht. Das hat zur Folge, dass Altenpfleger im Heim immer mehr hochbetagten, stark pflegebedürftigen, vor allem desorientierten, also den hilflosesten alten Menschen begegnen. Zwangsläufig tritt hier die aktivierende Pflege in den Hintergrund, weil sich eine Versorgung, die den Pflegebedürftigen passiv und unselbstständig hält, bei einem derartig hohen Arbeitsanfall leichter und schneller durchführen lässt. Dadurch wird bereits in der Ausbildung ein schlechtes Gewissen oder Frustration veranlagt, weil Anspruch und Wirklichkeit nicht miteinander zu vereinbaren sind. Routiniertes Arbeiten ohne Ideale oder der Ausstieg aus dem Beruf sind bekannte Folgen. Zurück bleibt eine freudlose Müdigkeit bei Pflegenden und Gepflegten, die einen wesentlichen Beitrag zur bedrückenden, muffig-öden Stimmung in Alten- und Pflegeheimen leistet.

Die Disengagement- und die Aktivitätstheorie bilden kein Menschenbild ab, das eine Grundlage für die notwendige dauerhafte Motivation in der Altenpflege darstellt. Sie können wohl als Richtlinie dienen, wie im einen oder anderen Fall gearbeitet werden könnte, geben jedoch keine Antwort auf die Frage nach dem Sinn des Alterns.

Die Anthroposophie geht davon aus, dass jeder Tag und jede Stunde, die ein Mensch auf Erden lebt – und sei er noch so hinfällig, desorientiert oder gar bewusstlos –, nicht nur für ihn selbst, sondern für seine Umgebung und sogar für die ganze Menschheit von Bedeutung ist. Wie kann das sein?

Die Fähigkeiten, die den Menschen über jedes Tier hinausheben, sind der aufrechte Gang, das Sprechen und das Denken. Wie das kleine Kind diese in den ersten Lebensjahren nach und nach erlernt, muss der alternde Mensch seine Fähigkeiten zum Lebensende allmählich wieder aufgeben. Das Gehen wird beschwerlicher, Bewegungen lassen sich nur mit Mühe ausführen oder auch gar nicht. Krankheitsbedingte Störungen behindern die Sprache einerseits, andererseits gewinnt man auch den Eindruck, dass manche alte Menschen einfach nicht mehr das Bedürfnis nach Kommunikation haben. In Bezug auf das Denken wird über Vergesslichkeit geklagt, das Kurzzeitgedächtnis lässt bekanntermaßen nach und erschwert damit die Orientierung im gegenwärtigen Alltagsleben.

Diese naturgemäßen Alterungsprozesse gleichzusetzen mit einem totalen Abbau im Seelisch-Geistigen hieße, das Alter insgesamt als ein Versagen der Kräfte zu verstehen. Eine Auffassung, aus der sich zwangsläufig die „Erlösung" durch aktive Sterbehilfe als eine logische Konsequenz ergibt. Der „Gnadentod" verkürzt das als sinnlos empfundene Leiden.

Ein Schlüssel zum Sinn des Alters ergibt sich, wenn im Schwächer-Werden des Körpers und der darauf basierenden Funktionen zugleich eine Chance zur höheren Entwicklung im Seelisch-Geistigen gesehen wird. Indem der Leib schwächer, trockener und brüchiger wird, durchdringen und ergreifen ihn die höheren Wesensglieder immer weniger: sie lösen sich mehr und mehr, und der Geist wird frei.

> *„Nur hat dann der Mensch nicht die Möglichkeit, ihn festzuhalten, weil er hier der physischen Welt gegenübersteht und sich durch den Leib äußern will. Was da immer selbständiger und selbständiger wird, das tritt erst nach dem Tode vollständig in Erscheinung. Also nicht, dass das Geistig-Seelische gegen das Alter zu abstumpft, im Gegenteil: es wird immer freier und freier …"* [2]

Wie wenn man sich auf eine Reise in ein fremdes Land vorbereitet, indem man sich zuvor aus Büchern und Bildern Kenntnisse darüber erwirbt, so lässt sich das Erleben der allmählichen Loslösung vom Leibe als ein Lernprozess für das Ich ansehen, das bereits zu Lebzeiten einen Vorgeschmack dessen zu spüren bekommt, was es als ein rein geistiges Dasein nach dem Tode erwartet.

Die Theorie vom Disengagement im Alter erscheint in gewisser Weise berechtigt, wenn man dabei die körperliche Entwicklung im Auge hat. Aktivität im Alter ist in erster Linie auf Seelisch-Geistiges zu beziehen. Sie ausschließlich auf leiblicher Ebene auszuleben, bedeutet am Ende doch eine Niederlage.

Das Ansprechen des Geistes, ganz gleich, in welchem Ausmaß er sich noch durch den Leib äußert, gibt dem alten Menschen Gelegenheit, diesen als Realität zu erleben, d. h. sich in seinem Mensch-Sein erkannt zu fühlen.

Unabhängig davon, ob wir nun eine aktivierende oder behütende Pflege durchführen, können wir stets versuchen, dieses Mensch-Sein in der Pflege anzuregen, indem wir uns zunächst selbst um geordnete Bewegungen und aufrechte Haltung bemühen, um deutliches Sprechen und aufrichtige Kommunikation, aber auch ernsthaft um die eigene spirituelle Schulung und Entwicklung der Persönlichkeit [→ Kapitel „Pflege als Übungsweg"].

Was die Anregung des „Mensch-Seins" meint, erläutert folgendes Beispiel des Aufrichtens genauer: Heldenhafte Taten und spektakuläre Ereignisse werden meistens mit großen Worten bekannt gemacht. Wir erlangen auf vielfältige Weise davon Kenntnis. Was im Verborgenen geschieht, bemerken in der Regel nur Wenige.

Wenn man im Pflegeberuf arbeitet, erlebt man immer wieder, welche Leistungen schwache Menschen vollbringen, indem sie sich bemühen, die Aufrichte zu erlangen. Unter großer Anstrengung stellen sie sich den niederdrückenden Kräften und der eigenen Hinfälligkeit entgegen, um eine kurze Zeit auf den Füßen zu stehen. Was den Gesunden unzählige Male problemlos gelingt: Für den kranken oder alten Menschen kann es das Ereignis des Tages werden. Welche Kraft verhilft den Menschen dazu, sich aufzurichten? Schon in alten Kulturen – und vielleicht mehr als heute – war diese Kraft bekannt und wurde beschrieben:

„... Am Morgen bist du aufgegangen am Horizont
und bist strahlend als Sonne des Tages.
Was auf Füßen steht, erwacht, du hast sie aufgerichtet.
Sie waschen ihren Leib, sie nehmen die Kleidung,
Ihre Hände erheben sich in Anbetung, weil du erschienen bist ..."

Aus dem Sonnengesang des Echnaton, Ägypten

Alte Menschen, auch Nicht-Pflegebedürftige, sind auf natürliche Weise den Kräften der Verhärtung ausgesetzt. Jede Bemühung, dieser Verhärtung entgegenzuwirken, mobilisiert positive Kraft, Auftriebskraft. Tag für Tag, wenn Menschen sich erheben, besonders, wenn sie dabei Schwere und Schwäche überwinden, wecken sie diese Kraft in sich, die die Menschen früherer Zeiten als eine göttliche, wie von außen tragend, erlebt haben, weil sie für die ganze Erde wirksam sind. Heute erfahren wir diese Kraft von innen her wirkend.

Wir dürfen sie als Auferstehungskraft bezeichnen, die durch den Christus-Impuls als ein Keim in unser Inneres gelegt wurde. Erkennen wir die kosmische Dimension der Aufrichtung als Ausdruck des menschlichen Ichs, dann motiviert uns das, Menschen, die ständig im Bett liegen, wenigstens für kurze Momente in eine sitzende Haltung zu bringen oder einmal am Tag das Erlebnis zu verschaffen, auf den Füßen zu stehen und solchen, die im Gehen behindert sind, zu helfen, ein paar Schritte zu tun, auch wenn es nur eine kurze Strecke ist.

Es gibt aber auch Menschen, die schwer darniederliegen, die keinen Anteil mehr am alltäglichen Leben nehmen, mit stark vermindertem Bewusstsein dahindämmern und denen man fast wünschen möchte, sie könnten endlich durch den Tod erlöst werden. Auch und gerade für sie gilt, dass, solange noch ein Fünkchen Leben in ihrem Leibe steckt, diese göttliche Kraft in ihnen wohnt und der Schwerkraft, der der Körper erst durch den Tod gänzlich unterliegt, Lebenskraft, Aufrichtekraft entgegen zu stellen ist.

Das Aufrichten auf körperlicher Ebene geschieht wie beschrieben; eine Erhebung kann aber auch im Seelischen stattfinden, etwa in der Überwindung von niederdrückenden Stimmungen, Resignation, Depression oder es erfolgt eine Erhebung im Geiste durch Gebet, Meditation und Erkenntnisbemühung. Auf welcher Ebene die Aufrichte gefunden und mit welchem Grad von Bewusstsein dies begleitet wird, ist in den wechselnden Zuständen des Lebens individuell zu ermitteln. Allen Bemühungen um die Aufrichte ist aber gemeinsam, dass sie das Vorhandensein positiver Kräfte in der Welt vermehren.

Um dieser Kräfte willen lohnt es sich, im Altenpflegeberuf zu arbeiten! Auch und gerade, wenn die Anforderungen immer schwerer werden. Jede menschenwürdige Pflegehandlung, auch die geringste, bekommt einen Sinn für den alten Menschen und für den Pflegenden.

Gerade die Gebrechen und Bedrückungen des Alters bieten uns Gelegenheit, diese positiven Kräfte zu entwickeln. Versuchen wir uns einmal vorzustellen, welch ein Potenzial allein in unseren gegenwärtig lebenden alten Menschen vorhanden ist!

Angriffe auf das Ich gibt es in der Welt in reichlichem Maße, z. B. durch Gewalt, Medien, Drogen etc. Die Pflege der positiven Kräfte, und seien sie noch so schwach, unterstützt und fördert das Ich. Wir sehen sie als ein Gegengewicht gegen alle Destruktivität und Bequemlichkeit. Die Bemühungen schwacher, kranker und alter Menschen um die Aufrichtekraft sind besondere „Heldentaten“, solche bescheidener Art, von denen keine Medien berichten. Vielleicht sind aber sogenannte „große Taten“ nur auf dem Boden dieser von einzelnen Menschen entwickelten positiven Kräfte möglich.

Kategorie	Beispiel für Lernziele	Empfohlener Lernweg
Handwerk	Sie lassen die „Ruhe" des Alters aktiv zu.	A
Eigenes Lernziel		
Beziehung	Sie haben in der alltäglichen Pflege den unsterblichen Wesenskern des alten Menschen im Bewusstsein.	B
Eigenes Lernziel		
Wissen	Sie wissen um die Kraft der Aufrichte für das Menschsein.	C
Eigenes Lernziel		

Literatur

1 Steiner, R.: Die Verbindung zwischen Lebenden und Toten (GA 168). Rudolf Steiner Verlag Dornach 2005. S. 81 f.

2 Steiner, R.: Erdensterben und Weltenleben. Anthroposophische Lebensgaben. Bewusstseins-Notwendigkeiten für Gegenwart und Zukunft (GA 181). Rudolf Steiner Verlag Dornach 1991. S. 184.

Weiterführende Literatur

- Girke, M. (Hrsg.): Geriatrie. Grundlagen und therapeutische Konzepte der Anthroposophischen Therapie. Salumed Verlag Berlin 2014.

KAPITEL XXV

Aspekte zur Pflege psychisch kranker und verwirrter alter Menschen

CHRISTEL KAUL

Die Pflege psychisch kranker und verwirrter alter Menschen stellt eine immense Belastung dar. Einerseits sollen Autonomie und Würde, anderseits die Sicherheit des Erkrankten und seiner Mitmenschen gewahrt werden. Nur aus einem differenzierten Verständnis der Bewusstseinslage des Kranken und der Kenntnis der Ursachen können Pflegende diese Aufgabe meistern. Das Kapitel behandelt Verwirrtheitszustände und psychische Erkrankungen als gestörte Alterungsprozesse. Es erläutert den Abschied vom aktiven Leben, die nötigen Metamorphosen und das Hereinleuchten der geistigen Welt in das Bewusstsein des alten Menschen. Das Kapitel enthält zahlreiche praktische Hilfestellungen für den Umgang mit völlig verfahrenen Situationen, zeigt Perspektiven auf und macht Pflegenden Mut, sich diesen schwierigen Begegnungen zu stellen.

→ Lernziel siehe Seite 609

1. Zur Situation der demenzerkrankten Menschen und ihrer Betreuer

Heute leben in den Alten- und Pflegeheimen immer mehr Menschen mit schwersten psychischen und Demenz-Erkrankungen. Oft kommen sie erst unter dem Zwang der Umstände von Zuhause ins Heim, also dann, wenn sie nicht mehr in der Lage sind, sich selbst zu versorgen oder niemand mehr mit ihnen umgehen kann. Dies bedeutet, dass die Schwelle, an der alte Menschen noch ein Verständnis für die neue Situation erlangen und sie aktiv mitgestalten könnten, oft schon lange überschritten ist. Der nicht bewusst vollzogene Ortswechsel und der neue Umkreis von Bezugspersonen verstärken dramatisch das „Nicht-mehr-ansprechbar-Sein" bzw. „Sich-nicht-mehr-aussprechen-Können". Die unter diesen Umständen ins Heim übersiedelten Menschen verfallen in Dumpfheit und Verweigerung oder in Unruhe bis hin zur tätlichen Aggression. Häufig legen Psychopharmaka zusätzlich eine dichte Wolke um ihr Bewusstsein. Die Menschen finden sich nicht mehr zurecht, neue Situationen erscheinen undurchschaubar, und sie sind ständig auf der Suche nach dem verlorenen Zuhause. Können sie dies verbal nicht mehr ausdrücken, geraten sie in tiefe innere Verzweiflung und Verlorenheit.

Die Betreuung dieser Menschen führt trotz vielfältiger Hilfen Pflegende und vor allem die Angehörigen an physische und psychische Grenzen. Sie leiden gleichermaßen an der Situation und an sich selbst, an Gefühlen der Ohnmacht, des Versagens und des Nicht-verstanden-Werdens. Die Aggression der Bewohner kann wiederum bei den Pflegenden Aggression und Zweifel am beruflichen Selbstverständnis auslösen.

Resignation oder der Versuch, den alten Menschen zur Anpassung zu zwingen, sind dabei häufig Ausdruck der Überforderung.

> Eine junge Pflegerin kam aufgebracht weinend aus dem Zimmer einer Bewohnerin und sagte: „Ich bin doch kein aggressiver Mensch, aber ich habe Frau M. fürchterlich angeschrien. Ich bin verzweifelt über mich selbst."

Demenzerkrankte Menschen werden heute meist als störend und beängstigend empfunden. Die Dementen verwirren das Bild, das man sich gerne von sich selbst macht. Sie stellen das Ideal der Selbstbestimmung radikal in Frage. In einem gesellschaftlichen Umfeld, das geprägt ist von einer rasenden technischen Entwicklung und der Illusion des Alles-Machbaren, finden Pflegende daher kaum Verständnis und Unterstützung in ihrer Arbeit. Große Kraft und Selbstschulung sind nötig, um distanzvolles Mitfühlen zu üben und nicht in den Sog der Verzweiflung und Hoffnungslosigkeit hineinzugeraten.

2. Die Verwandlung von körperlichem Abbau in seelisch-geistige Entwicklung

Aufbau- und Abbaukräfte durchziehen in Metamorphosen das gesamte menschliche Leben. Aufbaukräfte haben in der Kindheit und Jugend ein notwendiges Übergewicht. Der Säugling muss in die Welt hineinwachsen. In der Mitte des Lebens wird der Höhepunkt innerer und äußerer Kraft erreicht, Aufbau und Abbau sind im Gleichgewicht. Danach beginnt eine langsame Umkehrung. Der Lebenskräfte-Aufbau geht zurück und Abbauprozesse verstärken sich. Dem Abbau durch körperliche und intellektuelle Arbeit werden immer weniger Lebenskraft und Regeneration entgegengesetzt. Altern bedeutet ein Zurückziehen der Aufbaukräfte. Der alte Mensch wächst aus der physischen Welt hinaus, er „entlebt". Dieser Prozess wird an zunehmender Auskühlung, am Austrocknen der Haut, am Verlust der Elastizität oder am Schwächer-Werden der Sinnesorgane erlebbar. Der Leib scheint immer „lebloser". Der Alterstod tritt ein, wenn die zur Verfügung stehenden Lebenskräfte aufgebraucht sind.

Das Altern ist gekennzeichnet durch physischen Abbau. Der seelisch-geistige Alterungsprozess hat dagegen seine eigenen Entwicklungsstufen. Er verläuft polar zu den geschilderten Auf- und Abbaukräften. Kindheit und Jugend sind geprägt vom Aufnehmen und Lernen. In der Mitte des Lebens wird das Aufgenommene und Gelernte zu Fähigkeiten entwickelt und angewandt. Der Mensch ist selbstständig und eigenverantwortlich. Nach der Lebensmitte können Zusammenhänge tiefer erkannt, verwandelt und kommuniziert werden. Erprobtes und Erfahrenes wird immer bewusster durchschaut. Die Frage nach dem Sinn des eigenen Lebensweges bekommt einen weiteren Horizont. Dieser Prozess geschieht nicht von selbst, sondern entwickelt sich durch die eigene Willensanstrengung. Er ist geprägt von der existenziellen Frage: „Bin ich als Mensch dem fortschreitenden körperlichen Abbauprozess ausgeliefert oder kann meine innere Entwicklung davon befreit bleiben?" An dieser Frage entscheidet sich, welche Bedeutung das Altern für den Einzelnen hat.

Tritt das Erleben des körperlichen Abbaus in den Vordergrund, so besteht die Gefahr, dass das Alter als Bedrohung der Existenz empfunden oder verdrängt wird. Auch das starre Festhalten an Gewohnheiten, der Verlust des Selbstwertgefühls und die daraus resultierenden Probleme mit der Umgebung sind meist das Ergebnis einer Haltung, die das Alter als Defizit begreift. Gelingt es, sich seelisch-geistig beweglich zu halten, dem leiblichen Abbau eine innere Größe entgegenzustellen, dann entsteht oft der Wunsch, den eigenen Lebenslauf zu klären und aufzuarbeiten, das Leben zu ordnen, Gelassenheit, Weitsicht, Friede und Liebe zu entwickeln als Geschenk an die Welt. Auf diesem Weg kann der Mensch trotz aller Widrigkeiten und körperlicher Einschränkungen bis zum Ende Gestalter seines Lebens bleiben. „Ich schaue nicht mehr auf das, was ich nicht mehr kann, ich freue mich über das, was ich noch kann und ich danke für jeden Tag. Ich bin bereit zu gehen."

Gerade das Loslassen eröffnet im Alter die Chance, die Perlen des Lebens zu finden. Dies geschieht nicht ohne Schmerz. Es erfordert Mut und Demut, den Illusionsschleier, der sich während des Lebens über die eigentlich bedeutenden Dinge der Welt gelegt hat, der in gewisser Weise auch Schutz gab, wegzuziehen. Es gilt, die allgegenwärtigen körperlichen Einschränkungen des Alterns in Freiheit umzuwandeln. Freiwerden von dem äußerlich Geschoben- und Gezogenwerden schenkt Ruhe und Gelassenheit. In dieser Stille können wir unser Selbst fragend erlauschen.

Alterserkrankungen machen schmerzlich erlebbar, dass das physische Kleid abgenutzt ist und nicht erneuert werden kann. Sie verstärken den Konflikt zwischen Festhalten und Loslassen. Sie zeigen den Weg, den jeder Mensch in Freiheit oder widerstrebend gehen muss – den Weg zum Tod. Ist der Mensch nur Teil der belebten Natur oder ist er auch Glied einer geistigen Welt? Ist der Tod Untergang oder Verwandlung? Ist das Alter eine Nachbereitung der Biografie und Vorbereitung für das Leben in der geistigen Welt? Dann wäre das Alter ein Läuterungs- und Reinigungsraum für den Schwellenübergang. Alterserkrankungen können großen Schmerz bedeuten und dienen doch der Bewusstwerdung des Abschieds. Verständnis ermöglicht Verwandlung, die Seele wird frei. Vergangene Erlebnisse bekommen ein anderes Gesicht und Gewicht. Der Sinn des eigenen Lebensweges schimmert auch durch Schmerzen, Verletzungen und Versäumnisse hindurch.

3. Zum menschenkundlichen Verständnis der Altersdemenz

Leibgebundene Aufbaukräfte verwandeln sich im Laufe des Lebens zum großen Teil in Bewusstseinskräfte. Gelingt diese Metamorphose nicht vollständig, so drängen sich die normalerweise völlig unbewussten Lebensvorgänge ins Bewusstsein. Sie überschwemmen das Denken und Vorstellen. Nicht mehr die Welt bildet sich im Bewusstsein ab, sondern die eigenen Lebensvorgänge.

Auf drei Gebieten tritt der Mensch mit der Umwelt in Beziehung:

- In der Ernährung nimmt er die Welt stofflich in sich auf.
- Durch die Atmung verbindet er sich in feinerer und bewussterer Weise mit ihr.
- Durch die Sinneseindrücke nimmt er die Welt gänzlich immateriell in sich hinein.

Der folgende Abschnitt beschreibt, wie es durch das Ernährungs-, Atmungs- und Sinnesleben zu Störungen im Bewusstsein kommt, wenn leibgebundene Prozesse nicht altersgemäß umgewandelt werden.

3.1 Die Nahrungsaufnahme und ihre Metamorphose

Die physische Nahrung wird von den Verdauungsorganen aufgenommen, angeglichen, zerstört und in körpereigene Substanz verwandelt. Unverwertbares kommt zur Ausscheidung. Die Nahrung ermöglicht Aufbau, Regeneration und die Reproduktion des Leibes. Ihr verdanken wir die Erhaltung unseres Körpers und damit die Fähigkeit, tätig zu werden. Mit unseren Gliedmaßen gestalten wir die Welt willentlich. Der gesunde Mensch nimmt seine Verdauung nicht wahr. Nur Schmerzen bringen die Vorgänge zu Bewusstsein. Im Stoffwechsel herrscht unbewusster Wille.

Der Stoffwechsel (= Aufnahme – Umwandlung – Ausscheidung) ermöglicht:			
Nach innen	Aufbau, Regeneration, Reproduktion	Gestaltung des Leibes	Unbewusster Wille
Nach außen	Gliedmaßentätigkeit	Gestaltung der Welt	Bewusster Wille

Tab.: Der Stoffwechsel und seine Metamorphosen

3.1.1 Zur Pathologie unverwandelter Stoffwechselprozesse im Alter

Die Stoffwechseltätigkeit lässt im Alter nach. Wenn in der biografischen Entwicklung die Umwandlung des leiblichen Aufbaues in seelisch-geistige Wachheit nicht ausreichend stattgefunden hat, bleibt das Seelisch-Geistige wie „angekettet“ an die leiblichen Lebensvorgänge. Die unbewussten Stoffwechselprozesse überwältigen das Bewusstsein und der alternde Mensch wird zu ihrem Spielball. Der Abhängigkeit des Leibes von der Nahrung entspricht die genuss- und lustvolle Bindung der Seele an die Stoffwechselprozesse. Damit die Seele im Alter, wenn das leibliche Bedürfnis nach Essen und Trinken versiegt, nicht an den Leib gebunden bleibt, muss schon frühzeitig ein Ausgleich gefunden werden. Nur das bewusste Lösen von der Körperlichkeit bietet für die Seele die Chance, nicht den absteigenden Weg des Leibes mitzugehen. Wenn das nicht schon im Laufe des Lebens geübt wird, dominiert im Alter die Befindlichkeit des physischen Körpers das Lebensgefühl. Es entstehen Verlusterlebnisse und Zwangsvorstellungen.

An folgenden typischen Verhaltensweisen lässt sich dies beobachten: Zunächst gewinnt für den betroffenen alternden Menschen die Nahrungsaufnahme zunehmend an Bedeutung, bis er schließlich nur noch von Nahrungsaufnahme zu Nahrungsaufnahme lebt. So lange er isst, ist er, dazwischen wirkt er unzufrieden und behauptet, er bekäme zu wenig oder er habe noch gar nichts zu essen bekommen. Vielleicht erkundigt er sich alle zehn Minuten, wann es denn endlich Essen gibt. Dominierendes Gesprächsthema ist für ihn das Essen und die damit verbundenen körperlichen Empfindungen. Der Betroffene schafft es nicht, sich vom Lebensprozess Ernährung zu emanzipieren, und da dieser abnimmt bzw. abstirbt, stirbt er seelisch mit. Die Verbundenheit mit der Nahrung kann immer zwanghafter werden, bis hin zu Wahnvorstellungen, die durchaus nicht immer das Thema Nahrung zum Inhalt haben. Zwanghafter Diebstahl als „Ausgleich" für den erlebten stofflichen Mangel kann Ausdruck einer zu starken seelischen Verbundenheit mit der leibgebunden Seite der Nahrung sein.

Dringen die in der Verdauung wirksamen Prozesse ins Bewusstsein, entstehen Bilder von Zerstörung und Auflösung. Die betroffenen Menschen fühlen sich zerrissen oder unter dem Zwang, selbst zerstören zu müssen. Oft verursachen diese Bilder schreckliche Zustände, vor allem in der Nacht. Aus den ins Bewusstsein dringenden Stoffwechselprozessen entstehen Zwanghaftigkeit und Ängste.

3.1.2 Pflegetherapeutische Hilfen

Zunächst kommt es darauf an, die Aussagen dieser Menschen richtig zu verstehen. Eine Aussage lässt sich auf verschiedene Art interpretieren.

„Mein Mantel ist mir gestohlen worden." Ich gehe mit dem Patienten in sein Zimmer und zeige ihm den Mantel. Es gibt die Reaktion des Erkennens „Ach, da ist er ja!" Der Vorgang war also Ausdruck der Vergesslichkeit. Vielleicht vergisst er in Kürze das Ereignis und den Mantel wieder.

Der gleiche Vorgang läuft ohne Einsicht anders ab. Der alte Mensch reagiert überhaupt nicht auf den Mantel, sondern sucht unruhig weiter. Er signalisiert dadurch: „Ich verliere meinen Erdenmantel, ich komme an meinen Leib nicht mehr heran." Diese Menschen wollen sich deshalb oft nicht ausziehen, tragen mehrere Sachen übereinander. Die Kleidung wird ihnen zur Haut. Auch die gegenteilige Reaktion ist möglich: Die Patienten erleben ihren Leib als Hindernis und angstmachende Hülle. Sie wollen diese loswerden und ziehen deshalb ihre Kleidung immer wieder aus. Sie laufen unruhig umher – laufen vor sich selbst weg.

Kleidung und Ernährung werden hier unbewusst als Chiffre für den Leib und seine Erhaltung gebraucht. Diese häufige, auch in Träumen auftauchende Metapher enthält einen wichtigen therapeutischen Hinweis. Der Leib will als Hülle der Seele behandelt werden. Therapie und Pflege setzen sich deshalb mit dem Leib als Hülle, die Pflege und Schutz benötigt, auseinander. Es gilt, Halt zu geben, aufzurichten, zu stärken und gleichzeitig

Leichte und Lösung zu ermöglichen. Folgende Maßnahmen unterstützen diese Gesten:

- Rhythmische Einreibungen nach Wegman/Hauschka
- Rhythmische Gestaltung des Tagesablaufs
- Warme, umhüllende Bekleidung (auch im Sommer)
- Zum Einschlafen: ein warmes Fußbad oder das Bett mit Wärmflaschen vorwärmen, Wollsocken anziehen
- Die Beine ausstreichen und dann die Fußsohlen mit der Handfläche wärmen
- Kerzen, ein Gedicht oder Gebet, ein Lied singen
- Beim Gutenachtsagen die Hand auf die des alten Menschen legen, bewusst den Namen nennen und in die Augen schauen
- Spaziergänge und ggf. ein Wanderlied dabei singen; auf die Natur aufmerksam machen, Dinge betasten, Blumen berühren, den Duft riechen, Wolle zupfen usw. (d.h. über den Tastsinn Grenze und Begegnung erleben lassen)

3.2 Die Atmung und ihre Metamorphose

Eine zweite Art, in der wir die Welt in uns aufnehmen, ist die Atmung. Durch die Atmung verbinden wir uns intensiv mit der Umwelt. Die Luft ist zunächst Außenwelt, wird aber für Augenblicke Innenwelt, um nach kurzer Zeit wieder ausgeatmet zu werden. Ein Teil der Luft verbindet sich mit dem Organismus und wird umgewandelt (Sauerstoffaufnahme, „Verbrennung“, Kohlendioxidabgabe). Zwischen Ein- und Ausatmen findet sich ein kurzes Innehalten, eine kleine Stauung. Die Unterbrechung eines gleichmäßigen Stromes wirkt im Unterbewusstsein als Aufwachprozess. Im Vergleich mit der Nahrungsaufnahme ist die Berührung mit der Umwelt teils intensiver, teils flüchtiger. Wir atmen mit anderen zusammen die gleiche Luft ein und atmen unser Eigenes in sie aus. Es findet ein sozialer Austausch im Atmen statt. Der Atmungsprozess ist halbbewusst, träumend und stark mit dem Fühlen verbunden, was sich an der Kopplung von seelischer Gestimmtheit und Atemrhythmus gut beobachten lässt. Ist der Atem organisch gestört, wirkt sich das unmittelbar auf das seelische Erleben aus. Aber auch die Seele beeinflusst den Atem. Bei einem großen Schreck stockt uns der Atem. Wenn wir uns wohlfühlen, atmen wir regelmäßig tief ein und aus. Im Atem wird unser Verhältnis zur Umgebung deutlich. In einem Seufzer zeigt sich, dass wir nicht im Einklang mit der Welt stehen. Das seelisch-geistige Wesen verbindet sich durch die Atmung im ständigen Wechsel mit dem Irdischen und löst sich wieder. Der Inkarnationsprozess beginnt mit dem ersten Atemzug bei der Geburt, mit dem letzten Ausatmen im Sterben löst sich die Seele aus der physischen Welt heraus.

3.2.1 Altersdepression und Angst als seelischer Elastizitätsverlust

Die häufig auftretende Altersdepression und die mit ihr verbundene Antriebslosigkeit, die seelische Enge und Ängste hängen unmittelbar mit dem Atmungsprozess zusammen.

Die Atembewegung wird im Alter natürlicherweise langsamer und flacher. Oft hält ein alter Mensch den Atem zu sehr zurück, und die seelische (Un)-Beweglichkeit schließt sich unbewusst daran an.

Beim Asthma und beim Lungenemphysem hat sich dieser Prozess organisch manifestiert. Liegt eine Tendenz zum „Atem-Zurückhalten" vor, erweitert sich mit der Zeit die Lunge. Sie verliert nach und nach ihre Elastizität und es staut sich ein immer größerer schlechtbelüfteter Raum. Bei der Altersdepression findet ein vergleichbarer Vorgang im Seelischen statt. Viele Gefühle werden im Laufe des Lebens in der Seele zurückgehalten und nun fehlt die seelische Elastizität, um seelisch auszuatmen. Es wird schwerer, Neues „einzuatmen". Das Seelenleben erfährt keine Erwärmung und Durchlichtung, es verkümmert.

Der alte Mensch zieht sich zunehmend in sich zurück, wird einsam und traurig, verbittert schließlich innerlich. Die seelische Erstarrung drückt sich auch im Leiblichen aus. Der Körper verkrampft bis zur Unbeweglichkeit, die Mimik verarmt und wird steinern. Er scheint äußerlich und innerlich unbeweglich. Man hat das Gefühl, das Wesen dieses Menschen ist im Körper eingesperrt. Kälte entsteht innerlich und äußerlich. Selbst im Schlaf findet keine wirkliche Lösung mehr statt, der Körper bleibt verkrampft. Eine schon während des Lebens bestehende Tendenz zum inneren Rückzug kann sich im Alter verstärken.

3.2.2 Pflegetherapeutische Hilfen

Harmonisierend wirken auch hier physische Wärme, Rhythmus, Bewegung und seelische Wärme – Liebe. Stille, nicht nachlassende Zuwendung, ist für die Begleitung dieser Menschen wichtig. Alle provozierenden Gesten verschließen noch mehr. Im Einzelnen kommen zu Anwendung:

- Rhythmische Einreibungen am ganzen Körper, Hände und Füße sehr intensiv
- Wärmende Kleidung
- Aufrichten (seelisch und körperlich)
- Kurze Spaziergänge
- Vollbäder mit anregenden Badezusätzen (z.B. *Rosmarin Aktivierungsbad* (Weleda), *Edeltannen Erholungsbad* (Weleda), *Citrus Erfrischungsbad* (Weleda) bzw. *Zitrone Lemongrass Bad* (Dr. Hauschka))
- Vorlesen von kurzen Märchen, die die Geste des Schenkens in sich tragen (z.B. das Sterntaler-Märchen)
- Als stille Geste die Hand hüllend ohne Druck auf die Hand oder um die Schulter des Patienten legen; dies hat eine tief entspannende und befreiende Wirkung
- Anregung rhythmischer Bewegungen mit der Geste „geben und nehmen", „sich öffnen und zurückziehen", „lösen und binden", „einen Ball in die Hände legen und wiedergeben lassen"; die Geste intensiviert sich solange, bis der Ball geworfen werden kann. Eine weitere Steigerung besteht darin, einen Stab über den Kopf nach hinten und vorn zu führen. Zur Unterstützung dieser Übung kann man folgenden Text rhythmisch sprechen:

Säerspruch
Bemesst den Schritt!
Bemesst den Schwung!
Die Erde bleibt noch lange jung!
Dort fällt ein Korn,
das stirbt und ruht.
Die Ruh ist süß.
Es hat es gut.
Hier eins, das durch die Scholle bricht.
Es hat es gut. Süß ist das Licht.
Und keiner fällt, aus dieser Welt.
Und jedes fällt, wie's Gott gefällt. Conrad Ferdinand Meyer (1825–1898)

Durch diese Hilfen entsteht die Möglichkeit, über belastende Erlebnisse zu sprechen. Besonders Lachen befreit; depressiven Menschen fällt dies bekanntlich schwer.

Eine alte Dame wurde regelmäßig an Wochenenden von ihrem Sohn besucht und zu Ausflügen in die wunderschöne Umgebung eingeladen. Wenn sie zurückkam und ich sie fragte, ob es schön gewesen sei, sagte sie immer: „Ja, aber jetzt sind sie wieder weg!" Ein ganz kurzes helles „Ja" und dann der Vorhang des „aber". Wir hatten ein gutes Verhältnis, und so fragte ich sie eines Tages: „Darf ich immer wenn Sie ‚ja, aber' sagen, leise lächeln?", sie antwortete: „Ja, aber" und dann lächelte sie selbst und sagte: „Schon wieder!" Sie konnte es sich nicht mehr abgewöhnen, schmunzelte dabei jedoch und schaute uns sehr warm an. Damit brachte sie sich selbst ins Gleichgewicht.

3.3 Die Metamorphose der Sinne

[→ Kapitel „Von der Sinnfrage der Krebskrankheit zur Pflege der Sinne"]

Über die Sinne tritt der Mensch mit der Welt in Beziehung. Das Ich-Bewusstsein bildet sich an Sinneswahrnehmungen. Durch sie erschließt es sich die Welt. Sinneseindrücke sind eine Art subtiler Ernährung. So wie es gesunde oder minderwertige, bekömmliche oder unbekömmliche Lebensmittel gibt, so existieren auch aufbauende, lebensspendende und abbauende bzw. schädigende Sinneseindrücke. Hier wie dort gibt es ein Zuviel oder ein Zuwenig. Sinneseindrücke haben eine direkte Auswirkung auf die leibliche Organisation. Ein erschreckender Reiz lässt die Haut erbleichen, der Atem stockt. Ein Eindruck, der uns begeistert, wärmt und rötet das Gesicht. Der Atem wird schneller. Sinneseindrücke greifen in die Blutzirkulation, den Atem und den Stoffwechsel ein. Es ist bekannt, dass eine harmonisch gestaltete Umgebung gesundend, eine kalte, chaotische kränkend wirkt.

Würden wir nicht durch das Denken die dazugehörigen Begriffe bilden und sie miteinander in Beziehung setzen, stünden alle Wahrnehmungsinhalte als zusammenhanglose Einzelheiten da. Die Sinne lassen uns nur eine Seite der Wirklichkeit erkennen, die andere müssen wir aktiv hinzufügen. Begriffe und Vorstellungen, die wir uns erarbeiten, leben in uns und werden Bestandteil der individuellen Weltanschauung. So wirken Wahrnehmung und Begriffsbildung fort, auch wenn das Ereignis längst vergangen ist. Diese im Laufe des Lebens errungenen und oft vergessenen Inhalte beleben uns im Alter, gerade wenn die Beziehung zur Welt durch die Schwäche der Sinne nachlässt.

Wegen der Einschränkung der Sinneswahrnehmung geht die Verbindung mit der Umwelt verloren. Das Leben spielt sich nur noch in den eigenen Vorstellungswelten ab. Dies führt zur Orientierungslosigkeit und Illusion, zur Erstarrung und Isolation. War das zurückliegende Leben eines alten Menschen überwiegend geprägt von äußeren, materiellen Reizen und Werten, so wird die verminderte Sinnesfunktion zu einem furchtbaren Verlusterlebnis. Nur wenn diesem Verlust ein reiches, im Laufe der Jahre durch Interesse an der Welt erworbenes seelisch-geistiges Innenleben gegenübersteht, erwächst Freiheit vom Leiblichen.

Wenn das Sehen vergessen ist,
wird das Licht unendlich reich!
Wenn das Hören vernichtet ist:
sammelt sich das Herz
auf die ewigen Tiefen.
Wenn die Sinne des Wahrnehmens
vernichtet sind:
wird der Mensch fähig,
sich von allen Reizen
der Welt zu lösen
rein, offen und vollständig
in vollkommener Einung
mit dem All,
weit, schrankenlos wie
ein belebender Lufthauch,
keinen Trennungen
des Menschentums untertan. Laotse (604–531 v. Chr.)

3.3.1 Der Lebenssinn verwandelt sich in Gleichmut

Der Lebenssinn vermittelt eine Wahrnehmung von der Befindlichkeit der eigenen Leibesfunktionen. Durch ihn nimmt man Stärke oder Schwäche, Vitalität oder Morbidität wahr. Bleibt der alte Mensch fixiert auf diese Wahrnehmungen, so begibt er sich in die Abhängigkeit von der Schwäche des Stoffwechsels. Er neigt zur Verdrießlichkeit, schlechter Laune und Pessimismus. Aufmerksamkeit und Gleichmut gegenüber den eigenen Stoffwechselvorgängen sind oft der einzige Schutz gegenüber dem Rückzug der Lebenskräfte aus der Leiblichkeit.

Pflegerische Hilfen:

Die Pflege versucht zunächst, vorhandene Ressourcen zu nutzen und die Lebenskräfte zart anzuregen. Dies geschieht durch:

- Rhythmische Gestaltung der Tagesstruktur
- Altersentsprechende, leicht verdauliche Nahrung
- Ausreichende Flüssigkeitszufuhr
- Rhythmische Einreibungen
- Frische Luft
- Erfrischende Bäder
- Geborgenheit durch Gestaltung einer schönen Umgebung

3.3.2 Eigenbewegungssinn und Gleichgewichtssinn

Eigenbewegungs- und Gleichgewichtssinn verwandeln sich in Freiheit und seelisches Gleichgewicht im Innern. Einschränkungen in der Beweglichkeit durch Schwäche, Versteifungen, Gelenkschmerzen oder Lähmungen führen zur inneren Bewegungslosigkeit, wenn die Metamorphose von äußerer Aktivität in seelische Regsamkeit nicht vollzogen wurde. Ausdruck innerer Starre ist auch das egozentrische Kreisen der Gedanken um sich selbst.

Der Gleichgewichtssinn vermittelt Sicherheit und Orientierung in der Umgebung. Unsicherheit, Angst, das Verharren im Gewohnten und das Gefühl, seiner Freiheit beraubt zu sein, sind seelischer Ausdruck fehlenden Weltbezuges.

Pflegerische Hilfen:

Die Pflege fördert elementare Erfahrungen des Leibes:

- Aufrichten auch im Sitzen, mit den Füßen guten Bodenkontakt herstellen
- Bewegung in jeglicher Form (z.B. gehen, tanzen, schwimmen oder eine Kugel im Kreis herumgeben – links annehmen, sich selber geben, rechts weitergeben; Links – Mitte – Rechts: es entsteht ein Gleichgewichtsgefühl)
- Die Hand ruhig auf den Rücken zwischen die Schulterblätter des alten Menschen legen
- Rhythmisches Sprechen, Gesang und Musik

3.3.3 Tastsinn verwandelt sich in Ehrfurcht

Beim Schwächerwerden des Tastsinnes schwindet die Wahrnehmung der eigenen Person. Das „Ich-bin-Gefühl" verliert sich mehr und mehr. Dies löst eine große Unruhe aus. Die Betroffenen müssen sich ständig selbst berühren, oder sie klammern sich an Pflegenden fest. Sie fühlen sich hüllenlos.

Pflegerische Hilfen:

- Ruhiges Berühren, Streicheln, Handauflegen, Wärme und Hülle geben
- Handarbeiten mit wärmenden Materialien
- Tiere streicheln

3.3.4 Sehsinn verwandelt sich in inneres Durchschauen

Altersbedingte Sehstörungen führen zu Fehlinterpretationen und kompensatorischen Ergänzungen aus der eigenen Vorstellungswelt. Die Betroffenen „durchblicken" nicht mehr, was sie sehen. Sie werden schreckhaft und sehen überall Gefahren.

Pflegerische Hilfen:

- Ruhig auf den alten Menschen zugehen, Hast vermeiden, Handlungen verbal ankündigen
- Die Umgebung beschreiben
- Durch Berührung führen und Sicherheit geben
- Anregen, im Beieinandersitzen die Augen zu schließen und sich zu erzählen, wie man die Umgebung erfährt
- Übung von Farbwahrnehmungen

3.3.5 Geruchssinn verwandelt sich in Mitleid

Im Riechen nehmen wir die Welt tief in uns hinein. Es löst in uns Abneigung oder Zuwendung, Antipathie oder Sympathie aus. Beim Schwächerwerden des Geruchssinnes schwindet die seelische Anregung und das Erwachen für das Fremde fehlt. Das kann zur Abstumpfung und Achtlosigkeit gegenüber der Umwelt führen.

Pflegerische Hilfen:

- Blumenduft oder ätherische Öle wecken für die Umgebung auf und machen innerlich lebendig

3.3.6 Geschmackssinn verwandelt sich in Takt und Höflichkeit

Auch das Geschmacksorgan verliert seine Lebendigkeit. Das hat zur Folge, dass viele alte Menschen sich ständig über das Essen beklagen, oder sie wollen jeden Tag das gleiche essen. Es kommt zu Einseitigkeiten. Oft entsteht sogar eine gewisse Gier. Nörgelei und übertriebene Ansprüche können Ausdruck eines schwach gewordenen Geschmacksinnes sein.

Pflegerische Hilfen:

- Die Mahlzeiten geschmackvoll gestalten
- Eine schöne Atmosphäre schaffen
- Durch Differenzierung von Sinnesqualitäten den Geschmack anregen (z. B. die Säure eines Apfels mit der einer Zitrone vergleichen)
- Sanfte, respektvolle Mundpflege

3.3.7 Wärmesinn verwandelt sich in Geduld

Organ- und Seelenwärme beeinflussen sich gegenseitig. Eine Erkaltung des Leibes führt zur seelischen Kälte. Bewahrt sich der Mensch innere seelische Wärme und Begeisterungsfähigkeit, erwärmt sich auch der Körper. Der alte Mensch bildet durch seinen verlangsamten Stoffwechsel weniger Wärme. Deshalb müssen wir ihm von außen die Wärme erhalten und ggf. zuführen.

Pflegerische Hilfen:

- Dem Menschen helfen, sich über kleine Dinge zu freuen
- Mit anderen zusammenbringen, für die er sich erwärmen kann (oft ist es die Zuneigung zu kleinen Kindern oder zu Tieren)
- Warme Begegnung mit Angehörigen und Pflegenden
- Erwärmende Erlebnisse auffrischen

3.3.8 Hörsinn verwandelt sich in Zurückhaltung

Bei Schwerhörigkeit kann Misstrauen entstehen: „Die anderen sprechen so leise, weil sie über mich reden." Oder: „Die wollen mich ausschließen." Es wird eine Gegnerschaft empfunden. Man fühlt sich nicht verstanden und versteht nicht mehr.

Pflegerische Hilfen:

- Sich beim Sprechen dem Menschen voll zuwenden
- Durch Augenkontakt und Berühren der Hand Verständnis und Wärme vermitteln; dadurch kann Vertrauen entstehen und sich das verkrampfte Hörenwollen lösen (das verbessert auch das Hören)
- Rhythmische Klänge durch Instrumente erwärmen und beleben den Hörsinn

3.3.9 Sprach-, Gedanken- und Ich-Sinn verwandeln sich in Mut, Schweigsamkeit und Verzicht

Die Bereitschaft, Neues aufzunehmen und neue Beziehungen einzugehen, kann durch die körperliche Schwäche oder starre Gewohnheiten stark reduziert sein: „Früher war alles besser!", „Das soll noch einer verstehen!", „Die Jugend heute hat keine Moral!" Alle diese Aussagen zeigen, wie schwer es wird, sich auf Veränderungen einzustellen.

Pflegerische Hilfen:

- Wir, die Begleiter, sind die Hilfe
- Unsere innere Beweglichkeit, unser Verständnis für andere Gedanken und Ansichten öffnet Möglichkeiten für Neues
- Märchen, Gedichte, Gebete, Evangelientexte oder bildhafte Gedanken helfen beim Öffnen dieser Sinne

4. Der Doppelgänger

Ein weiteres Phänomen, das bei vielen psychischen Ausnahmesituationen gelegentlich auftritt, befällt manche Menschen besonders heftig und wiederkehrend: Die Begegnung mit dem Doppelgänger. Durch die Lockerung der oberen Wesensglieder vom physischen Leib werden verwirrte oder demente Menschen zu Grenzgängern zwischen physischer und geistiger Welt. Die Vergangenheit mit Schatten und Licht drängt sich in die Gegenwart hinein, und die geistige Welt kommt aus der Zukunft entgegen. Der Doppelgänger ist eine Art Schattenbild der menschlichen Persönlichkeit. Er versammelt all jene Eigenschaften in sich, die wir als Menschen gerne von uns abgespalten haben möchten, die aber untrennbar mit unserem Wesen verknüpft sind. Dieser Zustand ist wie eine Vorahnung der Erlebnisse, die der Verstorbene unmittelbar nach dem Tod erlebt.

[→ Kapitel „Begleitung und Pflege Sterbender und Verstorbener"]

Eine typische Erscheinungsform des Doppelgängers ist der plötzliche Umschwung in der Persönlichkeit eines Menschen. Er erscheint unvermittelt mit einer hässlichen Ausstrahlung. Der Gesichtsausdruck wird zur Fratze, die Augen starr, die Stimme ganz fremd. Dies kann sich bis zu vulgären Ausdrücken und Gewalttätigkeiten steigern. Es wird oft schwer, besonders für die Angehörigen, diese Ausbrüche nicht persönlich zu nehmen. Es ist eine echte Übung, bei der Begegnung mit dem Schattenwesen, dem Doppelgänger, den jeder Mensch in sich trägt, gelassen zu bleiben und nicht persönlich enttäuscht und wütend zu reagieren.

Eine wirkliche Hilfe kann es sein,

- einen Bittspruch an den Schutzengel des Betroffenen zu richten.
- die Biografie mit der Frage anzuschauen, was dieser Mensch sich als Aufgabe für dieses Leben gestellt hat.

- Versäumnisse liebevoll verstehend anzuschauen und die Lichtpunkte herauszuheben.
- bei tätlichen Aggressionen den Menschen mit Abstand anzuschauen und ohne Angst, laut und klar den vollen Namen zu sagen. Das kann ihn zur Besinnung bringen.

Bei einem akuten körperlichen Angriff ist es oft rettend, auf Gegenwehr zu verzichten. Menschen in dieser Situation haben im wahrsten Sinne unmenschliche Kräfte, und Gegenwehr peitscht hoch. Befindet man sich im festen Griff eines Menschen im psychischen Ausnahmezustand, hilft es, die Spannung aus dem Körper zu nehmen und ganz schlaff zu werden. Das macht es dem Patienten fast unmöglich festzuhalten. Diesen „Trick" sollte man vor der Anwendung mit Kollegen üben.

Beispiel

Eine alte, sehr vornehme Dame (Geschäftsfrau) schlug mit ihrem Stock auf jeden ein. Man durfte ihr nicht den Rücken zukehren, sonst umklammerte sie den Hals. Sie schrie und schimpfte und kam nie zur Ruhe. Sie lag eines Tages völlig erschöpft auf dem Bett und brüllte ihre Schimpfworte.

Ich setzte mich auf den Bettrand, nicht in Armweite, und sie sagte auf bayrisch „Dein Mann soll verrecken und dir reiß ich die Ohrwascheln ab!" Ich sagte ganz ruhig: „Das wollen Sie doch gar nicht." Ihr Gesicht verlor die Starre, und sie sagte mit ihrer normalen Stimme: „Nein." Doch dann ging der Vorhang wieder zu. Es zeigte sich deutlich, dass über das Sprechen keine Entspannung möglich war. Ich behandelte ihre Beine mit rhythmischen Abstrichen. Als ich an den Knien ankam, sagte sie mit normaler Stimme: „Das schaffen Sie auch nicht." Ich strich ruhig weiter und sagte: „Wetten, dass ...?" Als ich bei den Füßen ankam, schlief sie ganz entspannt ein.

„Diese erschütternden Begegnungen können uns verunsichern und ängstigen. Sie verhelfen uns aber auch zu existenziellen Fragen: Wer bin ich? Was wollte ich? Woher komme ich? Wohin gehe ich ? Denn wer kann sagen, dass er weiß, wer er sei, ohne dass der andere im dabei hilft?"

Dorothea Rapp

Wir alle benötigen die Hilfe eines anderen, eines Mitmenschen, um Mensch zu werden.

Kategorie	Beispiel für Lernziele	Empfohlener Lernweg
Handwerk	Sie fühlen sich in die Bewusstseinslage verwirrter Menschen ein.	A
Eigenes Lernziel		
Beziehung	Sie geben durch Ihr Verhalten verwirrten Menschen Orientierung.	B
Eigenes Lernziel		
Wissen	Sie kennen mögliche Ursachen für Verwirrtheitszustände.	C
Eigenes Lernziel		

Literatur

1. Der Doppelgänger. Flensburger Hefte Band 65. Flensburger Hefte Verlag Flensburg 1999.
2. Glas, N.: Lichtvolles Alter. Mellinger Verlag Stuttgart 1992.

Weiterführende Literatur

- Rißmann, W.: Demenz. In: Girke, M. (Hrsg.): Geriatrie. Grundlagen und therapeutische Konzepte der Anthroposophischen Medizin. Salumed Verlag Berlin 2014. S. 473–504.

KAPITEL XXVI
Betreuung von Menschen mit Demenz in stationären Einrichtungen

HEIKE SCHAUMANN

→ Lernziel siehe Seite 632

Einleitung

Menschen mit Demenz zu betreuen, fordert uns zu immer neuen Ideen und Handlungsweisen heraus. Zu Beginn der Arbeit in den Hausgemeinschaften machten wir uns vor allem Gedanken über das konkrete Leben, über die Beschäftigungen und Tagesabläufe, die zu gestalten sind. Im Lauf der letzten Jahre entwickelte sich die Arbeit weiter, andere Fragen traten in den Vordergrund. Fast immer sind es individuelle Veränderungen von Menschen mit Demenz, die uns Sorgen bereiten bzw. uns vor neue Fragen stellen. Diese wiederum beeinflussen den Alltag der gesamten Gruppe in einer Hausgemeinschaft. Es ist spannend zu erleben, wie die Dynamik einzelner Schicksale zurückwirkt und die Leben der anderen Bewohner, einschließlich der Pflegenden, berührt.

Gefühle, emotionale Erlebnisse und Gewohnheiten aus der Vergangenheit prägen unser Zusammenleben. Es wird wenig diskutiert und es gibt kaum Gespräche, die uns an der Innenwelt der von uns betreuten Menschen teilhaben lassen. Vieles findet ohne oder mit Bruchstücken von Sprache statt. Das verändert. Reflexion, und die Suche nach Veränderung, findet unter den Mitarbeitern und Betreuenden statt. Immer wieder erschreckt die Abhängigkeit der Menschen, die in der Einrichtung leben. Die Verantwortung für die Lebensumstände, für die Gefühle und die konkreten Ausdrucksmöglichkeiten, die man schafft oder auch nicht, wird stark empfunden. Dies bringt eine heftige Konfrontation mit den eigenen Lebensfragen und Fähigkeiten (z.B. der, sich lebendig zu fühlen) mit sich.

Dass Leben und Sterben in dieser Krankheit zusammengehören, ergibt sich aus der Dramatik und der Unumkehrbarkeit des Prozesses. Keine Heilung, sondern die sichere Verschlechterung und am Ende der Tod, sind vorgezeichnet. Doch innerhalb dieses Weges bieten sich erstaunlich viele Möglichkeiten, die es zu nutzen gilt. Welche Entwicklungen jetzt noch stattfinden, hängt von den Möglichkeiten ab, die die Betreuenden in der neuen Umgebung dem Menschen mit Demenz bieten.

Das Kapitel beleuchtet verschiedene Aspekte des Lebens von Menschen mit Demenz in stationären Einrichtungen. Die Themen ergeben sich aus den konkreten Erfahrungen in einer Hausgemeinschaft.

Exkurs

In den letzten Jahren haben sich neue Wohnformen für alte Menschen und besonders für Menschen mit Demenz entwickelt. Dazu gehören die Hausgemeinschaften, die in der Regel an eine klassische „alte" Pflegeeinrichtung angeschlossen sind, oder eine eigene stationäre Einrichtung bilden. Die Hausgemeinschaft umfasst eine oder mehrere kleine Gruppen von Bewohnern, die in familien-ähnlichen Wohnräumen zusammenleben. Der Schwerpunkt ist die Alltagsgestaltung und das möglichst normale Zusammenleben.

Die ambulant betreuten Wohngemeinschaften unterscheiden sich konzeptionell von den Hausgemeinschaften, indem sie unabhängig von stationären Trägern eine weitgehende Selbstständigkeit der Mieter in den Vordergrund stellen.

1. Einzug in eine Einrichtung: Zunehmender Verlust der Entscheidungs- und Handlungsspielräume

Das Leben von Menschen mit Demenz nimmt eine neue Wendung, wenn sie Bewohner des „fremden Sterns" Pflegeheim, ambulant betreuter Wohngemeinschaft oder Hausgemeinschaft werden.

In der Regel treffen Angehörige oder Betreuer die Entscheidung über den neuen Aufenthaltsort. Es ist ein Punkt erreicht, auch in der Biografie der Familie, der eine Entscheidung für eine neue Lebenssituation unumgänglich macht.

Die Handlungs- und Entscheidungsmöglichkeiten haben sich für alle Familienmitglieder soweit eingeschränkt, dass keine gute Lebensperspektive mehr möglich erscheint. Während die Menschen mit Demenz am Gewohnten, – und trotz zunehmender Verzweiflung – am Vertrauten festhalten wollen, sind die Angehörigen in einer Beziehungskrise. Verständnis für den von Demenz Betroffenen, Toleranz, Liebe und Treue sind oft an einem Tiefpunkt angekommen.

Beispiel

Frau M. ist seit fünfzig Jahren verheiratet. Ihr Ehemann leidet seit sieben Jahren an einer Alzheimer-Demenz. Sie betreut ihn zuhause und nimmt Hilfsangebote wie Pflegedienst und Tagespflege in Anspruch.

Frau M. hat ihren Ehemann immer reglementiert und er tat meist, was sie von ihm wollte. Mit fortschreitender Demenz wird sein Verhalten unkontrollierbar. Er macht Dinge, die Frau M. nicht mehr tolerieren kann. Beiden geht es zunehmend schlechter. Das – trotz Demenz – gewohnte Zusammenleben ist nicht mehr aufrecht zu halten. In dieser Situation erkrankt Frau M. selbst. Sie kann die Pflege auf unbestimmte Zeit nicht mehr übernehmen. Herr M. muss in eine Kurzzeitpflege-Einrichtung.

Während der Beratung wird deutlich, dass im Zusammenleben der Frieden abhanden gekommen ist. Die jahrzehntelang geübten Muster tragen nicht mehr. Es kam zu gegenseitigen Gewaltausbrüchen. Das wird nicht offen ausgesprochen, die Kinder des Ehepaares bestätigen allerdings später die Vermutung. In der verfahrenen Situation wird der Einzug von Herrn M. zunächst als Erlösung erlebt.

Man bezieht Herrn M. in den Entscheidungsprozess ein, er kann sich allerdings nicht mehr deutlich äußern. Er nimmt die Entscheidung klaglos hin, seine Selbstständigkeit und seine Entscheidungsfähigkeit sind bereits stark eingeschränkt.

Herr M. lebt sich ein und scheint sich wohlzufühlen. Er hat einen großen Bewegungsdrang, der den Mitarbeitern der Einrichtung das Leben schwer macht. Seine Ehefrau bemängelt anderes: Herr M. ist nicht rasiert, er singt nicht mit, seine Hosen sind alle schmutzig usw. Frau M. kann die Situation ihres Ehemannes nur nach und nach im Ganzen erfassen. Zu überwältigend ist der Gesamteindruck, deshalb hält sie sich an Kleinigkeiten fest. Mit Verständnis, aber auch mit deutlichen Grenzsetzungen erreicht das Mitarbeiterteam allmählich, dass offen über das Fortschreiten der Alzheimer-Demenz gesprochen wird.

Frau M. trauert auf ihre Weise, sie muss den Verlust des Zusammenlebens erst überwinden, bevor sie die neue Lebenswelt ihres Ehemannes, und damit auch einen für sie neuen Lebensabschnitt, konstruktiver mitgestaltet.

Herr M. setzt seine Trauer in Bewegung um. Die Verzweiflung wird deutlich, wenn er wütend auf sein Spiegelbild einschlägt.

Das Beispiel der Familie M. ist individuell und doch exemplarisch. Vom Anfang bis zum Ende sind Angehörige Begleiter und wesentliche Mitentscheider. Fast immer scheitern Beheimatungen von Menschen mit Demenz in stationären Einrichtungen, wenn es nicht gelingt, das Vertrauen der Familien zu erringen oder wenn das Vertrauen verloren geht.

Die Trauer und das Verlustgefühl auszuhalten, ist ein wesentlicher Schritt auf dem Weg in die neue Lebenswelt „Heim". Verkündet man in den ersten Wochen und Monaten zu früh und zu selbstüberzeugt die Integration eines neuen Bewohners, werden die traurigen und Verlust-geprägten Erfahrungen nicht genügend gewürdigt.

Ein Ehepartner, der nach einer Woche nur hört, wie gut es dem Betroffenen geht, reagiert nicht unbedingt mit Freude. Er fragt sich, ob alles was er getan hat, falsch gewesen ist, zweifelt an seinen Fähigkeiten als Partner.

Es geht neben dem Einleben um das Begleiten dieser Ablösungs- und Trauerprozesse. Kinder von Menschen mit Demenz trauern anders als Ehepartner, Töchter meist anders als Söhne. Allen ist gemeinsam, dass sie mehr oder weniger aus der Nähe miterleben mussten, wie die Krankheit ihr Familienmitglied verändert hat. Sie müssen zudem schwere Entscheidungen treffen. Kinder, die ihren Eltern nicht sehr nahe standen, leiden oftmals darunter, dass sie nun gezwungen sind, eine so weitreichende Entscheidung für ihre Eltern zu übernehmen, obwohl sie das nie wollten. Ehepartner wiederum haben das Gefühl, ihr Eheversprechen zu brechen und den Partner im Stich zu lassen.

Im Wesentlichen entscheidet sich zu Beginn des Einzugs in der stationären Einrichtung wie es weitergeht. Zusammenarbeit, Transparenz, Respekt vor den Entscheidungen des Familienverbunds bilden Grundlagen für eine Erweiterung von Handlungsspielräumen und Entwicklungsmöglichkeiten. In diesem Netz beginnt der Mensch mit Demenz – im besten Fall -, nach seinen Möglichkeiten aufzuleben und seine verbliebenen Fähigkeiten zu nutzen.

2. Integration und Beheimatung – Gestaltung des Zusammenlebens

Das Einleben und die Integration in die neue Umgebung kosten den Betroffenen viel Kraft. Besonders Menschen, denen Kompetenz und Selbstständigkeit sehr wichtig waren, haben große Angst, dass andere ihre Unsicherheit und das nachlassende Gedächtnis bemerken. Das Kaschieren der Defizite wird zunehmend anstrengend. Die Verluste der gewohnten Umgebung und der geregelten Abläufe müssen nach und nach kompensiert werden.

Menschen mit Demenz sind oft auf der Suche nach „Zuhause". Sie müssen zur Arbeit, zu ihren Kindern, werden „von den Eltern gerufen" und so weiter. Dabei sind in der Regel nicht die vorherigen Wohnorte gemeint. Die Suche nach Zuhause steht für den sicheren Ort, der im Verlauf der Demenz verloren gegangen ist. Je weiter zurück die Sehnsucht geht, desto deutlicher tritt das hervor. Am Ende ihres Lebens rufen Menschen mit Demenz manchmal nach der Mutter, da diese wie keine andere Person die erste Sicherheit im Leben gewährte.

Pflegende haben in der Phase der Beheimatung eine wichtige Aufgabe, indem sie immer wieder neue Fäden spinnen, an denen sich der Demenz-Erkrankte orientieren kann. Das Erlebnis gekannt zu werden, eine Aufgabe zu bekommen, seinen Namen zu hören, einen Platz in der Gruppe zu finden, all dies sind nach außen unspektakuläre, aber unverzichtbare Hilfestellungen, die Betreuende jeden Tag aufs Neue übernehmen. Je ernsthafter das geschieht, desto sicherer fühlen sich die Bewohner in ihrer neuen Umgebung. Nach und nach kristallisiert sich heraus, für wen welche Tätigkeiten besonders wichtig sind.

2.1 Beheimatung in der Gemeinschaft

Beispiel

Herr T. war Richter. Für ihn gibt es eine klare Distanz zu anderen Menschen. Er ist vorsichtig mit seinen Kontakten. Seine berufliche Aufgabe hat ihn aus der Gruppe der „normalen" Menschen herausgehoben. Er bleibt immer in einem gewissen Abstand. Anfangs nimmt er an keiner Veranstaltung teil. Allmählich kommt er öfter aus seinem Zimmer und sitzt gern in der „zweiten Reihe". Ein Sessel am Rand der Gruppe gibt ihm die Möglichkeit, aus einer gewissen Distanz am Gemeinschaftsleben teilzunehmen. So gelingt es zunehmend, eine sichere Verbindung zu ihm herzustellen, die ihm gleichzeitig den Erhalt einer souveränen Position in der stationären Einrichtung ermöglicht.

Entwicklungen finden statt und die Menschen suchen am neuen Ort Wege, sich einzubringen, das Leben auf ihre Art mitzugestalten. Auch im fortgeschrittenen Stadium der Demenz können die Bewohner noch lernen; sie knüpfen Kontakte, sie verorten sich, vertrauen sich der neuen Umgebung an.

Beispiel
Frau U. spricht nicht mehr. Seit Monaten hat sie kein Wort gesagt. Sie schaut intensiv bei allem zu, was im Wohnbereich passiert. Sie nimmt viel mehr wahr, als man vermuten würde. Frau U. runzelt die Stirn, schaut Menschen an, die sich ihr zuwenden und drückt so auch ihre Gefühle aus. Sie zeigt unterschiedliche Gesichtsausdrücke, wenn sie zeigen will, ob sie zufrieden oder eher traurig ist. Ihre Art, sich am Leben zu beteiligen, muss von den Mitarbeitern erst einmal erkannt und verstanden werden.

2.2 Gewohnheiten schaffen Sicherheit

Beispiel
Herr F. ist anfangs sehr unruhig. Die Mitarbeiter haben Angst, dass er stürzt, weil er ziellos und schwankend durch den Wohnbereich läuft. Nach und nach verändern sich seine Wege. Er entwickelt ein Muster, geht auf bestimmten Routen und hat drei Sessel, die er immer wieder ansteuert. Sein Gang wird sicherer. Die Mitarbeiter lernen seine Wege kennen und halten ihm diese offen. Die Gewohnheit bringt allen einen gewissen Frieden, die Sturzgefahr verringert sich.

Gerade Menschen, die zuvor alleine gelebt haben und zunehmend einsam oder isoliert waren, blühen in der Gemeinschaft auf. Es beleben sich Fähigkeiten, die verschwunden waren, manche Tätigkeiten können wieder aufgenommen werden.

Auf der anderen Seite zeigen sich auch die Defizite deutlicher. Nach einer guten Phase schreitet die Demenz fort. Sprachstörungen verstärken sich, körperliche Symptome wie Bewegungsstörungen und Inkontinenz kommen hinzu. Erst wenn diese Verschlechterungen angenommen und als Teil des Weges akzeptiert werden, öffnen sich neue, andere Möglichkeiten der Beteiligung am Leben in der Gemeinschaft.

2.3 Unterschiedliche Formen der Demenz

Es ist wichtig, die unterschiedlichen Formen der Demenz zu differenzieren. Eine fortschreitende Alzheimer-Demenz folgt anderen Gesetzmäßigkeiten als beispielsweise eine Demenz bei Parkinson.

Bei der vaskulären Demenz bleiben viele Fähigkeiten, z. B. das Erkennen naher Personen oder das Wissen um die Vergangenheit, erhalten.

Die Erfahrung zeigt, dass das Wissen um die Form der Demenz sehr hilfreich ist. In der Praxis besteht nach wie vor das Problem, dass in vielen Fällen gar keine exakte Diagnose vorliegt. Aus den Erfahrungen mit unterschiedlichen individuellen Verläufen können Pflegende unter Umständen auf eine bestimmte Erkrankung rückschließen. Das hat Auswirkungen auf das Verständnis und den Umgang mit Symptomen, wie z. B. Halluzinationen, Sprach- oder Bewegungsstörungen.

Ein häufig nicht erkannter Zustand bei Menschen mit Demenz ist das Delir. Diese lebensbedrohliche Verschlechterung wird in der Praxis oft als „herausforderndes Verhalten“ erfahren.

2.4 Welche Fähigkeiten brauchen Mitarbeiter?

Entwicklungsmöglichkeiten und Defizite gleichermaßen im Blick zu behalten, ist eine wichtige Balance-Übung in der Integration von Menschen mit Demenz in stationären Einrichtungen. Dabei geht es auch um die Einrichtung selbst. Wie gut können die Mitarbeiter mit den Fähigkeiten, Stärken und Schwächen sowie Verlusten der Menschen mit Demenz umgehen?

Pflegende, die mit Menschen mit Demenz arbeiten wollen, haben in der Regel eine positive Haltung zu den manchmal etwas chaotischen Umständen, die diese Arbeit mit sich bringt. Der geregelte Ablauf mit Gewohnheiten und nachvollziehbaren Strukturen ist wichtig, darf aber nie über allem stehen. Spontanität und Spaß an kreativen Lösungen sind unerlässlich, wenn Bewohner unverständliche und scheinbar absurde Dinge tun.

Mitarbeiter mit einer positiven Lebenseinstellung, die eher auf die Ressourcen – auch bei sich selbst – schauen, fällt es leichter, dieser Arbeit über Jahre nachzugehen. Bestätigung erfolgt in der Regel nicht durch Worte, sondern viel mehr durch Nonverbales: Gesten, Blicke oder das Erleben, dass jemand sich wohlfühlt und Sicherheit spürt.

Dasselbe gilt für Einrichtungen und deren Selbstverständnis: Die kreativen Spielräume, die die Mitarbeiter brauchen, sind zu ermöglichen. Stationäre Versorgungsformen funktionieren nur dann als neue Heimat, wenn sie sich für die Entwicklungen von Menschen mit Demenz, deren Familien und der Betreuenden zuständig fühlen.

3. Umgang mit den verbleibenden Möglichkeiten – Beschäftigung in stationären Einrichtungen

Ein wichtiger Schritt der Integration in die stationäre Einrichtung ist das Tätigsein-Können. Während sich der Betroffene einlebt, muss das Team bereits die Möglichkeiten der Einbeziehung in die stationären Abläufe bedenken. Tisch decken, Wäsche zusammenlegen, Gemüse schneiden sind solche Tätigkeiten, die in jeder Haus- oder Wohngemeinschaft anfallen. Die Aufgaben sind immer wieder an die tatsächlichen Fähigkeiten der Bewohner anzupassen. Das erfordert Kreativität. Was passiert, wenn kein Bewohner Lust hat, Haushaltstätigkeiten zu übernehmen, gibt es bereits ein Ersatz-Repertoire? Oft sind die guten Ideen nicht zeitnah umsetzbar, und später fällt es viel schwerer, die Tätigkeiten mit dem Bewohner zu üben. Gewohnheiten, die nicht vom ganzen Team mitgetragen werden, scheitern an den ganz normalen Abläufen der Einrichtung. Die Menschen mit Demenz fordern sie meist nicht ein, sodass sie oft nach kurzer Zeit viele Kompetenzen einbüßen.

Es klingt paradox, aber neben dem Gewöhnen an das Tätigsein in der neuen Umgebung gehört auch die Erkenntnis, dass weniger manchmal mehr ist. In den letzten Jahren werden Bewohner von stationären Einrichtungen häufig mit Beschäftigung überschüttet. Jeden Tag finden Angebote wie Gedächtnistraining, Erinnerungsrunden, Singen und vieles mehr statt. Oft in großen Gruppen. Dies sind vielfach Angebote, die z.B. für Menschen mit einer Alzheimer-Demenz nicht passen. Viele sitzen dabei und scheinen für diese Zeit untergebracht, mehr nicht. In Ruhe am Tisch sitzen, beobachten dürfen, schweigend neben einer Betreuungskraft sitzen, das alles sind Dinge, die bisher zu wenig als „Beschäftigungen" gelten. Professionalität in der sozialen Betreuung bedeutet, dass ich diese unspektakulären Tätigkeiten für andere nachvollziehbar darstellen und schriftlich dokumentieren kann.

Beispiel

Herr V. leidet unter einer Levy-Körperchen-Demenz, die Parkinson-ähnliche Symptome zeigt. Er leitete bis vor wenigen Jahren einen großen Betrieb. In der stationären Einrichtung wirkt er sehr umtriebig. Er ist den ganzen Tag unterwegs, fast immer mit seiner Arbeit beschäftigt. Alles was ihm begegnet, deutet er in seine alten Arbeitsabläufe um. Er sieht die Mitarbeiter der Einrichtung als seine Angestellten, kritzelt auf kleinen Zetteln „Bestellungen" und bittet andere, mit ihm die Inventur zu machen. Herr V. lebt in seiner eigenen Welt.

An Beschäftigungen im klassischen Sinn ist er wenig interessiert. Er geht, wenn eine Gruppenaktivität stattfindet, oder interpretiert sie als in seinem Betrieb stattfindend: Dann allerdings ist er auch der Chef und hält die passende Rede vor seinen Mitarbeitern.

Herr V. benötigt keine Beschäftigungsangebote, er braucht Menschen, die verstehen, in welcher Welt er lebt, und ihn darin unterstützen. Er fühlt sich wohl, wenn er als „Chef" agieren kann und gebraucht wird.

Das Beispiel von Herrn V. zeigt exemplarisch für viele Menschen mit Alzheimer-Demenz oder Levy-Körperchen-Demenz, wie wenig ihnen die normalen Beschäftigungen bedeuten.

Die Kommunikation mit Demenz-Erkrankten ist so vielfältig und anstrengend wie sonst im Leben auch. Der Unterschied besteht oft nur in der Unsicherheit, die wir erleben. Sollen wir das Gesagte nun für bare Münze halten oder nicht? Welche Aussagen sind ernst zu nehmen, welche nicht? Bei der Einschätzung hilft nur die Gegenwärtigkeit des Zuhörenden. Aus der Situation, der Ernsthaftigkeit der Begegnung, der Beziehung, die bereits besteht, ergibt sich die Bedeutung des Gesagten. Betreuende müssen lernen, ihren Erfahrungen zu vertrauen, um einschätzen zu können, welche Bedeutung den Aussagen von Menschen mit Demenz beizumessen ist. Das sind komplexe Prozesse: zuhören, einschätzen und bewerten, das Bild des Betroffenen, seine Situation, das eigene Tun anpassen, andere miteinbeziehen.

Beispiel

Herr F. spricht meist nur noch zusammenhanglos, man versteht ihn sehr schlecht. In einer Situation vor dem Fahrstuhl ergibt sich zufällig ein kleines Gespräch. Herr F. wird gefragt, wie es ihm gehe. Er antwortet mit aller Deutlichkeit und Klarheit: „Schlecht, und die Aussichten sind auch nicht gut." Der Gesprächspartner hat keinen Zweifel an dem Ernst des Gesagten. Herr F. ist sich in diesem Moment seiner Situation bewusst und bewertet sie. In den nächsten Wochen verschlechtert sich sein Zustand rapide.

Je nach Krankheitsbild ist der Betroffene eher durch eine Verlangsamung des Denkens und Sprechens behindert, wie zum Beispiel bei der Parkinson-Demenz oder durch den vollständigen Verlust der Sprache, besonders häufig auftretend bei fortgeschrittenen Alzheimer- oder Alkohol-Demenzen.

Beispiel

Herr P. zeigt eine leichte Demenz bei einer fortgeschrittenen Parkinson-Erkrankung. Die Demenz äußert sich in zunehmender Unfähigkeit, sein Leben und seine Tagesstruktur zu überschauen und in die Hand zu nehmen. Ihm zuzuhören ist schwer, weil er sehr leise und langsam spricht (häufiges Problem der Parkinson-Erkrankung). Manche Dinge kann er nicht mehr realistisch einschätzen: welche Aktivitäten sinnvoll sind, was bezahlbar ist, ob sein Tagesablauf nicht viel zu stressig wird...

Da die Kommunikation sich fast immer um ihn und seine Krankheit dreht, gilt es zunehmend häufiger, einen inneren Widerstand bei den Pflegenden zu überwinden. Der ist nicht durch die Parkinson-Erkrankung oder die leichte Demenz gegeben, sondern vor allem durch die Selbstbezogenheit, die in seinen vielen Wünschen zum Ausdruck kommt. Ist sie Teil der Krankheit oder seiner Persönlichkeit? Die Frage scheint nicht eindeutig beantwortbar. Wir versuchen in der Kommunikation mit Herrn F. herauszufinden, was wirklich wichtig für ihn ist, an welchen Stellen muss ihm Widerstand entgegengesetzt werden, welche Wünsche sich erfüllen lassen, auch wenn wir sie für unsinnig halten. Das ist keine leichte Aufgabe, Pflegende sind nicht frei von Fehlern und Ungerechtigkeiten. Jeder hat dem anderen etwas zu verzeihen und muss Nachsicht erbitten. Die Kommunikation stimmt trotzdem, wenn beide Seiten dieses labile Gleichgewicht akzeptieren und aushalten, wenn es mal zu der ein oder anderen Seite ausschwingt.

Für eine erfolgreiche Kommunikation in der Arbeit mit Demenz-Erkrankten bieten sich bewährte Methoden an, die Pflegende unterstützen. Dazu gehört die der Validation nach der Gerontologin Naomie Feil und die der integrativen Validation nach Nicole Richards (1957–2014). Die Methoden setzen allerdings regelmäßige Übung voraus, um wirksam einsetzbar zu sein. Sie bleiben dabei immer nur ein Teil der Kommunikation zwischen Betreuenden und Menschen mit Demenz.

4. Anpassung und Widerstand: alte Verhaltensmuster verändern sich

Im Laufe der Demenz verändern sich Menschen in unterschiedlicher Weise. Der Fortschritt der Demenz raubt Fähigkeiten: Planen und Urteilen, Initiative, Bewältigung von intellektuellen Anforderungen, auch Mobilität und Bewegungsabläufe wandeln sich. Es verändern sich die Verhaltensmuster, in denen Menschen gelebt haben.

Beispiel

Frau H. zieht in die Hausgemeinschaft ein und bedarf anfangs sehr der Bestätigung. Mehrmals am Tag fragt sie, ob sie auch alles richtig mache. Sie sucht Anerkennung, dass sie sich gut anpassen könne. Das geht soweit, dass es fast nicht möglich ist, ein Gespräch ohne diesen einleitenden Monolog zu führen. Über zwei Jahre verändert sich nur sehr wenig an dem Verhalten. Dann schreitet die Krankheit fort: Immer öfter ist Frau H. sehr verwirrt, weiß kaum noch Abläufe zuzuordnen.

Seit diesem Umbruch wandelt sich auch ihr Auftreten: sie wirkt ablehnend und missbilligend gegenüber Pflegenden, sie schweigt, wenn sie angesprochen wird, kreuzt die Arme und grummelt böse Worte vor sich hin. Zunehmend beleidigt sie andere Bewohner, die in ihrer Nähe sitzen. Das Muster, die „liebe" Frau H. sein zu wollen, die alles brav macht, verschwindet nicht ganz, aber mehr und mehr. Sie reagiert nur noch positiv auf Männer. Die können sie nach wie vor zum Aufstehen bewegen, oder sie dazu bringen, an einer Kaffeerunde teilzunehmen.

Man erlebt ihre Verhaltensänderung als einen zunehmenden Kontrollverlust. Vor diesem Hintergrund erscheint ihr neues herausforderndes Verhalten als ein Ruf nach Widerstand auf der Suche nach ihrer Persönlichkeit. Wenn man ihre Lebensgeschichte des überangepassten Verhaltens kennt, ist die Entwicklung leichter zu akzeptieren.

Solche Veränderungen erfolgen auch in umgekehrter Richtung. Menschen, die eher als Einzelgänger lebten, immer autonome Entscheidungen trafen, vielleicht auch durch ihre gesellschaftliche Rolle bestimmte Verhaltensweisen annahmen, zeigen jetzt andere Seiten ihrer Persönlichkeit.

Beispiel

Herr D. war in der Familie und auch beruflich sehr bestimmend, er hatte klare Vorstellungen von seiner Stellung im Leben. Als er in die Einrichtung zieht, warnt seine Tochter die Pflegenden, dass ihr Vater ganz sicher nicht an Veranstaltungen teilnehmen werde. Das habe er in seinem ganzen Leben nicht getan. Sie ist dann erstaunt und auch etwas gekränkt, dass ihr Vater sehr engagiert und mit Enthusiasmus an allen möglichen Aktivitäten beteiligt ist. Er singt mit Leidenschaft. Hat er diese Seite seiner Persönlichkeit wieder entdeckt und lebt sie erstmals ohne intellektuelle Kontrolle aus? Die Liedertexte, die er singt, hat er seit der Kindheit nicht vergessen, doch nie wieder gesungen. Die Beteiligung an allen geselligen Angeboten macht ihm sichtlich Spaß.

Die Tochter ist verunsichert, sie hat ihren Vater immer als streng erlebt, jetzt wird ihr diese neue Seite unheimlich und auch etwas peinlich. Dieser Vater scherzt mit den Mitarbeitern, er wirkt freundlich und zugewandt. So sehr sie sich auch freut, dass es ihm gut zu gehen scheint: der andere Herr D. war ihr vertrauter, und er hatte trotz aller Probleme auch ihren Respekt. Die Tochter muss den Vater neu kennenlernen.

5. Loslassen – Das Schwächer-Werden akzeptieren und Sterbeprozesse begleiten

Menschen mit Demenz im letzten Lebensabschnitt zu begleiten, ist eine Herausforderung, die die Angehörigen und die Mitarbeiter in Altenpflegeheimen in ganz neuer Weise fordert. Die Frage, ob Menschen, die an einer Demenz leiden, anders sterben, wird immer wieder diskutiert. Grundsätzlich ist das Sterben so individuell wie das Leben der Menschen. Aus der Sicht der Angehörigen scheint es schwierig, Entscheidungen im Sinne der Menschen mit Demenz zu treffen.

Gerade wenn eine Demenz schon seit vielen Jahren das gemeinsame Leben prägt, ist es wahrscheinlich, dass seit langer Zeit kein Gespräch mehr über die Fragen des Lebens und Sterbens stattgefunden hat. Angehörige sind unsicher: Ist das, was vor vielen Jahren besprochen wurde, heute noch gültig? Empfindet der Mensch in seiner Demenz anders als vorher? Sieht er sein Leben in seinem jetzigen Zustand vielleicht doch als lebenswert an, obwohl er das früher für unmöglich hielt? Diese Unsicherheit begleitet Angehörige latent. Tritt eine Verschlechterung des körperlichen Zustandes ein, zeigen sich Anzeichen des Schwächer-Werdens, des Schwindens, drängen die Fragen plötzlich sehr, da Entscheidungen über mögliche Maßnahmen zu treffen sind. In dieser Situation tragen die Angehörigen eine existenzielle Verantwortung, denn ihre Handlungen können zwischen Leben oder Sterben entscheiden.

Oft werden die einst getroffenen Entscheidungen noch nach Jahren hinterfragt. War es richtig, eine Sondenernährung abzulehnen, hätte eine Operation vielleicht doch die Lebensqualität wiederhergestellt? Dabei sind die Gegebenheiten und die Gesamtsituation, in der gehandelt wurde, oft gar nicht wesentlich. Es bleibt die Unsicherheit, ob man im Sinne des anderen Menschen, oder über dessen Kopf hinweg entschieden hat. Es ist daher sehr wichtig, diese Fragen gründlich zu reflektieren, sich mit anderen Beteiligten auszutauschen und sich, wenn möglich genügend, Zeit für die Entscheidungsfindung zu nehmen.

5.1 Die Konfrontation mit dem Sterben

Krankheitskrisen wie rasche Gewichtsabnahme, ein Oberschenkelhalsbruch oder ein allgemeines Schwächer-Werden können sehr beunruhigend sein. Soll der Mensch mit Demenz noch ins Krankenhaus gebracht werden oder im vertrauten Umfeld bleiben? Welche Maßnahmen sind zu ergreifen? Obwohl solche Ereignisse meist nicht völlig überraschend eintreten, werden sie doch in vielen Fällen so erlebt. Oft scheint es, als würde die Frage nach dem Sterben in diesen Momenten zum ersten Mal gestellt. In einer Gesellschaft, die fast ausschließlich mit dem Leben beschäftigt ist, wirkt die Konfrontation mit dem möglichen Ende erschreckend. Ganz unabhängig davon, wie alt ein Mensch ist und in welcher Gesamtsituation er sich befindet, sind die meisten Menschen es nicht gewohnt, Verantwortung mit solcher Tragweite zu übernehmen. Angehörige sind oft schockiert, wenn ihnen bewusst wird, was eine einzige Entscheidung bewirken kann.

5.1.1 Vertrauen schaffen

Sehr hilfreich ist es in diesen Situationen, wenn es um den Menschen mit Demenz und seine Angehörigen ein Umfeld gibt, das bereit ist, Entscheidungen mitzutragen. Ein guter Austausch unter den Beteiligten ist dafür Bedingung. Wohnt der Betroffene in einem Heim, können Pflegende und behandelnde Ärzte dieses Umfeld bilden, aber auch Betreuer oder Therapeuten sind gefragt. Es ist wichtig, dass das Gespräch über diese Fragen immer wieder neu gesucht wird. Andernfalls besteht die Gefahr, dass Absprachen zum Zeitpunkt einer akut auftretenden Verschlechterung nicht mehr aktuell sind und es zwischen den Beteiligten zu unnötigen Missverständnissen kommt. Es kann für die Angehörigen eine große Hilfe sein, beispielsweise mit dem Hausarzt so eng im Gespräch zu sein, dass dieser ihnen in der schwierigen Lage hilft, die getroffene Entscheidung durchzustehen. Dafür ist Vertrauen nötig, das nur in einem längeren Gesprächsprozess entsteht. Die Angehörigen müssen sich darauf verlassen können, dass die Entscheidungen, die sie treffen, akzeptiert werden.

Sie sind es, die mit den Folgen der getroffenen Entscheidung weiterleben; die Angehörigen brauchen deshalb die Unterstützung und die Rückmeldung anderer, um ihren Entschluss zu fassen und diesen im entscheidenden Moment in die Tat umzusetzen oder zu widerrufen. Die Pflegenden im Heim müssen dies annehmen, auch wenn aus ihrer Sicht eine gute Lösung nicht umgesetzt oder eine schlechtere Alternative gewählt wird.

Viele Geschichten des Altwerdens und des Sterbens zeigen: Jede neue Situation, jede Veränderung des bisherigen Zustandes von Menschen, die sich im Übergangsbereich zwischen Leben und Sterben befinden, muss neu wahrgenommen und zwischen den Entscheidungsbefugten und dem weiteren Umfeld besprochen werden.

5.1.2 Entschlüsse fassen

Einige Beispiele beschreiben die besonderen Herausforderungen bei der Entscheidungsfindung in der letzten Lebensphase:

Beispiel

Frau P. ist 89 Jahre alt und lebt seit vier Jahren im Heim. Trotz des Schlaganfalles, der zur Unterbringung führte, geht es ihr recht gut. Sie hat einen Tagesablauf, der zu ihr passt, und ihr gefallen die Kontakte zu anderen Menschen sehr. Plötzlich verschlechtert sich ihr Zustand und ihre Herzschädigung führt dazu, dass sie schnell schwächer wird. Sie isst immer weniger, wirkt dabei aber ausgeglichen und friedlich. Vor relativ kurzer Zeit ist mit der Tochter verabredet worden, Frau P. in einem solchen Fall nicht mehr ins Krankenhaus zu bringen. Als nun tatsächlich eine kritische Situation eintritt, gerät die Tochter ins Wanken. Es ist natürlich etwas anderes, die Situation abstrakt zu besprechen, als in der Realität handeln zu müssen. Alle Fragen sind plötzlich wieder da: Könnte Frau P. im Krankenhaus geholfen werden, gibt es eine neue Therapie, hätte sie vielleicht dadurch doch noch ein paar gute Jahre?

Die Pflegenden und der Hausarzt werden zusammengerufen und bilden sich eine eigene Meinung. Sie haben den Eindruck, dass Frau P. friedlich ihren Weg gehen möchte. Die Tochter ist sehr unsicher und verdächtigt die Betreuenden, eine einfache Lösung zu suchen. Sie besteht darauf, ihre Mutter ins Krankenhaus zu bringen. Frau P. stirbt dort drei Tage später, von der Tochter liebevoll betreut. Wochen danach kommt die Tochter zu Besuch ins Pflegeheim, sie ist dankbar für die langjährige Betreuung ihrer Mutter. Im Nachhinein sieht sie ihr Bestehen auf die Krankenhauseinweisung als Überreaktion, als Versuch, die Verantwortung nicht übernehmen zu müssen. Sie ist aber damit im Reinen, weil sie trotz allem zuletzt bei ihrer Mutter sein konnte.

Es ist offensichtlich, dass die Unsicherheit der Tochter der Grund für diesen letzten Orts- und Umgebungswechsel vom Heim ins Krankenhaus war. Frau P. konnte nicht mehr selbst entscheiden, also musste ihre Tochter versuchen, einen Weg zu finden, der ihnen beiden gerecht wurde. Die Menschen im Umfeld waren bereit, die Entscheidungen der Tochter mitzutragen.

Am Ende ist es wichtig, Mut zu haben und dem eigenen Gefühl zu vertrauen. Die Frage, ob es ein „gutes Ende“ beim Sterben gibt, wird jeweils neu und unterschiedlich beantwortet. Aus Sicht der Betreuenden wäre ein anderer Verlauf möglich gewesen. Frau P. hätte friedlich im Heim sterben können. Ihre Tochter aber hätte in diesem Fall vielleicht noch lange damit gehadert und gegrübelt, wie viel Zeit ihrer Mutter durch eine Einweisung ins Krankenhaus noch geblieben wäre. Was Frau P. wollte, was sie über das Sterben dachte und fühlte, bleibt die große Unbekannte. Die Hinterbliebenen sind in diesem Beispiel erleichtert und ohne Schuldgefühle. Es ist Vertrauen entstanden, richtig gehandelt und das getan zu haben, was unter diesen Umständen möglich schien.
Zu erkennen, wann die letzte Lebensphase begonnen hat, ist, wie hier deutlich wird, oft erst im Rückblick möglich. Deshalb müssen Angehörige darauf vertrauen, dass ihre Gedanken und Überlegungen dazu beitragen, die Sterbephase gut zu gestalten. Was der Mensch mit Demenz selbst darüber denkt und fühlt, erfahren sie oft nicht, oder sie können die Zeichen, die er ihnen gibt, nicht deuten. Manchmal sprechen Betreute ihre Wünsche aber auch deutlich aus, und wenn ihr Umfeld bereit ist, diese ernst zu nehmen, kann ihnen ein Stück der verlorenen Selbstbestimmung zurückgegeben werden.

Beispiel

Frau S. zieht in die Hausgemeinschaften ein, als ihre Demenz schon weit fortgeschritten ist. Sie lebte in den letzten Jahren allein in ihrer großen Wohnung. An den Aktivitäten der Wohngruppe nimmt sie nur wenig teil, sie wirkt müde und ist sehr in sich gekehrt. Aufgrund ihrer schlechten Blutwerte wird eine Tumorerkrankung angenommen, aber niemand will ihr die Strapazen einer intensiven Diagnostik zumuten. Frau S. verliert Gewicht. Eines Tages sagt sie am Tisch, dass sie nicht mehr essen wolle. Die Pflegenden sind empört und wollen sie zum Essen überreden. Die anwesenden Mitarbeiter erleben ihre Aussage aber als klar und deutlich, überhaupt erscheint Frau S. von diesem Zeitpunkt an wieder bewusstseinsklarer. Sie wiederholt die Aussage, nicht mehr essen zu wollen, gegenüber ihrer Tochter, die denselben Eindruck hat. Tage später spricht der Hausarzt mit Frau S. und sagt ihr deutlich: „Sie wissen, dass Sie sterben, wenn Sie nichts essen?" „Ja, das weiß ich", ist ihre Antwort. Alle, die sie darüber sprechen hörten, sind sich sicher, dass Frau S. es ernst meint. Sie hält sich an ihre Worte: Acht Wochen lang lebt sie, ohne zu essen, trinkt aber weiter. Zu den Mahlzeiten bleibt sie in ihrem Zimmer, sie bekommt immer wieder Essen angeboten, lehnt es aber weiter ab. Sie wirkt gelassen, und auch die Klarheit bleibt erhalten. Am Ende liegt sie in ihrem Bett und stirbt sehr friedlich, ein Jahr nach ihrem Umzug ins Heim. Die Angehörigen und Mitarbeiter der Pflegeeinrichtung können während der Sterbephase nicht immer nachvollziehen, was Frau S. erlebt und warum sie plötzlich so klar entscheiden kann. Immer wieder versuchen die Beteiligten, sich zu vergewissern, ob sie richtig handeln und Frau S. wirklich den Wunsch hat, zu sterben. Das Ergebnis ist jedes Mal dasselbe. Das Gefühl, das Richtige getan zu haben, ändert sich auch nicht, nachdem Frau S. gestorben ist. Alle spüren die Erleichterung und den Frieden, die der Tod ihr gebracht hat.

Das Beispiel zeigt, wie die Entschlüsse eines Betroffenen trotz seiner Demenz verstanden und ernstgenommen werden können. Am Ende hat Frau S. ihre persönliche Souveränität wiedererlangt.

Die zunehmenden Verluste sind für Patienten mit Demenz ebenso fühlbar wie für jeden anderen alten Menschen. Wenn deutlich wird, dass ihre Kraft zu Ende geht, reagieren die Menschen sehr unterschiedlich, aber sie zeigen ihrem Umfeld oft auf die eine oder andere Weise, was sie in der Sterbephase durchleben.

Beispiel

Frau M. ist mit ihren 98 Jahren lange sehr mobil gewesen. Sie erzählt gerne alte Geschichten und ist doch jeden Tag bereit, weiterzumachen. Körperlich merkt man ihr kaum Veränderungen an. Sie nimmt ihre Mitbewohner wahr und regt sich über deren vermeintlich ungehörige Verhaltensweisen auf. Von einem Tag auf den anderen ändert sich ihr Auftreten. Frau M. weint plötzlich sehr viel, was sie bislang nie getan hatte. Die Menschen in ihrem Umfeld sind besorgt und wollen sie trösten, aber das Weinen hört nicht auf. Frau M. ist untröstlich. Gleichzeitig beginnt Frau M. immer öfter nach ihrer Mutter zu rufen. Sie bleibt zunehmend in ihrem Zimmer, in ihrem Bett. Dort weint sie auch, ist aber insgesamt zufriedener. Ihr Körper, der lange aufrecht und scheinbar unverändert war, nimmt ab und zerfällt. Sie scheint sich gänzlich aus dem Materiellen zu lösen. Nach einigen Wochen hören das Weinen und Rufen auf, und weitere zwei Wochen später stirbt Frau M. friedlich.

Frau M. macht in ihrer Sterbephase etwas sehr Nachvollziehbares durch: Sie geht den Weg zum Kind, zum Säugling zurück, was zu tiefer Sehnsucht führt, wieder bei der Mutter sein zu dürfen – versorgt und beschützt. Da sich der Weg nicht einfach rückwärts gehen lässt und das, wofür die Mutter steht, nicht greifbar wird, spürt sie eine tiefe Traurigkeit. Man kann das Weinen aber auch als Ausdruck der Trauer deuten, loslassen und Abschied nehmen zu müssen.

Wie auch immer man ihre letzten Wochen begreift, die Menschen im Umfeld von Frau M. haben den unmittelbaren Eindruck, diesen Abschied nicht stören zu dürfen. Ihre Traurigkeit zu erleben, fällt den Angehörigen und Pflegenden anfangs nicht leicht, die Gründe offenbaren sich nach und nach und dadurch wird es leichter, ihr Abschiednehmen mitzuvollziehen.

5.1.3 Die neue Situation annehmen

Menschen mit Demenz sind am Ende ihres Lebens sehr von den Entscheidungen ihres Umfelds abhängig. Sie haben im Verlauf der Erkrankung ihre Selbstständigkeit zunehmend verloren und selbst kleinste Entscheidungen nicht mehr eigenständig getroffen. Die Menschen, die in dieser Zeit für alles gesorgt haben, kommen mit Beginn der letzten Lebensphase an einen Punkt, an dem sie loslassen sollen, was sie bisher mit aller Kraft festgehalten haben: Sie haben den anderen daran erinnert, dass er essen muss, ihm das Essen gereicht, ihm wieder und wieder erzählt, wer sie sind, ihn an der Hand genommen und auf einen Stuhl gesetzt, ihn in die Sonne gebracht und bei Regen wieder ins Haus ...

Das macht es schwer, am Ende des Lebens loszulassen und die Dinge ganz anders zu handhaben, weniger zu essen zu geben als bisher, nicht alles zu tun, was möglich ist, zu erkennen, ob Geselligkeit und Tagesaktivitäten noch angemessen sind oder ob der andere vielleicht lieber allein sein möchte. Das sind Fragen, die nicht einfach zu klären sind.

5.2 Die Ernährung in der letzten Lebensphase

5.2.1 Veränderte Bedürfnisse

Das Thema der Ernährung ist in der letzten Lebensphase oft eines der schwierigsten. Ob Zuhause oder in einem Altenheim, fast immer stellt sich im Verlauf der Demenz die Frage, ob der Betroffene genügend Nahrung und Flüssigkeit bekommt, da er beginnt, immer weniger zu sich zu nehmen oder das Essen ganz abzulehnen. Manchmal ändern sich lediglich die Gewohnheiten oder der Geschmack, und wenn dies erkannt und beachtet wird, ist das Problem zunächst gelöst. Sind aber alle Versuche gescheitert und kein Angebot – seien es Finger-Food, ein besonderes Lieblingsessen, passierte Kost oder kalorienreiche Nahrung – das „Weniger-Werden" mehr aufhalten kann, stellt sich die Frage der Ernährung in einem neuen Licht: Ist das veränderte Essverhalten ein Zeichen des Sterbeprozesses, ist es natürlich, in einem hohen Alter, bei zunehmenden anderen Krankheitserscheinungen des Alters und der Demenz nicht mehr essen zu wollen oder zu können? Pflegende befinden sich oft in einer Zwickmühle: Sie haben große Angst davor, dass der ihnen anvertraute Mensch an Hunger und Durst leidet und dies vielleicht nicht mehr ausdrücken kann, andererseits wollen sie ihn nicht zum Essen zwingen. Viele Pflegende haben gerade darüber noch einen Kontakt zum Betroffenen gehabt, dass sie ihm Essen gereicht oder besondere Lieblingsspeisen mitgebracht haben, und nun reißt auch diese Verbindung ab.

In solch einer Situation muss die gemeinsame Wahrnehmung darauf gerichtet werden, wie sich der Mensch mit Demenz fühlt.

Beispiel

Herr L. lebt seit drei Jahren in einer Hausgemeinschaft. Zunehmend beeinträchtigen ihn die Folgen seiner Parkinson-Erkrankung. Im Laufe der Zeit entwickelte sich außerdem eine Demenz. Seine Sprache ist sehr schwer zu verstehen, er kommuniziert kaum mit anderen Menschen. Von Anfang an fühlte er sich in der Gemeinschaft wohl und nahm mit Freude an Geselligkeiten teil. Seine Bewegungseinschränkungen werden nun immer gravierender und zunehmend ist er in seiner Fähigkeit zu essen sehr beeinträchtigt. Es scheint, als habe sein Wille keinerlei Zugang mehr zu seinem Körper. Die Augen öffnen sich nicht, obwohl Herr L. wach ist, sein Mund schließt sich, sobald der Löffel kommt. Nur trinken kann er noch relativ gut, durch Saugen gelingt es ihm, Flüssigkeit aufzunehmen. Versuche, die Symptome der Parkinson-Erkrankung zu beeinflussen, zeigen keine Wirkung mehr. Die Essensgabe dauert manchmal bis zu einer Stunde und bringt alle Beteiligten mehr und mehr ans Ende ihrer Kraft. Die Töchter von Herrn L. fragen sich gemeinsam mit den Mitarbeitern der Hausgemeinschaft, wie es weitergeht. Im Raum stehen verschiedene Fragen: Wie intensiv versuchen wir, Herrn L. Essen zu reichen, wie lange darf das Anreichen dauern, wäre die Magensonde eine Lösung? Das Team der Mitarbeiter behält die Situation sorgfältig im Auge, tauscht sich untereinander aus und trifft Vereinbarungen darüber, zu welchen Zeitpunkten Herr L. Essen erhält.

Im Gespräch mit seinen beiden Töchtern ergeben sich neue Gesichtspunkte: Herr L. hat zu gesunden Zeiten erlebt, wie eine Verwandte mehrere Jahre lang über eine Magensonde ernährt wurde, und dies den Töchtern gegenüber für sich selbst energisch abgelehnt. Zudem empfinden die Töchter den fortschreitenden Prozess der Parkinson-Krankheit als immer lebensbestimmender. Die Hausärztin von Herrn L. wird in das Gespräch einbezogen und unterstützt die Sichtweise der Töchter.

Es wird vereinbart, dass Herr L. keine Magensonde bekommen soll, die Töchter wollen dies, soweit das möglich ist, mit ihm besprechen. Der Zeitraum der Essensgabe wird etwas eingeschränkt, dafür sind die Zeiten, in denen Herr L. wach ist, besser zu nutzen. Alle versuchen, den Bedürfnissen von Herrn L. möglichst zu entsprechen. Herr L. ist nach wie vor dem Leben zugewandt und freut sich jeden Morgen auf den kommenden Tag.

Zwei Wochen später bekommt Herr L. eine Lungenentzündung. Neue Fragen sind zu beantworten: Die ausweglose Situation scheint sich dem Ende zu nähern, aber es wird darauf ankommen, wie sich die Menschen um Herrn L. dazu stellen. Nach Überlegungen und Gesprächen entscheiden die Töchter, dass ihr Vater kein Antibiotikum erhält und – selbstverständlich bei intensiver Pflege – keine weiteren Maßnahmen ergriffen werden sollen. Herr L. stirbt drei Tage später. Die Töchter, die sich viele Jahre lang liebevoll um ihn gekümmert haben, sind froh. Sie zweifeln keinen Moment, richtig entschieden zu haben.

In diesem Beispiel wird die Problematik und Komplexität der Entscheidungen, die zu treffen sind, sehr deutlich. Für sich genommen stellt jedes Leiden von Herrn L. eine medizinisch behandelbare Krankheit dar. In der Zusammenschau und der Gesamtsituation ergibt sich das Bild, aus dem letztlich die Entscheidungen des Umfeldes resultieren.

5.2.2 Abnehmen des Durstgefühls

Für die Angehörigen ist die Vorstellung, der Betroffene könnte verdursten, meist sehr beängstigend. Heute ist jedoch bekannt, dass sich die Durstempfindung bei Menschen im Sterbeprozess verändert und das Durstgefühl abnimmt. Bei guter Befeuchtung und Pflege von Mund und Rachen ist deshalb nicht zu befürchten, dass der Sterbende „qualvoll“ verdurstet.

Menschen, die nicht mehr essen, werden nach und nach schwächer. Anders ist es, wenn Menschen keine Flüssigkeit mehr zu sich nehmen, die Lebensfunktionen nehmen schnell ab. Bald werden auch Gedächtnis und Bewusstsein in Mitleidenschaft gezogen, eine Form der Verwirrung, die leicht mit einer Demenz zu verwechseln ist, kann entstehen. Die Beurteilung, was zu tun ist, wenn ein Mensch das Trinken verweigert, erscheint deshalb besonders schwierig, und die Zeit für ein Eingreifen ist kürzer. Aus Sorge, das Sterben zu beschleunigen, ohne alle Möglichkeiten ausgeschöpft zu haben und die Ursache der Verweigerung zu verstehen, werden oft schnell Gegenmaßnahmen ergriffen. Das bedeutet bei alten Menschen in der Regel, dass ihnen durch Infusionen (intravenös, oft auch subkutan) Flüssigkeit (meist isotone Kochsalzlösung) zugeführt wird. Es ist schwierig zu entscheiden, wann mit diesen Flüssigkeitsgaben aufgehört werden sollte.

Beispiel

Frau H. nimmt trotz ihrer 90 Jahre immer noch gerne am Gemeinschaftsleben teil. In letzter Zeit wirkt sie müder und, soweit ihre Angehörigen es mitbekommen, auch verwirrter. Sie trinkt wenig und lehnt angebotene Getränke ab. Der Hausarzt verordnet Infusionen. Jeden Abend bekommt sie nun 500 ml Flüssigkeit, sie akzeptiert die Prozedur gelassen. Nach ein paar Tagen geht es ihr spürbar besser, sie lebt auf und nimmt aktiver am Tagesablauf teil. Alle sind froh. Frau H. trinkt wieder mehr.

Einige Wochen später verschlechtert sich der Zustand von Frau H. erneut. Diesmal bewirken die Infusionen fast keine Veränderung, Frau H. wehrt sich zunehmend dagegen. Sie wird schwächer und zieht sich in sich zurück, die Menschen in ihrem Umfeld sehen sich vor neue Fragen gestellt. Nach einigen Gesprächen wird deutlich, dass Frau H. insgesamt in einer anderen Verfassung ist als beim ersten Mal. Es scheint, dass es sich diesmal um ein Abschiednehmen handelt. Im Einvernehmen mit den Angehörigen und dem Hausarzt wird Frau H. keine Flüssigkeit durch Infusionen mehr zugeführt. Sie selbst trinkt und isst immer weniger, die Kommunikation mit ihr ist kaum noch möglich. Die Angehörigen und die Mitarbeiter der Pflegeeinrichtung bleiben dabei offen für Veränderungen, sie tauschen sich regelmäßig aus, der gemeinsame Entschluss wird aber nicht widerrufen. Bis zum Ende nimmt Frau H. Nahrung und Flüssigkeit in immer kleineren Portionen zu sich. Nach drei Wochen stirbt sie.

Im Beispiel von Frau H. wird deutlich, dass es kein ausdrückliches Bejahen oder Verneinen von Flüssigkeitszufuhr durch Infusionen geben kann. Die Entscheidung ergibt sich oft erst aus dem tatsächlichen Versuch, wobei das Team den Erfolg der Maßnahme beobachtet und für zukünftiges Handeln bewertet.

5.3 Das Unerwartete erwarten

Menschen sterben in der Regel nicht unerwartet. Häufig kündigt sich das Sterben durch verschiedene Zeichen wie zunehmende Schwäche, Verlust des Appetits oder eine plötzliche physische Krankheit an. Dennoch empfinden viele Angehörige den Tod als überraschend. „Meine Mutter ist sehr alt, das ist mir klar, trotzdem kann ich mir nicht vorstellen, dass sie nicht mehr da ist", erklärt eine Frau als ihre Mutter beginnt, Abschied zu nehmen.

Auf die Pflege, auf das, was das Leben bringt, kann man sich einstellen, aber was sich nach dem Tod verändern wird, ist viel weniger greifbar.

Wie lebt der andere in der Erinnerung weiter, denke ich überhaupt noch an ihn, bricht die Familie jetzt ganz auseinander? Bin ich der nächste, der stirbt? Den Angehörigen gehen viele Fragen durch den Kopf, die sie nicht immer aussprechen können und wollen. Wenn das eigentlich Erwartete unerwartet eintritt, sind die sorgfältigen Überlegungen und getroffenen Entscheidungen meist vergessen. Die gleichen Fragen, die sich die Angehörigen schon vor Wochen oder Monaten stellten, erscheinen plötzlich wieder offen und es wirkt, als seien sie nie beantwortet worden. In diesem Moment brauchen die Angehörigen Unterstützung.

Beispiel

Frau M. ist mit ihren 95 Jahren zunehmend schwächer geworden. Sie lebt seit zwei Jahren in einer Einrichtung, sehr lange war sie aktiv und körperlich fit. Ihre Kinder kümmern sich um die Mutter und haben sich ein Leben ohne sie bewusst noch nie vorgestellt. Jetzt lassen ihre Kräfte nach, und die Beteiligten müssen beginnen, den Gedanken an das Sterben anzunehmen. Der Sterbeprozess dauert lange und durchläuft verschiedene Phasen; gelegentlich geht es Frau M. wieder besser, dann scheint sie fast die Alte zu sein, andere Tage muss sie im Bett verbringen. Insgesamt verändert sich Frau M. nur langsam. Da mit ihr kein Gespräch über ihren Zustand möglich ist, tauschen sich die Angehörigen mit den Pflegenden über ihre Vermutungen aus, wie Frau M. ihre Situation sieht, was sie fühlt und wie sie den zunehmenden Kräfteabbau erlebt. Dann folgen zwei Wochen, die sie nur noch im Bett verbringt und in denen sie somit tatsächlich „im Sterben liegt". Ihre Kinder sind zunächst ratlos: Wie sollen sie sich verhalten? Wie viel Zeit können und wollen sie am Bett der Mutter verbringen? Was findet am Sterbebett der Mutter statt? Fragen, die sich nur individuell beantworten lassen und die sehr von der Einfühlung des Umfelds abhängen. Die Angehörigen von Frau M. waren noch nie in einen Sterbeprozess einbezogen, sie wissen nicht, wie sich alles entwickeln und wie lange es dauern wird. Das wissen auch die Mitarbeiter der Einrichtung nicht mit absoluter Sicherheit, aber sie haben schon einige Bewohner der Hausgemeinschaft beim Sterben begleitet und berichten von diesen Erfahrungen. Die Kinder sind etwas beruhigter, als die Mitarbeiter ihnen ihre Einschätzung erläutern. Frau M. liegt jetzt immer öfter im Bett, sie macht aber keinen leidenden Eindruck. Über eine Woche entwickelt sich eine neue Nähe zwischen den Kindern und ihrer Mutter, eine gewissermaßen feierliche Stimmung entsteht. Bruder und Schwester erzählen sich viele Geschichten aus dem Leben mit der Mutter und teilen ihre Erinnerungen an sie. Am Ende der Woche stirbt Frau M. allein in der Nacht. Mitarbeiter des Heimes machen Frau M. etwas zurecht und ziehen ihr Kleidung an, die vorher für diesen Moment ausgesucht wurde. Alle sind in nachdenklicher, aber auch froher Stimmung: das Vorhergesehene ist eingetreten und es gibt keinen Anlass des Bedauerns und kein Gefühl, etwas versäumt zu haben. Trotz aller Trauer ist die Situation voller Frieden.

In den letzten beiden Lebenswochen von Frau M. wurde gründlich besprochen, was nach ihrem Tod geschehen soll. Wie soll Frau M. bestattet werden, findet eine Trauerfeier statt? Wer ist zu benachrichtigen? In aller Ruhe konnten viele wichtige Fragen beantwortet werden. Am Ende dieses Prozesses ist bei den Beteiligten ein sehr differenziertes und damit aussagekräftiges Bild von Frau M. entstanden, das Bild eines Menschen in all seiner Widersprüchlichkeit, mit seinen Entwicklungen und seinen Rückschlägen. Die Menschen, die an diesem Prozess teilgenommen haben, konnten daraus auch für die Fragen, die auf ihr eigenes Leben Bezug nehmen, Sicherheit gewinnen. Das Sterben von Frau M. in dieser Weise zu begleiten, hat ihnen die Gewissheit gegeben, dass ein "gutes Sterben" möglich ist.

Räume zu gestalten, in denen Menschen mit Demenz ein Leben verbringen, das sowohl Entwicklungen zulässt als auch einem zunehmenden Bedürfnis nach Ruhe und Rückzug entgegenkommt, ist eine komplexe Aufgabe.

Was ist Professionalität in diesem Arbeitsfeld? Das Zusammenleben in Wohngruppen und Hausgemeinschaften mit Menschen mit Demenz braucht die Nähe der Pflegenden zu den Betreuten, um Lebendigkeit zu ermöglichen. Gleichzeitig ist ein hohes Maß an Wissen über Krankheitsbilder und Methoden im Umgang mit typischen Verhaltensweisen notwendig. Das Zusammenwirken von Ausbildungs- und Erfahrungswissen ist professionell anregend.

Das Team der Betreuenden lebt vom Austausch und der Vielfalt der Ansichten und Lösungsansätze, wenn Menschen mit Demenz in Krisen geraten, oder durch ihr Verhalten Turbulenzen in der Gemeinschaft auslösen. Ein wesentlicher Aspekt des professionellen Handelns ist, dass aus diesen Erfahrungen entstandene Wissen zu nutzen. Dazu gehört ein Austausch im Team, der überstandene Krisen in den Blick nimmt und den gesamten Prozess reflektiert. Das Team versucht, aus der Kenntnis der Situation des Einzelnen und der Gemeinschaft zu handeln. Es hat sich bewährt, mit „kleinen" Lösungen zu arbeiten, das sind manchmal winzige Schritte in Situationen, die überwältigend und schier unlösbar erscheinen.

Zur Professionalität gehört zudem das Einbeziehen und partnerschaftliche Miteinander von Angehörigen und Betreuenden. Das Respektieren des Familienverbunds ist ein wichtiger Schritt, um die Selbstbestimmung des Menschen mit Demenz zu fördern.

Beispiel

Herr L. ist den ganzen Tag unterwegs. Er lässt sich nicht aufhalten und geht nach draußen so oft er kann. Anfangs gibt es immer jemanden, der ihn begleitet. Manchmal ist er schon unterwegs und muss mit der Polizei gesucht werden.

Die Familie lässt sich nach einigen Gesprächen auf dieses Arrangement ein. Sie versteht, dass jede Form des Aufhaltens von Herrn L. als Freiheitsberaubung erlebt wird. Die Situation ist nicht glücklich. Es wird versucht, das Umfeld mit einzubeziehen. Öfter bringen Nachbarn Herrn L. zurück, nicht immer freundlich. Herr L. braucht viel Aufmerksamkeit. Im Team wird besprochen, ihn abwechselnd zu begleiten. Über Wochen bleibt die Lage angespannt. Die anderen Bewohner kommen zu kurz, eine Umstellung der Medikamente bringt kaum Entlastung, und wird wieder rückgängig gemacht. Danach verändert sich Herr L. Er wirkt ruhiger, aber auch weniger lebendig. In den nächsten Wochen wandelt sich sein Gesamtzustand dramatisch. Er verweigert zunehmend Essen und Trinken. Die Versuche herauszubekommen, ob er Schmerzen hat, scheitern. Immer wieder sucht das Team nach einem Weg, die Situation positiv zu beeinflussen. Die Familie und Experten werden zu Rate gezogen, bis alle Beteiligten einsehen, dass Herr L. seinen Weg in seiner Weise zu Ende geht. Er stirbt wenige Wochen später.

Das Team bleibt voller Fragen, aber auch bestärkt zurück. Alle haben versucht, eine oder verschiedene Lösungen beizutragen. Als deutlich wird, dass es so für ihn nicht weitergehen kann, haben die Mitarbeiter diesen Entschluss respektiert. Seine Familie erlebt dies ähnlich.

Die Arbeit mit Menschen mit Demenz braucht ebenso viel Nähe und Empathie, wie sie den Abstand durch Fallbesprechung und Methodenarbeit benötigt. Die Lebendigkeit und die immer wieder geforderte „Normalität" in Pflegeeinrichtungen zu erreichen, ist ein langwieriger und arbeitsreicher Prozess.

Frei nach Karl Valentin „Kunst ist schön, macht aber viel Arbeit" lässt sich auch sagen: „Gemeinschaft mit Menschen mit Demenz ist schön, macht aber viel Arbeit".

Die Vision eines alltäglichen, erfüllten Lebens, das trotz Demenz Höhepunkte und Normalität erfahren lässt, treibt die Pflegenden an. Dazu gehört die Bereitschaft, das anzunehmen, was Menschen mit Demenz den Pflegenden bieten: Momente der Erkenntnis, der Dankbarkeit und spontane Zuwendung. Geben und Nehmen gehören zusammen, um Gemeinschaft zu bilden.

7. Menschen mit Demenz im Krankenhaus

Eine der großen Befürchtungen, die Angehörige und Pflegende in Altenheimen haben, ist, dass der von Demenz-Betroffene ins Krankenhaus muss. Meist bestehen schlechte Erfahrungen mit Klinikaufenthalten. Zeitdruck und Mangel an Pflegekräften wirken sich auf Menschen mit einer Demenz sehr negativ aus. Die vielfach in den Krankenhäusern herrschende Hektik ist schwer erträglich, denn schon normalerweise braucht man viel Geduld und Zeit, um sich auf den Lebensrhythmus von Menschen mit Demenz einzustellen.

Keine Zeit zum Essenreichen, um Fragen zu beantworten oder den Patienten auf Untersuchungen vorzubereiten bzw. ihn angemessen zu begleiten. Die Verwirrung, die Abwehr und mitunter die Aggression der Betroffenen werden durch solche Umstände hervorgerufen und verstärkt. Nach einem längeren Krankenhausaufenthalt kommen Menschen mit Demenz oft in einem sehr desorientierten Zustand und mit einer Verschlechterung der Symptome zurück. Zunehmend werden Patienten, z. B. auch nach großen chirurgischen Eingriffen, sehr schnell aus dem Krankenhaus entlassen. Das hat den Vorteil, dass die Verwirrung noch reversibel ist, aber den Nachteil, dass Heilungsprozesse und Nachsorge nach Operationen nicht abgeschlossen sind. Darauf müssen sich Pflegeheime mehr und mehr einstellen, wobei eine bessere Zusammenarbeit mit den Krankenhäusern hilfreich wäre, zum Beispiel in Bezug auf Hinweise zur Wundversorgung etc. Immer öfter finden auch die Rehabilitationsmaßnahmen nach chirurgischen Eingriffen in der Altenpflegeeinrichtung statt, um den Menschen mit Demenz durch erneuten Wechsel der Umgebung (Reha) nicht zusätzlich zu verunsichern.

Manche Kliniken haben begonnen, sich des Themas „Demenz im Krankenhaus" gezielt anzunehmen. Spezielle Bereiche für Patienten mit Orientierungs- und Wahrnehmungsstörungen werden eingerichtet. Sie zeichnen sich durch räumliche Orientierungshilfen wie farbige Wände und Türen, Handläufe oder Gemeinschaftsräume aus.

Manche Kliniken richten Begleitdienste für Demenzkranke vor und nach größeren Operationen ein oder ermöglichen die Mitaufnahme von Begleitpersonen. Ein besonderes Projekt ist die Demenz-Tagesbetreuung mit Namen „Teekesselchen" am Gemeinschaftskrankenhaus Herdecke, in dem Menschen mit Begleitdiagnose Demenz tagsüber von Altenpflegern und ehrenamtlichen Helfern betreut werden.

8. Menschen mit Demenz in der ambulanten Versorgung

Die neuere Pflegegesetzgebung verbessert die ambulante Versorgung von Menschen mit Demenz grundlegend. Pflegerische Betreuungsmöglichkeiten wurden ausgebaut und sind in verschiedenen Kombinationen einsetzbar. Familien können Pflegedienste, Tagespflegeeinrichtungen und niedrigschwellige Betreuungsangebote nutzen und damit oft über lange Zeit das „Zuhause"-Sein unterstützen.

All dies macht Sinn, solange die familiäre Situation einigermaßen stabil ist und ein Netzwerk die Angebote miteinander so verbindet, dass Angehörige und Betroffene profitieren.

Für Menschen mit fortgeschrittenen Demenzen und zunehmender Desorientierung wird das eigene Zuhause nach und nach weniger wichtig. „Zuhause" ist dann vor allem ein innerer Ort, an den sie sich zurückziehen. Gerade Patienten, die allein leben, leiden beim Fortschreiten der Demenz unter der Isolierung und Vereinsamung oft mehr als unter dem Verlust der vertrauten Umgebung. Zumal sie diese Umgebung oft nicht mehr als ihr Zuhause erkennen. Selbst Ehepartner beklagen, dass ihre von Demenz betroffenen Angehörigen am Abend „nach Hause" wollen, obwohl sie seit vierzig Jahren an diesem Ort leben.

Hier ist es wichtig zu erkennen, wann die ambulante Versorgung die grundlegenden Bedürfnisse nicht mehr erfüllt. Allerdings wird der Wunsch nach Veränderung kaum von den Betroffenen selbst geäußert, da genau diese Fähigkeit – die Einschätzung der eigenen Lebenssituation – bereits mehr oder weniger eingeschränkt ist. Die Erfahrung zeigt, dass die Einzüge in Pflegeeinrichtungen viel weniger dramatisch verlaufen, als Angehörige befürchten. Menschen mit einer vaskulären Demenz profitieren oft länger von einer ambulanten Versorgung, das Erkennen und die Freude an den „eigenen vier Wänden" bleibt hier länger erhalten. Wobei die Einsamkeit auch bei diesem Krankheitsbild das Leben unter Menschen als sinnvoll erscheinen lässt. Dies gewährleistet oft lange der Besuch einer Tagespflegeeinrichtung.

Wichtig in der ambulanten Versorgung ist die Begleitung und Unterstützung der Angehörigen. Sie brauchen Gesprächsangebote, um die Belastungen, die der Alltag trotz aller Hilfsmöglichkeiten mit sich bringt, zu bewältigen. Der Mensch mit Demenz steht durch seine Erkrankung im Mittelpunkt der Bemühungen, sodass die Angehörigen oft lange ihre eigenen Bedürfnisse vergessen und sie als weniger wichtig erachten. Plötzliche Krankheiten und Erschöpfungszustände der betreuenden Angehörigen sind deshalb nicht selten und lassen unter Umständen das gesamte häusliche Hilfesystem zusammenbrechen.

In den letzten Jahren kommen immer mehr Pflege-Ehepartner von Menschen mit Demenz in die Beratung stationärer Anbieter, weil sie sich, trotz vielfältiger ambulanter Angebote und Unterstützung, der seelischen und körperlichen Belastung durch die Betreuung des Erkrankten nicht mehr gewachsen fühlen. Eine gute Beratung beleuchtet die Situation des von Demenz Betroffenen und des/der Angehörigen gleichermaßen. Die psychosozialen Aspekte sind beim Entschluss für eine ambulante oder stationäre Betreuung der Erkrankten oft entscheidender, als die Kenntnis oder Verfügbarkeit von passenden ambulanten Angeboten [→ Kapitel „Anthroposophische Pflege im ambulanten Pflegedienst"].

Kategorie	Beispiel für Lernziele	Empfohlener Lernweg
Handwerk	Sie können einen Tagesablauf aus der Perspektive eines Bewohners erzählen.	A
Eigenes Lernziel		
Beziehung	Sie finden eine Möglichkeit, innere Widerstände gegen Bewohner, Krankheiten, Behinderungen, Kollegen zu thematisieren und offen auf einen Ausgleich zuzugehen.	B
Eigenes Lernziel		
Wissen	Sie kennen, die Faktoren, die beachtet werden müssen, damit sich ein Bewohner gut in der Hausgemeinschaft beheimaten kann.	C
Eigenes Lernziel		

KAPITEL XXVII

Palliative Care

CHRISTOPH VON DACH · SASHA GLOOR

→ Lernziel siehe Seite 666

1. Einleitung

Palliative Care stellt bereits seit Begründung einen wichtigen Bereich der anthroposophischen Pflege dar. Bis heute erhaltene Krankengeschichten aus dem Jahr 1921 zeigen, dass schon damals Patienten gepflegt und behandelt wurden, die man heute als palliativ bezeichnen würde. Im Ita Wegman Archiv sind alle Akten der ersten Jahre des damaligen Klinisch Therapeutischen Instituts, heute Klinik Arlesheim bei Basel, aufbewahrt. Dort finden sich zum Beispiel Fälle von Tuberkulose-Kranken und onkologischen Patienten. Die anthroposophische Pflege blickt im Bereich der palliativen Pflege also auf eine sehr lange Tradition zurück. Man betrieb Palliative Care lange bevor der Begriff entstand.

Viele Behandlungen, wie z. B. die äußeren Anwendungen, wurden seither durch Pflegefachleute durchgeführt. Damit besitzt auch die interprofessionelle Zusammenarbeit, wie sie die Palliative Care anstrebt, bereits eine sehr lange Tradition.

Das Kapitel geht zunächst auf das Modell und die erweiterten Ansätze der anthroposophischen Palliative Care ein, um anschließend äußere Anwendungen für diesen Bereich konkret vorzustellen. Das Kapitel orientiert sich nicht am klassischen Symptommanagement vieler Lehrbücher der Palliative Care. Die anthroposophische Palliative Care sucht einen salutogenetischen und nicht einen mechanistischen Grundansatz. Sie orientiert sich an einem holistischen (ganzheitlichen) Menschen- und Weltbild. Anstelle der Symptomorientierung stehen hier die Lebensprozesse und die bis in die Sterbephase gesundheitsfördernden Aspekte im Vordergrund.

1.1 Die Entstehung von Palliative Care

Palliative Care nahm ihren Anfang im St. Christopher's Hospice in London. Dame Cisley Saunders (1918–2005) begründete dort mit der Eröffnung des ersten Sterbehospizes 1967 eine Bewegung, die zunächst Hospizbewegung genannt wurde. Die Idee war, todkranken Menschen, damals vor allem onkologischen Patienten, ein würdevolles Sterben zu ermöglichen. Der kanadische Arzt Balfour Mount prägte den Begriff Palliative Care erst später, nämlich 1975.

Im Laufe der vergangen Jahrzehnte hat sich die Bedeutung des Begriffs „Palliative Care“ stetig verändert. Ursprünglich meinte er krebskranke Menschen, die in der letzten Lebensphase angekommen waren und kurz vor dem Sterben standen. Heute bezeichnet Palliative Care eine viel weitere Zeitspanne im Verlauf einer Krankheit, die mit großer Wahrscheinlichkeit zum Tod führt. Aktuelle Forschungsresultate zeigen, dass früh angesetzte palliative Unterstützung, zusätzlich zur medizinischen Betreuung, dem betroffenen Menschen zu einer Verbesserung der Lebensqualität und weniger Schmerzen sowie dem Gesundheitswesen zu einer Senkung der Kosten verhilft. Zudem belegte eine Studie, dass die Überlebenszeit von onkologisch erkrankten Menschen bei den Patienten, die früh palliative Unterstützung erhielten, bis zu dreißig Prozent höher liegt.[1] Die Arbeit verdeutlichte die Wichtigkeit von Palliative Care, und zwar nicht, um Leben zu verkürzen, sondern um die Qualität der verbleibenden Lebensspanne so optimal wie möglich zu gestalten und eventuell sogar die Lebenszeit zu verlängern. Hierbei spielt die professionelle Pflege eine entscheidende Rolle. Das bedeutet aber auch, dass Palliative Care nicht nur für Menschen in der letzten Lebensphase, also während des Sterbens zum Einsatz kommt, sondern bereits viel früher, zum Teil schon kurz nach der Diagnosestellung.

Palliative Care basiert derzeit auf Definitionen verschiedener Organisationen, wie der World Health Organization (WHO, 2002), der European School of Medical Oncology (ESMO, 2003) oder der European Organization for Palliative Care (EAPC, 1998). Sie zeigen, dass Palliative Care heute viel umfassender verstanden und angewendet wird und nicht mehr ausschließlich für onkologisch erkrankte Menschen zur Verfügung steht bzw. stehen sollte.

Der Begriff Palliative Care leitet sich von „Pallium“ und „Care“ ab. Pallium bezeichnet einen hüllenden, wärmenden Mantel. Man könnte sagen, er umschreibt die urpflegerische Geste des Hüllens, wie sie auch dem Modell der pflegerischen Gesten von Rolf Heine zugrunde liegt [→ Kapitel „Das Konzept der pflegerischen Gesten als Handlungsmodell der Pflege“] oder wie wir sie als Wirkung des Präparats *Solum Öl* (WALA) oder einer Ganzkörpereinreibung kennen. Care ist ein englischer Begriff, den wir in der deutschen Sprache so nicht kennen. Am ehesten lässt er sich übersetzen mit „Fürsorge tragen“ oder „sich kümmern“, er hat also eine noch umfassendere Bedeutung als „pflegen“ (nursing). Ursprünglich wurde er in der Bewegung der interkulturellen Pflege von Madeleine Leininger (1925–2012) für Laienpflege verwendet und später von verschiedenen Pflegetheoretikerinnen für ein Konzept, das sich Caring nennt, verwendet (Watson, Benner). Caring in diesem Sinne ist eine umfassende, sich einlassende Pflege von kranken Menschen. Ein Ansatz, der sich bewusst von einem mechanistischen Verständnis von Pflege distanziert.

Im Kontext der anthroposophischen Medizin beschreibt Palliative Care das innere Streben des Pflegenden, dem erkrankten Menschen möglichst viel Linderung der Symptome und eine hohe Lebensqualität zu bieten. Es geht viel mehr um die Frage „Wie“ etwas gemacht wird, als nur um das „Was“. Dies bedeutet jedoch nicht, dass man nicht mehr therapiert oder den Willen zum Heilen aufgibt, sondern dass die innere Fragestellung der Behandelnden eine andere wird [→ Kapitel „Krankheit und Schicksal"]. Palliative Care im anthroposophischen Verständnis heißt, schwer Kranke und Sterbende in dem Bewusstsein zu pflegen, dass die Entwicklung des Betroffenen bis zum letzten Atemzug und auch darüber hinaus möglich ist und gefördert werden sollte. Dies setzt das Bewusstsein voraus, dass mit dem physischen Tod das Leben nicht beendet ist, sondern der Mensch auf seinem Weg geistig weiter fortschreitet.

2. Wann beginnt das Sterben?

Palliative Care soll früh anfangen, parallel zur medizinischen Behandlung. Nun stellt sich aber die Frage: „Wann beginnt das Sterben?" Viele Lehrbücher behandeln diese Frage nicht, weil eine Antwort nicht klar gegeben werden kann. Dennoch ist die Frage für das Verständnis der Sterbeprozesse von Bedeutung.

Wenn das Herz aufhört zu schlagen oder das Hirn seine Aktivität einstellt, tritt der Tod ein. Wann jedoch beginnt der Prozess des Sterbens? Ist es dann, wenn die Atmung sich verändert und in eine Cheyne-Stokes- oder eine Schnappatmung übergeht? Wenn ein Mensch nicht mehr ansprechbar ist? Ist es dann, wenn eine Kachexie sichtbar wird? Wenn der betroffene Mensch anfängt, über das Sterben nachzudenken? Ist es die Diagnose einer unheilbaren Krankheit? Oder der Beginn des Alterungsprozesses? Ist es, wenn das Kind ausgewachsen ist? Beginnt der Sterbeprozess bereits mit der Geburt?

Um das Sterben zu verstehen, müssen wir nicht nur auf die Geburt schauen, sondern schon auf den Moment, an dem die Seele noch außerhalb des physischen Leibes steht und die ersten Zellhäufchen, die Plazenta und die verschiedenen Hüllen entstehen, die zukünftig den Fötus umgeben. Die Plazenta und die Hüllen sind ein sehr interessantes und auch rätselhaftes Gebilde, Rudolf Steiner sprach an verschiedenen Stellen darüber. Es ist das Gewebe, das Neues vorbereitet und ohne das kein Kind, kein neues physisches Leben entstehen kann. Im Heranwachsen des Embryos in diesen Hüllen und angebunden an die Plazenta werden die zukünftigen Anlagen und Voraussetzungen entwickelt, die der Mensch braucht, um die Möglichkeiten seiner Bestimmung (Karma) zu leben. Man kann sich vorstellen, dass die Seele des noch ungeborenen Kindes daneben steht und mitbringt, was die biografische Konsequenz bildet aus der Vergangenheit. Dies wirkt dann über die Plazenta und die Hüllen auf die Entstehung des Kindes und legt den „Plan" für das Leben, das vor dem neu entstehenden Menschen liegt. Kein festgelegter fixer Plan, der einfach abläuft, sondern eine unendliche Vielzahl von Möglichkeiten, die zukünftig gelebt werden können. Das Prinzip des Menschseins ist die Freiheit und der freie Wille. Der Embryo entsteht in diesen Hüllen und ist von der Plazenta umgeben. Fast während der gesamten Entwicklungszeit blickt der Embryo, soweit man schon von sehen sprechen kann, in die Plazenta wie in einen Sternenhimmel und damit vielleicht auch in die möglichen Anlagen des zukünftigen Lebensweges.[2]

In diesem Moment, meine ich, beginnt das Sterben. Die Plazenta wird sehr rasch sklerotisch und zeigt deutliche Alterungserscheinungen nach der Ausstoßung, wenn das Neugeborene zur Welt gekommen ist. Sie stirbt als erster Teil des Neugeborenen und nicht als Teil der Mutter, da die Plazenta aus den Zellen des Kindes entstanden ist. Wolfgang Schad schreibt dazu: „Mit der Geburt bleibt nur die verinnerlichte Organisation am Leben. Die uns bis dahin tragenden, vermittelnden Hüllen treten zurück und sterben. Damit sind wir von Geburt an unvollständiger, als wir vorher waren. Das existenziell uns lebenslang verbleibende Grunderlebnis, nur ein Stückwerk unser selbst sein zu können, verlässt uns von Geburt an zeitlebens nicht mehr – ein zu jedem christlichen Selbstverständnis gehörender Topos."[3] Steiner sprach davon, dass die geistige Substanz der Plazenta und der Geburtshüllen das menschliche Wesen dann unsichtbar durch das gesamte Leben begleiten. Sie sind wie die Träger der karmischen Möglichkeiten, die durch das Leben leiten. Daher spielt der Moment des entstehenden Embryos und des Absterbens der Plazenta eine entscheidende Rolle in der Auseinandersetzung mit dem Sterben und dem Zeitpunkt des Todes. Dieses Mysterium, das sich ganz zu Beginn des Lebens abspielt, beeinflusst die gesamte irdische Lebenszeit und somit auch die letzten Atemzüge.

2.1 Leben und Sterben als Prozess

„Sollte es nicht auch drüben einen Tod geben, dessen Resultat irdische Geburt wäre? Wenn ein Geist stirbt, wird er Mensch. Wenn der Mensch stirbt, wird er Geist."

Novalis (1772–1801)

Eigentlich lässt sich das gesamte Leben als Prozess des Sterbens verstehen, mit den zwei gegenläufigen Bewegungen des in die physische Materie Eintauchens und des aus der irdischen Welt Hinauslösens. In der ersten Hälfte des Lebens wird der Mensch zunehmend irdisch und inkarniert dadurch. Mit der tiefen Inkarnation in den physischen Leib verwandelt der Mensch seine Lebenskräfte. So ist das Kleinkind und das Kind noch ganz Lebendigkeit. Der erwachsene Mensch verliert einen Teil seiner Vitalität und gewinnt dafür die Fähigkeit, bewusst zu denken. Damit nehmen seine Lebenskräfte ab. Man könnte also sagen, dass der Mensch in die physische Welt stirbt. Wenn der Moment kommt, in dem der Mensch sich wieder aus dem Körper herauslöst – und das passiert nicht erst im Sterbeprozess –, dann werden Lebenskräfte frei und der Mensch lebt sozusagen in den Geist oder gewissermaßen in den Tod hinein. So hat der ältere Mensch die Fähigkeit, sich gedanklich viel intensiver mit etwas zu beschäftigen, weil Lebenskräfte jetzt zum Denken, sozusagen für die geistige Welt, verfügbar sind. Auch die Geburt zu Beginn des physischen Lebens ist eine Form des Sterbens, nämlich aus dem Geist in das physische Leben hinein und das Sterben eine Geburt in die geistige Welt.

3. Der viergliedrige Mensch

Die Viergliederung wurde bereits an anderer Stelle eingehend beschrieben [→ Kapitel „Menschenkundliche Grundlagen"]. Hier interessiert der Bezug zum Sterbeprozess. Das Wesensgliedergefüge ist ein dynamisches Zusammenwirken von vier unterschiedlichen Qualitäten, der physischen, der ätherischen, der astralen und der Ich-Qualität. Diese vier Schichten sind innig miteinander verbunden und ineinander verwoben. Sie sind während des Tages und während der Nacht enger bzw. lockerer verbunden und auch im Lebenslauf unterschiedlich intensiv ineinander gefügt. Es erfolgt ein ständiges Lösen und wieder Binden. Rudolf Steiner beschrieb, dass dieses Gefüge während des Tages, wenn der Mensch wach und bewusst ist, eng ineinander verwoben ist, hingegen sind die Wesensglieder in der Nacht, in der Phase des Tiefschlafes, nur noch sehr locker verbunden. Diese Lösung gibt dem physischen Körper die Möglichkeit zu regenerieren. Der Mensch fühlt sich am nächsten Morgen erholt und bereit für den beginnenden Tag. Im Sterben vollzieht sich ein sehr ähnlicher Prozess einer Lösung der Wesensglieder. Zurück bleiben der physische und der Lebensleib (Ätherleib), während der Seelenleib (Astralleib) und das Ich des Menschen sich entfernen. Das Ich befindet sich dann in der geistigen Welt, um sich dort weiter zu entwickeln. Während des Sterbeprozesses und bereits davor lässt sich am physischen Leib beobachten, wie das Zusammenwirken der vier Wesensglieder sich verändert. Die geschulte Beobachtung erlaubt eine Einschätzung der aktuellen Situation. Damit bildet die sorgfältige und exakte Wahrnehmung des physischen Leibes eine Basis der anthroposophischen Pflege und Palliative Care. Ein Beispiel hierfür ist der Moment, wenn sich im Körper Ödeme bilden und sich die allgemeine Schwächung der Ätherkräfte beobachten lässt.

4. Die sieben Lebensprozesse

Physisches Leben geht immer mit Lebensprozessen einher, erst sie ermöglichen das Sein. Diese Prozesse wirken sowohl am Anfang als auch am Ende des Lebens. Rudolf Steiner schilderte sieben Prozesse, die Leben definieren und beim Inkarnieren entscheidend und solange vorhanden sind, bis wir den physischen Körper wieder verlassen. Die Lebensprozesse stehen somit in enger Beziehung zum Sterben und zum Sterbeprozess, denn auch dieser ist ein Teil des Lebens.

5. Schmerz in der anthroposophischen Palliative Care

Die palliative Situation wie auch die Sterbephase konfrontieren Patienten und Pflegende sehr häufig mit Schmerzen. Schmerzen sind immer mulitdimensional und werden von jedem Menschen individuell erfahren. So lässt sich von außen nicht beurteilen, ob ein anderer Mensch Schmerzen stark oder schwach erlebt. Schmerzen sind immer das, was der betroffene Mensch empfindet und beschreibt.[4] Sie sind ernst zu nehmen und zu behandeln; sie nicht zu therapieren wäre unethisch. Die anthroposophische Palliative

Care versteht Schmerz nicht in erster Linie als „Abfallprodukt“ einer Krankheit. Schmerz ist vielmehr Ausdruck des Menschseins und damit ein Teil der Existenz. Er betrifft immer den ganzen Menschen. Schmerz kann Entwicklung ermöglichen, jedoch auch verhindern, indem er einen betroffenen Menschen blockiert und das Leben einschränkt. Für Pflegende ist es entscheidend, keine vorgefasste Meinung zu vertreten. Menschen, die an Schmerzen leiden und eine Behandlung wünschen, müssen eine bestmögliche Therapie nach aktuellen Richtlinien und mit allen zur Verfügung stehenden Analgetika erhalten. Es sind jedoch auch diejenigen zu respektieren, die keine oder nur eine reduzierte Schmerztherapie wünschen. Die Entscheidung dafür liegt einzig und allein beim Patienten.

5.1 Palliative Sedierung

Die palliative Sedierung findet in vielen Institutionen vermehrt Anwendung. Damit werden Patienten, meist in der letzten Lebensphase, für einen definierten Zeitraum oder bis zum Eintritt des physischen Todes, medikamentös in einen komatösen Zustand gebracht. Die Entscheidung hierfür bedingt ein sehr sorgfältiges Abwägen, basierend auf hohen ethischen Ansprüchen. Idealerweise findet eine solche Entscheidung im Gespräch mit dem Patienten, den Angehörigen und dem gesamten Behandlungsteam statt. Da aus Sicht der anthroposophischen Palliative Care Entwicklung bis zum Tod, und sogar darüber hinaus, erfolgen kann, ist eine solche Entscheidung gründlich abzuwägen. Palliative Sedierung ist jedoch auch im Setting der anthroposophischen Palliative Care nicht ausgeschlossen. Die Bedürfnisse und Wünsche des Patienten sowie dessen Autonomie müssen leitend in der Entscheidung sein.

6. Grundsätze zu den äußeren Anwendungen in der Palliative Care

Vor jeder äußeren Anwendung steht eine differenzierte Einschätzung der Situation. Was soll unterstützt und welche Aspekte müssen beachtet werden? Benötigt der Patient Wärme oder Kälte? Was lässt sich über das Gefüge der Wesensglieder aussagen? Erst wenn diese Fragen sorgfältig geklärt wurden, wählt man eine äußere Anwendung.

Grundsätzlich gilt für äußere Anwendungen in der Palliative Care:

- **Weniger ist Mehr**
  Eine bis maximal drei äußere Anwendungen pro Tag reichen aus. Die Frage, was der Patient braucht (Unterstützung oder Linderung), gibt Orientierung.

- **Keine reizenden Substanzen**
  In der Sterbebegleitung verwendet man in der Regel keine reizenden Substanzen wie Senfmehl oder Meerrettich.

- **Frage nach Erfahrungen**
  Der Patient und seine Angehörigen sind in die Entscheidung über äußere Anwendungen miteinzubeziehen. Gibt es gute oder schlechte Erfahrungen mit bestimmten Substanzen bzw. Anwendungen?

- **Ausreichend Zeit**
  Dem Organismus ist genügend Zeit zu geben, um auf die Anwendung zu reagieren. Dies gilt insbesondere für die Nachruhe.

- **Die Wirkung evaluieren**
  Nach der Anwendung ist der Effekt zu überprüfen und zu evaluieren. In einem Protokoll können der Patient oder die Angehörigen die Wirkung festhalten. Es genügt nicht, einfach nur zu notieren, dass die Anwendung „gut getan" hat.

- **Individuelle Substanzwahl**
  Die Substanzen für die äußeren Anwendungen sind individuell auf den Betroffenen abzustimmen, dies gilt gerade bei palliativen und sterbenden Patienten.

7. Äußere Anwendungen in der Palliative Care

Nachfolgend sind Beispiele für äußere Anwendungen aufgeführt, um die letzte Lebensphase und auch den Sterbeprozess lindernd zu begleiten. Die Ausführungen basieren auf den Resultaten einer Arbeitsgruppe, die Berichte über äußere Anwendungen weltweit gesammelt hat.[5] Für das Kapitel sind sie anhand der sieben Lebensprozesse geordnet. Als übergeordnetes Phänomen wird zunächst der Schmerz außerhalb dieser Ordnung behandelt.

7.1 Schmerz

Äußere Anwendungen zeigen eine sehr gute Wirkung in der Behandlung von Schmerzen. Sie sprechen den betroffenen Menschen ganzheitlich an. Gerade die intensive Zuwendung durch eine Pflegefachkraft bedeutet ein Ernstgenommen-Werden in einer für viele Patienten sehr schwierigen Situation. Äußere Anwendungen ersetzen die medikamentöse Schmerztherapie nicht, unterstützen diese jedoch. Vor der Schmerzbehandlung erfolgt zunächst ein sorgfältiges Assessement, um Intensität und Art der Schmerzen zu erfassen. Hierfür stehen verschiedene evaluierte Instrumente zur Verfügung (z.B. Nummerische Rating Scala (NRS), Visuelle Analog Scala (VAS), Zurich Observation Pain Assessment (ZOPA)). Oft ist es hilfreich, wenn Patienten ihre Schmerzen beschreiben, z.B. mittels eines Symbols oder eines Bildes, und jemand ihnen dabei aufmerksam zuhört. Es gibt Schmerzarten, die sehr gut auf Wärme ansprechen, wie z.B. Schmerzen aufgrund von Knochenmetastasen, aber auch solche, die besser auf Kälte reagieren, wie

z. B. bei entzündlichen Prozessen. Äußere Anwendungen unterstützen die Opiattherapie und bewirken oft eine zusätzliche Linderung der Schmerzen.

Begleitende Behandlungsansätze bei Knochenschmerzen:

- Ölkompresse mit *Solum Öl* (WALA) — 2–3 x täglich
- Leinsamen-Kataplasma (heiß) — 2–3 x täglich
  [Durchführung → Kapitel „Anthroposophische Pflege in der Onkologie"]
- Teileinreibung mit *Solum Öl* (WALA) — 3–4 x täglich
- Larix/Olibanum Bienenwachsauflage (Apotheke der Klinik Arlesheim) — bei Bedarf

Neuralgische Schmerzen:

- Warmer Ölwickel mit *Aconit Schmerzöl* (WALA) oder *Aconitum e tubere W 5 %, Oleum* (WALA) — 2–3 x täglich
- Teileinreibung mit *Aconit Schmerzöl* (WALA) oder *Aconitum e tubere W 5 %, Oleum* (WALA) — 2–3 x täglich

Entzündliche Schmerzen:

- Kühle Quarkwickel (bis der Quark erwärmt und antrocknet) — 2–3 x täglich
- Auflage von Coldpacks (bis das Coldpack erwärmt) — bei Bedarf
- Umschläge mit *Luvos Heilerde 2* (Luvos) und *Arnika Essenz* (WALA, Weleda) (bis Paste erwärmt und antrocknet) — bei Bedarf

Kopfschmerzen aufgrund von Hirntumoren/Metastasen:

- Kopf-/Stirnwickel mit *Arnika Essenz* (WALA, Weleda) (kalt, evtl. mit Eiswasser verdünnen) — 3–4 x täglich

Die Atmung wirkt sehr zentral auf das Wohlbefinden des Menschen. Sie ist einerseits Ausdruck der Gefühls- und Gemütslage und beeinflusst umgekehrt auch diese. So beschleunigt z. B. Angst die Atmung und lässt sie oberflächlich werden, andererseits führt eine Behinderung der Atmung oftmals unmittelbar zu Angst. Eine entspannte, ruhige Atmung ist Ausdruck von Wohlbefinden und Entspannung. Atemübungen, also eine bewusste Führung der Atmung, stellen Wohlbefinden her. Dies gilt gerade für Menschen in Palliativ-Situationen oder im Sterbeprozess.

Behandlung von Atemnot (nicht asthmatisch):

- Brustauflage mit *Lavendelöl 10 %* (Weleda) bzw. *Lavandula, Oleum aethereum 10 %* (WALA) — 1–2 x täglich
- Brustwickel mit *Thymus, Oleum aethereum 5 %* (WALA)[6] — 1 x täglich
- Thoraxeinreibung mit *Lavendelöl 10 %* (Weleda) bzw. *Lavandula, Oleum aethereum 10 %* (WALA) — 2–3 x täglich
- Fuß- und/oder Unterschenkeleinreibung mit *Lavendelöl 10 %* (Weleda) bzw. *Lavandula, Oleum aethereum 10 %* (WALA) — 2–3 x täglich

Bei akuter Atemnot:

- Rückenabstriche mit *Eucalyptus, Oleum aethereum 10 %* (WALA) — bei Bedarf
- Rückenabstriche (ohne Substanz, über die Kleidung) — bei Bedarf

Unterstützung bei Angst und Unruhe:

- An drei aufeinander folgenden Tagen Pentagramm-Einreibung mit *Gold-Rosenblüten-Lavendel-Öl* (Dr. Heberer), dann jeweils eine Woche später zwei Folgeeinreibungen
- Fußeinreibung mit *Kupfer Salbe rot* (WALA) — 2 x täglich
- Einreibungen mit *Gold-Rosenblüten-Lavendel-Öl* (Dr. Heberer) — 1–2 x täglich
- Einreibungen mit *Hypericum, Flos 25 %* (Weleda) Öl bzw. *Hypericum ex herba 5 %, Oleum* (WALA) — 1–2 x täglich

■ Handeinreibung mit *Rosa e floribus 10 %, Oleum* (WALA)	2–3 x täglich
■ Herz-Salbenlappen mit *Aurum / Lavandula comp.* (Weleda) Creme	zur Nacht
■ Herzkompresse mit *Arnika Essenz* (WALA, Weleda)	bei Bedarf
■ Pulswickel mit *Arnika Essenz* (WALA, Weleda)	bei Bedarf
■ Solarplexusabstrich mit *Aurum / Lavandula comp.* (Weleda) Creme	1–2 x täglich
■ Hand- oder Fußbad mit *Lavendel Entspannungsbad* (Weleda) bzw. *Moor Lavendel Bad* (Dr. Hauschka)	1–2 x täglich
■ Klingende Waschung der Füße z. B. mit *Lavendel Entspannungsbad* (Weleda) bzw. *Moor Lavendel Bad* (Dr. Hauschka)	mehrmals täglich

Angst in der Nacht/Schockerlebnisse:

■ Bauch-Salbenauflage mit *Oxalis, Folium 10 %* (Weleda) Salbe	zur Nacht
■ Baucheinreibung mit *Oxalis, Folium 10 %* (Weleda) Salbe	2 x täglich
■ Warme Pulswickel *Lavendelöl 10 %* (Weleda) bzw. *Lavandula, Oleum aethereum 10 %* (WALA) in Kombination mit *Oxalis-Essenz* (WALA) bzw. *Oxalis, Folium 20 %* (Weleda) Tinktur	2 x täglich
■ Bauchwickel mit *Oxalis-Essenz* (WALA) bzw. *Oxalis, Folium 20 %* (Weleda) Tinktur	2 x täglich

Pleuraerguss:

■ Körperwarmer Thorax-Quarkwickel	1–2 x täglich
■ Thoraxeinreibung mit *Plantago Bronchialbalsam* (WALA)	2 x täglich
■ Thoraxeinreibung mit *Lavendelöl 10 %* (Weleda) bzw. *Lavandula, Oleum aethereum 10 %* (WALA)	2 x täglich

- Thoraxeinreibung mit *Thymus, Oleum aethereum* 5 % (WALA) — 2 x täglich
- Bauchauflage mit Buchweizen (Buchweizenmehl mit wenig lauwarmen Wasser anrühren) — 2 x täglich
- *Stannum Metallspiegelfolie* (Weleda Schweiz, Apotheke an der Weleda) auf Thorax auflegen (Stoffseite auf Körperoberfläche) — 1 x täglich
- *Stannum metallicum 0,4 %* (Weleda) Salbe (als Salbenlappen mit der bestrichenen Seite auf den Thorax legen) — 1 x täglich

7.3 Wärmung

Das menschliche Leben ist von einer ganz bestimmten Körperwärme begleitet. Bereits vor dem ersten Atemzug braucht der Organismus Wärme, um leben zu können. Wärme ist Ausdruck von Wohlbefinden, von Interesse und Begeisterung. Fehlende Wärme drückt Angst, Angespanntheit, Unwohlsein aus, zeigt aber auch den Beginn des eigentlichen Sterbeprozesses an, indem die Extremitäten kalt werden und Veränderungen der Hautdurchblutung, die sogenannte Marmorierung der Haut, auftreten. Durch Anregung des Wärmeorganismus lässt sich gerade in der palliativen und der Sterbephase sehr viel Linderung für den Patienten bewirken. Eine warme Bettflasche oder eine einfache Fußeinreibung bringt oftmals Entspannung. Es gibt bestimmte Krankheitssituationen, in denen der Sterbende keine Wärme erträgt, im Gegenteil sogar Kälte wünscht, wie Eiswürfel zum Lutschen oder ein offenes Fenster im Winter. Diesen Wünschen sollte man nach Möglichkeit nachkommen.

Wärme erleben wir auch auf seelischer Ebene. Hier gilt es, Wärme als Grundhaltung in der Pflege und im Gespräch zu kultivieren. Künstlerische Therapien lassen innere Wärme beim Patienten entstehen.

Anwendungen zur Unterstützung des Wärmeorganismus:

- Öldispersionsbäder mit verschiedenen Zusätzen, z.B. *Prunus spinosa e floribus W 5 %, Oleum* (WALA)[7] — 1 x täglich
- Ölwickel (Bauch, Brust, Niere) mit wärmenden Ölen, z.B. *Solum Öl* (WALA) — 1–2 x täglich
- Bienenwachsauflagen mit verschiedenen Substanzen
- Rhythmische Einreibungen (Teil- und Ganzkörpereinreibungen) — 1 x täglich

■ Pentagramm-Einreibung mit *Aurum / Lavandula comp.* (Weleda) Creme	2–3 x wöchentlich
■ Ingwer-Nierenwickel mit Ingwerpulver oder frischem Ingwer [Durchführung → Kapitel „Von der Sinnfrage der Krebskrankheit zur Pflege der Sinne"]	2–3 x wöchentlich
■ Fußbäder mit verschiedenen Zusätzen, z. B. *Lavendel Entspannungsbad* (Weleda), *Moor Lavendel Bad* (Dr. Hauschka), *Rosmarin Aktivierungsbad* (Weleda), *Citrus Erfrischungsbad* (Weleda) oder *Zitrone Lemongrass Bad* (Dr. Hauschka)	1 x täglich

7.4 Ernährung

Kurz nach der Geburt nimmt der Säugling seine erste Nahrung in Form von Muttermilch auf, und der Mensch muss sich fortan bis zum physischen Tod ständig ernähren. So spielt auch beim palliativen Patienten die Ernährung eine wichtige Rolle. Oft entstehen gerade hier sehr zentrale und ethisch bedeutungsvolle Fragen. Verabreicht man Nahrung parenteral? Appliziert man Flüssigkeit intravenös? Wie viel Flüssigkeit soll gegeben werden? Oft helfen Gespräche mit dem Patienten, den Angehörigen und dem gesamten Behandlungsteam.

Auf eine sorgfältige und kontinuierliche Mundpflege ist großer Wert zu legen. Das Durstgefühl eines Menschen in der Sterbephase hängt nicht allein von der Flüssigkeitsmenge im Körper ab, sondern wird auch vom Zustand der Mundschleimhaut bestimmt. Übelkeit verhindert oftmals eine ausreichende Ernährung.

Unterstützung bei Übelkeit:

■ Ingwertee aus frischem Ingwer	bei Bedarf
■ Kompresse mit *Kümmelöl 10 %* (Apothekenrezeptur) (bei Blähungen, 30 Minuten bis 2 Stunden)	bei Bedarf bis zu 3 x täglich
■ Kompresse mit *Kamillentee* (bei Bauchkrämpfen, 30 Minuten)	bei Bedarf bis zu 3 x täglich

Unterstützung der Lebertätigkeit:

■ Schafgarben-Leberwickel [Durchführung → Kapitel „Von der Sinnfrage der Krebskrankheit zur Pflege der Sinne"]	1 x täglich
■ Leberauflage mit *Stannum metallicum 0,4 %* (Weleda) Salbe	1 x täglich

Unterstützung der Organtätigkeit:

■ Organeinreibungen mit entsprechenden Metallsalben	1 x täglich
■ Auflagen von *Metallspiegelfolien* (Weleda Schweiz, Apotheke an der Weleda)	1 x täglich
■ NÄHRBAD: In einer Flasche 2 EL Honig, 100 ml Sahne, ½ l Milch, 1 EL Olivenöl und den Saft einer Zitrone verschütteln, anschließend in das Wannenbad geben.	2–3 x wöchentlich

Kreative Munderfrischung:

- Lutschen von gefrorenen Fruchtsäften
- Lutschen von Fruchtstückchen, z. B. Ananas
- Mundspülungen mit den vom Patienten bevorzugten Aromen

7.5 Absonderung

Absonderung als Lebensprozess erscheint im ersten Moment etwas fremd. Hier geht es darum, aufgenommene Nahrungsmittel zu verdauen und in Bestandteile zu zerlegen. Der Organismus nimmt diese auf oder scheidet sie aus. Leben hängt davon ab, dass der Prozess des Aufnehmens oder Ausscheidens kontinuierlich und im richtigen Ausmaß erfolgt. Wird zu viel aufgenommen, führt dies zu ungesundem Übergewicht, kann nicht mehr alles aufgenommen werden, kommt es zur Kachexie. Im Sterbeprozess stellt sich die Frage des Aufnehmens und Ausscheidens gewissermaßen in einer Ausnahmesituation. Was muss noch aufgenommen werden? Wo benötigt der Sterbende Unterstützung? Zu diesem Lebensprozess zählen auch das Erbrechen und die Obstipation. Auf seelischer Ebene stellt sich hier, gerade im Sterbeprozess, die zentrale Frage: „Was gehört zu mir und wovon will oder muss ich mich trennen?"

Behandlung von Stauungen/Ödmen:

■	Umschlag mit *Borago-Essenz* (WALA)	1–2 x täglich
■	Salbenkompresse mit *Borago 5 % Salbe* (Apotheke an der Weleda)	1–2 x täglich
■	Quarkwickel (leicht temperiert, 45 Minuten)	1–2 x täglich
■	Auflage mit Kohlblättern (über Nacht) [→ Kapitel „Wickel und Auflagen in der anthroposophisch erweiterten Praxis"]	1–2 x täglich
■	Beinwickel mit Zitronensaft, *Citrus Erfrischungsöl* (Weleda) oder *Zitronen Lemongrass Pflegeöl* (Dr. Hauschka) (Dauer 45 Minuten)	1 x täglich
■	Umschlag aus *Luvos Heilerde 2* (Luvos) und *Arnika Essenz* (WALA, Weleda) (eine streichfähige Paste soll entstehen, Dauer: bis die Paste trocken wird und abbröselt)	1–2 x täglich

Behandlung von Aszites:

■	Leibwickel mit Equisetumtee[8]	1 x täglich
■	Ingwer-Nierenwickel mit Ingwerpulver oder frischem Ingwer	1 x täglich
■	Bauchwickel mit lauwarmem Quark	1 x täglich
■	Bauchauflage mit Buchweizen (Buchweizenmehl mit wenig lauwarmen Wasser anrühren)	2 x täglich
■	Bauch-Salbenlappen mit *Mercurialis Salbe* (WALA) bzw. *Mercurialis perennis 10 %* (Weleda) Salbe	2 x täglich
■	Rückeneinreibung mit *Solum Öl* (WALA)	1–3 x täglich

Behandlung von Obstipation:

- Oberschenkel- oder Baucheinreibung mit *Oxalis, Folium 10 %* (Weleda) Salbe — 1 x täglich
- Bauchwickel mit *Oxalis-Essenz* (WALA) bzw. *Oxalis, Folium 20 %* (Weleda) Tinktur — 1 x täglich
- Bauchwickel mit Fenchel-Anis-Kümmel-Tee — 1 x täglich
- Lemniskatenförmige Einreibung der Flanken mit *Chamomilla e floribus W 10 %, Oleum* (WALA) — 1 x täglich

Behandlung von Durchfall:

- Bauchwickel mit *Chamomilla e floribus W 10 %, Oleum* (WALA) — 1–2 x täglich
- Bauchwickel mit *Kümmelöl 10 %* (Apothekenrezeptur)

7.6 Erhaltung

Die Erhaltung stellt die aufgenommenen und zerlegten Nahrungsbestandteile für den Organismus zur Verfügung. Der Lebensprozess der Erhaltung sorgt dafür, dass die benötigten Substanzen in den menschlichen Organismus integriert werden. In Bezug auf Palliative Care bedeutet Erhaltung die Gewährleistung der noch vorhandenen Körperfunktionen wie z. B. Bewegung, Atmung oder eine intakte Haut- und Schleimhautgrenze. Deshalb zählen auch die Prophylaxen hinzu. Auf seelischer Ebene meint Erhaltung die Integration von Erfahrungen und Erlebnissen in die eigene Wirklichkeit.

Prophylaxen:

HAUT:
- Teilkörpereinreibungen mit *Solum Öl* (WALA)

PNEUMONIE:
- Thoraxeinreibung mit *Eucalyptus, Oleum aethereum 10 %* (WALA)

KONTRAKTUREN:
- Regelmäßiges Durchbewegen und Einreiben der Extremitäten mit *Solum Öl* (WALA), *Primula Muskelnähröl* (WALA) oder *Arnica, Flos H 10 %* (Weleda) bzw. *Arnica e floribus W 5 %, Oleum* (WALA)

Pflege der Mundschleimhaut:

- Sanddornfruchtfleischöl (1:10 verdünnt z. B. mit Avocadoöl) mehrmals täglich
- *Propolis Urtinktur* (Hanosan) (in Wasser verdünnt) mehrmals täglich
- *Mundbalsam flüssig* (WALA) mehrmals täglich

Bei langer Bettlägerigkeit:

- Teilkörpereinreibung mit *Citrus Erfrischungsöl* (Weleda) oder *Zitronen Lemongrass Pflegeöl* (Dr. Hauschka)

Zur Erhalten des Gefühls der Aufrichte im Liegen oder bei Schwindel:

- Fußsohlenabstriche oder -einreibung mit *Cuprum metallicum praeparatum 0.4 %* (Weleda) Salbe oder *Kupfer Salbe rot* (WALA) bei Bedarf

7.7 Wachstum

Um den Organismus zu erhalten, ist ständiges Wachstum vonnöten. Durch die Erneuerung von Haut-, Schleim- und Hornhautzellen sowie von unzähligen anderen Geweben kann der menschliche Organismus über lange Zeit leben. Physisches Leben bedeutet ständiges Wachstum. Dies gilt auch in der palliativen Pflege oder in der Sterbebegleitung. In der Sterbephase spielt Wachstum im übertragenen Sinn, losgelöst vom Körper, eine sehr wichtige Rolle. Anthroposophische Pflege begleitet einen sterbenden Menschen im Bewusstsein, dass Entwicklung und inneres Wachstum bis zum letzten Atemzug möglich und sinnvoll sind. Wachstum versteht sich in dieser Phase des Lebens im Sinne von innerer Entwicklung.

Begleitung des Sterbeprozesses:

- An drei aufeinander folgenden Tagen Pentagramm-Einreibung mit *Gold-Rosenblüten-Lavendel-Öl* (Dr. Heberer), dann jeweils eine Woche später zwei Folgeeinreibungen
- Musiktherapie
- Biografiearbeit

7.8 Reproduktion

Reproduktion bedeutet die Fähigkeit des physischen Organismus, Leben zu reproduzieren und Neues entstehen zu lassen, von DNA-Strängen und einzelnen Körperzellen bis hin zum neuen Leib. Im weiteren Sinn geht es um die Welt der Gedanken, in der es möglich ist, Dinge zu überdenken oder neue Ideen zu bilden. In Bezug auf Palliative Care bedeutet dies z. B. die Aussöhnung in bestehenden Konfliktsituationen oder das Verzeihen von Fehlern anderer. So besteht bis zum Moment des physischen Todes die Möglichkeit, neue Lebensaspekte oder Einsichten zu entwickeln.

- Ingwer-Nierenwickel mit Ingwerpulver oder frischem Ingwer — 2 x wöchentlich
- Biografiearbeit — 2 x wöchentlich

8. Der Prozess des Sterbens – Beobachtungen aus dem Pflegealltag

In der Begleitung von Sterbenden nehmen wir nicht nur die körperlichen Veränderungen wahr. Es passiert weitaus mehr, als wir durch physische Phänomene erklären können.

In meiner langjährigen Tätigkeit in der Onkologie durfte ich viele Menschen begleiten und habe zahlreiche Todesmomente miterlebt. Dabei fiel mir immer wieder auf, wie individuell das Sterben ist, nicht weniger einzigartig als die Biografie eines Menschen; dennoch sind typische Phasen erlebbar. Die Prozesse tragen die Menschen durch das Geschehen, ohne dass sich die Betroffenen der übergeordneten Gestaltung ihres individuellen Weges bewusst werden müssten.

So wurde mir klar, dass Sterben einen Prozess darstellt, einen Weg, und nicht ein isoliertes Ereignis, das den Schlusspunkt setzt. In der Pflege ist das Wissen um diese Prozesse von großer Bedeutung für die Begleitung der Patienten. Das von mir beschriebene Modell bezieht sich auf Menschen mit onkologischen Erkrankungen. Es lässt sich aber auch in anderen palliativen Situationen anwenden. In leicht differenzierter Form ist das Modell ebenso in der Altenpflege und der Begleitung Hochbetagter fruchtbar.

8.1 Der Sterbeprozess als Weg mit sieben Stufen

Folgend beschreibe ich die aus meiner Sicht beobachtbaren Stufen auf dem Weg der onkologischen Erkrankung bis zum Schwellenübergang, zunächst aus der Patientenperspektive und anschließend aus pflegerischer Sicht.

Die Länge des Weges und das Verweilen in den einzelnen Abschnitten sind individuell. Viele erkrankte Menschen durchschreiten nur einen Teil des Weges, „steigen" – von außen betrachtet – sozusagen aus dem Prozess aus und treten zurück ins Leben. Entfernte Bekannte oder Nachbarn beschreiben die Betroffenen oftmals als wieder gesund.

Dabei fällt auf, dass die onkologisch Erkrankten dies meist anders erfahren. Viele nehmen ein bewussteres Erleben von Zeit, Endlichkeit, Lebensqualität, Krank- und Gesundheit wahr, in einigen Fällen auch eine andere Wertschätzung dem Leben und Mitmenschen gegenüber. Sie befinden sich in einem Prozess, aus dem man seelisch und geistig nicht einfach „aussteigen" kann! Bei manchen Menschen bleiben diese Empfindungen und Gedanken diffuser. Sie äußern sich z.B. in Angst, Unruhe oder Hilflosigkeit, während andere Betroffene ihr ganzes Leben neu ausrichten und umstrukturieren, innerlich und äußerlich.

Oftmals treten onkologische Krankheiten nach Jahren erneut in Erscheinung, dann sind die Betroffenen und ihre Angehörigen bereits einen Teil des Weges gegangen und werden ab einem bestimmten Punkt wieder von den erwähnten Lebensprozessen begleitet.

Es ist mir sehr wichtig, dass die im Folgenden beschriebenen Prozessschritte nicht wie der Taktfahrplan der Schweizer Bahn gelesen werden. Bildlich gesprochen sind die Patienten in ihrem eigenen Tempo zu Fuß unterwegs, und wir Pflegende dürfen sie dabei unterstützen und teilweise begleiten, wir können jedoch nicht die nächste Bahnstation oder die Dauer des Zwischenhalts planen oder voraussagen.

Die Planetenzuordnung dient dem bildhaften Verstehen. Das Anknüpfen an diese Qualitäten ermöglicht einen anderen Zugang zum Prozess des Sterbens als der rein intellektuelle Gedankengang.

8.2 Die sieben Planeten als Analogie für die Phasen des Sterbeprozesses

Die meisten Menschen empfinden die Planeten heute als sehr weit entfernt und sehen sie nicht als gestaltende Kräfte unserer Lebenswelt an. Dies war nicht immer so, z.B. leiten sich die Namen der Wochentage von den sieben Planten ab. Wir benutzen die Begriffe bis heute, ohne dass uns diese Bezüge ständig bewusst sind. Montag – Mond, Dienstag (franz. mardi) – Mars, Mittwoch (franz. mercredi) – Merkur, Donnerstag (germ. Donar, franz. jeudi) – Jupiter, Freitag (germ. Freya, franz. vendredi) – Venus, Samstag (engl. saturday) – Saturn, Sonntag – Sonne.

Die Planetenkräfte sind als Archetypen zu verstehen und nicht als die physischen Himmelskörper. In der Reihenfolge der Wochentage sind sie Ausdruck von Entwicklungsprozessen und der Evolution.

8.2.1 Eigenwahrnehmung

Eigenwahrnehmung – Mond

- Noch unklare Wahrnehmung einer Veränderung, Erahnen, Erspüren
- Müdigkeit, Erschöpfung, Nachtschweiß, bis hin zum Ertasten eines Knotens
- Der Mensch erlebt sich anders als früher
- Löst Unsicherheit, Fragen, teilweise auch Panik aus

Mit der *Eigenwahrnehmung* ist nicht die Diagnosestellung im medizinischen Sinn gemeint. Es ist eine diffuse oder auch klare Wahrnehmung, dass etwas in mir oder an mir anders erlebbar ist als zuvor (vor Tagen, Wochen oder Monaten).

Dies kann z. B. Müdigkeit sein. Manche Patienten beschreiben es als ein plötzliches Gewahrwerden, dass etwas nicht stimmt, sie immer müde sind, obwohl sie nicht mehr zu tun haben als sonst. Oder eine Bronchitis, die einfach nicht ausheilt, ein Husten, der sich nicht bessert, und dann dieses Gefühl, „da stimmt etwas nicht".

Gerade bei Frauen mit Mammakarzinom ist die Eigenwahrnehmung oft das Ertasten eines Knotens in der Brust. Die Reaktion auf diese Wahrnehmung ist ganz individuell. Eine Patientin erzählte mir, sie hätte ihre Brust zwei Wochen einfach nicht mehr direkt berührt. Andere Frauen teilen dies gleich einer anderen Person mit und/oder gehen zum Arzt. In jedem Fall aber löst die Eigenwahrnehmung eine Reaktion aus; ob diese nun eine Abwehrhaltung oder eine sofortige Handlung darstellt, ist sehr unterschiedlich.

Eine Patientin berichtete mir, sie hätte versucht, den Knoten in der Brust einfach auszublenden, und sei zuerst mit ihrem Mann in Urlaub gefahren, ohne ihn über ihren Verdacht zu informieren. Dies seien dann ihre schönsten Ferien gewesen. Für andere Frauen ist eine solche Vorgehensweise nicht denkbar, sie beschreiben, dass sie sogleich Gewissheit wollten, was hier „nicht stimmt".

Qualitäten der Mondkraft

Es ist der Mond, der das Sonnenlicht zurück strahlt und als Vollmond wie ein riesiger Spiegel am Himmel steht. Diese Qualität hat mit dem Sichtbar-Werden, dem Abbilden von etwas zu tun. Nur was sich an einer Oberfläche reflektiert, nehme ich wahr, das darunterliegende sehe ich nicht. Beobachtung, Eigenwahrnehmung und Spiegelungen sind die Themen. Die Mondkräfte stehen in Beziehung mit dem Ahnen und Träumen, den nicht rationalen Wahrnehmungen.

8.2.2 Konfrontation

Konfrontation – Mars

- Der Mensch wird zum Patienten
- Arzt- und Krankenhausbesuch
- Diagnosestellung, vor Tatsachen gestellt werden
- Löst Angst, Wut, Verzweiflung und Unglauben aus

Die medizinische Diagnosestellung ist eine radikale Konfrontation. Der Mensch wird zum Patienten, vom Gesunden zum Kranken. Gerade bei onkologischen Erkrankungen fühlen sich die Betroffenen plötzlich als Todkranke oder Todgeweihte. Krebskrankheit und Tod sind im Bewusstsein der meisten Menschen eine untrennbare Symbiose und es drängen sich Fragen auf: Wie viel Zeit bleibt mir? Wie lange lebe ich noch? Was wird aus meinen Kindern, wenn ich sterbe?

Als Pflegefachfrau habe ich erlebt, dass dies bei der Diagnosestellung z. B. von schwerwiegenden Herzkrankheiten weniger stark gefühlt wird als bei der Diagnose Krebs.

Die meisten Menschen tragen Bilder zur Krankheit Krebs mit sich herum: Ich muss zur Chemotherapie und dann verliere ich alle Haare, ich sterbe in kurzer Zeit, ich muss stationär im Krankenhaus bleiben, ich werde unsägliche Schmerzen leiden. Angst, Verzweiflung und Wut kommen auf.

Oft stellen Patienten sich die Frage: „Warum ich? Ich habe nie geraucht und jetzt habe ich ein Bronchialkarzinom". Ein Gefühl von Ungerechtigkeit, vom Leben betrogen worden zu sein, oder aber von Bestrafung kann eintreten.

Manche Menschen gehen mit einem starken Verdacht zum Arzt, andere mit einer eher diffusen Verunsicherung. Wenn die Diagnose gestellt wird, ist dies fast immer ein Schock. Gerade onkologische Erkrankungen werden häufig durch Zufallsbefunde entdeckt. Die Menschen kommen zum Arzt, um sich „checken" zu lassen, und dann stellt dieser z. B. die Diagnose Prostatakarzinom. Hier habe ich oft erlebt, dass die Patienten dies zuerst gar nicht glauben können. Ein Mann erzählte mir, er sei zu drei Hausärzten gegangen, da er hoffte, seine Unterlagen seien verwechselt worden. Der Zufallsbefund wirft den Menschen aus seinem vermeintlich gesunden in einen schwerkranken Zustand hinein. Ich erinnere mich an einige Patienten, die mir berichteten, dass das Unheimlichste an der Krankheit für sie heute immer noch sei, dass sie unbemerkt entstand. Wie konnte dieser Krebs in mir wachsen, ohne dass ich selbst etwas davon bemerkt habe?

Qualitäten der Marskraft

Die Marsqualität ist sehr kraftvoll und schnell. Dem Mars bleibt nicht die Zeit, lange abzuwägen, er geht die Sache sogleich an. *Konfrontationen* bleiben nicht aus. Die Marskraft konfrontiert sich und andere. Die Marsqualität begleitet das Einstehen oder Kämpfen für ein Anliegen, eine Sache.

8.2.3 Entscheiden

Entscheiden – Merkur

- Therapieentscheidung, großer Zeitdruck und Zeitnot, Informationsflut
- Verarbeitung oft noch nicht erfolgt
- „Kopfloses" Handeln aus Angst, große Aktivität der Angehörigen
- Löst Angst, z. T. auch Hoffnung aus
- Kann wieder Sicherheit geben
- Patienten können sich oft noch nicht innerlich mit der Entscheidung verbinden

Kaum hat der betroffene Mensch die Diagnose erhalten und damit begonnen, zu verstehen, was mit ihm „los ist", muss er bereits *Entscheidungen* treffen.

Die Patienten werden mit Prognosen und Informationen zur Krankheit konfrontiert. Kommt die Person nicht aus einem medizinischen oder verwandten Beruf, überfordert oft allein die Fachsprache. Die intellektuelle Auseinandersetzung mit der Diagnose, die eigenen Überlegungen zur Therapiewahl und die nicht selten unterschiedlichen Vorschläge der Ärzte sprechen einen ganz anderen Teil unseres Menschseins an als die Emotionen, die bei der Diagnosestellung aufkommen. Dies ist für die meisten Patienten eine enorme Belastung.

Dazu kommt die Angst um das eigene Leben, und dass einem die Zeit davon läuft. Weiter tritt unter Umständen ein Zeitdruck von außen hinzu (z.B. eine dringende OP oder der möglichst baldige Beginn einer Chemotherapie). Die Betroffenen kommen bei diesem schnellen Entscheidungsprozess kaum mit.

Dass via Internet heute von praktisch allen Krankheitsbildern Prognosen, Therapieverläufe, Röntgenbilder, persönliche Darstellungen, Kommentare und alternative Therapievorschläge in großer Zahl zu finden sind, macht den Patienten die Entscheidung nicht einfacher.

Fast immer werden Folgeuntersuchungen verordnet, die Patienten müssen ins Krankenhaus oder zu Spezialisten und unterziehen sich unterschiedlichen diagnostischen Verfahren. Jede neue Untersuchung, jede Konsultation bringt andere Aspekte der Erkrankung hervor. Jeder Befund ist begleitet von neuer Angst und Hoffnung.

Fast immer sehen sich die Betroffenen gezwungen zu handeln, bevor sie sich innerlich mit der Diagnose auseinandersetzen und sich mit den nun folgenden Entscheidungen und Maßnahmen in irgendeiner Form verbinden konnten.

Ich erinnere mich an einen Menschen, der nach Diagnosestellung und den verordneten Folgeuntersuchungen sowie Konsultationen bewusst eine Pause einlegte, sich in ein Kloster zur Meditation zurückzog, bevor er operiert wurde und die Chemotherapie begann.

Die meisten Patienten beschreiben diese Zeit rückblickend, als seien sie von der Informationsflut und den eigenen Emotionen überrollt worden. Sie sahen sich gezwungen, Entscheidungen zu treffen, ohne die Vielzahl von Möglichkeiten und die Einzelheiten zu überblicken.

Qualitäten der Merkurkraft

Information, Wissen und Bewegung, diese vermittelnden Elemente sind pure Merkurqualität. Sein Repräsentant als Metall ist das flüssige, kaum zu fassende Quecksilber. Beim Merkur begegnet uns die Geschwindigkeit, kaum da – schon wieder weg. Die Merkurqualität hat die Kraft zum Sammeln. Dem Merkurprinzip stehen zahlreiche Möglichkeiten offen. Die Merkurqualität begleitet das Aufnehmen polarer Informationen und unterschiedlicher Möglichkeiten.

8.2.4 Eigenes finden

Eigenes finden – Jupiter

- Der Mensch steht mitten in der Therapie oder der erste Zyklus ist abgeschlossen
- Gezeichnet von der Therapie
- Hoffnung evtl. teilweise oder nicht erfüllt, Nullpunkt (Wie geht es weiter? Wo bin ich eigentlich? Was will ich?)
- Den eigenen Weg gehen
- Löst Trauer, Hoffnungslosigkeit, Zweifel aus, aber auch die Chance, das Leben neu zu greifen, neue Wege zu suchen
- Fragen nach spirituellen Dimensionen und dem Sinn des Lebens

Der Eintritt in eine anthroposophische Klinik stellt sehr oft einen Teil oder den Anfangspunkt im Prozess *Eigenes finden* dar.

Die Mehrheit der Patienten der Lukas Klinik* kam nicht zu Beginn der Erkrankung zu uns, sondern meist erst im Verlauf der Therapie.

Eine Aussage prägte sich mir ganz besonders ein, die Patientin antwortete auf meine Frage, welche Erwartungen sie an den Klinikaufenthalt habe: „Ich möchte wissen, wo ich geblieben bin! Alles ist nur noch Krebs, nur noch Krankheit – aber wo bin ich?" Eine andere Antwort auf dieselbe Frage: „Ach, wissen Sie, ich brauche jetzt Ferien, Ferien von diesem Krebs!"

Die meisten Menschen formulierten bei Eintritt in die Lukas Klinik den Wunsch herauszufinden, was diese Krankheit überhaupt mit ihnen zu tun hat und die Genesung oder den Umgang mit der Krankheit selber aktiv mitzugestalten.

Beim Thema *Eigenes finden* geht es darum, einen individuellen Weg mit und in der Krankheitssituation zu ermitteln oder Begriffe wie Gesundheit und Krankheit neu für sich zu definieren.

Manche Patienten stellen sich hier gegen den behandelten Arzt und/oder gegen ihre eigene Familie. Sie nehmen das Unverständnis der nächsten Angehörigen in Kauf, um sich und ihre Krankheit besser verstehen zu lernen.

Beispiel

Ein Mann kam nach der Operation in die Klinik. Er hatte angefangen, Chi Gong zu praktizieren, war Vegetarier geworden und meditierte neuerdings jeden Abend. Seine Frau sagte mir, sie habe keine Probleme mit der Krebskrankheit ihres Mannes, aber mit seinen neuen „Verrücktheiten" schon.

Das Bedürfnis, neue An- und Einsichten zur Krankheit und der persönlichen Lebenssituation zu finden, scheint mir in dieser Phase ganz zentral zu sein. Alte Dinge werden plötzlich ausgesondert und neue begierig aufgesogen. Von außen ist dies nicht immer

* Heute: Klinik Arlesheim

verständlich, manche Angehörigen erleben eine Art Befremdung gegenüber diesen neuen Interessen. Manche Patienten gehen sehr extreme Wege, wie z. B. sich fast ausschließlich von rohem Knoblauch zu ernähren.

Qualitäten der Jupiterkraft

Der Göttervater kümmert sich weisheitsvoll um seine Untertanen und vergisst dabei seine eigenen Bedürfnisse nicht. Diese Liebe zum Leben und die Lebensfreude sind Jupiterqualitäten. Der Jupiter verliert sich nicht im Tagesgeschehen und behält in Krisensituationen das Zepter fest in der Hand. Die Jupiterqualität begleitet die Standfestigkeit, seinen Weg zu gehen.

8.2.5 Ordnen

Ordnen – Venus

- Die Krankheit wird zur Realität, der Mensch und seine Umgebung leben mit seinem Krebs
- Zeit des Aufräumens und Ordnens
- Vergangenes betrachten
- Biografiearbeit
- Erstellen eines Testaments, Vorbereiten auf die Zeit danach
- Löst tiefe Emotionen aus, starke Stimmungsschwankungen
- Erinnerungen werden wach
- Neue Fragen treten auf, Angehörige werden oft intensiv einbezogen

Die Zeit des Ordnens hat in einem übertragenen Sinne viel mit Aufräumen und Sortieren zu tun. Das Thema der Krankheit stellt sich hier ganz anders dar, es ist zur Tatsache geworden. Der Betroffene lebt mit der Krankheit, und sein Umfeld hat sich dem Kranksein angepasst.

Mir scheint, dass das Ordnen in dieser Phase sehr unterschiedlich auftritt. Meist folgt ein erstes *Ordnen* nach dem *Eigenes finden*, bei dem sich die Patienten Gedanken machen über all die zu regelnden Dinge, falls sie plötzlich versterben würden, z. B. das Testament, das Überschreiben der Firma zu Lebzeiten und ähnliches. Oft erleben wir beim *Ordnen*, dass Paare z. B. nach Jahrzehnten „plötzlich" heiraten.

Es kann aber auch zum *Ordnen* in größter Zeitnot kommen, z. B. bei Menschen mit einer schnell fortschreitenden Erkrankung. Hier treten ganz intensive Auseinandersetzungen auf, welche die schwindenden Kräfte der Patienten zusätzlich belasten. Ich erinnere mich an eine Mutter, für deren Kinder unter großem Zeitdruck eine Adoptiv-Familie gesucht wurde, welche die Kinder aufnahm, damit sie nach dem Tod der Mutter nicht ins Heim mussten.

Der Schwerpunkt des Ordnens ergibt sich aus der Biografie und der Lebenssituation des Betroffenen. Die Mutter aus dem Beispiel hat ihre ganze noch verbleibende Kraft gebraucht, um „in Ruhe gehen zu können".

Manche Patienten ordnen eher im persönlich-privaten Bereich, wie dem Verzeihen und Vergeben von zwischenmenschlichen Streitigkeiten, die im Verlauf des Lebens entstanden. Hier ist es von Bedeutung, dass eine bestimmte Person zu Besuch kommt oder ein wichtiges Gespräch stattfindet.

Einige Menschen haben das starke Bedürfnis, noch etwas bis dahin Verschwiegenes mitzuteilen. So erfuhr ein längst erwachsenes Kind z. B., wer sein leiblicher Vater ist, ohne danach gefragt zu haben.

Beim *Ordnen* sind Angehörige und Freunde häufig stark einbezogen, sie können unterstützend wirken, aber manchmal bleiben sie ratlos zurück. Menschen, die für sich selber die Gewissheit gewonnen haben, nicht mehr lange zu leben, bringen oft den Mut auf, ungewöhnliche oder bisher tabuisierte Themen anzusprechen.

Nicht selten liegt zwischen dem *Eigenes finden* und dem Abschnitt des *Ordnens* ein langer Zeitraum, in dem die Betroffenen nochmals ganz im Leben standen. Hier sind die äußeren Dinge, wie z. B. finanzielle Regelungen, bereits abgeschlossen.

Dennoch habe ich nie erlebt, dass dieser sechste Schritt übersprungen worden wäre. Meist gehen die Patienten in einen persönlichen Prozess. Nicht selten beschäftigen sie sich nochmals intensiv mit ihrer eigenen Biografie oder einzelnen, besonders angenehmen oder unangenehmen Zeiten aus ihrem Leben. Ich erinnere mich an eine Person, die all ihre Reise-Tagebücher las und diese Reisen intensiv reflektierte.

Je nach Lebensverlauf sind sehr anstrengende und schmerzhafte Prozesse im Gang, oder es geht vielmehr um eine Rückschau, ein Abschließen und Besinnen von allem Durchlebten. Emotionale Schwankungen, Ängste, Wut und Verzweiflung sind beim Ordnen immer möglich. Aber ebenso Frieden schließen, Vergeben und Verschenken sowie Klärung.

Religiöse Themen kommen an dieser Stelle oft zum Tragen, sie benötigen Zeit und Raum. Viele Patienten bereiten ihre Beerdigung vor, schreiben einen Lebenslauf für die Trauerfeier oder legen bereits den Inhalt ihrer Todesanzeige fest.

Qualitäten der Venuskraft

Zwischenmenschliche Beziehungen, Zuneigung, Abneigung und das Herstellen einer umfassenden Harmonie sind die zentralen Themen der Venus. Das Harmoniebedürfnis der Venus ist nicht oberflächlich, sondern essenziell. Wo Streit ist, kann keine Schönheit – im übertragenen Sinne – entstehen. Die Venusqualität begleitet den Umgang mit Emotionen.

8.2.6 Vorbereiten

Vorbereiten – Saturn

- Zeit des Ordnung-Schaffens ist vorbei, mehr und mehr Versöhnung mit der Situation und dem Geschehen
- Der nahe Tod wird zur Realität, der Vorhang zur geistigen Welt wird dünner
- Vorbereitung auf das kommende Neue
- Schmerzen lassen nach, Übelkeit wird weniger, Husten vergeht
- Es entsteht tiefe Ruhe, die auch die Umgebung ergreift
- Der Mensch gibt mehr als er nimmt
- Friede spürbar, Transzendenz wird fast greifbar

Beim Vorbereiten stehen die Aktivitäten, die beim Ordnen noch nötig waren, nicht mehr im Vordergrund. Insgesamt tritt eine viel größere Ruhe und Gelassenheit ein. Die stark emotionalen Momente werden weniger oder bleiben ganz aus. Viele Menschen scheinen zumindest über große Zeiträume des Tages oder der Nacht versöhnt mit dem Geschehen.

Nicht selten kommt es auf der körperlichen Ebene zu einem Rückgang von Symptomen wie Schmerzen, Husten oder anhaltendem Juckreiz. Viele Patienten sinken in einen Tagschlaf. Dieser Schlaf wirkt, als seien die Patienten „weit weg" und eigentlich recht friedlich. Wenn man in diesem Zustand die Menschen fragt, ob sie etwas geträumt haben, schildern sie oftmals angenehme Bilder, nicht selten Bilder aus der Kindheit oder besondere Momente aus dem Leben. Diese Schilderungen und die Stimmung, in der sich die Menschen befinden, haben sehr oft etwas Versöhnliches und Ruhiges; eine nicht einfach zu beschreibende Stimmigkeit, die für Außenstehende manchmal überraschend scheint.

Dennoch sind immer wieder auch Phasen zu beobachten, in denen die Patienten zwar in diesem besonderen Schlaf verweilen, aber unruhig und angespannt wirken, vielleicht sprechen, mit den Händen in die Luft greifen oder an der Bettdecke herum nesteln. Spricht man sie an, sind sie nicht ganz orientiert, eher ängstlich oder verunsichert und beschreiben unter Umständen Bilder von weniger angenehmen Träumen. Eine Dame hat uns in dieser Situation mehrmals gefragt, ob sie noch immer lebe oder schon bei den Engeln sei.

Aus der Beobachtung heraus lässt sich dieser Schlaf als ein besonderer und nicht gewöhnlicher Schlaf beschreiben: Er ist leicht zu unterbrechen, und dennoch wirken die Menschen „abwesender" als normal Schlafende. Sie scheinen bereits etwas über die Grenze, in die geistige Welt, zu schauen.

Patienten, die gläubig gelebt haben, finden oftmals großen Frieden, wenn geistliche Vertreter religiöse Rituale mit ihnen durchführen und sie sich dadurch von ihrem Glauben beschützt und begleitet fühlen.

Qualitäten der Saturnkraft

Das Prinzip der Ruhe und der Verinnerlichung sind die zentralen Aspekte des Saturns. Hier kann und muss nichts mehr schnell erledigt werden, alles hat seine Zeit und seine Richtigkeit. Die Aktivität und Beweglichkeit stehen beim Saturnprinzip nie im Vordergrund, hier herrscht Festigkeit und Ruhe. Die Saturnqualität bedeutet, zur Ruhe zu kommen, sich auf das Wesentliche zu reduzieren.

8.2.7 Lösen von dieser Welt

Lösen von dieser Welt – Sonne

- Eigentlicher Sterbeprozess, kürzeste Phase
- Geburt in die geistige Welt, der Leib bleibt als leer Hülle zurück
- Für die Angehörigen oft viel schwieriger als für den Betroffenen selbst, wir bleiben zurück

Das *Lösen von dieser Welt* ist rein zeitlich gesehen der kürzeste Moment der sieben Stufen. Damit ist die Geburt in die geistige Welt gemeint und das Verlassen unserer Lebenswelt und des menschlichen Körpers.
Im medizinischen Sinn handelt es sich hierbei um den Todeszeitpunkt eines Menschen. Der Sterbende folgt seinem ganz eigenen Rhythmus. Der Prozess kann von außen weder gestoppt noch vorübergehend unterbrochen werden, er wird bereits von Seiten der geistigen Welt mitgestaltet.

In diesem Moment ist jede Person ganz auf sich gestellt. Pflegende, Angehörige und Freunde bleiben auf der Seite des Lebendigen und können nur wenig tun. Hier verlieren rein praktische Handlungen an Bedeutung und man muss stattdessen das spirituelle, geistige Element zulassen.

Qualitäten der Sonnenkraft

Das zur Sonne zugeordnete Metall ist Gold und die Organ-Entsprechung das Herz. Wir tragen die Sonnenkräfte unseres Herzen bei uns, das Gold und sein Schatten, wenn wir an der Schwelle stehen. Alles Helle, alles Dunkle, das unser Herzen birgt, werden wir auf dem nachtodlichen Weg verwandeln, bis es zu einer neuen Inkarnation kommt.
Die Sonnenqualität begleitet das menschliche Ich über die Schwelle.

8.3 Wie können Pflegende den Sterbeprozesses begleiten?

Zuvor wurde die Patientensituation dargestellt, nun kommen wir zu den praktischen pflegerischen Aufgaben.

8.3.1 Eigenwahrnehmung

- Zuhören und Zeit nehmen
- Beobachtung des Denkens und der Weltsicht der Patienten

Bei der *Eigenwahrnehmung* habe ich als Pflegende noch keinen Kontakt zum Patienten. Er berichtet mir dieses Erleben retrospektiv. Hier bin ich als Zuhörer gefragt. Die große Kunst ist, das Bedürfnis des Patienten – z.B. die ganze Geschichte zu erzählen – wahrzunehmen, sich trotz Alltagshektik die Zeit zu nehmen und zuzuhören. Hierdurch lässt sich z.B. etwas über die Art des Denkens und das Weltbild der Patienten erfahren: Wie ordnet die Person die Erfahrung in ihr bisheriges Leben ein? Wollte sie gleich Gewissheit? Bekam sie große Angst, war sie wie gelähmt und konnte gar nicht handeln? Hat die Person selber gedacht, dass sie so reagieren würde, oder war sie überrascht von den eigenen Gefühlen?

Oft begleiten wir die Patienten durch Untersuchungen, bei denen neue, andere, bessere oder schlechtere Befunde erhoben werden. Wenn ich bereits über den Menschen weiß, wie er mit einem „Verdacht" umgeht, kann ich individueller auf ihn eingehen als auf eine mir völlig unbekannte Person.

Beispiel
Ich erinnere mich an eine Frau, die Schmerzen beim Husten hatte und sogleich dachte, es sei „der selbe Krebs", an dem bereits ihre Mutter verstorben war. Es wurde später tatsächlich ein Lungenkarzinom diagnostiziert, vor jeder Folgeuntersuchung stellte sie für sich eine (jeweils sehr schlechte) Prognose. Es war nicht möglich, ihr Mut zu machen, wir mussten gemeinsam mit ihr den Befund abwarten und die Ungewissheit aushalten. Erst als sie mehrmals Unrecht hatte, löste sich dieses Schema auf.

8.3.2 Konfrontation

- Diagnoseschock
- Ätherkräfte unterstützen
- Temperament der Patienten berücksichtigen

Bei der eigentlichen Diagnosestellung sind wir Pflegende meist nicht dabei. Oft begegnen wir den Patienten kurz danach oder etwas später im Verlauf der Erkrankung.

Aus meiner Erfahrung weiß ich, dass die Diagnose meist einen kleinen bis großen Schock für die Betroffenen darstellt. Menschenkundlich betrachtet hat ein Schock immer eine Auswirkung auf das Wesensgliedergefüge. Da dieses Gefüge keine fixe Konstellation ist, handelt es sich um ein bewegliches und auch anfälliges System, das in extremen Situationen Unterstützung und Ausgleich braucht. Es ist in der Onkologie wichtig, dies nie außer Acht zu lassen. Das ordnende Einwirken und die Unterstützung der Lebenskräfte (Ätherkräfte) spielen immer eine Rolle.

Viele anthroposophische Medikamente wirken stabilisierend auf das Wesensgliedergefüge, aber auch eine Fünfsterneinreibung spendet strukturierende Kraft, die den Patienten Halt gibt [→ Kapitel „Rhythmische Einreibung nach Wegman/Hauschka"]. Jede rhythmische Gestaltung unterstützt die Ätherkräfte, sei es nun eine Tagesstruktur, regelmäßige Mahlzeiten, ein Lemniskatenbad (Wannenbad, in dem das Wasser durch den Pflegenden in Lemniskaten bewegt wird) oder eine Rhythmische Einreibung nach Wegman/Hauschka.

Viele Patienten berichten immer wieder über den Moment, als ihnen die Diagnose mitgeteilt wurde. Oft kommt es zur Schätzung der verbleibenden Lebenszeit, sei es, dass die Patienten oder Angehörige direkt gefragt haben oder dass der Arzt dies einfach mitgeteilt hat. Solche Zahlen sind für viele Menschen geradezu unverdaulich. Sie bleiben in ihrem Bewusstsein liegen wie ein Meteorit, der eingeschlagen ist. Damit muss man als Pflegender sehr behutsam umgehen und oft erklären, was mit einer durchschnittlichen Überlebenszeit gemeint ist. Hier ist das Temperament des Patienten zu berücksichtigen. Einem Choleriker tut es vielleicht gut, zuerst über den informierenden Arzt zu schimpfen, bevor man auf das Thema selbst zu sprechen kommt.

Bei der Diagnosestellung durch Zufallsbefund fiel mir zunehmend auf, dass die Patienten sich selber eine Teilschuld zuschrieben, die Krankheit nicht schon früher bemerkt zu haben. Hier entlastet es viele Menschen, zu hören, dass dies häufig der Fall ist. Oft tauschen sich die Patienten auch untereinander aus und überwinden so das Gefühl eigener Schuld.

8.3.3 Entscheiden

- Zeitnot, Zeitdruck
- Information
- Innenraum bilden

In dieser Phase scheint mir der Zeitdruck – das Bewusstsein, jetzt krank zu sein und sogleich die richtige Entscheidung treffen zu müssen – die größte Not zu sein.

Einige Patienten kommen gar nicht so weit, sich die Frage nach möglichen Behandlungen zu stellen. Andere wiederum verlieren den Überblick durch die vielen Optionen. Sie informieren sich über möglichst alle Konzepte und finden durch die Vielfalt zu keiner Entscheidung. Manche Patienten scheinen ganz willenlos und geben die Verantwortung an den behandelnden Arzt ab.

Als Pflegende versuche ich, den Informationsstand abzuschätzen, um ganz gezielt herauszufinden, was die Person erneut hören will, was sie Neues erfahren möchte oder mit was ich ihr nicht nochmals „kommen kann".

Dies stellt die informative Seite der Stufe dar. Alle Informationen bilden einen Außenraum, einen Umkreis um den Patienten. Oft ist dies ein Außenraum, der nur wenig Schutz bietet und eher bedrohlichen Charakter besitzt.

Deshalb scheint mir ein anderer Aspekt sehr wichtig, um überhaupt eine Entscheidung zu treffen. Die Patienten kommen häufig emotional gar nicht mit dem äußeren Geschehen mit. Wenn ich die Möglichkeit habe, die Patienten in dieser Entscheidungsphase zu begleiten, schaffe ich möglichst viel Ruhe und Ausgleich. Ich helfe dem Betroffenen, seinen Innenraum zu schaffen, Zugang zu sich selbst zu finden. Hier bieten sich die Rhythmischen Einreibungen nach Wegman/Hauschka sowie Wickel und Kompressen als Momente des Ausgleichs an. Die Patienten haben ihren gewohnten Schutz verloren und sehen sich einer neuen unbekannten Situation gegenüber. Um diesen Schutz von Außen her zu unterstützen, arbeiten wir sehr viel mit *Solum Öl* (WALA). Solum hüllt, grenzt das Innen vom Außen ab.

8.3.4 Eigenes finden

- Suchend sein
- Was hat meine Erkrankung mit mir zu tun?
- Was will ich noch erleben, weglassen oder neu entdecken?

Auf dieser Stufe habe ich, wie bereits oben erwähnt, die meisten Patienten kennengelernt. Die Menschen befinden sich auf dieser Wegstrecke ganz bewusst auf der Suche nach einem für sie stimmigen Umgang mit der Erkrankung. Dies können sehr unterschiedliche Wege sein. Manche wollen einfach nicht mehr über die Krankheit sprechen und kehren mit viel Aktivität und Zuversicht in den Alltag zurück. Andere halten inne, um herauszufinden, was das Leiden für einen Sinn haben könnte. Patienten stellen häufig ihr Leben um und wagen einen Neustart: neue Partnerschaft, anderer Job, neuer Wohnort.

Hier ist es zur Unterstützung hilfreich darauf zu achten, in welcher biografischen Phase, in welchem Jahrsiebt sich die Person befindet [→ Kapitel „Krankheit und Schicksal"]. Dies gibt Aufschluss darüber, welche Fragen aktuell sind oder werden könnten. So lässt sich die individuelle Situation auch von allgemeinen Gesetzmäßigkeiten her betrachten. Als Pflegende habe ich nicht die Kompetenzen zur Biografiearbeit mit den Patienten, hier muss eine Fachperson hinzugezogen werden. Aus der Erfahrung weiß ich, dass in den Teams oft diskutiert wird, ob eine bestimmte Patientin bei der Neugestaltung nun zu extrem werde oder nicht, die biografischen Betrachtung kann hier zu mehr Objektivität beitragen.

Beim Vorstoß in neue Gebiete schießen wir Menschen manchmal über das Ziel hinaus, um dann die Mitte wieder zu finden. Darum sind in der Phase *Eigenes finden* immer wieder extreme Diäten, eine Ablehnung jeglicher Behandlung oder Formen der Selbstheilung ein Thema. Solche Ansätze besitzen durchaus positive Aspekte, können aber in gefährliche Einseitigkeiten kippen. Hier ist es hilfreich, wenn die Pflegenden im Team eine oder zwei pflegerische Gesten für den Umgang mit der entsprechenden Person festlegen. Dies gibt Halt und Beständigkeit in einer Phase, in der der Patient sich im Umbruch befindet. Das Modell der pflegerischen Gesten ist für beide Seiten (Pflegende und Patienten) ein strukturgebendes Konzept [→ Kapitel „Das Konzept der pflegerischen Gesten als Handlungsmodell der Pflege"].

Ich habe immer wieder festgestellt, dass ich von Patienten, die auf der Suche sind, nicht als Krankenschwester oder Pflegefachfrau, sondern als Mensch angesprochen wurde. „Was meinen Sie persönlich dazu?“ Als ich neu im Beruf war, fand ich solche Situationen schwierig. Mit der Zeit erkannte ich einen sehr schönen Aspekt in dieser Frage, da man einen neuen Freiraum bekommt und in eine intensivere Beziehung zu den Patienten tritt. Man hat immer die Freiheit, zu sagen „als Pflegefachfrau muss ich ihnen dringend dazu raten ... aber wenn ich selber betroffen wäre, kann ich mir vorstellen ...“ Authentizität scheint in der Stufe *Eigenes finden* ganz zentral. Die Leute sind oftmals sehr offen und interessiert, suchen nach geistiger Nahrung in Form von Büchern, Gesprächen oder Kunst.

Das Finden der eigenen Lebensformen, der persönlichen Mitte lässt sich durch die Rhythmischen Einreibungen nach Wegman/Hauschka, durch Kunsttherapie, Heileurythmie und natürlich durch die Biografiearbeit sehr gut unterstützen.

8.3.5 Ordnen

- Aufräumen und sortieren
- Emotionen
- Angehörige einbeziehen

Auch beim Ordnen finden wir unterschiedliche Aspekte. Als Pflegende organisieren wir oft ganz praktische Dinge. Ein Religionsvertreter oder ein Notar kommt vorbei, oder eine ehemalige Schulkameradin aus den USA ist anzurufen. Meist sind in diesem Abschnitt die Menschen aus dem Umfeld der erkrankten Person ein wichtiger Punkt. Dies kann für die Patienten auf allen drei Ebenen (physisch, seelisch, geistig) sehr anstrengend sein. Oft muss die Pflege den Tagesablauf rhythmisch gliedern, mit Zeiten zum Pflegen, Besuchszeiten und den ganz wichtigen Ruhephasen. Oftmals kommt es zu starken Emotionen, da die Betroffenen im beginnenden Bewusstsein leben, manche Menschen vielleicht zum letzten Mal zu sehen. Abschiede und Aussprachen sind zentrale Elemente, sobald die Patienten davon ausgehen, nicht mehr ins Alltagsleben zurückzukehren.

Hier sind die Pflegenden in der Betreuung des Umfelds stark gefordert. Gerade entfernte Bekannte können die Situation manchmal nicht richtig einschätzen und bedürfen der Unterstützung. Nicht selten trösten die Patienten ihre Besucher. Es kommt vor, dass die Betroffenen sehr frei über ihre Situation und das Sterben sprechen, aber nur mit den Pflegenden und nicht mit der Familie. Die Familienmitglieder trauen sich meist nicht, den Patienten auf das Kommende anzusprechen, dann muss von der pflegerischen Seite her vermittelt werden.

Manche Patienten bereiten alles für den Todeszeitpunkt vor. Sie legen die Kleidung fest, die sie tragen möchten und äußern Wünsche, wen man zuerst benachrichtigen soll oder welchen Lippenstift sie nach ihrem Tod aufgetragen haben möchten. Diese Dinge zu regeln und anzusprechen, ist ausgesprochen wichtig. Immer wieder habe ich erlebt, dass Menschen ihre Todesanzeigen und den Ablauf der Trauerfreier festlegten. Ein Patient sagte einmal zu mir: „So, das hätten wir. Jetzt kann ich in Ruhe gehen. Meine Söhne hätten dies ganz anders organisiert und ich gehe davon aus, dass ich da von oben zusehen kann. Da muss das schon so laufen, wie ich es will, oder?"

Im Zeitabschnitt des Ordnens wird zunehmend die „Angst vor der Nacht" zum Thema. Beim schlafenden Menschen sind das Ich und der Astralleib viel stärker vom physischen Leib und vom Ätherleib gelöst als beim wachen Menschen. Diesen natürlichen Lösungsvorgang finden wir auch beim sterbenden Menschen. Normalerweise erleben wir das Herausziehen oder Lösen nicht als unangenehm. Bei Menschen, die sehr krank sind oder schon näher an der Todesschwelle stehen, ist oft eine Unruhe und Angst vor dem Einschlafen zu erleben. Sie erschrecken beim Einschlafen und empfinden ein Zurückfallen auf das Bett. Andere haben Angst, die Augen zu schließen, da sie bereits dann ein Rückwärtsfallen erleben. Empfindungen dieser Art haben mit dem Herauslösen der zwei oberen Wesensglieder (Ich und Astralleib) zu tun und werden sehr oft im Zeitabschnitt des *Ordnens* beobachtet, wenn die Patienten körperlich schon stark reduziert sind. Diese „Angst vor der Nacht" kann durch Fußeinreibungen mit

- *Rosa e floribus 10 %, Oleum* (WALA)
- *Lavendelöl 10 %* (Weleda) bzw. *Lavandula, Oleum aethereum 10 %* (WALA)

oder durch eine Herzsalbenauflage mit

- *Aurum / Lavandula comp.* (Weleda) Creme

gelindert werden. Manchen Menschen hilft es, wenn Angehörige oder Freunde mit im Zimmer übernachten.

8.3.6 Vorbereiten

- Raum geben
- Entlasten
- Tätigkeiten übernehmen

Die Stufe des *Vorbereitens* ist ruhiger und entspannter als das *Ordnen*. Die Pflegenden begleiten, überwachen und übernehmen z.B. Körperpflege, Lagerung und Ausscheidungsvorgänge. Die körperbezogenen, erhaltenden und pflegenden Tätigkeiten entlasten die Patienten. Sie dürfen selbst tun, was ihre Kräfte ermöglichen, und alles andere geben sie ab. Dieses Abgeben ist für die Betroffenen unterschiedlich schwer, da es immer ein Loslassen von Alltagsfähigkeiten bedeutet, die die Patienten nicht mehr zurück gewinnen werden. Dies erfordert viel Einfühlungsvermögen von den Pflegenden, meist ist es ein Prozess, der Tag für Tag behutsam begleitet werden muss, um den Patienten optimal zu versorgen. Die pflegerischen Gesten sind hier sehr hilfreich, gerade wenn es den Patienten schwer fällt, das Tätigsein zu verlassen.

Meist werden nun die Schlafphasen länger und der geschilderte Tagschlaf tritt ein. Die Mundpflege gewinnt an Bedeutung. Die Pflege steht im Vordergrund, es wird umfassend mit Ölen und andern Substanzen gearbeitet. Oft kommt das Rosenöl zum Einsatz, da die Rose sanft und Trost spendend Schwellenübergänge begleitet. Solum wird für den Hautschutz und die Hüllebildung eingesetzt, aber auch der Lavendel und die Malve sind als Öle zum Auftragen und Einreiben geeignet.

- Rosa e *floribus 10 %, Oleum* (WALA)
- Solum Öl (WALA)
- Lavendelöl 10 % (Weleda) bzw. *Lavandula, Oleum aethereum 10 %* (WALA)
- Malvenöl (WALA)

Andere entlastende Anwendungen, wie z. B. Quarkkompressen bei Aszites, lassen sich durchführen, solange die Patienten sie als wirkungsvoll erleben.

In der Regel verzichtet man auf hautreizende und oder kreislaufbelastende Anwendungen wie z. B. ein Bürstenbad. Maßnahmen dieser Art besitzen eine inkarnierende Wirkung, machen die Patienten hellwach und erzeugen eine starke körperliche Präsenz. Vom Prozess her ist der Mensch aber damit beschäftigt, seine Körperhülle abzustreifen, um in die geistige Welt zu treten.

Kommt es zu Unruhezuständen, die nicht durch Schmerzen oder stockende Ausscheidungsvorgänge verursacht werden, helfen:

- Einreibungen mit *Lavendelöl 10 %* (Weleda) bzw.
  Lavandula, Oleum aethereum 10 % (WALA)
- Herzsalbenlappen mit *Aurum / Lavandula comp.* (Weleda) Creme

Musiktherapie und Heileurythmie begleiten die Patienten sehr schön, ohne dass sie selber aktiv werden müssen. Bei der Unruhe in der Phase des *Vorbereitens* kommen zahlreiche anthroposophische Medikamente sanft und wirkungsvoll zum Einsatz.

Oftmals sind Angehörige dankbar, wenn sie kleine Verrichtungen übernehmen und sich so in die Pflege einbringen dürfen. Es ist allerdings ebenso wichtig, die Angehörigen bei Bedarf zu entlasten und darauf zu achten, dass sie ausreichend schlafen und essen. In Gesprächen bringen sich die Patienten teilweise nicht mehr ein, hier ist es wichtig, den Angehörigen zu sagen, dass sie meist dennoch zuhören.

Es ist hilfreich, die Angehörigen sehr eng zu begleiten, da meist eine Wechselwirkung hinsichtlich Entspannung und Anspannung zwischen den Angehörigen und den Patienten besteht.

Dem Prozess des *Vorbereitens* ist Raum zu geben, Telefonate oder ähnliches sollten besser in einem anderen Raum als im Patientenzimmer stattfinden. Mit der Gestaltung des Umfeldes ist meist die Pflege betraut.

8.3.7 Lösen von dieser Welt

- Im Moment sein
- Würde
- Umkreis gestalten

Die Menschen sterben so individuell, wie sie gelebt haben. Jeder Todesmoment ist einzigartig. Manche sterben, wenn sie alleine im Zimmer sind, andere, wenn ihre Liebsten dabei sind. Viele Menschen scheinen auf eine Person zu warten, bevor sie gehen können.

Der eigentliche Schwellenübergang ist nur aus dem Moment heraus zu begleiten. Hier gestaltet die geistige Welt bereits mit. Sehr oft berichten Angehörige, es sei schön gewesen – und sind selbst erstaunt über diese Aussage.

Der würdevolle Umgang mit dem Verstorbenen und die drei Tage über den Tod hinaus scheinen mir wertvolle Momente für die Verstorbenen und die Angehörigen. Der verstorbene Mensch braucht drei Tage, um sich vollständig von seiner toten Leibeshülle zu lösen und seinen Ätherleib herauszuziehen. In dieser Zeit verändert sich oft sein Aussehen, viele Menschen verjüngen sich geradezu. Die Angehörigen haben in den drei Tagen Zeit, sich zu verabschieden und die Person spirituell und/oder religiös zu begleiten. Hier spielt die Gestaltung des Umkreises eine große Rolle: Wie sieht der Aufbahrungsraum aus? Sind Blumen vorhanden? Dürfen christlich-religiöse Symbole im Raum sein, oder sollen sie vorübergehend durch andere ersetzt werden?

Die Beschreibung des nachtodlichen Weges der Seele in der geistigen Welt, bis hin zur nächsten Inkarnation, würde den Rahmen dieses Kapitels sprengen. Daher möchte ich abschließend nur anmerken, dass nach diesen drei Tagen die spirituelle Begleitung von Seiten der Lebenden nicht abgeschlossen werden muss. Aus anthroposophischer Sicht steigt die Seele auf ihrem nachtodlichen Weg durch die Planetensphären auf, um zu einer neuen Inkarnation zu gelangen. Für diesen Weg beschrieb Rudolf Steiner Stufen als Gang durch die Planetensphären. Das Wissen um diese Phasen kann die Begleitung eines verstorbenen Menschen unterstützen.

Kategorie	Beispiel für Lernziele	Empfohlener Lernweg
Handwerk	Sie wenden zur Unterstützung der sieben Lebensprozesse beim sterbenden Menschen äußere Anwendungen an.	A
Eigenes Lernziel		
Beziehung	Sie begleiten einen Menschen, der die Diagnose einer voraussichtlich bald zum Tode führenden Krankheit erhalten hat, empathisch.	B
Eigenes Lernziel		
Wissen	Sie kennen die seelischen Entwicklungsstufen eines sterbenden Menschen.	C
Eigenes Lernziel		

Literatur

1 Temel, S., Joseph, A.G. et al.: Early palliative care for patients with metastatic non-small-cell lung cancer. New England Journal of Medicine 2010; 363 (8). S. 733–742.

2 Steiner, R.: Physiologisch-Therapeutisches auf Grundlage der Geisteswissenschaft (GA 314). Rudolf Steiner Verlag Dornach 2011.

3 Schad, W.: Die verlorene Hälfte des Menschen – Die Plazenta vor und nach der Geburt in Medizin, Anthroposophie und Ethnologie. Verlag Freies Geistesleben Stuttgart 2008. S. 72.

4 Mc Cafferey, M., Beebe, A., Latham, J.: Schmerz. Ein Handbuch für die Pflegepraxis. Ullstein Buchverlage Berlin 1997.

5 von Dach, C., Heine, R., Heiligtag, H.R.: Anthroposophische Pflege von Krebskranken. Der Merkurstab 2009; 62 (4). S. 330–341.

6 Lerch, A., Meyer, U.: Thymianöl – Einsatz in Phytotherapie und anthroposophischer Medizin. Der Merkurstab 2008; 61 (2). S. 163–165.

7 Meyer, U.: Die Schlehe – Heilpflanze für Zeitgenossen. Der Merkurstab 2011; 64 (2). S. 100–114.

8 Meyer, U. et al.: „Rechnen Sie auf die Kieselsäure“ – Pharmazeutische Gesichtspunkte zu einer möglichen Optimierung der Equisetum-Therapie. Der Merkurstab 2012; 65 (2). S. 112–116.

Weiterführende Literatur

- Kouematchoua Tchuitcheu, J.: Die Versorgung der menschlichen Nachgeburt als Spiegel ihres ethnomedizinischen Stellenwertes weltweit. Inaugural-Dissertation Witten/Herdecke 2010. Download über www.salumed-verlag.de

KAPITEL XXVIII
Begleitung und Pflege Sterbender und Verstorbener

GUDRUN BUCHHOLZ · CORNELIA ZINCK

Das Kapitel beschreibt den Weg der Seele aus dem Leib in die nachtodliche Existenz. Gerade im Umgang mit Sterben und Tod zeigt sich die Fruchtbarkeit des anthroposophischen Menschenverständnisses, das inzwischen durch die moderne Nahtodesforschung bestätigt wird. Grundlegende Hinweise für die Unterstützung des Sterbenden, die in der jahrzehntelangen Zusammenarbeit von Ärzten, Pflegenden und Priestern entwickelt wurden, fundieren die Darstellung. Die in anthroposophischen Krankenhäusern gepflegte Praxis der Versorgung und Aufbahrung des Leichnams wird in ihrer Bedeutung für den Verstorbenen selbst und für die Trauer der Hinterbliebenen erläutert.

→ Lernziel siehe Seite 686

Was wir den Anfang nennen, ist oft das Ende,
und ein Ende zu setzen, ist ein neuer Anfang.
Wir werden nicht aufhören zu erkunden.
Und am Ende all' unserer Erkundungen
werden wir ankommen, wo wir angefangen haben,
und zum ersten Mal den Ort mit offenen Augen sehen.

T. S. Elliot (1888–1965)

1. Einleitung – Versuch einer Annäherung an Sterben und Tod

Vor einigen Jahren hatte ich folgendes tief einprägsame Erlebnis. Der vierjährige Sohn eines befreundeten Ehepaares, der seit zwei Jahren an einem unheilbaren Tumor litt, verstarb. Auf diese Nachricht hin gingen Freunde der Familie, darunter ich, auf die Kinderstation, um Abschied zu nehmen und den Eltern beizustehen.

Große Unsicherheit lebte in uns, da wir nicht wussten, wie wir ihnen in diesem Moment begegnen sollten. Die Mutter kam uns jedoch auf dem Stationsflur mit leuchtendem Gesichtsausdruck entgegen und sagte: „Es war so schön." Zunächst stand ich diesem Ausruf fassungslos gegenüber und war merkwürdig berührt. Wie kann eine Mutter so etwas unmittelbar nach dem Tode ihres Kindes äußern? Wir traten ins Zimmer, in dem der Knabe in seinem Bettchen aufgebahrt war. Eine Urweisheit trat uns von diesem Kind entgegen. Wir, die wir vorher unsicher und bedrückt waren, fühlten uns plötzlich leichter, fröhlicher. Es war, wie wenn sich ein friedegebender Lichterschleier auf uns herabsenken würde. Jemandem fiel plötzlich ein, dass Johannes immer gerne gesungen hatte. Also sangen wir ihm seine Lieblingslieder. Es entstand eine wunderbar heitere, leichte Atmosphäre, und wir alle verließen gestärkt und reich beschenkt das Zimmer.

Dieses Erlebnis prägte meine innere Haltung gegenüber Verstorbenen entscheidend. Es zeigte mir, dass man dem Tod nicht ausschließlich mit Schwermut begegnen muss und dass er uns, wenn man ihn nur richtig anschaut, auch noch etwas zu geben weiß.

Häufig begegnen wir jedoch dem Gegenteil. Stirbt ein Patient auf der Station, verlassen die im Todesmoment zugegen Gewesenen nach kurzer Zeit fluchtartig den Raum, oder sie gehen gar nicht mehr zu ihm hinein mit dem Satz: „Wir wollen ihn so in Erinnerung behalten, wie wir ihn immer kannten."

In unserer westlichen Kultur wagen wir es heute nicht mehr, dem Tod in die Augen zu schauen. Tod bedeutet für uns doch meist Versagen der Medizin, Versagen des Arztes. Dabei ist uns von der ersten Lebensminute an nichts sicherer als der Tod. Jedes Lebewesen ist irgendwann von Tod und Sterben betroffen. Der Mensch bildet nur insofern eine Ausnahme unter ihnen, als er mit diesem Bewusstsein leben muss. Doch scheint dieser Gedanke so unerträglich zu sein, dass er ihn immer weiter verdrängt und tabuisiert. Es könnte sein, dass uns mit der Tabuisierung des Todes auch der Sinn des Lebens abhanden gekommen ist. Die Menschen leiden immer häufiger unter Einsamkeit, fühlen sich existenziell verunsichert und empfinden eine tiefe Sinnlosigkeit in ihrem Leben. Für den Menschen der Vergangenheit und noch bis in die Anfänge des 20. Jahrhunderts hinein war der Tod etwas Selbstverständliches und Teil seines Daseins. Er fühlte das Nahen des Todes und bereitete sich darauf vor, indem er noch alle Angelegenheiten regelte, z. B. das Totenhemd nähte, Ordnung in seine Verhältnisse brachte und Abschied von den Angehörigen nahm.[1]

Der Mensch des Westens stirbt in der heutigen Zeit meist einsam, häufig im Krankenhaus und dort möglicherweise abgeschoben in einem Badezimmer.

Da wir dem Tod nicht in die Augen schauen können, ist uns auch eine Todeskultur abhanden gekommen, in der rituelle Handlungen für den Verstorbenen und für die eigene Trauerbewältigung vollzogen werden.[2]

Die Auseinandersetzung mit dem Sterben kann in besonderer Weise den Sinn unseres Lebens beleuchten. Sich ein Bild von dem zu machen, was der Tod bedeutet, wird zur Notwendigkeit, wenn wir in einem Beruf arbeiten, der uns ständig damit konfrontiert. Hierbei kann uns die anthroposophische Menschenkunde eine Hilfe sein.

2. Das anthroposophische Menschenbild im Hinblick auf Sterben und Tod

Neben der Gliederung des Menschen in einen physischen, einen ätherischen, einen astralischen Leib und das Ich gehört die Reinkarnationslehre zu den grundlegenden Mitteilungen der Geisteswissenschaft. „Der Mensch wird als ein geistig-seelisches Wesen gesehen, das bei seiner Geburt durch die physische Leiblichkeit in Erscheinung tritt. Sein Ursprung liegt in der geistigen Welt, und dorthin kehrt er nach jedem Erdenleben zurück. Sein Wesenskern, seine Individualität ist bleibend. Ziel der Erdenleben ist seine Weiterentwicklung hin zu Freiheit und Liebesfähigkeit und zu einer wachsenden Durchchristung. Für jedes Leben hat sich der Mensch im Vorgeburtlichen bestimmte Aufgaben gestellt. Krankheit spielt oft eine wichtige Rolle bei der Bewältigung derselben. Bei den menschlichen Begegnungen entstehen Schicksalsverbindungen, die sich in wiederholten Erdenleben fortsetzen. Jeder Mensch nimmt durch seine Taten teil an der gesamt-menschlichen Entwicklung und ist Teil eines größeren kosmischen Zusammenhangs".[3]

Basierend auf diesem Menschenbild umfasst der Ansatz in der anthroposophischen Pflege und Medizin den ganzen Menschen. Durch das Wissen von Reinkarnation und Karma kommt jeder Begegnung von Mensch zu Mensch eine ganz besondere Bedeutung zu. Ein Bestreben der Anthroposophischen Medizin und Pflege liegt demnach nicht nur darin, den gleichen Gesundheitszustand wie vor der Erkrankung herzustellen, sondern das anzusprechen, was im Menschen Zukunft werden will.

2.1 Was geschieht mit den Wesensgliedern nach dem Tode?

„Der Tod tritt ein durch eine Veränderung im Zusammenhang der Wesensglieder".[4] Der Ätherleib, der zuständig für die Aufrechterhaltung der Gestalt und Funktionen des physischen Leibes ist, löst sich zusammen mit dem Astralleib und dem Ich vom physischen Leib und überlässt diesen der Verwesung. Astral- und Ätherleib trennen sich jedoch nicht unmittelbar nach dem Tode. Alle Lebenserinnerungen sind wie in einem Tagebuch im Ätherleib aufgezeichnet. „Während des Wachzustandes verhindern die vielen Sinneseindrücke, die der physische Leib vermittelt, dass die Erinnerungen alle im Bewusstsein anwesend sein können. Sie sind vergessen. Nach dem Tode fällt diese Behinderung weg, und der von seiner Aufbau- und Regenerationstätigkeit befreite Ätherleib breitet der Seele des Verstorbenen das ganze Gedächtnis wie in einem Lebenspanorama aus."[5] Der mit dem Ätherleib verbundene Astralleib lässt alle Erinnerungen als ein umfassendes, lebensvolles Gemälde erscheinen. In der Betrachtung dieses Panoramas erlebt man sich nicht als Hauptdarsteller, sondern als Beobachter.

Mittlerweile gibt es viele Berichte von Menschen, die als „klinisch tot" galten und wieder ins Leben zurückkehrten. Fast übereinstimmend berichten sie über Rückschauerlebnisse, z. B. George Ritchie[6] und Stephan von Jankowicz[7]. Der amerikanische Arzt Raymond Moody hat mehrere hundert Erlebnisse „klinisch Toter" gesammelt, die unabhängig voneinander sehr Ähnliches zu erzählen wissen: Nach der Lösung aus ihrem physischen Körper fanden sie sich in einem durchsichtigen, schwerelosen, spirituellen Leib wieder, wie in einem anderen Körper, den sie als eine Art Kraftfeld beschrieben.[8]

In diesem Stadium des Todes wurde das Bewusstsein keineswegs als ausgelöscht erlebt, sondern als wunderbar friedvolle Klarheit, in der nun der Gestorbene Rückschau auf sein Leben hält.[9] Menschen, die ein solches Erlebnis hatten, fürchten sich im Allgemeinen nicht mehr vor dem Tod, und das Ereignis wirkt sich auf ihr weiteres Leben auf der Erde aus. Etwa drei Tage nach dem Tode löst sich der Ätherleib vollständig in eine allgemeine Bildekräftewelt auf. Elisabeth Kübler-Ross (1926–2004) bezeichnete diesen Zustand als das „Ablösen der Silberschnur".[10] Jetzt sind nur noch Astralleib und Ich vorhanden. Einen ähnlichen Zustand haben wir im Schlaf, wo Astralleib und Ich aus dem Körper heraustreten, aber trotzdem dem physischen Leib zugewandt bleiben. Es gibt jedoch einen wesentlichen Unterschied zum Tod: Während des Schlafes ist der Astralleib erfüllt von den Erlebnissen des Tages aus der physischen Welt und das Ich mit der

Verarbeitung dieser Erlebnisse beschäftigt. Nach dem Tode ist das Ich von dieser Aufgabe frei, sodass es auf die viel zarteren geistigen Erfahrungen aufmerksam werden kann, die die Seele in ihrer Umgebung macht. Allerdings besteht in der ersten Zeit nach dem Tode noch eine gewisse Bindung der Seele an die im Erdenleben gesammelten Erfahrungen, die während einer Phase der Läuterung verarbeitet werden müssen.

Man unterscheidet drei Arten von Bindungen der Seele an den physischen Leib:

- Bedürfnisse wie Durst, Hunger, Liebe sind durch den physischen Leib bedingt und müssen durch die Aufnahme von Flüssigkeit, Nahrung, menschlicher Zuwendung befriedigt werden.

- Die geistigen Bedürfnisse des Menschen wie die Betätigung in Wissenschaft, Kunst und Religion, die er nur mit Hilfe seiner physischen Organe befriedigen kann.

- Das Gefallen an Genüssen, Trieben, Begierden und Leidenschaften, die über die physischen Bedürfnisse hinausgehen. Die Entbehrungen, die die Seele nun bis zur völligen Überwindung durchzustehen hat, sind in den verschiedenen Religionen als verzehrendes Feuer oder Fegefeuer bezeichnet worden, weil diese dritte Art von Begierden im sogenannten Kamaloka ganz aus der Seele hinweggefegt werden muss (Kama (Sanskrit) = Verlangen; Loca = Ort; Ort des Verlangens).

Die Zeit der nachtodlichen Läuterung beträgt etwa ein Drittel der Lebenszeit des Menschen. Während dieser Zeit erlebt die Seele einen Rückblick auf ihr Leben, beginnend beim Tod und endend bei der Geburt, in der sie alle subjektiven Taten und Gedanken des Erdenlebens objektiv beurteilt, d. h., dass das Ich den Schmerz oder die Freude, die es anderen Menschen zugefügt hat, in der Rückschau an sich selber erfahren muss. Durch die Selbstbeurteilung kann das Ich die nötigen moralischen Impulse zur Wiedergutmachung und weiteren Vervollkommnung in sich aufnehmen. Nach dieser Läuterung und Rückschau löst sich ein Teil des Astralleibes auf, während der für die Fortexistenz des Menschen notwendige Teil sich als sogenannter Lebensextrakt mit dem Ich verbindet, das in die geistige Urheimat des Menschen zurückkehrt und weiteren Erlebnissen entgegengeht.[11]

2.2 Die Psyche des Sterbenden

Mit tausend Fäden sind wir mit der uns umgebenden Welt verwoben. Unser Leben, unsere Pläne, unsere Ziele sind auf dieses Leben ausgerichtet, und wir bedürfen der Wechselwirkung mit der Welt, um in gesunder Weise in ihr zu stehen. Die Mitteilung der Diagnose einer tödlichen Krankheit verändert dieses Verhältnis umfassend. Wo tätiges Zugreifen war, soll nun Abschiednehmen sein und nicht nur für eine längere Reise, sondern für die letzte große Reise schlechthin. Nicht jeder ist diesem Schlag seelisch gewachsen, vor allem nicht sofort. Woran liegt das? Zur Erfüllung unserer alltäglichen Pflichten genügt eine verhältnismäßig geringe Seelenenergie. Beginnt jemand aus innerer Veranlagung oder durch ein hartes Schicksal gezwungen, sich über das Leben im Allgemeinen und das eigene im Besonderen Gedanken zu machen, so steigt dieses Energieniveau. Gebete und/oder Meditationen führen zur Steigerung der seelischen Lebensenergie. Angesichts des Todes zu leben, ist eine Art vom Schicksal verordnete Dauermeditation. Somit mag einem Menschen mit einer gewissen Meditationspraxis oder ähnlichem der Weg vom Leben zum Sterben besser und schneller gelingen als jemandem, den diese Diagnose ganz im Hier und Jetzt trifft. Gemeint ist nicht die Konzentrationsfähigkeit im Allgemeinen, die heute in der Welt sehr gefragt ist und unter Beteiligung des Willens im Kopf stattfindet, sondern der mittlere Mensch, der den Reichtum des Lebens in Freud und Leid, das Weben der Natur, die Vertiefung durch die Kunst erleben kann und den die Religionen und Weltanschauungen der Menschheit nicht unberührt lassen. Genauer gesprochen ist es nicht der mittlere Mensch des Fühlens, sondern derjenige, dem sich das Licht und die Klarheit des Kopfes ins Herz erweitert hat. Und da der Kopf ein Analytiker, das Herz aber ein Synthetiker ist, so vermag er dadurch viele Lebensbereiche im Zusammenhang zu sehen. Man nennt ihn den spirituellen Menschen mit der Fähigkeit des Herzdenkens.

Diese Entwicklungsreife wird einem Menschen, dem man unvorbereitet die Diagnose einer tödlichen Krankheit stellt, sozusagen ad hoc abverlangt, was meist eine enorme Überforderung bedeutet. Damit geht die Gefahr einher, eine neue Krankheit zu veranlagen, erst im psychischen, in der Folge dann im psychosomatischen Bereich. Der Kranke muss erst lernen, dem Tod ins Auge zu schauen und ihn nach und nach umzuwandeln in einen Lehrer und Freund, der ihm zeigt, was wesentlich und von Bestand in seinem Leben ist, und der ihm hilft, über sein kleines irdisches Ich hinauszuwachsen.

Welches sind nun die im Moment der Mitteilung des Arztes auftretenden Probleme und Ängste?

Besonders für einen bisher voll in der Welt tätigen Menschen ist es neben dem Abschied von der Lebensaufgabe das Gefühl, der Gesellschaft nicht mehr nützlich zu sein und die Angst, deshalb nicht mehr geachtet zu werden und in soziale Isolation zu geraten. Dazu kommt die Befürchtung, anderen Menschen, besonders Angehörigen, zur Last zu fallen oder aber durch lange Krankenhausaufenthalte von ihnen getrennt zu werden. Die Vorstellung, in geschwächtem Zustand den Wechsel aus einer gewohnten in eine fremde Umgebung vollziehen zu müssen, wirkt ebenfalls sehr bedrückend. Nicht zuletzt ist es die Angst, von überlasteten, gleichgültigen, fremden Menschen abhängig zu sein.

Auch die Krankheit selbst löst zum Teil massive Angst vor Schmerzen, langem Siechtum, mögliche Entstellung und Bewusstseinsveränderung aus.

Schließlich hat der Kranke den folgenden Zeitabschnitt mit den schon bestehenden und noch kommenden physischen Leiden im vollen Wissen um die Hoffnungslosigkeit seines Zustandes zu durchleben. Der Abschied von seinen Lieben und dem weiteren sozialen Umfeld, aber auch von der Natur, so wie er sie jetzt sieht und liebt, steht ihm bevor. Hinzu kommt die Last des Unaufgearbeiteten in seiner Biografie, wie z.B. unerledigte Arbeiten, unerreichte Ziele, ungelöste Beziehungsprobleme und nicht gutgemachte

Verfehlungen. Zudem besteht eine tief sitzende elementare Angst vor dem Tod, weil bis auf seltene Ausnahmen die eigenen Erfahrungen hierüber mangeln und eine mehr oder weniger große Ungewissheit darüber herrscht, was danach kommt.

Der Sterbende steht anfänglich vor enormen seelischen Belastungen, bevor er sich zu einer gelasseneren Haltung durchgerungen hat. Er durchlebt Äonen von Einsamkeiten, in denen er Entwicklungen durchmacht, die selbst ihm Nahestehende oft nicht verstehen und nachvollziehen können.[12]

Elisabeth Kübler-Ross teilte die Prozesse, die der Sterbende in unterschiedlichster Weise und Reihenfolge durchmacht, in fünf Stadien ein. Ihr großes Anliegen dabei war, Verständnis zu erwecken für das, was ein Mensch im Sterbeprozess durchlebt.[13]

3. Geburt und Tod

„Wird ein Mensch geboren, so stirbt ein Geist, stirbt ein Mensch, so wird ein Geist geboren."

Novalis (1772–1801)

Schauen wir auf die beiden Tore des menschlichen Lebens, so stellt der erste wie der letzte Atemzug eines Menschen einen heiligen Moment dar, den wir auf der einen Seite mit Freude, auf der anderen mit Trauer begleiten.

„Das, was wir Geburt nennen, ist nichts als die andere Seite des Todes, ein anderer Name für denselben Vorgang vom entgegengesetzten Standpunkt aus gesehen, so wie wir dieselbe Tür als Eingang oder als Ausgang bezeichnen, je nachdem, ob wir sie von außen oder vom Inneren des Raumes aus betrachten. Man mag sich mit Recht wundern, dass nicht jeder sich seines letzten Todes erinnert, und dies ist der Grund, warum die meisten Menschen nicht glauben, ihn erfahren zu haben. Aber in gleicher Weise erinnern sie sich auch nicht ihrer Geburt, und dennoch zweifeln sie nicht einen Augenblick daran, dass sie geboren wurden. Sie übersehen die Tatsache, dass das aktive Erinnerungsvermögen (d.h. das unserem bewussten Willen unterliegende Gedächtnis) nur einen kleinen Teil unseres normalen Bewusstseins ausmacht, und dass unser ‚unterbewusstes Gedächtnis' alle Eindrücke und Erfahrungen, die unserem Wachbewusstsein längst entglitten sind, registriert und aufbewahrt hat".[14]

Nach den Befragungen, die Helen Warnbach[15] während der Rückerinnerung einer Gruppe von Menschen in Hypnose anstellte, gaben die Versuchspersonen einhellig an, alles, d.h. die Zeit vor und während der Schwangerschaft, den Geburtsvorgang einschließlich dessen, was dabei gesprochen wurde, voll bewusst miterlebt zu haben. Erst dann wurden sie vom Bewusstsein her ein Säugling, ein Kleinkind usw. Andererseits erzählen die Menschen, die von der Todesschwelle zurückkamen, in vielen Motiven gleichartige geistige Erlebnisse.

Nach all diesen Berichten sind wir also, wenn wir betroffen oder ehrfürchtig um den Verstorbenen stehen, ganz sicher nicht allein. Der Verstorbene ist anwesend (und er braucht möglicherweise auch unsere Gedanken als Orientierungshilfe auf dem neuen Plan). Hieraus können wir im Blick auf den Sterbenden ermessen, dass ihn eine lange Leidenszeit vor dem Tod mit einem gereifteren Bewusstsein in die geistige Welt eintreten lässt als ein plötzlicher schneller Tod. Beide Varianten liegen in der Hand der Schicksalsmächte und obige Einsicht lässt uns mit aller Deutlichkeit erkennen, dass wir keineswegs berechtigt sind, den einen uns angenehmeren und bequemeren gegen den langwierigeren leidvolleren auszutauschen.

Konnten wir im Vorangehenden nachfühlen, dass ein Mensch, der noch mitten im Leben steht, zunächst die Gewissheit des Todes, die aus der Diagnose des Arztes spricht, nicht anerkennen will und sich dagegen aufbäumt, so verstehen wir andererseits den sehnlichen Wunsch manches schwerleidenden Patienten, möglichst rasch von der Qual erlöst zu werden. Es sind dies sehr menschliche Regungen des Seelenlebens, und darum ist eine Sinnfindung hier unbedingt notwendig. Sie ergibt sich nur durch ein Einbeziehen des nachtodlichen Lebens. Geburt und Tod sind reale Grenzen unserer Macht. Respektiere ich sie, so werde ich gütig empfangen und in höhere Gesetzmäßigkeiten aufgenommen.

4. Die Verwandlung des Sterbenden

Sterben ist ein Prozess, der in Phasen verläuft und an dessen Ende der Tod als das Ende aller Lebensvorgänge steht.

4.1 Zeitperspektiven

Der Sterbende lebt unter seinem allgegenwärtigen Leidensdruck intensiv in allen Zeiträumen; in der Vergangenheit, Gegenwart und Zukunft. Bei seiner Rückschau, dem Aufarbeiten seines Lebens, können wir selbst oder andere vertraute Menschen durch Gesprächsbereitschaft helfen, bis sie ihm zu einer lesbaren Schrift seiner Biografie geworden ist. Im Blick auf die Gegenwart nimmt der Sterbende durch eine verstärkte Empfindsamkeit seiner Sinne alles, was ihn umgibt, sehr fein und sensibel wahr.

Ganz deutlich erleben Schwerkranke und Sterbende unsere Wahrhaftigkeit oder Unaufrichtigkeit. Masken können vor ihnen nicht bestehen. So beschreibt z.B. Eckhard Wiesenhütter sein eigenes Sterbeerlebnis. Deutlich konnte er wahrnehmen, mit welchen Gedanken und Empfindungen die Menschen zu ihm an das Bett traten.[16]

Geschmacks- und Geruchssinn werden viel ausgeprägter, sodass bestimmte Speisegerüche oder Duftstoffe, die für uns kaum wahrnehmbar sind, Übelkeit hervorrufen. Auch die Farbempfindung wird eine viel intensivere. Farben, die der Gesunde wegen ihrer Zartheit kaum noch zu sehen vermag, können vom Sterbenden als unerträglich intensiv erlebt werden. Kunsttherapeuten, die mit Sterbenden gearbeitet haben, berichten über dieses Phänomen. Auch der Hörsinn wird feiner ausgeprägt. Er ist der letzte Sinn, der schwindet. Der Sterbende fühlt sich ausgeschlossen, wenn man in seiner Umgebung flüstert.

Während des Sterbeprozesses beobachten wir häufig, dass die Augen des Sterbenden wie mit einem Schleier überzogen in eine weite Ferne zu blicken scheinen, etwas wahrnehmend, was wir nicht zu sehen vermögen, ähnlich dem Blick eines Neugeborenen, der zwar so vieles, aber noch nicht uns sieht.

Der Zukunft des Sterbenden zugewandt, sollte ihm seine Umgebung die Gewissheit geben, dass sie ihn nicht sogleich vergisst. Eine Art Fortbestehen in der Erinnerung scheint vielen Menschen ein Bedürfnis zu sein. Auch kann man die Bestattungsform und die Feierlichkeiten mit ihm besprechen und seine Wünsche berücksichtigen. Dadurch verhindert man, dass er nachtodlich etwas ihm ganz Fremdes erlebt. Der Reinkarnationsgedanke bietet eine weitere Hilfe, da man weiß, dass man in der Zukunft Misslungenes besser machen und neue Aufgaben übernehmen kann. Nicht gänzlich tröstet der Reinkarnationsgedanke jedoch über den Abschied von den Lieben in ihrem diesmaligen So-Sein hinweg. Dieses ist in seinem jetzigen Reichtum unwiederbringlich.

4.2 Zum Schmerz

Die meisten Menschen fürchten den Tod weniger als den Schmerz. Für viele der Sterbenden und Schwerkranken stellt daher ein Schmerztherapiekonzept z. B. nach C. Klaschik und F. Nandl, basierend auf dem Stufenschema der WHO, eine große Hilfe dar.[17] Eine Therapie nach diesem Konzept lässt die Schmerzen erträglicher werden und trägt zu einer Verbesserung der Lebensqualität bei. Dennoch gibt es Sterbende und Schwerkranke, die nicht nach diesem Therapiekonzept behandelt werden können, weil selbst durch regelmäßig verabreichte peripher wirkende Analgetika oder Morphinpäparate eine ausreichende Schmerzlinderung nicht immer zu erreichen ist. Häufig kommt es auch vor, dass die Schmerzmittel nicht vertragen werden oder paradoxe Wirkungen hervorrufen.

Einige Patienten, die Morphinpräparate einnahmen, schilderten, dass sie Gedanken hatten, die nicht ihre eigenen waren, und zeigten sich davon irritiert. Auch das eigene Körperempfinden wurde insofern verändert, als sie sich seltsam zweigeteilt erlebten. Aus der anthroposophischen Geisteswissenschaft ist zu ersehen, dass Opiate tief in das Wesen des Menschen eingreifen. Zu beobachten ist, dass Patienten, die liebevoll von Angehörigen, Freunden und Helfern begleitet werden und die durch Morphineinnahme eine Schmerzlinderung oder -freiheit erleben, kaum eine Beeinträchtigung ihres inneren Weges erfahren. Es gibt jedoch auch viele Kranke, die weder liebevolle Angehörige und Freunde noch einen spirituellen Hintergrund haben. Unter der Einwirkung von starker Schmerzmedikation werden sie, statt zu sich selber, immer weiter von sich fortgeführt. Bei diesen Patienten zieht sich der Sterbeprozess oft lange hin, und man hat immer den Eindruck, dass sie noch auf etwas warten.

4.3 Schmerzlinderung

Für den Pflegenden ist es wichtig zu wissen, dass eine Schmerztherapie mit Opiaten den inneren Weg des Kranken erleichtern, aber auch blockieren kann, je nachdem, wie die äußeren Bedingungen um den Kranken herum sind.

Es gibt vielfältige Möglichkeiten der Schmerzlinderung, z. B. eine Schmerztherapie mit potenzierten Heilpflanzen.[18] Mit den äußeren Anwendungen, wie Öldispersions-bädern, Rhythmischen Einreibungen, Wickeln und Kompressen ist uns Pflegenden ein wichtiges Instrument in die Hand gegeben, den Menschen in seinem Schmerz nicht nur punktuell zu behandeln, sondern ihn in seiner Ganzheit anzusprechen. Indem ich für diesen Menschen etwas tue, mich vorbereite, an ihm und mit ihm eine Handlung vollziehe, liegt eine ganz persönliche Zuwendung, die – wenn sie mit innerer Anteilnahme durchgeführt wird – zusätzlich zur äußeren Handlung heilsam ist.

In jedem Menschen, und sei er noch so krank und voller Schmerzen, lebt auch seine gesunde Seite, die angesprochen werden will, um sich weiterentwickeln zu können. Die Selbstheilungskräfte sind Teil des ganzen Menschen. Solange sie nur von negativen Einflüssen überlagert werden, bleiben sie unwirksam. Um diese Kräfte anzuregen, ist es daher von großer Bedeutung, dass wir um Entwicklungsmöglichkeiten des Patienten wissen und daraus auch eine echte Hoffnung vermitteln können. Wenn es uns gelingt, das Interesse des Patienten mehr auf die Um- und Außenwelt hin zu richten, sei es die Literatur, Musik, Malerei oder Natur dann vermag sich seine Wahrnehmung in einen geistigen Bereich hineinzubewegen, der ihm zu einer Kraftquelle werden kann. Der Schmerz will nicht nur mit chemischen Substanzen behandelt werden, sondern fordert uns als Einzelne und als therapeutische Gemeinschaft heraus, uns selbst als Mensch und Heilmittel einzubringen. Er bedarf unserer Liebe, um geheilt zu werden.

Kurze Zeit vor dem Tode ist immer wieder zu erleben, dass kaum noch Schmerzmittel benötigt werden. Die höheren Wesensglieder Astralleib und Ich, die den Schmerz empfinden, lösen sich langsam aus dem Körper heraus, und somit wird der Leib immer weniger spürbar.

4.4 Die Begegnung mit dem Doppelgänger

Des Öfteren ist kurz vor dem Tode eine deutliche Wesensveränderung am Sterbenden wahrnehmbar, die sich in Angstzuständen, Wut und Aggression äußern kann. Er wirkt fast so, als ob er in einem Kampf stehe. Die Angehörigen sind oft betroffen und erstaunt, und auch die Pflegenden sind merkwürdig berührt und fühlen sich unter Umständen angegriffen. Eine solche Phase der Wesensveränderung kann einige Stunden bis Tage dauern. Danach löst sie sich und der Mensch ist wie verwandelt. Mit Gelassenheit und innerer Ruhe geht er dem Tod entgegen. Aus der anthroposophischen Menschenkunde ist zu erfahren, dass der Sterbende in dieser Phase eine Begegnung mit seinem Doppelgänger hat. Wer ist dieser Doppelgänger? Er wird beschrieben als ein geistig reales Wesen, das mit unserem normalen Alltagsbewusstsein nicht wahrnehmbar ist. Er setzt sich zusammen aus unseren in einem ganzen Leben gedachten Gedanken, Worten und Taten. Kurz bevor wir über die Schwelle des Todes gehen, begegnen wir ihm. Meist ist es keine sehr angenehme Begegnung, weil der Doppelgänger ein erbarmungsloser Spiegel unseres Selbst ist. Rudolf Steiner schilderte ihn als äußerst hässlich und furchterregend und gleichzeitig von großer Strenge und Liebe.[19] Durch seine Gestalt drückt er in etwa Folgendes aus: „Hier an mir siehst Du die Summe Deiner Gedanken, Worte, Taten aus

Deinem Erdenleben. Es liegt an Dir, mich immer schöner und vollkommener zu gestalten. Dadurch, dass Du strebend Dich bemühst, kann ich mich in ein strahlendes Lichtwesen verwandeln."

Trifft die Begegnung mit diesem Hüter der Schwelle den Menschen unvorbereitet, verursacht sie große Angst und Schrecken. Gleichzeitig kann aber in ihm ein starker Impuls entstehen, in einem neuen Leben immer mehr zur Vervollkommnung seines Menschseins beizutragen. Nehmen wir als Pflegende nun eine solche Wesensveränderung wissend und verstehend wahr, können wir dem Sterbenden durch unsere Gedanken eine Hilfestellung geben. Diese Begegnung mit dem Doppelgänger erlebt auch der Mensch, der durch eine Geistesschulung Zugang zu den geistigen Welten erlangt. Man muss an ihm vorbei, will man in die geistige Welt kommen. Um aber daran nicht zugrunde zu gehen, bedarf es einer Vorbereitung, einer geistigen Schulung.

Wenn wir einschlafen, lösen sich Ich und Astralleib aus dem Körper und halten sich in der geistigen Welt auf, in der sie sich Nahrung für das nächste Tagwerk holen. Auch da müssen wir am Hüter der Schwelle vorbei, nehmen ihn aber nicht wahr, weil wir sozusagen bewusstlos sind. Diese Bewusstlosigkeit stellt einen Schutz dar, weil wir den Anblick nicht ertragen und an ihm irre werden könnten, wie es z. B. in Bulwer-Lyttons „Zanoni" beschrieben wird.[20] Doppelgängerbegegnungen schildern noch etliche andere Werke der Weltliteratur.[21]

5. Die Pflege des Sterbenden

Die Pflege eines sterbenden Menschen stellt eine große Herausforderung dar, weil wir immer wieder mit unserer eigenen Unsicherheit konfrontiert werden. Es erfordert Mut, zu dieser Unsicherheit zu stehen, sie zu überwinden und in uns selber die Ruhe zu erzeugen, mit der wir auf den Patienten zugehen können. Dem sterbenden Menschen immer wieder neu zu begegnen und herauszufinden, welche innere unausgesprochene Frage er oder ihn bewegt, ist ein wichtiger Aspekt in der Pflege. Obwohl es viele Hilfsmöglichkeiten für die Sterbenden gibt, dürfen wir uns nicht darüber hinwegtäuschen, dass die Sterbebegleitung keine erlernbare Technik ist, sondern ein höchst personaler Akt, der nur aus menschlicher Anteilnahme heraus geleistet werden kann. „All unser Wissen über das Sterben gleitet am Sterbenden ab, auch exakt gewählte Worte können ihn nicht erreichen, wenn sie nicht aus der Wurzel echten Mitmenschentums kommen. Dem Sterbenden wirklich begegnen und somit helfen kann nur der, der ‚strebend sich bemüht, ein Liebender zu werden'. Liebe fordert das Ja zum eigenen Menschsein, auch das Ja zum Einlassen und Zulassen von Gefühlen der Angst und Hilflosigkeit."[22]

Als Pflegende(r) einen Übungsweg zu gehen im Sinne der sechs „Nebenübungen", wie sie von Rudolf Steiner beschrieben wurden, kann ein Fundament bilden zur Selbsterkenntnis, zur Menschenerkenntnis und zu einer ständig wachsenden Liebesfähigkeit, durch die erst wirkliche Begegnung möglich wird [→ Kapitel „Pflege als Übungsweg"].

Für die Pflege ist das Lebensalter der Sterbenden maßgeblich. Je jünger der Patient ist, umso mehr haben wir es mit den Angehörigen als den Leidtragenden und als Mithelfenden zu tun. Auf den Kinderstationen werden die Mütter mit aufgenommen, um den Kindern eine Hülle zu geben. Der Tod eines Kindes, eines jungen Menschen, ist ein Gemeinschaftsschicksal, der Tod eines älteren Menschen mehr ein individuelles. Der jüngere Mensch hat noch, der ältere Mensch schon wieder eine stärkere Verwandtschaft zur geistigen Welt. Der Mensch im mittleren Lebensalter kämpft am meisten, um sich vom Irdischen zu lösen. Dementsprechend sieht die Sterbebegleitung für jedes Lebensalter anders aus.

Im Folgenden sollen die üblichen, allgemein bekannten Pflegemaßnahmen noch durch einige Anregungen erweitert werden.

WÄRME: In der Betreuung der Schwerkranken spielt Wärme eine wichtige Rolle, und zwar Wärme auf allen Ebenen. Dem Sterbenden fehlt oft die Kraft, Eigenwärme zu produzieren. Deshalb muss seine schwache Wärmehülle von außen geschützt werden. Ist der Mensch von Wärme umgeben, entwickelt er Vertrauen und fühlt sich geborgen. Es kann für den Schwerkranken eine Wohltat sein, statt kaltem Wasser auch einmal warmen Tee angeboten zu bekommen. Sinnvoll ist es dann, eine Thermoskanne mit Tee auf dem Nachttisch bereit zu haben.

Bei allen pflegerischen Verrichtungen ist darauf zu achten, dass der Patient nicht auskühlt. Ein warmes Fußbad im Bett oder Hand- und Armbäder erzielen eine umfassende Durchwärmung und üben gleichzeitig eine sehr beruhigende Wirkung auf den Sterbenden aus. Die Wärme vermittelt – wie schon geschildert – Geborgenheit, und dem Sterbenden wird das Loslassen erleichtert.

WASSER: Bei diesen Behandlungen spielt neben der Wärme auch das Element Wasser eine bedeutende Rolle. Im Wasser lebt der Mensch in seinem Urelement, das in der Embryonalzeit sein Zuhause war. Wasser vermittelt Leichtigkeit, Weite und Urvertrauen. Gleichzeitig lindert es für eine Weile die Schmerzen.

AUSSCHEIDUNG: Wichtig bei der Betreuung Sterbender sind die Ausscheidungen. Unbedingt ist dabei auf regelmäßige Verdauung zu achten. Einem sterbenden Menschen, der mehrere Tage nicht abgeführt hat, fällt es schwer, sich aus seinem Leib zu lösen, weil er im wahrsten Sinne des Wortes bedrückt wird. Eine Hilfe bieten hier u. a. Baucheinreibungen mit *Kümmelöl* (*Oleum aethereum Carvi 10 %, Apothekenrezeptur*).

SCHWITZEN: Schwitzen die Menschen sehr, sind Abwaschungen mit Zitronenwasser (eine ungespritzte Zitrone wird unter Wasser aufgeschnitten und ausgepresst) oder mit Salbei- bzw. Pfefferminztee erfrischend. Pflanzenauszüge gibt es auch als Waschemulsionen (z. B. *Zitronen Lemongrass Bad* (Dr. Hauschka) oder *Citrus Erfrischungsbad* (Weleda)).

ERNÄHRUNG: Bei der Ernährung ist darauf zu achten, dass die Patienten leichte, mild gewürzte Speisen erhalten, damit der Organismus nicht durch schwer Verdauliches zusätzlich belastet wird. Oft erlebt man, dass auf dem Nachttisch der Patienten als Getränke nur Wasser oder stark säurehaltige Obstsäfte stehen. Diese Säfte sind unter Umständen zu intensiv im Geschmack und brennen auf der Zunge. Da kann es, wie schon erwähnt, sehr wohltuend für den Kranken sein, ein Glas warmen Tee bereit zu haben. Auch Obstsäfte lassen sich erwärmen. Es sollte darauf geachtet werden, dass immer genügend Frischobst vorhanden ist. Schon ein kleines Stückchen Apfelsine kann sehr belebend wirken, auch wenn man es nur riecht. Um die Speichelsekretion zu fördern, hat sich das Aufschneiden einer Zitrone im Zimmer des Patienten bewährt. Der Duft, der hierdurch entsteht, ist dem Patienten meist sehr angenehm und erfrischt ihn. Es ist darauf zu achten, dass er genügend Flüssigkeit zu sich nimmt.

MUNDPFLEGE: Die Pflege des Mundes (nicht nur mit Mundsprays, sondern auch mit gemischten Tees, z. B. Kamille-Salbei-Zitrone-Rosenhonig) und das Feuchthalten der Lippen sind eine Selbstverständlichkeit in der Pflege dieser Kranken und brauchen hier nicht genauer ausgeführt zu werden.
Tees zur Mundspülung werden grundsätzlich frisch zubereitet.

DURCHFÜHRUNG: Drei bis fünf Kamillenblüten und ein Salbeiblatt mit 200 ml kochendem Wasser übergießen und 30 Sekunden ziehen lassen, zwei bis fünf Tropfen Zitronensaft und einen halben Teelöffel Rosenhonig (Apothekenrezeptur) zugeben. Die Teemischung abdecken und auf 30 °C abkühlen lassen. Lässt man die Teekräuter länger ziehen, erhält der Tee eine bittere und adstringierende Note. Der Zitronensaft wirkt speichelbildend, bei Schleimhautverletzungen muss auf ihn verzichtet werden. Rosenhonig süßt und pflegt die Schleimhaut.

UMGEBUNG: Auch die Gestaltung der äußeren Umgebung ist von nicht zu unterschätzender Bedeutung. Das Patientenzimmer lässt sich dahingehend verändern, dass wir Bilder aufhängen, die dem Kranken etwas bedeuten. Es kann zu einem Albtraum werden, wenn man immer das gleiche ungeliebte Bild an der Wand betrachten muss. Auch Gegenstände aus der Natur, z.B. Blumen, schöne Steine oder Muscheln verbinden den Patienten mit der Außenwelt.

Dass Ordnung im Zimmer herrscht, ist eine Selbstverständlichkeit, weil sich die äußere Ordnung auf die innere überträgt.

MUSIK: Musik spricht die meisten Menschen tief in ihrer Seele an. In den Tönen, die von einer Leier[23], einem kleinen harfenähnlichen Instrument, ausgehen, erleben die Kranken Geborgenheit, Aufgenommen-Sein. Die Musik macht leicht und trägt empor. Manchen Menschen wird es gerade durch die Musik, durch die Töne möglich, loszulassen, endlich einmal wieder weinen zu können. Dies kann sehr befreiend wirken. Wenn wir uns die Zeit nehmen, dem Schwerkranken etwas auf einer Leier oder auf der Flöte vorzuspielen oder die Angehörigen oder auch den Sterbenden selbst dazu anzuhalten, ermöglichen wir es ihm, zu Ausgeglichenheit und innerer Ruhe zu kommen.

Eine Musiktherapeutin, die mit komatösen und beatmeten Patienten auf der Intensivstation arbeitet, berichtet, dass die Musik die Kranken tief in ihrem Innern erreicht und die Menschen mit Hilfe der Musik zu einem langsamen Aufwachen hingeführt werden können. Einige der komatösen Patienten, bestätigten ihr hinterher, dass die Klänge entscheidend dazu beigetragen hätten, sie wieder ins Leben zurückzurufen.[23]

VORLESEN: Eine weitere Möglichkeit in der Begleitung von Sterbenden liegt im Vorlesen von Märchen, Geschichten und Gedichten. Märchen werden im Allgemeinen Kindern bis zu einem bestimmten Alter vorgelesen. Diese „saugen" die Märchen quasi auf und leben ganz selbstverständlich mit ihnen. Alte und sterbende Menschen finden häufig wieder einen Bezug zu Märchen. Sie wecken Erinnerungen und Sehnsüchte, die vielleicht lange verschlossen in ihnen ruhten. In den Bildern, die oft von Verwandlungen erzählen, fühlen sie sich erneut zuhause. Was ist der Grund? Betrachtet man die Märchen der verschiedenen Kulturen, so fällt auf, dass alle – gleich aus welcher Kultur sie stammen – immer ein ähnliches Grundmotiv haben. Sie berichten von Gut und Böse, Schmerz und Leid, Verwandlung und Erlösung. Die Märchen zeigen in Bildern, was geistige Realität ist. Damit ist eine Sprache gefunden, die alle Menschen verstehen, wenn sie nicht nur mit ihren Ohren, sondern auch mit dem Herzen hören. Alte und sterbende Menschen können sich in den Bildern der Märchen wiederfinden und an die geistige Welt anknüpfen. Aber auch Erzählungen, Geschichten, Gedichte, die den Weg der Seele im Nachtodlichen beschreiben, sind grundlegende Hilfen.[24]

SEELSORGE: Ein wichtiger Gesichtspunkt in der Betreuung der Sterbenden ist die Seelsorge. Oftmals nimmt man wahr, dass die Kranken nichts dringender benötigen als jemanden, der sich um ihre Seele sorgt. Stellt man ihnen jedoch die Frage, ob sie einen Priester zu sprechen wünschen, lehnen sie dies häufig ganz entschieden ab. Diese strikte Ablehnung kann jedoch im Laufe des Krankheitsgeschehens schwinden. Daher ist es wichtig, dass wir den Mut aufbringen, wieder und wieder nachzufragen. Gerade in den letzten Lebenstagen oder Stunden tritt das Bedürfnis nach einem Seelsorger oder Priester auf. Manche Menschen vermögen friedvoller über die Schwelle zu gehen, wenn sie noch mit einem Geistlichen gesprochen, gebetet oder die Krankensalbung empfangen haben. Wir sollten wachsam sein für den Augenblick, in dem der Sterbende nonverbal oder verbal nach dem Seelsorger verlangt.

5.1 Begleitung der Angehörigen

Eine Anforderung, die immer wieder an die Pflegenden herantritt, ist die Begleitung der Angehörigen. Bei der Pflege sterbender Kinder spielt sie eine besonders herausragende Rolle. Für die Angehörigen ist es oft eine Hilfe, in die pflegerischen Tätigkeiten einbezogen zu werden. Sie haben so das Empfinden, noch etwas tun zu können. Ebenso lassen sie sich anregen, etwas vorzulesen, auf einem Instrument zu spielen oder auch nur da zu sein und dem Sterbenden die Hand zu halten. Sie brauchen unsere Bestätigung darin, dass selbst, wenn sie vermeintlich passiv da sitzen, sie noch sehr viel durch ihre Gedanken und Gefühle für den Sterbenden tun.

Hilflosigkeit, Unsicherheit und Angst vor dem Verlust kennzeichnen die Situation der Angehörigen. Dies spürt auch der Sterbende, und häufig tun sich beide – Sterbende und Angehörige – schwer, miteinander darüber zu sprechen. Hier vermag ein vermittelndes und offenes Wort durch die Pflegenden ein Tor zu öffnen, sodass sie sich durch ehrliche Gespräche wieder aufeinander zubewegen können. Wie oft belasten die

Hinterbliebenen gerade die ungesagten Worte. Ein wirklich offenes, wahr geführtes Gespräch zwischen Sterbendem und Angehörigen vermag für alle zum intensivsten Erlebnis der letzten Jahre zu werden, und verbindet sie noch einmal innig miteinander. Der Pflegende ist weder in der Situation des Sterbenden, noch in der des verhältnismäßig hilflos mitleidenden Angehörigen. Er befindet sich inmitten dessen, worin der Sterbende nicht mehr ist: in Tätigkeit und Beruf, kraftvoll, gesund. Diesen Abgrund kann nur große Bewusstheit überbrücken: Ehrfurcht vor dem Tod in seiner umfassenden Dimension, Achtung vor der Persönlichkeit und dem gelebten Leben dessen, der sich anschickt, über die Schwelle zu gehen.

Hier müssen wir wieder auf die innere Schulung des Pflegenden zu sprechen kommen, die bisher in der Pflegeausbildung wenig, meist gar nicht vorkommt. Haben wir in dem Sterbenden einen Menschen vor uns, dem bei großer Schwächung der leiblichen Kräfte zugleich eine sehr große Bewusstseinsanstrengung abverlangt wird, so muss er in uns eine Stütze finden können. Dies geschieht zunächst im einsichtigen Mitfühlen seiner Situation. Doch Gefühle neigen dazu, sich zu verbrauchen, wenn sie nicht von geistigen Quellen gespeist werden. Nur durch die Arbeit des Pflegenden an sich selbst erwächst ihm die Kraft, über den obenerwähnten Abgrund zu gelangen.

6. Der Tod

Tag für Tag werden wir heute durch die Medien mit dem Tod konfrontiert, und trotzdem schieben wir ihn weit von uns. Nur wenn wir selbst unmittelbar mit ihm konfrontiert werden, stehen wir fassungslos da, und es fällt uns schwer, ihm wirklich ins Angesicht zu schauen. Alle nachtodliche Versorgung geben wir an den Bestatter ab.

Stirbt ein Mensch in einem Krankenhaus, wird er meist schnell und unauffällig von der Station „weggeschafft". Durch düsterste Kellergänge geschoben, landet er schließlich in einem Raum, der jeglicher Menschenwürde entbehrt. Vollkommen nackt, nur in ein Betttuch eingeschlagen, wird er in das Kühlfach geschoben, in dem schon einige andere Leichen über und unter ihm ebenso lieblos abgelegt sind. Äußern Angehörige den Wunsch, ihre Verstorbenen noch einmal zu sehen, so ist dies nur für eine sehr kurze Zeit auf der Station möglich. Andernfalls kann der Besuch in der Leichenkammer zu einem Schock fürs Leben werden, wenn nicht ein einfühlsamer Mensch für eine dem Augenblick entsprechende Atmosphäre auch dort sorgt.

6.1 Äußere Merkmale, die den eintretenden Tod erkennen lassen

Indem der Äther- oder Lebensleib beginnt sich herauszulösen, nimmt der Innendruck des Gewebes ab, die Temperatur sinkt, die Schließmuskeln der Augen und Lippen fangen an, ihren Dienst zu versagen. Die langsam von unten nach oben, von den Gliedmaßen zum Rumpf aufsteigende Kälte ergreift den Körper. Es treten die typischen Todesmerkmale in Erscheinung. Die Hautfarbe verändert sich, wird grau-bläulich marmoriert. Das Gesicht wirkt wie herausgemeißelt, die Nase erscheint spitzer, die Augen liegen tief in den Höhlen und schließen sich nicht mehr vollständig. Das Gesicht ist bleich. Ein weißes Dreieck bildet sich von der Nase bis zu den Mundwinkeln. Die Haut ist kaltschweißig, die Handlinien bilden sich immer mehr zurück.

6.2 Der Moment des Todes

Bei der Geburt wird das neue Menschenkind liebevoll empfangen, in ein wärmendes Tuch gehüllt und der Mutter in den Arm gelegt. Jede hektische Aktivität wird vermieden, um das Einfühlen in die neue Situation für Mutter und Kind möglichst schön zu gestalten.

Der Todesmoment ist meist geprägt von Trauer, vom Schmerz der Zurückbleibenden. Was für die Angehörigen ein vielleicht großer Verlust irdischer Nähe ist, bedeutet für den Verstorbenen einen Schwellenübertritt. Sehr häufig wird dieser als ein Tunnel beschrieben, an dessen Ende ein wunderbares helles Licht den Menschen empfängt. Wir können diesen Tunnel als seelische Realität imaginieren, wenn wir uns vorstellen, wie wir im irdischen Dasein durch die Kanäle unserer Sinne an die Welt hingegeben sind. Im Moment des Todes ziehen wir uns aus der Umwelt zurück und gelangen durch einen Umstülpungsvorgang aus der Welt der Sinne in die Welt unserer Seele und ihre geistige Heimat. Die Zurückgebliebenen sehen nichts von diesem neuen Leben. Aber sie können darum wissen, ihm in Gedanken folgen und den Eintritt des Todes in all seiner Größe und Würde feiern, äußerlich durch Blumen und Kerzen als Abbild jenes Lichtes, und innerlich durch das Sprechen eines Gebetes, Gedichts oder eines Kultus. Auch den Todesmoment können wir einfühlsam gestalten, indem wir nun statt zu empfangen wie bei der Geburt etwas loslassen und dies liebevoll begleiten. Das richtige Loslassen ist etwas, was uns im Leben meist sehr schwerfällt, sei es, dass wir uns von lieben Menschen verabschieden oder dass wir eine gewohnte Umgebung oder eine liebgewordene Gewohnheit aufgeben müssen. Schon im alltäglichen Leben können wir das Loslassen erüben, das immer auch etwas mit Schmerzüberwindung zu tun hat. Wir wissen aus Erfahrung, dass diese Überwindung uns letztendlich die große Kraft schenkt, Neuem offen zu begegnen und uns weiterzuentwickeln.

7. Versorgung der Verstorbenen in einem anthroposophischen Krankenhaus

Um der Seele des Verstorbenen ein ungestörtes Herauslösen aus seinem Leib zu ermöglichen, beginnt man mit der eigentlichen äußeren Versorgung erst etwa eine halbe bis ganze Stunde nach Eintritt des Todes. Wenn nötig, wird der Verstorbene gewaschen und möglichst mit eigenen Kleidungsstücken bekleidet, ansonsten zieht man ihm Krankenhauswäsche an. Alle Wunden versieht man mit Verbänden und setzt ein vorhandenes Gebiss nach Möglichkeit ein. Nachdem das Bett frisch bezogen ist, werden die Haare gekämmt. Mit einem Laken wird der Leichnam bis unter die Arme zugedeckt. Die Augen schließt man mit warmen, feuchten Kompressen, die nur wenige Minuten auf den Augen liegen bleiben dürfen! Eine Kinnstütze aus Plastik oder ein Stoffrolle unterstützt das Kinn, das nicht – wie es früher üblich war – mit einer Binde hochgebunden wird, da dies den Menschen sehr entstellt. Den Hals des Verstorbenen bedecken wir mit einem Tuch oder einem Schal, damit die Kinnstütze nicht sichtbar ist. Die Hände liegen nun übereinander auf dem Bettlaken. Bei all diesen Maßnahmen soll der Verstorbene nur möglichst geringen Bewegungen ausgesetzt werden. Alles Überflüssige entfernt man aus dem Zimmer. Eine Kerze brennt, wobei darauf zu achten ist, dass kein Schatten auf das Gesicht fällt.

Wenn es möglich ist, vollziehen wir all diese Tätigkeiten mit den Angehörigen. Oftmals berichten sie später davon, wie wichtig gerade das gemeinsam vollbrachte letzte Versorgen für sie gewesen ist, auch im Hinblick auf ihre Trauerarbeit.

Es ist üblich, dass der Verstorbene noch einige Stunden in seinem Zimmer verbleibt. So haben Angehörige, Freunde, Stationsmitarbeiter, Pflegende, Ärzte und Therapeuten die Möglichkeit, Abschied zu nehmen, einzeln oder auch alle gemeinsam. Hierbei wird ein Gebet, ein Text aus der Bibel, ein Spruch oder ein Gedicht gesprochen und/oder ein Lied gesungen. Singen kann die Atmosphäre auflockern und aus der Bedrückung erlösen. Auch Mitpatienten lassen sich in dieses Abschiednehmen einbeziehen. Für sie kann es eine große Hilfe sein, zu erfahren, dass ein leidender Mensch im Tod entspannt und befreit erscheint. Auch wenn bei ihnen anfänglich Unsicherheit besteht, erlebe ich doch meist Dankbarkeit, in dieses Abschiednehmen mit einbezogen worden zu sein. Es entsteht dadurch Raum für Fragen, an die sie bisher noch nicht gedacht, oder die sie noch nicht auszusprechen gewagt haben.

7.1 Die Aufbahrung des Verstorbenen

Als junge Krankenschwester, die in einer Universitätsklinik arbeitete, prägte sich mir folgendes Erlebnis tief ein: An einem Tag verstarben auf unserer Station drei Menschen, die ich lange gepflegt hatte. Zutiefst wurde ich jedoch erschüttert, als der Pathologie-Pfleger mit einer Zinkwanne kam und alle drei Menschen nackt übereinander hineinwarf, als wären diese nie Menschen gewesen. Nirgendwo gab es einen Raum, in dem man die Toten noch einmal hätte besuchen können. Mein Unmut und meine massive Beschwerde darüber an entsprechender Stelle wurden nur mitleidig belächelt.
In allen anthroposophischen Kliniken und Altenheimen gibt es einen oder mehrere Räume, in denen der Verstorbene würdevoll aufgebahrt werden kann. Diese Räume sind architektonisch und farblich entsprechend gestaltet.

Nachdem alle auf der Station Abschied genommen haben, wird der Verstorbene von den Pflegenden und, wenn möglich, in Begleitung der Angehörigen in den Aufbahrungsraum gebracht und dort auf dem Katafalk, der mit einem Betttuch bedeckt ist, aufgebahrt. Links und rechts neben dem Katafalk stehen Kerzen, die angezündet werden, und, solange der Verstorbene dort liegt, auch ständig brennen. Die Angehörigen haben die Möglichkeit, den Verstorbenen drei Tage in diesem Raum zu lassen. Sie können dort Totenwache halten und den Raum ihren Vorstellungen entsprechend gestalten.

7.2 Veränderungen nach dem Tode

Nimmt man den Verstorbenen in den ersten drei Tagen nach seinem Tod wahr, so erlebt man innerhalb dieser Tage noch erstaunliche Wandlungen: Ganz abgesehen davon, dass die Falten sich glätten, verändert sich auch der Ausdruck des Gesichts. Häufig erscheint es wie zweigeteilt, in eine ernste und in eine lächelnde Hälfte.

In der Atmosphäre um den Verstorbenen herum ist noch etwas von seinem Leben wahrnehmbar. Es kann sein, dass man seine Einsamkeit, sein „Mitten-aus-dem-Leben-gerissen-Sein" oder sein erfülltes Leben sehr deutlich spürt, ohne ihn vorher gekannt zu haben. Besucht man den Verstorbenen öfter im Aufbahrungsraum, so vermag man dort eine wechselnde Stimmung wahrzunehmen. Nach zweieinhalb bis dreieinhalb Tagen ist dies jedoch vorüber: Man erlebt, dass hier nur noch eine Hülle liegt, wie ein vom Schmetterling verlassener Kokon.

Wird der Verstorbene vom Bestatter abgeholt, geschieht die Einsargung im Beisein eines Pflegenden. Er wacht darüber, dass dies würdevoll abläuft und begleitet den Verstorbenen aus dem Haus hinaus.

7.3 Der Aufbahrungskreis

Im Gemeinschaftskrankenhaus Herdecke gibt es einen Kreis von Menschen, die sich die Betreuung der Verstorbenen zur Aufgabe gemacht haben. Mindestens einmal täglich werden die Toten besucht. Sie achten auf Veränderungen am Verstorbenen, um eventuell helfend eingreifen zu können, z. B. bei einem schnellen Zerfallsprozess. Weiterhin wachen diese Personen darüber, dass Kerzen und evtl. Weihrauch ständig brennen. Je nachdem lesen sie ein Gedicht, ein Gebet, eine Stelle aus dem Johannes-Evangelium oder andere Texte. Nach Obduktionen werden die Verstorbenen wieder gewaschen, angekleidet und aufgebahrt. Eine weitere wichtige Aufgabe ist, den Mitarbeitern im Hause bei Fragen zu Sterben und Tod mit Rat und Tat zur Seite zu stehen. Der Aufbahrungskreis besteht aus freiwilligen Mitarbeitern aus der Pflege, die diese Aufgabe unentgeltlich übernommen haben und jederzeit über Funk erreichbar sind. Auch ein evangelischer, ein katholischer und ein Pfarrer der Christengemeinschaft zählen dazu. Die Gruppe trifft sich regelmäßig alle zwei Wochen, um Thematisches zu bearbeiten und Organisatorisches auszutauschen. Das Wirken dieser Gruppe hat sich als sehr sinnvoll erwiesen, weil es immer wieder Mitarbeiter gibt, die in Sterbesituationen überfordert sind und sich hilflos fühlen. Außerdem entstehen durch die Arbeit Kontakte und Gespräche mit den Angehörigen.

Es ist sehr zu wünschen, dass sich immer mehr Krankenhäuser darauf besinnen, für die Verstorbenen einen würdigen Raum und Rahmen zu schaffen. Damit wird den Zurückgebliebenen eine Hilfestellung geboten, ihre Trauer besser zu verarbeiten. Letztlich gelten diese Vorbereitungen jedoch dem Verstorbenen, der mit dem Tod in die geistige Welt geboren wird.

Kategorie	Beispiel für Lernziele	Empfohlener Lernweg
Handwerk	Sie verschaffen dem Sterbenden durch die Körperpflege Erleichterung.	A
Eigenes Lernziel		
Beziehung	Sie beantworten Fragen des Sterbenden im Hinblick auf den Sterbeprozess angemessen und ehrlich oder nehmen Hilfen von Therapeuten, Kollegen oder Priestern in Anspruch.	B
Eigenes Lernziel		
Wissen	Sie kennen den Sterbeweg, wie er durch die anthroposophische Geisteswissenschaft beschrieben wird.	C
Eigenes Lernziel		

Literatur

1 Ohler, N.: Sterben und Tod im Mittelalter. Patmos-Verlag Ostfildern 2003.
2 Canacakis, J.: Ich sehe deine Tränen. Kreuz-Verlag Stuttgart 2002.
3 Aus dem Leitbild der Kurzzeitpflegestätte „Turmalin“, Witten.
4 Steiner, R.: Theosophie – Einführung in übersinnliche Welterkenntnis und Menschenbestimmung (GA 9). Rudolf Steiner Verlag Dornach 2003.
5 Maurice, M.: Anthroposophie – Was ist das? Novalis Verlag Schaffhausen 1987.
6 Ritchie, G.: Rückkehr von morgen. Francksche Buchhandlung Marburg 1990.
7 von Jankovich, S.: Ich war klinisch tot. Drei Eichen Verlag Ergolding 2011.
8 Moody, R.: Leben nach dem Tod. Rowohlt Verlag Reinbek bei Hamburg 2013.
9 Ritchie, G.: Rückkehr von morgen. Francksche Buchhandlung Marburg 1990.
10 Kübler-Ross, E.: Über den Tod und das Leben danach. Verlag Silberschnur Neuwied 1989.
11 Maurice, M.: Anthroposophie – Was ist das? Novalis Verlag Schaffhausen 1987.
12 Senft, H.: Erfahrungen eines Krebspatienten. Unveröffentlichter Vortrag vom 16.11.1989.
13 Kübler-Ross, E.: Verstehen, was Sterbende sagen wollen. Droemer Knaur Verlag München 2000.
14 Lama, A. G.: Die Bedeutung des Tibetanischen Totenbuches für den modernen Menschen. Deutsche Krankenpflegezeitschrift 1985; 38 (3).
15 Wambach, H.: Leben vor dem Leben. Heyne Verlag München 1991.
16 Wiesenhütter, E.: Blick nach drüben. Gütersloher Verlagshaus Gütersloh 1991.
17 Klaschik, E. Medikamentöse Schmerztherapie bei Tumorpatienten. Mundipharma Limburg 2008.
18 Simon, L: Schmerztherapie mit homöopathisch potenzierten Heilpflanzen. Haug Verlag Heidelberg 1998.
19 Steiner, R.: Wie erlangt man Erkenntnis der höheren Welten? (GA 10). Rudolf Steiner Verlag Dornach 2010.
20 Bulwer-Lytton, E.: Zanoni. Ansata Verlag Interlaken 1990.
21 Wilde, O.: Das Bildnis des Dorian Gray. Insel Verlag Frankfurt am Main 1991.
22 Juchli, L.: Pflegen, Begleiten, Leben. Recom Verlag Basel 1985.
23 Gustorff, D.: Die Kunst der Musik in der Therapie. Unveröffentlichter Plenumsvortrag vom 28.9.1991, gehalten auf dem Kongress „Kunst im Krankenhaus“ in Münster.
24 Lagerlöf, S.: Der Fuhrmann des Todes. Nymphenburger Verlag München 1974.

Epilog

Zukunft der professionellen Pflege

„Die Anthroposophische Medizin ist jung und steht am Anfang ihrer Entwicklung. Sie ist in hohem Maße noch damit beschäftigt, ihre eigenen Grundlagen zu erarbeiten ... [Der Verfasser] sieht in ihr eine umfassende und tiefgreifende Möglichkeit der Vermenschlichung der Medizin durch eine Erweiterung in Richtung eines differenzierten geistigen Begreifens des Menschen. Hieran mitzuarbeiten ist das größte Bedürfnis. Bis das in immer vollerem Umfange geschehen ist, besteht das Gefühl der Dankbarkeit und der Verschuldung gegenüber den Ergebnissen und Methoden der modernen Medizin, die so vieles erforscht und auch für die Zukunft Unverzichtbares entwickelt hat.“[1]

Der Verfasser dieser Zeilen war Thomas McKeen (1953–1993), ein herausragender anthroposophischer Arzt und Begründer des Anthroposophischen Ärzteseminars an der Filderklinik. Ihm ist das vorliegende Pflegebuch gewidmet. Aus dem Zitat spricht Bescheidenheit gegenüber den Errungenschaften der Anthroposophischen Medizin, Zuversicht und Vertrauen in ihre Entwicklungsmöglichkeiten, wie auch Hochachtung und Ehrfurcht vor den Leistungen der naturwissenschaftlichen Medizin.

Das Verhältnis der anthroposophischen Pflege zur allgemein üblichen Pflege, zur Medizin als auch zur Anthroposophischen Medizin ist geprägt durch die von Thomas McKeen zum Ausdruck gebrachte Haltung. Die verschwindend geringe Anzahl anthroposophisch Pflegender weltweit und der marginale Grad an akademischer Kompetenz erfordern maximale Bescheidenheit gegenüber der „großen“ Pflegewelt und der Medizin.* Deshalb blicken wir staunend und mit Bewunderung auf die Heilungen, welche die moderne Medizin ermöglicht und auf die Kollegen, die überall auf der Welt tagtäglich ihr Bestes für ihre Patienten geben. Wir sind dankbar, an dieser Medizin mitwirken zu dürfen und Teil der Pflegeprofession zu sein.

---

* Initiativen für anthroposophische Pflege gibt es inzwischen in über 20 Ländern auf allen Erdteilen. Gerade mit der weltweiten Ausbreitung eines Weiterbildungsprogramms für Anthroposophische Ärzte, dem „International Postgraduated Medical Training (IPMT)“, etablierte sich auch eine Anzahl von Fort- und Weiterbildungen für professionell Pflegende. So arbeiten heute weltweit etwa 2500 professionell Pflegende im Umfeld anthroposophischer Einrichtungen. Etwa 1000 Pflegende sind selbstständig oder an medizinischen Institutionen ohne anthroposophische Orientierung angestellt. Etwa 20 Prozent haben eine mindestens 200-stündige Weiterbildung für anthroposophische Pflege abgeschlossen. Die überwältigende Mehrzahl der anthroposophisch Pflegenden lebt in Deutschland. Hier haben sich im Laufe der letzten 40 Jahre etwa 2000 Pflegende in einer dreijährigen, staatlich anerkannten anthroposophischen Ausbildung qualifiziert.

Aber uns Pflegende treiben eine Sehnsucht und eine Gewissheit um: Jede Therapie müsste mehr und mehr an den Entwicklungs- und Veränderungswillen des Patienten appellieren, um echte Heilung zu bewirken. Medikamente und chirurgische Eingriffe schaffen die physische Entlastung, bringen Symptome zum Schweigen und lindern Schmerzen. Jene Kräfte des Lebens, die aus den Tiefen des menschlichen Leibes auf die therapeutische Intervention antworten, die den chirurgisch stabilisierten Knochen wieder zusammenwachsen lassen oder welche die Blutbildung nach einer Zytostase bewirken, brauchen nicht Therapie, sondern den Lebens- und Entwicklungswillen des Patienten sowie Pflege. Die Heilkunst der Zukunft wird dann erfolgreich sein, wenn der Patient ein inneres Verständnis dafür bekommt, wie die Erkrankung in ihm wirkt und wie erst seine Mitwirkung und Verwandlungskraft Heilung ermöglichen. Weder die heutige Medizin noch die Pflege berücksichtigen dies schon in ausreichendem Maß. Zu Recht suchen deshalb immer mehr Patienten eine „hörende Medizin“ – eine Medizin also, die aus den Wünschen, Bedürfnissen, Sorgen, Leiden herausspürt, was der Mensch braucht und ihm die Verantwortung dafür lässt, zurückgibt oder zumutet. Erst in dieser Verantwortung werden wohl ein Medikament, eine Therapie im eigentlichen Wortsinn heilen – „ganz machen“.

Es ist das Projekt der Anthroposophischen Medizin, die geheimnisvolle Beziehung zwischen dem selbstverantwortlichen Ich des Menschen und seinen Lebenskräften herauszuarbeiten und heilsam wirken zu lassen. Sie kann dies nur dann, wenn sie von und mit ihren Patienten lernt.

Welche Aufgabe hat die Pflege in einer Heilkunst der Zukunft? Pflege hat mehr und mehr die Lebenswelten der Pflegebedürftigen (zu Hause, in Altenhilfe-Einrichtungen, in Krankenhäusern) zu echten Heilorten umzugestalten. Dort ermöglicht sie im Idealfall eine dauerhafte Therapie und das Kranksein als Entwicklungsweg, gibt dem Pflegebedürftigen Resonanz für seinen Wandlungsprozess, bereitet eine lichtvolle, freudige, zuweilen konzentrierte und stille Atmosphäre. Sie freut sich über Gesundung und ist eine Quelle der Hoffnung. Es ist die Aufgabe der anthroposophischen Pflege, in den Lebensalltag des Menschen immer tiefer einzutauchen und die geheimnisvolle Beziehung zwischen der äußeren Umgebung sowie den Gewohnheiten und Stimmungen des Pflegebedürftigen zu erforschen und diese mitzugestalten. Vielleicht empfahl Rudolf Steiner deshalb (nach mündlicher Überlieferung), dass Krankenhäuser von Pflegenden geleitet werden sollten.

Ein solches Projekt setzt neue Formen der ärztlich-pflegerischen Zusammenarbeit voraus, die im Folgenden skizziert seien. Formen sind zu entwickeln, in denen die Ressourcen und Fragen des Patienten oder des Pflegebedürftigen im umfassenden Sinn einen Teil der Therapie bilden.

Motive der Zusammenarbeit zwischen Ärzten und Pflegenden[2]

Ärzte und Pflegende sind in unterschiedlicher Weise am Patienten tätig. Beide Berufe bilden bestimmte Fähigkeiten vorzugsweise aus, andere bleiben weniger geschult. Schon die ärztlich-akademische und die heute noch überwiegend handwerklich-pflegerische

Berufsausbildung qualifizieren in verschiedene Richtungen. Nicht zuletzt führen individuelle biografische Gründe dazu, sich einen Beruf zu wählen. Hieraus ergibt sich eine jedem Beruf eigene Konstitution. Anhand dieser konstitutionellen Unterschiede zwischen Arzt- und Pflegeberuf seien im Folgenden Motive der ärztlich-pflegerischen Zusammenarbeit aufgezeigt.

Jeder Mensch ist ein Pflegender. Pflegebedürftiges findet sich in allen Lebenszusammenhängen. Die „unter" dem Menschen stehenden Naturreiche, die sozialen Verhältnisse und die Beziehungen des Menschen zur geistigen Welt bedürfen fortwährender Pflege, wenn sie in der Kultursphäre des Menschen verbleiben sollen.[3] Ohne Pflege verlieren sie die Prägung durch den Menschen und sinken zurück auf die Stufe des bloßen Naturwirkens.

Pflegerische Elemente finden sich auch in der ärztlichen Tätigkeit. Ein Arzt, der als Hausarzt einen Patienten über viele Jahre hinweg betreut, vollbringt eine (sozial-)pflegerische Leistung, die möglicherweise bedeutender ist als die Summe der angefallenen Kriseninterventionen.

Im Gegensatz zum zeitlich begrenzten therapeutischen Eingriff vollzieht sich Pflege fast unscheinbar mit Dauer und Rhythmus. Diese Unscheinbarkeit pflegerischen Handelns entspricht der Unauffälligkeit, mit der sich leibliches, seelisches, soziales und geistiges Leben im Gesunden äußert. Erst wenn eine Störung im gewohnten rhythmischen Fluss des Lebens auftritt, wird sich der Betroffene der Lebensprozesse in Schmerz oder Behinderung bewusst. Mit dem Einsetzen dieses Bewusstseins erscheint die Frage nach Therapie; an die Stelle der Selbstpflege tritt – wenn die Behinderung ein bestimmtes Ausmaß erreicht hat – die Fremdpflege.

Jedes therapeutische Wirken verändert die Bewusstseinsverfassung des Behandelten.[4] Pflege hingegen sorgt für „den normalen Wechselverkehr des Menschen mit der Umwelt".[5] Diese „Normalität" gilt es für den jeweiligen Zustand des Kranken zu erfassen und die Pflegehandlungen entsprechend anzupassen. So ergibt sich „Normalität" etwa bei der Waschung eines Säuglings in anderer Weise als bei einem Fiebernden oder einem Gelähmten.

Pflege konstituiert und gestaltet den Alltag des Patienten. Im Miterleben und Mitgestalten des Alltags ist der Pflegende in anderer Weise mit seinen Bewusstseinskräften anwesend als der in der Krisensituation gerufene Arzt. Das Krankheitssymptom erweckt den Patienten und denjenigen, der die Störung untersucht und diagnostiziert. Der Alltag hingegen verführt zum Schlaf der Gewohnheit. Das pflegerische Tun bildet gerade die Fähigkeit des Sich-Anpassens an die Lebensprozesse und Lebensrhythmen des Kranken aus. So erscheint die stillende Mutter als ein Urbild des Pflegens. Sie ist bis in ihre Leiblichkeit mit dem Kind verbunden. Der Pflegende nährt den Kranken zwar nicht mit seinem Leib, aber er „leiht ihm seine Hand, sein Ohr, sein Herz" und bildet mit ihm gleichsam eine funktionelle Einheit.

Hingabe- und Mitleidsfähigkeit sind wichtige Bestandteile der pflegerischen Tätigkeit. Der mit der Hingabe und dem Eintauchen in den rhythmisch fließenden Gewohnheits- und Lebensstrom tendenziell verbundene Verlust der Wachheit ist zugleich die konstitutionelle Schwäche des Pflegeberufes.

Der im Umgang mit der Erkrankung tätige Arzt hingegen setzt sich fortwährend weckenden, bewusstseinserhellenden Eindrücken aus. Die Ratio seines Handelns ergibt sich nicht primär aus dem Einfühlen, Einfügen und Mitschwingen mit dem Kranken, sondern indem er die in den Symptomen zum Ausdruck kommenden Krankheitsursachen erkennt. In den Symptomen zeigt sich das Gewordene. Die Anamnese richtet den Blick in die Vergangenheit, die Diagnose stellt fest, was geworden ist. In der Krankheitserkenntnis im anthroposophischen Sinn erscheint zugleich die Heilmittelerkenntnis. Diese mündet in die Verordnung. Der in der Heilmittelfindung konzentrierte Willensimpuls geht über an die phamazeutischen, therapeutischen und pflegerischen Berufe. Selten nur wirkt der Arzt direkt als Behandler. Das Denken und das Vorstellen prägen die Bewusstseinshaltung des Mediziners.

Zwei in der jeweiligen beruflichen Konstitution begründete Geisteshaltungen stehen sich innerhalb der therapeutischen Gemeinschaft in Pflege und Arzttum gegenüber:

Arzt	Pflegender
Erkenntnis- und willensbetont	Gefühls- und willensbetont
Betrachtung des Gewordenen	Erleben des Werdenden
An der Vergangenheit orientiert	Dem Gegenwärtigen verpflichtet
Zukünftiges impulsierend	Zukünftigem Raum gebend
Erwachend – auftauchend	Träumend – eintauchend
Licht	Wärme

Eine weitere Differenzierung zwischen Arzt und Pflegendem ergibt sich aus dem Schicksalszusammenhang, in dem der Kranke einerseits zum Arzt, andererseits zum Pflegenden steht. Der Kranke sucht den Arzt. Er will individuell behandelt werden. Die durch den Arzt vermittelte Heilung ermöglicht Schicksalswandlung und eröffnet den Weg zur Ausbildung neuer Fähigkeiten.

In der Behandlung löst sich Vergangenheitskarma und der Weg in die Zukunft wird freigegeben. In der Behandlung von Krankheiten, deren Aufgabe weniger in der Bewältigung karmischer Folgen zu suchen ist, sondern eher im Erwerb zukünftiger Fähigkeiten wie Geduld, Leidensfähigkeit, Durchsetzungskraft (beispielsweise bei chronisch Kranken), nimmt das ärztliche Wirken eher mitfühlend den begleitenden, sich mitentwickelnden Charakter der Pflege an.*

Der Kranke sucht den Pflegenden nicht als eine konkrete Persönlichkeit. Das Vertrauen zum Pflegenden gründet sich eher auf dessen moralischen Stand als auf sein spezifisches Fachwissen. Der Kranke will vom Pflegenden in seinem Menschsein angesprochen

* Chronische Krankheiten fordern vom Patienten ein aktives Mitwirken am Heilungsgeschehen. Er muss sein Leben auf Schmerz, Behinderung, soziale Ausgrenzung ein- und ausrichten. Er „übt" Geduld, Leidensfähigkeit, Durchsetzungskraft, Standhaftigkeit zwischen Hoffnung und Verzweiflung, lernt trotz seiner Beschwerden und Behinderungen „sein" Leben zu leben. Damit kultiviert der Kranke Kräfte für die Zukunft. Im Gegensatz dazu mobilisiert die akute Erkrankung die völlig im Unbewussten schlummernden Selbstheilungskräfte, z. B. in der Wundheilung, im Fieber, im Erbrechen, in der Diarrhoe oder die Hilfe von außen in der künstlichen Beatmung, der Entfernung schadhafter Organe, in der Osteosynthese. Letzteres verlangt vom Arzt präzises fachkundiges Handeln. Im ersteren Fall möchte man auf fachkundiges Handeln nicht verzichten, vor allem gebraucht wird aber Empathie.

werden. Insofern ist Pflege überindividuell. Sie wendet sich an das Allgemein-Menschliche, an den Menschen im Menschen.[6]

Durch Pflege entwickelt sich eine brüderliche oder schwesterliche Beziehungsqualität (im allgemein menschlichen, nicht im familiären Sinn), die erst zukünftig die Verhältnisse zwischen den Menschen voll bestimmt.

Die konstitutionellen Einseitigkeiten des Arzt- und des Pflegeberufes finden im jeweils anderen Beruf eine heilsame Ergänzung. Was in der gemeinsamen Tätigkeit als zwei spezialisierte, aber sich ergänzende Fähigkeitsbereiche neben- und miteinander existieren soll, bedarf im einzelnen Menschen der inneren Synthese. Der Pflegende muss die Schätze, die sich dem Miterleben darbieten, in das Licht des Bewusstseins heben, muss diese Bewusstseinshelligkeit der Alltagsroutine abtrotzen, um in den Vollbesitz seiner pflegerischen Fähigkeiten zu gelangen und sich innere Kraftquellen zu erschließen. Der Arzt hingegen gewinnt, wenn er mitfühlend und miterlebend in den Alltagsstrom der Patienten und der therapeutischen Gemeinschaft eintaucht, einen erweiterten Erkenntnis- und Handlungshorizont, gerade im Hinblick auf ein imaginatives Erfassen der Krankheit. Aus der Bereitschaft, am anderen für die eigene Aufgabe zu erwachen, entwickelt sich eine Zusammenarbeit – und mit dieser keine bloße Addition von Fähigkeiten, sondern ein eigenständiger, neuer Bewusstseinsraum, der die individuellen Leistungen in ungeahnter Weise ermutigt und befeuert.

Eine so begründete Zusammenarbeit ermöglicht es den Pflegenden, das Leitmotiv der Therapie bis in die Alltagshandlungen hineinzutragen. Dem Arzt wird die therapeutische Gemeinschaft zu einem Gefäß, in dem sein Heilimpuls fortwirkt. Im Alltag als dem Zeit- und Bewusstseins-Raum, in dem sich Ärzte, Therapeuten, Pflegende und Patienten begegnen, erweist sich letztlich, ob wir als therapeutische Gemeinschaft in der Lage sind, eine heilende Atmosphäre zu schaffen.

Wo aber Gefahr ist, wächst das Rettende auch*

Die Heilkunst, wie wir sie in den reichen Ländern der Erde kennen, ist von zwei Seiten her chronisch bedroht. Einerseits ist es nicht selbstverständlich, dass unsere Gesellschaften den Willen aufrechterhalten, auch in Zukunft allen Bedürftigen den Zugang zu medizinischer und pflegerischer Versorgung zu sichern. Würdigen die nächsten Generationen unsere alternden Gesellschaften mit einer angemessenen medizinischen und sozialen Versorgung oder werden im großen Stil Verteilungskämpfe um die kostbaren Güter Gesundheit und Bildung entbrennen?

* Friedrich Hölderlin (1770–1843)

Andererseits lähmen Merkantilisierung und Bürokratisierung den „Heilerwillen" der Akteure im Gesundheitssystem. Die Behandlung der chronisch gewordenen Krankheiten, die so oft auf die akute Intervention folgt, kostet – das Wort „chronisch" sagt es bereits – Zeit und Geduld. Ein anderes altes Wort, „Patient", das gleichermaßen den Geduldigen und den Leidenden bezeichnet, hat man durch die Begriffe „Kunde" oder „Klient" ersetzt. Noch bestimmt das Paradigma der Herstellung von Gesundheit durch Reparatur eines unvollkommenen Körpers die Funktionsräume unserer Kliniken und die pharmazeutischen Labore. Noch – denn einmal muss doch der Labortisch zum Altar werden[7] und die Heilung einer Krankheit zur Lösung eines musikalischen Problems (Novalis)*. Dann sind der Genesende ein Hoffender, der Gesunde ein Beschenkter und Gesundheit ein Wunder. Dann werden auch Kliniken so schön, dass man sie noch nach Jahrhunderten bewundert und pflegt wie heute eine gotische Kathedrale.

ROLF HEINE
NETZWERK ANTHROPOSOPHISCHE PFLEGE IN DEUTSCHLAND /
AKADEMIE FÜR PFLEGEBERUFE AN DER FILDERKLINIK, IM JUNI 2017

* In Novalis' Worten: „Jede Krankheit ist ein musikalisches Problem, die Heilung eine musikalische Auflösung. Je kürzer und dennoch vollständiger die Auflösung, desto größer das musikalische Talent des Arztes. (Krankheiten lassen mannigfaltige Auflösungen zu. Die Wahl der zweckmäßigsten bestimmt das Talent des Arztes)." In: Kamnitzer, E.: Novalis. Fragmente. Jess Verlag Dresden 1929. Kapitel 11.

Literatur

1 McKeen, T.: Anthroposophische Medizin. Einführende Vorträge und Aufsätze. Salumed Verlag Berlin 2016. S. 50 und 52.

2 Dieser Abschnitt erschien erstmals im Johanni Rundbrief 1994 (Nr. 6) für die Mitarbeiter der Medizinischen Sektion der Freien Hochschule für Geisteswissenschaft, Goetheanum, Dornach unter dem Titel: „Gesichtspunkte zu den Konstitutionen des Arzt- und des Pflegeberufes – Motive der Zusammenarbeit".

3 Vgl. Kapitel „Pflege als Übungsweg".

4 Vgl. Steiner, R.: Das Zusammenwirken von Ärzten und Seelsorgern (GA 318). Rudolf Steiner Verlag Dornach 1994. Vortrag vom 8.9.1924. S. 15.

5 Vgl. ebd.

6 Vgl. die sechs Werke der Barmherzigkeit im Matthäusevangelium „...was ihr dem geringsten meiner Brüder getan habt, das habt ihr mir getan" (Matthäus 25,40).

7 Steiner, R.: Das Ereignis der Christus-Erscheinung in der Ätherischen Welt (GA 118). Rudolf Steiner Verlag Dornach 1994. Vortrag vom 27.2.1910. S. 91.

Deutsche und schweizerische Präparatenamen im Vergleich

Weleda – Deutschland (D)	Weleda – Schweiz (CH)
Arnica comp. / Formica Ölige Einreibung	Arnica comp. / Formica Oleum
Arnika Essenz	Weleda Arnica-Essenz
Aurum / Lavandula comp. Creme	Aurum / Lavandulae aetheroleum / Rosa Unguentum
Borago 5 % Salbe	*nicht im Sortiment*
Calendula D4 Augentropfen	Calendula D4 Augentropfen
Calendula Essenz	Weleda Calendula-Essenz
Calendula Pflegeöl	Calendula Pflegeöl
Citrus Erfrischungsöl	Citrus Erfrischungsöl
Combudoron Gel	Combudoron® Gel
Cuprum metallicum praeparatum 0,1 % Salbe	*nicht im Sortiment*
Cuprum metallicum praeparatum 0,4 % Salbe	Cuprum metallicum praeparatum 0,4% Unguentum
Equisetum cum Sulfure tostum D3	Equisetum cum Sulfure tostum D3 Trituration (Formula magistralis, verschreibungspflichtig)
Equisetum cum Sulfure tostum D6	Equisetum cum Sulfure tostum D6 Trituration
Hypericum, Flos 25 % Öl	Hypericum, Flos 25 % Oleum
Lavendelöl 10 %	Oleum aethereum Lavandulae 10% Oleum
Mercurialis perennis 10 %	Mercurialis perennis 10% Unguentum
Oleum aethereum Melissae indicum 10 %	*nicht im Sortiment*
Oxalis, Folium 10 % Salbe	Oxalis, Folium 10% Unguentum
Oxalis, Folium 20 % Tinktur	Oxalis, Folium 20% Externum
Plumbum metallicum praeparatum 0,4 % Salbe	Plumbum metallicum 0,4% Unguentum (Formula magistralis, verschreibungspflichtig)
Ratanhia comp.	Ratanhia comp. Flüssigkeit zur Anwendung in der Mundhöhle
Rosmarin-Salbe 10 %	Oleum aethereum Rosmarini 10% Unguentum
Stannum metallicum 0,4 %	Stannum metallicum 0,4% Unguentum
Stibium metallicum praeparatum D6 10 ml Amp.	Stibium metallicum praeparatum D6 Ampullen (10ml)
Venadoron Gel	Venadoron® Gel (Rezeptur nicht identisch mit deutschem Präparat)
Lavendel Entspannungsbad	Lavendel Entspannungsbad
Rosmarin Aktivierungsbad	Rosmarin Aktivierungsbad
Edeltannen Erholungsbad	Edeltannen Erholungsbad
Citrus Erfrischungsbad	Citrus Erfrischungsbad

WALA – Deutschland (D)	WALA – Schweiz (CH)
Aconit Schmerzöl	Aconitum/Camphora comp., Oleum
Aconitum e tubere W 5 %, Oleum	*nicht im Sortiment*
Aesculus/Prunus comp., Essenz	*nicht im Sortiment*
Arnica e floribus W 5 %, Oleum	Arnica e floribus W 5%, Oleum pro balneo
Arnika Essenz	*nicht im Sortiment*
Borago-Essenz	Borago ex herba, Tinctura
Brandessenz	*nicht im Sortiment*
Calendula Essenz	Calendula officinalis, Tinctura
Calendula ex herba D3 Amp.	*nicht im Sortiment*
Chamomilla e floribus W 10 %, Oleum	Chamomilla e floribus W 10 %, Oleum pro balneo
Citrus, Oleum aethereum 10 %	Citri aetheroleum 10%, Oleum pro balneo
Equisetum ex herba W 5 %, Oleum	Equisetum ex herba W 5%, Oleum pro balneo
Eucalyptus, Oleum aethereum 10 %	Eucalypti aetheroleum 10%, Oleum pro balneo
Hypericum ex herba 5 %, Oleum	Hypericum perforatum ex herba 5%, Oleum
Kupfer Salbe rot	Cuprum oxydulatum rubrum 0.4%, Unguentum
Lavandula, Oleum aethereum 10 %	Lavandula, Oleum aethereum 10 %
Malvenöl	Malva comp., Oleum
Melissenöl	Melissa comp., Oleum
Mercurialis Salbe	Allium cepa/Mercurialis comp., Unguentum
Moor Lavendel Bad (Dr. Hauschka)	Moor Lavendel Bad (Dr. Hauschka)
Moor Lavendel Pflegeöl (Dr. Hauschka)	Moor Lavendel Pflegeöl (Dr. Hauschka)
Mundbalsam flüssig	Antimonit/Rosae aetheroleum comp., Solutio
Oxalis e planta tota W 10 %, Oleum	Oxalis e planta tota W 10%, Oleum pro balneo
Oxalis-Essenz	*nicht im Sortiment*
Plantago Bronchialbalsam	Plantago Bronchialbalsam
Primula Muskelnähröl	Primula comp., Oleum
Prunus spinosa e floribus W 5 %, Oleum	Prunus spinosa e floribus W 5%, Oleum pro balneo
Rosa e floribus 10 %, Oleum	Rosa e floribus comp., Oleum pro balneo
Rosen Tagescreme (Dr. Hauschka)	Rosen Tagescreme (Dr. Hauschka)
Rosmarin Beinlotion (Dr. Hauschka)	Rosmarin Beinlotion (Dr. Hauschka)
Schlehenblüten Pflegeöl (Dr. Hauschka)	Schlehenblüten Pflegeöl (Dr. Hauschka)
Solum Öl	Solum uliginosum comp., Oleum
Thymus, Oleum aethereum 5 %	Thymi aetheroleum 5%, Oleum pro balneo

Wind und Wetter Bad (Dr. Hauschka)	Wind und Wetter Bad (Dr. Hauschka)
Wund- und Brandgel	Argentum/Urtica comp., Gelatum
Zitronen Lemongrass Bad (Dr. Hauschka)	Zitronen Lemongrass Bad (Dr. Hauschka)
Zitronen Lemongrass Pflegeöl (Dr. Hauschka)	Zitronen Lemongrass Pflegeöl (Dr. Hauschka)

Sachwortverzeichnis

A

B

F

G

H

I

J

K

L

M

N

O

P

Q

R

S

T

U

V

W

Z

Über die Autoren

Rolf Heine

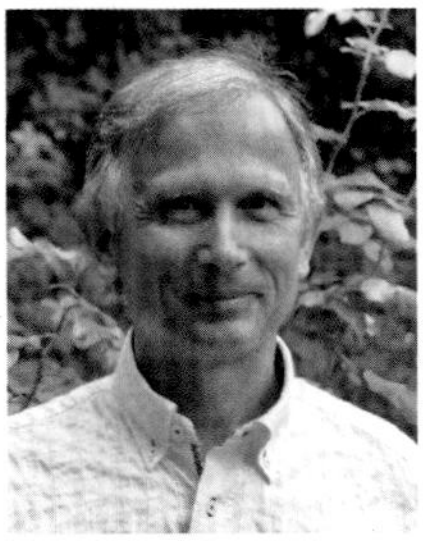

Rolf Heine (geb. 1960) ist Gesundheits- und Krankenpfleger und Experte für Anthroposophische Pflege (IFAN). Seine Ausbildung absolvierte er an der Freien Krankenpflegeschule der Filderklinik in Filderstadt bei Stuttgart. Von 1986 bis 2016 war Rolf Heine als Krankenpfleger in der Filderklinik tätig, zunächst in der Abteilung für Innere Medizin. Es folgten eine Lehrtätigkeit an der Freien Krankenpflegeschule der Filderklinik und die Leitung eines Pflegeforschungsprojektes zur äußeren Anwendung von Senf und Ingwer. Als Mitarbeiter der Pflegedienstleitung war Rolf Heine verantwortlich für die Abteilungen Gynäkologie / Geburtshilfe, Innere Medizin und Onkologie. Er besitzt langjährige Erfahrung in den Bereichen Qualitätssicherung und Pflegeentwicklung. An der Filderklinik begründete er 2012 die Akademie für Pflegeberufe und übernahm deren Geschäftsführung. Heute betreut er das Netzwerk Anthroposophische Pflege in Deutschland.
Rolf Heine war 18 Jahre Vorstandsmitglied im Verband für Anthroposophische Pflege e.V.. Er ist Mitglied im Deutschen Pflegerat (DPR) und Vorstandsmitglied im Dachverband für Anthroposophische Medizin in Deutschland (DAMiD). Zusätzlich ist er als Koordinator des Internationalen Forums für Anthroposophische Pflege in der Medizinischen Sektion der Freien Hochschule für Geisteswissenschaft am Goetheanum in Dornach tätig und Mitglied der Internationalen Koordination Anthroposophische Medizin (IKAM). Er ist Präsident des International Council of Anthroposophic Nursing Associations (ICANA).

Rolf Heine veröffentlichte zahlreiche Beiträge zur anthroposophischen Pflege in Büchern und Fachzeitschriften. Er hält Vorträge und Seminare im In- und Ausland.

Klaus Adams

- geboren 1961
- seit 1990 Pflegender auf einer offenen psychiatrischen Station in der Friedrich-Husemann-Klinik in Buchenbach bei Freiburg/Breisgau
- Zivildienst im Bereich der Altenpflege und Behindertenarbeit
- 1984–1987 Krankenpflege-Ausbildung am Gemeinschaftskrankenhaus Herdecke (GKH)
- 3-jährige Tätigkeit in der Abteilung Neurologie im GKH
- 1995–1997 Weiterbildung für psychiatrische Pflege in Freiburg im Breisgau/Emmendingen
- seit 2009 Experte für anthroposophische Pflege (International Forum for Anthroposophic Nursing, IFAN)

- seit 2012 IKAM (Internationale Koordination Anthroposophische Medizin)-Auditor
- langjährige Lehrtätigkeit in der Ausbildung für Gesundheits- und Krankenpflege
- Dozent für Seelenübungen und andere anthroposophisch-psychiatrische Themen

Gernot Adolphi

- geboren 1963
- Gesundheits- und Krankenpfleger, Pflegepädagoge und Experte für Anthroposophische Pflege (IFAN)
- nach der Ausbildung Tätigkeit als Krankenpfleger an der Filderklinik auf Stationen der Chirurgie, Gynäkologie und Inneren Medizin
- Weiterbildung zum Pflegepädagogen und zum Ausbilder für Rhythmische Einreibungen nach Wegman/Hauschka
- seit 1991 Arbeit als Pflegepädagoge am Pflege-Bildungszentrum (PBZ) an der Filderklinik (vormals Freie Krankenpflegeschule)
- seit 2000 Leitung der Freien Krankenpflegeschule (jetzt Pflege-Bildungszentrum PBZ) an der Filderklinik
- seit 2007 Mitentwicklung und Implementierung der Modellausbildung „Pflege-Leben: eine generalistische Pflegeausbildung“

Frances Bay

- geboren 1962
- selbständige Praxistätigkeit in anthroposophischer Pflege und als Expertin für „Assessment and Rehabilitation“ nach schweren Unfällen (z. B. Tetraplegie, Hirntraumata, multiple Amputationen und Behandlungsfehler) für die Organisation „The National Accident Compensation Corporation (ACC) of New Zealand“
- 1983–1986 Ausbildung zur Krankenschwester an der Royal Infirmary of Edinburgh, Schottland
- 1987–1988 Fortbildungskurs Krankenpflege der anthroposophisch orientierten Medizin an der Ita Wegman Klinik in Arlesheim bei Basel
- 1989 Ausbildung zur Unterrichtsschwester am Fort- und Weiterbildungsinstitut für Kranken- und Altenpflege in Bad Liebenzell-Unterlengenhardt
- 1992 Bachelor of Arts in Nurse Education, Manchester Victoria University, England
- seit 28 Jahren Registered Nurse (RN)
- 1990–1991 Intensiv-Station und Herztransplantationschirurgie im Wythenshaw Hospital Manchester, England
- 1992–1995 Dozentin für Krankenpflege an der Keele University, England
- 1999–2004 Stationsleitung und Praxisentwicklung, Notfallstation, Russels Hall Hospital Dudley, England
- seit 1990: Anthroposophische Fachkurse in häuslicher Pflege für Eltern sowie für Lehrer der Waldorfschulen in England und Neuseeland
- Mitherausgeberin der zweiten Auflage dieses Buches

Annegret Camps

- geboren 1951
- Krankenschwester, Lehrerin für Pflegeberufe, Mediatorin KOMED (Konfliktregelung und Mediation)
- Krankenpflegeausbildung am Gemeinschaftskrankenhaus Herdecke
- Expertin für anthroposophische Pflege (International Forum for Anthroposophic Nursing, IFAN)
- langjährige pflegerische Erfahrung in den Abteilungen Chirurgie, Unfallchirurgie, Innere Medizin, Geriatrie und Altenpflege
- 1983 Gründung der ersten anthroposophisch orientierten Altenpflege-Ausbildung in Ahrensburg bei Hamburg
- 1991–2012 Leitung des Fachseminars für Altenpflege in Frankfurt/Main
- seit 2012 freie Dozententätigkeit

Bernhard Deckers

- geboren 1957
- Ausbildung zum Krankenpfleger am Gemeinschaftskrankenhaus Herdecke
- Experte für anthroposophische Pflege (International Forum for Anthroposophic Nursing, IFAN)
- seit 1986 Krankenpfleger an der Filderklinik in Filderstadt bei Stuttgart
- Projektstelle für äußere Anwendungen
- Wissenschaftlicher Mitarbeiter des ARCIM (Academic Research in Complementary and Integrative Medicine)-Forschungsinstituts an der Filderklinik

Carola Edelmann

- geboren 1959
- Gesundheits- und Kinderkrankenpflegerin
- Therapeutin für Rhythmische Massage
- Expertin für anthroposophische Pflege (International Forum for Anthroposophic Nursing, IFAN)
- 1979–1984 Olgahospital, Stuttgart
- 1985–1989 Filderklinik, Filderstadt bei Stuttgart
- Weiterbildung in anthroposophischer Elternberatung
- seit 1991 häusliche Kinderkrankenpflege und Rhythmische Massage bei der Häuslichen Kinderkrankenpflege e.V., Stuttgart
- Elternberatung

Sasha Gloor

- geboren 1968
- Diplom-Bewegungspädagogin
- Pflegefachfrau HF (Höhere Fachschulen)
- Expertin für Anthroposophische Pflege (International Forum for Anthroposophic Nursing, IFAN)
- Expertin für Rhythmische Einreibungen nach Wegman/Hauschka (IFAP)

- 12 Jahre als Pflegefachfrau HF in der Lukas Klinik in Arlesheim bei Basel tätig
- seit 2009 Koordinatorin und Dozentin der Soleo Pflegeweiterbildung an der Klinik Arlesheim, Schweiz
- seit 2010 Dozentin im Grund- und Aufbaukurs für Anthroposophische Pflege in Nagoya, Japan

Jacqueline Goldberg

- geboren 1966
- Damenmaßschneiderlehre
- Ausbildung zur Krankenschwester
- Sozialfachwirtin im Gesundheitswesen
- Fachkraft für Palliativ Care
- Expertin für anthroposophische Pflege (International Forum for Anthroposophic Nursing, IFAN)
- Berufserfahrungen in einer geschlossenen Akut-Psychiatrie, in einem stationären Hospiz
  und beim Aufbau eines ambulanten Pflegedienstes
- Gründung der Freien Pflege Praxis Ulm
- Geschäftsführung und Pflegedienstleitung in der Freien Pflege Praxis Ulm
- Therapeutin für Öldispersionsbäder
- Dozententätigkeit
- Beraterin für Qualitätsmanagement

Jürgen Haake

- geboren 1957
- Krankenpfleger
- 1984–1987 Ausbildung zum Krankenpfleger am Gemeinschaftskrankenhaus Herdecke (GKH)
- 1987–1997 Krankenpfleger in verschiedenen Fachabteilungen am GKH
- Experte für anthroposophische Pflege (International Forum for Anthroposophic Nursing, IFAN)
- Case Manager (Deutsche Gesellschaft für Care und Case Management)
- seit 1997 im Sozial-Pflegerischen Dienst (Pflege-Überleitung) am GKH
- Mitglied in der Expertenarbeitsgruppe „Entlassungsmanagement“ beim Deutschen Netzwerk für Qualitätsentwicklung in der Pflege (DNQP)

Sören Hirning-Goldberg

- geboren 1965
- Gärtnerlehre in der DEMETER-Gärtnerei Willmann, Vaihingen/Enz
- Studium der Volkswirtschaftslehre (Universität Konstanz) und Wirtschaftswissenschaften (Universität Hohenheim) mit dem Abschluss Diplom-Ökonom
- 6 Jahre Unternehmer im Bereich Naturkost
- 11 Jahre Finanzbuchhaltung und Controlling im Nikolaus-Cusanus-Haus, Stuttgart

- Geschäftsführer der Freien Pflege Praxis Ulm
- Vorstand im Förderkreis für Anthroposophische Pflege e.V.
- Berater für Pflegedienste und Pflegeheime in den Bereichen Organisation und Betriebswirtschaft
- Dozententätigkeit

Marly Joosten
- geboren 1951
- Grundschullehrerin
- Studium der Kultur-Anthropologie an der Radboud-Universität Nijmegen, Niederlande
- anschließend Ausbildung zur Krankenschwester
- einjährige anthroposophische Ausbildung in Bad Liebenzell-Unterlengenhardt
- 10 Jahren als Krankenschwester in der Onkologie des Gemeinschaftskrankenhauses Herdecke (GKH)
- Aufbau des Projekts Pflege-Überleitung am GKH
- Expertin für anthroposophische Pflege (International Forum for Anthroposophic Nursing, IFAN)
- 2006 Aufbau des Qualitätszirkels eines Palliativ-Netzes (Herdecke, Wetter, Hagen)
- Koordinatorin des ambulanten Hospizes Olibanum, Herdecke
- seit 1998 Bestatterin

Christel Kaul
- geboren 1943
- Altenpflegerin
- Waldorflehrerin
- Konflikt-Beraterin
- Heimleitung im Altenwerk Marthashofen, Grafrath
- Dozententätigkeit

Monika Layer
- geboren 1957
- Diplom-Pflegefachfrau, Lehrerin für Pflegeberufe
- Master of Advanced Studies (MAS) Public Management an der Zürcher Fachhochschule (ZFH)
- Expertin für anthroposophische Pflege (International Forum for Anthroposophic Nursing, IFAN)
- Expertin für Rhythmische Einreibungen nach Wegman/Hauschka (IFAP)
- Pflegefachfrau in Deutschland und der Schweiz (u.a. in der Klinik Öschelbronn und der Lukas Klinik Arlesheim)
- Lehrerin für Pflegeberufe und Schulleiterin der Freien Krankenpflegeschule an der Filderklinik e.V.

- Tätigkeit in Aus-, Fort- und Weiterbildung von Pflegenden, u. a. Leiterin Fort- und Weiterbildung Kantonsspital Frauenfeld (Schweiz) und Leiterin Bildung Pflege Kantonsspital Winterthur (Schweiz)
- diverse Fachpublikationen, u. a. Herausgabe des Werkes „Praxishandbuch Rhythmische Einreibungen nach Wegman/Hauschka“, Hans Huber Verlag Bern 2014
- seit 2010 Fachleiterin Pflege am Zentrum für Integrative Medizin des Kantonsspitals St. Gallen, Schweiz
- Präsidentin des Schweizerischen Pflegeverbands (APIS-SAES)
- Mitglied des Leitungskreises des Internationalen Forums für Anthroposophische Pflege (IFAP)
- Dozententätigkeit

Heike Schaumann

- geboren 1962
- Krankenschwester
- Diplom-Sozialarbeiterin/Sozialpädagogin
- 1983–1986 Ausbildung zur Krankenschwester am Gemeinschaftskrankenhaus Herdecke
- seit 2004 Sozialarbeiterin in einer Beratungsstelle für Menschen mit Demenz und ihre Angehörigen (Kassel)
- seit 2007 Leitung in einer Hausgemeinschaft für Menschen mit Demenz (Kassel)
- Unterrichtstätigkeit an einer Altenpflegeschule
- Fortbildungen zum Thema Demenz

Jana Schier

- geboren 1976
- Krankenpflegeausbildung im Kreiskrankenhaus (KKH) Großenhain
- zweijährige Tätigkeit als Krankenschwester in der chirurgischen Abteilung des KKH Großenhain
- 1998–2008 als Krankenschwester in der Onkologischen Helios-Fachklinik Dresden-Wachwitz, ehemals Humaine Klinik Dresden
- Teilnahme am Anthroposophischen Pflegeseminar in Dresden
- Anthroposophischer Grundkurs, Fortbildung in „Wickel und Auflagen“ sowie „Rhythmische Einreibungen nach Wegman/Hauschka“ an der Filderklinik in Filderstadt
- seit 2008 als Krankenschwester im Zentrum für Integrative Onkologie in der Filderklinik mit dem Schwerpunkt antitumorale Therapie (Durchführung, Patientenbegleitung, Nebenwirkungsmanagement)
- Mitarbeit im Onkologischen Schwerpunkt Esslingen im Bereich Pflege
- Dozententätigkeit

Ada van der Star

- geboren 1949
- Krankenschwester und Kinästhetiktrainerin
- Studium Diplom-Medizinpädagogik an der Martin-Luther-Universität Halle-Wittenberg
- Eurythmiestudium an der Bildungsstätte für Eurythmie in Wien, Österreich
- Expertin für anthroposophische Pflege (International Forum for Anthroposophic Nursing, IFAN)
- langjährige pflegerische Erfahrung in den Abteilungen Innere Medizin, Neurologie, Psychiatrie, Geriatrie und Altenpflege
- 1983 Gründung der ersten anthroposophisch orientierten Altenpflege-Ausbildung in Ahrensburg bei Hamburg
- 1991–2012 Leitung des Fachseminars für Altenpflege in Frankfurt/Main
- seit 2011 freie Dozentin und Biografiebegleiterin

Christoph von Dach

- geboren 1966
- Pflegefachmann HF (Höhere Fachschulen)
- Master of Sience (MSc) Palliative Care
- Experte für anthroposophische Pflege (International Forum for Anthroposophic Nursing, IFAN)
- 15 Jahre Pflegedienstleiter der Lukas Klinik, Arlesheim bei Basel
- klinischer Pflegewissenschaftler am Zentrum für Klinische Pflegewissenschaft des Universitätsspitals Zürich
- Projektmanager Palliative Care am Universitätsspital Zürich
- Modulverantwortlicher „Palliative Care" an der Kalaidos Fachhochschule für Gesundheit in Zürich
- Mitinitiator und Dozent des Grund- und Aufbaukurs Anthroposophische Pflege in Fair Oaks bei Sacramento, USA
- Dozententätigkeit im In- und Ausland

Gabriele Weber

- geboren 1960
- Diplom-Berufspädagogin (FH)
- Gesundheits- und Krankenpflegerin
- Expertin für anthroposophische Pflege (International Forum for Anthroposophic Nursing, IFAN)
- mehrjährige Tätigkeit in der Inneren Medizin u. a. im Gemeinschaftskrankenhaus Herdecke
- seit 1991 Tätigkeit als Pflegepädagogin in Aus-, Fort- und Weiterbildung, u.a. für den Verband anthroposophischer Pflegeberufe e.V.
- Pflegepädagogin und Institutsleitung am Dörthe-Krause-Institut in Herdecke, Schwerpunkt Fort- und Weiterbildung

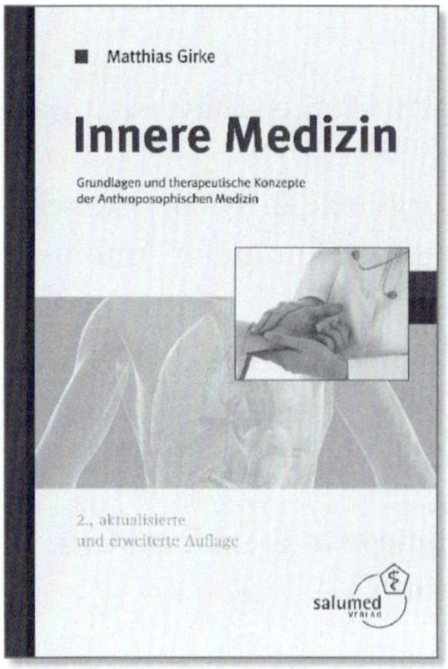

1168 Seiten · gebunden · 139 €
ISBN: 978-3-928914-29-1

MATTHIAS GIRKE

Innere Medizin

2. AUFLAGE!
+„Intensivmedizin"
+ verbessertes Schriftbild!

Grundlagen und therapeutische Konzepte der Anthroposophischen Medizin

Matthias Girke erläutert umfassend alle wichtigen Subdisziplinen der Inneren Medizin unter dem Gesichtspunkt des ganzheitlichen Menschenverständnisses der Anthroposophischen Medizin. Ob Pneumologie oder Gastroenterologie, Onkologie oder Diabetologie – jedes Themengebiet wird systematisch und praxisnah erschlossen. Das Fachbuch führt grundlegend in die anthroposophische Menschenkunde, Krankheits- und Arzneimittellehre ein. Es eignet sich daher sehr gut als Einstieg in die Anthroposophische Medizin. Auch der mit den Behandlungskonzepten bereits vertraute Arzt kann sein Wissen gezielt ergänzen.

Autor: Dr. med. Matthias Girke, Internist, Gemeinschaftskrankenhaus Havelhöhe, Berlin / Leitung der Medizinischen Sektion am Goetheanum, Dornach (Schweiz)

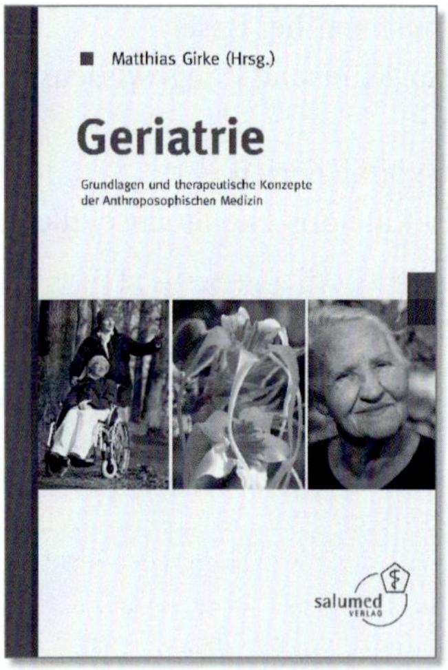

664 Seiten · gebunden · 98 €
ISBN: 978-3-9815535-2-9

MATTHIAS GIRKE (HRSG.)

Geriatrie

Grundlagen und therapeutische Konzepte der Anthroposophischen Medizin

Das Buch erläutert umfassend die Therapie wichtiger Krankheitsbilder, Aspekte der anthroposophischen Krankenpflege sowie Physio- und künstlerische Therapien: Arthrose, Augenheilkunde, Demenz, Dermatologie, Diabetologie, Ernährung, Gastroenterologie, Gesangstherapie, Glaukom, Heileurythmie, HNO-Heilkunde, Hypertonie, Inkontinenz, Kardiologie, Kunsttherapie, Mammakarzinom, Onkologie, Orthopädie, Osteoporose, Palliativpflege, Physiotherapie, Pneumologie, Prostatahyperplasie, Prostatakarzinom, Schlafstörungen, Schwindel, Sprachgestaltung, Tinnitus, Urologie, Zahnheilkunde.

Mit Beiträgen von 37 Fachautoren.

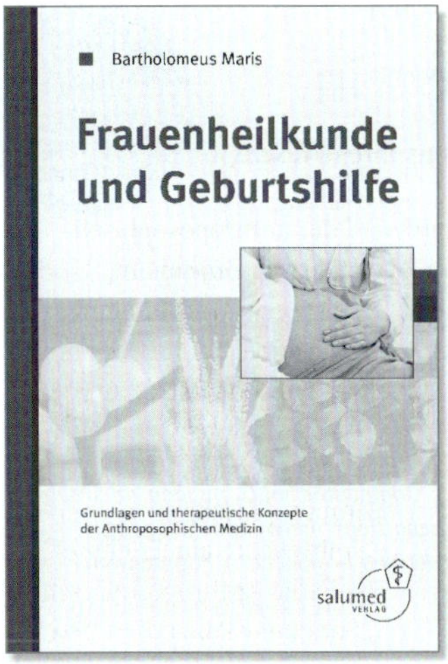

264 Seiten · gebunden · 48 €
ISBN: 978-3-928914-26-0

BARTHOLOMEUS MARIS

Frauenheilkunde und Geburtshilfe

Grundlagen und therapeutische Konzepte der Anthroposophischen Medizin

Dieses Fachbuch vermittelt die grundlegenden Zusammenhänge der Frauenheilkunde und Geburtshilfe und gibt mit konkreten Therapieempfehlungen Antworten auf Fragen aus der täglichen Praxis. Aufbauend auf dem anthroposophischen Menschenbild wendet es sich generellen Themen wie dem weiblichen Zyklus, dem Klimakterium sowie Sexualität, Verhütung, Schwangerschaft und Geburt genauso zu wie einzelnen Krankheitsbildern, etwa der Endometriose, dem polyzystischen Ovarialsyndrom oder dem Lichen sclerosus.

Autor: Dr. med. Bartholomeus Maris, niedergelassener Arzt für Frauenheilkunde und Anthroposophische Medizin (GAÄD)

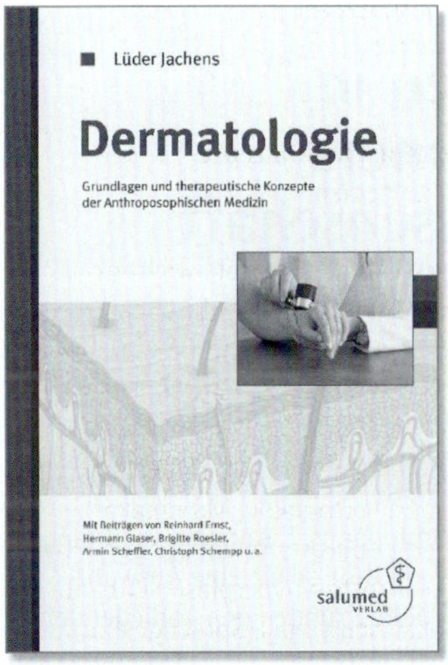

528 Seiten · gebunden · 78 €
ISBN: 978-3-928914-28-4

LÜDER JACHENS

Dermatologie

Grundlagen und therapeutische Konzepte der Anthroposophischen Medizin

Die Phänomene der gesunden und kranken Haut beleuchtet dieses Fachbuch der Dermatologie. Als Praxis- und Lehrbuch ermöglicht es einen schnellen Zugriff auf Therapieangebote sowie vertiefendes Grundlagenwissen. Sowohl für die Anamnese als auch für die Therapie bietet das Buch konkrete Informationen in Verbindung von konventionellen und komplementärmedizinischen Ansätzen. Das Buch präsentiert zentrale Themen der dermatologischen Praxis aus anthroposophisch-menschenkundlicher Sicht. Daneben werden Charakter und Wirkung dermatologischer Heilmittel der Anthroposophischen Medizin erläutert.

Autor: Dr. med. Lüder Jachens, niedergelassener Arzt für Haut- und Geschlechtskrankheiten, Allergologie, Naturheilverfahren und Anthroposophische Medizin (GAÄD)

c/o Gemeinschaftskrankenhaus Havelhöhe
Kladower Damm 221 · 14089 Berlin
Tel. +49(0)30.364 313 85 · Fax +49(0)30.364 325 89

salumed VERLAG

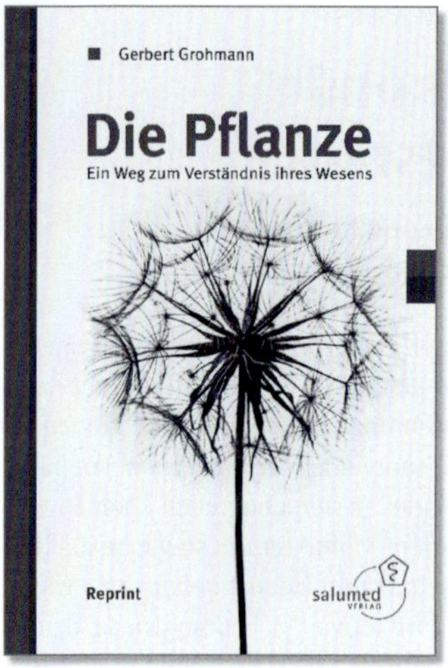

Reprint in einem Band
448 Seiten · gebunden · 48 €
ISBN: 978-3-9815535-0-5

GERBERT GROHMANN

Die Pflanze

Ein Weg zum Verständnis ihres Wesens

„Die Pflanze", das Standardwerk der anthroposophisch-goetheanistischen Botanik von Gerbert Grohmann, wird mit dem vorliegenden Reprint, erweitert um eine Auswahlbibliografie neuerer Publikationen, allen Interessierten wieder zugänglich gemacht.

„In seinem Ideenreichtum, seiner Erfahrungsfülle und seiner mit ihm untrennbar verbundenen Originalität hat Grohmann zahllosen Naturfreunden, Naturwissenschaftlern, Ärzten und Pädagogen zu Verständniszugängen zu der uns begleitenden Pflanzenwelt verholfen."

PROF. DR. WOLFGANG SCHAD

Autor: Dr. Gerbert Grohmann (1897–1957), Botaniker

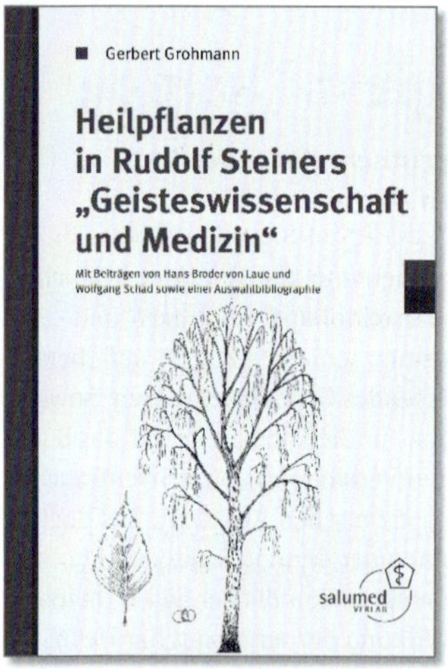

256 Seiten · gebunden · 38 €
ISBN: 978-3-9815535-3-6

GERBERT GROHMANN

Heilpflanzen in Rudolf Steiners „Geisteswissenschaft und Medizin"

Heutigen Lesern bereitet es zunehmend Schwierigkeiten, sich mit dem „O-Ton" Rudolf Steiners zu befassen. Gerbert Grohmann leistete einen Beitrag zum Verständnis der Heilpflanzen in „Geisteswissenschaft und Medizin". Weitere Publikationen Grohmanns, Essays von Wolfgang Schad und Hans Broder von Laue sowie eine Auswahlbibliographie neuerer Arbeiten runden den vorliegenden Reprint ab.

Autor: Dr. Gerbert Grohmann (1897–1957), Botaniker

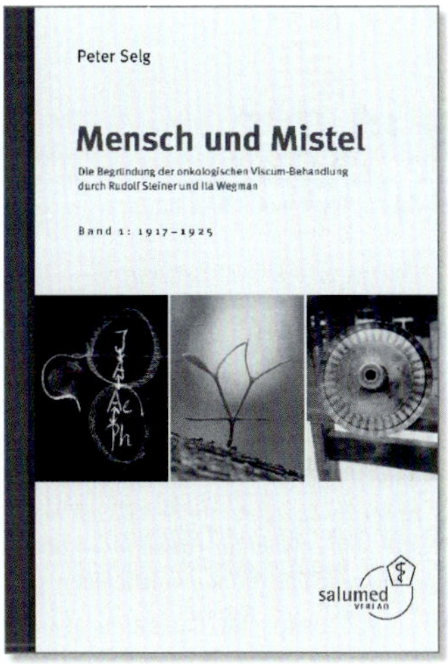

467 Seiten · gebunden · 68 €

ISBN: 978-3-9815535-7-4

PETER SELG

Mensch und Mistel

Die Begründung der onkologischen Viscum-Behandlung durch Rudolf Steiner und Ita Wegman

Band 1: 1917–1925

„Peter Selg legt in diesem Buch die erste umfassende historische Studie über die Begründung der anthroposophischen Misteltherapie der Krebskrankheit durch Rudolf Steiner und Ita Wegman vor. Damit leistet er eine Aufgabe, die schon seit langer Zeit fällig gewesen ist … Die Arbeit zeichnet sich dadurch aus, dass sie sich auf ein gründliches und umfassendes Quellen und Dokumentenstudium stützt, das in diesem Format erst- und einmalig ist." PROF. DR. MED. PETER HEUSSER

Autor: Prof. Dr. med. Peter Selg, Leiter des Ita Wegman Instituts für anthroposophische Grundlagenforschung in Arlesheim (Schweiz)

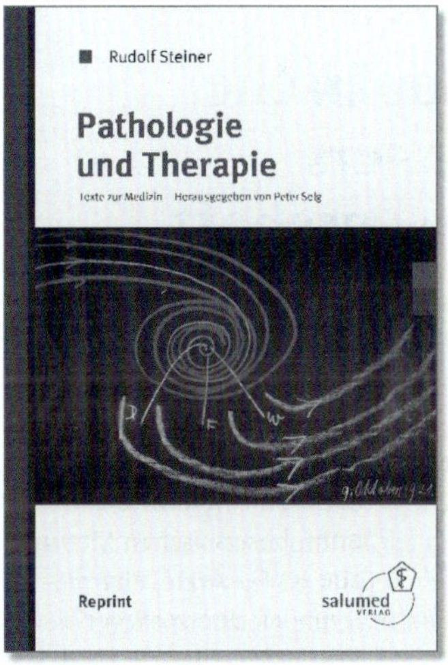

579 Seiten · inkl. Beilage mit 37 Tafelzeichnungen · gebunden · 78 €

ISBN: 978-3-9815535-43

RUDOLF STEINER

Pathologie und Therapie

Texte zur Medizin – Herausgegeben von Peter Selg

Das Buch beleuchtet die der Anthroposophischen Medizin zugrunde liegende Krankheitslehre und Therapie in ihren methodischen Ansätzen – von den Grundlagen bis hin zu konkreten Krankheitsbildern, Heilverfahren und einem neuen therapeutischen Ethos.

Pressestimme zur 1. Auflage: *Ein „unschätzbarer Gewinn, die wesentlichen Texte für eine Fragestellung sofort zur Verfügung zu haben, was die Arbeit in der Praxis, in Forschung und Lehre sehr erleichtert, ja sie beflügeln kann … Der Hingabe und dem Fleiß von Peter Selg gebührt Hochachtung und Dank. Die Bände gehören in das Regal jedes anthroposophischen Arztes."* DR. MED. ARMIN HUSEMANN, DER MERKURSTAB 4/2005

Herausgeber: Prof. Dr. med. Peter Selg, Leiter des Ita Wegman Instituts für anthroposophische Grundlagenforschung in Arlesheim (Schweiz)

c/o Gemeinschaftskrankenhaus Havelhöhe
Kladower Damm 221 · 14089 Berlin
Tel. +49 (0)30.364 313 85 · Fax +49 (0)30.364 325 89

salumed VERLAG